精准医学出版工程·精确麻醉系列

丛书主审　罗爱伦　曾因明　**总主编**　于布为

骨科
精确麻醉

主编　郭向阳　袁红斌

PRECISION ANESTHESIA FOR
ORTHOPEDIC SURGERY

上海交通大学出版社
SHANGHAI JIAO TONG UNIVERSITY PRESS

内容提要

　　本书为"精准医学出版工程·精确麻醉系列"图书之一。全书共11章，深入探讨了常见骨科手术的精确麻醉方法、围手术期并发症的精确诊断与处理、骨科术后精确镇痛及慢性疼痛诊疗，并聚焦于小儿骨科手术精确麻醉、老年骨科手术患者围手术期麻醉风险管理、高原地区骨科手术精确麻醉。本书全面系统地介绍了骨科手术精确麻醉，可供麻醉医师及其他围手术期医师参考，也可供骨科医师、ICU医师、医学院校教学人员和医学专业学生参阅。

图书在版编目（CIP）数据

　　骨科精确麻醉 / 郭向阳，袁红斌主编 . -- 上海：
上海交通大学出版社，2025.1. -- ISBN 978-7-313-31933
-3

　　Ⅰ. R68；R614

　　中国国家版本馆CIP数据核字第2024ZX0434号

骨科精确麻醉
GUKE JINGQUE MAZUI

主　　编：郭向阳　袁红斌			
出版发行：上海交通大学出版社	地　　址：上海市番禺路951号		
邮政编码：200030	电　　话：021-64071208		
印　　制：上海万卷印刷股份有限公司	经　　销：全国新华书店		
开　　本：787mm×1092mm　1/16	印　　张：32		
字　　数：753千字			
版　　次：2025年1月第1版	印　　次：2025年1月第1次印刷		
书　　号：ISBN 978-7-313-31933-3			
定　　价：238.00元			

本书编委会

主　编　郭向阳　　北京大学第三医院
　　　　　袁红斌　　海军军医大学第二附属医院

副主编　王秀丽　　河北医科大学第三医院
　　　　　顾小萍　　南京鼓楼医院
　　　　　章放香　　贵州省人民医院
　　　　　韩　彬　　北京大学第三医院

秘　书　周　阳　　北京大学第三医院
　　　　　傅海龙　　海军军医大学第二附属医院

编　委　（按姓氏笔画排序）
　　　　　王　仿　　西安市红会医院
　　　　　王　庚　　首都医科大学附属北京积水潭医院
　　　　　王爱忠　　上海市第六人民医院
　　　　　王颖林　　同济大学附属杨浦医院
　　　　　冯泽国　　中国人民解放军总医院第一医学中心
　　　　　曲音音　　北京大学第三医院
　　　　　刘　靖　　中国人民解放军总医院第一医学中心
　　　　　孙焱芫　　深圳大学总医院
　　　　　李　军　　温州医科大学附属第二医院育英儿童医院
　　　　　邱　颐　　内蒙古医科大学第二附属医院
　　　　　何荷番　　福建医科大学附属第二医院
　　　　　汪　晨　　空军军医大学西京医院
　　　　　张　兰　　四川省骨科医院

张　伟　郑州大学第一附属医院

张熙哲　北京大学人民医院

陈　燕　中国人民解放军总医院第一医学中心

陈绍辉　中国医学科学院北京协和医院

拉巴次仁　西藏自治区人民医院

林成新　广西医科大学第一附属医院

周　阳　北京大学第三医院

柳兆芳　皖南医学院第一附属医院

黄建成　厦门大学附属翔安医院

崔　湧　中国医科大学附属第一医院

彭明清　重庆医科大学附属永川医院

蒋　鑫　海军军医大学第二附属医院

舒海华　广东省人民医院

戴茹萍　中南大学湘雅二医院

编　者（按姓氏笔画排序）

马　敏　王　升　王　刚　王启龙　王学军　王　莹

王　斌　王　震　叶久敏　刘凯茜　次德吉　苏　丽

李　娇　杨　涛　轩　泓　余　斌　张俊峰　张晓光

陈丽琼　罗　聪　赵　爽　段函宇　段雪飞　都义日

顾　伟　高子军　董　榕

总　序

　　无论中西方，医学发展的早期都基于朴素的自然主义哲学思想。在远古时期，人类的生存主要依赖于狩猎活动。由于生产力低下，那时人类还无法制造高效率的生产工具和武器，只能依赖人海战术去围猎动物，因此受伤乃至死亡都是不可避免的，这就促使人们探索如何去救治这些伤者。人们发现，指压身体某个部位会产生酸麻胀感，以及镇痛作用，因而萌发了经络学说的基础。而在采集野生植物以果腹的同时，人类又对其药用价值有了体会，产生了中医药学的基础。在几乎同一时期，中国出现了扁鹊而古希腊出现了希波克拉底，这显然不是偶然。后来，火的发现以及冶炼技术的发展，使医疗器械的发展迈上了快车道。我在希腊博物馆里看到的据称是希波克拉底用过的手术器械，已与现代手术器械几无二致。这些都说明，在医学发展的早期，东西方走的几乎都是相同的路。

　　然而，在随后的历史岁月中，中医逐渐趋于以针灸、汤药、外敷为主要治疗手段，更加强调调理机体内部各脏腑间的功能平衡以及维持与外界的平衡关系。而西方医学的发展之路，则更加偏重于基于理论指导的所谓科学化的发展之路，如对人体解剖结构的研究，魏尔肖细胞病理学概念的提出，培根科学方法论的建立，基于解剖学的外科手术技术的发展，以及现代医院组织形式的确立及在全世界范围的推广。这些都使得西医这种所谓现代医学，在近代逐渐发展成为医学的主流。而在中华人民共和国成立后，有感于西医人才匮乏和广大农村地区缺医少药的现实，毛泽东特别强调要努力发掘中医药这座宝库，大力培养中医人才，把医疗卫生工作的重点放到农村去。这一系列的指示，使得中医药的发展得到了保证。尽管如

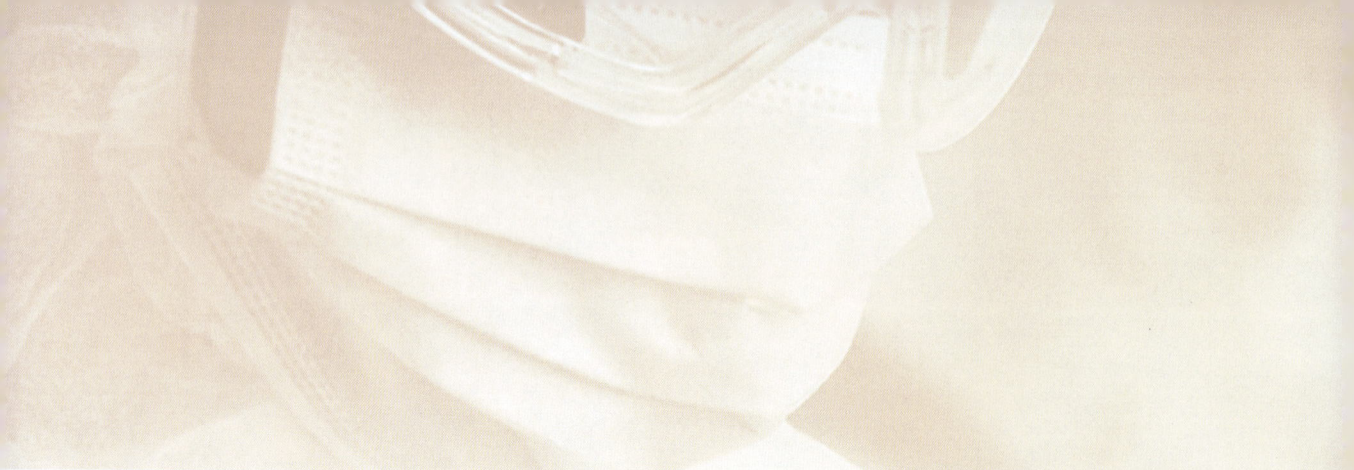

此，相较于西医系统而言，中医中药学的发展仍然滞后，特别是在麻醉学领域更是如此。以上对中医和西医这两个大类系统进行了简单的比较。

其实，从医学发展的趋势来看，无论西医还是中医，目前大体上仍然都处于经验医学为主的阶段，处于由经验医学向精准医学转化的进程中。精准医学，就我的理解而言，是一个相对于经验医学的概念；其需要被准确地定义，仍有待发展和完善。仔细回忆，"精准"这个词，在20年前，中国大陆是不太常用的。那时常用的词是什么呢？是精确。随着两岸交流的日益增多，一些来自中国台湾的惯用词开始在大陆流行，精准就是其中之一。特别是在美国前总统奥巴马提出发展"precise medicine"后，大陆的医学专家就将其译为精准医学。相对于以患者的症状体征和主诉为主要诊断依据的经验医学，精准医学更加强调客观证据的获取，这样的进步与循证医学的兴起不无关系。其实，精准医学也有不足的一面，很多问题有待进一步厘清。比如，我们经常需要抽取患者一定量的血液来做检查，将化验结果当作患者当前的状态，殊不知这个化验结果，不过是患者抽血时的状态而已。再比如，我们给患者口服用药，每日口服三次的药物，本应间隔8小时，却分别在白天的早、中、晚用药，这样真的合理吗？但大家很难改变现状。毕竟在半夜叫醒患者服药，对于患者和值班护士都是折磨。千里之行，始于足下，我们应当从最细微之处做起。

长久以来，麻醉界一直以心率、血压是否平稳，或者再加上苏醒是否迅速等，作为评判麻醉好坏的标准。这就导致在麻醉诱导后，使用小剂量血管收缩药来维持血压成为一种普遍的做法。近年来，以美国为代表的所谓干派麻醉，更是要求麻醉诱导后的整个手术期间都不允许输入较大量的液体，以避免体内液体超负荷，影响术后恢复；随着循证医学的强势崛起，以及国内规范化培训的全面铺开，这种理论和做法成为每一个接受培训的年轻医生都必须掌握的权威。但从结果来看，很多规培毕业生在临床麻醉的实践中"险象环生"，科室不得不对他们进行再培训，甚至强制他们短期脱岗接受再培训。因而，欧美主流麻醉理论在临床科学性方面是有待商榷的。

关于精确麻醉，1999年，我首次提出了"理想麻醉状态"这一中国麻醉的独创理论。理想麻醉状态，是对麻醉过程中所有可监测到的人体指标，都规定它们的正常值范围；在麻醉和手术过程中，只要将这些指标都控制在正常值范围内，就能杜绝患者发生意外的可能性。"理想麻醉状态"理论和欧美主流麻醉理论的最大区别，就在于前者是以人体各脏器的良好灌注为目标，而并非仅以血压这一相对表象的指标为判断标准。在1999年到2009年，我担任中华医学会麻醉学分会第十届委员会主任委员的十年间，就"理想麻醉状态"这一理论进行了全国巡讲，并举办了几十期的县级医院麻醉科主任培训班。约有数千人参加了这些培训，使得中国麻醉的整体安全水平得到迅速改善。在2018年国家卫生健康委新闻发布会上，国家卫生主管部门领导就中国何以能在短短十几年的时间里，将医疗可及性和医疗质量指数排名从110位快速提升到48位做了回答，其中就特别提到麻醉学科的进步所做的贡献。这是卫生主管部门领导对我们努力的高度肯定。在新冠病毒流行期间，应用这一理论指导新冠肺炎危重症患者的救治，也取得了良好的成绩。以上是精确麻醉在临床实际应用方面的贡献。

"精确麻醉系列"是"精准医学出版工程"丛书的一个组成部分。本系列目前已有13个分册，其内容涵盖了产科、儿科、骨科、胸外科、神经外科、整形外科、老年患者、肿瘤患者、手术室外及门诊手术的精确麻醉，以及中西医结合的精确麻醉、疼痛精确管理、精确麻醉护理、精确麻醉中的超声技术等。各分册的主编均为国内各相关麻醉领域的知名专家，均有扎实的理论基础和丰富的临床实践经验，从而保证了本系列具有很高的专业参考价值。本系列可作为临床专科医生工作中的参考书，规培医生和专培医生的自学参考书，对于已经获得高级职称的专业人员，也有望弥补经验方面的某些不足。总体而言，这是一套非常有意义、值得推荐的参考书籍。

精确麻醉今后将走向何方？以我个人之愚见，大概率有两个目标。其一是以人工智能为基础的自动化麻醉，这一突破，可能就在不远的将来。其二则是以遗传药理学为基础、完全个体化的、基于患者自身对药物不同敏感性所做出的给药剂量演算以及反馈控制计算机的给药系统，真正实现全自动的精确麻醉管理。只有完成了这两个目标，我们才真正意义上实现了完整的精确麻醉。

于布为

2024年6月20日

草于沪上寓所

前　言

　　骨科手术患者的围手术期麻醉管理几乎涵盖了现代麻醉学的所有理论体系和核心技术，涉及心脏、脑血管、呼吸、血液、消化、泌尿等多个系统，脊柱、四肢骨关节等多个部位，以及仰卧位、俯卧位、沙滩椅位等多种体位，可能存在多发伤或合并多系统严重疾病。加之骨科手术患者围手术期心肌梗死、脑卒中、深静脉血栓形成、肺栓塞等并发症的发生率较高，客观上要求麻醉科医师掌握坚实的医学理论基础和娴熟的实际操作技术，以应对骨科手术患者复杂的麻醉管理。

　　随着社会人口老龄化加剧、科学技术和医学模式的不断进步和优化，以改善患者长期预后和转归为目标导向，实施精确麻醉已成为骨科手术患者围手术期麻醉管理的核心内容。为实现这一目标，我们需要在经典的医学理论、技术的基础上，借鉴最新临床研究证据，根据患者的具体情况，做到个体化、精确的骨科手术围手术期麻醉管理。在术前，麻醉科医师要了解各类手术对麻醉的需求，对累及多系统的多发伤、合并多系统严重疾病及老年衰弱状态的患者，应进行精确评估和麻醉前准备，选择最安全、有效的麻醉药物及技术方式；在术中阶段，麻醉科医师要着力加强生命体征、麻醉深度监测以及组织灌注和氧供需平衡的精确调控，并根据患者的生理学特征及病理生理学改变，尽量选择对患者重要脏器影响较小的麻醉药、液体治疗及术后镇痛方案；在术后阶段，麻醉科医师需做好静息痛、运动痛的精细化疼痛管理及各类并发症的防治，确保骨科手术患者的良好预后及转归。

骨科手术麻醉并发症具有不可预测、多发、突发等特点，多数情况下骨科手术围手术期麻醉风险管理需要多学科合作方可应对。以老年骨科手术患者麻醉为例，传统诊疗模式为患者入住骨科普通病房，请内科等相关专科会诊协助以优化术前老年患者的衰弱状态。这种模式因多学科会诊过程过于繁杂，往往会延误手术时机并影响预期诊疗效果。近年来，通过组建老年骨科病房，由老年科、心内科、呼吸科和麻醉科等相关专业医师组成多学科团队，对合并多系统严重疾病的老年骨科手术患者进行综合诊疗，优化老年患者术前的多系统功能状态，并对手术时机进行早期规划，已成为国际上防治老年骨科手术患者各种围手术期并发症、加速术后康复的重要举措。

除了老年骨科手术麻醉的内容外，小儿骨科麻醉在围手术期液体管理、困难及紧急气道管理、术后制动期间镇痛方法及管理策略等方面均有其特殊性，是骨科手术精确麻醉的重要内容，值得全面梳理和总结。在我国，高原地区骨科手术麻醉也具有一定的特殊意义。在高原医学基础理论的指导下，总结骨科手术精确麻醉的经验和实施要点，也是值得从事该领域工作的麻醉科医师高度关注的方面。

消除疼痛是脊柱和四肢骨关节手术的主要原因。由于该类患者病程较长，有相当一部分患者的疼痛在术前已发展为神经病理性疼痛，尽管骨科手术成功去除了病灶或实施了矫形手术，但术后疼痛改善依然不明显。因此，对该类患者术后的疼痛管理，需要根据神经病理性疼痛的发病机制进行针对性治疗，也体现了骨科精确麻醉的重要意义和广泛内涵。

本书是《精准医学出版工程·精确麻醉系列》丛书的分册之一，在上海交通大学医学院附属瑞金医院于布为教授的统筹策划下，由中华医学会麻醉学分会骨科麻醉学组负责编写，参编专家均为长期工作在临床麻醉一线的骨科麻醉专家，书中所阐述的观点结合了国际上最新的临床研究证据及编写专家本人的临床实践经验，对国内骨科手术患者的麻醉具有一定的指导意义。尽管如此，由于我国地域辽阔，各地区医疗体系和水平参差不齐，需要麻醉科医师因地制宜，结合本地区的医疗条件灵活运用，在此基础上，不断优化软硬件配置，根据骨科手术患者的具体情况，实施个体化精确麻醉，以改善患者的长期预后。

　　衷心感谢全体编者们的辛苦努力，本书历经三年编辑完成，虽未臻完善，但我们已尽了最大的努力，缺点和错误尚祈广大读者批评指正。

郭向阳　袁红斌

目　录

第一章
骨科精确麻醉概述

第一节　常见骨科手术的类型及特点

一、上肢和肩部手术

（一）上肢和肩部骨折手术

1. 锁骨骨折手术

锁骨是肩胛骨和胸骨之间的骨性支柱，锁骨骨折是常见的骨折之一，约占全身骨折的6%，多见于青壮年和儿童。锁骨骨折以锁骨中1/3及中1/3与外1/3交界处最常见，内侧锁骨骨折相对少见。大部分锁骨骨折可以采用非手术方式治疗。锁骨及其皮肤区域受颈丛及臂丛神经双重支配，肩部皮肤及锁骨表面由发自$C_{3\sim4}$神经根的颈丛神经支配，而锁骨深面的肌肉等组织由发自$C_{5\sim6}$神经根的臂丛神经支配。锁骨手术体位一般为仰卧位或沙滩椅位。锁骨毗邻锁骨下静脉、锁骨下动脉、臂丛神经及胸膜，手术操作可能损伤上述解剖结构，引起大出血、臂丛神经损伤以及气胸。

2. 肱骨骨折手术

肱骨是上肢中最粗的长骨，上端与肩胛骨构成肩关节，下端与桡骨和尺骨共同构成肘关节。肱骨骨折按照骨折部位可分以下类型。

（1）肱骨近端骨折：肱骨上端骨折发生率占全身骨折的6%～10%，而在老年人群中发病率更高。肱骨近端骨折手术体位多为仰卧位或沙滩椅位，手术常采用三角肌胸大肌间沟入路。肱骨近端骨折手术部位涉及的神经有肩胛上神经、肩胛下神经、腋神经、桡神经、臂内侧皮神经和肋间臂神经，臂内侧皮神经（T_1神经根发出）和肋间臂神经（T_2前支发出）支配上臂内侧的皮肤，此外，锁骨上神经分支参与支配部分患者肩峰部位的感觉。由于解剖毗邻，术中可能出现腋神经和腋动脉及其分支旋肱前动脉的损伤。

（2）肱骨干骨折：肱骨干骨折约占全身骨折的3%，好发于肱骨骨干的中部，其次为下部，上部最少。肱骨干骨折的手术治疗可采用钢板螺钉内固定、髓内钉内固定或者外固定。桡神经是肱骨干骨折最常发生损伤的神经，桡神经在上臂外侧位置较表浅，桡神经在桡神经沟内紧贴肱骨，在肱骨干中下1/3交界处穿过外侧肌间隔时走向改变，因此肱骨干骨折易合并桡神经损伤，术中也可能损伤桡神经和肱动脉。

（3）肱骨远端骨折：骨折常累及肘关节，并且合并广泛的软组织损伤，患者多合并关节活动受限。肘关节表面即使有很小的异常，也会造成关节功能障碍，因此对手术复位的要求比较高。手术体位一般选用仰卧位。术中过度牵拉、过度游离尺神经，内侧钢板与尺神经的接触摩擦都可能引起尺神经的损伤。

3. 前臂骨折手术

前臂由并行的尺骨和桡骨构成，常见的前臂骨折主要包括以下类型：尺骨鹰嘴骨折、桡骨头骨折、桡骨颈骨折、尺骨上1/3骨折合并桡骨头前脱位（孟氏骨折脱位）、尺骨干骨折、桡骨干骨折和尺桡骨双骨干骨折。前臂骨折手术涉及的神经主要包括前臂外侧皮神经（$C_{5\sim6}$）、前臂内侧皮神经（$C_8\sim T_1$）和桡神经（$C_{5\sim8}$）。前臂手术一般选用仰卧位，术中常用到气压止血带（pneumatic tourniquet，以下简称"止血带"）来减少出血并获得更清晰的手术视野，需注意止血带充放气时对循环的影响、止血带痛以及止血带反应。

（二）上肢关节损伤与脱位手术

1. 肩关节脱位手术

肩关节由肩胛骨关节盂和肱骨头组成，属于球窝关节，是上肢最大，也是活动最为复杂的关节。正因为如此，肩关节脱位也是最常见的关节脱位之一，约占全身关节脱位的40%，可分为前脱位和后脱位。肩关节脱位的治疗主要有手法复位和开放复位，对于脱位合并骨折、合并软组织嵌入、手法复位失败以及习惯性肩关节脱位者可进行手术复位。手术通常选用仰卧位，患侧肩部垫高，采用肩关节前切口。术中应尽量减少对肩袖的损伤，术后需提供完善的镇痛，以利于术后肩关节功能的早期恢复。

2. 肘关节脱位手术

肘关节参与前臂的伸屈和旋前、旋后。肘关节脱位是肘部常见的损伤，多见于青少年，按照损伤的类型可分为肘关节后脱位、肘关节前脱位、肘关节侧方脱位和肘关节分裂脱位。手术治疗的方式主要有开放复位、内固定和关节成形术。手术除了要注意肘关节功能的保护外，还需注意避免肱动脉的损伤。

（三）肩关节镜手术

肩关节镜手术可用于治疗肩袖损伤、肩关节游离体、骨软骨损伤、骨关节炎、肱二头肌断裂、肩关节习惯性脱位或半脱位。肩关节镜手术常采用侧卧位或者沙滩椅位。肩关节镜手术部位涉及的神经主要包括锁骨上神经（$C_{3\sim4}$）、肩胛上神经（$C_{5\sim6}$）、肩胛下神经（$C_{5\sim6}$）以及腋神经（$C_{5\sim6}$）。肩关节镜手术中为了保持视野的清晰，需要持续使用灌注冲洗，但灌注压力过高会导致冲洗液在局部组织过量聚积，造成术后肩部水肿，并可吸收进入循环，造成循环超负荷，较为合适的灌注压力应维持在低于患者收缩压30 mmHg左右。另外，长时间大量的冲洗灌注还可导致低体温的发生。肩关节镜手术可能损伤三角肌深面的腋神经分支，而术中的过度牵拉会导致臂丛神经的损伤。肩关节镜手术虽皮肤切口较小，但仍存在严重的术后疼痛，需要给予有效的术后镇痛，帮助患者术后早期功能锻炼。

（四）肩关节置换术

人工肩关节置换术包括全肩关节置换术和半肩关节置换术。肩关节置换术一般采用仰卧位，患侧垫高。接受肩关节置换手术的患者多为老年人，常合并其他系统性疾病。同时，肩关节置换术创伤较大，术中出血较多，术后疼痛较为明显，可影响患者术后早期的功能恢复。

（五）手外科手术

手外科手术主要针对手部外伤、手部感染、先天性畸形以及手部肿瘤。由于手部的活动较为精细，且对于功能障碍特别敏感，因此对于手外科手术既要充分固定，又要强调早期活动，防止功能障碍。手外科手术的体位均为仰卧位。手外科手术涉及的神经主要包括正中神经（$C_{5\sim8}$）、尺神经（$C_8\sim T_1$）和桡神经（$C_{5\sim8}$）。与前臂骨折手术一样，为了获得更清晰的手术视野，手外科手术也常用到止血带。

二、下肢手术

（一）下肢骨折手术

1. 髋部骨折手术

髋部骨折多发生于老年患者，受伤后如不及时进行治疗，会导致站立和行走困难、长期卧床，进而出现压疮、心肺功能下降以及肺部感染等一系列并发症，严重威胁患者的健康，因此也常被称作"人生的最后一次骨折"。髋部骨折手术的主要目的是使患者在短期内恢复活动。髋部骨折多见于老年患者，常合并多种系统性疾病，如冠心病、心功能不全、高血压、脑梗死、慢性阻塞性肺疾病等，因此对于麻醉和手术的耐受能力较差，术后也容易出现各种并发症。

2. 股骨骨折手术

股骨是人体最大的长骨，也是下肢主要的负重骨。股骨骨折多为暴力所致，多发生于青壮年，治疗不当可导致严重的畸形和功能障碍。股骨干下1/3骨折时，骨折远端向后方移位可能损伤动脉、静脉、胫神经和腓总神经。由于血供丰富，股骨骨折在术前就可能存在大量失血，术中出血量也较大。

3. 小腿骨折手术

胫、腓骨是最易发生骨折的长管状骨，胫、腓骨骨折约占全身骨折的13.7%，胫骨全长的1/3左右位于皮下，因此发生开放性骨折的概率较高。胫、腓骨骨折常伴有肌肉软组织损伤，软组织水肿再加上损伤引起的血肿会导致小腿筋膜内压力增高，最终引起骨筋膜室综合征。

4. 踝关节骨折手术

踝关节由胫、腓骨下端的内、外侧髁和距骨组成，是人体站立、行走、跳跃的主要承重关节。踝部的骨折均为关节内骨折，手术治疗时需要骨折解剖复位，踝关节面应该尽量平滑，避免术后踝关节的疼痛、功能受限以及创伤性关节炎的发生。为了保证手术视野清晰和减少出血，踝关节骨折手术有时也需要使用下肢止血带。

（二）下肢关节镜手术

下肢关节镜手术可用于下肢关节疾病的诊断与治疗，主要包括：髋关节镜、膝关节镜和踝关节镜。手术通常选择仰卧位，髋关节镜手术还可能采用侧卧位。为了获得良好的手术视野，同时避免冲洗压力过高造成损伤，膝关节镜手术术中冲洗液的灌注压应控制在 60～80 mmHg。膝关节镜和踝关节镜术中通常会使用止血带。术中的操作可能损伤毗邻的血管和神经，如踝关节镜前入口可能伤及胫前动脉，膝关节镜术中操作可能损伤隐神经。除了器械直接对神经造成的损伤外，术中过度的牵拉、冲洗液灌注压过高造成的压迫以及止血带的长时间使用也会造成神经损伤。为了术后早期的功能锻炼，下肢关节镜手术需要提供完善的术后镇痛，包括神经阻滞、关节腔内药物注射以及静脉镇痛药物的使用。

（三）下肢关节置换手术

下肢关节置换手术主要包括踝关节置换术、膝关节置换术以及髋关节置换术。此类手术创伤较大，术中可能需要使用骨水泥，需警惕骨水泥的不良反应。此类手术术后疼痛较为明显，可影响患者术后早期的功能恢复，需要给予充分的镇痛。由于接受此类手术的患者多为老年人并且常伴有多种系统性疾病，因此对麻醉手术的耐受能力明显下降，围手术期病死率和并发症的发生率较高，据报道，髋关节和膝关节置换术的术后病死率达 0.4%～4.6%。下肢关节置换手术主要的术后并发症包括：心脏并发症（心肌缺血、心力衰竭、心律失常），呼吸系统并发症（低氧血症、高二氧化碳血症、肺不张、肺栓塞）和神经系统并发症（术后谵妄、术后认知功能障碍、脑梗死）。

三、截肢与断肢（指）再植手术

1. 截肢手术

截肢手术是指经骨或者关节截除部分肢体的手术。接受截肢手术的患者以男性居多，下肢截肢手术占全部截肢手术的 85% 左右。接受截肢手术的患者在术前通常伴有其他合并症，例如周围血管疾病所致肢体坏死的患者多伴有心脑血管病变，肢体创伤的患者往往存在大量失血、低体温以及合并其他部位的损伤，而严重肢体感染的患者常伴有感染性休克。在手术过程中应避免对神经过度地牵拉，否则在伤口愈合后残端可能出现疼痛。

2. 断肢（指）再植手术

断肢（指）损伤常发生于年轻的劳动者，约占所有创伤的 1%，其中手指离断损伤最为常见，占全部断肢（指）损伤的69%。离断部分肌肉的热缺血时间为6 h，在常温的情况下超过此时间后肌肉会出现不可逆的坏死，降低离断部分的保存温度（4℃）可将该时限延长至12 h。断肢（指）再植手术的患者可能合并其他损伤，在术前应仔细甄别。断肢（指）再植手术属于精细手术，手术时间长，由于需要使用放大镜或者显微镜来进行神经和血管的吻合，因此要求干净清晰的手术视野。创伤刺激、寒冷以及疼痛都会诱发血管痉挛，这对断端的存活是十分不利的，因此在术中应保证足够的镇痛和保暖。为了维持再植肢体充足的血液灌注，术中应避免低血压，局部可使用罂粟碱扩张局部的血管，术中可预防性使用肝素，防止吻合口血栓形成。

四、脊柱手术

1. 颈椎手术

颈椎特别容易发生创伤，约一半的脊柱外伤发生在颈椎水平。约40%的颈椎外伤患者合并神经损伤，高位的颈椎脊髓损伤会影响患者的呼吸和循环功能，$C_{2~3}$节段的脊髓损伤会导致膈神经麻痹，出现呼吸无力、呼吸困难，威胁患者生命，$C_{4~5}$节段的脊髓损伤会导致肋间肌麻痹和膈神经部分麻痹，此时患者通气功能明显受损。高位的脊髓损伤阻断了高级中枢对心交感神经的控制，可出现血压下降、心率减慢及心肌收缩力降低。此外，颈椎损伤常合并头部外伤，在术前应明确诊断。伴有截瘫的颈椎损伤患者常合并高钾血症。颈椎手术在体位放置的过程中要注意保护颈椎，避免二次损伤。颈椎损伤会导致颈部活动受限，从而影响人工气道的建立。颈椎手术需要良好清晰的手术视野，有时会采用控制性降压。颈前路手术术后切口出血可能造成气管或者颈动脉的压迫，危及患者生命。

2. 胸腰椎手术

胸椎骨折的患者在术前可能合并胸部的损伤，比如多发的肋骨骨折、血气胸、肺挫伤等。而腰椎骨折的患者可能并发腹部的损伤，在手术前需要仔细地评估。大多数胸腰椎手术都是在俯卧位下完成的，俯卧位会给呼吸、循环带来一定的影响，并且常伴随一些并发症。椎旁静脉丛的血管壁较薄，周围的肌肉组织较少且缺乏静脉瓣，一旦下腔静脉受到压迫，就有更多的血液通过椎旁静脉丛回流，这样会导致在脊柱手术中的出血增多，因此在摆放俯卧位时要尽量使腹部悬空，以减少术中出血。胸腰椎手术的创伤大，术中出血较多，可采用控制性降压来减少术中的出血，还可以通过自体血回收来减少血液的丢失。胸腰椎手术术后疼痛较明显，需要提供完善的术后镇痛。

3. 脊柱侧凸手术

脊柱侧凸的患者，尤其是侧凸程度大的患者常伴有明显的心肺功能受损，主要表现为胸腔容积减少、肺通气功能下降、通气与血流灌注比值失调、肺动脉高压、右心室肥厚、大血管扭曲等。脊柱侧凸手术创伤大，出血多，可适当地进行控制性降压，并使用自体血回收技术。除常规监测外，术中需要对脊髓功能进行监测，包括体感诱发电位（somatosensory evoked potential，SEP）、运动诱发电位（motor evoked potential，MEP）以及术中唤醒。由于手术创面大，大量的骨组织和血窦暴露，术中有发生空气栓塞（air embolism）的风险。脊柱侧凸手术时间长，且常为俯卧位，要注意长时间体位压迫造成的损伤。

五、骨盆手术

骨盆骨折多为高能量创伤所致，可能并发盆腔内大出血、尿道、肠道或神经损伤，患者在手术前就可能存在失血性休克。严重骨盆骨折的病死率为10%～50%。对于严重的骨盆骨折，应当在准备手术的同时积极纠正失血性休克、凝血功能紊乱等危及生命的合并症。骨盆骨折的手术入路主要有前入路、后入路以及前后联合入路。手术体位有仰卧位、俯卧位和侧卧位，并且还有可能在术中变更体位。在骨盆骨折的原发损伤或者手术治疗过程中，穿过骨盆的神经和血管容易受到损伤。骨盆骨折手术创伤大，术中出血也较多，对于没有污染的骨盆骨折可以使用自体血回收。

六、多发伤手术

多发伤是指在同一致伤因素的作用下，造成身体两处或两处以上解剖部位或脏器的创伤。此类患者病情紧急危重，多数需要紧急手术。由于患者常常在手术前就存在大量失血、意识不清、呼吸道梗阻、低体温等严重威胁生命的不利因素，因此在尽快手术的同时，要迅速对上述情况予以诊断和纠正。低体温、代谢性酸中毒和凝血功能障碍被称为"死亡三角"，病死率极高，这在严重的多发伤患者中并不少见。术中需要开放多组静脉通道、输血输液来纠正血容量的不足，改善重要脏器的灌注；通过加温输液以及使用保温毯来防止体温过低；通过输注新鲜冰冻血浆、冷沉淀、凝血因子复合物等来纠正凝血功能障碍。对于严重多发伤，损伤控制性手术（damage control surgery，DCS）的概念目前已得到广泛的认可，它的核心理念是在早期采用简单有效的手术操作及时控制伤情进一步恶化，为进一步处理创造条件，使患者获得复苏的时间，待患者整体情况好转后再进行完整、合理的再次或分期手术。

（袁红斌　柳兆芳）

第二节　骨科手术中的精确麻醉理论

一、麻醉药理学理论

骨科麻醉方式主要有全身麻醉和区域麻醉，其中区域麻醉又分为椎管内麻醉和神经阻滞。近年来，骨科麻醉药物研究主要集中在右美托咪定的临床应用，丙泊酚复合瑞芬太尼输注方案，局部麻醉药作用的高度选择性和时间可控性，以及罗库溴铵的代谢与舒更葡糖的拮抗。

（一）右美托咪定的临床应用

右美托咪定是一种高选择性的 α_2 肾上腺素受体激动剂，具有镇静、镇痛、抗焦虑等作用，是骨科手术中的重要麻醉辅助药物。

1. 区域麻醉

研究表明，在上肢臂丛神经阻滞中，右美托咪定（50～60 μg）作为局部麻醉药佐剂，能明显缩短神经阻滞起效时间，显著延长感觉和运动作用时间，改善神经阻滞镇痛效果，减少镇痛药物的使用，为术中和术后镇痛提供良好的辅助作用。目前暂未发现右美托咪定用于神经阻滞的神经毒性表现，但会产生短暂的心动过缓和低血压，应密切关注血流动力学变化。右美托咪定在下肢、躯干、筋膜以及椎管内麻醉阻滞的研究较少，虽然大部分研究表明右美托咪定确有延长阻滞时间的作用，但是鉴于其研究结果较少且存在歧义，目前暂不推荐；尽管右美托咪定作为区域麻醉的辅助用药已获得确切效果，但目前仍未获得美国食品药品监督管理局批准，还需更多的研究结果来支持。

2. 全身麻醉

右美托咪定具有多器官保护作用，对于骨科老年患者有很大优势，主要表现在抗炎作用。研究表明右美托咪定能改善四肢手术患者止血带诱发的氧化应激反应以及炎症反应，进而降低肢体缺血-再灌注损伤；右美托咪定还可抑制脊髓损伤（spinal cord injury，SCI）后产生的炎症反应，从而产生神经保护作用，改善患者预后。右美托咪定还能产生一种类似正常睡眠但易于唤醒的状态，为脊柱矫正手术术中唤醒试验提供了充分的便利，研究发现右美托咪定具有唤醒质量高、不延长唤醒时间、维持血流动力学稳定等多种优点。术后认知功能障碍（postoperative cognitive dysfunction，POCD）是骨科老年患者术后常见的并发症，研究发现术中及术后使用右美托咪定可以改善患者的认知功能，预防POCD的发生。

（二）丙泊酚复合瑞芬太尼输注方案

多项研究表明，在老年骨科手术麻醉中，丙泊酚复合瑞芬太尼输注可以取得较好的麻醉效果，从而有效降低患者应激反应出现的概率，同时，应用该方式可以有效缩短患者术后的恢复时间；丙泊酚复合瑞芬太尼输注对老年患者骨科术后认知功能障碍的影响较低，术后恢复较快。易斌教授团队借鉴国际相关研究进展，针对颈椎手术患者的研究结果表明：瑞芬太尼逐级撤药，每 5 min 泵入量减少麻醉维持量的 1/3，于术后 15 min 停止泵注，可有效预防术后痛觉过敏，并且对苏醒状态无影响。

（三）局部麻醉药作用的高度选择性和时间可控性

临床对"理想药物"的需求从未中断，为满足临床需要，理想的局部麻醉药需满足高度选择性和时间可控性。多种佐剂可提高局部麻醉药的药效，延长作用时间，地塞米松可能是最安全的，有文献建议超说明书使用地塞米松作为局部麻醉辅助剂，剂量为 0.1~0.2 mg/kg，用于所有在术中与术后显著疼痛的患者。除此之外还有局部麻醉药缓释制剂，多项动物研究表明其能明显延长作用时间，但除布比卡因外，均尚未进入临床试验阶段。电压门控钠通道是局部麻醉药抑制动作电位的主要靶点，研究发现河豚毒素可产生高效的神经阻滞，且几乎没有心脏毒性，并在大鼠实验中显示出很长的持续时间和与传统局部麻醉药的协同作用。临床上迫切需要可控作用时间、可控释放、感觉和运动分离阻滞效果更好的新型局部麻醉药，这也是今后局部麻醉药领域的基础和临床研究的重要方向。

（四）罗库溴铵的代谢与舒更葡糖的拮抗

术中神经生理监测（intraoperative neuromonitoring，IONM）对于减少脊柱手术术后神经系统并发症至关重要。尽管运动诱发电位（MEP）和短潜伏期体感诱发电位（short-latency somatosensory evoked potential，SSEP）是监测脊髓感觉中信号传导的常用神经生理学方法，但这些技术仍可能遗漏脊髓损伤，因此术中唤醒成为检验的金标准，术中唤醒需要麻醉医师快速逆转神经肌肉阻滞药物作用并使患者恢复意识。舒更葡糖（sugammadex）是一种新型非去极化肌肉松弛拮抗药，对罗库溴铵等甾体类非去极化肌肉松弛药（简称"肌松药"）具有特异性的拮抗作用。大剂量舒更葡糖可迅速逆转早期深度神经肌肉阻滞。有研究发现，在接受脊柱手术的患者术中唤醒试验期间，与新斯的明复合阿托品相比，使用舒更葡糖 2 mg/kg 逆转的患者对口头命令的反应更快，意识恢复时间显著缩短。这种差异被认为与舒更葡糖快速逆转神经肌肉阻滞有关，充分显示了舒更葡糖在脊柱手术中的优势。

于布为教授针对罗库溴铵在骨科手术中的药效学进行了研究，结果表明，罗库溴铵在长寿老年人（≥90 岁）的起效时间比中年人（45~59 岁）快，T_1 25% 恢复时间比中年人长，随着追加次数增多，肌松作用有逐渐延长的趋势。因此，在老年患者应用肌松药时，应注意肌松监测，努力做到个体化用药。

二、麻醉生理和病理生理学理论

1. 术后认知功能障碍的病理生理学改变

近年来，随着我国进入老龄化社会，老年患者关节镜及关节置换手术日益增多。术后认知功能障碍（POCD）是老年患者髋部骨折术后常见的神经系统并发症。高龄是 POCD 的独立危险因素。全身麻醉和麻醉药物抗胆碱药、咪达唑仑、异氟烷的选择也会影响术后认知功能。POCD的发病机制主要与过度通气、低血压、脑微血栓的形成及全身炎症反应有关；其涉及的病理生理学改变包括神经炎症、线粒体功能障碍、氧化应激、神经营养支持障碍和突触损伤。尽管对POCD的研究如火如荼，但其潜在的发病机制仍然没有定论。研究结果证实，神经炎症在POCD的机制中发挥重要作用，麻醉和手术的损伤激活小胶质细胞、星形胶质细胞和肥大细胞，产生一系列的炎症级联反应，导致自噬功能障碍、神经细胞坏死、凋亡和焦亡。

目前很多研究都在探讨全身麻醉是否是POCD的危险因素，部分研究发现全身麻醉较椎管内麻醉发生POCD的概率高，但也有一些研究认为全身麻醉与非全身麻醉发生POCD的概率没有差异。而麻醉深度也一直被认为是POCD的潜在危险因素，已有研究发现调整合理的麻醉深度，减少麻醉药物用量，对预防、减少POCD发生有积极作用。除此之外，术中及术后使用右美托咪定可以改善患者的认知功能，预防POCD的发生，并可改善术后大脑氧代谢，减少阿片类药物的使用量，降低术后疼痛评分。右美托咪定改善认知功能的机制主要与抑制炎症反应、改善镇痛效果、保护中枢神经系统、改善睡眠质量有关。

在动物实验中已经证实，吸入麻醉药七氟烷和异氟烷容易诱发认知功能障碍，而静脉麻醉药丙泊酚有神经保护作用，能降低POCD的发生率。

2. 脊髓损伤的病理生理学改变

脊髓损伤（SCI）是一种灾难性事件，但目前尚无有效的治疗措施可以完全缓解SCI导致的功能丧失。为开展更为有效、更具有针对性的干预措施，需对SCI的病理生理学机制进行更深一步的研究。SCI的病理生理学改变主要包括原发性损伤和继发性损伤，两者相互交织。原发性损伤主要指损伤后即刻发生的骨折脱位、枪弹伤或急性椎间盘断裂等创伤性事件产生的机械力，导致脊髓血管破裂、出血，轴突断裂，细胞膜破坏等。原发性损伤后引起的一系列分子级联反应，称为继发性损伤，它主要包括急性期（48 h内）、亚急性期（2~14天）、中期（14天~6个月）和慢性期（大于6个月）。急性期的主要变化有缺血缺氧、脊髓缺血水肿以及离子失衡；亚急性期的主要表现为神经炎症、氧化应激反应和线粒体功能障碍；中期和慢性期的主要特征是动态性血管重构、局部和远端神经环路重组。SCI的病理过程是一个多种病理机制错综复杂、相互影响的动态过程，其中继发性损伤的严重程度决定了脊髓损伤患者的预后，因此理解继发性损伤的病理生理学过程有助于为SCI患者开发更为有效的神经保护措施。

脊髓损伤主要的治疗方法是药物治疗，细胞移植治疗是最具前景的治疗方法。目前关于麻醉药对脊髓损伤保护作用的研究仅停留在动物实验研究，比如右美托咪定、七氟烷在动物实验中均已被证实通过抑制神经炎症改善动物的行为评分。

3. 止血带缺血再灌注损伤的病理生理学改变

骨科下肢手术或者膝关节置换术常使用止血带，其不仅能减少出血，创造良好的手术视野，还能缩短手术时间，但是常常产生各种不良反应，其中就包括缺血再灌注（ischemia/reperfusion，I/R）损伤。止血带可导致局部骨骼肌、全身循环和重要远端器官（包括大脑、心脏、肺和肾脏）的I/R损伤。在局部骨骼肌中，缺血再灌注损伤产生的细胞级联反应、血管活性物质失衡和线粒体功能障碍导致股四头肌萎缩；在局部和全身循环中，氧自由基的产生和缺血使骨骼肌细胞和内皮细胞发生过度炎症反应；在远端器官中，对I/R损伤的远程反应与微血管功能障碍有关，活化的内皮细胞在再灌注开始时产生过量的活性氧，导致微循环各节段中超氧化物和一氧化氮失衡，继而诱发全身炎症反应并导致多器官损伤，远处器官损伤的严重程度很可能与局部组织的损伤程度和全身炎症激活有关。

为了减少骨科手术中止血带相关I/R损伤，麻醉医师可进行麻醉干预。已证实具有抗氧化作用的麻醉药物包括丙泊酚、右美托咪定和氯胺酮。七氟烷和异氟烷的抗氧化作用低于丙泊酚。因此，全膝关节置换术（total knee arthroplasty，TKA）的合理麻醉技术是蛛网膜下腔阻滞联合小剂量丙泊酚输注。外周神经阻滞在TKA术后疼痛控制中的作用越来越受到关注，但其对氧化应激和炎症反应的影响尚未得到研究。

4. 神经病理性疼痛的病理生理学改变

神经病理性疼痛有很多病因，在骨科手术中神经受压、截肢、脊髓损伤、术后疼痛、幻肢痛常会导致神经病理性疼痛。其临床症状和体征因人而异，大多数人主诉为针刺感、持续的电击感和刺痛感。神经病理性疼痛的发病机制复杂，包括外周敏化、中枢敏化和中枢下行抑制性调控改变等，大量证据表明，神经炎症也可促进中枢敏化的发生。

神经病理性疼痛一直是困扰人类的医学难题。目前的一线治疗主要以抗抑郁药、抗癫痫药和加巴喷丁类药物为主；曲马多和辣椒素被列为二线治疗药物；强效阿片类药物和A型肉毒毒素被列为周围性神经病理性疼痛的三线治疗药物。此外，氯胺酮作为麻醉药主要用于治疗发生中枢敏化、阿片类药物耐受的难治性神经病理性疼痛。新型镇痛药西博帕多（cebranopadol）是孤啡肽受体和μ-阿片受体的激动剂，已被证实在动物模型中镇痛效果明显，可以用于神经病理性疼痛的治疗。

5. 深静脉血栓的病理生理学改变

深静脉血栓（deep vein thrombosis，DVT）好发于下肢，骨科手术中，下肢深静脉血栓是一种常见并发症。其形成的病理生理机制即Virchow三联征：血流缓慢、静脉壁损伤及血液的高凝状态。静脉血栓形成可分为血流阻断和缺氧、内皮细胞活化以及炎症细胞募集3个阶段。以往的DVT研究主要集中在抗凝系统，主要针对凝血酶、依赖维生素K的凝血因子或者活化的凝血X因子。目前的研究更关注抗凝血酶Ⅲ缺乏、基因多态性和炎症级联反应过程，包括中性粒细胞、血管内皮细胞、血小板和单核/巨噬细胞等固有免疫细胞参与的血栓形成发病机制，大部分炎症信号通路通过增加组织因子表达、内皮细胞和血小板活化以及聚集，加剧了血栓的形成和发展。

国内外多项研究已经证明，麻醉方法对静脉血栓栓塞症（venous thromboembolism，VTE）的危险依次为：局部麻醉<神经阻滞<椎管内麻醉<全身麻醉。区域麻醉之所以比全身麻醉发生VTE的风险小，是因为局部麻醉药的作用。局部麻醉药可以抑制炎症反应及血管内皮细胞炎症因子的释放，扩张血管，抑制血小板黏附、聚集，减少微血栓的形成。现已经证明挥发性麻醉药通过抑制选择性环氧合酶-1（cyclooxygenase-1，COX-1）和血小板血栓素A2（thromboxane A2，TXA2）受体亲和力来抑制血小板的聚集。丙泊酚具有抑制COX-1活性的作用，可进一步抑制TXA2的合成和血小板颗粒的释放，同时它也是一种L型钙通道阻滞剂，可以抑制Ca^{2+}内流和释放，具有抗凝作用。骨科手术后易发生DVT的主要原因是术后活动受限、卧床过久，而术后有效的镇痛，除了镇痛药物本身药理学作用对静脉栓塞的影响外，还能促进患者术后早期下床活动，是防止下肢血栓形成的重要措施。

三、麻醉神经生物学和分子生物学理论

（一）病理性疼痛

1. 骨科所致的病理性疼痛

在骨科的原发创伤和手术修复过程中，大的或者微小的神经损伤都可能导致神经病理性疼痛的发生和发展。而损伤最可能出现在脊髓丘脑束的第一级神经元，也就是背根神经节的外周神经轴突，因为伤害性刺激是由有髓鞘的 Aδ 纤维和无髓鞘的 C 纤维负责传递的，这两种神经纤维由背根神经节内假单极神经元的细胞体产生的外周轴突组成。

2. 病理性疼痛的分子机制与麻醉相关治疗

导致神经性疼痛发展的病理机制纷繁复杂，目前对其知之甚少。在正常生理疼痛刺激中，外周伤害性感受器接受物理、化学和各种机械刺激，通过脊髓背角传到大脑，此通路为伤害性信息的上行传导通路，在大脑皮质形成痛感，大脑皮质各种核团再通过调节下行通路来缓解疼痛。外周敏化表现为伤害性感受器异常兴奋或非神经细胞释放的炎症介质在受损组织中积聚，导致伤害性感受器阈值降低，被阈值以下的刺激激活，放大伤害性反应的过程。神经损伤后会诱发轴索横断和脱髓鞘等病理性改变，触发受损的传入神经和未受损的邻近神经重塑，传入神经末端出现新的突触，神经重塑导致神经元的放电阈值降低，自发放电和重复刺激引起放电增加。同时，外周非神经细胞如巨噬细胞等免疫细胞通过释放大量炎症介质，如肿瘤坏死因子（tumor necrosis factor，TNF）-α、白介素（interleukin，IL）-1β、神经生长因子和缓激肽等，进一步促进外周敏化。常用的局部麻醉药利多卡因是一种钠通道拮抗剂，可能通过抑制外周敏化来缓解疼痛。中枢敏化是指持续的伤害性信息通过有髓鞘的 A 纤维和无髓鞘的 C 纤维传入脊髓，使脊髓水平兴奋性升高，脊髓内神经元投射到丘脑和皮质，导致投射到大脑皮质的疼痛信号放大。当神经受损时，持续性的疼痛信号传入脊髓背角，刺激突触前膜释放的神经递质谷氨酸增加，在炎症反应等作用下导致 N-甲基-D-天冬氨酸（N-methyl-D-aspartate，NMDA）受体持续活化，钙离子内流增加，增加突触传递、膜兴奋性和细胞内的级联反应，从而诱导突触长时程增强（long-term potentiation，LTP）以及中枢敏化。此外，蓝斑去甲肾上腺素能神经元活性增加可能参与神经性疼痛的发生和维持。值得注意的是，曲马多作为去甲肾上腺素再摄取抑制剂，可增加血清素的释放，但目前并没有足够的证据证明曲马多可用于神经性疼痛。此外，曲马多作为阿片类药物长期应用存在患者滥用或过量的风险，应谨慎应用。

（二）脊髓损伤神经保护

骨科手术除了导致外周神经损伤、引发神经病理性疼痛外，还易导致中枢神经系统的损伤，特别是脊柱外科及脊髓损伤患者。因此，对于这类患者，除了常规的麻醉管理外，还应特别注意神经保护。

值得注意的是，随着临床与临床前研究深入展开，右美托咪定的神经保护作用不断显现出来。右美托咪定是一种具有镇静、镇痛和抗交感兴奋作用的，高选择性和强效的 α_2 肾上腺素激动剂。它不仅可以作为麻醉辅助药来维持良好的血流动力学，而且可通过调节免疫系统、减轻炎症反应、激活抗凋亡信号通路来发挥神经保护作用。右美托咪定通过激活α_2R/PI3K/Akt/Ly6h通路和α_7nAChR/PI3K/Akt/PU.1通路、产生级联反应来上调α_7烟碱型乙酰胆碱受体（α_7-nicotinic acetylcholine receptor，α_7nAChR）和下调Toll样受体4（toll-like receptor 4，TLR4），从而抑制炎症；它还可通过激活神经细胞的PI3K-Akt通路来减少细胞凋亡；此外，右美托咪定不仅能减少超氧化物歧化酶和过氧化氢酶，而且能影响谷胱甘肽氧化还原系统，使还原型谷胱甘肽（glutathione，GSH）和氧化型谷胱甘肽（glutathione disulfide，GSSG）的比值明显升高，减弱氧化应激，减少细胞的进一步损伤。然而，以上机制目前只停留于动物实验，尚未应用于临床。因此，右美托咪定神经保护作用的具体机制与剂量用法有待进一步研究。

（三）术后认知功能障碍

1. 骨科老年患者麻醉所致术后认知功能障碍

在骨科麻醉特别是老年患者麻醉中，术后认知功能障碍（POCD）是一大并发症，严重影响患者的预后。多数骨科患者年龄较大，常合并心脑血管疾病。骨科手术一般需摆放特殊体位，如脊柱手术需采用俯卧位，导致胸廓和肺顺应性下降，通气压升高，回心血量减少，脑灌注减少；而诸如髋关节置换术不方便使用止血带，在操作过程中常要求在全麻监护下行控制性降压，以期减少出血，也可能导致重要脏器灌注不足；再者，骨科手术术后，患者因长期制动或疼痛，血液处于高凝状态，容易导致脑梗死及心肌梗死，从而增加POCD发生的风险。

2. 术后认知功能障碍的分子机制与麻醉相关治疗

中枢神经系统的炎症反应与POCD的发生有明显相关性。手术创伤、麻醉用药可诱发外周炎症反应，产生大量炎症因子，炎症因子跨过血脑屏障进入中枢神经系统，引起中枢炎症反应，释放IL-1β、IL-6、TNF-α等细胞因子，促进氧化应激反应。手术和麻醉药物等可影响神经递质系统的功能及神经信号的传递，从而干扰神经元兴奋性和细胞内信号通路，引起术后认知功能受损。麻醉、手术创伤、炎症反应等因素使β淀粉样蛋白的生成增加，Tau蛋白过度磷酸化，二者与阿尔茨海默病有关，可能在POCD的发病机制中扮演着重要角色。

相较于全身麻醉，区域神经阻滞联合全身麻醉可降低POCD的发生率，其原因可能是神经阻滞可以提前阻断刺激冲动向中枢的传导，复合全身麻醉可以减轻骨科手术所致的应激反应。抗胆碱能药可导致术后早期剂量相关性记忆功能损害，应减量用药。右美托咪定一般用在术前镇静，具有抗炎作用，能稳定血脑屏障的完整性，减少细胞凋亡，可有效降低POCD的发生风险。氟比洛芬酯可以抑制中枢和外周环氧合酶，抑制炎症因子IL-6的释放，从而减轻手术创伤的炎症反应。此外，保证足够的灌注也极为重要。术中低血压和栓塞等都可导致脑灌注不足，增加术后神经系统并发症。老年患者尤其合并高血压患者的血管壁弹性差，术中出血、特殊手术体位以及麻醉药物的作用等可导致低血压的发生，引起脑灌注不足。脑血管自动调节能力能够在有限的动脉压力范围内保护大脑不受低灌注或高灌注的影响，其功能受损可能导致脑缺血或脑充血。脑灌注不足是导致局部脑氧饱和度（regional oxygen saturation，rSO_2）降低的因素之一，局部脑氧饱和度反映了局部大脑氧供需平衡，因此术中监测局部脑氧饱和度有一定的必要性。

（袁红斌　何荷番）

第三节　麻醉前精确评估

创伤、肿瘤、畸形、感染和坏死等为常见骨科手术原因，且患者常合并高龄、心肺功能不全、多发伤或其他系统疾病等。因此，麻醉前的精确评估尤为重要。

一、循环功能评估

（一）麻醉前辅助检查

1. 心电图

加拿大麻醉医师学会《麻醉实践指南（2021修订版）》中指出，对于已知或疑似冠心病、严重心律失常、周围血管疾病或其他重大结构性心脏病的患者，应考虑在麻醉前进行心电图检查。术前心电图为评估骨科手术患者循环功能的基本检查之一。

2. 超声心动图

超声心动图可以充分反映心脏主动脉瓣、二尖瓣的活动能力和瓣膜功能，观察受检者的房室形态、室壁厚度及缺损等，在判断患者心脏、肺主动脉及冠状动脉的血流分布、心脏搏出等方面均具有显著价值，且超声心动图还具有无创、可靠、安全等优势。如果临床评估提示未确诊的严重阻塞性心脏内异常、心肌病或严重肺动脉高压，推荐应用超声心动图。

3. 动态心电图

体外动态心电图（ambulatory electrocardiography，AECG）将标准的静息床旁十二导联心电图扩展至检测、记录和描述日常活动中异常的心电活动，协助胸痛、冠状动脉缺血以及部分心律失常甚至恶性心律失常的诊断，可用于缺血性心肌病、非缺血性扩张型心肌病、肥厚型心肌病的预后评估。一些AECG设备还具有多种生物信号传感器，可以同时记录多导心电图和呼吸频率、外周氧饱和度、物理活动、皮肤温度、动脉脉压等参数，可为复杂疾病如心力衰竭或睡眠呼吸暂停综合征的患者提供综合评价依据。

（二）心功能评估

1. 纽约心脏病学会心功能分级

临床最常采用的是纽约心脏病学会（New York Heart Association, NYHA）四级分类法，即根据心脏对运动量的耐受程度来评估心功能。

Ⅰ级：患者有心脏病，但日常活动量不受限制，一般体力活动不引起过度疲劳、心悸、气喘或心绞痛。

Ⅱ级：心脏病患者的体力活动轻度受限，休息时无自觉症状，一般体力活动引起过度疲劳、心悸、气喘或心绞痛。

Ⅲ级：患者有心脏病，以至于体力活动明显受限，休息时无症状，但小于一般体力活动即可引起过度疲劳、心悸、气喘或心绞痛。

Ⅳ级：心脏病患者不能从事任何体力活动，休息状态下也出现心力衰竭症状，体力活动后加重。

2. 无创心输出量测量系统指导下的六分钟步行试验

六分钟步行试验（6-min walk test，6MWT）具有简便易行、成本低廉、应用广泛、技术要求低的特点。其于1968年在美国首次应用，此后多用其评价围手术期患者的活动能力，尤其适用于围手术期心力衰竭患者。无创心脏血流动力检测技术主要起源于20世纪60年代，采用胸腔电生物阻抗法，即获得阻抗心动图（impedance cardiography，ICG），得到包括心输出量（cardiac output，CO）、每搏输出量（stroke volume，SV）、心指数（cardiac index，CI）、外周血管阻力（systemic vascular resistance，SVR）等参数。在高清阻抗心动图无创血流动力学监测下同步进行6MWT，能实时、连续、精准、动态监测血流动力学变化，并综合进行静息评定和趋势变化分析，从而更加精准地反映围手术期心功能。

3. 其他评定心功能的方法

常用的方法有Lee改良心脏危险指数（Revised Cardiac Risk Index，RCRI）及其他简易心功能评估方法，如体力活动试验、屏气试验、起立试验等。

二、呼吸功能评估

（一）气道评估

1. 气道检查

气道检查是身体检查中最重要的部分之一，包括上切齿的长度、牙齿状况、上切齿（上颌）和下切齿（下颌）之间的关系、下切齿（下颌）能否前移至突出上切齿（上颌）、上下切齿或上下颌（如果无切齿）之间的距离、舌大小、悬雍垂是否可见、有无浓密的胡须、下颌空间的顺应性、头过伸时的甲颏距离、颈部长度、颈周径以及头颈活动度等。

2. 困难气道的评估

（1）具有以下特征的患者可能提示面罩通气困难：55岁或以上、体重指数（body mass index，BMI）超过26 kg/m²、缺少牙齿、有胡子、有打鼾史。

（2）具有**表1-1**所列特征的患者提示任何通气手段可能都存在困难。

表1-1　提示存在通气手段困难的因素

解剖因素	病史因素
肥胖 大舌 颈围增加（男性＞17英寸或女性＞16英寸）（1英寸=2.54 cm） 甲状腺距离＜7 cm 面部和颈部畸形 无法反向咬合 Mallampati分级Ⅲ～Ⅳ级	阻塞性睡眠呼吸暂停 气道占位或肿瘤 曾接受头颈部放疗 头部和颈部创伤 头部和颈部先天性异常 颈椎疾病或既往颈椎手术史 风湿性关节炎 唐氏综合征 硬皮病

（二）肺部检查

1. 一般检查

肺部听诊了解患者有无哮鸣音、减低或异常的呼吸音，注意有无发绀或杵状指，是否应用辅助呼吸肌。术前辅助检查如胸部X线片、胸部CT等将有助于评估患者的肺部是否存在感染、肿瘤以及气胸等。

2. 肺功能检查

肺部疾病的患者通常建议进行肺功能检查，尤其在体格检查和病史询问过程中发现患者因呼吸道状况存在潜在麻醉风险时。对于反应性气道疾病、慢性阻塞型肺疾病以及限制性肺部疾病，肺功能检查有助于了解肺的储备功能，指导预防围手术期呼吸道并发症，并判断术后是否需要进行机械通气。

（三）合并肺部疾病患者的评估

1. 哮喘

轻度、控制良好的哮喘患者麻醉和手术风险并不高于正常人。询问有无气短、胸部紧迫感、咳嗽（尤其是夜间咳嗽），最近有无加重，以及既往使用糖皮质激素的情况（尤为重要）。哮喘患者可以做乙酰甲胆碱激发试验或支气管舒张试验，肺功能检查没有围手术期预测价值，但是偶尔能评估疾病的严重程度或治疗是否充分。

2. 慢性阻塞性肺疾病

合并慢性阻塞性肺疾病的患者需要注意痰量、颜色和其他感染征象的改变。桶状胸和缩唇呼吸提示疾病较为严重。慢性阻塞性肺疾病患者由于气流受阻而导致第1秒用力呼气量（forced expiratory volume in one second，FEV_1）下降，但是气流下降、弹性降低和过度扩张引起用力肺活量（forced vital capacity，FVC）增加。肺弥散功能下降的严重程度与缺氧和高碳酸血症相关，常提示肺动脉高压的存在。

3. 限制性肺病

术前询问相关疾病或症状的病史有助于指导评估。胸部X线片、肺功能检查可用于诊断或评估急性或逐渐加重的疾病，但是并非术前常规。FEV_1和FVC会成比例地降低，所以比值正常。患者有肺动脉高压的风险，由于与限制性肺病有重叠症状，因此可能不会被医师诊断。

4. 肺动脉高压

肺动脉高压定义为平均肺动脉压（pulmonary artery pressure，PAP）持续高于25 mmHg。肺动脉高压患者围手术期的病死率很高。轻度肺动脉高压很少影响麻醉，但中到重度肺动脉高压会增加右心衰竭的风险。重度肺动脉高压的临床表现包括：安静时呼吸困难、代谢性酸中毒、缺氧、右心衰竭（肢端水肿、颈静脉怒张）和晕厥史。超声心动图可用于估计肺动脉压和右心室功能。患者术前可能使用利尿剂、抗凝剂、钙通道阻滞剂、西地那非等药物治疗，所有药物在术前都要持续。

5. 术后肺部并发症高发患者的评估

5%～10%非胸腔手术的患者术后会发生肺部并发症，但高风险患者的发生率为22%，是继心血管不良事件之后的第二大常见死因。肺部并发症已知危险因素包括：① 吸烟史（仍在吸烟或＞40包/年）。② 美国麻醉医师协会全身状态（American Society of Anesthesiologists Physical Status，ASA）分级大于Ⅱ级。③ 年龄＞70岁。④ 慢性阻塞性肺疾病。⑤ 颈、胸、上腹部、主动脉或神经外科手术。⑥ 预期延长的手术（＞2 h）。⑦ 计划行全身麻醉（尤其是气管内插管）。⑧ 白蛋白＜30 g/L。⑨ 运动储量＜步行2个街区或上一层楼。⑩ BMI＞30 kg/m^2。

三、凝血功能评估

（一）一般性检查

骨科患者应当询问患者术前是否存在大量失血，既往手术或产后的出血情况，尤其是是否发生非预期输血。一般性检查包括血浆凝血酶原时间（prothrombin time，PT）及由PT计算得到的PT活动度、国际标准化比值（international normalized ratio，INR）、纤维蛋白原（fibrinogen，FIB）、活化部分凝血活酶时间（activated partial thromboplastin time，APTT）和血浆凝血酶时间（thrombin time，TT），有助于了解患者凝血系统功能、排查血友病、血栓性疾病、弥散性血管内凝血（disseminated intravascular coagulation，DIC）、肝病等，指导抗凝药物使用。此外，瘀斑、多发淤血、血肿、黄疸和大量出血均为重要发现，必要时增加如肝酶、白蛋白等特异性检查。

（二）血栓弹力图

大部分骨折、脊柱手术患者受伤和手术后需要制动或卧床，容易出现高凝状态，需要对患者的凝血状态进行有效的监测，避免静脉血栓和脑血栓等并发症。血栓弹力图（thromboelastogram，TEG）可以监测凝血的整个过程（除血管内皮因素外），并科学指导成分输血，降低血液制品用量。主要参数如下。

（1）反应时间（R）：为凝血开始至形成纤维蛋白的时间，正常值为5～10 min。R值延长提示使用抗凝剂或凝血因子缺乏；R值缩短提示血液呈高凝状态。

（2）K值：是从R时间终点至描记图幅度达20 mm所需时间，正常值为1～3 min。K值延长、α角减小提示低凝，有出血风险；K值缩短、α角增大提示高凝，有血栓风险。

（3）α角：为从血凝块形成点至描记图最大曲线弧度做切线与水平线的夹角，正常值为53°～72°。影响因素与K值相同。

（4）最大振幅（MA）值：反映血凝块的最大强度或硬度，正常值为54～72 mm。MA值减小提示出血、血液稀释、血小板减少、凝血因子缺乏；MA值增大提示动静脉血栓、高凝状态。

（5）LY30：即最大振幅后30 min的振幅衰减率，正常值为0～7.5%。若其＞7.5%，则提示纤溶亢进。

（6）EPL：是预测在MA值确定后30 min内，血凝块将要溶解的百分比（%），正常范围为

0～15%。其与LY30共同反映纤溶活性。

四、脑功能评估

（一）一般神经功能检查

基本神经系统检查应记录患者的精神状态、语言、颅神经功能、步态，根据患者的手术和病史也可检查运动、感觉功能。对于有神经系统缺陷或疾病的患者和接受神经外科手术的患者，应进行进一步的神经检查，以便发现现有的异常，从而协助诊断或疾病定位，且可为术后新发神经功能损害提供证据。

（二）中枢神经系统疾病

1. 精神异常

对于精神异常的患者，除了与他们建立良好的关系之外，术前要考虑的最重要的问题就是了解他们接受过哪些特殊药物（如锂剂，三环类抗抑郁药，5-羟色胺选择性再摄取抑制剂，其他未分类的抗抑郁药如安非他酮、丁酰苯类、单胺氧化酶抑制剂）的治疗、药物的作用及其不良反应。

2. 癫痫发作

癫痫表现为一种反复的无缘由的抽搐状态。有时候，昏厥发作会被误以为是癫痫发作，对患者进行短暂的术前访视时，如患者的病史中有近期无法确诊的晕厥或癫痫发作，都应该请相关专家会诊，因为麻醉可能会诱发这些症状。术前充分了解癫痫发作规律及用药情况是必须的。

3. 中枢神经系统退行性疾病

帕金森病的治疗应在手术前开始并持续至术晨，这样的治疗可减少流涎及降低误吸和呼吸衰竭的可能性。手术后应立即恢复对帕金森病的治疗。

抗胆碱能药物已被证实能改善阿尔茨海默病患者的功能，但是这些药物与围手术期使用的镇痛药及麻醉药之间的相互作用还未完全阐明。有报道指出，这类患者在使用两种抗胆碱能药物时，术中可出现心动过缓。

4. 脑血管疾病

在近期发生脑卒中或短暂的神经系统损伤而又未能完全评估的患者容易发生围手术期脑卒中。影像学资料（头颅CT或MRI）可以用于评估紧急手术的颅脑情况，疾病的病因治疗可以指导围手术期管理。为预防继发于心房颤动及心脏人工瓣膜的左心房或心室血栓形成或脑梗死，择期手术前需要进行1个月或3个月的抗凝治疗。（慢性或新发）心房颤动是围手术期脑卒中的常见病因，尤其发生在术后。

（三）昏迷患者适用的格拉斯哥昏迷量表评分

格拉斯哥昏迷量表（Glasgow Coma Scale，GCS）的评估有睁眼反应、语言反应和肢体运动3个方面，最高分为15分，表示意识清楚；12～14分为轻度意识障碍；9～11分为中度意识障碍；8分以下为昏迷；分数越低则意识障碍越重（表1-2）。值得注意的是，运动评分左侧、右侧可能不同，应选用较高的分数进行评分。改良的GCS评分应记录最好反应/最差反应和左侧/右侧运动评分。

表 1-2　格拉斯哥昏迷量表评分标准

睁眼反应	得分	言语反应	得分	运动反应	得分
正常睁眼	4	回答正确	5	按吩咐动作	6
呼唤睁眼	3	回答错误	4	对疼痛刺激能定位	5
刺痛睁眼	2	言语错乱	3	对刺激有躲避反应	4
无睁眼	1	含糊不清	2	刺痛时肢体屈曲（去皮质状态）	3
		无反应	1	刺痛时肢体过伸（去脑状态）	2
				无反应	1

五、其他

1. 骨质疏松症

我国超半数65岁以上的女性患有骨质疏松症。研究表明，65岁以上男性年龄每增长10岁，髋关节骨折的发生率增加15%。骨质疏松症已知的危险因素包括年龄、雌激素相对缺乏（月经初潮较晚、闭经、绝经较早、未生育）、饮食缺钙、吸烟、有氧运动过度同时负重运动过少、单纯负重运动过少、摄入软饮料过多、祖先为亚洲人或白人。此类患者还出现过在手术床搬运过程中发生骨折的事件，因此，在摆放体位时应加倍小心。

2. 血糖情况

糖尿病患者手术期间的主要危险因素来自糖尿病所引起的靶器官疾病：心血管功能障碍、肾功能不全、关节胶原组织异常（颈部活动受限、伤口愈合能力差）、白细胞生成不足以及神经病变。因此，麻醉医师工作的重点之一是术前对这些疾病进行评估和治疗，从而使患者在术前达到最佳状态。术前应尽可能稳定血糖水平，空腹血糖 < 10 mmol/L，糖化血红蛋白 < 8.5%，必要时寻求专科医师的协助治疗。

3. 术后镇痛管理的术前评估

术前评估可以为讨论和制订术后急性疼痛的治疗和管理方案提供重要条件，患者对此尤为关注。慢性疼痛的患者需要在慢性疼痛的基础上处理急性疼痛，已经进行急性疼痛治疗的患者即那些应用大量镇痛药或既往镇痛药滥用的患者尤其需要个体化用药方案。

4. 预防下肢深静脉血栓形成

深静脉血栓形成及其导致的肺栓塞（pulmonary embolism，PE）是骨盆和下肢骨科手术后并发症和致死的主要原因。其他危险因素包括：肥胖、年龄 > 60岁、手术时间 > 30 min、使用止血带、下肢骨折及卧床超过4天。建议常规预防深静脉血栓、早期康复及更多地采用局部麻醉。

（袁红斌　孙焱芫）

第四节　术中精确监测

骨科手术患者围手术期并发症发生率高，有效的术中精确监测可及时为早期识别、预防和治疗围手术期并发症提供足够的支持。由于严重创伤导致的低血容量、低组织血流灌注状态，老年患者心肺功能储备下降，手术所需特殊体位或手术治疗过程的特殊性等，骨科手术患者术中血流动力学、呼吸功能、神经功能监测等已经成为临床麻醉的重要组成部分。

一、常规监测

骨科手术患者术中常规监测应当包括连续心电图、血压、脉搏、血氧饱和度、呼气末二氧化碳浓度、体温监测。对于危重或特殊患者，可增加麻醉深度监测，以及其他循环功能、呼吸功能、血液功能、机体内环境功能的监测。

1. 心电图监测

围手术期创伤患者严重心律失常的发生率较高，所以对于创伤患者均应进行严密的心电图监测。一份19 683例接受麻醉的创伤手术患者分析报告显示，围手术期创伤患者心搏骤停的发生率为174.04/10 000，其发生与年龄、饮酒史、ASA分级、术前心肺合并症、术前休克、手术部位相关。术中连续心电图示波监测及ST-T监测可以明确手术患者有无心律失常及是否存在心肌缺血。骨科手术患者围手术期心肌缺血并不少见，并且大部分缺乏典型的心肌缺血症状，所以术中应当严密监测心电图，高危患者同时进行肌钙蛋白I监测，以减少心脏不良事件发生。

2. 无创血压监测

术中无创血压监测仍是骨科手术中的主要监测内容，但是无创血压监测存在两个不足：监测的非连续性和监测结果的精准度不高［尤其是在患者出现动脉血压（arterial blood pressure，ABP）过高或过低时］。有创和无创动脉血压监测在平均动脉压（mean arterial pressure，MAP）处于75 mmHg水平时的相关度最高，此时无创动脉血压的精准度最高，当血压趋于高血压或低血压时，其精准度逐渐下降。有些创伤患者可能存在双上肢均受伤的情况，这种情况下可将测血压的袖带安置于大腿或足踝处，均可获得与上肢测压相似的数值。

3. 有创血压监测

有创血压监测可为我们提供连续、直接的动脉血压。我们可以通过连续的动脉血压及动脉压示波变化间断判断机体血流灌注情况、体内容量变化（如脉压变异率）、心脏跳动节律或有效排血情况等。目前大多数监测系统通过导管−导管−换能器系统（CTT系统）获取动脉血压，而通过CTT系统获得的血压受到动脉血管系统的脉搏波反射和CTT系统固有的动态响应特性影响。所显示的外周动脉收缩压（尤其是远离心脏）高于中心动脉的收缩压，动脉舒张压则偏低，而平均动脉压较为真实地反映中心动脉压力。创伤患者常常出现心动过速、低血压、心输出量减少或外周循环阻力增高（或降低），这些情况严重时有可能超出CTT系统的处理能力，从而影响动脉血压的准确性。

特殊体位下的手术患者在监测动脉压时应当注意CTT系统压力零点的调整。沙滩椅体位下手术的患者如果采用上臂袖带血压监测，会明显高估颈动脉或脑循环压力。大脑基底部（外耳道水平）动脉压力与袖带（或肱、桡动脉直接测压）压力差由其大脑基底部（外耳道处估计）与袖带或动脉处的垂直距离决定，在测量点上方的垂直距离增加1 cm，压力下降0.77 mmHg。

4. 氧饱和度监测

虽然动脉血气分析是测量血氧饱和度的金标准，但其不能连续监测且属于有创监测，所以临床常规使用脉搏血氧计连续监测。经皮血氧饱和度监测的最佳部位是耳垂处且使用氧饱和度耳传感器进行监测。目前常用的脉搏血氧饱和度（pulse oxygen saturation，SpO_2）监测位置是右手拇指、中指和环指，因为这些部位的监测结果受温度影响较小。

5. 呼气末二氧化碳分压监测

鉴于骨科手术的特殊性，应当常规进行呼气末二氧化碳分压（partial pressure of end-tidal carbon dioxide，$PetCO_2$）监测。术中急性肺栓塞、恶性高热（malignant hyperthermia，MH）、循环功能的急剧变化等在骨科、创伤手术患者中发生率较高，$PetCO_2$监测为这些并发症的早期发现、诊断提供强有力的证据。创伤患者若出现心源性、感染性或失血性休克，存在严重低血液循环状态，$PetCO_2$监测可发挥快速诊断作用。$PetCO_2$与心输出量已经被证实存在对数曲线关系，当$PetCO_2 > 30$ mmHg时，心输出量> 4 L/min，而当$PetCO_2 > 34$ mmHg时，心输出量的进一步增加与$PetCO_2$的变化无明显相关。

6. 体温监测

大多数未进行术中有效保温的患者都可能出现低体温，所以精确的体温监测对于骨科手术患者是必要的。麻醉医师也可以通过体温的急剧升高对恶性高热患者进行早期诊断。几乎所有目前临床使用的体温监测仪均能可靠反映机体体温，临床测温误差都是由测量部位不同导致的，而不是温度计本身引起的。如果患者具有充分的血液灌注，肺动脉、食管远端、鼻咽或鼓膜内评估核心体温是可靠、精确的。鼻咽温度探头仅仅在机械通气患者中才能准确测量，成年人探头应当置于距离鼻孔10～20 cm处。鼓膜测温计测量误差是由于操作者未能测量鼓膜温度，属于操作不当引起。膀胱及直肠温度监测在体温快速变化的患者中误差较大，主要原因是这些部位血液灌注较差。皮肤温度受血液循环变化、环境温度影响较大，监测评估时应当考虑这些影响。

二、血流动力学精确监测

术中血流动力学监测是麻醉医师的基本技能之一。由于骨科手术患者常常存在高龄及合并症等复杂因素，同时可能涉及严重创伤的抢救治疗，因此越来越多的骨科手术患者需要精确的血流动力学监测，针对性处理术中循环功能异常，确保手术患者安全。血流动力学监测包括心脏功能、心脏前负荷和后负荷监测。精确的血流动力学监测有利于优化心脏泵功能、循环功能和组织灌注。

1. 有创监测

经肺动脉导管热稀释法测量心输出量是公认的血流动力学监测的金标准，但是由于操作的创伤、技术要求较高等原因往往不能及时、简便实施。同时，经肺动脉导管热稀释法监测结果主要反映右心功能，不能完全代表全心功能。近年来，无创或微创的心脏功能监测技术已经逐渐替代经肺动脉导管监测。

2. 无创监测

经胸阻抗法进行无创血流动力学监测为连续血流动力学监测和对心脏功能进行评价提供了一种新的方法，所测量结果与经肺动脉导管热稀释法具有较好的相关性，相关系数r在$0.79 \sim 0.92$，心输出量误差在-0.14 ± 0.73 L/（min·m^2）至-0.02 ± 0.78 L/（min·m^2）之间。但是，经胸阻抗法进行无创血流动力学监测结果受到肺部疾病、瓣膜疾病影响，临床应用上有所限制。

经胸或食管心脏超声检查也属于无创血流动力学监测。

3. 微创血流动力学监测

微创血流动力学监测设备有校准和非校准两大类型。

（1）校准后的监测设备：主要采用热稀释法与动脉脉搏轮廓分析，可监测全心功能，包括心输出量（CO）、全心舒张末期容积（global end-diastolic volume，GEDV）、心功能指数（cardiac function index，CFI）、射血分数（ejection fraction，EF）、血管外肺水（extravascular lung water，ELVW）、肺血管通透性指数（pulmonary vascular permeability index，PVPI）、每搏量变异度（stroke volume variation，SVV）、脉压变异度（pulse pressure variation，PPV）和中心静脉血氧饱和度（central venous oxygen saturation，ScvO$_2$），例如脉搏指示连续心输出量（pulse index continuous cardiac output，PiCCO）和VolumeView系统。由于这类监测方法可在患者不同状态条件下进行热稀释法校准，所得结果的准确性较高。与经肺动脉导管热稀释法比较，PiCCO和VolumeView系统可提供连续、实时的每搏输出量（SV）计算结果，在血流动力学不稳定的患者中其结果是可靠的，同时所提供的ELVW和PVPI也可为诊断和鉴别肺水肿提供帮助。PiCCO提供的SVV、PPV可准确预测患者的液体治疗反应。但如果患者存在心律失常、血管异常或心脏瓣膜疾病，这些结果可能存在一定偏倚。

（2）非校准监测设备：主要是经动脉压力波形分析监测全心功能，其主要是在大量年龄、性别和体表面积等数据的基础上，经过动脉压力波形分析得出SV、心指数（CI）、SVV、PPV、外周血管阻力指数（systemic vascular resistance index，SVRI）等参数，从而评估心脏功能和容量负荷，其代表监测系统有Vigileo/FloTrac系统。与PiCCO相比较，Vigileo系统使用更为方便。由于未经校准，这些设备的精确性能较低。在使用肾上腺素、扩容后、肥胖或血管阻力改变较大的患者中其精确度下降。

机体容量监测包括静态参数和动态参数。静态参数与患者心输出量及实时的患者容量状态无明显相关，但仍在麻醉中广泛应用，如心率、血压、尿量和中心静脉压（central venous pressure，CVP）等。而动态参数更能反映机体容量状态的实时变化，全麻状态下机械通气患者的SVV、PPV、脉搏灌注变异指数（pleth variability index，PVI）在容量监测方面优于静态参数。

三、脊髓功能监测

脊髓、神经根损伤是脊柱手术的并发症，常常可导致灾难性结局。术中脊髓功能监测能及时发现损伤，及早进行调整，减少医源性神经损伤的发生或降低神经损伤的严重程度。目前常用的脊髓功能监测主要有唤醒试验、体感诱发电位和运动诱发电位监测。

1. 唤醒试验

唤醒试验由于操作简单，无需特殊仪器设备，并且结果直观，一直以来被认为是术中脊髓功能监测的金指标。但是，唤醒试验本身存在一定限制：只能通过四肢运动来评估脊髓的运动功能，而不能评价脊髓的感觉功能；唤醒试验需要一定时间，重复较困难，且不能进行连续监测；不能应用于不合作的儿童、失聪、智障患者；唤醒过程中可能导致意外并发症。由于这些限制，唤醒试验出现假阴性率较高，术中脊髓功能监测的敏感性为57.1%，特异性为100%。术中唤醒试验可有效应用于术前已经存在严重脊髓损伤而不能进行电生理功能监测的患者，而当术中进行脊髓电生理监测出现异常预警时，也可以进行唤醒试验，给予确认神经损伤是否存在。

2. 体感诱发电位监测

短潜伏期体感诱发电位（SSEP）监测可有效监测术中脊髓背柱的完整性。研究表明，SSEP监测在预测脊髓损伤方面具有良好的特异性（99%~100%）。但是，由于不能对脊髓前动脉痉挛、受牵拉所导致的脊髓腹侧损伤进行有效监测，单独应用SSEP监测的敏感性较低（25%~43%）。

在一篇荟萃分析中，青少年特发性脊柱侧凸矫正手术中SSEP对脊髓损伤的监测混合敏感性为84%，特异性为98%，当发生SSEP改变时出现新发生的神经功能障碍的诊断优势比为340，诊断曲线下面积为0.99。在另一篇荟萃分析中，颈椎术后出现新的神经功能障碍的患者发生术中SSEP显著变化的可能性是未出现新的神经功能障碍患者的近27倍，术中SSEP改变的患者术后神经功能损伤的概率从2.5%增加到近26%。术中可逆的SSEP改变预测术后神经功能损伤的优势比为167.9，敏感性为17.7%，特异性为97.5%；而术中不可逆的SSEP改变预测术后神经功能损伤的优势比为9.01，敏感性为37.1%，特异性为99.5%；术中SSEP消失改变预测术后神经功能损伤的优势比为51.39，敏感性为17.3%，特异性为99.6%。在前路颈椎手术中，SSEP改变的诊断优势比为9.60，敏感性为34.2%，特异性为94.7%；在后路颈椎手术中，SSEP改变的诊断优势比为13.27，敏感性为42.6%，特异性为94.0%。综上，在颈椎手术中，术中SSEP信号消失或出现不可逆改变表明神经损伤风险明显高于SSEP信号可逆性改变。

目前普遍使用的SSEP监测预警值为振幅下降50%和潜伏期延长10%，为了提高SSEP监测的敏感性，优化SSEP监测，以提高术中反馈速度和准确性，国际术中神经生理学会推荐以下改进：① 基础振幅设定应当在麻醉后测量，减少麻醉导致的振幅下降影响。② 为排除各种干扰因素（如手术室环境等）的影响，可个性化使用自适应标准，振幅衰减可选择范围为30%~100%。在选择自适应标准时，应当考虑振幅峰值重复出现的平稳情况，振幅峰值稳定重复出现，应当设定更低的预警阈值。如当P 37峰值重复平稳出现且低于原峰值的20%，预警值可设定为30%。③ 在各种条件（如手术刺激强度、头皮点设置等）寻找最可重复的振幅峰值。④ 测量更加平稳、易测的振幅峰值。⑤ 测量多个通道。

3. 运动诱发电位监测

运动诱发电位（MEP）监测是脊柱矫形手术乃至整个脊柱手术中应用最广泛、最有效的神经监测技术，有助于监测对缺血敏感的下行运动系统的完整性，包括侧束和前束皮质脊髓束。目前常用的是经颅运动诱发电位（transcranial motor evoked potential，TcMEP）监测，TcMEP具有极高的敏感性（100%）和阴性预测值。但是，MEP监测结果容易受到麻醉、血压等术中因素影响，导致假阳性率较高（3.2%~45.0%），从而影响手术进程。

为了降低假阳性率，优化TcMEP应用，一篇运用德尔菲法的在畸形和复杂脊柱手术中优化TcMEP神经监测的麻醉指南指出：① 苯二氮䓬类药物可降低MEP振幅约20%，由于其半衰期较短，术前单次使用对术中MEP监测影响不大，但应当避免再次使用。② 麻醉诱导时尽量不使用肌松药物。如果必须使用肌松药，应当选择短效或快速可逆的肌松药如琥珀胆碱或罗库溴铵，以避免MEP的抑制。③ 由于吸入麻醉药对MEP具有剂量依赖性的抑制作用，建议麻醉维持采用全凭静脉麻醉（total intravenous anesthesia，TIVA）。丙泊酚对MEP也存在剂量抑制作用，但输注剂量 < 150 µg/（kg·min）时其影响不大，同时可使用其他静脉药物协同进行TIVA，如氯胺酮、利多卡因及小剂量右美托咪定，从而减小丙泊酚用量。利用脑电双频指数（bispectral index，BIS）监测麻醉深度，尽量最小化使用静脉麻醉药。④ 术中连续应用阿片类镇痛药是可行的。⑤ 为确保适当的脊髓灌注和优化MEP，动脉血压应当维持在接近术前水平且平均动脉压 > 80 mmHg。⑥ 在排除手术因素后出现不明原因MEP信号下降的情况下，应当确保所有的吸入麻醉药停止使用。如果没有使用吸入麻醉药，要进行血压提升和体温监测，同时逐渐降低丙泊酚用量。

对于腰骶椎手术，Wilent 等指出，为增强MEP对手术损伤神经根或神经丛的预警作用，在行MEP监测时推荐：① 使用TIVA方法，避免吸入麻醉药使用。② 应用自适应警报标准，在行MEP监测时应当考虑基线变异影响、波形变化以及曲线下面积等并进行预警。③ 评估神经生理改变的解剖因素，记录代表每条神经根的多块肌肉的MEP。④ 增加数据采集频率。

4. 选择性肌电图监测

通过监测继发于神经根刺激导致的自发性肌电活动，为特定的肌肉和神经根提供信息。该监测属于被动肌电监测，多用于腰椎手术，尤其是一些腰椎严重滑脱手术。肌电图（electromyogram，EMG）监测具有较高的阴性预测值（98%），但特异性较低，并且在使用肌松药条件下敏感性下降。

5. 下行神经源性诱发电位

下行神经源性诱发电位（descending neurogenic evoked potential，DNEP）是除了MEP和SSEP外的第三种主动神经监测方法，在脊柱矫形手术，尤其是重度脊柱侧凸手术中对脊髓损伤具有高度敏感性和特异性。DNEP监测在脊髓损伤识别上优于传统的SSEP监测，敏感性更高（100% vs 51%）。

6. 多模式神经功能监测

为了解决单项神经功能监测的缺陷，目前临床上大多进行多模式神经功能监测。SSEP和TcMEP监测在儿童和成人的脊柱畸形矫正手术中普遍使用，同时约40%的手术联合EMG辅助监测。

（袁红斌　林成新）

第五节 骨科手术麻醉方法

随着骨科外科学的发展，其学科内涵越来越丰富，从新生儿到超高龄老年患者，从复杂的先天脊柱畸形纠正到严重创伤患者的救治，麻醉医师面临的棘手问题越来越多，除了困难气道、大容量输血输液、骨水泥使用、围手术期血栓和脂肪栓塞（fat embolism，FE）等外，术前脏器功能的判断、手术时机的选择，术中神经功能监测、血液保护，术后认知功能障碍预防、慢性疼痛治疗、围手术期肺部相关并发症的预防等，都将决定麻醉医师如何选择最精确的麻醉方式，以达到最完善的麻醉效果、最低的并发症发生率。骨科手术涉及人体骨关节及运动系统的多个部位，手术体位多样，患者年龄涵盖生命全程，围手术期麻醉管理具有一定的特殊性，骨科手术原因包括创伤、肿瘤、畸形、感染坏死等，麻醉常选择全身麻醉、椎管内麻醉、区域神经阻滞、局部麻醉、监护麻醉（monitored anesthesia care，MAC）及复合麻醉。

一、全身麻醉

全身麻醉简称全麻，是指麻醉药经呼吸道吸入、静脉或肌肉注射进入体内，产生中枢神经系统的暂时抑制，临床表现为神志消失、全身痛觉消失、遗忘、反射抑制和骨骼肌松弛。全麻对中枢神经系统抑制的程度与血液内药物浓度有关，并且可以控制和调节。这种抑制是完全可逆的，当药物被代谢或从体内排出后，患者的神志及各种反射逐渐恢复。全麻根据使用药物的不同又分为吸入全麻、静脉全麻和复合全麻；根据气道管理技术的不同分为不插管全麻、喉罩全麻、气管插管全麻。无论哪种全麻，都必须实现全麻的四要素：意识消失、痛觉消失、反射抑制、肌肉松弛（满足手术要求）。

骨科手术的麻醉常采用全麻，全麻的实施按照时间的不同分为3个阶段：全麻诱导、全麻维持、全麻苏醒。

1. 全麻诱导

小儿全麻诱导常采用吸入诱导，在建立基本生命体征监测（心电图、血氧饱和度、无创血压）的基础上，推荐使用麻醉效能强、血气分配系数低、无刺激性气味的七氟烷。小儿吸入麻醉诱导方法主要有3种，即潮气量法、肺活量法和浓度递增诱导法，潮气量法和肺活量法为了加快诱导速度，都需要事先用高浓度七氟烷预充呼吸回路。待患儿意识消失后即刻完成静脉通路建立、完善监测项目，辅助其他镇静镇痛药和（或）肌松药完成喉罩安放或者气管插管。

成人全麻诱导常采用静脉诱导，诱导用药包括静脉麻醉药（镇静催眠药）、麻醉性镇痛药（阿片类药）和肌松药。目前临床上常使用的静脉麻醉药有丙泊酚和依托咪酯，麻醉性镇痛药有芬太尼、阿芬太尼和舒芬太尼，肌松药有氯化琥珀胆碱和罗库溴铵。药物的诱导剂量（负荷剂量，loading dose）通常遵照药物说明书的指导剂量，按体重（kg）计算，负荷剂量的计算公式为：剂量（dose）= $C_T \times V_{\text{peak effect}}$。其中CT是效应部位的靶浓度，具体由麻醉医师根据临床经验在一定范围内选定；$V_{\text{peak effect}}$为峰效应时的分布容积，其计算公式为：$V_{\text{peak effect}} = V_1 \times C_{p,\text{initial}} \div C_{p,\text{peak effect}}$，$V_1$为中央室分布容积，$C_{p,\text{initial}}$为最初血浆药物浓度，$C_{p,\text{peak effect}}$为峰效应时的血浆药物浓度。

2. 全麻维持

骨科手术的全麻维持常采用静脉维持、吸入维持和静吸复合维持。静脉维持通过泵入静脉麻醉药丙泊酚或依托咪酯，吸入维持通过吸入一定浓度的异氟烷、七氟烷或地氟烷来维持一定的麻醉深度，两者均需合用麻醉性镇痛药阿片类药品及间断静脉注射肌松药来保持镇痛和肌松。麻醉医师应该注意到，由于手术产生的伤害性刺激在术中不是一成不变的，因此应根据具体情况（手术的大小、手术的进程、手术刺激的程度及患者的反应等）选择合适的药物浓度。此外还应强调：① 预先主动调节药物浓度以适应即将出现的强刺激比等到出现伤害刺激后才去被动调节的效果要好得多。② 无论是静脉麻醉药、吸入麻醉药，还是阿片类镇痛药、肌松药，均会对机体的心血管功能等产生影响，麻醉维持过程中应考虑到麻醉使用的药品对机体的影响。③ 麻醉维持时应强调联合用药，为实现意识消失、镇痛完全、肌肉松弛以及自主神经反射抑制这4个目的，显然单靠某一类麻醉药是行不通的，这就需要麻醉药的联合使用，联合用药不仅可以最大限度地体现每类药物的药理作用，而且还可减少各药物的用量及不良反应，这也是"平衡麻醉"所倡导的原则。

3. 全麻苏醒

静脉麻醉药物持续输入停止后，随着药物的代谢，效应室中药物浓度下降，作用也随之减退，当血药浓度下降到一定浓度时，患者便出现意识恢复、肌力恢复。吸入麻醉患者的苏醒过程与诱导过程相反，可以看作是吸入麻醉药的洗出（washout）过程。整个手术操作结束后，用高流量纯氧来快速冲洗患者及回路里的残余麻醉药。当肺泡内吸入麻醉药浓度降到0.4［最低肺泡有效浓度（minimum alveolar concentration，MAC）］时，约95%的患者能够按医生指令睁眼。影响全麻苏醒的因素除了麻醉药品以外，还有手术时间、低温、水电解质平衡、酸碱平衡等。目前临床上常采用半衰期短的药品，以精确控制麻醉苏醒时间。当麻醉结束后患者苏醒时间超过90 min时，称为苏醒延迟，此时麻醉医师应该分析原因并及时处理。

二、椎管内麻醉

将局部麻醉药注入蛛网膜下腔或硬膜外腔，阻滞脊神经根的信号传导，使该神经根支配的相应区域产生麻醉作用，统称为椎管内麻醉。不同的神经纤维阻滞顺序不同，通常先是交感神经、冷觉、温觉、温度识别觉、钝痛觉、锐痛觉、触觉消失，再是运动神经（肌松）消失，最后是本体感觉消失，因此，患者麻醉后通常会感觉到下肢或臀部发热感、麻木感，痛觉消失，运动消失至本体感觉消失。消退的顺序与阻滞顺序相反。

椎管内麻醉穿刺成功与否，在一定程度上取决于患者的配合和麻醉医师对穿刺技术的熟练程度，麻醉医师要熟悉椎骨的骨性标志，以及韧带、神经组织、硬膜与骨性结构的关系。近年来随着超声技术的应用，椎管内麻醉已从盲探到可视，穿刺过程更加精准，成功率大大提高。骨科患者椎管内麻醉的术前评估与全麻相似，应当充分考虑患者的手术部位、时间、患者体位以及合并疾病的详细情况，排除穿刺禁忌证后，选择合适的麻醉方式以及麻醉药，加强术中监测和管理，最大限度地降低可能出现的并发症。

根据局部麻醉药注入位置不同，椎管内麻醉可分为蛛网膜下腔阻滞、硬膜外阻滞、腰硬联合麻醉和骶管阻滞。

1. 蛛网膜下腔阻滞

将局部麻醉药注入蛛网膜下腔，作用于脊神经根而使相应部位产生麻醉作用的方法，称为蛛网膜下腔阻滞，又称脊椎麻醉，简称脊麻或腰麻。阻滞平面调控是蛛网膜下腔阻滞的重要环节，影响蛛网膜下腔阻滞平面的主要因素有穿刺间隙的高低，患者的体位，局部麻醉药的比重、浓度、剂量、容量以及注药时针尖斜口方向、注药速度等，次要因素有脑脊液湍流、脑脊液容量、腹内压增加以及脊柱侧凸等。蛛网膜下腔阻滞的作用时间依赖于药物的种类和浓度。因此，麻醉医师应该结合患者的全身情况、手术部位、手术时间，选择恰当的穿刺位点、合适的局部麻醉药、药物的容量及比重、推注速度、穿刺后患者的体位等，以达到精确控制麻醉阻滞平面。

2. 硬膜外阻滞

将局部麻醉药注入硬膜外间隙，作用于脊神经，使感觉和交感神经完全被阻滞、部分运动神经纤维被阻滞，称为硬膜外阻滞。在硬膜外腔放置导管，经导管间断或持续用药称为连续硬膜外麻醉（continuous epidural anesthesia，CEA）。影响硬膜外阻滞效果的主要因素有药物的容量、注射速度、导管的位置和方向以及患者的一般情况。

3. 腰硬联合麻醉

将蛛网膜下腔阻滞和硬膜外阻滞联合使用的一种麻醉方式，称为腰硬联合麻醉，是下肢骨科手术中最常用的麻醉方式。既有蛛网膜下腔阻滞起效快，镇痛完善，运动神经阻滞完善的优点，也可以经导管间断给药，以满足长时间手术，并在术后可行硬膜外镇痛。

4. 骶管阻滞

经骶裂孔穿刺，将局部麻醉药注于骶管以阻滞骶神经，也是硬膜外阻滞的一种方法，适用于直肠、肛门、会阴部手术，骨科手术较少使用。

随着老年骨折患者的增多，选择椎管内麻醉实施下肢骨折手术的实际例数及占比也越来越多，与其他麻醉方法相比，单侧肢体椎管内麻醉用于下肢骨折手术具有麻醉效果确切、全身影响小、术后并发症发生率低等优点，也是精确麻醉的具体体现。无论是哪一种椎管内麻醉，麻醉医师都要了解麻醉后呼吸、循环生理功能的改变，及时预防和处理麻醉中、麻醉后的并发症。

三、区域神经阻滞

区域神经阻滞又名传导阻滞、传导麻醉，其将一类能可逆性阻断神经冲动发生和传导的局部麻醉药注射至神经干、神经丛或神经节旁，暂时阻滞神经的传导功能，使该神经分布的区域产生麻醉作用，可产生感觉神经和（或）运动神经阻滞。区域神经阻滞是精确麻醉在临床麻醉中的最早实践。

神经阻滞技术在骨科手术麻醉中占据着非常重要的地位，它对全身干扰小，血流动力学稳定，可以用于高龄、伴有严重心脑肺疾患、低血容量的患者，避免了全身麻醉和椎管内麻醉的风险，既可提供最佳的手术条件，又可延长术后镇痛时间，效果确切，术后早期功能锻炼以及尽早进食有利于患者快速康复，缩短住院时间，这也是加速康复外科所提倡的麻醉方式。

根据阻滞部位不同，区域神经阻滞可分为颈部区域阻滞、上肢区域麻醉、胸腹部区域麻醉和下肢区域麻醉。

1. 颈部区域阻滞

主要是颈神经丛阻滞，包括颈浅丛和颈深丛的阻滞，适用于颈部手术、锁骨骨折等。

2. 上肢区域麻醉

主要是臂丛神经阻滞，根据穿刺入路不同又分为肌间沟阻滞、锁骨上阻滞、锁骨下阻滞、腋路阻滞、尺神经阻滞、正中神经阻滞和桡神经阻滞。根据手术部位选择阻滞相应支配的神经，可以较好地完成手术。

3. 胸腹部区域麻醉

主要是胸部椎旁阻滞、竖脊肌平面阻滞和肋间神经阻滞等，适用于肋骨骨折、开胸手术等。

4. 下肢区域麻醉

可分为腰神经丛阻滞、髂腹股沟-髂腹下神经阻滞、股外侧皮神经阻滞、股神经阻滞、闭孔神经阻滞、坐骨神经阻滞和隐神经阻滞等。

麻醉医师通常根据手术部位选择合适的神经阻滞方法，区域神经阻滞的定位方法也从盲探异感法、神经电刺激法到现在的超声引导定位。超声用于神经阻滞，既可以做到精确神经定位，引导穿刺针到达目标神经，又可观察到局部麻醉药扩散情况，实现了神经阻滞的可视化，降低穿刺风险，显著提高阻滞效果，缩短起效时间，减少局部麻醉药用量并降低并发症，这也是骨科精确麻醉所提倡的。总而言之，超声辅助下的神经阻滞更加有利于麻醉医师的精准操作，有利于患者的安全。

神经阻滞的常见并发症有局部麻醉药过敏、局部麻醉药中毒、神经损伤、血肿、感染、阻滞失败和阻滞不全等。麻醉医师在排除禁忌后方可进行穿刺，并要对穿刺中可能出现的并发症有应对措施。

四、局部麻醉和监护麻醉

局部麻醉是指局部麻醉药应用于身体局部，使得机体某一部分的感觉传导功能暂时性被阻断，运动神经传导保持完好或同时有程度不等的被阻滞状态。按照局麻的方式可分为局部浸润麻醉和表面麻醉。

1. 局部浸润麻醉

一般是指沿着手术切口分层注射局部麻醉药，阻滞组织的神经末梢。应用中长效的局部麻醉药在手术区域行局部浸润麻醉，还可以用于术后镇痛，简单有效。

2. 表面麻醉

将渗透性作用强的局部麻醉药与局部皮肤、黏膜接触，使其透过皮肤、黏膜而阻滞浅表神经末梢所产生的无痛状态，称为表面麻醉。一般多用于气道的表面麻醉，骨科手术中多联合使用。

局部麻醉要了解局部麻醉药使用的浓度、最大剂量、作用时间及添加剂。局部麻醉药的起效主要取决于药物pKa值（pKa值是解离和非解离状态药物相等时的pH值），pKa值越小，麻醉起效越快；局部麻醉药的作用强度取决于脂溶性，脂溶性越高，作用越强；局部麻醉药的作用时间取决于蛋白结合率，蛋白结合率越高，作用时间越长；此外还要考虑局部麻醉药剂型变化以及体内内环境的影响，综合以上选择合适的局部麻醉药，才能达到预期的效果。

监护麻醉（MAC）是指对需要接受诊断性或治疗性操作的患者使用镇静-镇痛药，给予生命体征监测的一种临床麻醉技术。MAC克服了局麻对深部组织手术阻滞不完善的缺点，消除牵拉及情绪波动如焦虑、烦躁、恐惧等所产生的不良反应。局麻辅以适当镇静镇痛的麻醉方案，联合应用镇痛、镇静、抗焦虑和遗忘性药物，并随时调控药物剂量，以达到精确的镇静、镇痛要求，既降低了手术所引起的不良反应（如呼吸抑制、恶心呕吐），又缓解了患者因外界刺激及干扰产生的紧张、恐惧心理，在完成操作时患者能很快恢复到清醒状态。

五、复合麻醉

同一麻醉过程同时或先后采用两种或者两种以上的麻醉技术，称为复合麻醉。复合麻醉联合多种麻醉方式，减少每种药物的剂量和不良反应，最大限度地维持生理功能的稳定，提高麻醉的安全性和可控性，也可提供完善的术后镇痛。随着社会老年化，在骨科手术麻醉中，合并多种慢性疾病的老年患者也逐渐增多，全身麻醉合并区域麻醉，既可以减少全麻药的用量，又有利于术后镇痛，促进老年患者术后肺功能恢复，全麻药物的选择上以不损害脏器功能为原则，选用时效短、麻醉深浅可控性强、对血压心率影响小、术后苏醒快的药物，在手术过程中，通过血流动力学监测、麻醉深度监测和局部脑氧饱和度监测可最大限度地保障患者的安全。

（袁红斌　黄建成）

第六节 术中精确麻醉管理

一、基础管理

1. 体温管理

体温、血压、脉搏、呼吸和疼痛共同构成了生命五大体征，保持体温恒定是保证机体新陈代谢和正常生命活动的必要条件，而体温异常可引起代谢功能紊乱，甚至危及生命。围手术期由于各种原因导致机体核心温度低于36℃的现象称为围手术期低体温，应与以医疗为目的的控制性低体温相区别。围手术期任何影响体温调节系统的因素均可导致低体温，这些危险因素包括患者自身因素、手术因素、麻醉因素（包括药物因素）、环境因素以及是否干预等（**表1–3**）。在多重因素作用下，患者围手术期低体温发生率明显增加。

表 1–3 围手术期低体温的危险因素

因素	具体描述
患者因素	
年龄	年龄＞60岁的患者低体温发生率更高，体温恢复时间也更长；婴幼儿，尤其是早产和低体重患儿更易发生低体温
BMI	BMI越大，热量散失越快；但肥胖患者由于脂肪保护作用，体表散热减少，核心体温与体表温度差值减少，低体温发生率更低
ASA 分级	ASA分级Ⅱ级以上患者较Ⅰ级患者低体温发生率增加，且ASA分级越高，低体温发生风险越高
基础体温	基础体温是独立高风险因素，术前体温偏低的患者低体温发生风险极高
合并症	合并代谢性疾病可影响体温，如糖尿病合并神经病变患者低体温发生风险增加
手术因素	
手术分级	手术分级越高，患者低体温发生率越高
手术类型	开放手术比腔镜手术更易发生低体温
手术时间	手术时间超过2 h，低体温发生率明显增高，全麻患者尤甚
术中冲洗	使用超过1000 ml未加温冲洗液的患者低体温发生率增高
麻醉因素	
麻醉方式	全麻较椎管内或区域麻醉低体温发生率高；联合麻醉，如全麻合并椎管内或区域麻醉较单纯全麻低体温发生率高
麻醉时间	麻醉时间超过2 h，患者低体温发生率增高

因素	具体描述
麻醉药物	吸入性麻醉药、静脉麻醉药及麻醉性镇痛药均可显著影响体温调节中枢，导致低体温发生
术中输液/输血	静脉输注1000 ml室温晶体液或1个单位0.5℃库存血，可使体温下降0.25～0.5℃；输入未加温液体超过1000 ml，低体温发生风险增高
环境因素	
手术室温度	增加环境温度对患者低体温的发生是保护因素，通常低于23℃可导致患者低体温发生风险增高

BMI：体重指数；ASA：美国麻醉医师协会。

围手术期低体温可导致诸多不良结局，如手术切口感染、心血管不良事件、凝血功能下降、麻醉苏醒时间延长及住院时间延长等问题（**表1-4**）。

表1-4　围手术期低体温的不良结局

不良结局	具体描述
手术切口感染	体温下降2℃时，患者切口感染发生率明显增高
心血管不良事件	低体温可抑制窦房结功能，引起心律失常，并可增加外周血管阻力，增加心肌做功和耗氧，引起心肌缺血
凝血功能下降	低体温可减弱血小板功能，降低凝血酶活性；调节测定温度后的血栓弹力图监测提示，低体温导致血栓形成过程受阻，血液凝集强度减弱
麻醉苏醒时间延长	低体温可延缓麻醉药物代谢，导致患者麻醉苏醒速度减慢，苏醒时间延长
住院时间延长	低体温导致患者在麻醉恢复室滞留时间延长，进入重症监护病房的概率增加，术后恢复缓慢，住院时间延长

围手术期患者低体温的发生率较高，其防治和管理亟待改进。积极的体温保护措施，可降低患者低体温及后续并发症的发生率。围手术期患者低体温的评估和防治具体操作流程涵盖术前、术中和术后3个阶段（**图1-1**）。

2. 体位管理

骨科患者因受手术切口、术中复位、内固定、术中牵引、摄片等因素的影响，对手术体位的要求相对较高，合适的手术体位可以充分暴露术野，使手术顺利进行。无论何种体位均应保持呼吸道通畅，循环功能正常运行，避免造成神经损伤、压疮、眼部损伤等不良后果。由于部分手术时间较长，患者处于被动体位，术中应尽可能使患者处于舒适且稳定固定的状态。

摆放体位前医护须认真执行查对制度，尤其注意左右侧的核对。上肢外展不超过90°，避免臂丛神经受损，下肢要着重保护腓总神经；俯卧位时小腿垫高，脚尖自然下垂，避免腹部受压，降低腹内压力，减少术中出血。约束带固定松紧适度，患者皮肤接触部位的床单须柔软、干燥、平整，骨隆起处须加以软垫保护，保持呼吸道通畅，确保无血管、神经严重受压，维持静脉通路通畅，保证术中能够及时补液及使用血管活性药物。

术前

术前告知患者及家属
- 围手术期低体温发生率高且对预后有影响
- 低体温的原因包括患者因素和手术因素等
- 医务人员会尽可能减少患者体温下降
- 目前体温保护措施能够缓解体温降低但不能保证消除低体温

评估患者低体温风险

- 测量并记录患者体温
- 在病房可每小时测量一次
- 进入手术等候区需每30 min测量一次

评估患者热舒适度（可选）

冷感　温暖

患者体温≥36℃　　患者体温<36℃

立即予主动保温并持续至术中

保持患者温暖，安全转运至手术间

术中

- 在麻醉（诱导）前测量和记录患者体温
- 评估患者低体温风险（Predictors评分）
- 调节手术间温度不低于21℃

- 连续监测并记录患者体温
- 平均每15～30 min记录一次
- 确保测量仪器的工作状态良好
- 一旦发生低体温及时告知所有相关医务人员并采取保温措施

- 手术/麻醉时间>30min
- 患者术前低体温并已经采取保温措施
- 患者存在其他低体温风险

- 立即予主动保温直至患者体温≥36℃
- 建议采用压力暖风毯加温方式
- 建议液体加温至37℃再输注，特别是输液量可能超过1000 ml时
- 减少手术部位暴露
- 建议使用加温液体（38～40℃）进行手术冲洗

保持患者温暖，直至手术结束

术后

出手术室前告知患者及家属
- 围手术期低体温发生率高且对预后有影响
- 低体温的原因包括患者因素和手术因素等
- 医务人员会尽可能减少患者体温下降
- 目前体温保护措施能够缓解体温降低但不能保证消除低体温

- 进入麻醉恢复室/病房/重症监护室前测量和记录患者体温
- 调节室温不低于23℃

- 连续监测本记录患者体温
- 平均每15～30 min测量一次
- 确保测量仪器的工作状态良好
- 一旦发生低体温及时告知所有相关医务人员并采取保温措施

评估患者热舒适度（可选）（入室/出室/体温变化后）

冷感　温暖

患者体温≥36℃　　患者体温<36℃

立即予主动保温直至体温恢复至36℃，措施包括但不限于：压力暖风毯和液体加温方式

保持患者温暖，安全转运回普通病房

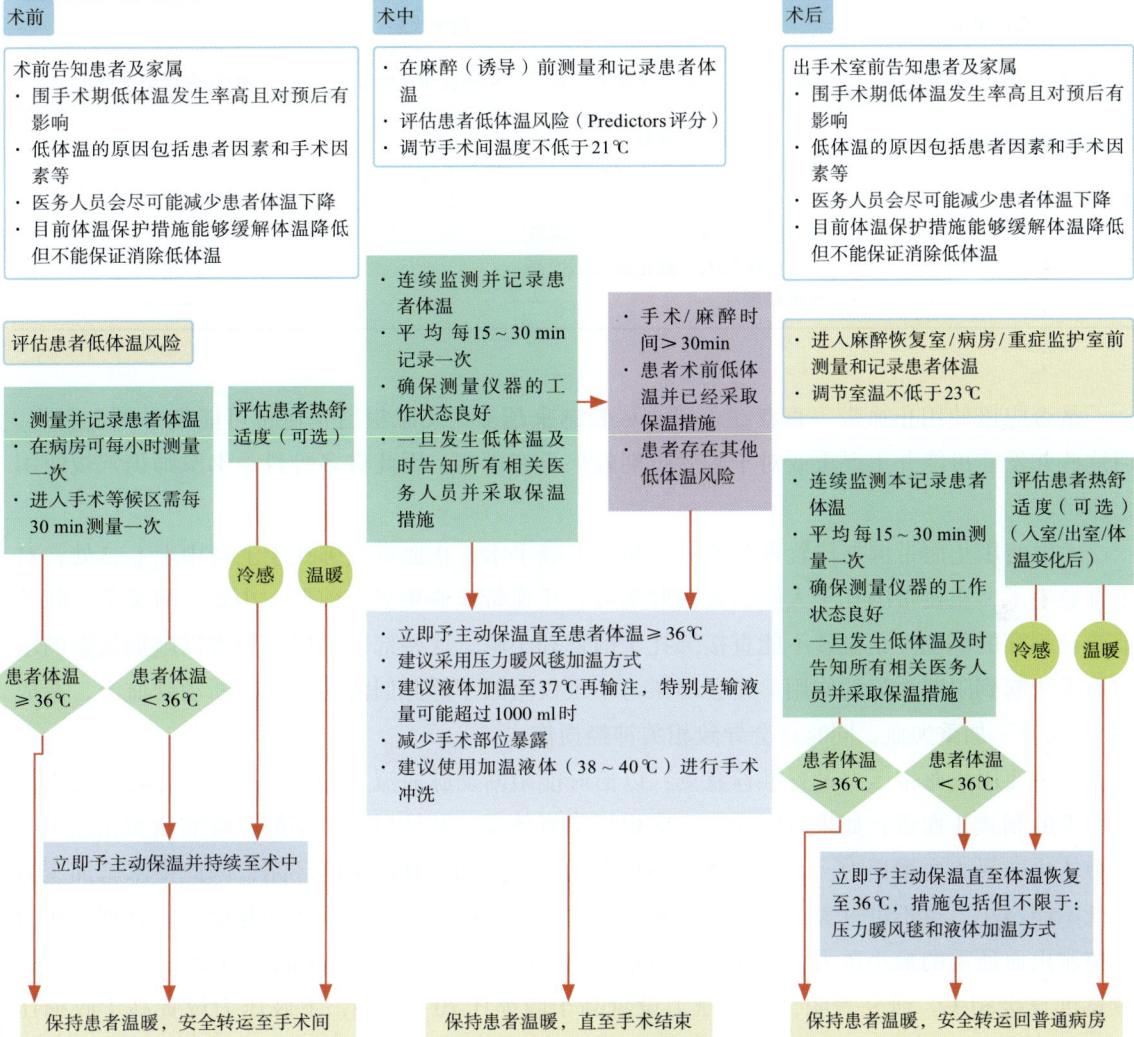

图 1-1　围手术期患者低体温评估和防治操作流程

3. 止血带管理

止血带用于四肢手术可以最大限度减少出血并提供良好的术野，防止恶性细胞、脂肪栓子和骨水泥扩散。但止血带是非生理性过程，对患者的生理状态有许多不利因素（**表1-5**）。

表 1-5　四肢止血带的生理影响

生理影响	具体描述
神经系统的影响	30 min内，躯体感觉诱发电位消失和神经传导中断 >60 min可引起疼痛和高血压 >2 h可引起术后神经麻痹 止血带下方可能发生皮肤末梢神经损伤
肌肉方面的变化	8 min内发生细胞缺氧，细胞内肌酸减少，进行性细胞内酸中毒 >2 h增加毛细血管壁通透性，肢体逐渐变冷

生理影响	具体描述
止血带充气时的全身影响	动脉若压和肺动脉压增高，若只是单侧肢体止血带充气时，一般仅为轻中度变化
止血带放气时的全身影响	中心温度暂时性降低 代谢性酸性产物进入血循环，一过性酸中毒 一过性中心静脉氧分压降低（但很少发生全身性低氧血症） 肺动脉、全身动脉压一过性降低 一过性呼气末二氧化碳分压增高 耗氧量增加

是否应该使用止血带一直存在争议，尽管越来越多的文献报道止血带可能带来不良影响，但这些并发症可能并不严重或对于术后长期效果没有影响，因此许多骨科手术医师仍常规使用止血带。

术中使用止血带绑扎位置推荐意见：对于上肢手术，止血带应绑扎于上臂中上 1/3 处；对于下肢手术，止血带绑扎于大腿的近腹股沟处；止血带应避免置于前臂、小腿、肘关节、膝关节或被刺穿的部位。止血带不能直接绑扎于前臂和小腿，这些部位不仅因为难以施加足够的压力而无法起到阻断血流的作用，还会因压力不足仅阻断了静脉回流而没有阻断动脉血流，造成"放血效应"加重失血，同时还会导致相关神经损伤。

术中使用止血带压力设置推荐意见：以恰好能阻断动脉血流为压力标准。紧急时可使用统一标准的制式止血带；如果时间允许，应根据患者体质、肢体周径、年龄、收缩压和止血带宽度个体化选择止血带压力。由于肢体循环存在动脉泵血和静脉回流的环路，因此要求施加压力时既不能过小，也不可过大，应以"有效"为原则，即恰好能阻断肢体动脉血流。合理的压力是控制出血所需的最小压力，亦即肢体闭塞压力（limb occlusion pressure，LOP），与止血带袖带宽度直接相关。研究表明，上肢压力设置高于收缩压 70 mmHg，下肢压力设置高于收缩压 100 mmHg，既可达到压迫动脉而止血的目的，又不会损伤神经。使用时应根据实际使用情况动态、反复评估止血带的使用效果，动态调整止血带压力。消瘦患者的止血带压力可稍低，肥胖者、肌肉发达者可适当增加。

随着医疗技术的不断发展，个体化地确定止血带压力必将成为未来手术的主流选择。测量 LOP 是获得最低肢体动脉血流阻断压力的精准方法，而根据心脏收缩压估算动脉闭塞压力，确定最终止血带压力更为便捷，如果能够实现止血带压力与实时血压的同步变化，则可以更精确地控制并降低止血带压力。

术中使用止血带时间设置推荐意见：准确记录止血带充气时间，并尽可能缩短止血带使用时间，一般上肢以 1 h 为限，下肢以 1.5 h 为限，时间到时，需提前通知手术医生做好放气准备，如需继续使用，应先放气 10～15 min，再充气并重新记录时间。医生应坚持科学、合理的原则设置止血带使用时间。目前国内外对止血带使用时间没有确切的界限，没有绝对安全的止血带使用时间标准，但最长时间不应超过 2 h。低温或可延长止血带使用时间。高原环境下肢体对止血带缺血耐受能力显著降低，止血带使用时间应相应缩短。

4. 骨水泥管理

文献报道有患者填充骨水泥（骨黏合剂）后立即出现显著的低血压，导致心搏骤停甚至死亡，而不用骨水泥时未出现这种情况。目前对此有两种解释：① 骨水泥引起的直接血管扩张和（或）心肌抑制。② 空气、脂肪、骨髓进入静脉导致肺栓塞。为减少这一并发症的发生，可采取以下措施：① 待骨水泥反应到成团阶段再行填充。② 在所填充区的邻近骨上钻孔排气排液，避免封闭式填入。③ 填充骨髓腔时，应使接触面干燥无血，并将多余的骨水泥彻底清除。④ 局部冰水降温。

通过比较发现，高危患者经受扩髓后，骨髓破坏严重，在填充骨水泥后，大量骨髓进入循环，通过经食管超声心动图可观察到这一现象。低血压常在嵌入股骨假体的同时或术后发生，因此当填充骨水泥时须密切注意血压和心电图的变化，并注意以下几点：① 填充骨水泥前需维持收缩压在 90 mmHg 以上，必要时使用血压活性药。② 避免低血容量。③ 严密观察患者。④ 吸入纯氧。⑤ 为预防血压突然下降，可静脉缓慢滴注多巴胺，维持血压平稳，出现心动过缓时，分次静脉注射阿托品。

一旦发现低血压，静脉注射肾上腺素 4～50 μg 是一种有效方法，用药剂量应根据低血压的程度而定。在高危人群中，填充骨水泥后，只要发现动脉压下降，就应通过中心静脉注入肾上腺素 10～20 μg。一旦出现心跳停止，需要更大剂量的肾上腺素进行复苏。

二、骨科麻醉血液管理

近年来，复杂骨科手术日益增多，术中往往伴随着出血较多的风险。输血治疗可暂时挽救患者的生命，但存在输血不良反应、感染血源性疾病等风险，同时基于血源紧张的现状，国内外学者在血液保护方面均进行了积极的探索，并提出个体化血液管理方案（patient blood management，PBM）。PBM 指对患者制订一系列的多模式、个体化血液管理策略，以达到尽量减少异体血输注的目标。在手术过程中的方案包括：细致的止血和手术技术、减少出血的麻醉技术（控制性降压）、使用自体血回输、抗纤溶药物、出/凝血功能的快速检测等。实施围手术期血液保护可以有效减少血制品的使用，也可大大减少输血相关并发症的发生。

（一）血液保护措施

复杂的骨科手术会引起大量失血，骨组织血运丰富，手术时骨断面和骨髓腔的渗血不易控制。影响出血的因素包括手术部位、手术时间、操作技巧、患者的凝血功能及麻醉管理质量。在脊柱手术时腹部受压，也会导致出血量增多。为最大限度减少失血，减少异体血输入量，可采用多种措施。

1. 术前血液保护措施

（1）促红细胞生成素和铁剂：促红细胞生成素（erythropoietin，EPO）能加速红细胞的生成和释放，但是起效时间需要 4～5 天。有研究认为术前给予 EPO 的同时，静脉补充铁剂比口服铁剂更能增加体内铁储备并刺激红细胞生成。但是由于 EPO 可促进肿瘤的生长和转移，肿瘤患者应慎用。

（2）术前贮存式自身输血：手术患者一般情况较好，血红蛋白（hemoglobin，Hb）＞110 g/L或红细胞压积（hematocrit，HCT）＞0.33，术前有计划地采血储备，术中根据实际情况回输至体内，不仅可以有效缓解围手术期用血矛盾，还可以降低患者对输注异体血的依赖。缺点是需要在术前2～3周分次采集患者自身的血液进行保存，部分患者不易接受。

2. 术中血液保护措施

（1）止血药物的应用：氨甲环酸（tranexamic acid，TXA）是一种人工合成的纤溶抑制剂，通过可逆性阻断纤溶酶分子上的赖氨酸结合点，阻碍纤溶酶与纤维蛋白结合而发挥抗纤溶作用。一项对TXA在全膝关节置换术中应用的研究显示，TXA能减少患者术中出血量和总失血量，降低输血率，静脉或局部两种给药途径的止血效果相同，且并未增加深静脉血栓发生率。

基因重组活化凝血因子Ⅶ（recombinant activated factor Ⅶ，rFⅦa）是一种维生素K依赖性糖蛋白，在结构上与人血浆纯化活化Ⅶ因子相似，而且生物学功能完全一致。rFⅦa在组织损伤情况下产生凝血酶，同时还能通过不同的机制增强血小板的功能。目前关于该药物的安全性、有效性和不良反应仍然缺乏高质量的研究证据。有研究发现，非适应证使用rⅦa不但不能降低患者病死率，反而有增加血栓形成的风险，须谨慎使用。

（2）血液保护技术：术中的血液保护技术包括血液稀释、自体血回输、低中心静脉压技术、控制性降压、体温保护等。

血液稀释分为急性等容性血液稀释（acute normovolemic hemodilution，ANH）和急性高容性血液稀释（acute hypervolemic hemodilution，AHH），临床上以前者为主。ANH即在麻醉诱导前或诱导后采血储备待用，同时补充等效容量晶体液或胶体液使血液稀释；轻、中度血液稀释可有效改善微循环的血液灌注，但能否减少围手术期异体输血的研究结果却不尽相同。有观点认为，虽然ANH在减少异体输血方面是有效的，但是存在显著的异质性和发表偏倚。另一些研究显示，ANH与回收式自体输血联合应用的节血效果确切且不影响患者凝血及纤溶功能，可安全用于老年患者的骨科手术。

低中心静脉压技术是指手术中可通过容量限制、使用血管舒张剂及利尿剂达到较低的中心静脉压水平（＜5 mmHg）。虽然低中心静脉压水平与降低失血量相关，但同时也会使空气栓塞、全身组织灌注不足、肾衰竭等并发症的发病风险升高。有研究发现，在低中心静脉压和容量限制策略中，低中心静脉压患者输入的红细胞、新鲜冰冻血浆、血小板数量较少，但术后血浆肌酐水平峰值、需要透析的比例及术后30天死亡率较高。

体外试验研究表明，较低的体温可抑制血小板凝集功能，抑制凝血因子及凝血酶活性，增加血管内纤溶反应，从而导致患者术中出血量增加。有研究发现，即使是核心体温降低小于1℃，也会增加约16%的术中出血量，术中输血的相对风险也提高约22%。因此，围手术期注意维持患者正常体温，可减少术中失血和降低输血率。

3. 术后血液保护措施

手术后体腔或引流血液回输是一项新技术，须严格无菌操作，术后6 h内的引流血液一般可以考虑回输。有研究发现，尽管伤口引流的血液中某些细胞因子如IL-6等相对外周循环血存在差异，但是对于补充患者血容量来说，回输引流血仍然是安全有效的手段。

（二）控制性降压

控制性降压，是在全身麻醉时人为地采用降压药物与降压技术等方法，将收缩压降低至80～90 mmHg或者将平均动脉压降低至50～65 mmHg的技术。其核心要求是不能有重要器官发生缺血/缺氧性损害，终止降压后血压可迅速恢复至正常水平，不产生永久性器官损害。

各种控制性降压方法可大致划分为三类：麻醉技术控制性降压、麻醉药物控制性降压以及血管活性药物降压。

1. 麻醉技术

目前，蛛网膜下腔阻滞和硬膜外阻滞仍被认为是控制性降压的有效方法之一。其理论依据是，蛛网膜下腔阻滞和硬膜外阻滞可以导致小动脉与静脉扩张和低血压，可使静脉回流和心输出量减少。骨科手术患者可根据实际情况采用该技术行控制性降压。

2. 麻醉药物

绝大多数麻醉药具有控制性降压的作用。其主要作用机制是，通过扩张血管以及降低心肌收缩力来达到降压的效果。镇痛镇静药主要是通过抑制交感活性，进而降低血管张力及心肌收缩力，达到降低血压的效果；静脉麻醉药，如丙泊酚具有抑制心肌收缩力和扩张血管的直接作用，但对心肌的抑制较轻；吸入性麻醉药可通过降低交感神经活性、扩张动静脉血管以及抑制心肌收缩力等方面降低血压。

吸入性麻醉药物的降压特点为氧耗降低，对肺气体交换无损害，操作简单。随着吸入浓度的增加，平均动脉压可相应降低。需要注意的是，在临床麻醉浓度，吸入麻醉的作用一般是扩张血管，但其扩张血管能力不强，降压程度有限，往往不能有效地减少出血量。进一步增加吸入浓度则对心肌收缩力抑制增大，降低心输出量而加深低血压程度。一般不推荐用单一吸入性麻醉药以及高浓度加深麻醉来进行控制性低血压，因为其对心肌的抑制，对血压的控制难以掌握，在需要血压回升时即使停止麻醉，血压的恢复也需要相当长的时间。在具体实施中，全身血管阻力的降低以异氟烷最明显，心肌抑制以异氟烷最小，所以常选用异氟烷。

3. 血管活性药物

（1）硝普钠：硝普钠是公认的最常用于控制性降压的药物。它可直接舒张血管平滑肌，引起小动脉舒张、静脉舒张和血压下降。在控制性降压技术中，硝普钠具有起效快、持续时间短以及不良反应小的特点。平均动脉压在50 mmHg以上时，硝普钠可维持重要生命器官足够的血流量并通过其直接的脑血管舒张作用提供更均匀的脑血流分布。它对脑耗氧代谢率无直接作用，但以剂量依赖的形式使自体调节曲线左移。它对心肌收缩力的抑制程度较轻，心输出量通常因后负荷降低而得到改善，可保持冠状动脉血流量，减少心肌氧需，但血压降低可引起心动过速。硝普钠通过舒张肺血管也可降低右心室后负荷，减弱缺氧性肺血管收缩，引起肺内分流增加。需要注意的是，突然停用硝普钠可发生体循环和肺循环高血压。另外，在应用硝普钠时常见快速耐药性，需要增加剂量以维持所需的低血压水平。

（2）硝酸甘油：硝酸甘油是一种平滑肌松弛药，主要作用于静脉容量血管，引起前负荷下降。它对动脉平滑肌也有一定作用从而降低血压。硝酸甘油具有相对的起效快、持续时间短以及无快速耐药性的特点，产生平稳的降压作用，血压骤降风险较低。在对脑血管的影响方面，通过直接的脑血管舒张作用而均匀地维持脑血流，并且不影响脑耗氧代谢率。在对心脏的影响方面，冠状动脉舒张使血流增加，增加心肌氧供。硝酸甘油可降低心输出量和肺动脉压。

（3）肾上腺素受体阻滞剂：乌拉地尔的抗高血压作用有两个机制，即阻滞外周 α_1 肾上腺素受体和阻滞脑内 5-羟色胺受体。阻滞外周 α_1 肾上腺素受体可扩张血管，降低血压，但不良反应为具有自限性降压效应，使用较大剂量亦不产生过度低血压。

艾司洛尔是一种选择性 β 肾上腺素受体阻滞剂，起效迅速，作用时效短暂。使用艾司洛尔控制性降压期间，血清肾素活动轻微下降，可增加低血压的稳定性。

拉贝洛尔为 α_1 和 β_1 肾上腺素受体阻滞剂，能降低心输出量和外周血管阻力。拉贝洛尔降压时肺内分流较少，无心率增快。拉贝洛尔与吸入麻醉气体联合使用，可产生良好的低血压协同效应，而与静脉麻醉药合用时拉贝洛尔效力较差。应当注意的是，拉贝洛尔有相对长的半衰期，它的作用会持续至术后，有可能掩盖急性失血后的肾上腺素能反应。

美托洛尔是选择性的 β_1 肾上腺素受体阻滞剂，能明显减慢心率，降低血压，有效抑制肾上腺素、异丙肾上腺素升高血压、加快心率的作用，同时降低心肌耗氧量。较大剂量时亦有较弱的 β_2 肾上腺素受体阻滞作用，但收缩周围血管和支气管的作用较轻微。美托洛尔多与其他药物联合使用来进行控制性降压。

（4）钙拮抗剂：常用的是尼卡地平，能扩张外周血管、冠状动静脉和脑血管，不影响心肌收缩力和心输出量，降压后不产生反射性心动过速。滴注尼卡地平时需要多加注意，因为尼卡地平诱发的低血压难以用传统的升压药物如去氧肾上腺素等拮抗，静脉注射钙剂可能恢复血压。尼卡地平的负性肌力作用主要限于血管平滑肌，所以只有扩血管作用，而不会抑制心肌功能，全身血管阻力降低与用药量呈线性关系，但起效慢，作用时间长。尼卡地平主要通过降低全身血管阻力来产生低血压，用药期间心率不增加，输出量不变。

（5）腺苷：腺苷是人体内一种生理性代谢物质，是体内组织血管床局部调节的内源性血管扩张因子。腺苷有较强的调节心血管系统功能的作用，使体内（或局部组织）血管扩张，血流量增加。使用腺苷后血压恢复迅速，易于控制。它扩张阻力血管的作用显著，对静脉血管床无作用；可增加心输出量和冠状动脉血流，降低后负荷，降低心肌氧耗，故有利于心肌的氧供需平衡；而且腺苷可抑制肾素的释放，防止肾素-血管紧张素系统的激活，血浆儿茶酚胺及肾素的活性不会增加，心率不会增快，不会出现反跳性高血压。低血压时可出现窦性心动过缓，P–R 间期延长，所以，降压时也没有必要用肾上腺素受体阻滞药来控制心率。腺苷还能抑制组织代谢率，降低组织氧耗；对中枢神经元突触前后有一定的抑制作用，使脑血流增加，脑氧耗下降；不影响肺血管舒缩，不影响通气/血流比以及血氧分压。腺苷控制性降压对脑、心血管、血液、肝、肾均无明显毒性。咖啡因是腺苷受体阻滞剂，可以对抗腺苷的作用。双嘧达莫能抑制细胞对腺苷的摄取和腺苷的酶解，使腺苷用量减少，作用维持时间延长。但是，腺苷可干扰及损害各器官血管的自主调节能力，造成患者颅内压（intracranial pressure，ICP）增高，部分患者会出现心肌缺血。腺苷可引起心脏传导阻滞，在动物实验中发现其对窦房结直接抑制。腺苷的另一不利作用是使肾血管收缩。

（6）前列腺素 E_1：前列腺素 E_1 也是人体内一种体液性扩血管物质，最近被用于控制性降压。一些研究发现，其主要的问题是扩血管效力有限。前列腺素 E_1 对肺及全身血管床都有较强的扩张作用，但个别患者对药物不敏感，降压困难，停药后 15 min 血压回到正常。另外，用药后血浆肾素活性增加，而且前列腺素 E_1 对血小板集聚及血栓形成有抑制作用。该药的广泛临床应用尚需进一步研究。

（三）自体血回输

自体血回输技术是指收集外科手术中流出的血液，将血液与抗凝剂混合，通过负压吸引吸入储血器中进行过滤，再将过滤的血液进行高速离心洗涤，去除抗凝剂及其他物质后，回输患者体内。

自体血回输技术应当与其他血液保护措施一起使用。当需要减少异体输血和术后发生严重贫血的风险较高时，可以考虑使用自体血回输技术。预计术中成人患者的失血量可能超过500 ml 时，应考虑收集血液的自体血回输技术。以下情况可以考虑使用自体血回输技术：由于存在凝血障碍或其他危险因素，患者出血的风险增加；患者存在术前难以纠正的严重贫血；患者因宗教或其他原因拒绝异体输血。如果不确定预期失血量，最经济有效的措施是仅安装负压吸引器和储血器，使自体血回输设备处于"仅回收"状态。只有当采集到足够的血液（通常超过500 ml）时，才启动自体血回输装置的清洗回输功能。由于洗涤过程中会丢失血小板和凝血因子等成分，大量自体血回输可能影响患者的电解质和凝血功能，因此当患者出血量大于2500 ml，或伤口出血渗血不止时，需要补充凝血成分。自体血回输技术因疗效确切、血液质量高而广泛用于骨科手术。

自体血回输技术无绝对禁忌证，但吸入的血液存在污染的可能时应视为相对禁忌证。在这些情况下，应该对血液回输的风险收益进行评估。有肝素引起血小板减少的病史是使用肝素抗凝剂的禁忌证，此时可以使用枸橼酸-葡萄糖进行替代。应准备两套负压吸引装置，当手术区域处于污染的状态时（感染、肿瘤细胞或羊水），应使用普通负压吸引，暂时不回收该区域内的血液。需要注意的是，恶性肿瘤手术中回收的血液里可能含有肿瘤细胞，使用自体血回输有导致恶性肿瘤转移的可能。去除肿瘤细胞的方法有血液辐射法和细胞过滤法，但血液辐射法的技术费用高昂，且仍有肿瘤细胞残存的可能，应充分告知相关风险，权衡利弊。

（袁红斌　张伟）

第七节 骨科精确麻醉的热点与前沿

一、领域热点

近年来，随着加速术后康复（enhanced recovery after surgery，ERAS）理念的推广和实施，骨科麻醉热点也着眼于通过改进围手术期管理的多个环节，降低手术创伤的应激反应，减少并发症，提高手术麻醉的安全性，尽早恢复和促进功能锻炼，改善患者的体验和满意度，从而达到加速康复、尽早回归社会生活的目的。主要体现在以下几大方面。

1. 麻醉方式的选择

麻醉方式的合理选择是实现ERAS的重要环节之一。随着人口老龄化，骨科手术尤其是下肢手术，究竟采用何种麻醉方式更有利于患者康复是多年来的研究热点之一。虽然国际上近期的荟萃分析、随机对照试验和大型观察性研究在比较全身麻醉和椎管内麻醉（蛛网膜下腔阻滞为主）后死亡率及远期转归的问题上尚未有完全一致的结论，但在术后并发症发病率、术后镇痛、早期活动、住院时间及费用等方面已经有了共识：即椎管内麻醉优于全身麻醉。《中国老年患者膝关节手术围手术期麻醉管理指导意见（2020版）》指出，与全身麻醉相比，区域麻醉有利于减轻患者术后疼痛，减少术后并发症，降低血栓栓塞性事件及感染的发生率，降低输血、收住重症监护病房（intensive care unit，ICU）以及再入院比例，促进术后康复。因而，在无禁忌证的情况下，对于膝关节手术，尤其是全膝关节置换术，应首选椎管内麻醉。对于预计时间<2 h的单侧膝关节手术可以实施单侧蛛网膜下腔阻滞，因其交感阻滞效果仅限于一侧，可以减少常规蛛网膜下腔阻滞导致的严重低血压，尤其适用于合并心血管疾病如主动脉瓣狭窄或冠状动脉狭窄的老年患者。

当然，是否选用椎管内麻醉还取决于患者的抗凝状态、术前意识状况、心肺功能等个体化因素，需综合考虑权衡利弊。如果选用全身麻醉，推荐使用短效镇静镇痛药物，监测麻醉深度。Harsten等将靶控输注异丙酚和瑞芬太尼用于全身麻醉与蛛网膜下腔阻滞进行比较，结果显示全身麻醉组患者的住院时间较短，较早下床活动，恶心、呕吐和头晕症状发生率低。这表明选择全身麻醉时如注意麻醉药物的选择还是有其优势所在。与单纯全身麻醉相比，全身麻醉复合外周神经阻滞可减轻围手术期应激反应，减少麻醉镇痛药物的用量和不良反应，改善术后镇痛效果。

2. 外周神经阻滞技术及多模式镇痛

周围神经阻滞不但镇痛效果好，而且可避免硬膜外镇痛或静脉应用阿片类药物镇痛引起的不良反应，是目前临床最佳的镇痛方法，尤其以术后需要功能锻炼的四肢关节手术受益较多。对四肢关节手术而言，无论采取何种麻醉方式，周围神经阻滞应始终与全身麻醉或椎管内麻醉一起实施，作为多模式镇痛方案的一部分，以减少阿片类药物的给药。

膝关节手术后控制疼痛的理想目标是有效控制膝关节前、后的疼痛，对肌力影响最小，以利于早期功能锻炼。周围神经阻滞方法包括腰丛神经阻滞、坐骨神经阻滞、股神经阻滞、髂筋膜阻滞、收肌管阻滞、闭孔神经阻滞等。一般而言，多个神经阻滞优于单个神经阻滞，连续神经阻滞优于单次神经阻滞。由于收肌管阻滞在保持股四头肌肌力的同时提供了前膝内侧的感觉阻滞，其单次阻滞或连续置管阻滞在TKA术后疼痛控制中被广泛应用。膝关节囊后间隙阻滞（interspace between the popliteal artery and capsule of the knee，iPACK）是一项较新的技术，即经超声引导在腘动脉和膝关节包膜之间的间隙进行阻滞，可为膝关节后方提供良好的感觉阻滞（包括腓总神经、胫神经和闭孔神经关节支）和镇痛，同时保留运动神经纤维功能。当然，目前尚需要更多的临床研究与其他阻滞方法比较。

局部浸润麻醉（local infiltration anesthesia，LIA）又称"鸡尾酒疗法"。它可以起到很好的镇痛效果，与股神经阻滞的镇痛作用相当，并可节省阿片类药物的使用，缩短住院时间及减少住院支出，且不影响手术切口愈合，不降低股四头肌肌力，不增加感染风险。目前"鸡尾酒"的配伍方案尚未统一，包括局部麻醉药（如罗哌卡因）、肾上腺素、非甾体抗炎药（nonsteroidal anti-inflammatory drug，NSAID，如酮咯酸、氟比洛芬酯）、糖皮质激素，以及阿片类药物（芬太尼、吗啡）等。从临床效果看，LIA的疗效有赖于实施者的经验（主要为注射部位的差异）。张博等比较了分别在膝关节后侧方结构（相当于iPACK区和内外侧副韧带附着区）和前方结构（髌上囊滑膜、股四头肌肌腱和髌旁内侧正中切口周围）予以LIA（罗哌卡因、倍他米松、吗啡）对TKA术后早期镇痛效果的影响，发现静息条件下，后侧方浸润阻滞的镇痛效果明显优于前方阻滞镇痛。

鉴于目前尚无一种近乎完美的神经阻滞镇痛方法，多模式镇痛仍然是临床主流选择。麻醉医师可以联合几种不同部位的外周神经阻滞和（或）局部浸润麻醉，也可以联合外周神经阻滞和别的镇痛方法如镇痛药物，还可以联合应用不同作用机制的镇痛药物。这是一种多阶段、多途径、多药物（局部麻醉药、阿片类药、NSAID、NMDA受体拮抗剂）的联合应用，将区域阻滞整合进多模式镇痛及最小剂量使用（甚至不用）阿片类药物的临床路径是实践骨科ERAS以及改善围手术期转归的重要步骤。

3. 血液保护

骨科手术出血多，因解剖原因止血相对困难。近年来复杂脊柱手术日益增多，术中往往伴随着大出血的风险。基于血源紧张的现状，国内外学者在血液保护方面均进行了积极的探索，并提出个体化血液管理方案（PBM）。术中方案包括：最佳俯卧位以避免腹部和腔静脉受压，细致的止血和手术技术（超声骨刀），控制性降压，自体血回输，予抗纤溶药物氨甲环酸、基因重组活化凝血因子Ⅶ、硫酸镁等。研究表明，预防性使用氨甲环酸（无论剂量大小）和最佳俯卧位以避免腹部和腔静脉受压是脊柱手术中有效的血液保护策略（高级别证据）。氨甲环酸可显著降低TKA术中、术后失血量和输血需求。在TKA围手术期静脉滴注联合局部应用氨甲环酸比单纯静脉滴注或局部应用能更有效地减少出血及降低输血率。如无禁忌证，目前建议所有TKA患者围手术期使用氨甲环酸，以尽量减少术中、术后失血和输血。回收式自体输血应用于脊柱手术患者，节约了大量的血源。

止血带常规应用于TKA手术可明显减少术中出血。但止血带可加重术中应激反应，引起被阻断区域缺血、缺氧、酸中毒、神经肌肉缺血再灌注损伤、股四头肌损伤，并加重术后疼痛。董军等探讨了股神经阻滞联合无止血带技术在TKA术中的应用效果，发现不使用止血带的患者术后大腿肿胀及疼痛程度较轻，有利于膝关节功能锻炼，关节活动度恢复快，但术后全身炎症反应较重，且术后早期认知功能损害发生率增加。推测可能的原因为未使用止血带时，术中扩髓阶段可导致微小栓子持续进入循环，不断激活免疫系统，加重全身炎症反应，使患者认知功能受损。因此综合来看，止血带的使用利大于弊。

2020年10月，《中华麻醉学杂志》发表首版《气压止血带在四肢手术中应用的专家共识》，该共识对止血带的优缺点、适应证、禁忌证、使用原则、方法及注意事项、常见并发症和处理做了详尽的论述。同时，该共识也指出，如何设置最佳的个体化止血带压力值（如糖尿病患者），既能提供术中良好的手术视野，又可以减少并发症的发生率，进而提高止血带在临床使用中的安全性和可靠性，是今后一段时间内主要的研究方向。

4. 术后谵妄和认知功能障碍

随着社会老龄化，骨科麻醉将面对越来越多的老年患者。老年骨科患者由于脆弱的器官功能、病变导致的活动受限、卧床及手术制动、疼痛等因素，术后并发症明显增加。谵妄是老年患者骨科手术后常见的并发症，发生率约为9.2%。一项纳入22项研究、11 934例患者的系统回顾和荟萃分析表明，膝关节或髋关节置换术患者术后谵妄（postoperative delirium，POD）的发生率为17.6%，确定了包括高龄、认知障碍、脑血管病史、膝关节置换术、失血量、阻塞性呼吸睡眠暂停等在内的18个危险因素。另一项纳入44个研究、超过10万例患者的髋关节骨折手术系统回顾和荟萃分析表明，术后谵妄的发生率为16.93%，危险因素有年龄、性别、ASA分级、BMI、视力障碍、吸烟、高血压、慢性阻塞性肺疾病等。年龄和全身麻醉是髋部骨折老年患者发生严重术后谵妄的独立危险因素。一项关于脊柱手术的荟萃分析表明，脊柱手术后谵妄的重要预测因素包括术前情况——老年、女性、手术史、糖尿病、低红细胞压积、低血红蛋白、低白蛋白、低钠、抑郁，以及手术因素——手术时间、总失血量、低钠、低血红蛋白、低红细胞压积、低白蛋白、发热、低钾、血糖和视觉模拟评分法（Visual Analogue Scale，VAS）评分；术后谵妄的诱发因素包括创伤、疼痛、尿潴留、多种药物的使用（麻醉过深、抗胆碱药、镇静镇痛药物）等。

术后谵妄的发病机制尚未明了，目前认为可能与围手术期神经炎症反应引起的氧化应激损伤有关，可有神经递质和突触的改变。一般手术时间长、创伤大以及失血量多的手术发生谵妄的风险增加。除外上述原因，骨科手术后谵妄高发的原因还可能与手术产生微血栓引起局灶性脑梗死有关。从麻醉方式来看，研究表明接受骨科手术时，和全身麻醉相比，蛛网膜下腔阻滞可降低术后谵妄和认知功能障碍的风险，有效缩短老年骨科手术患者的睁眼时间和语言表达时间。股神经阻滞联合全身麻醉能降低膝关节置换术后对患者认知功能的影响，并对患者应激反应有一定抑制作用。腰硬联合麻醉较喉罩全麻加神经阻滞对老年患者膝关节置换术后早期认知功能影响轻。从全身麻醉的深度来看，现有研究认为，在BIS指导下的精确麻醉可以将麻醉深度控制在适宜的水平，避免因麻醉过深或过浅对认知功能带来的不利影响，减轻患者认知功能损伤。BIS和rSO$_2$联合监测指导麻醉深度可以降低老年髋关节置换患者术后谵妄的发生率。当然，目前麻醉深度监测技术仍存在很多不足，其监测的稳定性和抗干扰能力有待进一步提高，且与伤害性刺激的相关性差。因此，用BIS来指导调控麻醉深度需要在充分镇痛的前提下。动物实验表明，七氟烷、异氟烷等吸入麻醉药可调节促炎细胞因子的成熟和释放，促进神经炎症和神经毒性。目前比较认可的是吸入麻醉药七氟烷较静脉麻醉药丙泊酚更容易出术后认知功能障碍，因此老年患者选择丙泊酚麻醉较为理想。

严重的谵妄将对患者预后产生不良影响，如导致住院时间延长，增加手术后死亡率，增加术后早期认知功能障碍等。但由于谵妄的发病机制未明，其发生和发展也存在较大的个体差异，因此早期诊断和干预是防治的关键，包括非药物干预和药物干预两方面。药物干预主要包括传统的抗精神病药物、麻醉镇静药物等。一些新型药物如他汀类药物、NSAID也在临床试验之中。新型α$_2$肾上腺素受体激动剂右美托咪定近年来成为围手术期控制应激反应及预防和治疗麻醉后谵妄的热点之一。

《右美托咪定临床应用专家共识（2018）》指出，右美托咪定可用于预防和治疗老年患者术后谵妄，可显著减轻老年患者术后谵妄的临床症状并缩短谵妄的持续时间。一项纳入63例60岁以上、接受开腹大手术或心脏搭桥手术患者的随机对照研究再一次证明了围手术期应用右美托咪定可降低术后谵妄的发生率。一篇系统回顾和荟萃分析提示，在包括右美托咪定、丙泊酚、对乙酰氨基酚、氯胺酮、地西泮、奥氮平、哌替啶、可乐定、帕瑞昔布等27种药物组合对比中，右美托咪定是唯一用于各种麻醉方式后和全身麻醉后谵妄发生率低于对照组的药物，该研究同时发现异丙酚与对乙酰氨基酚联用、氯胺酮与右美托咪定联用对术后谵妄的预防效果较好。右美托咪定减少手术和麻醉后谵妄的发生率可能有以下几个机制：① 由于其高选择性和特异性的α$_2$肾上腺素能激动特性，减少了手术中使用的其他镇静剂和阿片类药物（诱发和促进谵妄）剂量。② 右美托咪定可减弱免疫级联反应和炎症介质，从而缓解与谵妄相关的炎症反应。③ 右美托咪定引起一种类似自然睡眠的镇静模式，可能有助于降低谵妄的风险。

5. 恶性高热的诊治

2020年，中国防治恶性高热专家共识工作组对《中国防治恶性高热专家共识》进行了新的知识更新和修订，恶性高热特效药丹曲林钠国产化的工作也获得了重大进展。目前国产注射用丹曲林钠已获批上市，可应用于临床。

鉴于恶性高热的特殊性以及丹曲林钠的药理学特点，建议我国三级甲等医院及区域医疗中心医院应根据具体临床需求及医院药事管理规定，将注射用丹曲林钠归入医院药事管理体系及麻醉科抢救药品目录，由临床麻醉质量控制和改进中心及药学质量控制和改进中心联合管理；有需求的医疗机构应尽快建立常规备药、紧急购药预案及运行机制，以有效规避医疗风险。

6. 脑卒中

骨科手术相关脑卒中并不少见，骨科择期手术后30天内脑血管意外的发生率为0.08%～0.7%，在髋关节骨折手术（1.5%）和多节段腰椎固定术（0.7%）中脑卒中的发生率较高。

作为一种典型的骨质疏松性骨折，髋关节骨折是老年人群中仅次于桡骨远端骨折的第二大骨折类型，严重影响肢体功能和生活质量，并显著增加社会和家庭负担。髋部骨折的并发症一直是人们关注的焦点，尤其是包括术后脑卒中在内的心脑血管疾病。髋部骨折与脑卒中之间存在很多共性因素，如高龄、合并疾病、视力受损、肌力减弱、认知障碍、易跌倒等，因此髋部骨折后脑卒中的发生率增加了数倍。在髋关节置换术中，髋臼和股骨准备可能导致骨髓外渗。当栓子通过未闭的卵圆孔或肺毛细血管进入体循环时，就会发生意想不到的脂肪栓塞。此外，在髋部骨折患者的急性治疗中，创伤应激、围手术期多种药物的使用、手术干预、医源性创伤和术后病理生理变化也增加了脑卒中的风险。有5个独立的危险因素与髋部骨折术后的脑卒中相关，包括高龄、既往脑卒中史、ASA分级Ⅲ级及以上、长期使用阿司匹林、红细胞体积分布宽度水平升高。

脊柱手术后缺血性脑卒中的文献报道较少。在一项来自日本、纳入167 106例住院患者的大型研究中，择期脊柱手术后脑卒中的发生率为0.22%，其中0.03%为出血性脑卒中，0.19%为缺血性脑卒中。该研究发现高龄、心脏病史、学术机构任职、脊柱肿瘤切除术和住院时间长是围手术期缺血性脑卒中的危险因素，颈椎手术也与较高的围手术期脑卒中风险相关。一项纳入5029例择期脊柱手术的回顾性研究显示，共有7例（0.15%）患者在手术过程中发生缺血性脑卒中，患者主要为女性（6例）。该研究发现术中缺血性脑卒中的主要危险因素包括高血压、糖尿病、吸烟、血脂异常，以及术中可能出现的严重脑脊液漏。而脊柱手术出血性脑卒中的报道较多，大多数病例报告认为出血性脑卒中与术中脑脊液泄漏导致颅内低血压有关。

骨科手术中常采用控制性降压以减少术野出血量。虽然术中单独发生的低血压较少引起脑卒中，但合并其他脑血管疾病，例如颈动脉狭窄、基底动脉环畸形或者脑血管自主调节功能显著降低等，可能是分水岭（watershed）脑梗死的重要原因。Reinhard等研究发现脑血流自身调节能力受损的患者脑卒中风险升高。老年患者脑血流自身调节反应性因机体衰老及并存疾病往往受到影响。目前，术中低血压与围手术期脑卒中的关系尚缺少前瞻性研究。一项单中心观察队列研究纳入了近10 000名在全身麻醉下接受非心血管、非神经外科手术的患者，结果显示围手术期急性缺血性脑卒中的发生率为0.3%，平均动脉压 < 60 mmHg超过20 min与急性缺血性脑卒中的概率增加有关。急性缺血性脑卒中患者一般有以下特点：年龄偏大，ASA分级高，并存疾病多（包括心房颤动、高血压、冠状动脉疾病、糖尿病、主动吸烟、慢性阻塞性肺疾病、脑血管疾病和周围血管疾病等），术前多服用他汀类药物、β肾上腺素受体阻滞剂、阿司匹林和口服抗凝药。

美国麻醉与重症神经科学学会（Society for Neuroscience in Anesthesiology and Critical Care，SNACC）关于《脑卒中高危患者在非心脏、非神经外科手术的围手术期管理指南（2020版）》更新了多个建议。

（1）有脑卒中史的患者择期手术推迟至脑卒中后至少9个月。

（2）对于服用维生素K拮抗剂（如华法林）的患者，术前5天停药。仅对中高危血栓栓塞患者予以抗凝桥接。

（3）对于使用直接口服抗凝药的患者，术前1～3天停止抗凝，根据临床危险因素，术后1～3天恢复抗凝，避免桥接治疗。

（4）对合适的手术可以考虑采用区域麻醉技术来降低脑卒中风险（尽管效果可能有限）。

（5）对围手术期脑卒中高危患者，维持正常的碳酸血症可预防脑血管损害。

（6）治疗高血糖，使血糖维持在 7.2～10 mmol/L，强化控制血糖（如低于 7.2 mmol/L）可能导致低血糖和相关不良事件。

（7）目前尚无证据推荐降低脑卒中风险的血压特定阈值，但不能排除低血压导致脑卒中的风险。

（8）对于沙滩椅体位的手术，应在非手术的上臂（而不是下肢）测量血压，并考虑肱动脉和大脑之间的血压梯度；重视并及时处理沙滩椅体位的低血压，特别是对有脑卒中风险的患者。

（9）避免在术前立即开始 β 肾上腺素受体阻滞剂治疗；已经服用 β 肾上腺素受体阻滞剂和他汀类药物的患者围手术期继续使用；术中美托洛尔与围手术期脑卒中相关；选择其他 β 肾上腺素受体阻滞剂应合理。

（10）对于已经服用 β 肾上腺素受体阻滞剂的非心脏、非神经外科手术患者，较高的输血阈值（血红蛋白 90 g/L）可降低围手术期脑卒中风险。

二、发展前沿

基于 ERAS 理念前提下，未来骨科麻醉的发展方向仍然是以精确麻醉改善骨科手术患者特别是老年患者的预后。从优化术前准备，到合理选择最佳麻醉和镇痛方法，到术中在各种监测指标指导下的个体化给药、输血、补液，到完善的术后多模式镇痛，乃至以患者为中心的多学科合作康复病房，精确麻醉要求对围手术期患者管理相关的每一个细节，都能以从大量临床实践资料中科学提取的数据分析结果为依据，逐步优化和改进。

在完善围手术期镇痛方面，区域阻滞和（或）外周神经阻滞是最佳的镇痛方式，而神经阻滞可以在其走行路径上采用不同的穿刺入路或不同的阻滞部位。对于膝关节手术的麻醉镇痛，其神经阻滞方法从最初的坐骨神经、腰丛神经阻滞，到股神经阻滞、髂筋膜间隙阻滞、收肌管阻滞、闭孔神经阻滞及最新的膝关节囊后间隙阻滞（iPACK），都是逐步摸索发展而来的。神经阻滞中的给药方式也从单次给药发展为连续导管给药。如何最好地延长区域麻醉作用，使其优点最大化是目前的挑战之一，开发长效局部麻醉药或局部麻醉药缓释剂型以延长阻滞时间是未来的热点。

而在围手术期应激反应调控方面，除以神经阻滞将伤害性刺激阻断于中枢神经系统之外，尽量少使用甚至不使用阿片类镇痛药以减轻免疫抑制，用右美托咪定、氟比洛芬酯、依达拉奉（自由基清除剂）等减轻围手术期炎症反应都在积极探索之中。

当然，精确麻醉更离不开科技的进步。科学技术的飞跃往往远胜于低技术平台的无数次摸索。比如神经阻滞技术，从最初的"异感"法，到神经刺激器引导，再发展为当今的超声引导下显影穿刺针精准定位，完成从"盲探"到"直视"的华丽蜕变。随着人工智能的飞速发展，可以期待在不久的将来，完全由机器人探针自动辨别人体不同部位的肌肉脂肪、动静脉血管、神经外膜、神经束膜等组织结构，并自动识别局部麻醉药扩散包裹神经情况，更加精准地完成阻滞工作。

总之，骨科麻醉的未来都将以患者预后转归为着眼点，以临床实践和研究为基本方法，以精确麻醉为指导，以交叉学科的发展成果和新技术的应用为催化剂，不断提高医疗质量并同时获得新的临床证据，再用新的临床证据来进一步完善精确麻醉理论。世界进入了一个高科技喷薄的时代，广大从业者应以开放的心态、学习的精神、严谨的态度、科学的理念，始终在发展的道路上，伴随着骨科麻醉的发展而不断自我提高。

（陈绍辉　刘凯茜）

参考文献

［1］　胥少汀，葛宝丰，卢世璧.实用骨科学［M］.4版.郑州：河南科学技术出版社，2019.

［2］　郭曲练，姚尚龙.临床麻醉学［M］.4版.北京：人民卫生出版社，2016.

［3］　韩流，王宏宇，张勇，等.超声引导下颈横突旁阻滞与肌间沟臂丛阻滞在肱骨近端手术中的比较［J］.临床麻醉学杂志，2016，32(12):1154-1157.

［4］　吴华成，李斌，陈遂，等.肱骨近端锁定内固定系统联合微创接骨板技术治疗肱骨近端骨折［J］.中华创伤骨科杂志，2020，22(11): 993-996.

［5］　NORDIN J S, OLSSON O, LUNSJÖ K. Acromioclavicular joint dislocations: incidence, injury profile, and patient characteristics from a prospective case series［J］. JSES Int, 2020,4(2):246-250.

［6］　EL-BOGHDADLY K, CHIN K J, CHAN V W S. Phrenic nerve palsy and regional anesthesia for shoulder surgery: anatomical, physiologic, and clinical considerations［J］. Anesthesiology, 2017,127(1):173-191.

［7］　HALL M R, KALBAUGH C A, TSUJIMOTO T H M, et al. Anaesthesia alone is reasonable for major lower extremity amputation in high risk patients and may initiate a more efficacious enhanced recovery programme ［J］. Eur J Vasc Endovasc Surg, 2020,60(5):747-751.

［8］　WIN T S, HENDERSON J. Management of traumatic amputations of the upper limb［J］. BMJ, 2014,348:g255.

［9］　LIN P T, WANG S H, CHI C C. Low molecular weight heparin for prevention of microvascular occlusion in digital replantation［J］. Cochrane Database Syst Rev, 2020,4(4):CD009894.

［10］　DELLA VILLA S. Before and after major neck surgery［J］. Br J Sports Med, 2019,53(24):1565-1566.

［11］　DIEBO B G, SHAH N V, BOACHIE-ADJEI O, et al. Adult spinal deformity［J］. Lancet, 2019,394 (10193):160-172.

［12］　KALINTERAKIS G, KOUTRAS A, SYLLAIOS A, et al. The evolution and impact of the "damage control orthopedics" paradigm in combat surgery: a review［J］. Eur J Orthop Surg Traumatol, 2019,29(3):501-508.

［13］　DELLA VILLA S. Before and after major neck surgery［J］. Br J Sports Med, 2019,53(24):1565-1565.

［14］　DESAI N, KIRKHAM K R, ALBRECHT E. Local anaesthetic adjuncts for peripheral regional anaesthesia: a narrative review［J］. Anaesthesia, 2021,76 Suppl 1:100-109.

［15］　VOROBEICHIK L, BRULL R, ABDALLAH F W. Evidence basis for using perineural dexmedetomidine to enhance the quality of brachial plexus nerve blocks: a systematic review and meta-analysis of randomized controlled trials［J］. Br J Anaesth, 2017, 118(2): 167-181.

［16］　RAO S, RAJAN N. Dexmedetomidine as an adjunct for regional anesthetic nerve blocks［J］. Curr Pain

Headache Rep, 2021, 25(2): 8.

［17］ REEL B, MAANI C V. Dexmedetomidine［M］. Treasure Island(FL): StatPearls, 2021.

［18］ LEURCHARUSMEE P, SAWADDIRUK P, PUNJASAWADWONG Y, et al. The possible pathophysiological outcomes and mechanisms of tourniquet-induced ischemia-reperfusion injury during total knee arthroplasty ［J/OL］. Oxid Med Cell Longev, 2018, 2018:8087598.

［19］ HE H F, ZHOU Y Y, ZHOU Y L, et al. Dexmedetomidine mitigates microglia-mediated neuroinflammation through upregulation of programmed cell death protein 1 in a rat spinal cord injury model［J］. J Neurotrauma, 2018, 35(21): 2591-2603.

［20］ LI S, LIU H, ZHANG J, et al. The 95% effective dose of intranasal dexmedetomidine sedation for pulmonary function testing in children aged 1-3 years: A biased coin design up-and-down sequential method［J/OL］. J Clin Anesth, 2020, 63:109746.

［21］ 景栋昆，杨智勇，吕锐，等. 手术末期瑞芬太尼逐级撤药可以减轻颈椎手术患者术后痛觉过敏［J］. 临床麻醉学杂志, 2019, 35(3): 239-242.

［22］ LIRK P, HOLLMANN M W, STRICHARTZ G. The science of local anesthesia: basic research, clinical application, and future directions［J］. Anesth Analg, 2018, 126(4): 1381-1392.

［23］ BIRICIK E, ALIC V, KARACAER F, et al. A comparison of intravenous sugammadex and neostigmine + atropine reversal on time to consciousness during wake-up tests in spinal surgery［J］. Niger J Clin Pract, 2019, 22(5): 609-615.

［24］ ZHANG X, DONG Q, FANG J. Impacts of general and spinal anaesthesia on short-term cognitive function and mental status in elderly patients undergoing orthopaedic surgery［J］. J Coll Physicians Surg Pak, 2019, 29(2): 101-104.

［25］ EDIPOGLU I S, CELIK F. The associations between cognitive dysfunction, stress biomarkers, and administered anesthesia type in total knee arthroplasties: prospective, randomized trial［J］. Pain physician, 2019, 22(5): 495-507.

［26］ QUAN C, CHEN J, LUO Y, et al. BIS-guided deep anesthesia decreases short-term postoperative cognitive dysfunction and peripheral inflammation in elderly patients undergoing abdominal surgery［J/OL］. Brain Behav, 2019, 9(4): e01238.

［27］ SHI H, DU X, WU F, et al. Dexmedetomidine improves early postoperative neurocognitive disorder in elderly male patients undergoing thoracoscopic lobectomy［J］. Exp Ther Med, 2020, 20(4): 3868-3677.

［28］ 邓姗，李平. 右美托咪定在骨科手术中的应用进展［J］. 天津医药, 2019, 47(6): 658-662.

［29］ 刘珊，付聪，曾文，等. 麻醉与术后认知功能障碍关系的研究进展［J］. 赣南医学院学报, 2020, 40(10): 1073-1079.

［30］ ANJUM A, YAZID M D, FAUZI DAUD M, et al. Spinal cord injury: pathophysiology, multimolecular interactions, and underlying recovery mechanisms［J］. Int J Mol Sci, 2020, 21(20):7533.

［31］ HACHEM L D, FEHLINGS M G. Pathophysiology of spinal cord injury［J］. Neurosurg Clin N Am, 2021, 32(3): 305-313.

［32］ 赵书杰，陈建，凡进，等. 创伤性脊髓损伤后脊髓微环境失衡的研究进展［J］. 中国脊柱脊髓杂志, 2020, 30(10): 942-947.

［33］ 程黎明. 脊髓损伤分子病理机制研究进展与思考［J］. 中华创伤杂志, 2020, 36(5): 403-407.

［34］ HE H, LIU W, ZHOU Y, et al. Sevoflurane post-conditioning attenuates traumatic brain injury-induced neuronal apoptosis by promoting autophagy via the PI3K/AKT signaling pathway［J］. Drug Des Devel

Ther, 2018, 12:629-638.

［35］ HANBERG P, BUE M, KABEL J, et al. Tourniquet-induced ischemia and reperfusion in subcutaneous tissue, skeletal muscle, and calcaneal cancellous bone［J］. APMIS, 2021, 129(4): 225-231.

［36］ LU S, CHEN X, CHEN Q, et al. Effects of dexmedetomidine on the function of distal organs and oxidative stress after lower limb ischaemia-reperfusion in elderly patients undergoing unilateral knee arthroplasty［J］. Br J Clin Pharmacol, 2021, 87(11):4212-4220.

［37］ GREGERS M C T, MIKKELSEN S, LINDVIG K P, et al. Ketamine as an anesthetic for patients with acute brain injury: a systematic review［J］. Neurocrit Care, 2020, 33(1): 273-282.

［38］ 陈华伦, 周丽丽, 胡理, 等. 慢性疼痛神经生理机制的研究进展［J］. 重庆医学, 2021, 50(10): 1777-1781.

［39］ FINNERUP N B, KUNER R, JENSEN T S. Neuropathic pain: from mechanisms to treatment［J］. Physiol Rev, 2021, 101(1): 259-301.

［40］ Attal N. Pharmacological treatments of neuropathic pain: the latest recommendations［J］. Rev Neurol (Paris), 2019, 175(1-2): 46-50.

［41］ SANTANA D C, EMARA A K, ORR M N, et al. An update on venous thromboembolism rates and prophylaxis in hip and knee arthroplasty in 2020［J］. Medicina (Kaunas), 2020, 56(9): 416.

［42］ WAHEED S M, KUDARAVALLI P, HOTWAGNER D T. Deep vein thrombosis［M］. Treasure Island (FL): StatPearls, 2021.

［43］ MCLENDON K, GOYAI A, BANSAL P, et al. Deep venous thrombosis risk factors［M］. Treasure Island (FL): StatPearls, 2021.

［44］ 顾燕妮, 谢春毅. 深静脉血栓形成炎症信号通路研究进展［J］. 中国免疫学杂志, 2020, 36(1): 113-118.

［45］ 段启瑞, 邱颐, 王彩霞. 麻醉方式与药物对静脉血栓的影响及防治研究进展［J］. 内蒙古医科大学学报, 2017, 39(4): 381-385.

［46］ KANKOWSKI S, GROTHE C, HAASTERT-TALINI K. Neuropathic pain: Spotlighting anatomy, experimental models, mechanisms, and therapeutic aspects［J］. Eur J Neurosci, 2021, 54(2):4475-4496.

［47］ 周莹莹, 何荷番, 李伟. 右美托咪定对脊髓保护作用的研究进展［J］. 临床麻醉学杂志, 2019, 35(3): 304-306.

［48］ LIN X, CHEN Y, ZHANG P, et al. The potential mechanism of postoperative cognitive dysfunction in older people［J/OL］. Exp Gerontol, 2020, 130:110791.

［49］ 胡睿, 刘志贵. 老年患者骨科手术术后认知功能障碍防治的研究进展［J］. 广西医学, 2020, 42(19): 2579-2581.

［50］ SIRIPHUWANUN V, PUNJASAWADWONG Y, SAENGYO S, et al. Incidences and factors associated with perioperative cardiac arrest in trauma patients receiving anesthesia［J］. Risk Manag Healthc Policy, 2018, 11:177-187.

［51］ 胡文兰, 陆游洲, 王继红, 等. 骨科手术患者围手术期肌钙蛋白升高的临床特点分析［J］. 中华内科杂志, 2018, 57(5): 340-344.

［52］ ROACH J K, THIELE R H. Perioperative blood pressure monitoring［J］. Best Pract Res Clin Anaesthesiol, 2019, 33(2): 127-138.

［53］ MCNEER R R, VARON A J. Pitfalls of hemodynamic monitoring in patients with trauma［J］. Anesthesiol Clin, 2013,31(1):179-194.

［54］ GABRIEL R A, BEVERLY A, DUTTON R P, et al. Patterns of intra-arterial blood pressure monitoring for patients undergoing total shoulder arthroplasty under general anesthesia: a retrospective analysis of 23, 073 patients [J]. J Clin Monit Comput, 2017, 31(5): 877-884.

[55] JULIANA N, AZMANI S, IDROSE A, et al. Reliable monitoring of oxygen saturation via pulse oximetry: which site to choose [J]. J Fundam Appl Sci, 2017, 9(4S): 122-130.

[56] SESSLER D I. Perioperative temperature monitoring [J]. Anesthesiology, 2021,134(1):111-118.

[57] KUSTER M, EXADAKTYLOS A, SCHNÜRIGER B.et al. Non-invasive hemodynamic monitoring in trauma patients [J]. World J Emerg Surg, 2015,10:11.

[58] BERNARDS J, MEKEIRELE M, HOFFMANN B, et al. Hemodynamic monitoring: To calibrate or not to calibrate? Part 2-Not-calibrated techniques [J]. Anaesthesiol Intensive Ther, 2015, 47(5): 501-516.

[59] YAMADA T, VACAS S, GRICOURT Y, et al. Improving perioperative outcomes through minimally invasive and non-invasive hemodynamic monitoring techniques [J].Front Med, 2018,5:144.

[60] CHEN B L, CHEN Y G, YANG G L, et al. Comparison of the wake-up test and combined TES-MEP and CSEP monitoring in spinal surgery [J]. J Spinal Disord Tech, 2015,28(9):335-340.

[61] HALSEY M F, MYUNG K S, GHAG A, et al. Neurophysiological monitoring of spinal cord function during spinal deformity surgery: 2020 SRS neuromonitoring information statement [J]. Spine Deformity, 2020, 8 (4):591-596.

[62] THIRUMALA P D, CHENG H L, LOKE Y K, et al. Diagnostic accuracy of somatosensory evoked potential monitoring during scoliosis fusion [J]. J Clin Neurosci, 2016,30:8-14.

[63] REDDY R P, CHANG R, ROSARIO B P, et al. What is the predictive value of intraoperative somatosensory evoked potential monitoring for postoperative neurological deficit in cervical spine surgery?-a meta-analysis [J]. Spine J, 2021,21(4):555-570.

[64] MACDONALD D B, DONG C, QUATRALE R, et al. Recommendations of the International Society of Intraoperative Neurophysiology for intraoperative somatosensory evoked potentials [J]. Clin Neurophysiol, 2019,130(1):161-179.

[65] NUWER M R. New alert criteria for intraoperative somatosensory evoked potential monitoring [J]. Clin Neurophysiol, 2019,130(1):155-156.

[66] WALKER C T, KIM H J, PARK P, et al. Neuroanesthesia guidelines for optimizing transcranial motor evoked potential neuromonitoring during deformity and complex spinal surgery [J]. Spine (Phila Pa 1976),2020,45(13):911-920.

[67] WILENT W B, TROTT J M, SESTOKAS A K. Roadmap for motor evoked potential (MEP) monitoring for patients undergoing lumbar and lumbosacral spinal fusion procedures [J]. Neurodiagn J, 2021,61(1):27-36.

[68] 国家麻醉专业质量控制中心.围术期患者低体温防治专家共识(2023版)[J].协和医学杂志,2023,14(4):734-743.

[69] 王新霞,王桂英.骨科患者手术体位的管理[J].中国实用医药,2013,8(31):218-219.

[70] 陈亚萍,杨旭,高娜.脊柱围手术期临床护理实践和管理:协和经验[J].中华骨与关节外科杂志,2021,14(5):355-359.

[71] 中华医学会麻醉学分会老年人麻醉学组,中华医学会麻醉学分会骨科麻醉学组,国家老年疾病临床医学研究中心,等.中国老年患者膝关节手术围手术期麻醉管理指导意见(2020版)[J].中华医学杂志,2020,100(45):3566-3577.

[72] 气压止血带在四肢手术中应用的专家共识协作组.气压止血带在四肢手术中应用的专家共识[J].中华麻醉学杂志,2020,40(10):1160-1166.

［73］中国医师协会急诊医师分会，中国人民解放军急救医学专业委员会，中国医师协会急诊医师分会急诊外科专业委员会.止血带的急诊应用专家共识［J］.中华急诊医学杂志，2020, 29(6): 773-779.

［74］郭向阳.骨科麻醉关注要点［J］.临床麻醉学杂志，2019, 35(3): 213-215.

［75］孙天胜，沈建雄，刘忠军，等.中国脊柱手术加速康复：围术期管理策略专家共识［J］.中华骨与关节外科杂志，2017, 10(4): 271-279.

［76］罗卓荆，吕国华.脊柱外科围手术期出血防治专家共识［J］.中国脊柱脊髓杂志，2021, 31(5): 475-480.

［77］范亚欣，毕晓琳，徐爽，等.骨科择期手术的患者血液管理［J］.国际输血及血液学杂志，2019, 42(5): 374-379.

［78］尚玉，邵小宝，周琳，等.白细胞滤器去除血液肿瘤细胞的实验研究［J］.中国输血杂志，2021, 34(5): 452-455.

［79］周宗科，翁习生，孙天胜，等.中国骨科手术加速康复：围术期血液管理专家共识［J］.中华骨与关节外科杂志，2017, 10(1): 1-7.

［80］熊圣仁，余光书，熊国胜，等.自体输血在全膝关节置换术应用的Meta分析［J］.中国输血杂志，2018, 31(3): 266-270.

［81］魏少平，杨改生，陶天柱，等.骨科脊柱患者术中自体血液回输对血浆胶体渗透压和肺功能的影响［J］.中国输血杂志，2017, 30(11): 1253-1258.

第二章
上肢与肩部骨科手术精确麻醉

第一节　肩胛骨骨折手术麻醉

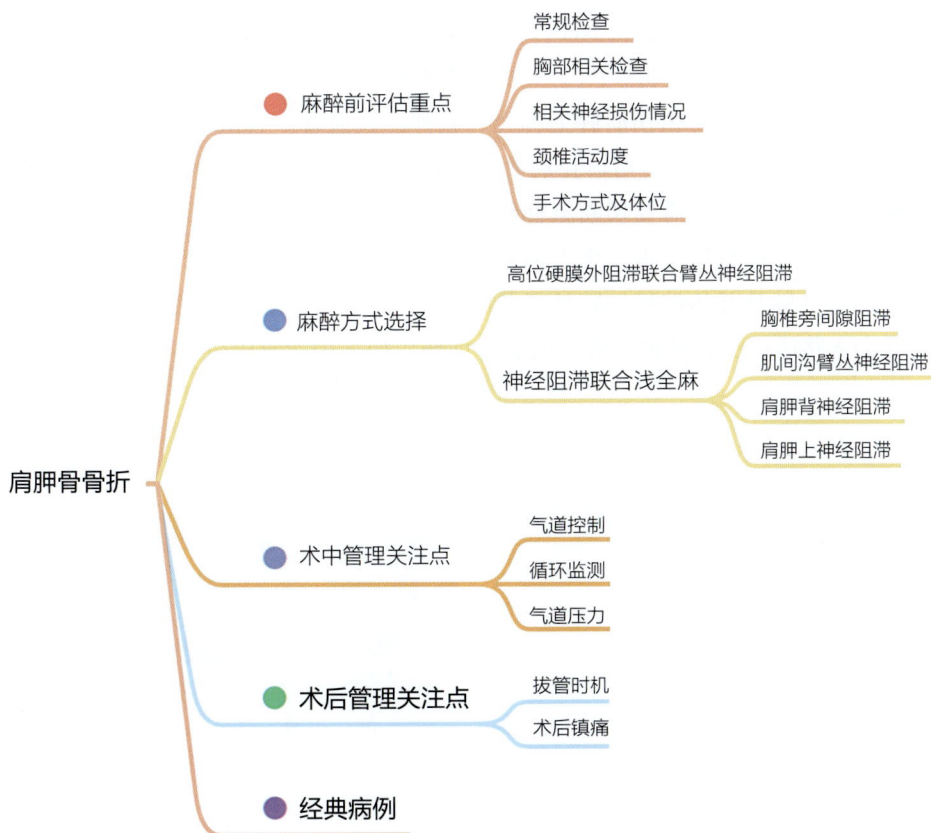

一、概述

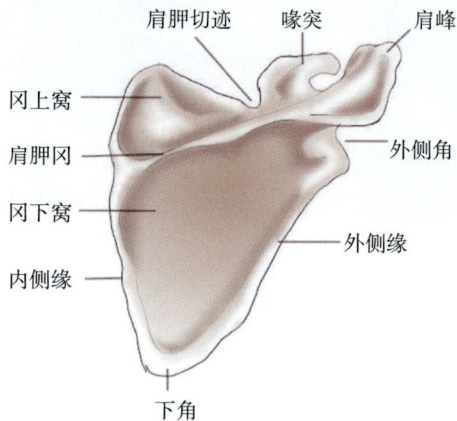

图 2-1　肩胛骨解剖示意图

肩胛骨是一块位于胸廓后外侧的不规则、三角形平面的骨性结构（**图 2-1**），它通过锁骨、肩锁关节、胸锁关节和盂肱关节将上肢和中轴骨连接起来，对上肢的功能和稳定性起着关键作用。肩胛骨骨折在肩胛骨各部位均可发生，其中以肩胛颈和肩胛体最为常见。单独的肩胛骨骨折很少见，多见于背部直接的暴力性创伤，最常见于交通事故的直接损伤。在多发伤患者中，肩胛骨骨折往往提示有严重的胸部损伤，甚至包括胸主动脉破裂。

大部分无移位或移位轻的肩胛骨骨折只需要制动处理，有移位的患者可行手法复位。手法复位常采用坐位，患者保持清醒，肩背部肌肉松弛。肩胛骨骨折切开复位内固定手术入路较多，依据骨折的类型选择不同的手术入路，包括后方入路、前方入路、后上方入路及联合入路，应该高度关注手术体位及手术可能带来的神经血管损伤。

后方入路主要有 Rockwood 入路、Neer 入路、Judet 入路和 Tubiana 入路，适用于关节盂后缘、关节盂颈部和关节盂其余部位骨折（**图 2-2**）。患者取俯卧位或侧卧位，手术中需要牵拉三角肌及分离冈下肌和小圆肌，容易损伤肩胛上神经、腋神经及血管。Tubiana 入路是后方外侧入路，创伤较小，患者手臂外展至 90°，切口在肩胛骨侧缘的中间，平行于肋骨。手术需调动三角肌向头部方向伸展，必要时可能需要切断腋神经。前方入路（三角肌胸大肌间沟入路）主要应用于喙突和盂缘前部或下部骨折手术。患者取沙滩椅位，切口起自喙突，沿胸大肌、三角肌间沟进入，容易损伤头静脉及臂丛神经、腋神经及胸内、外神经。后上方入路适用于肩盂上方骨折手术，前后联合入路适用于合并锁骨骨折的联合创伤，均采用沙滩椅位，容易损伤肩胛上神经。

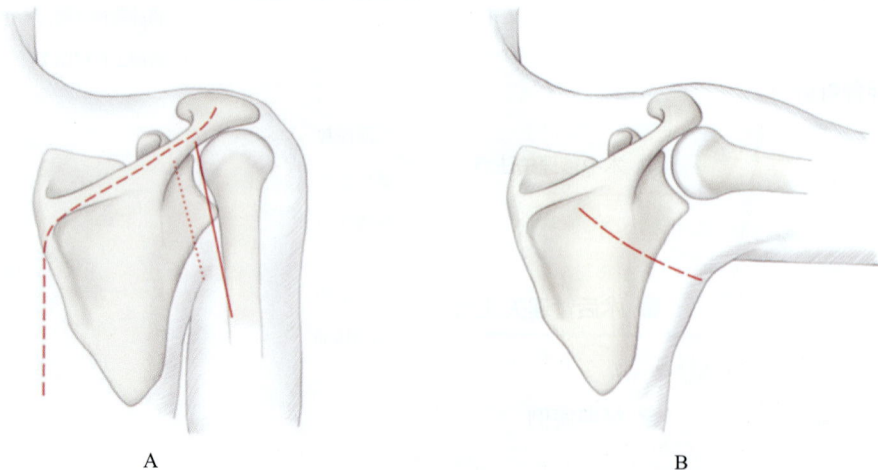

图 2-2　肩胛骨手术后入路示意图

A. 实线，Rockwood 法；短虚线，Neer 法后上垂直入路；长虚线，Judet 法；B. Tubiana 入路

骨科精确麻醉

二、麻醉前评估

除常规检查外，因肩胛骨骨折常合并胸部损伤，术前应常规进行胸部听诊、胸部X线片或CT检查以排除气胸、血气胸、胸腔积液、肋骨骨折等病变，必要时行血气分析。有些类型的肩胛骨骨折可能并发神经损伤，如肩胛上神经、腋神经损伤，可通过神经肌电图明确诊断。若患者合并气胸或血气胸，术前建议放置胸腔闭式引流，避免术中正压通气加重肺不张。

重点评估患者的颈椎活动度、张口度、甲颏距、Mallampati分级、牙齿情况等，若考虑困难气道，需要准备可视喉镜或纤维支气管镜等可视插管设备；关注患者的年龄、体重、手术体位、手术类型及手术方式，评估手术相关风险。

三、麻醉方式的选择

气管插管全身麻醉简单实用，可以有效地管理各种体位的气道，一般情况下作为首选麻醉方式。高位硬膜外阻滞联合臂丛神经阻滞可以提供良好的术中及术后麻醉与镇痛，在无绝对禁忌证的条件下可以选择，但若合并胸部损伤，实施高位硬膜外阻滞存在一定的风险。神经阻滞对呼吸、循环功能的影响较小，超声引导技术可提供良好的定位技术，提高阻滞成功率，降低操作风险，但肩胛骨区域神经支配比较复杂，单一的神经阻滞难以提供良好的麻醉效果，且技术要求较高，难以保证绝对的麻醉效果，主要适用于手法复位术、全麻辅助麻醉以及术后疼痛治疗。神经阻滞联合浅全麻具有气道可控性好、术后镇痛满意等优势，可作为推荐方案。

肩胛骨区域神经分布复杂，浅表感觉神经来自$T_{1\sim6}$的皮支和颈丛浅支；肌肉的感觉和运动受肩胛背神经、肩胛上神经及腋神经支配；骨膜的感觉受$T_{1\sim6}$脊神经后支的皮支支配。根据手术部位及需求，常用的神经阻滞技术有胸椎旁间隙阻滞、肌间沟臂丛神经阻滞、肩胛背神经阻滞及肩胛上神经阻滞。

1. 胸椎旁间隙阻滞

胸部脊神经出椎间孔后走行于椎旁间隙，分为前支、后支、脊膜支、交感支。胸椎旁间隙（thoracic paravertebral space，TPVS）为胸椎两旁外窄内宽的楔形间隙，胸脊神经前支、后支、交通支、交感神经及肋间血管走行于TPVS，胸椎旁间隙阻滞与硬膜外阻滞相比，只阻滞单侧神经，对呼吸、循环功能的影响较小，超声引导技术可提供很好的定位技术（图2-3、图2-4），提高阻滞成功率，降低操作风险。

注意事项：尽管刺破胸膜发生率较低，但仍然需要引起高度重视。穿刺时注意有无神经异感，避免损伤神经。注射药物容量不宜过大，通常＜5 ml，否则有广泛高位硬膜外阻滞的风险。

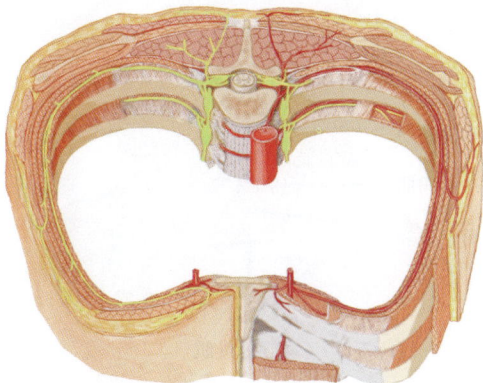

图2-3 胸椎旁间隙阻滞解剖示意图

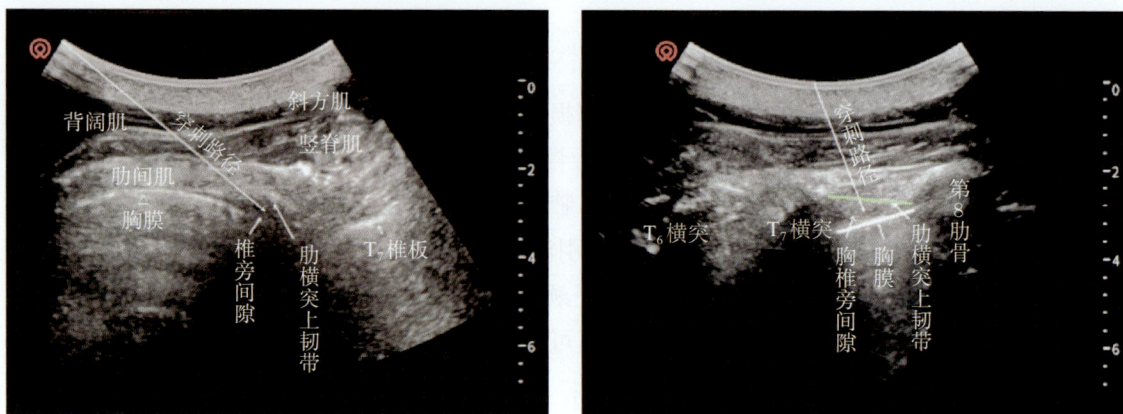

图 2-4　胸椎旁间隙矢状位、水平位扫描超声图像

2. 肌间沟臂丛神经阻滞

肌间沟是指前、中斜角肌与肩胛舌骨肌之间围绕的一个三角区，臂丛神经及其大部分分支均从肌间沟通过（图 2-5）。麻醉医师可在该部位阻滞臂丛神经干及以下结构，但是对于来自上干的肩胛上神经阻滞效果可能不完善，肩胛背神经（$C_{4\sim5}$）从神经根发出，肌间沟臂丛神经阻滞无法提供肩胛背神经阻滞。

将超声定位于肌间沟处，可见胸锁乳突肌深面的前斜角肌、中斜角肌及位于二者之间的呈串珠样结构的臂丛神经超声图像，在前斜角肌浅面可见一小的低回声圆形或椭圆形结构，为膈神经（图 2-5）。采用平面外技术，针尖从前、中斜角肌之间抵达臂丛神经，回抽无血即可注射局部麻醉药（图 2-6）。也可采用平面内技术，穿刺针由内向外穿刺（内侧入路法），穿过前斜角肌到达臂丛神经内侧，回抽无血即可注射局部麻醉药（图 2-7）。由于膈神经走行于前斜角肌表面，该技术容易阻滞膈神经，单侧膈神经阻滞时一般患者无临床症状，但需避免损伤膈神经。推荐平面内技术，穿刺针由外向内进针（外侧入路法），穿过中斜角肌到达臂丛神经外侧，回抽无血即可注射局部麻醉药（图 2-8）。

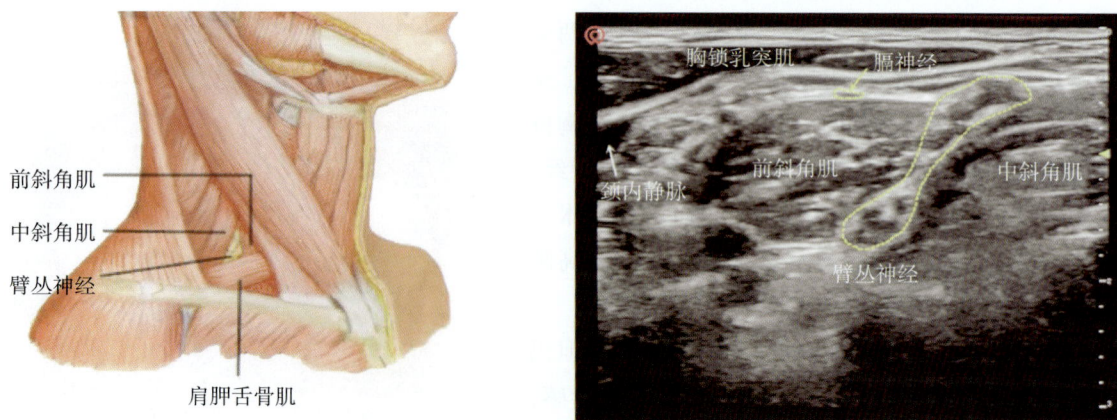

图 2-5　肌间沟臂丛神经短轴超声图像

图片引自参考文献［20］

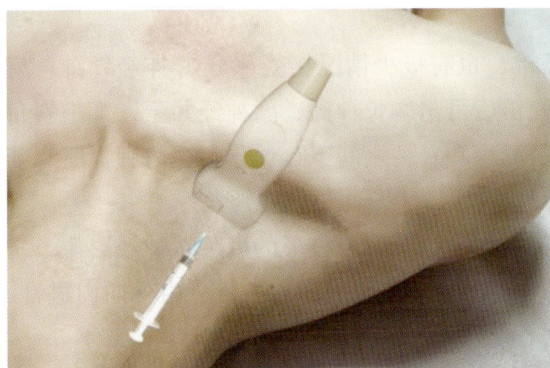

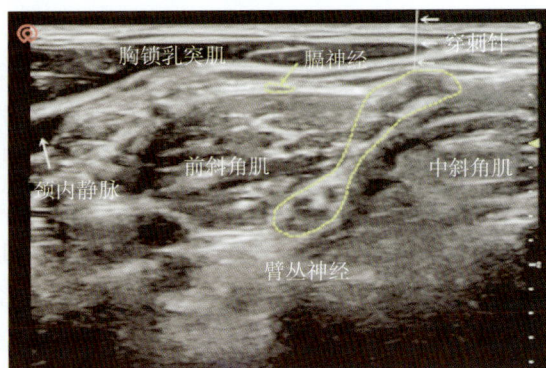

图 2-6 超声引导肌间沟臂丛神经阻滞平面外穿刺操作示意图

图片引自参考文献〔20〕

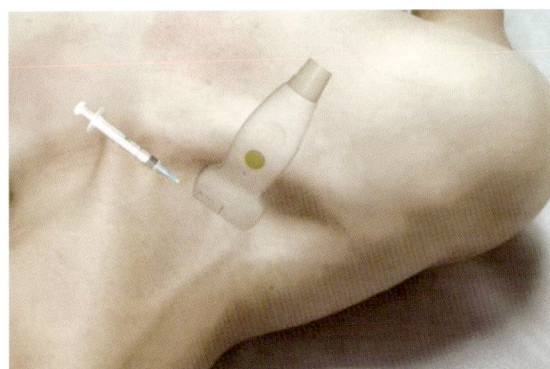

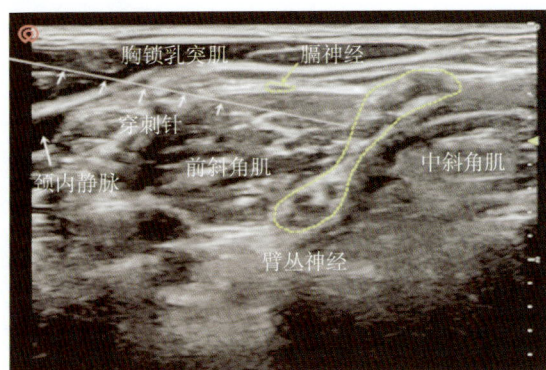

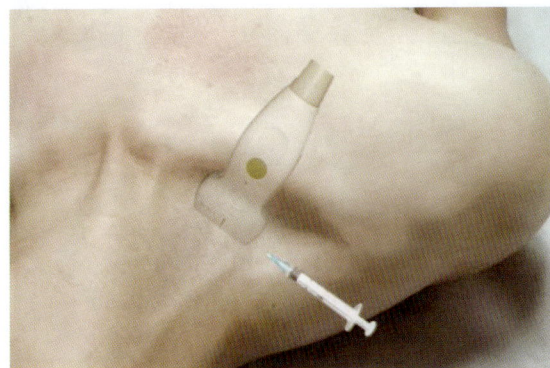

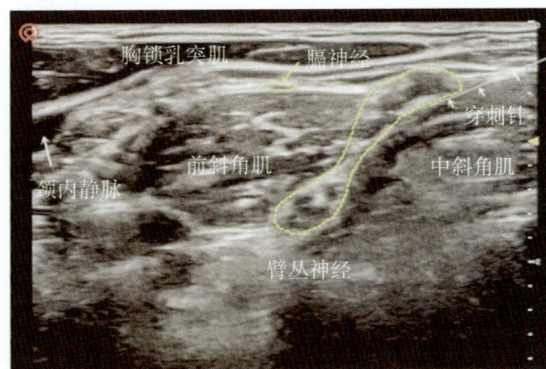

图 2-7 超声引导肌间沟臂丛神经阻滞平面外穿刺操作示意图

图片引自参考文献〔20〕

图 2-8 超声引导肌间沟臂丛神经阻滞平面内（外侧入路法）穿刺操作示意图

图片引自参考文献〔20〕

3. 肩胛背神经阻滞

肩胛背神经起自C$_5$神经，接受部分C$_4$神经纤维，也有极少情况接受部分C$_6$神经纤维。肩胛背神经在颈神经根出椎间孔的起始部即发出，发出后可与胸长神经、副神经共干，穿中斜角肌后再穿肩胛提肌，与肩胛背动脉伴行于肩胛骨内侧缘和脊柱之间下行，分布至肩胛提肌和菱形肌（**图2-9**）。

将探头定位C$_5$、C$_6$神经根，在中斜角肌内寻找高回声呈圆形或梭形的肩胛背神经影像，缓慢向头端滑动探头可追踪肩胛背神经从C$_5$神经根分离出来。采用平面内技术，由外向内进针，使针尖靠近神经，回抽无血即可推注局部麻醉药（**图2-10**）。

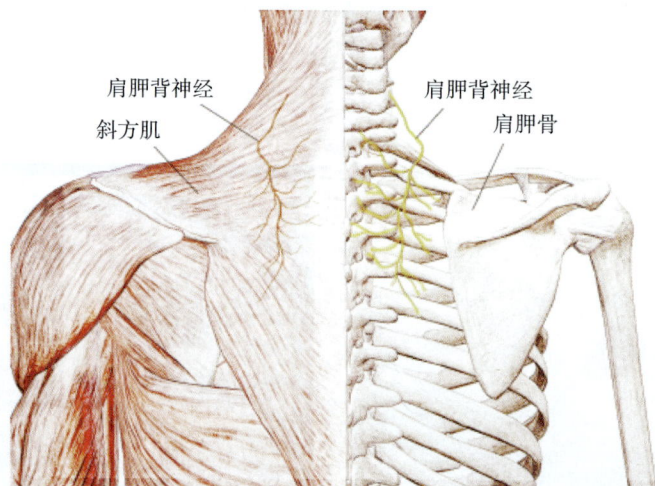

图 2-9　肩胛背神经解剖示意图

图片引自参考文献［20］

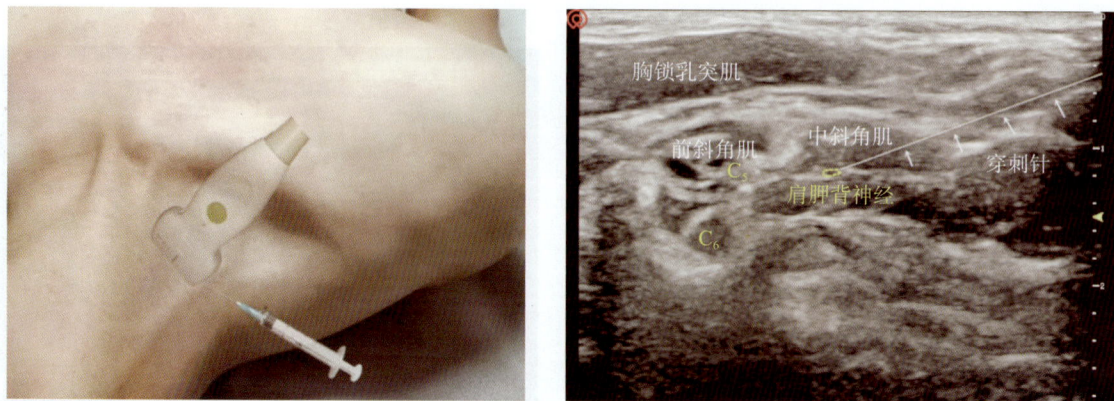

图 2-10　超声引导肩胛背神经阻滞平面内穿刺操作示意图

图片引自参考文献［20］

4. 肩胛上神经阻滞

肩胛上神经由C_5、C_6神经根以及部分C_4神经根发出的纤维组成，起自臂丛神经上干，经斜方肌、肩胛舌骨肌及肩胛上横韧带深面穿过肩胛上切迹，进入冈上窝，继而绕肩胛冈外侧缘转入冈下窝，支配肩部和肩锁关节大部分区域的感觉及冈上肌、冈下肌的运动（**图2-11**）。

患者坐位，双上肢自然下垂，充分暴露肩背部，将探头于斜方肌及冈上肌深面寻找"U"形骨皮质连续性影像中断处，此处即为肩胛上切迹，肩胛上神经及肩胛上动脉走行于肩胛上切迹中。采用平面内技术穿刺，针尖穿过肩胛上横韧带抵达肩胛上神经，回抽无血，注射局部麻醉药（**图2-12**）。

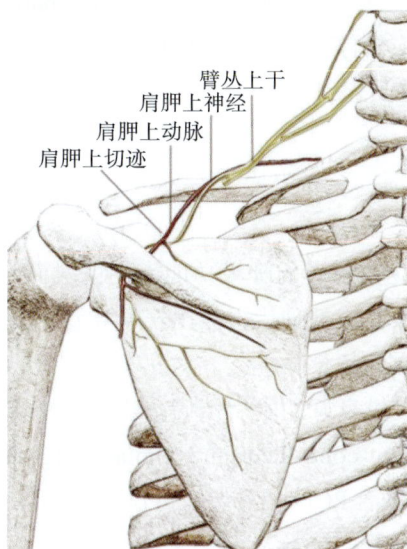

图2-11　肩胛背神经解剖示意图

图片引自参考文献［20］

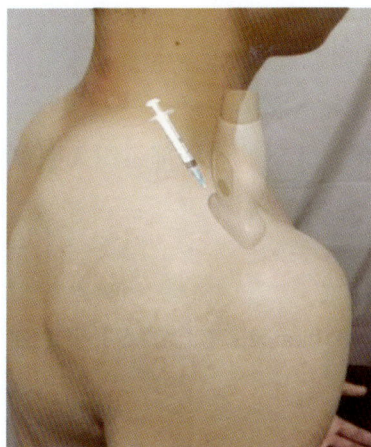

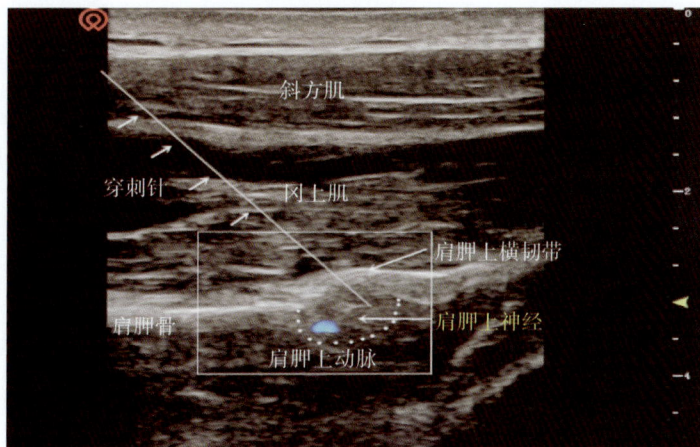

图2-12　超声引导肩胛上神经阻滞平面内穿刺操作示意图

图片引自参考文献［20］

四、术中管理关注点

（1）肩胛骨骨折切开复位内固定手术一般采用侧卧位、俯卧位或沙滩椅位，手术区域接近头部，建议采用加强型气管导管，牢固固定或将导管固定于面部，避免术中导管脱落。

（2）手术体位（俯卧位或沙滩椅位）将增加无创血压测定难度，影响其准确性，建议实施有创动脉血压监测。

（3）关注气道压力。若术中出现气道压力过高，SpO_2降低，即使术前未发现气胸或血气胸，仍应高度怀疑张力性气胸或血气胸的可能，经一般处理（吸痰、排除麻醉回路与麻醉机问题）后SpO_2仍持续下降，或出现低血压、动脉血二氧化碳分压（partial pressure of carbon dioxide in arterial blood，$PaCO_2$）增高，应暂停手术，恢复仰卧位，进行胸部听诊或超声诊断，如确诊需立即行胸腔穿刺减压，安置胸腔闭式引流。

五、术后管理关注点

（1）术后气管拔管的时机应视患者的呼吸功能恢复情况而定，对于合并多发性肋骨骨折、胸腔积液和肺挫伤的患者，需做相应处理后再拔出气管导管，尤其是多发性肋骨骨折患者，若影响正常呼吸，需行外固定或内固定术。

（2）单一的镇痛模式难以提供良好的术后镇痛，建议采用多模式镇痛方式，如单次神经阻滞联合患者自控静脉镇痛（patient-controlled intravenous analgesia，PCIA）、连续胸椎旁间隙阻滞联合PCIA或连续硬膜外阻滞联合PCIA，必要时可口服NSAID。

六、经典病例

患者，男性，37岁，166 cm，58 kg，诊断为"左肩胛盂上方骨折"，拟行"后上方入路肩胛骨切开复位内固定术"。

患者既往体健，否认心肺疾病史，否认手术麻醉史。

血液学检查提示：血常规、肝、肾功能无明显异常，D-二聚体0.55 μg/ml。

胸部CT提示：左侧第4、5、6肋骨骨折，左侧少量胸腔积液，无气胸，肺部组织无明显异常。

肺功能提示：正常。

心电图提示：窦性心律，77次/min。

麻醉前评估：ASA分级Ⅰ级，心功能Ⅰ级，患者张口正常、Mallampati气道分级Ⅰ级，颈椎活动无明显受限。胸部听诊提示双肺呼吸音清。

拟行麻醉方式：连续肩胛上神经阻滞复合插管全麻。

麻醉管理：患者入准备间后，常规监护，开放静脉通道，局麻下行桡动脉穿刺置管监测动脉血压（ABP），静滴舒芬太尼5 μg轻度镇静，超声引导下采用平面内技术行连续肩胛上神经阻滞，置入连续神经阻滞导管并固定，单次推注0.2%罗哌卡因5 ml。

患者入手术间，面罩给氧，静脉推注舒芬太尼20 μg，丙泊酚150 mg，罗库溴铵30 mg，待患者意识消失、下颌松弛后在可视喉镜引导下行加强气管导管插管并固定。

术中七氟烷、丙泊酚维持麻醉，术毕苏醒顺利，拔除气管导管，恢复室观察30 min后回病房。

术中采用沙滩椅位后，将动脉传感器置于右心房等高水平，平均动脉压控制在75 mmHg左右，气道压力为18～21 cmH$_2$O，SpO$_2$为98%～100%。术中出血50 ml，尿量400 ml，依次输入晶体液和胶体液各500 ml，共计1000 ml。

术后2 h嘱患者进饮进食，6 h后打开连续神经阻滞自控镇痛泵（0.175%罗哌卡因100 ml，维持量5 ml/h，按压单次剂量2 ml/h，锁定时间15 min），VAS评分0～3分。自控镇痛泵使用2天，患者于术后第三天平安出院。

（张兰　苏丽）

第二节　锁骨骨折手术麻醉

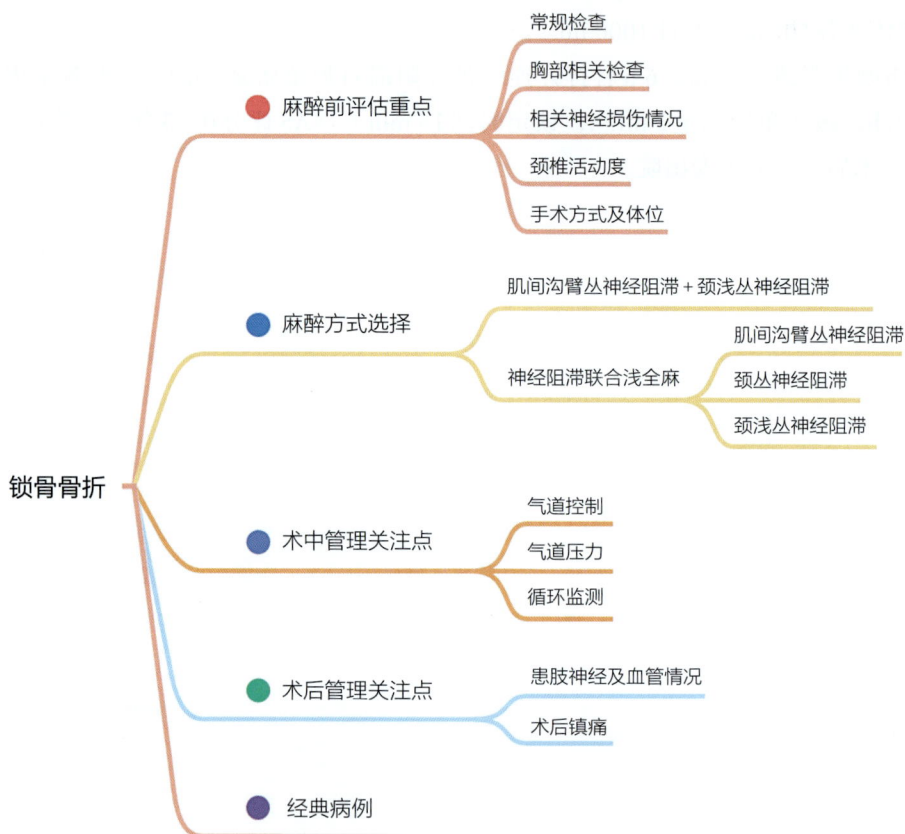

```
锁骨骨折
├── ● 麻醉前评估重点
│        ├── 常规检查
│        ├── 胸部相关检查
│        ├── 相关神经损伤情况
│        ├── 颈椎活动度
│        └── 手术方式及体位
├── ● 麻醉方式选择
│        ├── 肌间沟臂丛神经阻滞 + 颈浅丛神经阻滞
│        └── 神经阻滞联合浅全麻
│                 ├── 肌间沟臂丛神经阻滞
│                 ├── 颈丛神经阻滞
│                 └── 颈浅丛神经阻滞
├── ● 术中管理关注点
│        ├── 气道控制
│        ├── 气道压力
│        └── 循环监测
├── ● 术后管理关注点
│        ├── 患肢神经及血管情况
│        └── 术后镇痛
└── ● 经典病例
```

一、概述

锁骨呈 S 形弯曲，架于胸骨柄与肩峰之间，是连接上肢与躯干之间的唯一骨性支架（**图 2-13**）。锁骨位于皮下，表浅，内侧粗大，为胸骨端，与胸骨柄构成胸锁关节，外侧扁平，为肩峰端，与肩胛骨的肩峰形成肩锁关节。锁骨骨折多因受外力作用，发生率占全身骨折的 5%～10%，多发生在儿童及青壮年。锁骨中段、锁骨近端及远端均可发生骨折，但是中段部分较薄弱，锁骨骨折多发生于中段。锁骨近端骨折很少见，多见于直接暴力伤，常并发气胸或锁骨下血管和神经损伤。

大部分小儿骨折、无移位或移位轻的锁骨中段、近端骨折只需要制动处理，有移位的患者可行手法复位。手法复位常采用坐位，患者保持清醒，肩部肌肉松弛及镇痛。锁骨骨折手术主要采用微创的髓内钉固定术和切开复位钢板内固定术。手术体位一般采用仰卧同侧肩部抬高位，手术入路可采用三角肌内侧入路和锁骨内侧入路（**图2-14**），需要注意头静脉在三角沟内的走行，三角肌内侧入路可能损伤头静脉，锁骨内侧入路可能损伤紧邻的锁骨下静脉（**图2-15**）。

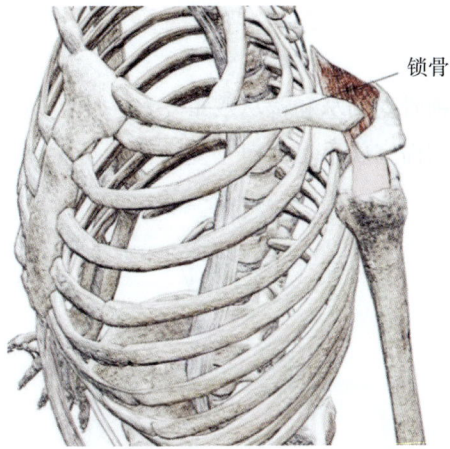

图 2-13　锁骨解剖示意图

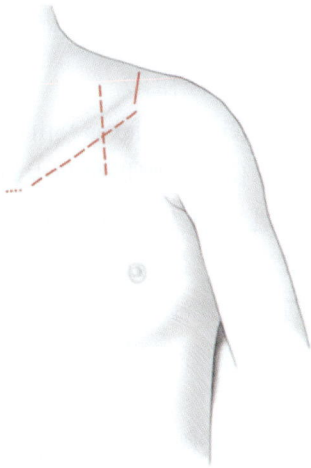

图 2-14　锁骨经皮髓内钉固定术手术入路示意图

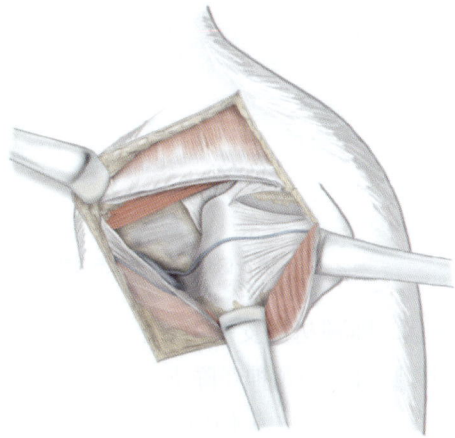

图 2-15　暴露锁骨体和喙锁韧带示意图

二、麻醉前评估

对于高能量创伤的患者，除常规检查外，应注意是否合并神经、血管及肺部损伤。术前应常规胸部听诊、胸部X线片或CT检查以排除气胸、血气胸、胸腔积液等病变，必要时进行血气分析。如可能并发神经损伤，如肩胛上神经，可通过神经肌电图明确诊断。若合并气胸或血气胸，术前建议放置胸腔闭式引流，避免术中正压通气加重肺不张。

重点评估患者的颈椎活动度、张口度、甲颏距、Mallampati分级、牙齿情况等，若考虑困难气道，需要准备可视喉镜或纤维支气管镜等可视插管设备；关注患者的年龄、体重、手术体位、手术类型及手术方式，评估手术相关风险。

三、麻醉方式的选择及管理

锁骨受颈丛和臂丛双重支配（**图2-16**）。锁骨远端骨折可选择肌间沟臂丛神经阻滞+颈浅丛神经阻滞完成手术，对于复杂性骨折手术，建议复合喉罩或气管插管全身麻醉，保证气道安全，提高患者舒适度。

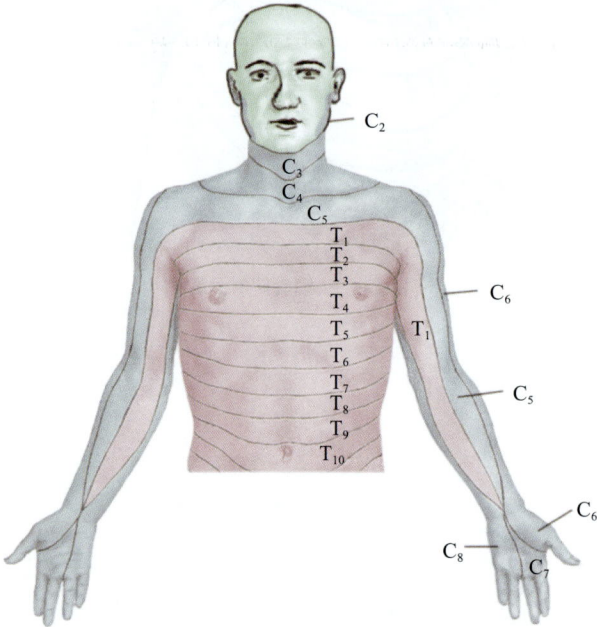

锁骨中段及近端骨折手术部位涉及胸骨端，除受来自$C_{2\sim4}$的颈丛神经支配外，还接受副神经的支配，肌间沟臂丛神经阻滞+颈丛神经阻滞难以提供完善的麻醉效果。此外锁骨中段及近端骨折手术可能需要神经的探查，该部位的骨折可能合并胸部损伤，推荐神经阻滞联合浅全麻技术。

1. 肌间沟臂丛神经阻滞

详见本章第一节。

2. 颈丛神经阻滞

颈丛（cervical plexus）由$C_{1\sim4}$脊神经前支组成，位于肩胛提肌和中斜角肌的腹侧，胸锁乳突肌上部的深面，包括肌支、皮支和交通支。颈丛在胸锁乳突肌深面由内向外行走，其浅支在后缘中点穿出形成

图 2-16　锁骨区域感觉支配示意图

颈浅丛，即颈丛皮支（由$C_{2\sim4}$脊神经前支组成），深支走行于颈神经通道，沿途发出膈神经、颈部深层肌支和颈神经降支。

患者仰卧位，头偏向健侧，将探头固定于C_4横突，超声下显示横突前、后结节及神经根，浅面为胸锁乳突肌覆盖，颈神经通道位于胸锁乳突肌与椎前肌之间，颈深神经丛从此间隙穿行。采用短轴平面内或平面外技术，穿刺针朝向颈神经通道方向，穿过胸锁乳突肌抵达颈神经通道，回抽无血即可注射药物（**图2-17**）。

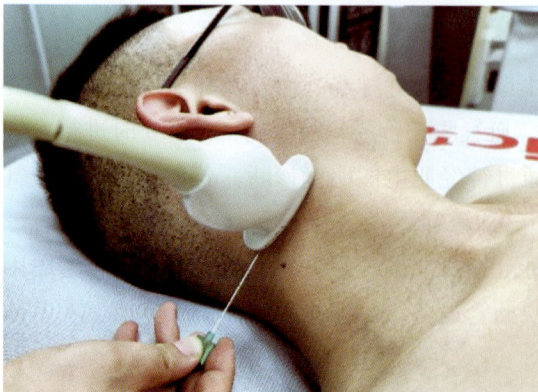

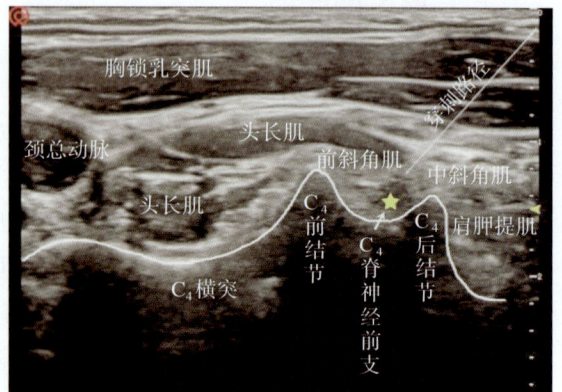

图 2-17　超声引导颈丛神经阻滞平面内穿刺操作示意图

3. 颈浅丛神经阻滞

颈浅神经丛，也称为颈丛皮支，由$C_{2\sim4}$脊神经前支组成，主要分支有枕小神经、耳大神经、锁骨上神经和颈横神经，分布于枕部、颈部、肩部及上胸部等部位的皮肤。颈浅神经丛都在胸锁乳突肌后缘中点穿出深筋膜，故此处为颈浅神经丛阻滞部位。

将探头横向置于C_4横突，获取C_4横突浅面的胸锁乳突肌短轴，将探头向外侧缓慢平移直至显示胸锁乳突肌外侧，颈浅神经丛位于胸锁乳突肌外侧缘的深面。采用平面内技术，针尖穿过胸锁乳突肌外侧缘的深面，回抽无血即可注射药物。也可将针尖置于胸锁乳突肌浅方，将药液呈扇形注射阻滞颈浅丛的分支皮神经（**图2-18**）。

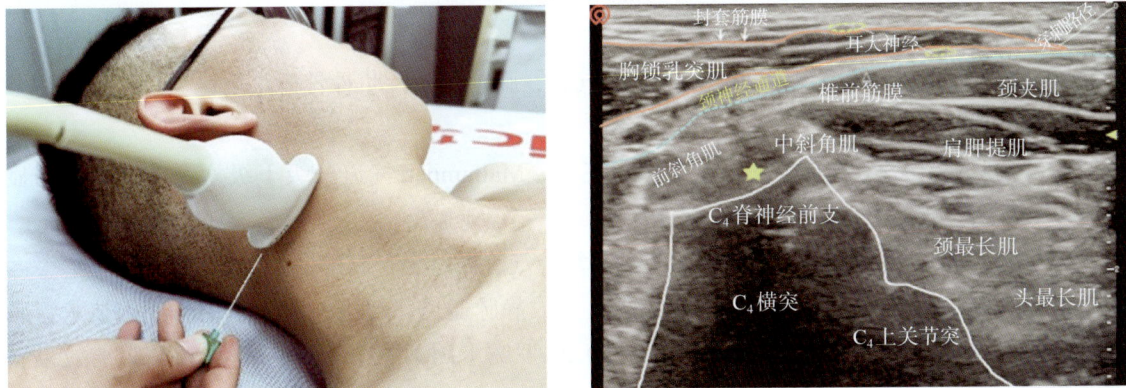

图2-18 超声引导颈浅丛神经阻滞平面内穿刺操作示意图

三、术中管理关注点

（1）锁骨近端骨折手术切口接近头面部，给术中气道管理增加难度，不建议喉罩全麻，若实施全麻，推荐气管插管。

（2）关注气道压力，若术中出现气道压力过高，SpO_2降低，即使术前未发现气胸或血气胸，仍然高度怀疑张力性气胸或血气胸的可能，经一般处理（吸痰、排除麻醉回路与麻醉机问题）后SpO_2仍持续下降，或出现低血压、$PaCO_2$增高，应暂停手术，胸部听诊或超声诊断，如确诊需立即行胸腔穿刺减压，安置胸腔闭式引流。

（3）对于锁骨远端骨折手术，若神经阻滞效果确切，术中可轻度镇静，但需要高度关注呼吸功能，若SpO_2降低，需面罩加压给氧或控制呼吸。

（4）对于多发性创伤患者，若循环功能不稳定，需行有创动脉血压监测。

四、术后管理关注点

（1）术后应注意观察患肢的感觉、运动及桡动脉搏动情况，及早发现臂丛损伤或锁骨下动脉损伤。

（2）锁骨骨折手术属于中度疼痛手术，建议多模式镇痛方式，如单次神经阻滞＋患者自控静脉镇痛（PCIA）或口服NSAID。

五、经典病例

患者，男性，25岁，170 cm，60 kg，144/73 mmHg，诊断为"右锁骨中段骨折"，拟行"右锁骨骨折切开复位内固定术"。

患者既往体健，否认心肺疾病史，否认手术麻醉史。

血液学检查提示：血常规、肝、肾功能无明显异常。

肺功能提示：正常。

胸部CT提示：肺部组织无明显异常，无气胸、胸腔积液及肋骨骨折。

心电图提示：窦性心率，80次/min。

麻醉前评估：ASA分级Ⅰ级。患者张口正常，Mallampati气道分级Ⅰ级，颈椎活动无明显受限。胸部听诊提示双肺呼吸音清，心音正常。

拟行麻醉方式：单次臂丛及颈丛神经阻滞复合气管插管全身麻醉。

麻醉管理：患者入准备间后，常规监护，开放静脉通道，超声引导下采用平面内技术行肌间沟臂丛神经阻滞及颈浅丛神经阻滞，给予0.2%罗哌卡因共30 ml，20 min后评估阻滞效果满意。患者入手术间后静脉给予舒芬太尼20 μg，丙泊酚150 mg，罗库溴铵30 mg全麻诱导后行气管插管，术中七氟烷、丙泊酚维持麻醉。术毕苏醒顺利，拔除气管导管，恢复室观察30 min回病房。

术中患者生命体征无明显波动，动脉收缩压为100～110 mmHg，气道压为16～20 cmH$_2$O，SpO$_2$为98%～100%。术中出血20 ml，输入晶体液500 ml。

术后2 h嘱患者进饮进食，6 h后打开给静脉自控镇痛泵（舒芬太尼150 μg＋托烷司琼5 mg＋0.9%氯化钠至180 ml，维持量2 ml/h，按压单次剂量0.5 ml/h，锁定时间15 min），VAS评分0～3分。自控镇痛泵使用2天，患者于术后第三天平安出院。

（张兰　苏丽）

第三节　肩关节镜手术麻醉

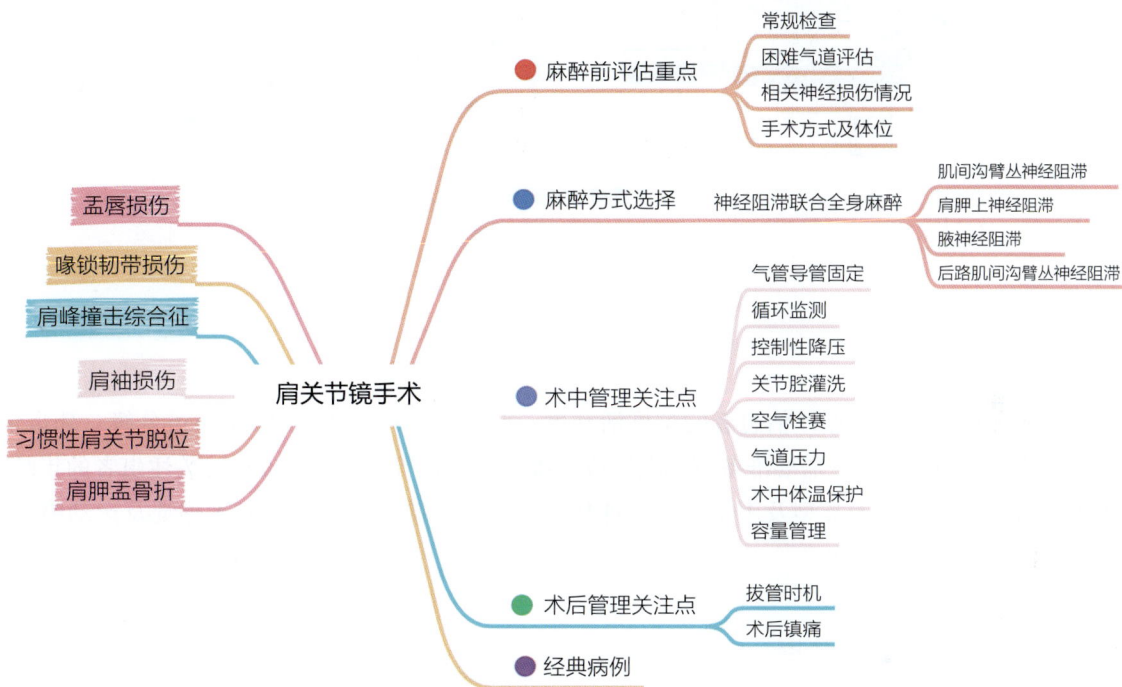

```
                                          ┌── 常规检查
                              ● 麻醉前评估重点 ├── 困难气道评估
                                          ├── 相关神经损伤情况
                                          └── 手术方式及体位

                                                       ┌── 肌间沟臂丛神经阻滞
  盂唇损伤                    ● 麻醉方式选择  神经阻滞联合全身麻醉 ├── 肩胛上神经阻滞
  喙锁韧带损伤                                            ├── 腋神经阻滞
  肩峰撞击综合征                                          └── 后路肌间沟臂丛神经阻滞
                                          ┌── 气管导管固定
  肩袖损伤         肩关节镜手术             │── 循环监测
                                          │── 控制性降压
  习惯性肩关节脱位              ● 术中管理关注点 │── 关节腔灌洗
  肩胛盂骨折                                │── 空气栓塞
                                          │── 气道压力
                                          │── 术中体温保护
                                          └── 容量管理

                                          ┌── 拔管时机
                              ● 术后管理关注点 └── 术后镇痛
                              ● 经典病例
```

一、概述

　　肩关节镜手术常用于肩袖损伤、肩峰撞击综合征、习惯性肩关节脱位、喙锁韧带损伤、盂唇损伤、肩胛盂骨折等手术治疗。

　　肩袖是覆盖于肩关节周围的肩胛下肌、冈上肌、冈下肌、小圆肌的总称，肩袖损伤将严重影响肩关节的运动功能，并伴随严重的肩部疼痛。对于部分或全层撕裂、保守治疗反应不佳、影响患者日常功能者，肩关节镜手术是目前治疗这类肩袖损伤最常用的治疗方法。对于非手术治疗效果不明显的肩峰撞击综合征，目前也在开展肩关节镜下肩峰成形术，习惯性肩关节脱位常在肩关节镜下行Bankart术（前下方盂唇修复）或Latarjet术。随着肩关节镜手术如镜下关节清理与修复手术的大量开展，目前医生也尝试着对部分肩胛盂骨折在肩关节镜下行骨折内固定手术。

　　肩关节镜手术常见的体位有沙滩椅位和侧卧位（**图2-19**），根据手术医生的习惯及手术方式的改变确定。沙滩椅位时，患者患肢无需持续牵引，可减少因牵引导致的上肢神经、血管损伤，但有增加患者脑缺血事件及空气栓塞事件的风险。侧卧位可降低脑缺血发生，患肢的持续牵引可使医生获得更加宽广的操作空间，但持续牵引增加了神经、血管损伤事件的发生。

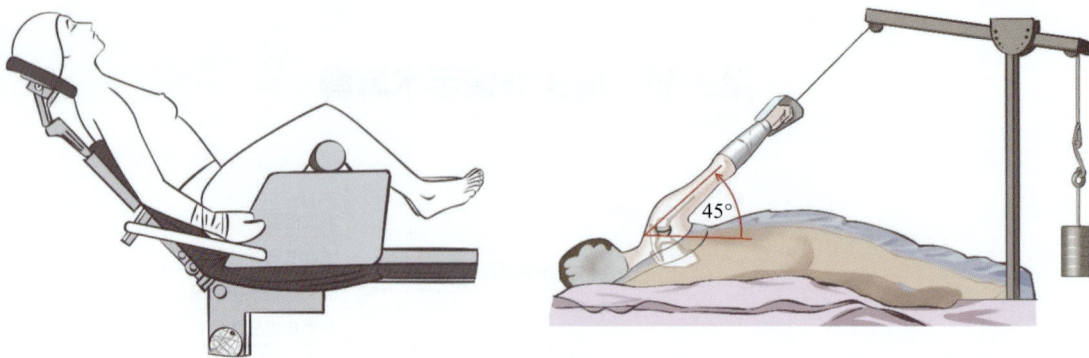

图 2-19　沙滩椅位和侧卧位体位示意图

二、麻醉前评估

除常规检查外，重点评估患者的颈椎活动度、张口度、甲颏距、Mallampati 分级、牙齿情况等，若考虑困难气道，需要准备可视喉镜或纤维支气管镜等可视插管设备；关注患者的年龄、体重、手术体位、手术类型及手术方式，评估手术相关风险；评估患肢有无感觉及运动障碍，术前有无神经、血管损伤。

三、麻醉方法的选择

肩关节镜手术区域距离头面部较近，无菌巾将覆盖整个头部及患侧肩部，且手术体位为侧卧位或者沙滩椅位，术中气道管理及临时建立人工气道存在一定的困难；术中大量灌洗液冲洗导致的肩关节周围组织及颈部组织肿胀、咽喉部肿胀、气道偏移等可能导致严重低氧血症，紧急气管插管难度增加。因此，对于肩关节镜手术不提倡单纯的神经阻滞或局部麻醉，气管插管全身麻醉作为肩关节镜手术的首选麻醉方式。

肩关节镜手术需要控制性降压及术后镇痛，建议联合神经阻滞技术。支配肩关节周围肌肉群的神经均来自臂丛神经，主要有肩胛上神经（$C_{4\sim6}$）支配冈上肌和冈下肌，肩胛下神经（$C_{5\sim6}$）支配大圆肌和肩胛下肌，腋神经（$C_{5\sim6}$）支配小圆肌和三角肌。此外，肩胛上神经（$C_{4\sim6}$）还支配肩锁关节及部分盂肱关节的感觉，腋神经（$C_{5\sim6}$）支配肩关节囊下部及盂肱关节的感觉（图 2-20）。根据手术部位及需求，常用的神经阻滞技术有肌间沟臂丛神经阻滞、肩胛上神经阻滞复合腋神经阻滞。

1. 肌间沟臂丛神经阻滞

详见本章第一节。

2. 肩胛上神经阻滞

详见本章第一节。

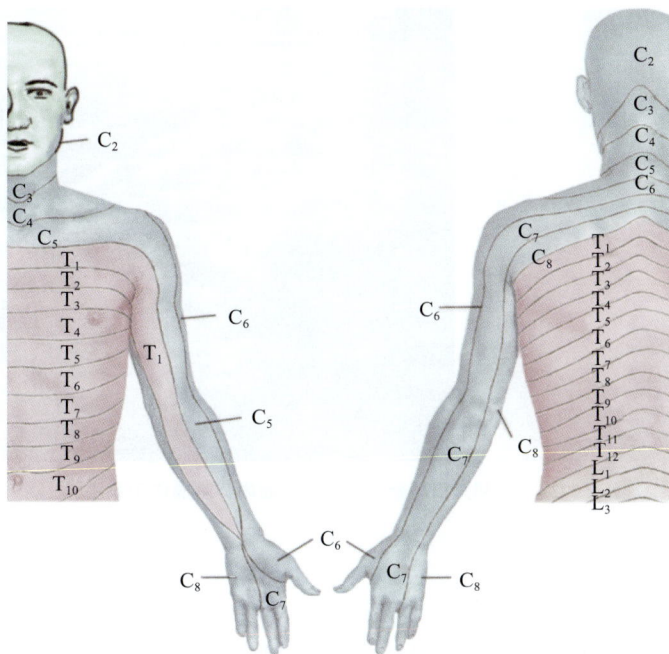

图 2-20　肩关节区域感觉支配示意图

3. 腋神经阻滞

腋神经（$C_{5\sim6}$）由臂丛后束发出，支配三角肌、小圆肌和肱三头肌长头，对肩关节和三角肌区域或肱骨近端区域的皮肤提供感觉神经支配。患者取坐位，暴露肩部，上肢自然下垂，将高频探头纵切置于四边孔中心区域，显示强回声的肱骨骨皮质，以及小圆肌、肱三头肌长头、三角肌、旋肱后动脉和腋神经。将腋神经置于视野中央，采用平面内或者平面外技术，针尖抵至腋神经周围，避开旋肱后动脉，回抽无血，可推注局部麻醉药（**图 2-21**、**图 2-22**）。

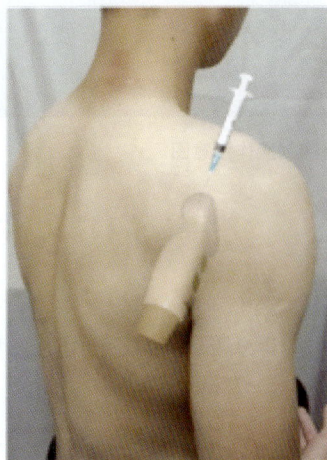

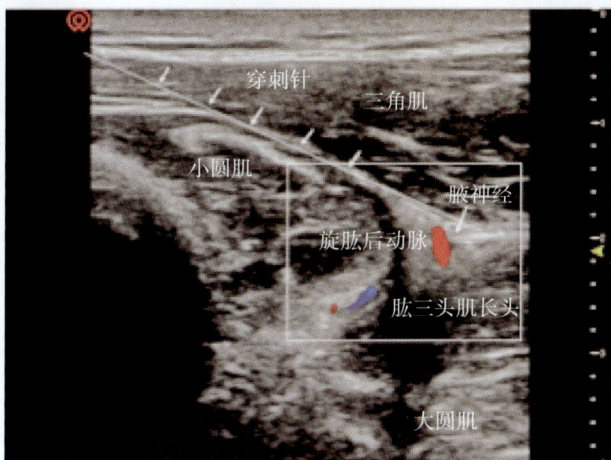

图 2-21　超声引导腋神经阻滞平面内穿刺操作示意图

图片引自参考文献［20］

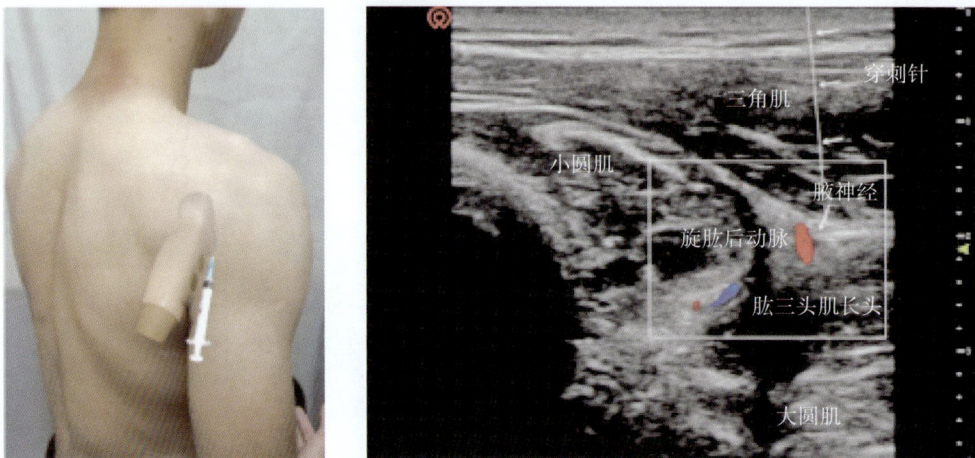

图2-22 超声引导腋神经阻滞平面内穿刺操作示意图

图片引自参考文献［20］

4. 后路肌间沟臂丛神经阻滞

患者取侧卧位或者半侧卧位，头部垫枕，充分暴露穿刺部位及肌间沟区域，将高频探头横切置于肌间沟顶端，即C_6平面。穿刺点定位于C_6棘突旁开3 cm，采用平面内技术，穿刺针在斜方肌深面走行，穿过中斜角肌，尽可能接近臂丛神经上干及中干，留置导管长度为穿刺点距目标靶点加3 cm左右，可有效避免导管脱落，最后将导管固定于颈后部，避免影响手术区域消毒（**图2-23**）。

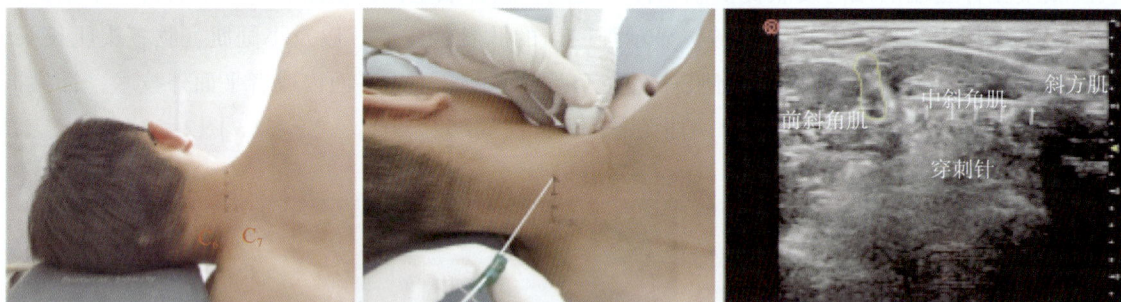

图2-23 超声引导后路肌间沟臂丛神经阻滞平面内穿刺操作示意图

图片引自参考文献［20］

四、术中管理关注点

（1）肩关节镜手术一般采用侧卧位或沙滩椅位，手术区域接近头部，建议采用加强型气管导管，牢固固定或将导管固定于面部，避免术中导管脱落。

（2）手术体位（俯卧位或沙滩椅位）将增加无创血压测定难度，影响其准确性，建议实施有创动脉血压监测。

（3）侧卧位时，因患肢的持续牵引导致神经、血管损伤事件的发生，术前及术后需评估患肢的神经和血管功能。

（4）控制性降压：肩关节镜手术无法使用止血带，需要通过控制性降压来减少关节腔内的出血或渗血，提供清晰手术视野。控制性降压是指通过药物或其他技术将平均动脉压降至50～65 mmHg，同时不产生重要器官的缺血缺氧性损害，终止降压后血压可迅速回复至正常水平，从而减少失血、改善术野、缩短手术时间。当使用臂丛神经阻滞复合全身麻醉时，大部分患者的血压都能控制在合适的水平，一般不再需要另外的降压药物。当血压过高影响手术时，可通过加深麻醉或静脉注射尼卡地平等降低血压。对于沙滩椅位的手术，需要高度关注脑供氧的问题，避免脑缺血缺氧带来的不良后果。对于高危患者，建议行颈内静脉血氧饱和度或局部脑氧饱和度（rSO$_2$）的监测。

（5）关节腔灌洗关注点：临床研究显示，肩关节镜手术时关节腔灌洗可导致严重的肩关节周围组织及颈部、咽喉部肿胀、气道偏移及低氧血症的发生，危及术中及术后安全，建议在保证手术视野前提下选用最低灌洗压力。术中需要监测灌洗液使用情况，避免灌洗袋内气体进入关节腔内导致空气栓塞。

（6）空气栓塞：当术中出现难以解释的顽固性低血压、心律失常、心功能不全或心搏骤停时，应高度怀疑气体栓塞可能，及时进行抢救治疗。

（7）关注气道压力：若术中出现气道压力过高，SpO$_2$降低，应高度怀疑肺间质水肿或气道周围组织水肿，需对症处理，延长术后带管时间。

（8）加强术中体温保护：在复杂、难度系数大、手术时间长的手术中，大量的灌洗液可能导致患者出现严重低体温，应使用术中加温装置并连续监测患者体温。

（9）容量管理：肩关节镜手术出血量少，灌洗液所致组织水肿可导致容量的增加，建议采取限制性补液。对手术时间长、灌洗液量多（如肩胛盂骨折）的患者，手术结束前应适当给予呋塞米及抗炎治疗。

五、术后管理关注点

1. 拔管时机

应视患者呼吸功能恢复情况而定，建议4个成串刺激（train-of-four，TOF）恢复到0.9以上再拔除气管导管。

2. 局部水肿状况

注意灌洗液渗出所致的颈部水肿，注意观察气管有无受压或偏移，必要时可采用超声评估患侧腋前线第2肋区软组织厚度及肺水肿情况。

3. 术后镇痛

研究表明，肩袖损伤、肩关节不稳、肩峰撞击综合征及肱骨大结节骨折患者行关节镜下相关手术治疗，其术后疼痛程度高。推荐采用连续后入路肌间沟臂丛神经阻滞置管进行术后镇痛，对于不能配合的患者，也可选择单次肌间沟臂丛神经阻滞联合PCIA治疗，必要时联合口服NSAID等多模式镇痛。

4. 神经阻滞恢复情况

术后24 h后对上肢感觉、运动功能进行评估，如有异常情况，及时与外科医生沟通，积极治疗，必要时行肌电图检查。

六、经典病例

患者，女性，58岁，158 cm，61 kg，因"右肩部疼痛伴活动受限10年"入院，诊断为"右肩袖损伤、甲状腺切除术后"，拟行"右肩关节镜检、关节清理、肩袖修复、二头肌腱切断固定及肩峰成形术"。

患者否认既往心肺疾病史，17年前于全身麻醉下行"甲状腺全切手术"，术后口服左甲状腺素钠治疗，定期监测甲状腺功能，基本在正常范围内。

血液学检查指标在正常范围内。

胸部CT提示：右肺上叶、中叶慢性炎性改变。

心电图提示：窦性心动过缓（52次/min）。

肌电图提示：右侧腋神经运动传导较对侧未见明显异常。

麻醉前评估：ASA分级Ⅰ级，心功能Ⅰ级，患者颈椎活动可，张口度约3.5横指，甲颏距6.5 cm，Mallampati分级Ⅰ级，无活动义齿及松动牙齿。

拟行麻醉方式：右侧连续后路肌间沟臂丛神经阻滞联合气管插管全身麻醉。

麻醉管理：患者入手术室后开放静脉通道，常规心电监测，局麻下行左侧桡动脉穿刺置管。ABP 135/80 mmHg，心率62次/min，呼吸频率18次/min，SpO_2 98%。

静脉推注舒芬太尼5 μg轻度镇静后，嘱患者左侧卧位，超声引导下行后路肌间沟臂丛神经阻滞，当穿刺针到位后给予0.2%罗哌卡因20 ml，再行连续神经阻滞置管，采用皮下隧道固定导管，覆盖无菌敷贴，将导管经颈后部绕至左侧胸前并将其固定。

确定神经阻滞效果完全行全麻诱导，静脉给予丙泊酚150 mg，舒芬太尼20 μg，罗库溴铵30 mg，待患者意识消失、下颌松弛后，行普通喉镜引导气管插管。术中持续给予丙泊酚泵注及七氟烷吸入维持麻醉，间断推注舒芬太尼维持镇痛。

术中使用加温毯，使体温维持在36.5℃左右。手术时间100 min，术中灌洗液18 000 ml，

术中出血50 ml，术中晶体液入量1000 ml，尿量400 ml。术毕患者苏醒，拔除气管导管，恢复室观察30 min回病房。

患者2 h后开始进饮及流质，6 h后打开连续神经阻滞自控镇痛泵（0.175%罗哌卡因200 ml，维持量5 ml/h，按压单次剂量2 ml/h，锁定时间15 min）。术后随访3 d，测定静息及运动下疼痛VAS评分均在0～3分范围内，患者及外科医生满意度高。自控镇痛泵使用2天，患者于术后第三天平安出院。

（张兰　苏丽）

第四节　肩关节置换术及肱骨近端骨折切开复位内固定麻醉

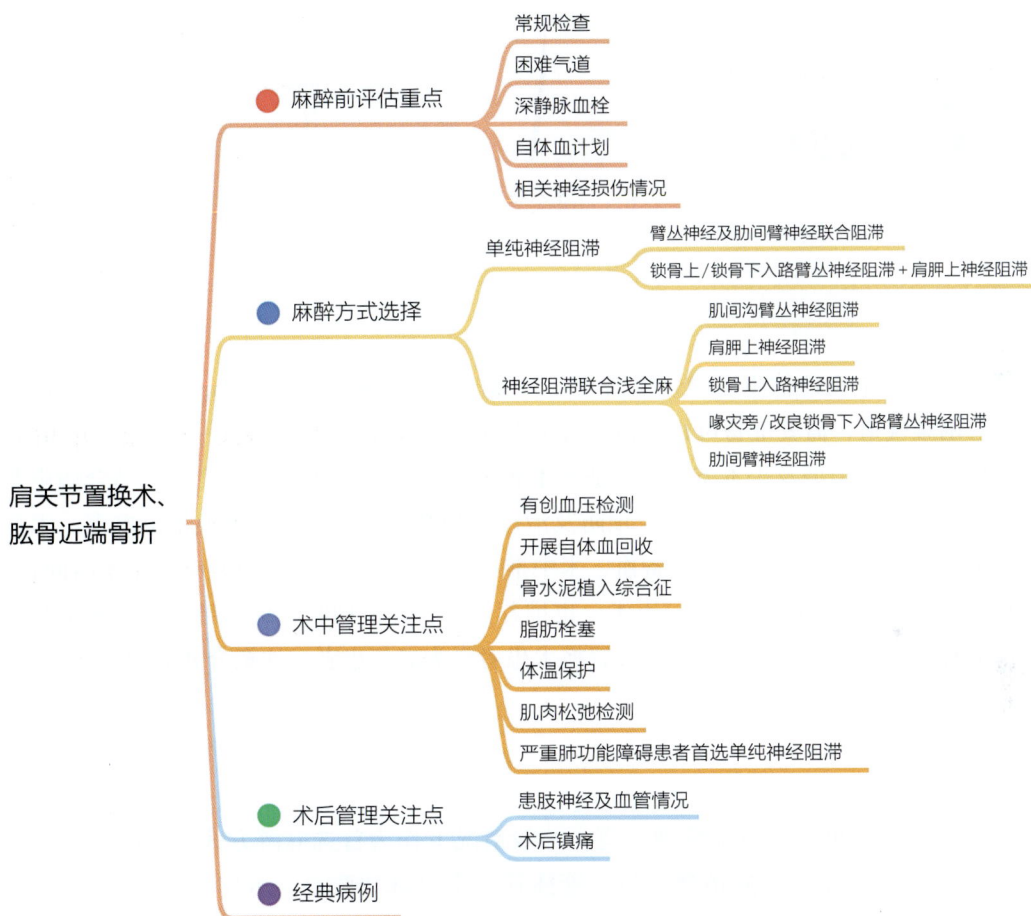

```
                              ┌─ 常规检查
                              ├─ 困难气道
             ● 麻醉前评估重点 ─┼─ 深静脉血栓
                              ├─ 自体血计划
                              └─ 相关神经损伤情况

                                              ┌─ 臂丛神经及肋间臂神经联合阻滞
                              ┌─ 单纯神经阻滞 ─┤
                              │                └─ 锁骨上/锁骨下入路臂丛神经阻滞+肩胛上神经阻滞
                              │                  ┌─ 肌间沟臂丛神经阻滞
             ● 麻醉方式选择 ──┤                  ├─ 肩胛上神经阻滞
                              │                  ├─ 锁骨上入路神经阻滞
                              └─ 神经阻滞联合浅全麻 ┼─ 喙突旁/改良锁骨下入路臂丛神经阻滞
                                                 └─ 肋间臂神经阻滞

肩关节置换术、                 ┌─ 有创血压检测
肱骨近端骨折                   ├─ 开展自体血回收
                              ├─ 骨水泥植入综合征
             ● 术中管理关注点 ┼─ 脂肪栓塞
                              ├─ 体温保护
                              ├─ 肌肉松弛检测
                              └─ 严重肺功能障碍患者首选单纯神经阻滞

             ● 术后管理关注点 ─┬─ 患肢神经及血管情况
                              └─ 术后镇痛

             ● 经典病例
```

一、概述

肱骨近端骨折的手术方式常选用切开复位内固定术。肩关节置换术常用于肱骨近端骨折伴有严重骨质疏松症、肱骨头坏死或巨大不可修复肩袖损伤的患者，包括人工肱骨头置换术、全肩关节置换术及反球形肩关节置换术。

肱骨近端骨折内固定术及肩关节置换术手术选择仰卧位，切口起自喙突，沿胸大肌、三角肌进入，有损伤头静脉、臂丛神经、腋神经的风险。随着微创理念的深入及对切口美观要求的增高，肱骨近端骨折内固定术可选择小切口劈三角肌入路，即肩峰前外侧入路，该入路仍有腋神经损伤的风险（**图2-24**）。

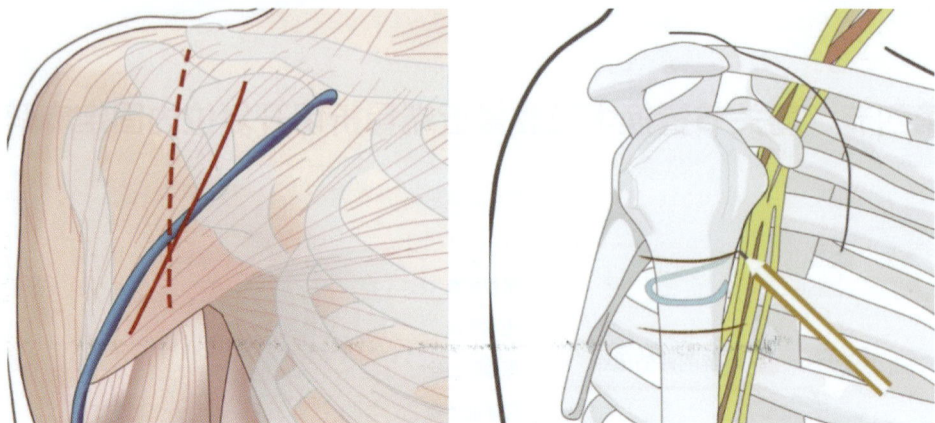

图 2-24　手术入路示意图

二、麻醉前评估

除常规检查外，重点评估患者的颈椎活动度、张口度、甲颏距、Mallampati 分级、牙齿情况等，若考虑困难气道，需要准备可视喉镜或纤维支气管镜等可视插管设备；关注患者的年龄、体重、手术体位、手术类型及手术方式，评估手术相关风险；关注 D-二聚体变化，结合病史及体格检查，必要时行下肢静脉超声扫查，预防及治疗深静脉血栓。肩关节置换术出血多，术前应常规评估手术出血情况，及时合血、备血，术中推荐使用自体血回收；对复杂、手术时间长、术中预计出血多的肱骨近端骨折内固定手术，也推荐使用自体血回收。评估患肢有无感觉及运动障碍，术前有无神经、血管损伤。肩关节置换术患者常为老年患者，注意合并症的评估。

三、麻醉方式选择

气管插管全身麻醉可以有效地管理气道，一般情况下作为首选麻醉方式。肌间沟臂丛神经阻滞可提供满意的术中、术后镇痛，与气管插管浅全身麻醉联合，可作为推荐麻醉方案。对合并严重肺功能障碍、严重困难气道等情况的患者及拒绝接受全身麻醉的患者，若选择神经阻滞作为手术麻醉方法，需行臂丛神经及肋间臂神经联合阻滞。若选择肌间沟臂丛神经阻滞，对肺功能障碍患者应尽可能避免出现膈神经阻滞。若选择锁骨上或锁骨下入路臂丛神经阻滞，还需要联合肩胛上神经阻滞。因为锁骨上、锁骨下入路臂丛神经阻滞接近手术切口区，所以当需要行连续神经阻滞时，推荐经后路肌间沟入路行臂丛神经阻滞置管（方法详见本章第一节）。

1. 肌间沟臂丛神经阻滞
详见本章第一节。
2. 肩胛上神经阻滞
详见本章第一节。

3. 锁骨上入路臂丛神经阻滞

臂丛神经穿出肌间沟后，伴锁骨下动脉下行，至锁骨后第1肋骨中外缘，其上、中、下干在此又分为六股。在锁骨上窝、锁骨下动脉外侧，臂丛神经结构紧密，位置表浅，这是锁骨上入路臂丛神经阻滞完善、效果确切的主要原因。

患者取仰卧位（或侧卧位），头偏向健侧，将高频探头平行锁骨置于锁骨上窝，标记点朝向外侧。首先确认锁骨下动脉，在动脉外上方可见呈圆形或椭圆形蜂窝状结构的臂丛神经束，深面为强回声线状结构的第1肋和胸膜。采用平面内技术，由外向内穿刺，使局部麻醉药从外包绕神经束（**图2-25**）。

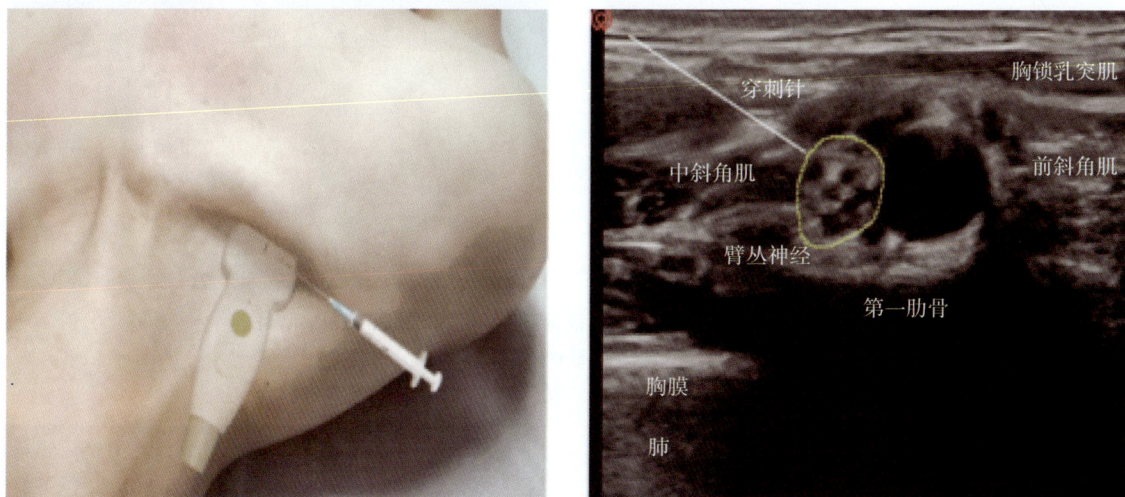

图 2-25　超声引导锁骨上入路臂丛神经阻滞操作示意图

图片引自参考文献［20］

4. 喙突旁/改良锁骨下入路臂丛神经阻滞

在锁骨下区域，喙突内下方约2 cm，臂丛神经和腋动脉从胸小肌深面穿过，在此处臂丛神经形成包绕于腋动脉周围的内、外、后三束。该技术的优势为有清楚的解剖标志（腋动脉），对于上肢外展困难者不必移动上肢，易于术后留置镇痛导管等。

患者取仰卧位，头偏向健侧，手臂放于躯干侧，将高频探头纵切置于锁骨下窝（喙突内侧1~2 cm），标记点指向头端。平行于身体长轴进行超声扫描，显示腋动脉、腋静脉、胸大肌、胸小肌以及位于腋动脉3、6、9点钟方向的臂丛神经内、后、外三束。采用平面内技术，从头端向尾端进针，当针尖到达后束即可注射药物，或调整针尖位置实施多点阻滞，使局部麻醉药对腋动脉形成"U"形包裹（**图2-26**）。

5. 肋间臂神经阻滞

肋间臂神经为第2肋间神经外侧皮支的分支，与臂内侧皮神经联合构成，可有第1或第3肋间神经的外侧皮支参与。Blanco等提出锁骨中外1/3，第3、4肋骨之间处行前锯肌平面阻滞，即 II 型胸神经（pectoral nerves，PECS）阻滞，可阻滞 $T_{2\sim6}$ 肋间神经外侧皮支、肋间臂神经、胸长神经、胸背神经等。

患者取仰卧位，将高频线阵探头放置于锁骨中外 1/3，第 3、4 肋骨之间，依次显示胸大肌、胸小肌、前锯肌，深面强回声的第 3、4 肋骨皮质，采用平面内技术，穿刺针抵至前锯肌表面，回抽无血，即注入局部麻醉药。在前锯肌表面注射局部麻醉药（**图 2-27**）。

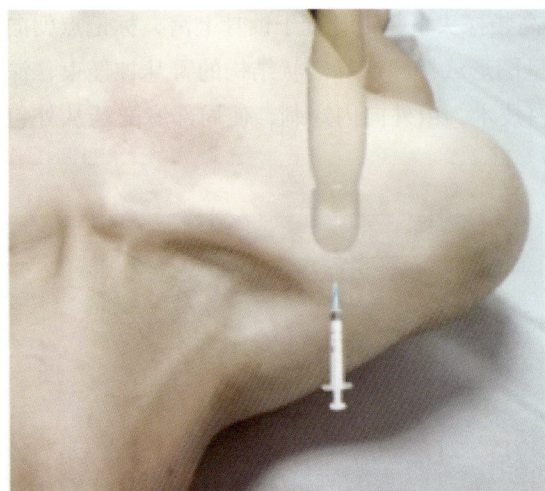

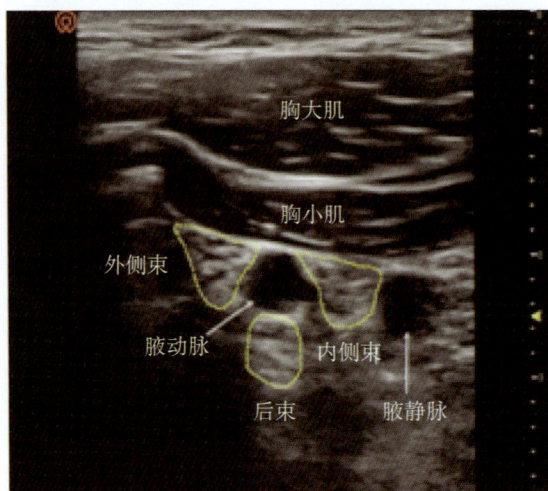

图 2-26　超声引导喙突旁/改良锁骨下入路臂丛神经阻滞操作示意图

图片引自参考文献［20］

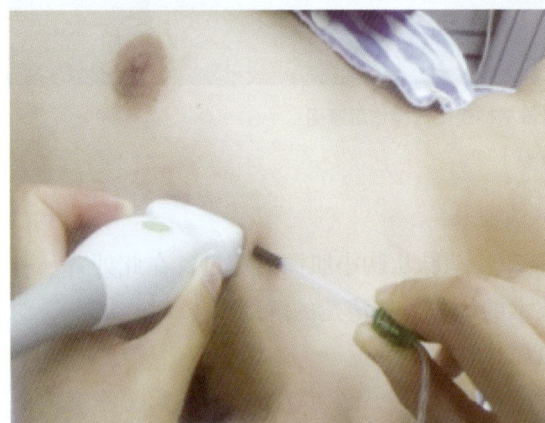

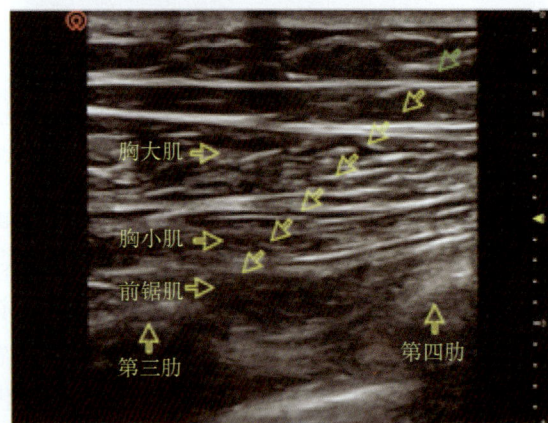

图 2-27　超声引导肋间臂神经阻滞平面内操作示意图

四、术中管理关注点

（1）肩关节置换术创面大，出血多，建议行有创动脉血压监测及中心静脉压监测。

（2）开展自体血回收，减少异体血的使用。

（3）骨水泥植入综合征（bone cement implantation syndrome，BCIS）。肩关节置换术中需使用骨水泥粘合固定假体，骨水泥由聚甲基丙烯酸甲酯粉剂和甲基丙烯酸甲酯液体两种单体成分组成，其中单体可被局部组织血管吸收入血，引起组织因子释放、血小板纤维蛋白聚集、血管活性物质释放，出现血管扩张、血压下降等一系列临床表现，称为骨水泥植入综合征。在使用骨水泥前，可适量扩容，维持循环的稳定，对全麻的患者可采用过度通气、对清醒患者可采用深呼吸的方法，加快骨水泥代谢产物的排出，避免不良事件的发生。同时关注循环变化，必要时对症处理。

（4）脂肪栓塞。扩髓腔时，髓腔内压力急剧上升，髓腔内容物（脂肪、气体或骨髓颗粒）可能被挤入静脉系统，引起脂肪栓塞，出现难以纠正的低氧血症。

（5）对有严重肺功能障碍的患者，推荐首选单纯神经阻滞麻醉，术中可适当镇静，但需面罩给氧，加强呼吸功能的监测，避免SpO_2下降和二氧化碳潴留。

（6）肩关节置换术常见于老年患者，手术时间长，创面大，术中需加强体温监测与体温调控。

（7）该类手术肌松要求高，建议使用肌松监测仪指导肌松药物的使用。

五、术后管理关注点

（1）采用多模式镇痛管理方案，推荐使用连续后入路肌间沟臂丛神经阻滞进行术后镇痛，必要时联合口服NSAID；对于不能配合的患者可选择单次臂丛神经阻滞联合PCIA治疗，必要时联合口服NSAID等镇痛治疗。

（2）术后24 h对上肢感觉、运动功能进行评估，尤其关注对腋神经功能的评估。

六、经典病例

患者，女性，72岁，148 cm，62 kg，因"左肩部、左踝部伤痛伴功能丧失28天"入院，诊断为"左肱骨近端粉碎性骨折、左外踝骨折"，拟行"左反球形肩关节置换术"。

患者否认既往心肺疾病史，5年前于全身麻醉下行"子宫肌瘤摘除术"。

血液学检查提示：白细胞$11.8 \times 10^9/L$，中性粒细胞百分比90.6%，C反应蛋白43.2 mg/L，其余指标在正常范围内。

胸部CT提示：双肺散在慢性炎性病变，左肺上叶前段胸膜下小结节，考虑炎性结节。

心电图提示：窦性心动过速（106次/min）。心脏彩超提示：左室舒张功能降低，射血分数为60%。

双下肢血管超声未发现异常；骨密度提示重度骨质疏松。

麻醉前评估：ASA分级Ⅱ级，心功能Ⅰ～Ⅱ级，患者颈短，颈椎后仰稍受限，张口度约3横指，甲颏距5 cm，Mallampati分级Ⅱ级，有2颗上切牙松动，有义齿，可取下。

拟行麻醉方式：连续后路肌间沟臂丛神经阻滞联合气管插管全身麻醉。

麻醉管理：患者入手术室后开放静脉通道，常规心电监测，局麻下行右侧桡动脉及颈内静脉穿刺置管。有创动脉血压155/80 mmHg，心率92次/min，呼吸频率18次/min，SpO_2 94%，CVP 8 cmH_2O。

静脉推注舒芬太尼5 μg轻度镇静后，嘱患者右侧卧位，超声引导下行后路肌间沟臂丛神经阻滞，当穿刺针到位后给予0.2%罗哌卡因20 ml，再行连续神经阻滞置管，采用皮下隧道固定导管，覆盖无菌敷贴，将导管经颈后部绕至右侧胸前并将其固定。

确定神经阻滞效果完全后行全麻诱导，静脉给予舒芬太尼15 μg，依托咪酯12 mg，罗库溴胺30 mg，待患者意识消失、下颌松弛后，行纤维支气管镜引导下气管插管。术中持续给予丙泊酚泵注及七氟烷吸入维持麻醉，间断推注舒芬太尼及罗库溴胺维持镇痛及肌松深度。

术中使用加温毯，使体温维持在36.5℃左右，手术开始即开始使用自体血回收，开始使用骨水泥后停止回收术野血液，手术时间160 min，术中出血600 ml，得到清洗后自体血250 ml。术毕患者苏醒，拔除气管导管，恢复室观察30 min后回病房。

患者2 h后开始进饮及流质，5 h后打开连续神经阻滞自控镇痛泵（0.175%罗哌卡因200 ml，维持量5 ml/h，按压单次剂量2 ml/h，锁定时间15 min），自控镇痛泵使用2天。术后随访3天，测定静息及运动下疼痛VAS评分均在0～3分范围内，患者及外科医生满意度高。患者于术后第三天平安出院。

（张兰 苏丽）

第五节 肘部创伤手术麻醉

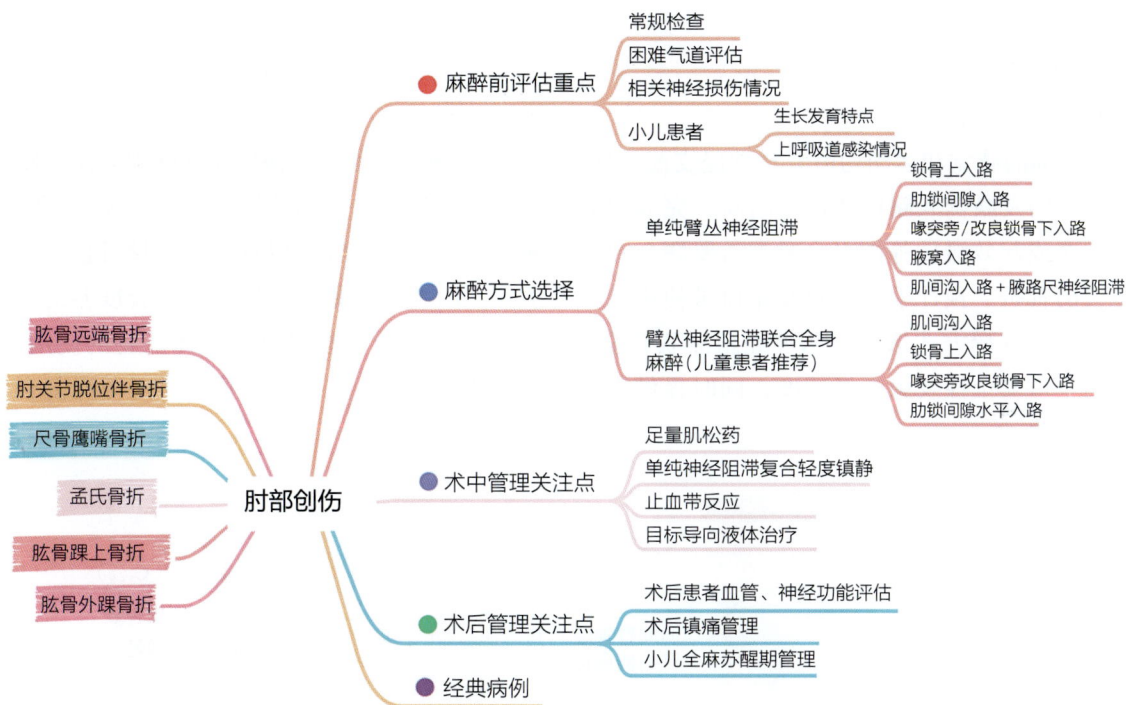

```
                                              常规检查
                                              困难气道评估
                        ● 麻醉前评估重点      相关神经损伤情况
                                                              生长发育特点
                                              小儿患者
                                                              上呼吸道感染情况
                                                                              锁骨上入路
                                                                              肋锁间隙入路
                                              单纯臂丛神经阻滞               喙突旁/改良锁骨下入路
                                                                              腋窝入路
                        ● 麻醉方式选择                                      肌间沟入路+腋路尺神经阻滞
                                                                              肌间沟入路
                                              臂丛神经阻滞联合全身          锁骨上入路
                                              麻醉（儿童患者推荐）         喙突旁改良锁骨下入路
肱骨远端骨折                                                                肋锁间隙水平入路
肘关节脱位伴骨折                                            足量肌松药
尺骨鹰嘴骨折                                              单纯神经阻滞复合轻度镇静
            肘部创伤      ● 术中管理关注点      止血带反应
孟氏骨折                                                  目标导向液体治疗
肱骨踝上骨折                                              术后患者血管、神经功能评估
肱骨外踝骨折            ● 术后管理关注点      术后镇痛管理
                                              小儿全麻苏醒期管理
                        ● 经典病例
```

一、概述

　　肘部创伤常见类型有肱骨远端骨折、肘关节脱位伴骨折、尺骨鹰嘴骨折、孟氏骨折，肱骨踝上骨折、肱骨外踝骨折等，其中，肱骨踝上骨折、肱骨外踝骨折在儿童常见，根据骨折类型可选择手法复位、闭合复位内固定或切开复位内固定。对于移位大、粉碎性骨折、关节面严重受累或合并神经、血管损伤的骨折，应及时行切开复位内固定治疗。手术的目的在于稳定肘关节及维持肘关节的屈伸和前臂旋前功能，便于早期进行肘关节功能康复，避免肘关节僵硬。

　　肘部创伤手术的切口入路依据具体病例及需修复的结构而定，常见入路有肘外侧入路（Kocher入路）、前内侧切口、肘后正中入路等，各切口入路附近均有神经、血管通过，需关注神经、血管损伤。

二、麻醉前评估

　　除常规检查外，应重点关注患者的年龄、体重、手术类型及手术方式，评估手术相关风险，对肘后正中入路手术患者，手术操作位于胸前，需要评估患者的颈椎活动度、张口度、甲颏距、Mallampati分级、牙齿情况等，若考虑困难气道，需要准备可视喉镜或纤维支气管镜等可视插管设备；评估患肢有无感觉及运动障碍，术前有无神经、血管损伤，警惕骨筋膜室综合征的存在情况。对于儿童患者，需关注生长发育特点、有无合并上呼吸道感染（upper respiratory tract infection，URTI）等。

三、麻醉方式选择

肘部的感觉和运动均由臂丛神经支配（**图2-28**），可选择锁骨上入路、肋锁间隙入路、喙突旁入路及腋窝入路臂丛神经阻滞，完成肘部创伤手术。肌间沟臂丛神经阻滞可出现下干阻滞不全或起效滞后等情况，通常需要联合腋路尺神经阻滞完成麻醉。但对于粉碎性骨折、移位大的骨折、预计手术时间及止血带使用较长的手术，以及高度紧张、恐惧、配合度差的患者，推荐麻醉方式选择臂丛神经阻滞联合全身麻醉，术中可减少全身麻醉镇痛药物的使用，提高气道安全性及患者舒适度，同时提供满意的术后镇痛治疗。儿童患者推荐神经阻滞复合全身麻醉。

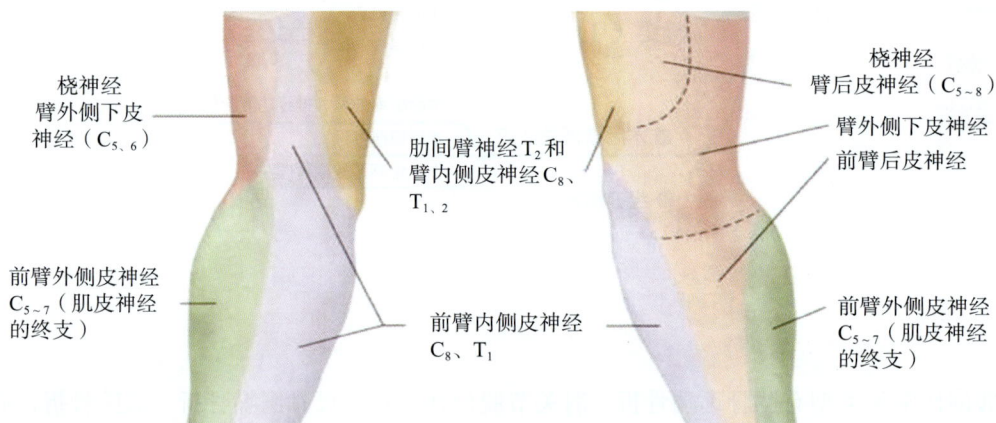

桡神经
臂外侧下皮神经（$C_{5、6}$）

肋间臂神经T_2和臂内侧皮神经C_8、$T_{1、2}$

前臂外侧皮神经$C_{5~7}$（肌皮神经的终支）

前臂内侧皮神经C_8、T_1

桡神经
臂后皮神经（$C_{5~8}$）

臂外侧下皮神经
前臂后皮神经

前臂外侧皮神经$C_{5~7}$（肌皮神经的终支）

图 2-28　肘部皮神经支配示意图

1. 肌间沟臂丛神经阻滞

详见本章第一节。

2. 锁骨上入路臂丛神经阻滞

详见本章第四节。

3. 喙突旁/改良锁骨下入路臂丛神经阻滞

详见本章第四节。

4. 肋锁间隙水平入路臂丛神经阻滞

肋锁间隙（costoclavicular space，CCS）是指锁骨与第1肋之间存在的一个狭窄间隙，其间有通向上肢的臂丛神经和腋动脉、腋静脉。在此水平，臂丛"股"逐渐移行为"束"，且三束均位于腋动脉外侧，锁骨下肌和前锯肌之间。在此水平实施臂丛神经阻滞可获得较为满意的臂丛神经三束阻滞，适用于肩部以下的手术，但上臂内侧皮肤（肋间臂神经，T_2）可发生阻滞不全。

患者取平卧位，头偏向健侧，患侧手臂外展90°，更利于臂丛神经成像与穿刺。将高频探头平行于锁骨置于锁骨下窝内侧，标记点朝向内侧，倾斜探头使其紧贴锁骨，摆动探头可获得胸大肌、锁骨下肌、腋动脉、前锯肌、第2肋和胸膜的超声图像，臂丛神经的内、外、后三束位于腋动脉外侧，前锯肌和锁骨下肌之间，呈中高回声的蜂窝状结构。采用平面内技术，由外向内进针，针尖抵达臂丛神经，回抽无血，注入局部麻醉药（**图2-29**）。

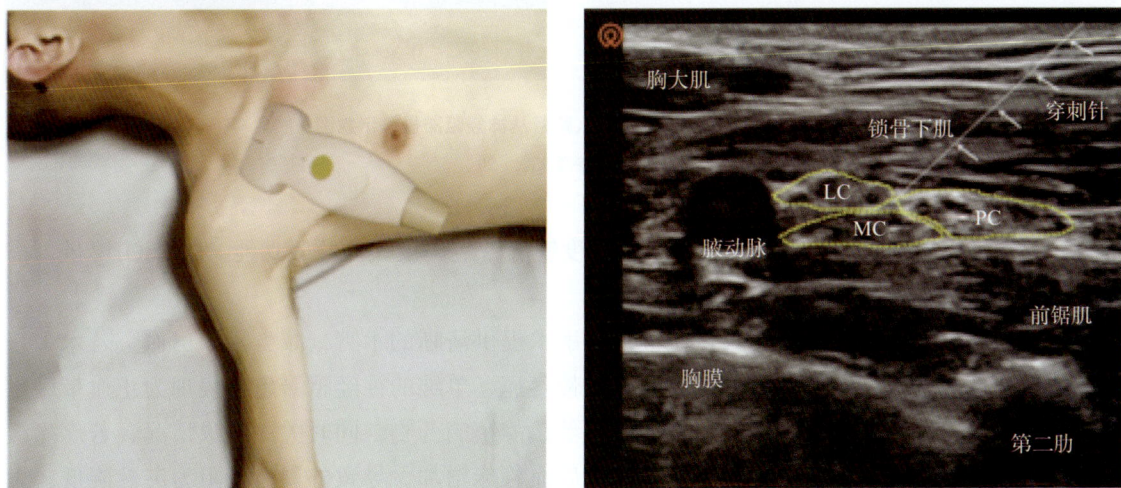

图2-29 超声引导锁骨上入路臂丛神经阻滞操作示意图

图片引自参考文献［20］

5. 腋窝入路臂丛神经阻滞

臂丛神经到达腋窝时已经形成具体的终末神经，其中腋神经、肌皮神经在较高的位置分出，桡神经、尺神经、正中神经均位于腋动脉周围。

患者取仰卧位，患肢取外展外旋位，将高频探头横切置于腋窝顶，标记点朝向外侧，确认腋动脉并将其置于中心位置，显示喙肱肌短轴影像、大圆肌长轴影像及二者之间的腋动脉，正中神经、尺神经、桡神经大致位于腋动脉外上方、内上方及内下方，穿行于喙肱肌内的高回声梭形结构为肌皮神经。采用平面内技术，针尖接近尺神经、桡神经及正中神经，分别注射局部麻醉药，使药液包裹腋动脉，调整针尖使其抵达肌皮神经附近行肌皮神经阻滞（**图2-30**）。

四、术中管理关注点

（1）闭合复位内固定术多见于小儿，复位时肌松要求高，手术时间短，建议麻醉诱导时给予足量肌松药，减少术中追加药物，避免术后苏醒延迟。

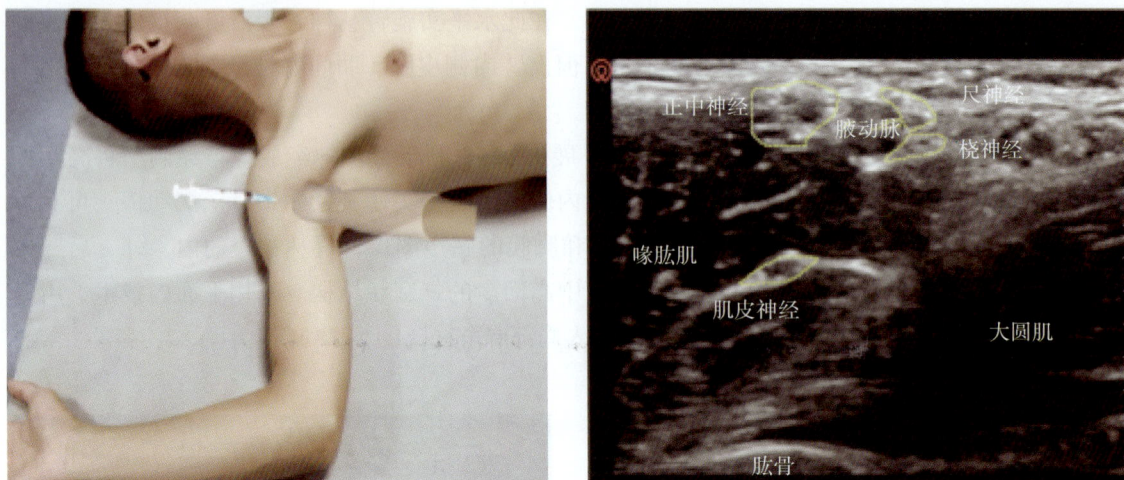

图 2-30　超声引导腋窝入路臂丛神经阻滞操作示意图

图片引自参考文献［20］

（2）若单纯选择神经阻滞麻醉，可复合轻度镇静，应高度关注呼吸功能，若SpO$_2$降低，需要面罩加压给氧或控制呼吸。

（3）肘部手术术中常需要使用止血带，为手术提供清晰的术野，减少术中出血。若术中止血带时间过长，压力过大，术中可能出现止血带疼痛，单纯的神经阻滞患者表现为止血带区疼痛、出冷汗，严重者出现烦躁不安，可静脉给予镇静镇痛药物，同时关注呼吸情况，若疼痛缓解不明显，建议联合喉罩全身麻醉。松止血带后血管床增加，导致外周血管阻力突然降低，患者有可能出现出汗、恶心、血压降低等，为避免血流动力学的急剧变化，松止血带时一定要缓慢，注意循环波动，出现明显的血压降低时，可以根据需要补充血容量，同时给予血管活性药物。为避免出现止血带麻痹性损伤，止血带使用需避免时间过长或压力过大，术中需记录止血带充气时间，提醒手术医生及时放松止血带。

（4）肘部手术由于止血带的使用，出血量一般可控，术中建议目标导向液体治疗。

五、术后管理关注点

（1）术后24h需评估患肢的神经、血管功能，对考虑有神经损伤的患者，可行肌电图和神经传导检查协助诊断与评估。

（2）肘部创伤手术属于中重度疼痛手术，术后需要尽早功能康复，以避免发生肘关节僵硬，推荐以连续喙突旁/锁骨下入路臂丛神经阻滞镇痛为主，必要时可联合应用NSAID。对配合度差的患者也可选择单次神经阻滞联合PCIA或口服NSAID。

（3）小儿全身麻醉苏醒期应避免浅麻醉期进行吸痰等刺激性操作，因为这些操作可能诱发喉痉挛、支气管痉挛。小儿拔管后舌后坠的发生率较高，需密切监护，必要时面罩加压给氧。小儿肘部创伤手术镇痛多推荐单次神经阻滞联合静脉自控镇痛。

六、经典病例

患者，男性，25岁，170 cm，65 kg，因"右肘伤痛伴活动受限11 h"入院，诊断为"右肘关节后脱位、桡骨头骨折、尺骨冠状突骨折（恐怖三联征）"，拟择期行"右桡骨头切开复位内固定、右尺骨冠状突骨折切开复位内固定、肘关节稳定术"。

患者既往史、个人史无特殊。

术前检验结果提示：中性粒细胞百分比75.2%，D-二聚体1.26 μg/ml，余指标在正常范围内。

胸部CT提示：双肺散在炎性结节可能，双肺散在慢性炎性病变。心电图提示：窦性心律（60次/min）。双下肢血管超声未发现异常。

麻醉前评估：ASA分级Ⅰ级，心功能Ⅰ～Ⅱ级，患者颈部活动度可，张口度约3横指，甲颏距6.5 cm、Mallampati分级Ⅰ级，无松动牙齿。听诊双肺呼吸音清，查体提示患侧无神经损伤症状，无血运障碍。交代患者术前禁饮禁食及围手术期注意事项，进行术前宣教。

麻醉方法：连续喙突旁臂丛神经阻滞联合喉罩全身麻醉。

麻醉管理：患者入手术室后开放静脉通道，常规心电监护。血压117/78 mmHg，心率72次/min，呼吸频率18次/min，SpO$_2$ 99%。

静脉推注舒芬太尼5 μg轻度镇静，取仰卧位，超声引导下行喙突旁入路臂丛神经阻滞及置管，给予0.2%罗哌卡因共20 ml，皮下隧道固定导管，覆盖无菌敷贴。

神经阻滞效果完全后行全麻诱导，取仰卧位，面罩给氧，静脉推注舒芬太尼15 μg，丙泊酚120 mg，罗库溴铵30 mg，待患者意识消失、下颌松弛后置入喉罩，手控通气下听诊双肺呼吸音，确认喉罩位置合适。术中持续泵注丙泊酚及吸入七氟烷维持麻醉，间断推注舒芬太尼及罗库溴铵维持镇痛及肌松深度。

术中使用加温毯，维持体温在36.5℃左右，手术时间130 min，第一次止血带时间60 min，松止血带15 min，第二次止血带时间55 min，期间术中生命体征无明显波动，入量1000 ml乳酸钠林格注射液，出血量约50 ml。

术毕患者苏醒，拔除喉罩，恢复室观察30 min后回病房。

患者2 h后开始进饮及流质，5 h后打开连续神经阻滞自控镇痛泵（0.175%罗哌卡因200 ml，维持量5 ml/h，按压单次剂量2 ml/h，锁定时间15 min），自控镇痛泵使用2天。术后随访3天，测定静息及运动下疼痛VAS评分均在0～3分范围内，患者及外科医生满意度高。患者于术后第三天平安出院。

术后康复旨在关节获得稳定的基础上，尽可能恢复其正常活动范围。在连续神经阻滞充分镇痛的前提下，患者术后第一天即开始活动，允许患者进行主动或者主动辅助功能锻炼，以利于肌群的恢复，鼓励无限制地锻炼肩关节及腕关节。

（张兰　苏丽）

第六节 手腕部手术麻醉

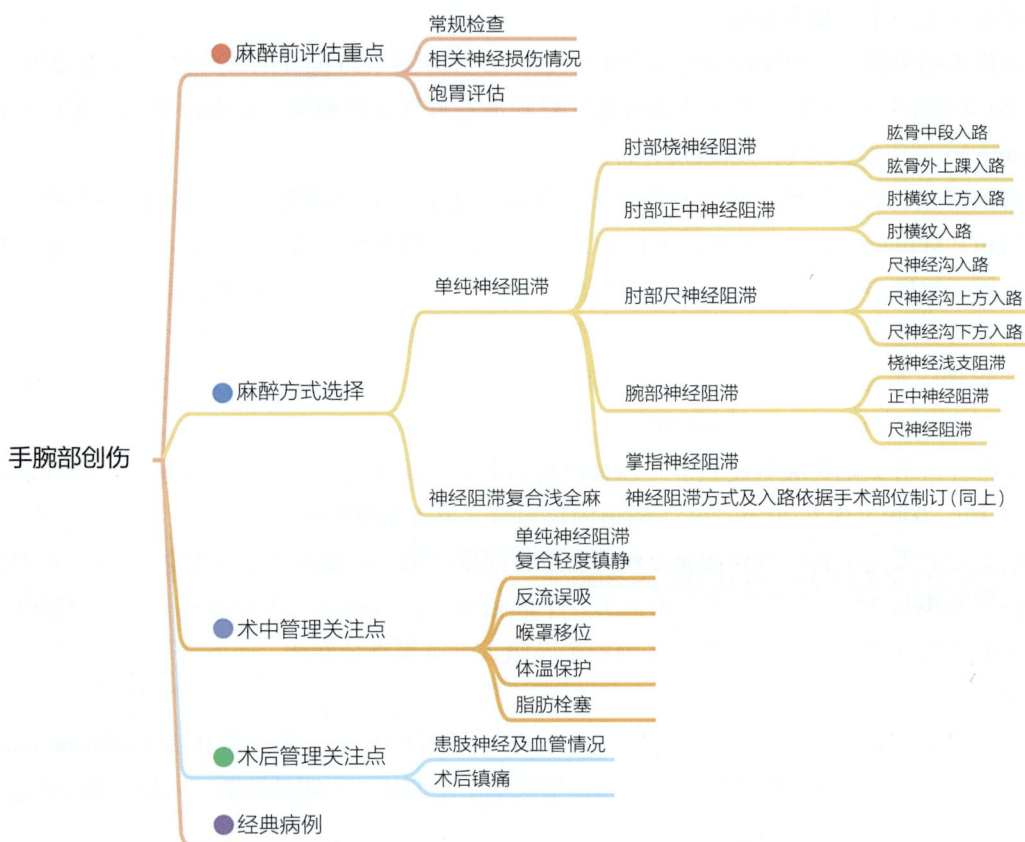

手腕部创伤

- **麻醉前评估重点**
  - 常规检查
  - 相关神经损伤情况
  - 饱胃评估

- **麻醉方式选择**
  - 单纯神经阻滞
    - 肘部桡神经阻滞
      - 肱骨中段入路
      - 肱骨外上踝入路
    - 肘部正中神经阻滞
      - 肘横纹上方入路
      - 肘横纹入路
    - 肘部尺神经阻滞
      - 尺神经沟入路
      - 尺神经沟上方入路
      - 尺神经沟下方入路
    - 腕部神经阻滞
      - 桡神经浅支阻滞
      - 正中神经阻滞
      - 尺神经阻滞
    - 掌指神经阻滞
  - 神经阻滞复合浅全麻 — 神经阻滞方式及入路依据手术部位制订（同上）

- **术中管理关注点**
  - 单纯神经阻滞复合轻度镇静
  - 反流误吸
  - 喉罩移位
  - 体温保护
  - 脂肪栓塞

- **术后管理关注点**
  - 患肢神经及血管情况
  - 术后镇痛

- **经典病例**

一、概述

　　手腕部结构复杂，外伤可致尺桡骨远端骨折、腕骨骨折、腕关节三角纤维软骨复合体损伤、掌骨骨折、指骨骨折及肌腱、血管、神经的损伤或断裂等。对于桡骨远端骨折手法复位再移位、桡骨远端关节面碎裂、塌陷＞2 mm、桡骨短缩＞5 mm及陈旧性骨折前臂旋转功能明显受限等，需行手术切开复位内固定术，手术切口及固定方法取决于骨折类型，常采用掌侧切口，若原始移位及粉碎部分在背侧，掌侧复位操作有困难，可选择背侧切口，偶尔也需要联合切口。腕关节三角纤维软骨复合体损伤伴腕部功能障碍、腕舟骨骨折、月骨坏死等多选择腕关节镜下手术治疗。掌骨骨折及指骨骨折等行手法复位效果欠佳的患者常选择闭合复位或者切开复位内固定术。

二、麻醉前评估

除常规检查外，重点关注患者的年龄、体重、手术类型及手术方式，评估手术相关风险，评估患肢有无感觉及运动障碍，术前有无神经、血管损伤。对于掌骨、指骨开放性骨折患者，手术多为急诊手术，应关注患者禁食时间，麻醉前行胃部超声检查可对胃容量进行初步评估，避免反流误吸的发生。

患者取仰卧位或右侧卧位，选择高频（体重＜40 kg）或低频（体重＞40 kg）超声探头对胃部进行冠状面和矢状面扫查。空胃时矢状面扫查可见胃呈扁平状，前后壁彼此贴近，呈现"靶征"（图2-31A）或者卵圆形的"牛眼征"（图2-31B）；冠状面扫查呈"指套征"（图2-31C）。当胃内存在清亮无渣液体时，可见均匀一致的低回声；胃壁逐渐变薄，胃窦膨胀，形状近似卵圆形；低回声液体中掺杂高回声的空气气泡，称为"满天星"征（图2-32A）。当胃内为黏稠液体或悬浮液（如牛奶）时，胃窦形状与清亮液体相似，但其多为均匀一致的高回声（图2-32B）。当胃内为固体时，初期呈"磨玻璃样"，胃前壁呈高回声线性结构，深部组织声影被遮挡（图2-32C）；90 min后呈混合性强回声（图2-32D）。

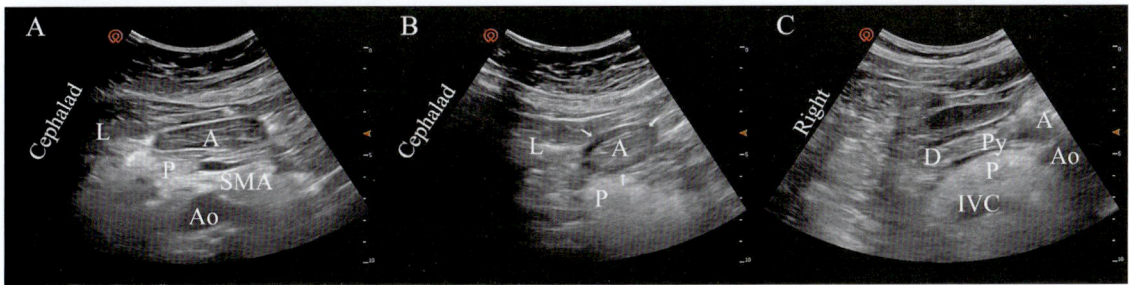

D—十二指肠；Py—幽门；A—胃窦；P—胰腺；Ao—腹主动脉；IVC—下腔静脉；L—肝脏；Cephalad—向头部；Skin—皮肤。

图2-31 空胃超声图像

A.矢状面扫查呈"靶征"；B.矢状面扫查呈"牛眼征"；C.冠状面扫查呈"指套征"

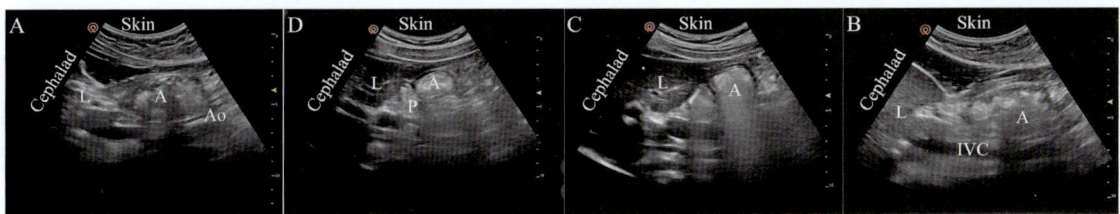

A—胃窦；P—胰腺；SMA—肠系膜上动脉；Ao—腹主动脉；IVC—下腔静脉；L—肝脏；Cephalad—向头部；Skin—皮肤。

图2-32 饱胃超声图像

A."满天星"征；B.均匀一致的高回声；C.胃前壁呈高回声线性结构，深部组织声影被遮挡；D.混合性强回声

三、麻醉方式的选择

手腕部的感觉和运动全部由臂丛神经支配（图2-33），因此手腕部手术可在臂丛神经阻滞下完成。对于术前经胃部超声评估为饱胃的急诊患者或行骨折手法复位的患者，推荐行单纯神经阻滞，可选择锁骨上入路、肋锁间隙入路、喙突旁入路或腋窝入路臂丛神经阻滞；肌间沟臂丛神经阻滞可出现下干阻滞不全，需联合腋窝入路或肘部尺神经阻滞麻醉。在单根手指手术中，拇指、示指、中指手术可行桡神经、正中神经阻滞；环指手术可行桡神经、正中神经及尺神经阻滞；小指手术阻滞尺神经。手指的末梢神经丰富，臂丛神经阻滞效果不完善时，可追加指根神经阻滞保证麻醉效果。但为了消除患者术中的紧张、焦虑及恐惧情绪，避免出现止血带疼痛，提高手术安全性，同时减少全身麻醉药物用量，提供良好的术后镇痛，推荐神经阻滞联合喉罩全身麻醉。对于预计复杂、时间长的手术，也推荐神经阻滞联合喉罩全身麻醉。

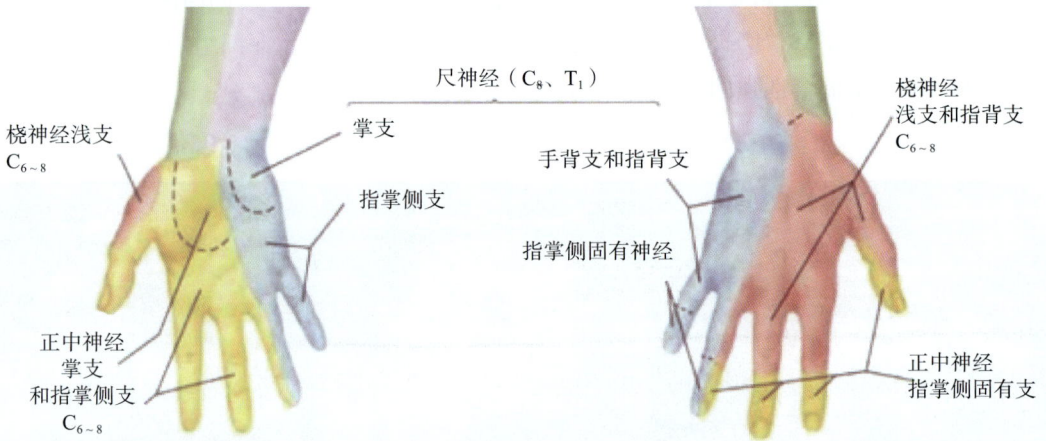

图 2-33　手腕部皮神经分布示意图

1. 肘部桡神经阻滞

肱骨中段入路：患者取坐位或者平卧位，上臂旋前，肘关节轻度屈曲，将高频探头横切置于上臂中段背侧，标记点朝向背侧，显示强回声弧形结构的肱骨、中高回声的肱肌和肱三头肌外侧头，桡神经紧贴肱骨表面，位于肱肌和肱三头肌外侧头之间，呈梭形的高回声影像；肱深动脉呈圆形低回声，与桡神经伴行，彩色多普勒超声检查可帮助确认。此处桡神经位置较为固定且未分支，可达到同时阻滞桡神经深支和浅支的目的。采用平面内或平面外技术，当针尖抵达桡神经周围即可注射药物，使药物包裹神经（图2-34）。

肱骨外上髁入路：患者取仰卧位或坐位，患侧上臂自然伸直摆放，暴露肘窝，将高频探头横切置于肘关节桡侧，标记点朝向桡侧，超声显示强回声结构的肱骨及浅面中等回声的肱桡肌和肱肌短轴影像，桡神经呈高回声梭形结构，位于肱桡肌和肱肌之间，与之伴行的动脉为桡侧返动脉，向远端缓慢滑动探头追踪桡神经，可见桡神经分为浅支和深支，其中浅支与桡侧返动脉伴行，深支远离桡侧返动脉，彩色多普勒超声可帮助确认桡侧返动脉。采用平面内技术由外向内穿刺（亦可采用平面外技术），当针尖到达桡神经下方开始注药，使局部麻醉药包裹神经（**图2-35**）。

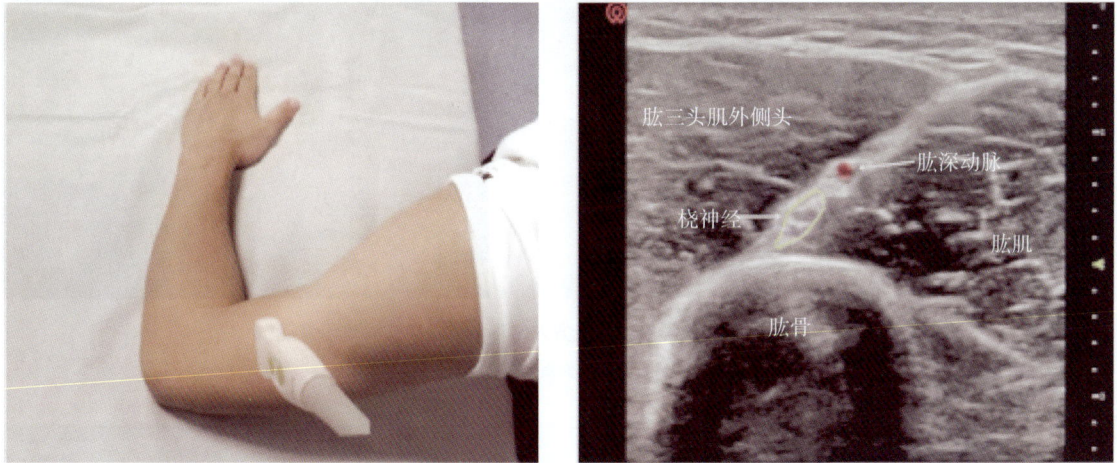

图 2-34　超声引导肱骨中段入路桡神经阻滞操作示意图

图片引自参考文献［20］

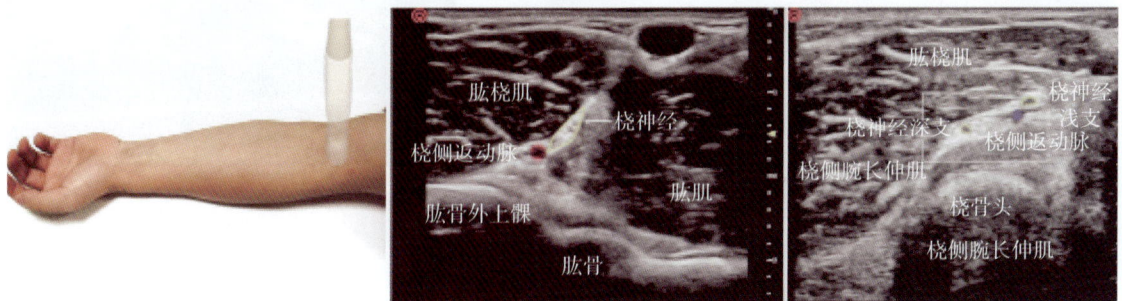

图 2-35　超声引导肱骨外上髁入路桡神经阻滞操作示意图

图片引自参考文献［20］

2. 肘部正中神经阻滞

肘横纹上方入路：患者取平卧位，上肢伸直轻度外旋，暴露肘窝，将高频探头横切置于肘横纹上方3～5 cm处，肱二头肌肌腹内侧，垂直于肱骨长轴。超声显示强回声弧形结构的肱骨，其浅面由左至右依次为肱二头肌、肱肌、肱动脉、肱静脉、正中神经、前臂内侧皮神经、肱三头肌，以及最浅面的贵要静脉，正中神经位于肱动脉尺侧，呈圆形蜂窝状中高回声影像。采用短轴平面内进针，针尖到达神经下方，回抽无血，可注射局部麻醉药（**图2-36**）。

肘横纹入路：方法同前，将探头横切置于肘横纹处，偏尺侧，标记点朝向桡侧，显示肱骨、肱肌、旋前圆肌、肱动脉，正中神经位于肱动脉的尺侧、肱肌和旋前圆肌之间，呈蜂窝状稍高回声圆形结构。采用平面内技术，由尺侧向桡侧穿刺，针尖到达神经下方，回抽无血，可注射局部麻醉药（**图2-37**）。

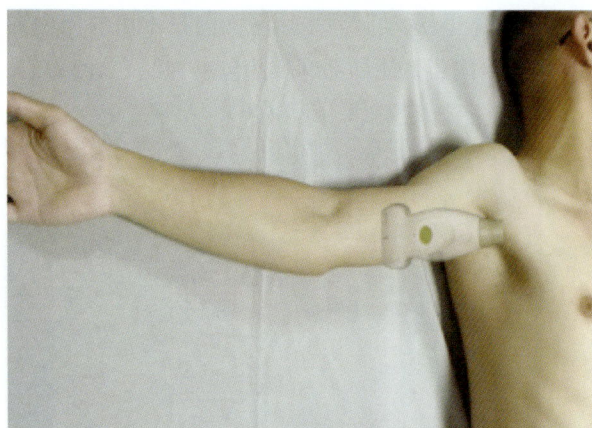

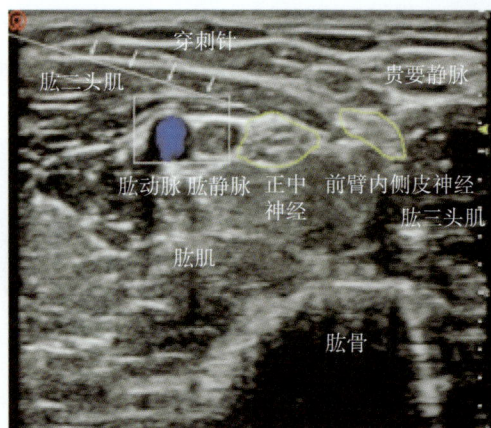

图 2-36　超声引导肘横纹上方入路正中神经阻滞操作示意图

图片引自参考文献［20］

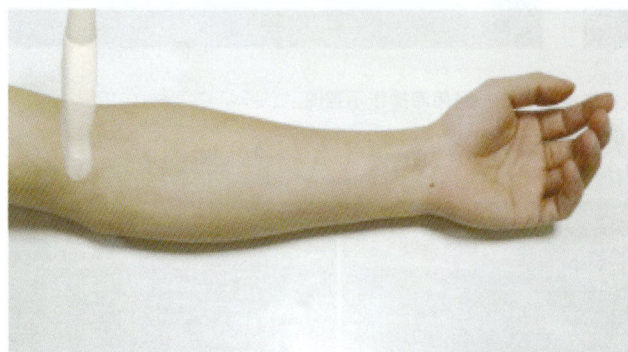

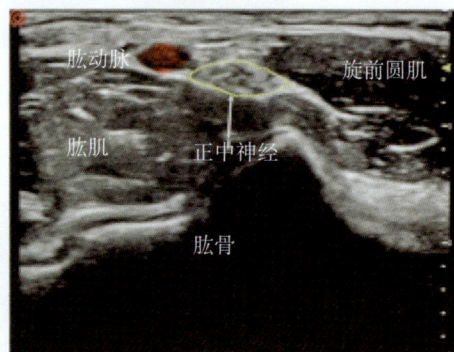

图 2-37　超声引导肘横纹入路正中神经阻滞操作示意图

图片引自参考文献［20］

3. 肘部尺神经阻滞

尺神经沟入路：患者取平卧位，肘关节外旋屈曲90°，将高频探头横切置于尺神经沟上，标记点朝向肱骨内上髁。超声显示肱骨内上髁与尺骨鹰嘴骨皮质高回声影像，两者间为尺神经沟，尺神经沟表面覆盖稍高回声的结构为三角弓状韧带，其深面靠近肱骨内上髁的低回声组织为尺神经，尺侧腕屈肌覆盖于上述结构。采用平面外技术，针尖抵达神经附近，回抽无血，可注射局部麻醉药（**图2-38**）。

尺神经沟上方入路：患者取平卧位，上肢轻度外展外旋，将高频探头横切置于尺神经沟上方3～5 cm处，标记点朝向前方，超声显示强回声弧形结构的肱骨，肱骨浅面为肱三头肌长头，尺神经呈稍高回声蜂窝状圆形结构，走行于肱三头肌长头表面，几乎位于皮下。采用平面内技术，针尖抵达尺神经附近，回抽无血，可注射局部麻醉药（**图2-39**）。

尺神经沟下方入路：患者取坐位或平卧位，上肢伸直轻度外展外旋（亦可屈肘90°），将高频探头横切置于尺神经沟下方3～5 cm处，标记点朝向前方，超声显示强回声弧形结构的尺骨，尺骨浅面的三块肌肉分别为指浅屈肌、指深屈肌和尺侧腕屈肌，尺神经位于上述3块肌肉之间，呈稍高回声蜂窝状圆形结构。采用平面内技术，针尖抵达尺神经附近，回抽无血，可注射局部麻醉药（**图2-40**）。

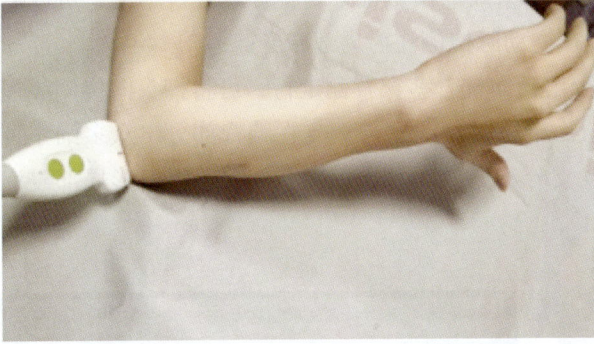

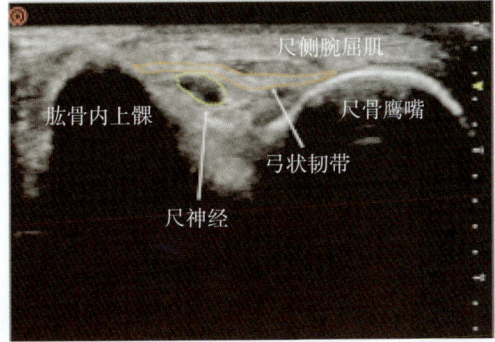

图2-38 超声引导尺神经沟入路尺神经阻滞操作示意图

图片引自参考文献［20］

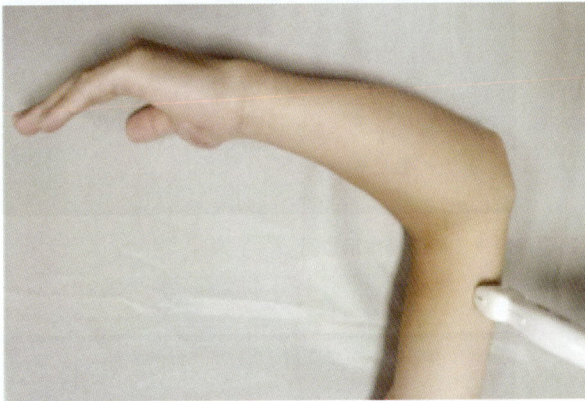

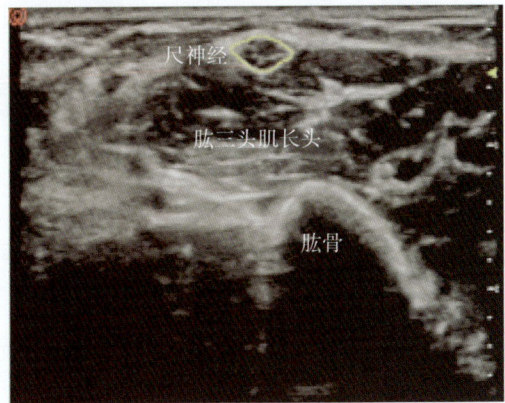

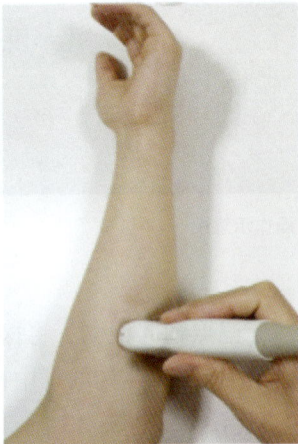

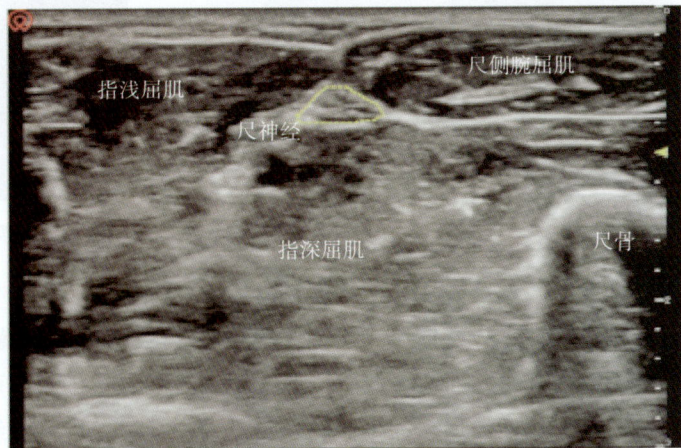

图2-39 超声引导尺神经沟上方入路尺神经阻滞操作示意图

图片引自参考文献［20］

图2-40 超声引导尺神经沟下方入路尺神经阻滞操作示意图

图片引自参考文献［20］

4.腕部神经阻滞

桡神经浅支阻滞：方法同前，将探头向桡侧缓慢滑动至桡动脉与桡骨茎突之间，寻找位于桡动脉桡侧的桡神经浅支内侧支。超声下神经显示为高回声影像，若桡神经分辨不清，可以从肘部或者前臂探寻桡神经，然后向腕部追踪，在桡动脉桡侧注射局部麻醉药（**图2-41**）。

桡神经浅支外侧支在前臂中下1/3交界处分出，向桡骨茎突背侧走行，可将探头向桡侧缓慢滑动，在桡骨茎突表面仔细寻找并注射药物。由于桡神经浅支外侧支在腕背部分出众多细小神经，有时无法清楚显示，可向上追踪桡神经浅支分支处或在"鼻烟窝"处向下行扇形局部浸润麻醉（**图2-42**）。

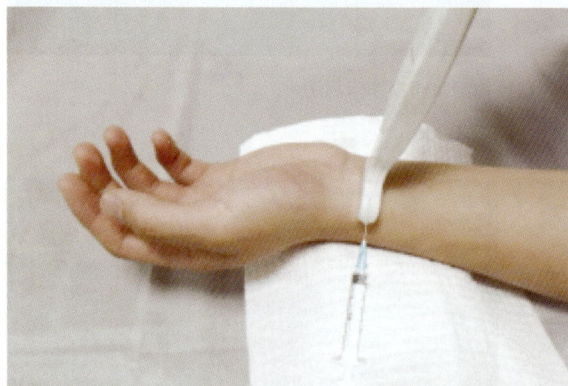

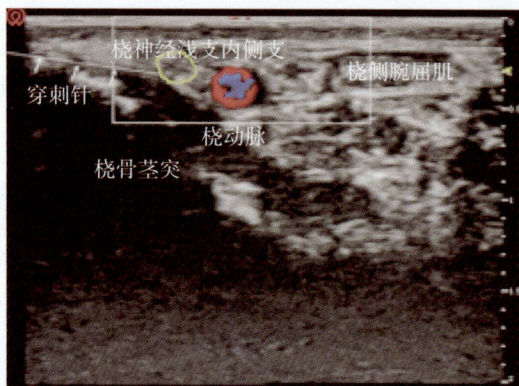

图2-41 超声引导腕部入路桡神经浅支阻滞操作示意图

图片引自参考文献［20］

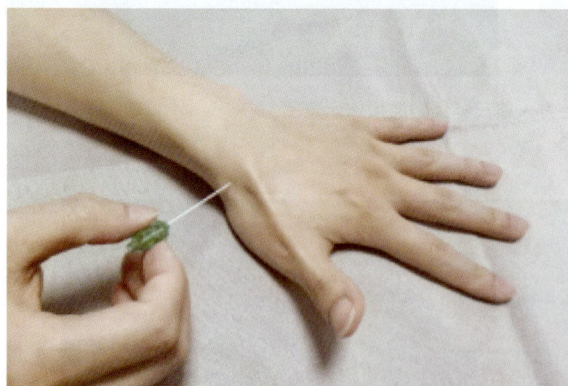

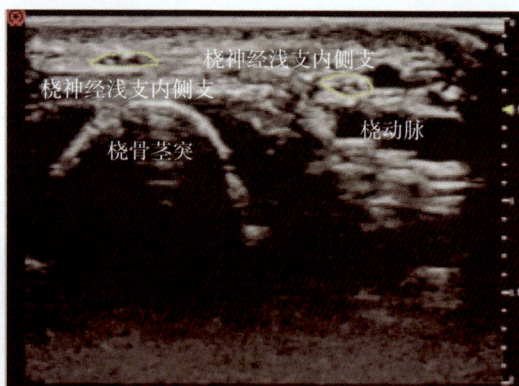

图2-42 超声引导桡神经浅支外侧支阻滞和"鼻烟窝"操作示意图

图片引自参考文献［20］

正中神经阻滞：方法同前，将高频L型探头横切置于腕横纹，标记点朝向桡侧。将探头缓慢向桡侧滑动，在掌长肌、桡侧腕屈肌等肌肉之间分辨出高回声类圆形蜂窝状结构的正中神经。难以确认时可采用向上追踪的方法。采用平面内技术，进行神经包裹性注射（**图2-43**）。

尺神经阻滞：患者取坐位或平卧位，前臂轻度外旋，掌心向上，将高频L型探头横切置于尺骨茎突近端水平，标记点朝向桡侧。超声显示尺动脉，以及尺侧的尺神经、尺侧腕屈肌腱和深面的尺骨茎突。采用平面内技术，针尖抵至神经附近，回抽无血，注射局部麻醉药（**图2-44**）。

5. 掌指神经阻滞技术

患者取仰卧位，手自然放置于身体两侧，掌心向上，将高频L型超声探头横切置于目标手指的根部，超声显示强回声线状结构的指骨、浅面高回声椭圆形结构的屈指肌腱（包括指深和指浅屈肌肌腱）及两侧的固有动脉，固有神经位于动脉与屈指肌腱之间，可采用彩色多普勒超声鉴别伴行的固有动脉。采用平面外技术，分别于两侧固有动脉与屈指肌腱之间注射局部麻醉药（**图2-45**）。

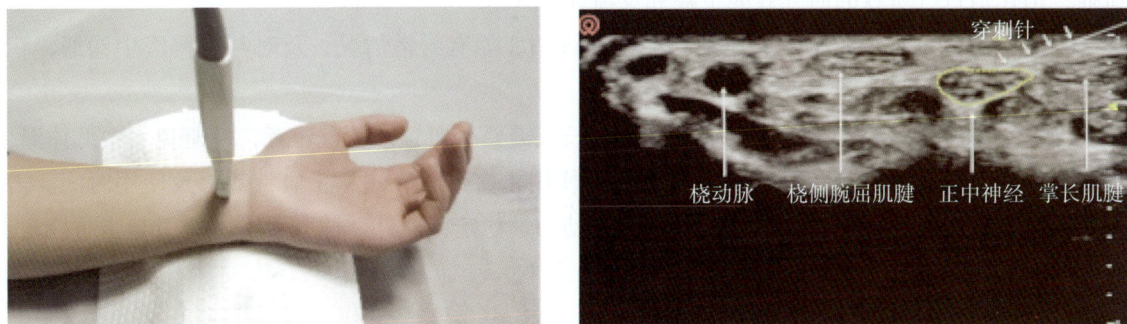

图 2-43　超声引导腕部入路正中神经阻滞操作示意图

图片引自参考文献［20］

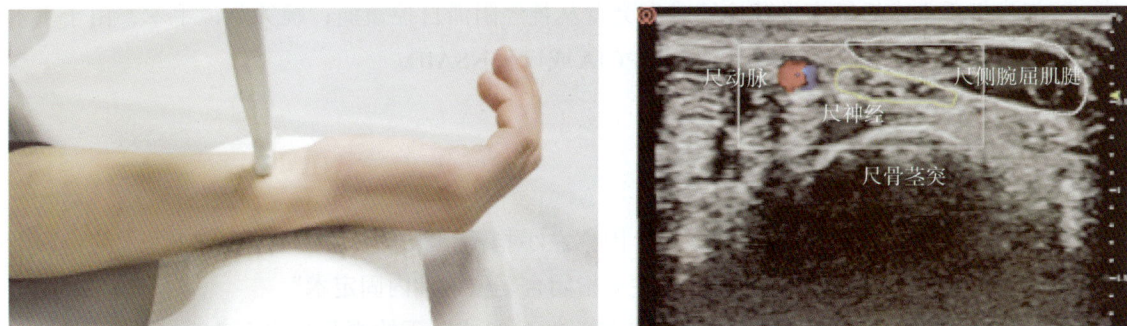

图 2-44　超声引导腕部入路尺神经阻滞操作示意图

图片引自参考文献［20］

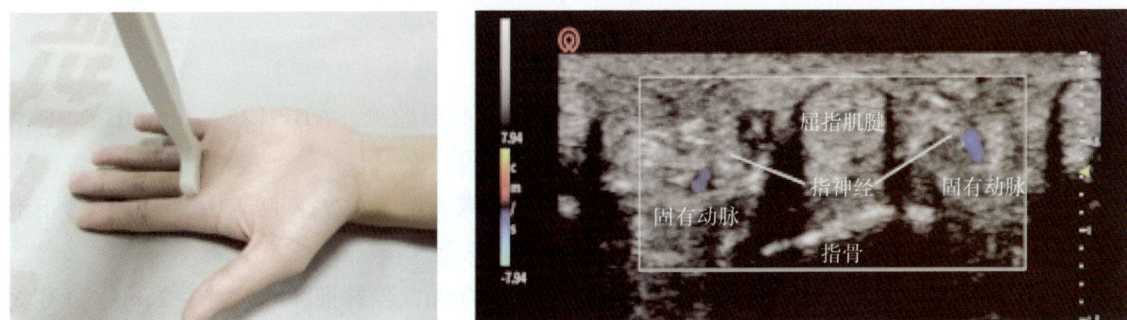

图 2-45　超声引导掌指神经阻滞操作示意图

图片引自参考文献［20］

四、术中关注点

（1）若单纯选择神经阻滞麻醉，可复合轻度镇静，要高度关注呼吸功能，若 SpO_2 降低，需要面罩加压给氧或控制呼吸。

（2）在围手术期均需注意避免饱胃患者出现恶心、呕吐，避免反流误吸的发生。

（3）喉罩全身麻醉患者术中需关注患者呼吸及气道压力变化，避免喉罩移位等所致的低氧血症、消化道进气所致的通气效能下降和反流误吸。

（4）术后24 h对上肢感觉、运动功能进行评估，如有异常情况，及时与外科医生沟通，积极治疗，必要时行肌电图检查。

（5）术中注意体温监测。对于手术时间过长或需要行血管修复重建者，应避免术中低体温，及时给予加温装置，保证患肢血液循环通畅。使用止血带时应注意止血带效果及使用时间。需截肢的患者在肢体离断前适量扩容以维持血流动力学稳定；此外，截肢手术可能引起脂肪栓塞，应严密观察，并术后警惕幻肢痛的发生。

五、术后管理关注点

腕部骨折手术术后镇痛推荐连续喙突旁臂丛神经阻滞自控镇痛；腕关节镜手术，由于手术创伤小，术后镇痛推荐单次神经阻滞联合PCIA或口服NSAID。

六、经典病例

患者，男性，26岁，178 cm，82 kg，因"左小指不慎被门夹后活动受限3 h"入院，诊断为"左小指远端关节指骨骨折"，拟行"左小指闭合复位钢针内固定术"。

患者体健，否认既往特殊病史。吸烟2年，每天20支，无饮酒及其他不良嗜好。

术前常规检验及心电图、胸部CT等检查未见异常。

麻醉前评估：ASA分级Ⅰ级，心肺功能正常，张口度3横指、Mallampati分级Ⅱ级，无义齿及松动牙齿。

拟行麻醉方式：左侧尺神经阻滞麻醉。

麻醉管理：患者入手术室后开放静脉通道，常规心电监测。ABP 125 / 70 mmHg，心率62次 / min，呼吸频率18次 / min，SpO_2 99%。

嘱患者屈肘90°，超声引导下行左侧肘部尺神经阻滞，给予0.2%罗哌卡因5 ml（患者拒绝术后镇痛）。

神经阻滞效果完全后给予鼻导管吸氧，氧流量2 L/min，静脉推注咪达唑仑2 mg、舒芬太尼5 μg镇静。

术中使用加温毯，使体温维持在36.5℃左右，手术时间20 min，术中出血2 ml。术毕唤醒患者，恢复室观察30 min后回病房。

患者2 h后开始进饮及流质。术后随访3天，测定静息及运动下疼痛VAS评分均在0～3分范围内，患者及外科医生满意度高。患者于术后第三天平安出院。

（张兰　苏丽）

参考文献

［1］ SONAWANE K, BALAVENKATASUBRAMANIAN J, DIXIT H, et al. Regional anesthesia for scapular fracture surgery: an educational review of anatomy and techniques［J］. Reg Anesth Pain Med, 2021,46(4):344-349.

［2］ LIANG X L, AN R, CHEN Q, et al. The analgesic effects of thoracic paravertebral block versus thoracic epidural anesthesia after thoracoscopic surgery: a meta-analysis［J］. J Pain Res, 2021,14:815-825.

［3］ KOTZÉ A, SCALLY A, HOWELL S. Efficacy and safety of different techniques of paravertebral block for analgesia after thoracotomy: a systematic review and metaregression［J］. Br J Anaesth, 2009,103(5):626-636.

［4］ RIAZI S, CARMICHAEL N, AWAD I, et al. Effect of local anaesthetic volume (20 vs 5 ml) on the efficacy and respiratory consequences of ultrasound-guided interscalene brachial plexus block［J］. Br J Anaesth, 2008,101(4):549-556.

［5］ WIEGEL M, HAMMERMÜLLER S, WRIGGE H, et al. Electrical impedance tomography visualizes impaired ventilation due to hemidiaphragmatic paresis after interscalene brachial plexus block［J］. Anesthesiology, 2016,125(4):807.

［6］ BANERJEE S, ACHARYA R, SRIRAMKA B. Ultrasound-guided inter-scalene brachial plexus block with superficial cervical plexus block compared with general anesthesia in patients undergoing clavicular surgery:a comparative analysis［J］. Anesth Essays Res, 2019,13(1):149-154.

［7］ ZHANG Q, XIANG M, LI Y P, et al. Arthroscopic management of glenoid and greater tuberosity bipolar fractures［J］. Orthop Surg, 2020,12(5):1405-1412.

［8］ DAI F, XIANG M, YANG J S, et al. Injury mechanism of acute anterior shoulder dislocation associated with glenoid and greater tuberosity fractures: a study based on fracture morphology［J］. Orthop Surg, 2020,12(5):1421-1429.

［9］ RAINS D D, ROOKE G A, WAHL C J. Pathomechanisms and complications related to patient positioning and anesthesia during shoulder arthroscopy［J］. Arthroscopy, 2011,27(4):532-541.

［10］ 邓小明,姚尚龙,于布为,等. 现代麻醉学［M］.5版. 北京:人民卫生出版社, 2020.

［11］ PAPADONIKOLAKIS A, WIESLER E R, OLYMPIO M A, et al. Avoiding catastrophic complications of stroke and death related to shoulder surgery in the sitting position［J］. Arthroscopy, 2008,24(4):481-482.

［12］ HASKAR S B, MANJULADEVI M. Shoulder arthroscopy and complications: can we afford to relax［J］. Indian J Anaesth,2015,59(6):335–337.

［13］ BORGEAT A, BIRD P, EKATODRAMIS G, et al. Tracheal compression caused by periarticular fluid accumulation: a rare complication of shoulder surgery［J］. J Shoulder Elbow Surg, 2000,9(5):443-445.

［14］ZHANG G, WAN Q, HUANG X, et al. Pulmonary edema following shoulder arthroscopy under general anesthesia with nerve block: An observational study［J/OL］. Medicine（Baltimore）, 2020,99(51):e23713.

［15］万齐海, 张兰, 罗春琼, 等.超声评估肩关节镜手术后水肿相关不良事件的价值［J］.中华麻醉学杂志, 2020, 40(12): 1443-1446.

［16］WILLIAMS G JR, KRAEUTLER M J, ZMISTOWSKI B, et al. No difference in postoperative pain after arthroscopic versus open rotator cuff repair［J］. Clin Orthop Relat Res, 2014,472(9):2759-2765.

［17］TRAN D Q, ELGUETA M F, ALISTE J, et al. Diaphragm-sparing nerve blocks for shoulder surgery［J］. Reg Anesth Pain Med, 2017, 42(1):32-38.

［18］GOON A K, DINES D M, CRAIG E V, et al. A clinical pathway for total shoulder arthroplasty-a pilot study［J］. HSS J, 2014, 10(2):100-106.

［19］GIRÓN-ARANGO L, PERLAS A. Surgical anesthesia for proximal arm surgery in the awake patient［J］. Reg Anesth Pain Med, 2021,46(5):446-451.

［20］张兰, 肖红. 超声引导神经阻滞与疼痛诊疗技术: 肩部与上肢分册［M］. 成都: 四川科学技术出版社, 2020.

第三章
下肢骨科手术精确麻醉

第一节　下肢骨折手术麻醉

一、常见下肢骨折类型及手术特点

（一）常见下肢骨折类型

1. 股骨颈骨折

自股骨头下至股骨颈基底部之间的骨折称为股骨颈骨折，占全身骨折的3.6%，占髋部骨折的48%～54%。股骨颈骨折最常见的人群是老年人，通常由低能量损伤引起，如在站立高度跌倒。年轻人股骨颈骨折多由高能量暴力损伤造成，如高处坠落伤或高速交通事故伤，仅占此部位骨折患者的3%。

2. 股骨粗隆间骨折

股骨粗隆间骨折系指股骨颈基底至小粗隆水平之间的骨折，属于关节囊外骨折。骨折多为间接外力引起。约占老年髋部骨折的50%，其发生率随着年龄的增加而升高，如75～84岁人群在10年内髋部骨折的发生率高达7%。

3. 股骨干骨折

股骨干骨折系指小粗隆下2～5 cm至股骨髁上2～5 cm的股骨骨折，占全身骨折的6%。男性多于女性，男女比例为2.8∶1。多发生于20～40岁的青壮年，其次为10岁以下的儿童。股骨干骨折多由强大暴力造成，多数伤者有较严重的外伤史，合并多处伤、内脏伤及休克者较常见。

4. 髌骨骨折

髌骨骨折可由直接暴力或间接暴力引起。直接暴力如撞压、打击等多导致粉碎性骨折。间接暴力常为膝屈曲位，股四头肌突然强烈收缩而致髌骨骨折，伴有髌骨两旁腱膜撕裂，如踢球、跌倒等。

5. 胫腓骨骨折

胫腓骨骨折是四肢最常见的骨折之一，占10%～15%。直接暴力多为压砸、冲撞、打击致伤；有时两小腿在同一平面折断，软组织损伤常较严重，易造成开放性骨折。间接暴力多为高处跌落、跑跳的扭伤或滑倒所致的骨折。

6. 踝部骨折

踝部损伤平时多见，其中以踝部韧带损伤最多。一般常在行军、劳动和体育锻炼时发生，通常成为踝部扭伤。但较大的暴力可引起骨折，如坠落伤、砸伤、辗压伤等。

7. 足部骨折

（1）距骨骨折：距骨居于胫腓骨与跟骨、舟骨之间，是足部主要的负重骨之一，对踝关节的活动有非常重要的作用。距骨脱位较骨折更多见。① 距骨颈部及体部骨折：多由高处坠地，足跟着地，暴力沿胫骨向下，反作用力从足跟向上，足前部强力背屈，使胫骨下端前缘插入距骨的颈、体之间，造成距骨体或距骨颈骨折，后者较多。② 距骨后突骨折：足强力跖屈被胫骨后缘或跟骨结节上缘冲击所致。

（2）跟骨骨折：成年人较多，常由高处坠落或挤压致伤。经常伴有脊柱骨折、骨盆骨折，以及头、胸、腹伤。

（3）跖骨骨折：跖骨骨折是常见骨折，多由重物打击足背、辗压及足内翻扭伤引起。

（二）手术特点

1. 高龄

股骨颈和股骨粗隆间骨折的患者多为高龄老年患者。

2. 合并症多

随着年龄的增长，患者往往合并多种内科疾病，如糖尿病、高血压、心脏病等，再加上机体功能的退行性改变，心肺功能下降，老年人的心肺代偿能力与青年相比有着明显的差距。这些因素均会影响患者对手术的耐受程度，增加麻醉和手术的风险。

3. 出血量大

大腿中上1/3的手术由于术中不能使用止血带，故术中的出血量较大。

4. 止血带反应

在大腿中下2/3的手术中，术中应用止血带可方便临床手术于清晰、无血的术野下进行，减少术中出血量，但长时间使用易诱导患者血流动力学指标升高，而松开后血流动力学指标又会下降，因此会增加患者发生休克的风险，甚至威胁生命安全。低位止血带可在一定程度上减轻止血带反应。

5. 下肢深静脉血栓

下肢长时间制动，静脉血回流缓慢，加之损伤所致血液高凝状态，易形成血栓，故术前应加强抗凝治疗。

6. 脂肪栓塞

发生于成人，是由于骨折处髓腔内血肿张力过大，骨髓被破坏，脂肪滴进入破裂的静脉窦内，可引起肺、脑脂肪栓塞。常见于长骨骨折。

7. 疼痛

手术作为一种有创性操作，会在一定程度上对患者的机体产生创伤，致使其术后疼痛程度增大，严重影响身心健康并抑制其免疫功能，不利于骨折部位快速愈合。

二、麻醉前评估及重点注意事项

（一）麻醉前评估的目的及意义

正确的麻醉前评估是开展麻醉的必需组成部分，也是麻醉医师临床业务工作的主要方面。所有麻醉药物和方法都可影响患者机体重要生命器官和系统功能状态的稳定性；手术创伤可使患者的生理功能处于应激状态；外科疾病与并存的内科疾病又存在各自的病理生理改变，这些因素都将造成机体生理潜能承受巨大的负担。为了减轻这种负担、提高手术麻醉的安全性，在手术麻醉前对全身情况和重要器官生理功能做出充分估计，并尽可能加以维护和纠正。

麻醉前评估的目标主要有两个：① 确保患者能够安全地耐受拟实施手术所需的麻醉。② 尽可能降低围手术期的相关风险，如术后呼吸或循环的并发症。

（二）麻醉前评估的步骤和方法

麻醉前访视的流程包括复习病历，察看各项术前实验室检查，访视患者，了解麻醉相关病史，进行各系统回顾和体格检查，对重要系统进行功能测试，最后对患者做出麻醉和手术风险的评估和判断，制订围手术期麻醉计划。目前，通常是在手术前一天对患者进行麻醉前访视，但对高危和合并特殊情况的患者，应于手术前几天请麻醉医师会诊，必要时进行多学科术前讨论。

1. 复习病史

麻醉前评估首先是从病历中获得足够的病史，主要包括外科疾病和手术情况，以及并存的内科疾病和治疗情况。对于外科情况，要了解外科疾病的诊断，手术的目的、部位、切口，切除脏器范围，手术难易程度，预计出血程度，手术需要时长，手术危险程度，以及是否需要专门的麻醉技术（如低温、控制性降压等）。对于内科情况，则需要了解患者的个人史、既往手术史、麻醉史和治疗用药史，明确并存的内科疾病及严重程度、当前的治疗情况、近期的检查结果，以及是否需要进一步做有关的实验室检查和特殊的功能测定。必要时请相关专科医师会诊，协助评估相关器官功能状态，商讨进一步手术准备措施。

2. 分析各项术前检查和化验结果

择期手术的患者通常在手术前需要完成血、尿、粪三大常规实验室检查，出凝血时间，血生化检查（肝、肾功能），心电图以及血液传播疾病方面的检查（包括乙型肝炎病毒、梅毒螺旋体、人类免疫缺陷病毒等）。对合并各种内科疾病的患者，则应根据病情做进一步的检查，包括胸部 X 线片、肺功能测定、心功能测定、动脉血气分析，以及必要的专科检查和实验室检查。其目的在于对患者的病情有更加全面的了解，有助于做出正确的评估，降低影响围手术期麻醉管理的不利因素，增加手术和麻醉的安全性。

3. 访视患者和系统检诊

麻醉医师术前访视患者不但可以获得十分重要的第一手资料，而且可以帮助患者了解有关麻醉的问题，消除紧张、焦虑情绪，建立良好的医患关系。

查体首先是检查患者的生命体征，包括体温、血压、脉搏和呼吸。观察患者的全身情况，如精神状态、发育、营养、有无贫血、脱水、水肿、发绀、发热、过度消瘦或肥胖等。系统回顾尤其有助于发现某些症状，从而确诊未曾诊断的疾病。在以麻醉为目的的系统回顾中，尤其要注意气道异常、患者或家族史中与麻醉相关的不良事件，以及心血管、呼吸、肝、肾、内分泌以及神经系统症状。

4. 进行麻醉和手术风险判断

美国麻醉医师协会（American Society of Anesthesiologists，ASA）颁布的患者全身状态分级，是目前临床麻醉较常采用的评估分级方法之一。Ⅰ、Ⅱ级患者的麻醉耐受性一般良好，麻醉经过平稳；Ⅲ级患者对接受麻醉存在一定的危险，麻醉前需尽可能做好充分准备，对麻醉中和麻醉后可能发生的并发症要采取有效措施积极预防；Ⅳ、Ⅴ级患者的麻醉危险性极大，充分、细致的麻醉前准备尤为重要。

5. 知情同意

知情同意是术前评估不可缺少的必要部分。向患者或家属解释麻醉计划和可能的并发症，患者或家属认可并签字，就获得了知情同意。建立医患之间的良好关系非常重要，而且可以避免将来可能发生的纠纷。

（三）麻醉前用药

（1）镇痛药能提高痛阈，且能与全身麻醉药起协同作用，从而减少全身麻醉药的用量。对于手术前疼痛剧烈的患者，麻醉前应用镇痛药可使患者安静合作。

（2）苯二氮䓬类药物有镇静、催眠、解除焦虑、遗忘、抗惊厥及中枢性肌肉松弛的作用，对局部麻醉药的毒性反应也有一定的预防和治疗效果。

（3）巴比妥类药物主要抑制大脑皮质，有镇静、催眠和抗惊厥作用，并能预防局部麻醉药的毒性反应。

（4）抗胆碱药能阻断节后胆碱能神经支配的效应器上的胆碱受体，主要使气道黏膜及唾液腺分泌减少，便于保持呼吸道通畅。

（5）H_2受体拮抗剂可使胃酸pH值明显提高，同时容量减少，以减少麻醉、手术中反流误吸的危险。

（四）术前需麻醉医师特殊关注的几点问题

1. 全身情况

推荐Sernbo评分及代谢当量（metabolic equivalent，MET）评估。尤其对于老年患者，推荐Sernbo评分（瑞典Rogmark等在2002年首先提出，共4个临床指标），它能更好地预测患者的30天死亡率及1年存活率，而且与诺丁汉髋部骨折评分相比，它能更加简单、方便地预测手术麻醉风险（**表3-1**）。

表3-1 Sernbo 评分

项目	计分	总分
年龄		≥15分，术后30天死亡率＜1%，一年存活率约为90%； ＜15分，术后30天死亡率约为8%，一年存活率约为65%
＜80岁	5	
≥80岁	2	
社会状态		
能独立生活（无需他人照顾）	5	
需要照顾（住家照顾、住养老院）	2	
行走能力		
行走无需帮助，或需要一根手杖	5	
需要2根手杖、助步器、轮椅，或卧床	2	
精神状态		
正常	5	
轻度意识错乱	2	

体能状态：以代谢当量评估患者体力活动能力（**表3-2**）。

表3-2 日常生活活动能力的代谢当量评估

MET	日常生活活动
如所有回答都为"是"， MET≥4分， 否则MET＜4分	（1）你自己能独立生活吗（如吃饭、穿衣、上厕所）？
	（2）你能在屋里行走吗？
	（3）你能干点室内的轻活吗（如打扫卫生、洗碗、泡茶）？
	（4）你能出门在平地行走1～2个街区吗（50～80 m/min）？
MET 5～9分	（1）你能爬一层楼梯或走上坡路吗？
	（2）你能快走吗（300 m/min）？
	（3）你能跑一小段距离吗？
	（4）你能干较重的家务吗（如擦地板、搬家具）？
	（5）你能参加中等强度的娱乐活动吗（如高尔夫、保龄球、跳舞等）？
MET＞10分	你能参加体育活动吗（如游泳、网球、滑雪、足球等）？

1MET=静息时每分钟每千克体重耗氧量，即3.5 ml。心脏风险等级与MET成负相关，MET＜4分为高风险，手术与麻醉有一定危险性；若MET≥4分，就认为可以耐受手术。

2. 心脏情况

对于下列情况，围手术期心脏事件发生率为10%～15%，其中心源性死亡发生率＞5%，若非急诊应暂缓手术，术前充分准备：

（1）稳定型冠脉综合征（7～30天内发生的心肌梗死）。

（2）不稳定的或严重的心绞痛。

（3）充血性心力衰竭失代偿期。

（4）严重心律失常：高度房室传导阻滞（Ⅱ度Ⅱ型房室传导阻滞中，房室比例呈3∶1及以上者）、Ⅲ度房室传导阻滞、潜在心脏疾病伴有症状的室性心律失常、心室率不能控制的室上性心律失常。

（5）严重瓣膜疾病，特别是狭窄性瓣膜疾病，需要对心功能做进一步评估。重度主动脉瓣狭窄：平均跨瓣压差＞40 mmHg、瓣口面积＜1.0 cm^{2}或者有明显症状者暂缓手术。重度而无症状者，可安全进行中度风险的非心脏手术。重度二尖瓣狭窄：平均跨瓣压差＞10 mmHg、瓣口面积＜1.0 cm^{2}或者有明显症状者暂缓手术。重度无症状者，如解剖结构允许，可先行经皮二尖瓣球囊扩张术，再行非心脏外科手术。

（6）凡心绞痛未控制、心电图示ST段下移（≥0.2 mV）、左室射血分数低下者（＜0.4）。

美国心脏病学会/美国心脏协会指南建议新发心肌梗死需等待4～6周后再行择期手术，肌钙蛋白T参考值为0.02～0.13 μg/L，0.2 μg/L为临界值，＞0.5 μg/L可以诊断为急性心肌梗死。对于不稳定型心绞痛或严重心绞痛（Ⅲ或Ⅳ级）患者，推荐在非心脏手术前完成冠脉血运重建。

择期非心脏手术建议延迟到经皮冠状动脉介入治疗后至少6个月，最好1年，以便进行不间断双重抗血小板治疗（尤其是药物洗脱支架）。支架植入后双重抗血小板治疗时间为：裸支架＜30天，不建议手术；药物涂层支架，3个月内不建议手术，3～6个月可考虑手术，6个月以上可以手术。

3. 肺部疾患

术前肺部感染者需要积极使用抗生素、氧疗和物理治疗，但尽快手术是根治并发肺部感染的有力措施。研究表明，失去最佳手术机会（非急诊手术，24～48 h最佳），再加上卧床导致肺部感染和下肢深静脉血栓形成等并发症增加，会增加术后死亡率。对于并存慢性呼吸系统疾病或Ⅱ型呼吸衰竭患者，术前SpO$_2$在88%～92%，采用神经阻滞麻醉技术，患者围手术期也是相对安全的。

4. 急性脑卒中

急性脑卒中会破坏脑血管自身调节机制，使得脑血液被动依赖于脑灌注压（cerebral perfusion pressure，CPP）改变，而轻度低血压就可能进一步加重缺血性脑损伤，所以对于这类患者，现有的临床研究证据建议在脑卒中1～3个月后再行非急症手术。对于临床中常见的无明显症状的急性腔隙性脑梗死患者，如患者骨科情况确需手术，与家属充分沟通后，可选神经阻滞单肢麻醉，并保证围手术期血压≥基础血压120%水平。

5. 抗凝治疗

以药物预防为主，包括普通肝素、低分子肝素、磺达肝葵钠、华法林、阿司匹林等，其中低分子肝素是首选。无禁忌的骨科大手术患者入院后即予皮下依诺肝素钠 2000 U 或 4000 U 预防，每日 1 次，术前 12 h 停用；一般髋部骨折深静脉血栓形成的高发期是术后 24 h 内，故术后 12 h 后继续应用。用药时间为 10~14 天，可以延长至术后 35 天。注意观察患者的生命体征、疼痛及肿胀程度、肢端感觉、末梢循环、皮肤颜色和温度变化，以及足背和胫后动脉变化。

D- 二聚体是纤维蛋白单体经活化因子 XIII 交联后，再经纤溶酶水解所产生的一种特异性降解产物，是一个特异性的纤溶过程标志物，因此，它的定量检测可反映药物的溶栓效果，对血栓形成性疾病具有一定的诊断价值。如术前化验值在正常范围内，可排除深静脉血栓；其值可随年龄而升高，对于 50 岁以上患者，如测定值在年龄 × 10（ng/ml）之内，都属正常。

6. 抗凝药物的桥接

如果长期服用阿司匹林和氯吡格雷的患者停药后心血管系统血栓的风险低，可以停用阿司匹林和氯吡格雷；如果停药后血栓的风险高，可保留阿司匹林，停用氯吡格雷 5~7 天，并于第二天使用预防剂量的低分子肝素进行桥接；血栓风险为极高危的患者不能停药，若术中出血量多，可通过输注血小板拮抗。

术前服用华法林的患者，术前原则上停药 5 天，并使用肝素或低分子肝素桥接，术前 12 h 停用低分子肝素，目前强调用 INR 来监测口服抗凝剂的剂量，INR ≤ 1.4 较安全。

低分子肝素可以显著降低骨科大手术后患者深静脉血栓与肺血栓栓塞症（pulmonary thromboembolism，PTE）的发生率，且不增加大出血发生风险。低分子肝素的特点为：① 可根据体重调整剂量。② 严重出血并发症少，较安全，但仍必须注意小概率的肝素诱发血小板减少症的发生。③ 一般无须进行常规血液学监测，有出血倾向时可检测血小板，若血小板 > 50×10^9/L，且血小板功能正常，则手术较安全。④ 对严重肝肾功能不全的患者，低分子肝素应减量或禁用。

7. 术前镇痛

当下肢骨折疼痛剧烈及需牵引治疗时，可考虑行神经阻滞术前镇痛。其中髋部骨折可选择髂筋膜或髋关节囊周围神经（pericapsular nerve group，PENG）阻滞技术，足踝骨折及胫腓骨骨折可选择腘窝坐骨神经阻滞，髌骨骨折可选择股神经阻滞。

三、下肢骨折麻醉及围手术期管理

（一）全身麻醉

全身麻醉可令患者感觉舒适，并提供完善的镇痛和肌肉松弛作用，便于外科医生进行手术操作。另外，全身麻醉对呼吸的有效控制可以确保氧供，且更容易维持患者的血流动力学稳定。特别是对于合并凝血功能障碍者，或术前估计椎管内麻醉难度较大的患者，应该首先考虑全身麻醉。但是全身麻醉术后呼吸系统并发症的发生率明显高于非全身麻醉患者，下肢深静脉血栓、肺栓塞及术后认知功能障碍发生率的增加也是施行全身麻醉应有的顾虑。此外，全身麻醉后苏醒延迟、苏醒期躁动等也增加了围手术期麻醉管理难度。

（二）椎管内麻醉

椎管内麻醉在减少术后肺部并发症、下肢深静脉血栓、肺栓塞及术后认知功能障碍发生率上更具有优势。但其仍然需要面对许多问题，主要涉及以下几个方面：① 老年患者椎管内麻醉穿刺操作的难度增加，对麻醉医师的技术要求更高。② 血管硬化加上围手术期抗凝治疗，有发生硬膜外腔出血的风险。③ 椎管内麻醉阻滞平面不易控制，有发生与阻滞平面及有效循环血容量相关的血流动力学波动的可能。这些都对围手术期麻醉管理提出了更高的要求，最重要的是对患者进行密切监测，同时控制椎管内麻醉阻滞平面，避免较长时间的低血压。有效的措施包括维持充足的有效循环血量、避免盲目单次注入较大剂量的局部麻醉药，以及预防性地使用血管活性药物等。在预估手术时间不长的情况下，应用单纯蛛网膜下腔阻滞可以达到起效快、麻醉效果确切的目的。通过调整体位、局部麻醉药的用量、给药的速度等控制阻滞平面，调整局部麻醉药的比重，从而实现单侧阻滞，对循环的影响更小。硬膜外阻滞起效相对较慢、麻醉效果不确切和阻滞平面过广等问题使其在临床应用方面受到了局限。因此，蛛网膜下腔阻滞-硬膜外阻滞联合麻醉应用于下肢骨折手术的麻醉被认为是较好的选择，其关键在于根据患者的具体情况选择合适的蛛网膜下腔阻滞局部麻醉药种类、浓度和剂量，使阻滞平面控制在满足手术需求的最低阻滞平面，同时，可通过硬膜外导管适时地补充局部麻醉药，维持阻滞平面，达到延长麻醉时间的效果。

（三）神经阻滞麻醉

区域阻滞麻醉，特别是神经阻滞麻醉具有对机体影响小、恢复快、术后镇痛良好、节约医疗费用的优点，但是由于其阻滞不全、患者术中紧张等问题，因此历经了多次的起伏。近年来，超声可视化技术越来越多地应用于麻醉学的各个领域，现已成为麻醉医师不可或缺的"第三只眼"。超声的应用极大地提高了区域阻滞的精准度，避免了传统反复盲探操作给患者带来的痛苦，提升了麻醉操作的一次成功率和安全性，真正意义上地实现了"精准麻醉"。

1. 超声引导前路腰丛神经阻滞

（1）解剖学：股神经在L_5水平逐渐从腰大肌间隙走到了髂肌表面和髂筋膜的深面；股外侧皮神经在L_4水平走行到了髂肌表面；闭孔神经沿着腰大肌的内侧下行，逐渐离开腰大肌的间隙走到骶神经前面，继续向耻骨环走行。

（2）患者体位：仰卧位，术侧下肢稍外展。

（3）探头类型：高频线阵探头。

（4）扫查与进针方法：高频线阵超声探头平行于腹股沟韧带放置。采用短轴平面外技术，在股神经外侧鞘膜内进针，向头侧注药，可见局部麻醉药液包裹股神经，可留置导管术后镇痛（**图3-1**）。

2. 超声引导后路骶丛神经阻滞（1 min 骶丛神经阻滞法）

（1）解剖学：骶丛由腰骶干（$L_4 \sim L_5$）以及全部骶神经（$S_1 \sim S_5$）和尾神经（Co）的前支组成，它位于盆腔骶骨和梨状肌的前面，外形呈三角形，尖端指向坐骨大孔，分支分布于盆壁、臀部、会阴、股后部、小腿和足部的肌肉及皮肤。骶丛的主要分支有臀上神经、臀下神经、阴部神经、股后皮神经、坐骨神经、股方肌神经和闭孔内肌神经等。

（2）患者体位：侧卧位。

（3）探头类型：低频凸阵探头。

（4）扫查与进针方法：探头置于髂后上棘与股骨大转子连线内侧1/2部分的下缘水平，可见连续的高亮度髂骨，向下滑动探头，高亮度髂骨出现裂口，即为坐骨大孔，其下可见椭圆形高回声骶丛神经。采用平面外技术，向坐骨大孔处下方的髂骨进针，抵达髂骨注药，可见局部麻醉药液向低张的坐骨大孔处扩散，并向下包裹骶丛（图3-2）。

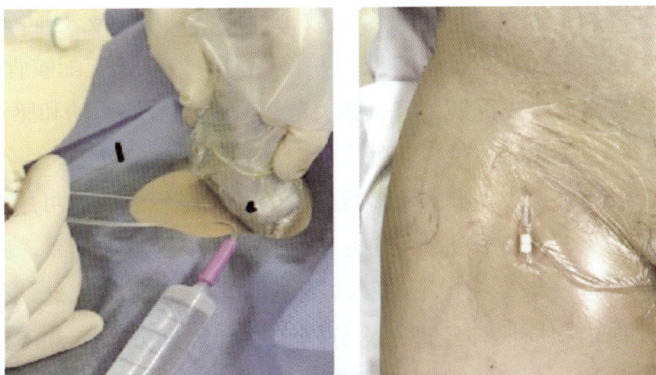

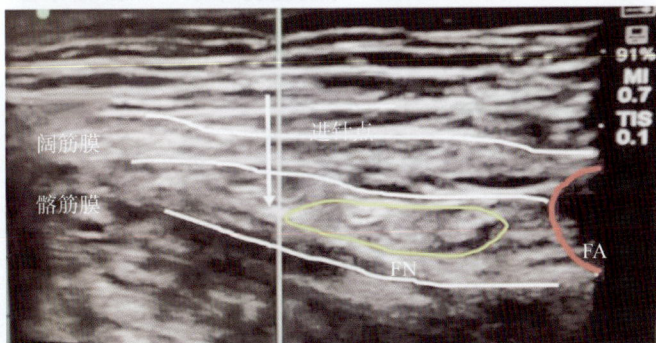

FN—股神经；FA—股动脉；IM—髂肌。

图3-1　超声引导前路腰丛神经阻滞操作示意图

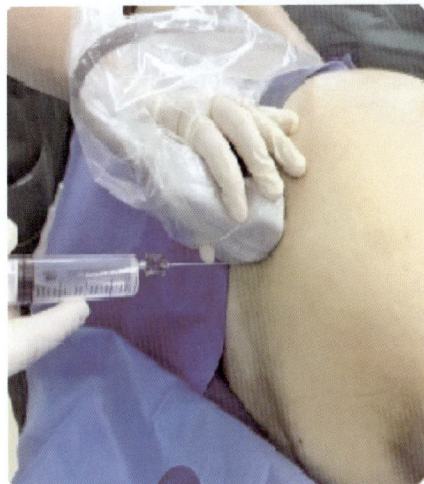

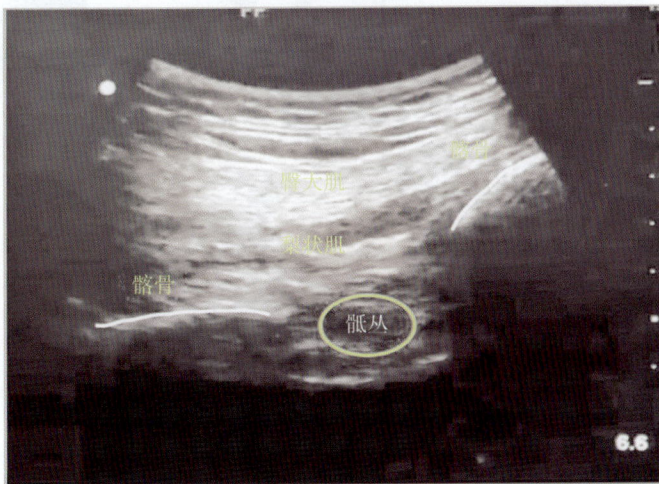

图3-2　超声引导后路骶丛神经阻滞操作示意图

3. 超声引导股神经阻滞

（1）解剖学：股神经含有运动和感觉神经纤维，起源于$L_{2\sim4}$脊神经前支的后股，是腰丛最大的分支。股神经在腰大肌内汇聚并在其外缘穿出，于腰大肌和髂肌之间下行，并发出分支支配该肌。股神经在腹股沟中点稍外侧，腹股沟韧带深部和股动脉外侧进入股部，在腹股沟韧带下方约2 cm的股三角处分出数个分支，其中肌支支配缝匠肌、股四头肌和耻骨肌，皮支分布于大腿和膝关节前面的皮肤，并移行为隐神经，支配髌骨下方、小腿内侧和足内侧皮肤。股神经还发出分支支配髋关节、膝关节以及踝关节的运动和感觉。

（2）患者体位：仰卧位，以患者舒适为宜。

（3）探头类型：大多数患者的股神经较表浅，可用高频线阵探头。

（4）扫查与进针方法：探头横向置于大腿根部，获得股神经和血管的短轴切面。如有可能，建议将探头置于腹股沟折痕上方1 cm处，此处的神经组织更为致密。推荐平面内法，由外向内朝向股神经进针，分别向股神经上方和下方注射局部麻醉药，进针时同时推药，避免损伤神经，可见局部麻醉药液包裹神经。如留置导管术后镇痛，可将导管留置在股神经下方（图3-3）。

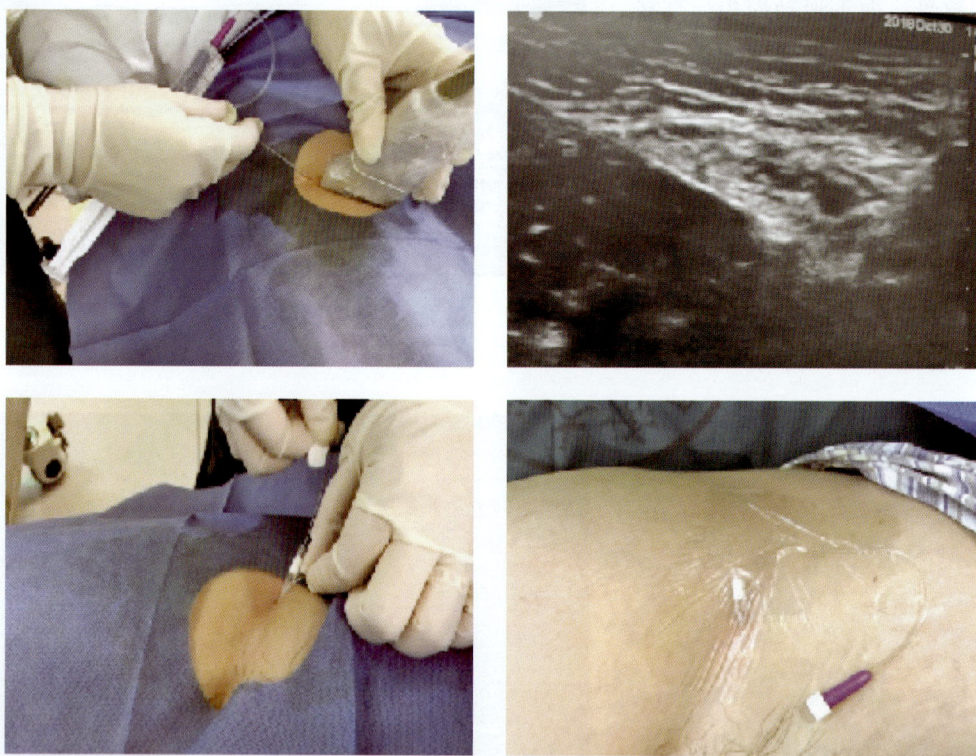

图 3-3　超声引导股神经阻滞操作示意图

4. 超声引导股外侧皮神经阻滞

（1）解剖学：股外侧皮神经起自L_2和L_3脊神经的前支，由腰大肌外侧穿出，从髂肌上横穿至髂前上棘，由髂前上棘内侧、腹股沟韧带深部穿出，向外向下越过缝匠肌至大腿外侧，在髂前上棘下5～15 cm处分为前后两条分支，前支浅出皮下后主要支配股前外侧区的皮肤，有时可达膝部，与隐神经分支形成髌骨外丛，后支主要支配股后外侧区的皮肤，有时可达臀后区。

（2）患者体位：仰卧位。

（3）探头类型：高频线阵探头。

（4）扫查与进针方法：股外侧皮神经变异较多，可将探头置于髂前上棘上，向下内侧滑动探头，可见缝匠肌的起始部分，在髂前上棘内侧1～2 cm处，缝匠肌的表面注药即可；也可以将探头沿髂前上棘及缝匠肌向下外侧滑动3～5 cm，可见缝匠肌及阔筋膜张肌，位于由缝匠肌与阔筋膜张肌的双层筋膜包饶形成的一个脂肪填充的扁平通道内，在其周围注药亦可阻滞股外侧皮神经（**图3-4**）。

5. **超声引导腘窝坐骨神经阻滞**

（1）解剖学：坐骨神经是全身最粗大的神经，起自$L_{4\sim5}$、$S_{1\sim3}$脊神经。在梨状肌下方经坐骨大孔进入臀部，臀肌段仅有臀大肌覆盖，在股骨大转子和坐骨结节之间下行至下肢，在股二头肌深面走行于股后部，于膝上部分分为胫神经和腓总神经。胫神经为坐骨神经的直接延续，在腘窝中间继续走行；腓总神经转向外侧，在股二头肌腱内侧走行。

（2）患者体位：患侧在上侧卧位，患肢伸直，下侧肢体略弯曲。

（3）探头类型：通常使用高频线阵探头。

图3-4　超声引导股外侧皮神经阻滞操作示意图

（4）扫查与进针方法：超声探头可水平放置于腘窝横纹上7～8 cm处，然后向远端移动扫查，找到坐骨神经分叉处，用平面外进针法，由近端向远端进针，进针点位于胫神经和腓总神经分叉处，注药后可见局部麻醉药液将两根神经完整包裹。此种穿刺方法可留置导管，用于术后镇痛（**图3-5**）。

6. **超声引导闭孔神经阻滞**

（1）解剖学：闭孔神经是运动与感觉的混合性神经，发自$L_{2\sim4}$脊神经前支。闭孔神经起自骨盆边缘水平的腰大肌内侧，在腰大肌内下降，在盆腔内穿出腰大肌，经髂外动、静脉的后方至血管内侧，后沿闭孔内肌上的小骨盆外侧壁下降，伴随闭孔动、静脉穿出闭孔至股内侧部，在闭孔部分分为前支和后支，首先被闭孔外肌分开，其后被短收肌分开。其中前支走行于长收肌和短收肌之间，与股神经皮支和隐神经相交通，支配部分股内侧皮肤。前支还发出关节支和肌支，支配髋关节、膝关节和长收肌、短收肌、孖肌、耻骨肌、股薄肌等。后支走行于短收肌、大收肌之间，发出关节支和肌支，分别支配膝关节和短收肌、大收肌。

（2）患者体位：仰卧位，头部稍抬高，大腿轻微外展、外旋。

（3）探头类型：高频线阵探头。

（4）扫查与进针方法：探头平行于腹股沟折痕放置于其稍上方，向内侧移动探头直至耻骨

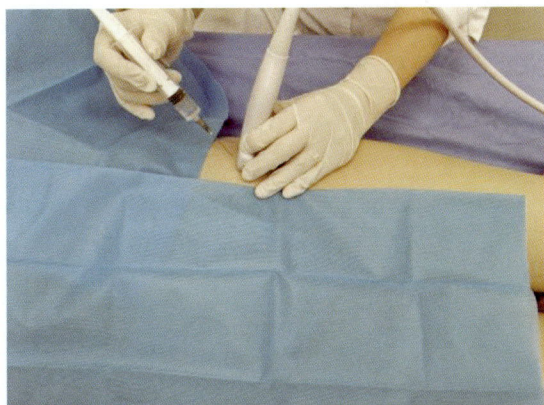

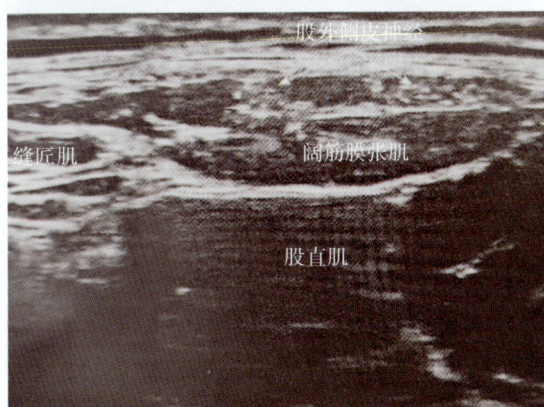

肌。当探头移至耻骨肌之上时，闭孔神经显示为卵圆形高回声结构，位于耻骨肌的深面。若将探头向远端移动数厘米，可显示闭孔神经的前后两条分支。可采用平面内和平面外法进针注药（**图3-6**）。

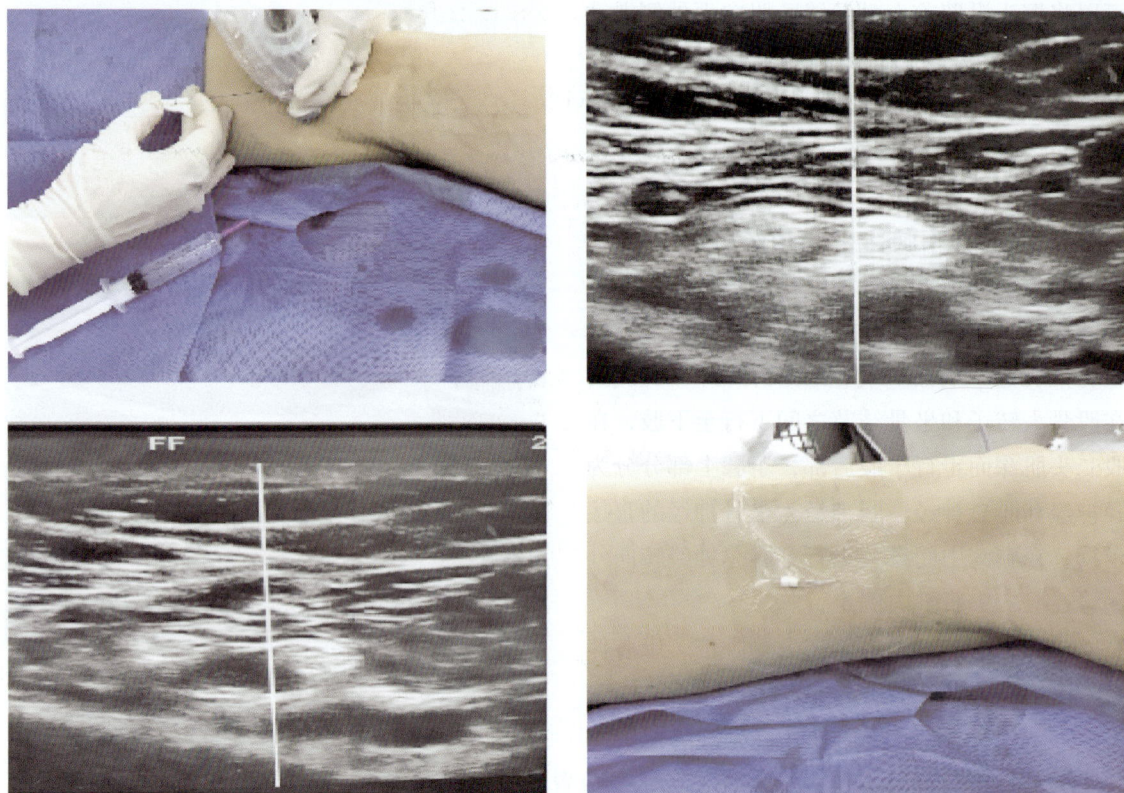

图 3-5　超声引导腘窝坐骨神经阻滞操作示意图

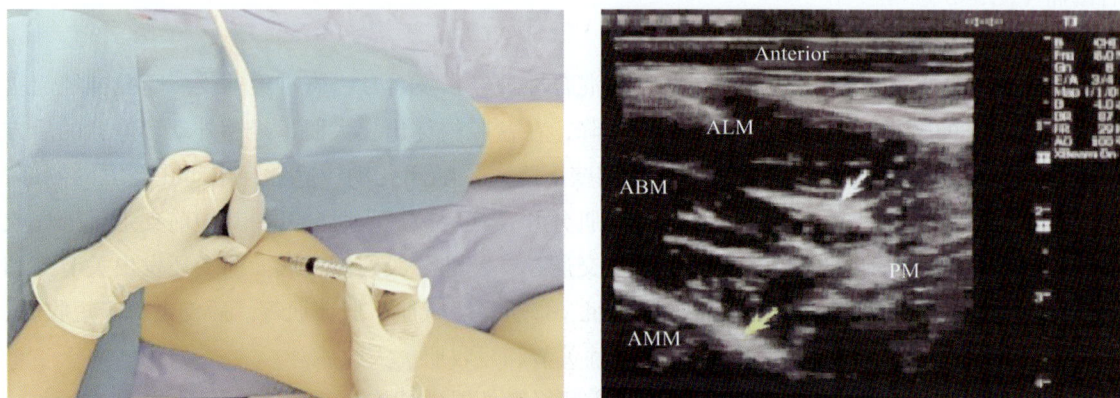

ALM—长收肌；ABM—短收肌；AMM—大收肌；PM—耻骨肌。

图 3-6　超声引导短收肌中段闭孔神经阻滞操作示意图

7. 超声引导隐神经阻滞（远端收肌管阻滞）

（1）解剖学：隐神经是股神经最大的分支，它在股动脉的外侧进入收肌管，在收肌管内跨过股动脉至其内侧，在收肌管远端、膝关节近端约10 cm处离开股动脉和收肌管至膝关节内侧，并浅出至皮下进入小腿。隐神经在离开收肌管时发出参与形成髌周神经丛的髌下支，后者在股薄肌和缝匠肌肌腱间穿过阔筋膜，形成分布在髌前皮肤的皮支。隐神经主支在小腿部与大隐静脉一起下行至胫骨内侧缘，在远端分成两支，一支继续随胫骨到达踝部，一支在踝前面穿行至足部，支配足内侧的皮肤，有时甚至到达第一跖趾关节。

收肌管水平是隐神经阻滞的重要部位。收肌管又称Hunter管，位于大腿内侧中1/3段，前壁是缝匠肌深面的大收肌腱板，外侧壁是股内侧肌，内侧壁是大收肌，上口是上收肌腱裂孔，下口是下收肌腱裂孔，收肌管长度一般为6～7 cm，内有股动脉、股静脉、隐神经和淋巴管走行。

隐神经髌下支多由缝匠肌和股薄肌之间，即近股骨内髁部浅出进入膝关节前内侧皮下。

隐神经浅出皮下后分成两个分支，斜向下分布于髌腱前外侧皮肤。在膝关节的近端，隐神经髌下支和股内侧、股中间皮神经的分支相交通；在膝关节远端，隐神经髌下支与隐神经其他细的分支相联系，外侧与股外侧皮神经相联系，形成的神经网络称为髌周神经丛。隐神经髌下支与缝匠肌关系密切，其中隐神经髌下支在68.7%的人群中由缝匠肌前侧穿出，在28.1%的人群中从缝匠肌内穿出，在3.2%的人群中由缝匠肌后侧穿出。

（2）患者体位：患者取仰卧位，暴露患侧大腿，取髂前上棘和髌骨上缘连线的中点为股三角水平。

（3）探头类型：高频线阵探头。

（4）扫查与进针方法：将超声探头水平放置于大腿中段内侧，可见三角形的缝匠肌及其下方的股动脉，隐神经可位于股动脉内侧或外侧（隐神经在收肌管内从股动脉的外侧转向内侧），穿刺路径采用短轴平面内由外侧向内侧进针或平面外进针均可（图3-7）。

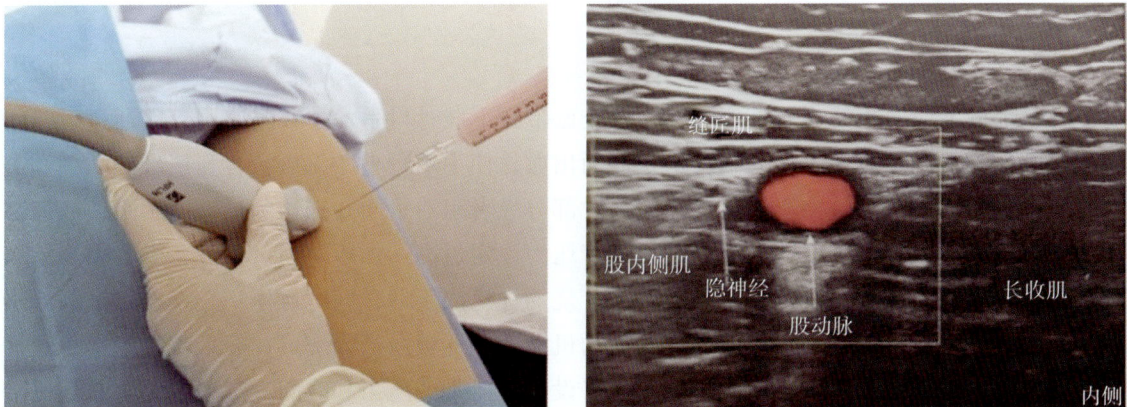

图3-7 超声引导远端收肌管阻滞操作示意图

（四）推荐麻醉方法

1. 老年骨折患者

老年骨折患者选择全身麻醉的比例呈下降趋势，区域阻滞麻醉在住院死亡率、肺部并发症、术后30 d并发症等方面优于全身麻醉。为加速患者术后康复，减少全身麻醉及椎管内麻醉的并发症，笔者经多年实践，推荐下肢骨折采用全凭神经阻滞复合浅镇静麻醉方法，这种麻醉技术无需气管插管或喉罩，保留患者自主呼吸，术后肺部并发症发生率低，患者术中安睡，术毕2 h即可进食，极大减少阿片类药物的应用，特别适用于心肺情况较差、无法耐受全身麻醉以及因既往有腰椎手术史或腰椎间盘突出而无法施行椎管内麻醉的老年危重患者。具体不同部位的神经阻滞麻醉方法如下：

（1）股骨颈骨折、股骨粗隆间骨折：前路腰丛神经阻滞+后路骶丛神经阻滞+监测麻醉处理（MAC）。

（2）股骨干骨折：股神经阻滞+闭孔神经阻滞+股外侧皮神经阻滞+后路骶丛神经阻滞+MAC。

（3）髌骨骨折：股神经阻滞+MAC。

（4）胫腓骨干骨折、踝部骨折、足部骨折：腘窝坐骨神经阻滞+股神经阻滞+MAC；其中足踝部手术如使用低位止血带，同时切口在内侧，可不行股神经阻滞，仅腘窝坐骨神经阻滞+隐神经阻滞（收肌管阻滞）+MAC即可。

MAC技术：区域阻滞麻醉存在患者清醒、紧张、牵拉反应等不足，因此麻醉医师常于部位麻醉期间给予患者一定量的静脉麻醉药物，以达到镇静、抗焦虑以及减少牵拉反应等目的，该技术称为MAC，即静脉镇静、镇痛、监测。笔者所在医院通常在神经阻滞时静脉泵注右美托咪定负荷剂量0.3～1 μg/kg（给药时间10 min），老年及高血压患者酌情减量，术中予0.3～0.5 μg/（kg·h）维持，保持Ramsay评分3～4分。同时为防止疼痛的中枢敏化，术前予患者帕瑞昔布40 mg静脉注射。小剂量地塞米松5 mg及术毕5-羟色胺受体拮抗剂雷莫司琼静脉注射可预防性止吐。

2. 全凭神经阻滞技术需关注的问题

（1）部分下肢手术的止血带疼痛问题：止血带在下肢骨科手术中普遍应用，它通过短时间阻断患肢的动静脉血运，可最大限度阻止创面出血，使手术野干净无血，有利于准确解剖和避免重要微小结构的损伤。由于下肢神经阻滞时部分患者阻滞平面并未达到L_1、L_2水平，或捆绑止血带操作不规范、患者耐受能力差及止血带压力设定过高、加压时间过长等，患者感到捆绑止血带部位及远端肢体呈麻木、沉重、憋胀、烧灼样疼痛不适，同时血压、心率持续升高，出现止血带疼痛。其产生的原因可能是低阈值的机械感受器被激活或交感神经系统被激活。在神经阻滞中为减轻止血带疼痛，麻醉医师需严格设置止血带的压力和时间，健康成人上肢止血带的压力为收缩压加50～75 mmHg，下肢为收缩压加100～150 mmHg，儿童上肢为加收缩压加30～40 mmHg，下肢为收缩压加45～60 mmHg，一般成人上肢充气时间不超过60 min，下肢不超过90 min，每隔1 h松带10～15 min。目前笔者所在医院及部分医院为减少止血带疼痛，在足踝部位手术中使用低位止血带，对于因手术部位较高而使用大腿止血带的患者，除静脉泵注右美托咪定外，还可予小剂量丙泊酚、氯胺酮及喷他佐辛等，其不仅可减轻止血带疼痛，还可减轻止血带引起的缺血再灌注损伤。

（2）阻滞不全：对于行髋部粗隆间骨折手术的患者，有时前路腰丛神经阻滞时股外侧皮神经并非100%阻滞，可单独进行骨外侧皮神经阻滞，或划开皮肤时予2～3 ml丙泊酚或0.05 mg芬太尼静脉注射。

（3）局部麻醉药毒性反应：下肢手术神经阻滞时，手术涉及的神经较多，可能需要的局部麻醉药量较大，存在局部麻醉药中毒的风险。为减少局部麻醉药用量，建议采用鞘膜内注药（笔者前期已使用肌电监测方法进行此方面的研究，发现鞘膜内注药仅为鞘膜外注药用量的2/3），并使用局部麻醉药的最低有效剂量和浓度，尤其对于肌松要求不高的手术如踇外翻矫正术等手术。

3. 经典病例

（1）病例一：患者，女性，90岁，38 kg，诊断为"右侧股骨粗隆骨折"，拟行"右侧股骨近端骨折切开复位内固定术"。

个人史：患者存在胸廓畸形（驼背畸形，**图3-8A**）、肺部感染、重度贫血、脑梗死遗留肢体功能障碍；膀胱癌术后多年，腹壁造瘘中。

心电图：心房颤动，平均心室率91次/min，T波改变（Ⅱ、Ⅲ、aVF、V_4～V_5低平/浅倒置），见**图3-8B**。

胸部X线片：两肺散在慢性炎症，心脏增大，主动脉及冠状动脉硬化，胸廓形态欠规则，胸段脊柱明显后凸（**图3-8C**）。

动脉血气分析：动脉血氧分压（partial pressure of oxygen in arterial blood，PaO_2）62 mmHg，$PaCO_2$ 43 mmHg，动脉血氧饱和度（oxygen saturation in arterial blood，SaO_2）92%。

血红蛋白79 g/L，白蛋白31 g/L。

麻醉方法：选择前路腰丛+快速骶丛神经阻滞+MAC，术中麻醉平稳，术毕安返，预后及转归好（**图3-8D**）。

（2）病例二：患者，女性，79岁，诊断为"右髌骨骨折"，拟行"髌骨切开复位内固定术"。

个人史：患者患有高血压30年，糖尿病10年，冠心病10年，心房颤动5年。

心脏超声：左房内径明显增大，左室内径正常，室间隔基底段增厚，静息状态下左室心尖部室壁变薄、膨出，大小约39 mm×28 mm，收缩活动消失，余室壁收缩活动未见异常。射血分数为48%。

胸部CT：两肺下野少许慢性炎症；右肺门区斑片状密度增高影；主支气管走形扭曲；纵隔右偏。

麻醉方法：连续股神经阻滞+MAC，麻醉及镇痛效果好，术中平稳，术后无并发症（**图3-9**）。

3

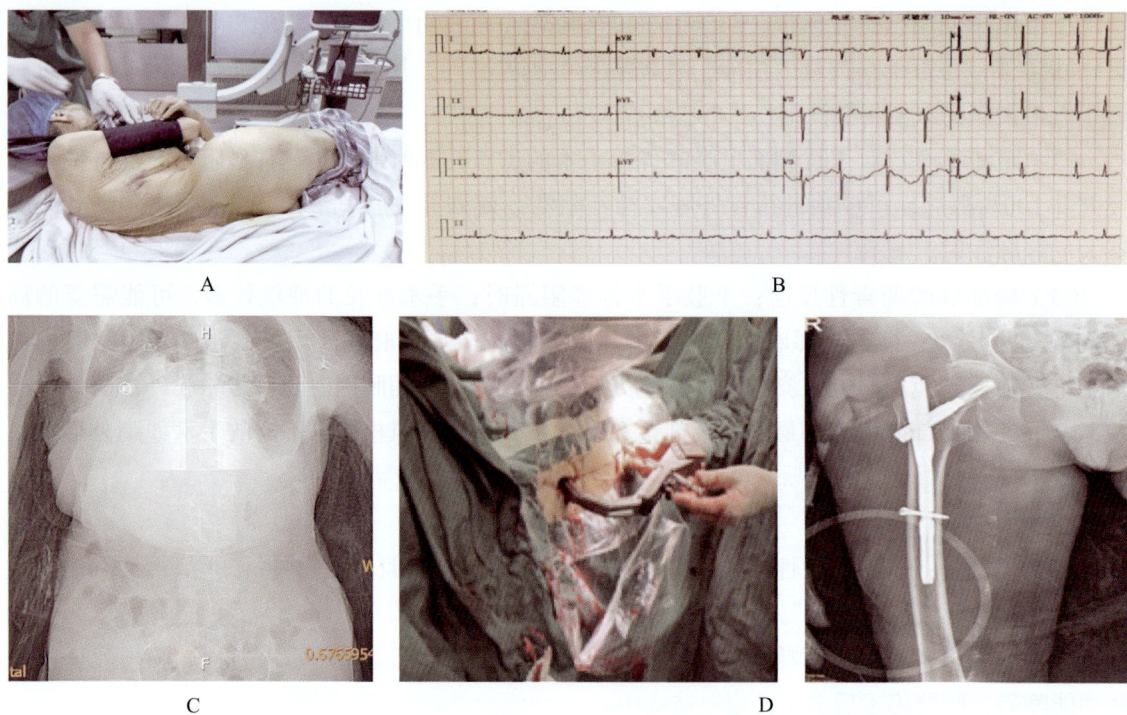

A

B

C

D

图 3-8　病例一

A. 患者驼背畸形；B. 术前心电图检查；C. 术前胸部X线检查；D. 右侧股骨近端骨折切开复位内固定术术中图片

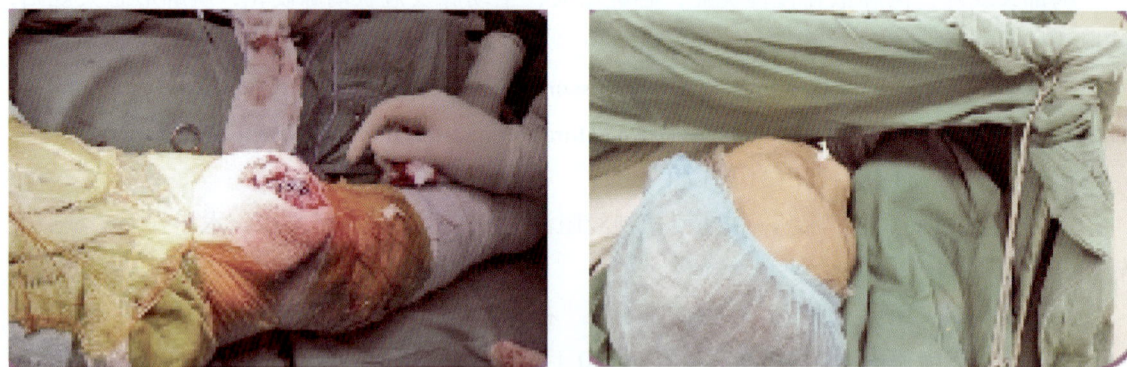

图 3-9　髌骨切开复位内固定术术中图片

（余斌）

第二节　下肢关节损伤与脱位手术麻醉

一、膝关节镜手术的麻醉

（一）概述

膝关节是人体最复杂的关节。膝关节的主要结构包括股骨下端、胫骨上端及髌骨之间关节面。膝关节能活动自如又不会发生脱位，主要是因为前、后交叉韧带，内侧副韧带，外侧副韧带，关节囊及附着于关节附近的肌腱提供了重要的稳定作用（**图3-10**）。

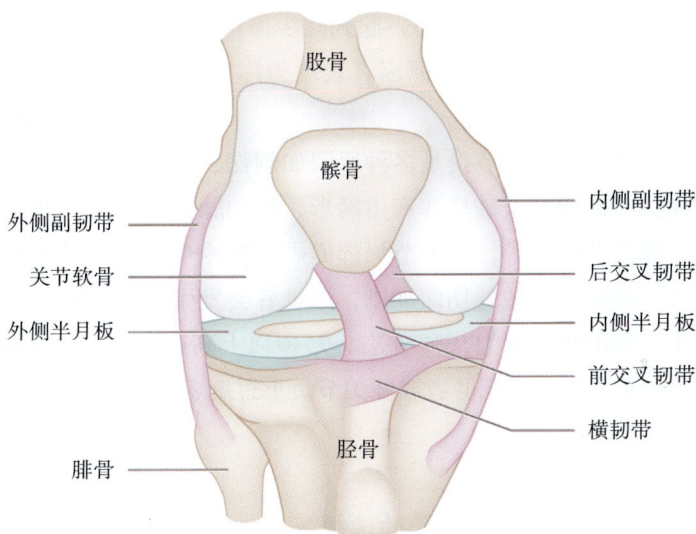

图 3-10　**膝关节解剖**

1. 膝关节的神经及血管支配

膝关节前部由股神经肌支、闭孔神经前支及隐神经支配，后部由坐骨神经及其分支胫神经、腓总神经及闭孔神经后支支配。膝关节的血供由股动脉、腘动脉、胫前动脉和股深动脉供给，这些血管分支构成膝关节的动脉网，其中来自腘动脉的5条动脉供应膝关节并参与膝关节网形成，包括膝上内侧动脉、膝上外侧动脉、膝中动脉、膝下内侧动脉、膝下外侧动脉。

2. 膝关节损伤的常见类型

（1）侧副韧带损伤：侧副韧带位于膝关节的两侧。膝关节过度内翻或外翻可致两侧侧副韧带损伤，损伤类型包括拉伤、撕裂或断裂等，常见于剧烈对抗的运动，如足球、篮球、橄榄球，此类运动中膝关节容易受到强大的外来冲击或重压。表现为膝关节疼痛、肿胀、有压痛点、功能障碍等。

（2）交叉韧带损伤：交叉韧带又称十字韧带，位于膝关节囊内，有前后两条，对膝关节起稳定作用，前交叉韧带在伸膝时紧张，限制胫骨前移；后交叉韧带在屈膝时紧张，限制胫骨后移。临床以前交叉韧带损伤多见。引起交叉韧带损伤的原因主要是小腿上端在前后方向上受到较强的暴力撞击，可合并侧副韧带和半月板损伤。表现为关节肿胀疼痛，关节松弛、不稳，呈半屈曲状。

（3）半月板损伤：常见于足球运动员，膝关节在屈伸状态下发生强力旋转容易造成半月板的撕裂损伤，以内侧半月板损伤更为多见。急性期时膝关节有明显疼痛、肿胀和积液，关节出现屈伸活动障碍；急性期过后，肿胀和积液可自行消退，但活动时关节仍有疼痛感，严重者会出现跛行或屈伸功能障碍，部分患者有交锁现象，或在膝关节屈伸时有弹响；损伤后期患者的股四头肌有轻度萎缩。

（4）滑囊炎：膝关节周围的滑囊众多，滑囊是关节囊滑膜层在关节囊外层纤维层周围突出的黏液小囊，充填在骨面和肌腱之间，起到减少摩擦的作用。过度疲劳运动，长期、持续、反复摩擦和压迫是产生滑囊炎的主要原因。表现为疼痛、局限性压痛和活动受限、局部可出现红肿。

（5）骨关节炎：膝关节骨关节炎是多种原因如创伤、劳损、肥胖等所致膝关节软骨出现退行性改变，进而使关节面逐渐被破坏并产生畸形，影响膝关节功能的退行性疾病。主要症状有膝部酸痛、肿胀、膝关节弹响等，膝关节局部僵硬、发冷也是膝关节骨关节炎的症状之一，以僵硬为主，因劳累、受凉或轻微外伤而加剧，严重者会发生活动受限。膝关节骨关节炎多见于老年人，60岁以上人群的患病率为50%左右，75岁以上高达80%，女性多于男性。慢性损伤性滑膜炎也多发于中老年人，身体肥胖者或膝关节负重过度者更常见。

（二）麻醉方式的选择及管理

1. 膝关节镜手术中周围神经阻滞的选择

下肢神经的支配主要源自腰丛和骶丛。腰丛支配髋和膝的前部、腿的中部和踇指（隐神经），骶丛支配髋关节后部（大腿后皮神经）、膝关节后部和膝下腿部。根据腰丛、骶丛分支及其支配区域，结合手术类型、手术范围选择神经阻滞方法。

膝关节神经支配复杂，主要由股神经、闭孔神经以及坐骨神经的分支支配。临床常用的神经阻滞方法有腰丛神经阻滞、骶丛神经阻滞、坐骨神经阻滞、股神经阻滞、股外侧皮神经阻滞、髂筋膜间隙阻滞、三合一阻滞等，可选择单种阻滞、连续神经阻滞或两种神经阻滞联合使用。

膝关节镜手术常采用坐骨神经阻滞联合其他阻滞达到全方位镇痛的效果，常见的有坐骨神经-股神经阻滞、坐骨神经-腰丛神经阻滞、坐骨神经-三合一阻滞等。研究显示坐骨神经-股神经阻滞与椎管内麻醉相比准备时间较长，但术后恢复自主排尿时间显著缩短，从而有利于患者术后康复，增加患者围手术期舒适度。在膝关节韧带重建术中单纯坐骨神经-腰丛神经阻滞即可提供较满意的麻醉效果。坐骨神经-腰丛神经阻滞可提供较好的单侧肢体麻醉效果，镇痛时间长，是硬膜外阻滞的替代选择，较坐骨神经-三合一阻滞患者满意度更高，术中阿片类药物需求更少。此两种联合阻滞方法均可在膝关节镜手术中达到良好的镇痛效果，而前者离腹腔内脏器较远，操作难度小，安全系数更高。

股神经对膝关节镜手术镇痛效果确切，但会导致股四头肌无力，因此有研究采用阻滞隐神经髌下分支来满足膝关节镜手术的镇痛需求。超声探头横向放置于膝关节上10~15 cm股内侧肌上方，隐神经位于股动脉的内上方，移动探头追踪隐神经，直至显示隐神经髌下分支，位于股动脉外上方（**图3-11**）。该阻滞方法不增加股四头肌无力的发生率，且可降低膝关节镜手术术后早期的疼痛评分。

2. 复合麻醉方案

膝关节镜手术可选择的麻醉方式较多，如全身麻醉、椎管内麻醉、神经阻滞等，也可采用复合麻醉方案。采用区域麻醉行膝关节手术时，为缓解患者焦虑紧张，增加术中舒适感，可给予适当的镇静药物，如α_2肾上腺素受体激动剂右美托咪定，并注意防止右美托咪定相关的镇静过深及循环抑制发生。与单纯全身麻醉相比，全身麻醉复合外周神经阻滞可减轻围手术期应激反应，减少麻醉镇痛药物的用量和不良反应，改善术后镇痛效果。

局部浸润镇痛又称鸡尾酒疗法，可起到很好的镇痛效果，并节省阿片类药物的使用，缩短住院时间及减少住院支出，且不影响手术切口愈合、股四头肌肌力，不增加感染风险。目前比较常见的药物配伍为局部麻醉药（罗哌卡因）、肾上腺素复合NSAID（如酮咯酸）、糖皮质激素（中长效）或阿片类药物（盐酸吗啡）等。

3. 术后镇痛及早期功能康复

虽然膝关节镜手术作为膝关节部位的微创手术，但术后仍存在不同程度的疼痛，良好的术后镇痛能够减轻术后疼痛，解除局部组织痉挛，加快术后关节功能恢复等。临床上术后镇痛的方法很多，如硬膜外镇痛、全身静脉镇痛、连续周围神经阻滞、关节腔注药等。

硬膜外镇痛、连续周围神经阻滞、全身静脉镇痛不仅能提供手术中麻醉镇痛，而且能为术后提供良好镇痛。关节腔内复合麻醉剂（局部麻醉药+阿片类药物）或NSAID注射可在手术结束前由外科医生进行操作，研究表明该方法可明显减轻关节镜手术术后急性疼痛，有助于患者早期进行康复训练。

膝关节镜术后患者实施早期康复理疗措施可有效改善患者膝关节功能。理想方法为小而精的锻炼方法，目前推荐患者早下床、早活动，在充分疼痛管理的前提下进行功能锻炼。临床推荐采用下肢关节康复期连续被动运动（continues passive motion，CPM）进行功能锻炼，早期应用CPM在预后及康复时间上均有明显优势，有利于功能恢复，缩短康复时间。

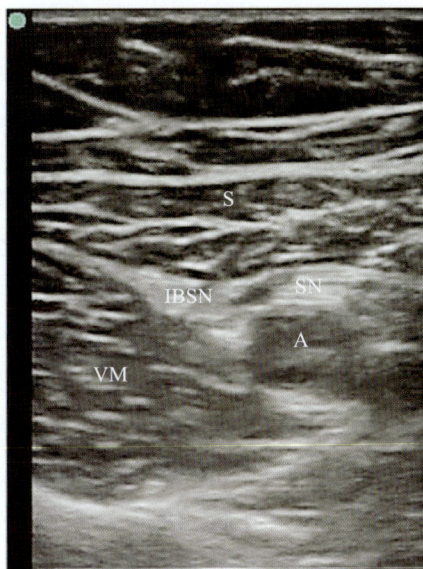

隐神经髌下分支位于股动脉的外上方。IBSN—隐神经髌下分支；SN—隐神经；A—股动脉；VM—股内侧肌；S—缝匠肌。

图3-11　隐神经及隐神经髌下分支的超声图像

二、踝关节损伤手术的麻醉

（一）概述

踝关节在我们的日常生活中承担行走、负重等作用，踝关节结构复杂、致伤因素不一，是人体中最容易出现损伤的关节部位之一。踝关节损伤往往伤及关节囊、肌肉、韧带等组织，并导致肌肉组织韧带弹性、力量减弱，最终导致病情的反复发作。影响关节运动的因素包括关节解剖的完整性、关节内组织增生、滑液质和量的改变、关节炎症和动力肌改变。

踝关节损伤多见于低能量运动外伤、踝关节不稳定、退行性骨关节炎、化脓性关节炎、Charcot关节病、糖尿病性关节炎和其他病理性骨关节炎，主要包括软骨损伤、肌腱损伤、韧带损伤、三角骨综合征、足底腱膜炎及踝管综合征。

其中踝关节不稳定是指踝关节外侧韧带重复发生的不稳定导致受累踝关节反复扭伤的现象，其常见症状包括空虚、机械性不稳定、疼痛、肿胀、无力、反复扭伤以及功能性不稳定等。

骨关节炎是一种退行性疾病，它是由衰老、肥胖、劳损、外伤、先天或后天关节畸形等多种因素引起的关节边缘及软骨下反应性增生，又称退行性关节炎、老年性关节炎等。临床表现为关节缓慢进行性疼痛、压痛、僵硬、关节肿胀、活动受限、关节畸形。临床上，膝关节、髋关节、踝关节等部位的骨关节炎最为常见。踝关节骨关节炎的发病率要比髋、膝关节骨关节炎低，以创伤性多见，髋、膝关节骨关节炎大都是原发性骨关节炎，原发性踝关节骨关节炎约占所有骨关节炎的13%，但其在亚洲人群中发病率相对较高，有研究认为这和亚洲一些国家有盘腿坐的习惯有关。踝关节骨关节炎是以关节软骨形态、代谢、基质、功能改变为主的病变，主要症状包括踝关节疼痛和僵硬、关节肿胀和积液。患者以中老年为主，青年患者以创伤因素为主。原发性踝关节骨关节炎的发病率较低，约占世界人口的1%，70%的踝关节骨关节炎是踝关节外伤的后遗症。

（二）手术方式及相关解剖

1. 踝关节损伤手术治疗方案

踝关节损伤的治疗方案包括保守治疗及手术治疗。常见的手术治疗包括踝关节骨折切开复位内固定术、踝关节镜手术、全踝关节置换术等。

（1）全踝关节置换术：全踝关节置换术可以完全恢复患者踝关节运动功能，是最全面的置换手术。人体中踝关节受到的压力要超过膝关节和髋关节，但踝关节的接触面远远小于膝关节和髋关节，是两者的1/3。因此，人工踝关节手术治疗对手术材料和手术过程的要求都比较严格，而且面临很高的手术风险。选择全踝关节置换术进行治疗的患者主要为老年人，存在踝关节感染、身体过重或并发糖尿病的患者都不适宜进行该手术。适应证包括原发性（退行性）及创伤后骨关节炎、类风湿性关节炎及继发性骨关节炎、双侧踝关节炎、踝关节融合后畸形愈合或不愈合以及踝关节翻修术。手术一般采取仰卧位，采用大腿止血带。自踝关节上方约7 cm处开始做标准的踝前纵行切口（10～14 cm），沿踇长伸肌腱向下达距舟关节，沿踇长伸肌腱外侧缘纵行切开伸肌支持带；切开踝关节囊后，从胫骨和距骨附着处做锐性解剖以充分暴露踝关节；胫骨和距骨截骨模块的近端部分分别以2枚销钉固定；处理截骨面后植入假体。

（2）踝关节镜手术：以距骨软骨损伤为例，距骨表面有60%被关节软骨覆盖，没有肌肉或肌腱附着，因此，只有很少的部位可供滋养动脉长入。踝关节镜手术视野清晰，能较好地处理踝关节病变。此外，踝关节镜手术微创，只需要2～3个小切口即可完成手术，手术并发症少，患者恢复快。踝关节镜手术的适应证包括踝关节撞击综合征、距骨软骨损伤、慢性踝关节不稳、踝关节融合、关节镜下游离体取出、关节镜辅助骨折复位、距下关节病变以及关节周围病变。

手术入路分为前踝关节镜入路和后踝关节镜入路，患者通常取仰卧位，使用大腿气囊止血带。前内入路时髋关节屈曲、外旋，膝关节轻度屈曲，使内踝朝上。手术切口从舟骨结节经内踝尖至胫骨后缘，此处常伴行隐神经、大隐静脉以及胫后肌腱。前外入路由踝关节面水平，肌支持带及第三腓骨肌腱外侧进入；后外入路由外踝尖端近侧1 cm处，跟腱外侧缘进入；后内入路由外踝尖端近侧1 cm处，跟腱内侧缘进入。

（3）关节截骨术：踝关节和下肢力线不正常的患者可以选择踝关节截骨术治疗，截骨以后能够使踝关节获得稳定性，发挥踝关节的正常功能。对于一些符合条件的患者，在发病早期采用截骨术治疗，后期采用踝关节置换手术，可根除其病灶。

（4）踝关节融合术：重度及终末期踝关节骨关节炎患者的疼痛较甚，且关节功能多受限明显，多次反复的保守治疗亦增加了患者的心理和经济负担，往往也不能获得满意的效果，关节融合手术则成为骨关节炎终末期的首选治疗方式。关节融合术具有手术时间短、手术创伤小、治疗成本低等优势。如果患者存在凝血功能障碍，采用该种方法可以避免出血。

2. 相关神经解剖

（1）踝关节浅层神经：隐神经、腓浅神经、腓肠神经。

踝关节内侧浅层神经：隐神经是股神经的终末皮支，走行于踝和足内侧的皮下组织，与大隐静脉伴行。

踝关节外侧浅层神经：腓肠神经由腓肠内侧皮神经和腓神经交通支合成后，沿外踝后缘延续为足背外侧皮神经，分布足跟外侧。

踝关节前侧浅层神经：腓浅神经至足背，分为足背内侧皮神经和足背中间皮神经，分别分布于1、2趾和3、4趾。

（2）踝关节深层神经：腓深神经、胫神经。

踝关节前侧深层神经：腓深神经在腓骨长肌、趾长肌和踇长肌深面走行至小腿前方。在踝关节水平，该神经位于胫骨和骨间膜表面，接近胫前动脉。

踝关节后侧深层神经：胫神经伴胫后动脉下降，绕过内踝后方，分为足底外侧神经和足底内侧神经。

（3）足部神经：足部的神经主要包括坐骨神经的4根终末分支（腓深神经、腓浅神经、胫神经、腓肠神经）及股神经的1根皮支（隐神经）。

（三）麻醉前评估

1. 全身情况评估

踝关节运动损伤、车祸外伤、踝关节不稳定的患者多为青中年患者，行神经阻滞前应评估相关神经是否已存在损伤。而骨关节炎患者多为中老年患者，应注意以下几点：① 观察小腿肿胀情况、Homans征，以及70岁以上患者术前下肢血管超声检查等。② 对于类风湿性关节炎和强直性脊柱炎患者，要检查脊柱活动受限程度如何，气管插管是否困难，胸廓活动受限程度如何。③ 对于有服用激素病史的患者，应根据服药史及术前的临床表现、化验结果决定是否在围手术期给予激素补充。

2. 创伤后关节持续疼痛患者术前镇痛

踝关节损伤的患者在创伤发生的即刻已感受到了中、重度疼痛，急性疼痛控制对患者围手术期生理状况的调整及术后疼痛控制至关重要。ERAS理念下更应该注重疼痛的控制，降低应激反应，改善患者舒适度。注意给予患者术前宣教，对疼痛有正确认识，疼痛控制的目的并不是患者完全无痛，而是将疼痛程度控制在不痛苦状态（VAS评分＜4分）。术前镇痛方法除了口服对乙酰氨基酚、NSAID或阿片类药物之外，在排除神经损伤、凝血功能障碍等后，可尽早采取周围神经阻滞镇痛，条件允许可行连续周围神经阻滞，给予程序间歇快速输注或者持续输注镇痛。

（四）麻醉方式的选择及管理

1. 踝关节置换术、踝关节镜手术中周围神经阻滞的选择

在操作开始之前，充分消毒足部。表浅神经阻滞时，皮下注射经常会改变正常的解剖结构，所以应该先阻滞两条深神经或神经深面。

腓深神经阻滞：定位手指放在趾长伸肌凹陷外侧缓慢进针，直至触及骨质。此时退针1～2 mm，注入2～3 ml局部麻醉药。

胫后神经阻滞：通过在内踝后方注入局部麻醉药来阻滞胫后神经。与腓深神经相似，它位于浅筋膜深面。在内踝后方的凹陷处进针，直至触及骨质。此时退针1～2 mm，注入2～3 ml局部麻醉药。

腓浅神经、腓肠神经和隐神经的阻滞：这3个神经比深筋膜表浅，所以直接向这些神经通向足端的皮下区域注射局部麻醉药即可获得满意的阻滞效果。通过简单的皮下圆周注射可进行每支神经的阻滞。隐神经阻滞时，在内踝水平进针，在针刺入跟腱、胫骨嵴前方处用局部麻醉药打出皮丘，通常需要一到两次进针，注入5 ml局部麻醉药。腓浅神经阻滞时，从胫骨嵴处进针，向外侧延至外踝，注入5 ml局部麻醉药，打出皮丘。腓肠神经阻滞时，从外踝水平进针，并朝向跟腱阻滞一圈，注入5 ml局部麻醉药，打出皮丘。注射时打出皮丘是非常重要的，这能确保局部麻醉药注射在目标组织层。

除此之外，还可以选择腘窝坐骨神经阻滞及收肌管阻滞。

神经阻滞要点：实施阻滞前，应给予患者充分的术前用药，以提高其接受度。术后并发症通常仅限于不慎神经内注射导致的感觉异常。当患者诉疼痛或注射压力较大时，切勿继续注射。胫神经和腓总神经不要重复注射。因为阻滞的位置比较靠远端，所以全身性中毒比较少见。注射时应反复回抽，避免血管内注射，避免使用含有肾上腺素的药液，以免足或足趾发生局部缺血。该区域的阻滞操作较为简单，基本上没有严重的并发症，对足和足趾的各种手术都非常有效。

2. 麻醉方案的选择

（1）全身麻醉。

（2）椎管内麻醉：排除患者凝血功能、血小板异常、腰椎间盘突出、腰椎手术史、脊柱侧凸之后，可行椎管内麻醉，对下肢短小手术可行蛛网膜下腔阻滞。

（3）复合麻醉方案：高剂量阿片类药物会延长住院时间，延迟早期恢复和正常恢复。阿片类药物节俭策略具有促进早期恢复和减少术后痛觉过敏的有利特性，全身麻醉辅助神经阻滞技术可减少术中阿片类药物使用，延长术后镇痛时间。另外，有研究报道，术中超声引导下腹股沟皱褶水平进行股总动脉前内侧局部麻醉药注射可减轻大腿止血带引起的高血压。

3. 术后镇痛及早期功能康复

足踝部大手术会出现严重的术后疼痛，踝关节手术尤其是踝关节置换手术后的患者在锻炼的进展过程中也会出现疼痛反应。为了减轻或消除这种在主动锻炼的康复过程中出现的关节部位疼痛，临床上可采取多模式镇痛：静脉镇痛泵联合神经阻滞，做到阿片类药物节俭，加快患者术后早期活动。

踝关节周围神经阻滞是一种简单、安全、有效的足踝部麻醉方法，能有效控制术后疼痛，促进早期康复，是一种安全的选择。另一种广泛应用于足踝手术的术后镇痛方法是腘窝坐骨神经阻滞和高位坐骨神经阻滞。这两种阻滞可以用持续输注导管进行，与踝关节周围神经阻滞相比，镇痛时间更长，从而提供更长时间的无痛康复。与单次输注相比，使用带持续输注泵导管的腘窝坐骨神经阻滞可使患者提前出院，住院费用更低，建议在足踝部手术中使用此方法。此外，程序间歇输注方案可以提供与持续输注的超声引导腘窝坐骨神经阻滞相同的镇痛效果。然而，持续输注导管会可能会增加运动阻滞的可能，不能达到早期康复的目的。

三、下肢关节脱位手术的麻醉

下肢关节脱位在骨科中较为常见，以髋、膝关节脱位居多，常合并血管、神经损伤，因此要在麻醉前清醒状态下立即检查血管、神经功能。对已有骨筋膜室综合征者，区域麻醉相对禁忌。

（一）髋关节脱位

髋关节结构稳固，必须有强大的外力才能引起脱位，因此患者多为活动很强的青壮年。髋关节脱位的同时软组织损伤亦较严重，且常合并其他部位或多发损伤，可致股骨头无菌性坏死，因此须立即复位。髋关节脱位主要表现为伤后髋部疼痛，不能站立或行走，下肢活动受限，远端麻木。需注意前脱位可合并股神经和股动脉损伤,后脱位可合并坐骨神经损伤。

通常手法复位即可。对于手法复位无效,Ⅱ~Ⅴ型前脱位,Ⅱ~Ⅳ型中心脱位,髋臼复位不良、股骨头不能复位,以及同侧有股骨骨折者,应行切开复位。

1. 手法复位

基本操作原理:① 关节脱位的运行路线反过来运行即是复位的运行路线。② 应在无痛、肌肉放松的原则下进行。③ 应遵循牵引与反牵引的复位原则。

手法复位多为急诊手术,注意患者禁食水情况和基础疾病等,采用全身麻醉或椎管内麻醉。

2. 切开复位

(1)术前镇痛:入院后,需要在患者休息和运动时以及镇痛前后进行疼痛评估。对乙酰氨基酚是一种有效的止痛剂,髋关节脱位患者对该药耐受性良好,可在围手术期使用。外周神经阻滞作为术前镇痛方法已被普遍接受,可以减少阿片类药物的使用。髋关节的感觉神经支配包括股神经、闭孔神经、坐骨神经和股外侧皮神经。股神经阻滞和髂筋膜阻滞已成功用于术前减轻疼痛和限制阿片类药物在术前使用,它们也可为无法手术或延期手术的患者提供长期的非阿片类药物镇痛。

(2)麻醉方式的选择:在术后不良反应发生率和成本方面,更倾向于椎管内麻醉,然而对患者来说,全身麻醉的麻醉效果比椎管内麻醉更好。虽然有理论依据支持老年人应避免全身麻醉,但与麻醉和手术的其他不良反应如低血压、疼痛、镇痛、缺氧和贫血相比,全身麻醉的不良反应似乎很小。麻醉医师应该在手术期间对患者严密监测,并提供适当的干预措施来使生理学指标保持在正常范围内,例如液体管理、血管升压药的使用、麻醉深度以及大脑氧合监测。

外周神经阻滞(髂筋膜阻滞、股神经阻滞、腰丛神经阻滞或局部浸润麻醉)应作为多模式镇痛方案的一部分,并始终采用全身麻醉或椎管内麻醉,旨在尽量减少阿片类药物及术中镇静药物的用量。操作前应询问患者及手术医师有无神经损伤等神经阻滞禁忌证。

在局部麻醉期间也应考虑使患者处于镇静状态,且应在最短的时间内使用最小剂量的镇静药物,以避免药物蓄积和过度镇静。异丙酚是首选的镇静药物。

(二)膝关节脱位

膝关节股胫关节的脱位是一种灾难性的损伤,多发生于较大的暴力,如车祸伤,常常会威胁到肢体安全。膝关节的脱位或者半脱位大多有自发性复位的现象。膝关节脱位的预后,取决于脱位的类型以及合并损伤的程度。膝关节脱位时,周围血管、神经常常会因此而受到牵拉伤,而一些全身其他部位的损伤甚至会危及生命。血管损伤的原因主要是腘动脉在膝关节部位基本上被近端的收肌裂孔及远端的比目鱼肌腱弓相对固定,活动度很低,容易受到牵拉伤及钝性损伤。如果在膝关节周围发现伤口,应该密切注意,有5%~17%的膝关节脱位是开放性的,而一旦属于开放性脱位,就被认为处于接近创伤性截肢的状态,同时应高度怀疑合并血管、神经损伤。

1. 手法复位

膝关节脱位后常可用手法闭合复位取得满意的整复。技术要点包括制动及外固定。采用静脉麻醉或者椎管内麻醉即可。

2.切开复位

手术治疗的时机目前仍然存在争议，它的影响因素非常多，除韧带损伤情况外，还包括关节周围骨折、软组织损伤以及其他合并的损伤。手术分为急诊手术和非急诊手术。

（1）急诊手术：术前首先明确威胁生命安全的伤情，明确损伤情况并制订手术计划。急诊手术患者多伤情比较严重，开放性损伤患者疼痛明显，可有血管损伤，甚至在术中需要截肢，故采用全身麻醉控制气道，避免反流误吸，减少患者疼痛，充分放松肌肉，必要时可在排除相关禁忌证后加用神经阻滞，减少患者术后疼痛。

（2）非急诊手术：采用全身麻醉或椎管内麻醉的方案，周围神经阻滞（髂筋膜阻滞、股神经阻滞、腰丛神经阻滞或局部浸润麻醉）可作为多模式镇痛方案的一部分，旨在尽量减少引起认知障碍的药物用量。操作前应询问患者及手术医师有无神经损伤及椎管内麻醉的禁忌证。

四、经典病例

患者，女性，71岁，身高150 cm，体重55 kg，BMI 24.4 kg/m^2。因"左踝关节骨关节炎，左距骨缺血坏死可能"，拟行"左全踝关节置换术"。患者平素走平路时左踝疼痛，疼痛数字评定量表（numeric rating scale，NRS）4～5分。既往高血压病史，2012年曾有脑梗死病史，长期口服西洛他唑，每天2次，每次1粒。

术前诊断：① 距骨骨坏死（左）。② 高血压。③ 脑梗死。入院后查血常规：血红蛋白131 g/L，血小板322×10^9/L；凝血功能正常；肝肾功能、电解质均正常。术前心电图：ST-T改变。胸部CT：两肺纹理略多、稍粗，左下肺野少许慢性炎症。心脏超声：轻度二尖瓣关闭不全，射血分数63%。下肢血管超声：双侧腘动脉点状斑块形成，双下肢深静脉血流通畅。踝关节三维CT重建：左踝关节退行性骨关节炎改变，左侧下胫腓关节间隙、胫距内侧关节间隙狭窄，胫距关节面下多发囊变；左距骨缺血坏死可能。

患者入室后连接血氧仪、心电监护，血压128/80 mmHg，SpO$_2$ 96%，心电图提示窦性心律，心率72次/min。连接麻醉全深度监测仪，疼痛指数（pain index，PI）15，予以右美托咪定30 μg泵注后行超声引导左侧腘窝坐骨神经阻滞+超声引导左侧收肌管阻滞，分别给予0.25%罗哌卡因20 ml和0.25%罗哌卡因10 ml。阻滞完成后予以常规全麻诱导、气管内插管。予以地氟烷+丙泊酚+瑞芬太尼+苯磺顺阿曲库铵麻醉维持，维持麻醉全深度监测仪（**图3-12**）中镇痛指数（pain threshold index，PTI）＜60、镇静指数（wavelet index，WLI）40～60。手术时长约

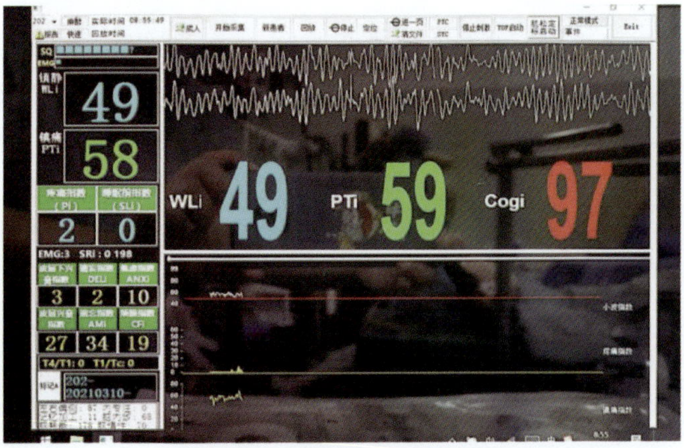

图3-12 术中麻醉全深度监测仪

4 h，术中共予以舒芬太尼35 μg，补液约2500 ml，尿量约1500 ml，出血量少。手术结束、包扎石膏固定后，予以超声引导左侧腘窝坐骨神经阻滞置管（**图3-13**），采取平面内进针，到达神经旁鞘内，推注生理盐水2 ml确认位置，拔出针芯，放置导管，内置约6 cm。置管后再次推注生理盐水5 ml，确认导管位置在位后，推注0.25%罗哌卡因15 ml。患者送入麻醉恢复室，深镇静下拔管，苏醒后NRS评分0分。

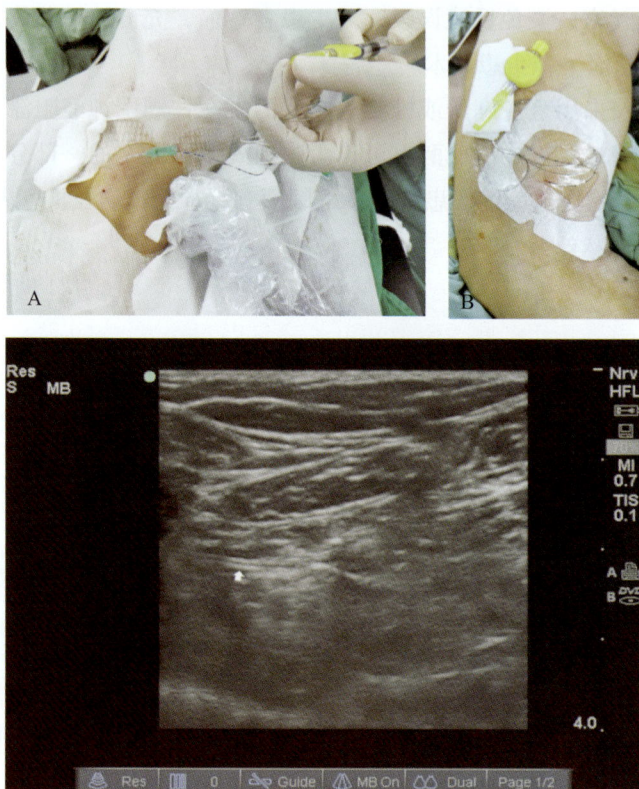

SN—坐骨神经；白色箭头—导管。

图3-13　腘窝上坐骨神经阻滞置管

A、B.行腘窝坐骨神经阻滞置管；C.超声引导腘窝上坐骨神经置管

　　术后12 h患者下肢活动良好，NRS评分1～2分，术后每12 h推注0.25%罗哌卡因15 ml；患者术后24 h出现疼痛加重，NRS评分4～5分，局部麻醉药注入10 min后好转，NRS评分1～2分；术后48 h拔除神经阻滞导管。患者全程未出现恶心、呕吐、头晕等不良反应。

　　病例思考：首先，全踝关节置换术手术时间较长，患者多为老年患者，硬膜外阻滞存在术后抗凝药物使用的风险，全身麻醉复合神经阻滞技术可以达到与硬膜外阻滞相同的镇痛效果，术中保证患者舒适度，同时可以做到阿片类药物节俭。其次，由于导管处于消毒范围内，该患者未进行术前置管，予以术后置管，以避免增加感染及导管脱出风险。最后，患者自控静脉镇痛（PCIA）配合神经阻滞留置导管可能可以减少局部麻醉药消退后的暴发疼痛。

（董榕）

第三节　髋关节置换术麻醉

一、概述

随着人口的老龄化，全髋关节置换术（total hip arthroplasty，THA）正变得越来越常见。THA术后的主要不良事件发生率为6.4%，最重要的独立危险因素是高龄。THA术后最常见的并发症为心脏事件、肺栓塞、肺炎和呼吸衰竭。对于合并心肺疾病和糖尿病等严重疾病的老年患者，手术前应进行全面评估和充分的术前准备。需要实施THA的病因包括髋部骨折、骨关节炎（退行性关节病）、无血管性坏死和自身免疫性疾病（如类风湿性关节炎）等。髋部骨折可发生于任何年龄段的人群，但以老年患者最常见，且随年龄增加，发生率显著增加。其发生率与两大主要因素相关，即跌倒风险性及骨质疏松程度。全球髋部骨折患者中大约30%来自亚洲人群，特别是中国人群。预计在未来的40~50年，全球每年将有超过700万患者发生髋部骨折。到2050年，将有1/2的髋部骨折发生在亚洲，随之而来的经济负担也显著增长。北京的一项流行病学调查显示，2002—2006年间70岁以上女性髋部骨折患者较1990—1992年间增加3.37倍，男性患者增加2.01倍；从2002—2006年，女性50岁以上患者的髋部骨折发生率增长了58%，男性增长了49%。髋部骨折将成为老年群体最常见的创伤之一。老年患者自身往往已存在多种基础疾病，伤后或术后长期卧床则可能进一步导致坠积性肺炎、深静脉血栓、尿路感染和压疮等严重并发症。因此，髋部骨折及时正确地处理是降低残疾及病死率的关键。目前认为，髋部骨折的治疗目的是使患者尽可能恢复到伤前的功能水平，尽可能提高其生活质量。对于条件允许的患者而言，手术无疑是最好的治疗方法。现今非常强调尽早进行手术，固定骨折端，最好在48 h内完成，故麻醉前准备的时间相对较少，麻醉医师的临床技能和麻醉方式的选择就显得非常重要。髋部骨折的类型包括股骨颈骨折、股骨转子间骨折、股骨粗隆下骨折和股骨头骨折。对于年龄超过65岁的股骨颈骨折患者，采用人工关节置换术具有一定的优势。首先，患者术后早期可进行功能锻炼及保护下负重，有效降低相关并发症的发生率及病死率；其次，可避免骨不愈合及股骨头坏死等问题的出现。一般认为，髋关节置换的适应证包括：① 无法满足复位或牢固固定的骨折；② 骨折术后内固定失效；③ 已存在髋关节病变者；④ 恶性肿瘤或病理性骨折；⑤ 陈旧性股骨颈骨折，尤其是已发生股骨头塌陷坏死征象者；⑥ 股骨颈骨折合并髋关节完全脱位；⑦ 无法耐受再次手术者。人工关节置换术有两种，一种是人工股骨头置换术，该技术短期效果良好，主要适用于高龄、一般情况较差、活动能力低下或预期寿命较短的患者，以减轻疼痛，促进患者早期功能康复，提高生活质量。另一种是THA，对于身体情况及活动能力较好、预期寿命仍较长的患者，建议采用THA。THA创伤大，手术时间长，出血多。

THA的麻醉处理因手术复杂程度和患者全身情况不同而异。对于复杂手术例如髋骨移植、长段股骨植入、拆除人工假体以及有可能进入盆腔或损伤髂血管的手术，麻醉和术中管理要求高，风险大。

二、围手术期评估与处理

大多数THA患者由于活动受限，心肺功能难以估计。老年患者常常伴有全身性疾病，术中输液量和速度不易掌握，加上通气/血流比例失调和栓子导致的肺血管内膜损伤等因素，易产生低氧血症和肺水肿。对于老年或全身条件差的患者，手术尤其是复杂的手术中应使用有创血流动力学监测。

髋关节骨折的患者大多年老体弱，这些患者常合并冠心病、脑血管疾病、慢性阻塞性肺疾病或糖尿病。这些患者入院时常存在疼痛，处于严重应激状态，并可能表现出心肌缺血的症状和体征。尽管必须进行术前准备，但是延迟手术可能加重上述问题，并增加并发症的发生率。早期手术可降低疼痛评分，缩短住院时间并减少围手术期并发症。然而，与延迟手术相比，早期手术并不能提高患者的总体生存率。但是对于病情稳定的髋部骨折患者而言，治疗目标仍应是早期手术，同时结合早期恢复活动、康复锻炼并积极预防并发症。髋关节骨折患者常因摄入不足而存在不同程度的脱水。其失血量取决于骨折的具体部位，有些患者隐性失血量很多，严重者会影响循环血量。通常关节囊内骨折（股骨头下和股骨颈骨折）较囊外骨折（基底、转子间和转子下骨折）的失血量要少。由于血液浓缩，患者术前的红细胞压积正常或处于正常低限，有可能掩盖其潜在的隐性失血。髋关节骨折患者的另一个特点是术前常出现低氧血症，部分原因是脂肪栓塞，其他因素包括卧床引起的双肺底部肺不张、充血性心力衰竭引起的肺淤血和胸腔积液，以及肺部感染引起的肺实变。

骨关节炎是一种累及关节（最常见的是髋关节和膝关节）表面的退行性疾病。骨关节炎病变也会影响脊柱关节，所以在进行全身麻醉气管插管时应注意控制颈部移动范围，以避免加重颈神经根压迫或椎间盘突出。

类风湿性关节炎是一种累及心脏、肺、造血系统及内分泌系统等多器官、多系统的全身性疾病。类风湿性关节炎的特点是免疫介导的关节破坏，伴有关节滑膜的慢性进行性炎症。类风湿性关节炎通常影响手、腕和脚的小关节，导致严重关节畸形，严重的类风湿性关节炎几乎涉及所有的滑膜，包括颈椎和颞下颌关节的滑膜。寰枢椎半脱位在气管插管时可导致齿状突突出至枕骨大孔，影响椎动脉血流，压迫脊髓或脑干。对于需要糖皮质激素、免疫治疗或甲氨蝶呤治疗的严重类风湿性关节炎患者，应在术前获得颈椎屈伸侧位片。如果存在寰枢椎不稳，在保持颈椎轴线稳定的基础上使用纤维支气管镜进行插管。颞下颌关节受累会限制下颌的活动度，导致经口气管插管困难。声音嘶哑或吸气性喘鸣是提示环杓关节炎引起声门狭窄的信号，这种情况可能导致拔管后气道阻塞。类风湿性关节炎或骨关节炎患者通常接受NSAID止痛治疗，这些药物会产生严重的不良反应，如胃肠道出血、肾毒性和血小板功能障碍。

THA包括以下手术步骤：体位摆放（通常是侧卧位），将股骨头脱位截除，重建髋臼并植入髋臼假体（骨水泥或非骨水泥型），重建股骨并在股骨髓腔内植入股骨假体（股骨头和股骨干）。THA有3个可危及患者生命的并发症：肺栓塞（血栓栓塞和脂肪栓塞）、出血及骨水泥植入综合征。因此，对择期手术的患者有必要进行有创动脉测压。

髋关节手术患者，尤其是髋部骨折患者卧床后，由于血流缓慢、血管内膜损伤和凝血功能增强，可能形成下肢深静脉血栓。在患者变换体位、抬高下肢或下床活动时，血栓脱落，顺静脉回流进入右心，再流入肺循环，导致肺血栓栓塞症（PTE）。非全身麻醉的患者会突然出现呼吸困难、胸痛、咯血、血压下降甚至休克、意识丧失、心搏骤停等。在全身麻醉气管插管状态下主要表现为三低：血压、SpO_2和呼气末二氧化碳分压（$PetCO_2$）突然下降，同时血气分析显示低氧血症和高碳酸血症。肺动脉造影或多排螺旋CT可确诊，但通常情况下患者病情不允许搬动，可做床旁心脏超声检查。心脏超声表现为右心增大，肺动脉高压，有时可在右心内发现血栓。超声发现下肢深静脉血栓有助于诊断，D-二聚体正常对血栓性肺栓塞有排除作用，但其增高并不能确定是肺栓塞。如果发生PTE，应考虑气管插管纯氧通气保证氧合，给予升压药物维持循环；皮下注射依诺肝素钠40 mg抗凝，防止血栓增大。如果尚未行手术，符合PTE溶栓指征（休克或低血压），可进行溶栓治疗，可用重组组织型纤溶酶原激活剂（recombinant tissue plasminogen activator，rt-PA）50 mg持续静脉滴注2 h。如果发生这种情况，手术应暂停，待呼吸、循环稳定后再考虑择期手术。

THA术中及术后出血明显，部分患者出血量可达到1～2 L。有研究表明，硬膜外阻滞下实施控制性低血压可有效减少出血量，但老年患者应注意耐受的低血压程度，避免出现认知功能障碍以及心脏、肾脏并发症。

骨水泥固定股骨假体可并发骨水泥植入综合征，导致术中低氧血症、低血压、心搏骤停以及术后脂肪栓塞综合征（fat embolism syndrome，FES）。THA术中，髋关节处于脱位状态，股静脉可能被阻断。在髋关节复位和股静脉变直时，股骨假体植入过程中产生的栓子样物质释放进入循环，导致低血压，此时应该使用肾上腺素来治疗。高压灌洗股骨髓腔、假体植入前股骨钻侧孔能够减轻对血流动力学的影响。这种并发症的危险因素包括实施翻修手术、植入长干股骨假体、病理性骨折后行THA、原有肺动脉高压以及骨水泥的用量。术中应行动脉和中心静脉置管监测。

在确保单侧THA后未出现明显肺栓塞的情况下，在合适的患者中可考虑一次手术完成双侧THA。术中应监测超声心动图，同时需要麻醉医师和骨科手术医师之间保持密切沟通。如果在单侧髋关节置换手术中出现严重的血流动力学不稳定，另一侧髋关节置换手术就应该推迟。

髋关节置换翻修术的创伤程度大于首次髋关节置换术，出血量也会大大增加。失血量取决于许多因素，包括外科医生的经验和技能。有研究表明，在平均动脉压相似的情况下，与全身麻醉相比，髋关节手术中使用区域麻醉技术（如蛛网膜下腔阻滞或硬膜外阻滞）时的失血量减少，目前其机制尚不清楚。由于髋关节置换翻修术围手术期输血的可能性增加，可考虑术前储备自体血和术中自体血回输。术前使用维生素B_{12}、维生素K和铁剂可以治疗轻度的慢性贫血。重组人促红细胞生成素（每周皮下注射600 IU/kg，从手术前21天开始，到手术当天结束）也可减少围手术期异体输血的需要，促红细胞生成素通过刺激骨髓中红系祖细胞的分裂和分化来增加红细胞的生成。髋关节置换翻修术中保持正常体温也有助于减少失血量。

三、麻醉方式选择

气管内插管全身麻醉是目前大多数麻醉医师的首选，其缺点是对生理影响大。对于高龄，心、肺功能障碍的患者，术后可能需要呼吸支持，会增加并发症风险；且术后镇痛可能不完善，术后恢复时间长，不利于功能锻炼。

神经阻滞（腰丛+骶丛）+镇静或浅全身麻醉具有生理影响小、术后不需要呼吸支持、恢复迅速、术后镇痛满意等优点，对于高龄髋部骨折手术患者具有独特的优势。髋关节手术常用的切口包括后外侧途径、前外侧途径和外侧途径。髋部手术涉及的神经支配如下：

（1）臀上神经（L_5，S_1前支）：穿出梨状肌上孔，支配臀中肌、臀小肌、阔筋膜张肌。

（2）臀下神经（$S_{1\sim2}$前支）：穿出梨状肌下孔，支配臀大肌。

（3）臀上皮神经（$L_{1\sim3}$后支）：分布于臀后上部皮肤。

（4）臀中皮神经（$S_{1\sim3}$后支）：在髂后上棘与尾骨间连线的中1/3处穿出深筋膜，分布于臀内侧皮肤。

（5）臀下皮神经（$S_{1\sim3}$前支）：来自骶丛的股后皮神经，在臀大肌下缘中部穿出，绕臀大肌下缘向上，分布于臀下部皮肤。

（6）髂腹下神经（T_{12}，L_1前支）：外侧皮支（髂支）分布于臀外上侧的皮肤。

（7）股外侧皮神经（$L_{2\sim3}$前支）：分布于大腿外侧。

（8）股后皮神经（$S_{1\sim3}$前支）：分布于大腿后侧。

麻醉医师可选择在超声和（或）神经电刺激引导下实施神经阻滞。大多数患者可先在超声引导下行腰丛（0.375%～0.5%罗哌卡因20～30 ml）+骶丛神经阻滞（0.375%～0.5%罗哌卡因15～20 ml），然后复合镇静（靶控输入丙泊酚，血浆浓度1.0～2.0 μg/ml）或喉罩麻醉吸入七（地）氟烷。如选择复合喉罩麻醉，对于合并心、肺功能障碍的高龄患者，也可采用静吸复合诱导，先静注丙泊酚1.0～1.5 mg/kg，随后吸入5.0%～6.0%七氟烷，新鲜气流量6.0～8.0 L，待下颌松弛后（3～4 min）置入喉罩，术中七氟烷吸入维持呼气末MAC值0.7。根据患者的反应情况可分次静注芬太尼10～20 μg或舒芬太尼3～5 μg。术中保持患者自主呼吸。

髋关节置换手术也可选择区域麻醉（包括蛛网膜下腔阻滞、硬膜外阻滞）。一项荟萃分析共纳入15个随机对照临床研究，结果表明区域麻醉降低了术后深静脉血栓的发生率以及术后1个月内病死率，但这种优势并未持续到3个月后。在尽可能少用镇静药的情况下，区域麻醉的患者术后谵妄和认知功能障碍的发生率也降低了。椎管内麻醉无论是否联合全身麻醉，均有利于术后镇痛。如果选择蛛网膜下腔阻滞，使用轻比重局部麻醉药有利于控制阻滞平面偏向患侧肢体。患肢（即手术侧）在上，$L_{3\sim4}$穿刺，10 mg布比卡因或15 mg罗哌卡因加灭菌注射用水至3 ml，注射后维持患肢在上的体位10～15 min，以稳定麻醉阻滞平面。

四、经典手术的麻醉病例分析

（一）病史摘要

患者，女，83岁，162 cm，57 kg，因"不慎跌倒"致右股骨颈骨折。患者既往于6个月前发生缺血性脑卒中，现口服阿司匹林100 mg/qd，日常生活尚可自理，有慢性支气管炎病史10余年。入院体检：神志清楚，体温36.7℃，脉搏81次/min，呼吸15次/min，血压140/75 mmHg。心电图：ST-T改变；心脏超声：射血分数43%，左室肥大，左室收缩功能减退；血气分析：pH 7.45，PaO_2 52.6 mmHg，$PaCO_2$ 47.0 mmHg；Hb 95 g/L，HCT 28.9%；胸部X线片：慢性支气管炎、肺气肿。患者入院第二天咳嗽、咳痰开始增多，但体温正常，吸空气时SpO_2 89%，鼻导管吸氧时SpO_2能维持在96%，骨科医师要求尽早行"右人工股骨头置换手术"。

（二）病例分析

1. 术前评估和准备

术前对患者的心、肺、脑等重要脏器的功能进行评估，对可纠正因素尽可能优化治疗。

（1）心功能评估：根据2014年美国心脏病学会/美国心脏协会冠心病非心脏手术心血管评估指南，存在活动性心脏病是择期手术禁忌，应推迟手术到活动性心脏病病情稳定或病情已纠正；而其他情况并非手术禁忌，但应结合手术风险、患者的运动功能储备及心脏疾病的临床症状等三方面因素综合评估，最终确定能否手术。对于老年髋部骨折合并心力衰竭患者的手术，腰、骶丛神经阻滞可有效阻断手术侧伤害性刺激的传入，阻滞范围相对局限，减少了对老年患者循环功能的干扰，相较于全身麻醉或椎管内麻醉具有独特优势，但其能否改善此类患者的预后还有待进一步的临床研究证据。虽然合并活动性心脏病是择期手术禁忌，但是也有腰、骶丛神经阻滞成功应用于老年髋部骨折合并活动性心脏病患者手术的病例报道。如Asao等报道了4例髋部骨折合并严重心力衰竭的老年患者、Gamli等和Ho等各报道了1例髋部骨折合并主动脉狭窄患者在腰、骶丛神经阻滞下顺利实施手术。本例患者心脏超声提示射血分数43%，左室肥大，左室收缩功能减退，但无明显心绞痛、心肌梗死及心力衰竭等活动性心脏病症状，目前无手术禁忌。

（2）脑功能评估：既往脑卒中史或短暂性脑缺血发作（transient ischemic attack，TIA）病史是围手术期发生脑卒中的重要独立危险因素，近期脑卒中患者应注意择期手术时机的选择。急性脑卒中破坏了脑血管的自身调节机制，使得脑血流被动依赖于脑灌注压的改变，轻度低血压就可能进一步加重缺血性脑损伤。Aries等研究证实，脑卒中引起的脑血管自身调节障碍在损伤8 h就已发生并可持续2~6个月。因此，脑卒中后择期手术最好推迟到缺血性脑损伤炎症反应消退和脑血管自身调节功能恢复，现有的临床研究证据建议脑卒中1~3个月（最好是6个月）后再行非急症手术。如果确实需要提前手术，必须严密调控血压，同时应使用经颅多普勒或神经电生理监测方法避免脑缺血的发生。围手术期通过对可纠正危险因素的优化治疗积极预防脑卒中：术前评估患者脑卒中后病情是否稳定，近期有没有出现新的神经症状；术中维持平均动脉压变化在基础值的20%范围之内；维持充分氧合；避免出血过多引起的贫血；选用区域麻醉有助于有效控制手术应激反应引起的高凝状态，术后尽早恢复抗凝治疗。该患者6个月前有缺血性脑卒中病史，近期无新的神经症状发生，目前病情稳定，无手术禁忌。

（3）肺功能评估：该患者有慢性支气管炎病史，心电图和心脏超声检查未提示右心功能受损表现，目前的低氧血症能够通过吸氧改善，且无急性肺部感染表现，如等待内科控制肺部疾病后再手术，可能因卧床导致肺部感染和下肢深静脉血栓形成等并发症，或将失去手术机会。但尽早手术的同时配合慢性支气管炎内科治疗将有利于避免相关并发症，促进尽早康复。

2. 麻醉实施

选择超声引导下行腰、骶丛神经阻滞复合丙泊酚靶控镇静技术。安排早上第一台手术。开通外周静脉通路，以0.3 ml/(kg·min)输入乳酸钠林格注射液，补充液体缺失量和生理需要量。常规监测心电图、无创血压、SpO_2及体温，在超声引导下桡动脉穿刺置管，连接血流动力学监测仪，连续监测动脉压、心输出量（CO）、心指数（CI）、外周血管阻力（SVR）、每搏量变异度（SVV）和脉压变异度（PPV）。超声下行腰丛（0.375%罗哌卡因25 ml）+骶丛（0.375%罗哌卡因20 ml）阻滞；术前5 min开始给予丙泊酚靶控输注，根据Ramsay镇静评分逐渐增加剂量，直到Ramsay评分达到4~5分；在患者入睡后插入可监测$PetCO_2$的鼻咽通气道，面罩吸氧，监测$PetCO_2$、呼吸频率和潮气量；切皮前，静脉注射帕瑞昔布40 mg。根据患者对手术刺激的反应静脉滴定注射舒芬太尼（1~2 μg），术中维持自主呼吸，循环稳定。术中根据PPV变化趋势调节输液速度，采用自体血回输，并用补液加温联合暖气加温系统（forced-air warming system）维持中心体温36~37℃。手术结束前10 min，停止输入丙泊酚，静注昂丹司琼4 mg。手术历时65 min，出血400 ml，自体血回输130 ml，输入平衡液800 ml，羟乙基淀粉500 ml。术毕呼之睁眼，送复苏室观察。接PCIA（舒芬太尼100 μg+100 ml生理盐水，背景剂量2 ml，一次按压剂量2 ml，时间间隔15 min。1 h后，患者完全清醒，循环、呼吸稳定，送回病房。

3. 术后处理和随访

术后静脉注射帕瑞昔布40 mg，每天2次，连续3天。术后第1天开始皮下注射依诺肝素钠40 mg，每天1次。术后第2天下床活动，术后第4天出院，转到康复医院康复治疗。术后VAS评分0~4分，无恶心呕吐，无尿潴留。

五、髋关节置换中的神经损伤

1. 神经损伤的流行病学及常见病因

髋关节置换术中的神经损伤发生率为0.6%~3.7%，在接受全髋翻修的患者中神经损伤的发生率高达7.6%。外科因素（包括体位、止血带）、麻醉因素和患者因素都可能造成神经损伤。

手术入路和神经损伤密切相关，前侧入路手术中股外侧皮神经损伤最为常见，后外侧入路手术中腓总神经损伤常见。外科神经损伤的病因包括压迫、牵拉、缺血和（或）切断。围手术期神经压迫常发生于患者手术体位、手术敷料、术野牵拉器的不当放置、髋关节脱位操作、骨水泥的压迫，以及神经局部血肿形成。放置手术体位时，应特别注意避免对膝外侧部位的压迫，因为腓总神经正好从该部位浅表位置通过，容易导致腓总神经损伤。牵拉性损伤常发生于术中手术操作，如髋关节脱位复位，或合并肢体延长的全髋置换。造成神经损伤的牵引力大小具有神经特异性，其中位置固定的神经发生牵拉性神经损伤的风险最高。Edwards等证实腓总神经麻痹可单独发生，与胫神经自由通过腘窝相比，腓总神经在腓骨头远端相对固定，腓总神经可拉长的长度低于3.8 cm，而胫神经可拉长的长度超过4 cm。腓总神经由排列紧密的神经束组成，神经损伤的风险最高，而具有丰富结缔组织的胫神经不易受损。Lundborg等研究发现缺血性神经损伤可继发于神经压迫，压迫2～4 h后即可观察到神经内膜水肿。压迫导致的神经缺血可发生于患者手术体位不当和止血带压力过高或时间过长。直接的神经切断或撕裂通常发生于手术刀、电凝、钻孔、螺丝植入，以及其他手术设备的直接损伤。另外，骨水泥凝固过程产热，可引起神经的热损伤。

麻醉因素造成的神经损伤主要为神经内注射。机制包括直接的刺伤、束内注射液体压迫神经、神经内血管受压和损伤（缺血性）以及注射药物的化学损伤（神经毒性）。然而，Yajnik M等通过回顾5年内连续手术住院患者的神经阻滞相关事件发现，周围神经阻滞与围手术期周围神经损伤的风险增加无关。另一项20年的队列研究纳入了12 998例全髋关节置换病例，研究全髋关节置换术围手术期区域麻醉风险事件。结果表明，全髋关节置换术后发生神经损伤的风险没有因使用神经轴麻醉或周围神经阻滞而增加，且患者损伤神经的恢复不受区域阻滞的影响。鉴于神经阻滞已知的功能和临床益处，这些结果支持接受选择性全髋关节置换术的患者使用神经阻滞技术。目前神经阻滞相关技术和仪器设备有了显著进步，实现了超声引导的动态可视化操作，可显著减少神经损伤的概率。

患者原有的神经病变可导致神经损伤的易感性增加，包括糖尿病神经病变、腰椎间盘突出神经受压以及其他神经病变。对这类患者，神经阻滞和外科操作都应更加谨慎。尽管我们认识到上述的常见病因，但是在神经损伤患者中，有50%并不能确定具体病因。

2. 神经损伤的预防

骨科医师应该具备扎实的局部神经解剖学知识，能够识别解剖变异；术前筛选高危因素患者，比如发育性髋关节发育不良（development dysplasia of hip，DDH）和既往髋部手术史等。骨科医师术中应注意不当体位、过度牵拉、手术操作损伤和骨水泥渗漏，对于高危患者，术中可以监测短潜伏期体感诱发电位（SSEP），及时发现神经功能受损。术后即刻进行放射影像学检查有助于识别神经损伤原因：骨水泥漏出、假体位置、意外髋臼穿透。延迟性神经损伤可发生于瘢痕形成或血肿形成，导致压迫性损伤。因此，术后需要认真评估，早期识别神经损伤的潜在风险。神经阻滞相关的神经损伤预防措施有：在超声可视化下进行神经阻滞，采用细针并避免穿刺神经及切割神经，避免使用高浓度的局部麻醉药，避免神经束膜内注射等。

3. 神经损伤的处理

Unwin等认为疼痛是神经损伤最为重要的诊断信息，它提示神经的持续性损害。因此，对于术后神经麻痹合并剧烈疼痛的患者应考虑尽快手术探查。证据表明血肿形成也是紧急手术探查的指征，血肿形成通常表现为延迟性神经麻痹。此外，肢体延长术后合并急性坐骨神经麻痹的患者应考虑即刻实施矫正手术。神经探查的手术时机也应有所考虑，对于神经完全切断的患者，进行急性的一期修复具有优势，但对于钝性分裂性神经损伤患者，延迟数周的探查手术更为有利，原因在于数周后神经断端才足够与正常神经组织进行吻合。

在神经损伤但无疼痛症状的情况下，处理时必须权衡再手术风险与手术探查的可能获益。此外，神经损伤的其他可能原因也必须充分考虑，因为并非所有针对神经损伤病因的手术效果良好。

非手术治疗措施包括关节活动性理疗、延长支撑时间，以等待功能恢复。在等待康复期间，应尽最大可能采用诊断性检查明确神经损伤的程度和预后。这些诊断性检查用尽以后，进行肌腱转移就是一个可供选择的治疗方法，有报道显示肌腱转移能够获得一定的效果。肌腱转移手术效果对时间不敏感，通常在神经损伤后18个月进行，这段时间有助于神经功能的最大恢复并产生组织平衡。如果较早进行肌腱转移，则应采用端-侧入路，以便神经功能在肌腱转移术后继续恢复。在一项包括12例腓总神经麻痹后实施肌腱转移手术的研究中，所有患者的功能均得到改善。进一步比较分析单纯肌腱转移手术和肌腱转移联合神经修复手术患者的功能恢复情况，结果发现联合手术组患者恢复较高运动能力的比率更高，2组患者的运动能力恢复比率分别为20%和57%。

（王爱忠　张俊峰）

第四节　全膝关节置换术麻醉

一、概述

膝关节是人体最复杂、最精细的关节，是人体主要承重的关节，也是人体最容易发生损伤的关节之一。全膝关节置换术（TKA）是终末期膝关节病的最佳治疗方法，是目前膝关节退行性疾病治疗的国际标准，能够明显缓解疼痛，矫正畸形，改善关节功能，提高生活质量。随着科学技术的发展，出现了股四头肌免干扰入路微创全膝关节置换术、计算机辅助导航技术、机器人技术、单髁置换术等，从而减小创伤，减轻疼痛，促进术后康复。膝关节置换术入路包括常规髌旁内侧入路、髌旁小切口入路、股内侧肌下入路、经股内侧肌入路、V-Y入路、髌旁外侧入路。TKA的适应证有退行性骨关节炎、类风湿性关节炎、强直性脊柱炎、创伤性关节炎、膝关节结核性强直、骨肿瘤切除术后等。手术步骤：① 平卧，轻度屈曲膝关节，髌骨前方纵向切口直至胫骨结节。② 髌骨旁内侧1/3处剥离骨膜，外翻髌骨，显露整个膝关节。③ 充分松解软组织，纠正各种膝关节畸形。④ 去除股骨和胫骨的骨赘，暴露胫骨近端前方和内侧，屈膝90°，安装胫骨截骨装置。⑤ 用电锯修整胫骨关节面。⑥ 屈膝90°，安放股骨髓内定位杆。⑦ 用电锯修整股骨关节面。⑧ 股骨和胫骨假体试模复位。⑨ 将胫骨、髌骨、股骨表面的血液骨屑冲洗干净。⑩ 调好骨水泥，分别涂于截骨平面及假体表面，安装到位。⑪ 复位膝关节，检查关节的活动度及稳定性。⑫ 置引流管，逐层缝合切口。

膝关节骨关节炎是一种因膝关节结构改变导致关节功能逐渐丧失，伴有慢性疼痛的膝关节退行性疾病。骨关节炎最常见的危险因素是年龄和肥胖，伴随生活质量提高、人口老龄化，高龄肥胖人群日趋增多，膝关节骨关节炎发病率呈上升趋势。类风湿性关节炎是一种以关节病变为主，可累及心脏的自身免疫性疾病，患者相对年轻，晚期关节畸形，功能丧失。TKA手术创伤较大，围手术期释放的炎症因子通过外周和中枢双重作用，导致术后剧烈疼痛，此外，术后早期功能锻炼引起的股四头肌痉挛也是疼痛的重要因素。TKA术后约60%患者有剧烈疼痛，30%的患者有中度疼痛。TKA术后应尽早进行功能锻炼，以防止关节粘连。但是，术后疼痛限制功能锻炼，造成制动，会增加肺部感染、下肢深静脉血栓、肺栓塞和压疮的风险，急性疼痛还会增加患者心脏负荷，容易发生心肌缺血，术后疼痛控制不良也可能转为慢性疼痛。近年来，加速术后康复（ERAS）的理念日趋深入，如何提高医疗质量，缩短住院时间，降低医疗成本，成为重要课题，对TKA手术的麻醉和镇痛管理提出了更高的要求。

二、围手术期评估与处理

TKA属于中危手术。慢性骨关节炎多为老年患者，术前常常合并心、肺、脑等器官系统的疾病，用药史也比较复杂，需要详细询问病史，进行体格检查，结合实验室检查、特殊检查的结果，判断患者对麻醉和手术的耐受性，必要时请专科医生会诊处理。除术前心电图、胸部X线片、血常规、凝血功能、肝肾功能、电解质、血糖等常规检查之外，酌情增加超声心动图、24小时心电图、冠状动脉计算机体层血管成像（computed tomography angiography，CTA）等。以下4种为高危情况：不稳定性冠状动脉综合征、失代偿性心力衰竭、严重的心律失常、严重的瓣膜病变，必须完善术前心脏检查和治疗措施。麻醉医师需结合NYHA心功能分级、Goldman心脏风险指数或改良的心脏风险指数，评估患者的耐受性。膝关节骨关节炎的患者由于下肢功能障碍，有时很难通过代谢当量水平来评估患者的体能状态，也很难通过6 min步行试验来评估患者的心肺功能。

高血压患者术前血压控制在160/90 mmHg以下为宜，服用血管紧张素受体拮抗剂沙坦类药物的患者术前24天停药，改为钙拮抗剂硝苯地平缓释片手术当日清晨服用。冠状动脉支架植入术后1年内服用阿司匹林、氯吡格雷双抗的患者，应延期进行TKA手术。其他冠心病患者术前停用阿司匹林3天，术前停用氯吡格雷5～7天，必要时使用低分子肝素桥接治疗至术前12 h。心律失常患者的抗心律失常药物可以服用至手术当日清晨。心房颤动患者术前停用华法林3～5天，使INR＜1.5，同时使用低分子肝素桥接。植入起搏器的患者术前请心内科医生会诊，确保起搏器功能良好，处于非同步起搏模式，关闭抗心律失常，关闭心率增强功能。脑缺血的患者如有急性或亚急性脑梗死，手术应延期至6个月以后，阿司匹林停药3天，氯吡格雷停药5～7天，必要时使用低分子肝素桥接。糖尿病患者术前空腹血糖控制在11.2 mmol/L以下，手术当日清晨停用胰岛素及口服降糖药。贫血患者术前血红蛋白水平应在70 g/L以上，老年患者最好在100 g/L以上，必要时术前给予促红细胞生成素或铁剂。慢性阻塞性肺疾病患者如没有明显咳痰喘症状，无明显干湿啰音及哮鸣音，术前检查肺功能、血气，必要时氧疗、吸入支气管扩张剂，使$PaO_2 > 60$ mmHg，$PaCO_2 < 46$ mmHg。术前肝功能转氨酶＜正常值的3倍，血肌酐＜130 μmol/L，血钾＞3.0 mmol/L。术前营养不良的患者易发生切口愈合不良、感染，如低蛋白血症者血清白蛋白＜35 g/L，术前应口服营养补充剂。

类风湿性关节炎患者往往为中青年，可能伴有颞下颌关节病变、颈椎病，术前应评估困难气道的风险，必要时应用纤维支气管镜辅助气管插管全身麻醉。术前口服糖皮质激素者，服药至手术当日清晨。

需注意膝关节病变患者是否有下肢麻木或无力，如糖尿病周围神经病变、椎管狭窄压迫神经根并出现神经症状、是否有脊柱手术史，以评估椎管内麻醉及神经阻滞的可行性。

三、麻醉方式的选择

（一）全身麻醉

优点为麻醉效果确切，可以控制性降压，减少出血，为手术创造良好的条件，同时解除患者紧张焦虑，舒适性较高。气管插管全身麻醉的适应证广泛，可用于复杂翻修等难度大、时间长的手术。缺点为阿片类药物用量较大，术后有恶心、呕吐、嗜睡、呼吸抑制、胃肠道蠕动减弱、瘙痒等不良反应。采用短效阿片类药物瑞芬太尼能部分减轻上述不良反应，丙泊酚、瑞芬太尼、非去极化肌松药联合诱导插管，术中泵注瑞芬太尼、丙泊酚全身静脉麻醉，或吸入七氟烷静吸复合全身麻醉，缝合切口前追加小剂量舒芬太尼2～5μg进行镇痛。

喉罩全身麻醉简单易行，可用于时间较短的手术，浅全身麻醉，保留自主呼吸，术后恢复快，不良反应较气管插管少。患者如有口腔颌面病变（如下颌骨术后颜面不对称），咽喉或颈部病变（如颈部瘢痕挛缩、颈部包块导致喉头移位），或易发生胃食管反流（如食管裂孔疝），禁忌喉罩全身麻醉，应采用气管插管。喉罩全身麻醉需复合神经阻滞，以充分镇痛，避免手术刺激引起的喉痉挛，术中吸入七氟烷使MAC达到0.7，酌情追加小剂量舒芬太尼1～2μg。全身麻醉需监测心电图、血压、SpO_2、$PetCO_2$、MAC，必要时进行有创动脉压、中心静脉压监测。

（二）椎管内麻醉

麻醉平面控制在T_{10}以下，可以满足手术需求。与全身麻醉相比，椎管内麻醉有以下优势：镇痛效果好，输血量少，深静脉血栓发生率、死亡率低，出院时间早。脊柱病变或脊柱术后的患者以及局部感染、凝血功能障碍的患者禁忌椎管内麻醉。

硬膜外阻滞可以扩张下肢血管，减少深静脉血栓的发生率，同时保留硬膜外导管进行术后镇痛，可以提供良好的镇痛效果。但是硬膜外阻滞有术后低血压、下肢无力等不良反应，同时，围手术期抗凝药的使用可能增加硬膜外血肿的风险，限制了硬膜外阻滞的应用。

蛛网膜下腔阻滞简便易行，起效迅速，效果确切，是一种良好的麻醉方式。但其有低血压、尿潴留等不良反应，而且一次性给药无法满足术后镇痛的要求。近来，随着ERAS理念的深入，及围手术期多模式镇痛的应用，蛛网膜下腔阻滞显示出一定优势。蛛网膜下腔阻滞比全身麻醉出院时间早，可以实现当天出院，降低医疗费用。手术安排在术晨第一或第二台，蛛网膜下腔阻滞药物可以选择利多卡因、甲哌卡因、布比卡因、丙胺卡因、阿替卡因。术后在复苏室观察1～2h，术后4h开始进行功能锻炼，手术当天出院。出院标准：① 全身状况良好，VAS评分<5分。② 敷料干燥。③ 能安全独立地上下床、起坐。④ 在助步器辅助下能安全步行甚至上楼。⑤ 患者有出院意愿。⑥ 回家后能获得康复指导。术后口服镇痛药，如对乙酰氨基酚、COX-2抑制剂美洛昔康、加巴喷丁，必要时口服盐酸羟考酮。

（三）神经阻滞

膝关节的神经支配：膝关节神经分布为浅、深两层。

浅层为分布到皮肤和皮下组织的皮神经，部分神经干较粗，容易形成皮神经瘤。深层为分布到关节周围韧带、关节囊及进入关节的关节支。浅层为皮神经，①膝前部受股神经（$L_{2\sim4}$）分支支配，其中中间为股中间皮神经分布，髌骨下方为隐神经髌下支分布。② 膝后部为股后皮神经（$S_{1\sim3}$）、闭孔神经（$L_{2\sim4}$）后支的皮神经分布。③ 膝外侧上半部为股外侧皮神经（$L_{3\sim4}$）分布，下半部为腓总神经（$L_{4\sim5}$、$S_{1\sim3}$）返支分布。④ 膝内侧上半部为闭孔神经前支的皮神经、股神经分支股内侧皮神经、隐神经分支分布，下半部为胫神经（$L_{4\sim5}$、$S_{1\sim3}$）的皮神经分布。膝前部和膝内侧部皮神经走行于第一层、第二层浅筋膜之间（股四头肌肌腱和髌腱表面紧贴着较薄的第三层浅筋膜）。

深层可以分为四组：① 髌上区组，股四头肌肌支的关节支，分布于髌骨上缘附近的关节囊。② 内侧及髌下区组，由隐神经分支组成，分布于髌下区和膝关节前内侧的韧带、关节囊，并进入关节内支配髌下脂肪垫和前交叉韧带。③ 外侧区组，腓总神经分支（外侧副韧带神经及腓浅、腓深神经关节返支），分布于关节外侧部韧带、关节囊、外侧脂肪垫。④ 腘区组，坐骨神经、胫神经、闭孔神经分支，分布于后斜韧带、后侧关节囊，并进入关节内支配后交叉韧带。四组神经在关节囊外有重叠交叉，但各自分布区域基本明确，在关节内均分布于滑膜，通过滑膜的延伸覆盖到整个关节腔表面。深层的隐神经膝关节支、腓总神经膝关节支、股内侧肌支膝关节支等神经支粗约 1 mm，位置表浅且固定，具有选择性切断的可行性。

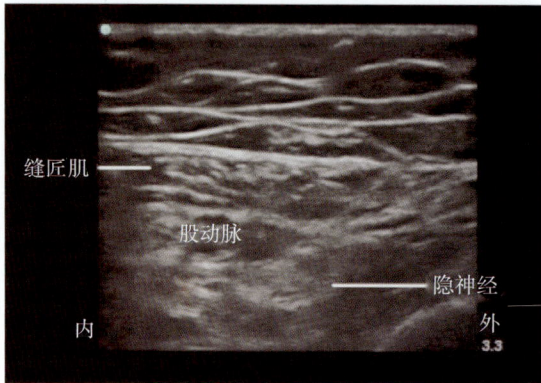

图 3-14　收肌管阻滞

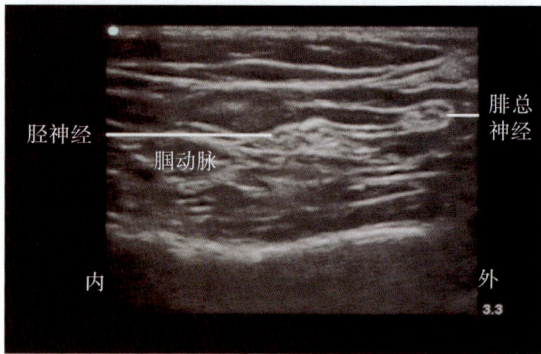

图 3-15　胫神经阻滞

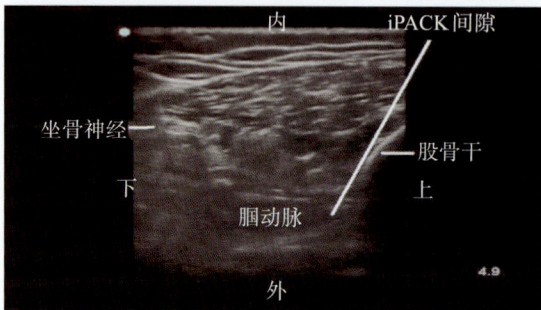

图 3-16　膝关节囊后间隙阻滞

大腿皮神经的来源有一定变异：股外侧皮神经（$L_{3\sim4}$）恒定出现，支配大腿外侧皮肤并延伸至膝关节外侧水平，分布于髌骨外上部及股四头肌腱外侧部皮肤和浅筋膜。

股中间皮神经起源于股神经（$L_{2\sim4}$）腹股沟部，向下分为 2～3 支，分布于股四头肌腱和髌骨区域的皮肤、浅筋膜。一项研究在 14 例志愿者皮神经阻滞中各发现 1 例股中间皮神经、1 例股内侧皮神经缺如，其支配区域分别由股内侧皮神经和隐神经髌下支代偿，或由股中间皮神经和隐神经髌下支代偿。股下段内侧的皮神经变异较大，38% 为股内侧皮神经，60% 为隐神经分支，支配膝前内侧皮肤、浅筋膜。股后皮神经（$S_{1\sim3}$）源于骶丛，沿大腿后侧中线下行，于腘部发出 3～4 支分支，分布于腘区皮肤、浅筋膜。

神经阻滞方法：传统的膝关节神经阻滞方法是股神经联合坐骨神经阻滞，可以提供比较完善的术中和术后镇痛，其缺点是股神经阻滞影响股四头肌肌力，患者下地活动后有跌倒的风险。麻醉医师也可以选择低浓度局部麻醉药如 0.2%～0.375% 罗哌卡因进行阻滞，或收肌管阻滞（图 3-14）代替股神经阻滞，尽量保留股四头肌肌力。而坐骨神经阻滞有腓总神经损伤的风险，可以考虑腘窝处胫神经、腓总神经分离后，单独行胫神经阻滞（图 3-15），或者膝关节囊后间隙阻滞（iPACK）腘窝膝关节支（图 3-16），避免腓总神经的损伤。

随着ERAS理念的深入，膝关节皮神经阻滞逐渐受到重视，可以最大限度地保留运动功能，利于术后康复。但是皮神经的解剖变异较多，甚至有缺如，如何改进皮神经阻滞，需要在解剖和临床上进一步研究。股前皮神经阻滞方法一：于腹股沟远端10 cm、缝匠肌与阔筋膜之间，股动脉外侧与内侧，分别阻滞股中间皮神经、股内侧皮神经；方法二：股中间皮神经阻滞位点在腹股沟远端10 cm、缝匠肌与阔筋膜之间，股内侧皮神经阻滞位点在腹股沟远端10 cm，股动脉外侧近端股三角，同时阻滞隐神经、股内侧肌支；方法三：腹股沟韧带远端（1.50±0.47）cm，伴随腹壁浅动脉，阻滞股神经的分支股前皮神经。

股后皮神经阻滞臀下入路在臀大肌深面，坐骨神经内侧，此位点阻滞容易同时阻滞坐骨神经，影响下肢运动。股后皮神经向远端走行，与坐骨神经分开，从外上向内下走行于股二头肌浅面，而坐骨神经位于股二头肌深面，此处阻滞股后皮神经可避免坐骨神经阻滞。

（四）多模式镇痛

理想的围手术期疼痛管理可以减少患者的心理负担，促进术后康复，缩短住院时间，降低医疗费用，提高患者满意度。多模式镇痛是将作用机制不同的方法及药物组合在一起，发挥协同或相加作用，降低单一药物，特别是阿片类的剂量和不良反应，提高患者的耐受性，缩短起效时间，延长作用时间。TKA术后多模式镇痛方案通常为药物联合镇痛＋神经阻滞＋关节局部注射，必要时联合患者自控硬膜外镇痛（patient-controlled epidural analgesia，PCEA）或PCIA。

1. 超前镇痛

术前口服对乙酰氨基酚、COX-2抑制剂塞来昔布或加巴喷丁。

2. 外周神经阻滞

合理选择阻滞位点和药物浓度，尽量不影响运动功能，可以置管进行连续股神经阻滞（图3-17）或连续收肌管阻滞（图3-18），以延长镇痛时间，使收肌管置管更易护理。

3. 术中关节局部注射

配方以局部麻醉药为主，如罗哌卡因，可以复合吗啡、非甾体抗炎药、地塞米松、肾上腺素等组成鸡尾酒方案，以减少阿片类镇痛药的全身使用。

人体膝关节中45%～80%的神经纤维含有疼痛感受器，广泛分布于膝关节的软组织和骨结构中，其中髌下脂肪垫、十字韧带、髌腱、内外侧副韧带、髂胫束等部位痛觉感受器密度高，尤其是韧带-骨附着部位（图3-19）。TKA术后存在持续2～3天的剧烈疼痛，关节

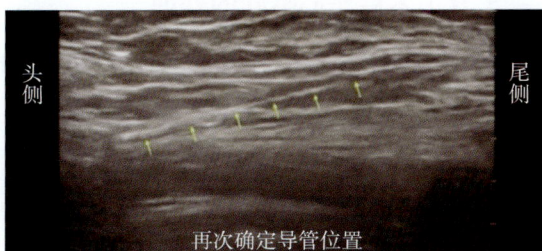

图3-17 连续股神经阻滞

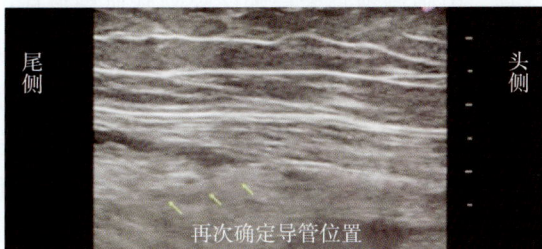

图3-18 连续收肌管阻滞

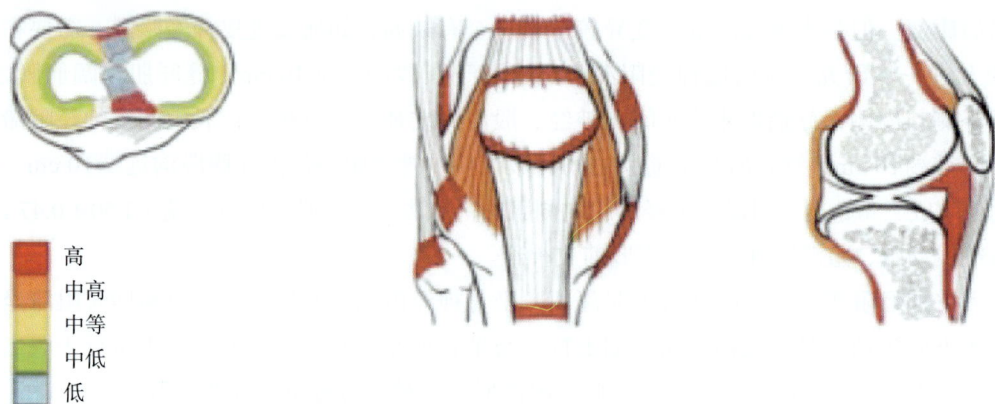

高
中高
中等
中低
低

图 3-19　膝关节疼痛感受器的分布密度

局部注射可提供术后 12 ~ 24 h 的有效镇痛。关节局部注射方法：截骨完毕冲洗后、放置假体前，注射混合镇痛药物（鸡尾酒）20 ml 于后关节囊，20 ml 于内外侧副韧带；放置假体骨水泥硬化后，注射 30 ml 鸡尾酒于股四头肌肌腱、髌韧带、髌骨周围软组织；缝合前，30 ml 鸡尾酒皮下浸润注射，总量为 100 ml（避免注射到皮肤，以防皮肤坏死）。

4. 出院后疼痛治疗

口服 COX-2 抑制剂如塞来昔布，必要时口服盐酸羟考酮，持续 4 ~ 6 周。

5. 非药物治疗

缩短手术时间，控制止血带的使用，术后冰敷、抬高下肢、加压包扎，减轻关节肿胀和炎症反应。

（五）术后恶心呕吐的处理

减少全身麻醉，术前静脉注射昂丹司琼、地塞米松，围手术期减少阿片类药物用量。

（六）预防深静脉血栓

TKA 术后深静脉血栓的发生率高达 30.8% ~ 58.2%，属于极高危手术。腘血管丛被腘区发出的膝上内/外侧动静脉、腓肠肌内外侧头血管丛、膝中动静脉、膝下内/外侧动静脉等分支呈上、中、下固定，限制其前后向移位。TKA 术中胫股关节前后向脱位导致术中血管壁张力过高、内膜撕裂是术后腘区深静脉血栓形成的主要原因，腓肠肌外侧头止点存在变异时，这种效应更为明显。而腘动脉管壁厚、血液流速快，不易发生内膜撕裂和血栓形成。术中长时间使用止血带、屈膝体位是 TKA 术后腘区深静脉血栓形成的次要原因。术中轻柔操作，显露胫骨平台后侧缘和股骨后髁时不过分暴露，有助于防止深静脉血栓形成。药物预防深静脉血栓的方法为：术前 12 h、术后 6 ~ 8 h 开始皮下注射低分子肝素，每天 1 次，最短 10 天，可延长至 11 ~ 35 天。需要注意椎管内阻滞血肿形成的风险。非药物预防措施包括弹力袜、空气压缩泵。

（七）ERAS的思考

日间TKA术后1年内并发症比常规TKA多，如假体无菌性松动导致的关节翻修、术后感染导致的开放切口清创冲洗、关节僵硬松解复位术等。① 院前、院内、出院后医患、医方多部门充分协调，是手术成功的决定性因素。② 对于日间手术的患者，术后24 h出院的并发症发生率比术后当日出院的发生率低。③ 需要更大样本、更长时间的观察，以评估TKA日间手术中期、远期的效果。

四、经典手术的麻醉病例分析

（一）病史摘要

患者，男性，28岁，体重75 kg，因"双膝关节疼痛20年，加重1年"入院，诊断为血友病A、膝关节缺血性坏死（**图3-19**），拟行左膝关节置换术。既往28年血友病病史，为Ⅷ因子（coagulation factor Ⅷ，FⅧ）缺乏，反复牙龈出血及自发性膝关节出血，长期输注FⅧ治疗。入院后完善相关检查，除凝血功能异常（**表3-3、图3-20、表3-4**）外，其余检查无特殊。

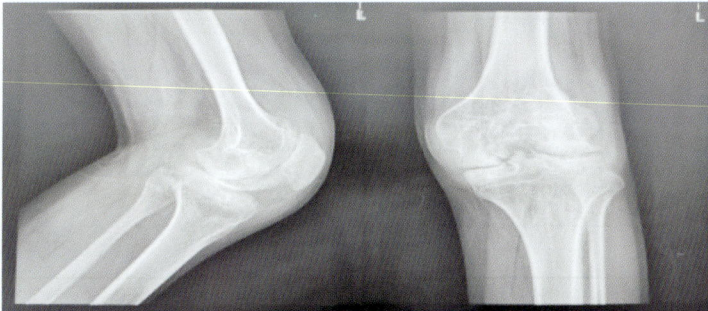

图3-20 膝关节缺血性坏死

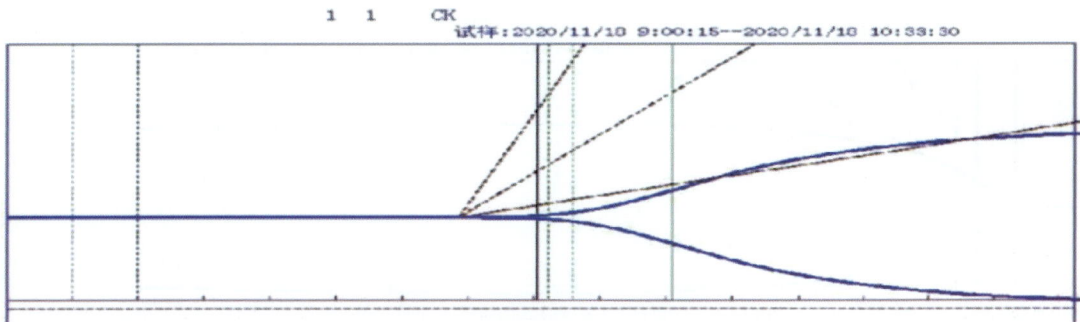

图3-21 患者术前1周血栓弹性图

表 3-3　患者术前 1 周凝血功能

报告项目	结果	参考值
凝血酶原时间（s）	12.6	11 ~ 14
国际标准化比值	1.07	0.82 ~ 1.15
活化部分凝血活酶时间（s）	87.3	23.3 ~ 32.5
纤维蛋白原（g/L）	1.976	2 ~ 4
凝血酶时间（s）	18.8	13 ~ 21
D-二聚体测定（mg/L）	0.16	0 ~ 0.8
纤维蛋白降解产物（mg/L）	2.5	0 ~ 5
Ⅷ因子活性（%）	33	70 ~ 150
Ⅸ因子活性（%）	65	70 ~ 120

表 3-4　患者术前 1 周血栓弹力图检测指标结果

报告项目	结果	参考值
凝血因子功能（min）	40.3	5 ~ 10
纤维蛋白原功能（min）	10.3	1 ~ 3
纤维蛋白原功能（°）	19.1	53 ~ 72
血小板聚集功能（min）	45.5	50 ~ 70
凝血综合指数	-30.9	-3 ~ 3
纤维蛋白溶解指数（%）	0	0 ~ 15
纤维蛋白溶解功能（%）	0	0 ~ 7.5

术前准备：每天静脉滴注 FⅧ 1800 U，新鲜冰冻血浆 200 ml；监测凝血功能（**表 3-5、图 3-22、表 3-6**）。

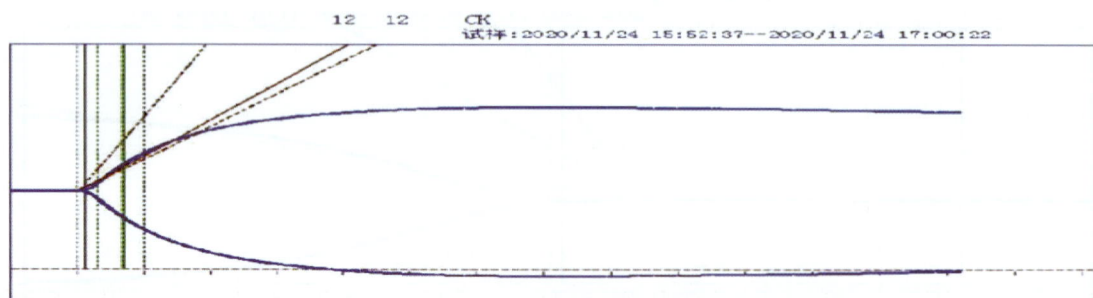

图 3-22　手术当日血栓弹性图

表 3–5　患者术前 1 日凝血功能

报告项目	结果	参考值
凝血酶原时间（s）	12.7	11 ~ 14
国际标准化比值	1.08	0.82 ~ 1.15
活化部分凝血活酶时间（s）	31.6	23.3 ~ 32.5
纤维蛋白原（g/L）	2.204	2 ~ 4
凝血酶时间（s）	19	13 ~ 21
D-二聚体测定（mg/L）	0.1	0 ~ 0.8
纤维蛋白降解产物（mg/L）	2.5	0 ~ 5
Ⅷ因子活性（%）	95	70 ~ 150
Ⅸ因子活性（%）	86	70 ~ 120

表 3–6　患者手术当日血栓弹力图检测指标结果

报告项目	结果	参考值
凝血因子功能（min）	8.1	5 ~ 10
纤维蛋白原功能（min）	3.5	1 ~ 3
纤维蛋白原功能（°）	48.4	53 ~ 72
血小板聚集功能（min）	52.0	50 ~ 70
凝血综合指数	−4.3	−3 ~ 3
纤维蛋白溶解指数（%）	0.0	0 ~ 15
纤维蛋白溶解功能（%）	0.0	0 ~ 7.5

手术当日：静脉滴注 FⅧ 1200 U，冷沉淀 5 U，新鲜冰冻血浆 200 ml。

麻醉方法：喉罩全身麻醉＋下肢浅表神经阻滞。全身麻醉：丙泊酚、舒芬太尼诱导，置入 4 号喉罩顺利，术中丙泊酚泵注、七氟烷吸入维持，间断静脉注射舒芬太尼。神经阻滞：表浅神经阻滞，阻滞股外侧皮神经（0.33% 罗哌卡因 5 ml）、股中间皮神经（0.33% 罗哌卡因 5 ml）、股内侧皮神经（0.33% 罗哌卡因 5 ml）、隐神经（0.33% 罗哌卡因 5 ml）和腘窝坐骨神经（0.33% 罗哌卡因 20 ml）。

围手术期镇痛：术前地佐辛 5 mg 静脉注射，术毕帕瑞昔布 40 mg 静脉注射。术中膝关节局部注射罗哌卡因 100 mg。

患者术中生命体征平稳；术毕清醒后 VAS 评分 0 分；术后 18 h 访视患者，患者诉股外侧区域、小腿和足部麻木，静息 VAS 评分 0 分，运动 1 ~ 2 分；术后 26 h 访视患者，膝关节以上区域感觉恢复，足部腓总神经支配区麻木感强于胫神经支配区域，但较之前麻木感减轻；术后 30 h 感觉恢复。

术后每天补充FⅧ 1200～1800 U，补充10天。患者住院期间活化部分凝血活酶时间（APTT）变化趋势见图3-23，可见补充FⅧ疗效显著。

本次就诊趋势　近三次就诊趋势　历次就诊趋势

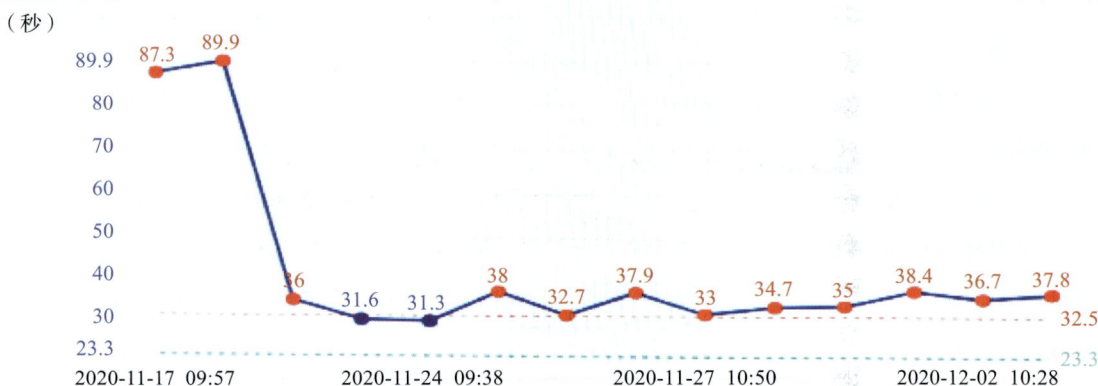

图 3-23　患者住院期间活化部分凝血活酶时间变化趋势图

（二）病例分析

1. 问题一：血友病

血友病是一组遗传性凝血功能障碍性出血性疾病，其共同特征是活性凝血活酶生成障碍，凝血时间延长，有出血倾向。血友病分为三型：血友病A为FⅧ缺乏症，X染色体隐性遗传，男多女少，占85%，患者易出血；血友病B为FⅨ缺乏症，X染色体隐性遗传，男多女少，占15%，重症患者少；血友病C为FⅪ缺乏症，常染色体不完全隐性遗传，男女均可患病，罕见，患者症状较轻。

根据凝血因子活性的水平，血友病A分为四型：① 亚临床型，只有大手术后才发生出血不止，FⅧ活性为25%～40%。② 轻型，FⅧ活性为5%～25%，青年期发病，运动、拔牙或小手术后出血不止。③ 中型，FⅧ活性为1%～5%，童年发病，皮下及肌肉出血，反复次数较少。④ 重型：FⅧ活性＜1%，婴儿期发病，出血部位多且严重，皮下、肌肉及关节反复出血，可自发性出血。

血友病的临床表现包括：轻度外伤、小手术、肌肉注射后诱发出血不止；负重关节反复出血（膝关节、踝关节、髋关节）；血友病关节病（肿胀、畸形、骨质疏松及肌肉萎缩）；重症患者可发生自发性出血，如血尿、吐血、咯血，颅内出血较少见。

2. 问题二：凝血功能的评估

凝血过程见图3-24。

血友病属于内源性凝血因子缺乏，APTT延长（参考值23.3～32.5 s）。受检者的测定值较正常对照延长超过10 s才具有病理学意义。

简易凝血活酶生成试验及纠正实验可区别血友病类型，如简易凝血活酶生成试验＞15 s，进行纠正试验。正常硫酸钡吸附血浆含有 F Ⅷ、F Ⅺ，正常血清含有 F Ⅸ、F Ⅺ。吸附血浆能纠正，正常血清不能纠正，为 F Ⅷ缺乏；吸附血浆不能纠正，正常血清能纠正，为 F Ⅸ缺乏；两者都能纠正，为 F Ⅺ缺乏；两者都不能纠正，为病理性循环抗凝物质。

血栓弹性图全面反映凝血和纤溶功能（图3-25、表3-7）。在血友病患者中，反映凝血因子功能的R值延长，反映纤维蛋白原功能的K值延长，α角减小，反映血小板功能的最大振幅（maximal amplitude，MA）基本正常或轻度下降，凝血综合指数（clot index，CI）降低，反映纤溶功能的MA后30 min内纤维蛋白溶解率（lysis after 30 min，LY30）、血凝块溶解百分比（estimated percentage of lysis，EPL）正常。

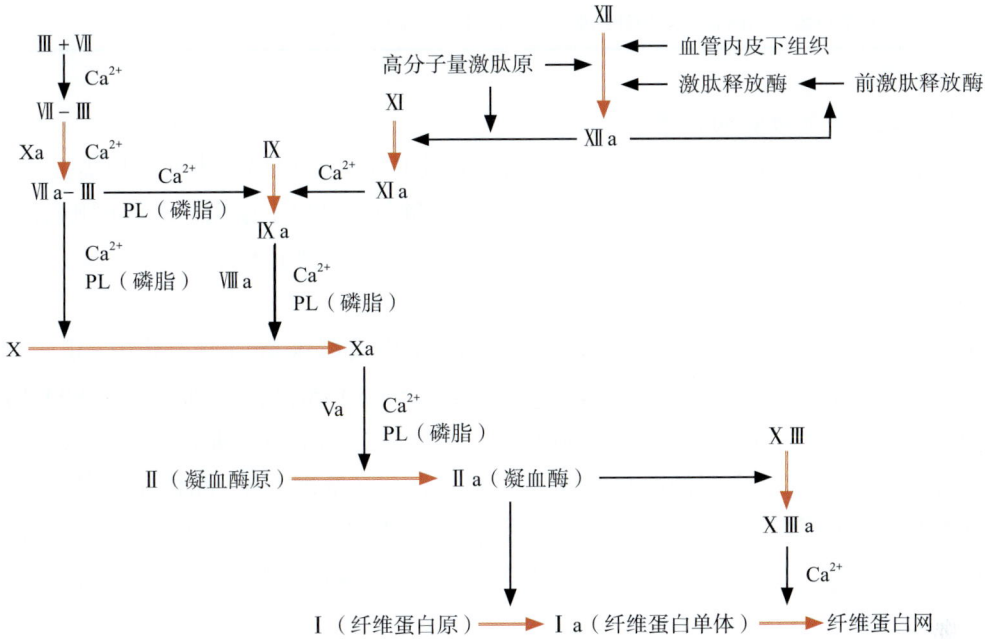

图 3-24　凝血过程

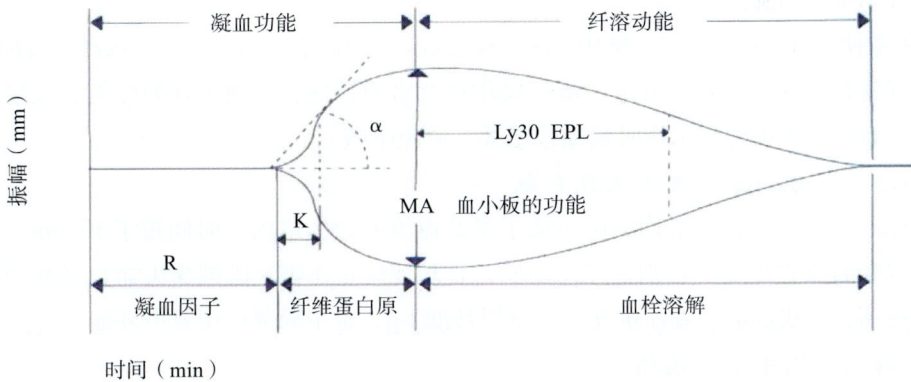

图 3-25　血栓弹力图生成图像

表 3-7　血栓弹力图参数

主要参数	名称	解释
R	凝血时间	从凝血系统启动到纤维蛋白凝块形成之间的一段潜伏期
K	血块动力	评估血凝块强度达到 20 mm 所需的时间，主要反映纤维蛋白原的功能和水平
α		评估纤维蛋白块形成及相互联结（凝块加固）的速度，反映纤维蛋白原功能
MA	血块强度	即最大振幅，直接反映纤维蛋白与血小板相互作用的最强的动力学特性，代表纤维蛋白凝块的最终强度，主要反映血小板功能
CI	凝血综合指数	R, K, α, MA 结合，推算出 CI = −0.2454 R + 0.0184 K + 0.1655 MA − 0.0241 α − 5.0220
LY30	血块稳定性	MA 出现后 30 min 内血块消融的比例（%）
EPL	预测纤溶指数	MA 出现后预计的血块消融的比例（%）

3. 问题三：凝血功能的改善

（1）凝血因子Ⅷ：根据Ⅷ因子活性，首次输入活化 F Ⅷ剂量（U）=体重 × 所需提高活性水平（%）/2；要求 F Ⅷ水平达 20% 以上，若出血严重或欲行中型以上手术，应使 F Ⅷ或 F Ⅸ活性达 40% 以上，而大手术或复杂手术应使活性达到 80% 以上。本例手术为膝关节置换，经过充足术前准备，F Ⅷ活性达到 100%。

（2）其他补充凝血因子的制品：冷沉淀，含有 F Ⅷ及纤维蛋白原（其中 F Ⅷ较血浆高 5 ~ 10 倍）。每袋冷沉淀由 400 ml 全血制成，体积为（25 ± 5）ml/袋，主要含有 ≥ 80 U 的 F Ⅷ、≥ 150 mg 的纤维蛋白原，以及血管性血友病因子、纤维粘连蛋白、F ⅩⅢ等。

新鲜冰冻血浆：含有全部的凝血因子及血浆蛋白，其浓度与 6 ~ 8h 内采集的全血相似；200 ml 的本制品含血浆蛋白 60 ~ 80 g/L，纤维蛋白原 2 ~ 4 g/L，其他凝血因子 0.7 ~ 1.0 U/ml。

凝血酶原复合物：含凝血因子Ⅱ、Ⅶ、Ⅸ、Ⅹ及少量其他血浆蛋白的混合制剂；F Ⅸ缺乏者每 24 h 1 次。

4℃ 库存血 F Ⅷ 24 h 衰减 50%，48 h 衰减 70%。

4. 问题四：麻醉方法的选择

（1）禁忌椎管内麻醉。

（2）实施神经阻滞：避免腰、骶丛及深部神经阻滞，以防血肿出现，可以选择表浅神经阻滞。

（3）气管插管或喉罩全身麻醉、吸痰操作注意事项：选用质地柔软的弹簧管或喉罩，操作轻柔，避免口腔黏膜损伤，术毕吸痰动作轻柔，避免呛咳。

5. 问题五：如何减少围手术期失血

术中控制性降压，目标平均动脉压低于术前血压的 25% 以内，时间短于 30 min，注意防止高血压，以免自发性出血，特别是颅内出血；合理使用止血带，既减少失血，又减轻止血带引起的术后疼痛；切皮前静脉滴注抗纤溶药氨甲环酸 1 g，术中局部应用氨甲环酸。

6. 问题六：围手术期镇痛

首选表浅神经阻滞；注意 NSAID 等影响血小板聚集的药物，可选择 COX-2 抑制剂；必要时选择羟考酮。避免肌肉注射镇痛药。

五、膝关节置换术后的神经损伤

膝关节置换术后的神经损伤分为皮神经损伤、股内侧肌肌支损伤、隐神经损伤、腓总神经损伤。

（1）膝关节置换术中应尽量避免皮神经损伤，防止术后皮肤局部麻木，而关节支应尽可能切除，以降低术后髌股关节疼痛的发生率。膝部皮神经走行于第一、二层浅筋膜之间，皮肤及浅筋膜切开时，内侧组织瓣自第三层浅筋膜与深筋膜之间游离，可以避免对皮神经、隐神经皮支的不必要损伤。

（2）合理选择手术入路，保护伸膝功能。股内侧肌肌力下降是术后髌骨运动轨迹不良、髌骨外侧半脱位、倾斜、术后患膝乏力的主要原因，术中保护股内侧肌具有重要的临床意义。髌旁外侧入路对膝关节局部神经、血运损伤较小，多用于膝外翻畸形患者。在肥胖或股四头肌发达患者中，股内侧肌下入路应防止过度牵拉，以免股动脉、股静脉在收肌腱裂孔处损伤。股内侧肌入路保留股内侧肌神经分布和血运，术中应避免向近侧过度分离肌肉，以免损伤股内侧肌肌支。

（3）隐神经髌下支损伤，导致局部麻木、痛觉过敏、交感神经反射性营养不良等并发症。髌下支自深筋膜穿出后，于浅筋膜的第一、二层之间走行，游离内侧组织瓣时，解剖层次清晰，自第三层筋膜下分离，防止神经损伤。对较粗大的神经分支近端残端做肌肉或脂肪包埋等规范处理，防止在局部瘢痕中形成神经瘤。

（4）坐骨神经在股骨下段分出腓总神经，紧贴股二头肌肌腱内侧缘，向外下方走行，在外侧胫骨平台以下自后上向外下方绕腓骨颈向前穿过腓骨长肌腱，分为腓浅神经（肌皮神经）和腓深神经（胫前神经），在腓骨颈部被股二头肌腱筋膜扩张部、小腿深筋膜包被，紧紧束缚于腓骨颈部，活动度相对较小，为腓总神经最表浅和薄弱处，易发生损伤。TKA术后腓总神经损伤的发生率为0.3%～0.8%，当严重屈曲挛缩畸形、严重外翻畸形等需要大范围软组织处理时，腓总神经损伤的发生率较高。膝关节肿瘤瘤段切除+定制假体置换术后腓总神经损伤的发生率高达23%，通常术后2天内出现腓总神经麻痹，表现为踇趾、踝关节背伸无力，足背部麻木或感觉异常，行走中的摆动相出现足趾拖行，即足下垂。

TKA术后腓总神经损伤的原因包括：① 膝关节外翻畸形，屈曲挛缩畸形，术中大范围软组织松解。② 手术操作不当引起的直接损伤，如术中拉钩对神经的直接挤压牵拉，过度牵拉或延长下肢。③ 术后血肿压迫、加压包扎过紧、石膏压迫。④ 止血带使用不当，压力过高或持续时间过长。⑤ 术中向膝关节囊后外侧注射局部麻醉药损伤腓总神经。⑥ 椎管内麻醉或神经阻滞造成的神经损伤，或者术后镇痛使肢体敏感度下降，保护性反射消失，腓总神受压后患者未及时发现。⑦ 后期假体松动或聚乙烯垫的磨损及移位压迫腓总神经。患者如术前存在外周神经损伤的表现或危险因素，应避免椎管内麻醉及神经阻滞。术后腓总神经损伤的处理包括：① 松开包扎，膝关节置于屈曲位>30°。② 手术探查，止血减压。③ 佩戴踝-足支架，防止足下垂。

有研究发现术中医源性腓总神经损伤的高危操作依次如下。① 股骨后髁骨赘清理、关节囊及腓肠肌内、外侧头松解，常常是TKA术后获得膝关节完全伸直、较高屈曲度的必要措施。松解时，助手自后向前环抱提拉股骨远端，将腓总神经向前压迫、贴近股骨后外侧骨面，大大增加腓总神经挫伤概率，且术后多为其深、浅支同时出现症状。向上提拉股骨干时，避免自后向前环抱股骨远端，利用髓腔干上提，腓总神经较为游离，活动度大，比较安全。② 按标准髌旁内侧入路显露膝关节腔后，膝关节屈曲90°，放置外侧Hoffman板钩，将髌骨及伸膝装置挡开是清理关节腔必需的显露过程。外侧Hoffman板钩放置位置偏于外侧副韧带后侧或插入胫骨平台下过深，钩尖部在运动中容易划伤腓总神经，术后多为深支或浅支的不全损伤。③ 膝关节限制过伸的静力稳定结构被松解，腓总神经在过伸位的张力会增高，可能导致牵拉伤。尤其当股骨后髁、关节囊及腓肠肌内外侧头松解，安装假体试模后，按压膝关节导致过伸，撕裂尚未完全松解的部分，以纠正残余屈曲度数，容易导致腓总神经牵拉伤。术者应熟悉生理状态下的局部解剖，掌握关节畸形时局部解剖的相应变化，谨慎操作，最大限度避免神经、血管损伤。

（王爱忠　轩泓）

第五节　下肢截骨手术麻醉

一、概述

骨关节炎手术治疗的目标是减轻或消除疼痛、尽量减少失能及提高生存质量。手术干预一般仅用于创伤较小的疗法无效的患者。全关节置换术是骨关节炎非手术性干预失败患者的根治性治疗。特定的骨关节炎患者可以考虑多种其他手术方法，包括单间室膝关节置换、髋关节表面置换术以及膝关节和髋关节周围截骨术。本节主要讨论关于下肢关节周围截骨术的麻醉相关内容。

1. 髋关节截骨术

由于髋臼发育不良在儿童及青少年阶段没有典型的临床症状，因此在全人群中的发病率难以统计。很多患者是在治疗其他疾病时偶然行X线检查才发现并诊断患有髋臼发育不良，而其余的髋臼发育不良成人一般是由早期治疗发育性髋关节脱位的儿童发展而来。

有症状的髋臼发育不良患者经常抱怨腹股沟区疼痛，也常出现髋关节侧方的疼痛及臀后部的疼痛，其中腹股沟区疼痛被认为可以更好地反映髋关节内病变。但是在此之前要通过详细的病史询问和体格检查来排除其他疾病，通过病史询问，医生会发现患者在活动或长时间站立时感到疼痛。静息痛、仰卧痛或夜间痛往往是炎症或类风湿性关节炎的特征病理表现。有些髋关节退行性病变的患者也可表现为静息痛和夜间痛。

对于存在髋关节发育不良、髋部撞击和其他不伴晚期骨关节炎的特定病例，医生可在髋关节周围实施不同类型的截骨术，治疗目的是给发育不良的髋臼重新塑形。儿童可进行单独骨移植术，成人必须进行骨盆截骨术，必要时可以添加补充骨移植物以扩大承重面积。在某些情况下，骨盆截骨术后髋部仍可能持续存在不协调，此时应考虑骨盆截骨术与股骨近端截骨术相结合以恢复两者的匹配性。骨盆和股骨近端截骨术通常用螺钉和钢板在内部固定以便早期活动。

（1）髋臼周围截骨术：髋臼周围截骨术对髋臼发育不良有效。通过旋转髋臼，可改善髋关节的生物力学，进而为股骨头提供一个更好的承载面，这样便可延迟或预防骨关节炎的进展。

患者平卧于可透视的手术床上，使用术中肌电图监测坐骨神经和股神经功能以减少永久性神经损伤的风险。使用前路切口显露骨盆的内外侧，保留髂骨外板上外展肌的完整性。切口常规起始于髂嵴，沿髂嵴缘至髂前上棘，远端止于股骨大转子前方以远3 cm，沿阔筋膜张肌和缝匠肌肌间隙进入，切开阔筋膜张肌表面的深筋膜，避免损伤股外侧皮神经。将髋关节屈曲内收，显露骨盆内侧至坐骨切迹，向内侧牵拉髂腰肌，把Hohmann拉钩置于耻骨并显露耻骨。将股直肌直头自髂前下棘向远端分离显露髋关节囊前方，向远端和内侧钝性分离，透视下使用剪刀探及坐骨神经和闭孔神经。手术的主要难点是截骨块的正确对位。

术后第二天可动员患者在辅助下行走。术后24 h内静脉使用抗生素。通常术后第二天拔除术区的引流管，术后24~48 h拔除硬膜外导管和留置的导尿管。口服阿司匹林6周预防深静脉血栓。6周后开始逐渐负重、外展锻炼。过去20多年中，全世界多个中心的报道均显示截骨手术可改善髋关节疼痛评分和髋关节功能，同时并发症发生率也在可接受的范围之内。

异位骨化、症状性内固定激惹、感染和切口并发症相对少见。在一项临床研究中，300例患者中发生3例确认的深静脉血栓，其中1例为无症状性肺栓塞。约25%的患者存在坐骨神经损伤风险，但只有0.7%的患者在术后1年发生小腿感觉麻木。目前无股神经或胫神经损伤的报道。常见股外侧皮神经支配区域麻木常见，但术后1年内均好转至消失。术中使用肌电图监测可降低神经损伤的发生率。手术失血量约为400 ml，推荐使用术中自体血回输技术。

（2）髋臼周围旋转截骨术：髋臼周围旋转截骨是一种将截下的球形髋臼向前外侧移动以提高髋臼覆盖率的重定向截骨术。Y形软骨闭合后髋臼发育不良的关节炎前期及早期、股骨头无明显变形者是这类手术最为典型的指征。手术的指征是髋关节发育不良、中心边缘角（CE角）小于15°、髋关节疼痛且非手术治疗不能缓解。畸形不太严重的髋关节倾向于使用更为简单的股骨近端内翻截骨术。年龄限制通常是55岁或60岁以下。如果超过这个年龄，症状加重时建议行全髋关节置换术。完全纠正中心边缘角小于10°的严重发育不良髋关节更加具有挑战性，通常需要同时行股骨截骨术。

（3）股骨截骨术：股骨转子间截骨术对股骨近端畸形或病变有治疗作用，指征包括骨质坏死早期或坍塌后、股骨发育不良、骨折畸形愈合或不愈合，以及髋内翻或髋外翻等先天性畸形。该操作的目标是纠正畸形、消除撞击以及恢复功能性活动范围。联合进行髋臼周围旋转截骨和股骨外翻截骨术可以保存髋关节的匹配性，从而优化股骨头的覆盖情况。这些合并手术的优点是可以优化髋臼覆盖，避免外侧撞击，提高关节匹配度，可能延长肢体且能获得更好的外展功能。髋臼周围旋转截骨的手术入路与Bernese截骨的入路相差很大且距离较远，因此髋臼周围截骨失败的病例也可能有机会进行髋臼周围旋转截骨合并股骨截骨。

（4）Chiari骨盆截骨术：Chiari骨盆截骨术的手术原理是将髋关节整体内移，通过髋臼截骨重建股骨头的覆盖，内移的关节囊可转变成纤维软骨。Chiari截骨术被认为是一种补救方法，通过创建一个穹顶及下方的关节囊，同时内移股骨头至其生理学位置，重建髋关节的生物力学结构。一般情况下，这种类型的截骨用于重建不匹配的髋关节，严重的进展性髋关节发育不良是经典的适应证。患者人群包括年长的儿童和青年人，年龄超过45岁为禁忌证。除先天性髋臼发育不良外，Chiari骨盆截骨术也适用于神经肌肉疾病所致的髋关节半脱位，它可重建新的覆盖来稳定股骨头，改善行走时的髋关节功能。绝大多数患者除髋臼侧手术外往往还需要同时进行股骨侧的关节囊紧缩术和多重截骨术。

（5）三联骨盆截骨术：大多数小儿骨科医生在治疗髋臼发育不良时往往根据患者的年龄来决定截骨术式。目前根据年龄将患者分为4个治疗组，每组递增5岁，并以此为依据选择合适的截骨法。除严重髋臼发育不良患者外，对于普通的髋臼移位、显著的半脱位或髋臼不稳等，大部分5岁前发病的患者可以在指导下自发改善，因此建议观察，偶尔使用夜间支架。5~10岁出现显著髋臼畸形的患者通常采用髋臼截骨术，通过旋转联合耻骨（Salter截骨术）、Y形软骨（Dega截骨术、San Diego截骨术）或髋臼的后柱（Pemberton截骨术）来治疗。10岁至髋臼骨髂成熟期间（Y形软骨闭合），许多手术医生选择三联骨盆截骨术来纠正髋臼畸形。三联骨盆截骨术命名源于其通过髂骨、耻骨和坐骨截骨术来释放髋臼，从而使髋臼回到髋关节的旋转中心（股骨头中心）。Y形软骨闭合后，医生常选择髋臼周围截骨术纠正畸形。

三联骨盆截骨术可有2~3个切口。大部分病例采用二切口法，手术时患者取仰卧位。对体型较大的患者则采用三切口法，可使截骨部位暴露更准确。第一个切口在髂嵴下方，用Salter或Smith Peterson法进入髋骨。第二个切口应远离腹股沟折痕，略低于耻骨上支骨，在内收肌长肌腱起点旁侧，神经血管束前方。采用横向切口，耻骨和坐骨截骨术均可采用此切口。若手术医生采用三切口法，第三个切口为纵向，位于坐骨棘前方，使髋关节弯曲90°并暴露切口。术中进行髂骨截骨术、肌内大腰肌延长、耻骨截骨术、坐骨截骨术、定位髋臼骨、截骨的固定等操作步骤后关闭切口。

2. 膝关节截骨术

膝关节周围截骨术包括胫骨高位截骨术和股骨髁上截骨术。对于主要为单间室骨关节炎的较年轻、更爱运动的患者，膝内翻可选择胫骨高位截骨术，膝外翻可选择股骨远端截骨术。膝关节截骨术的基本原理是通过重新对齐下肢力轴来解除受累间室的负荷。下肢力线是股骨头中心经膝关节到踝关节中心的连线，正常情况下下肢力线通过膝关节中心，身体的负荷均匀地分布在内、外侧膝关节面上。膝关节骨关节炎患者可以发生膝内翻或膝外翻，内或外侧关节面负荷增加，使之产生关节软骨的软骨下骨硬化。早期年龄小、疼痛重并有对线不良的膝关节骨关节炎患者可选用膝关节周围截骨术，使膝关节的负重力线由损坏的关节间隙转移到相对正常的关节间隙，改善关节负重异常状态，达到降低骨内压、促进新的关节面形成、减轻症状的目的。

（1）胫骨高位截骨术：膝内翻患者较多见，可通过多种技术完成胫骨高位截骨术。1965年，Coventry报道了胫骨高位截骨术治疗膝关节骨关节炎。这也是外科治疗骨关节炎的第一次成功报道。胫骨高位截骨术的手术适应证为：① 年龄<65岁，有较高的活动要求，骨关节炎为早期且仅累及单侧胫股关节，对侧胫股关节和髌股关节较少受到影响。② 接受治疗的膝关节活动范围良好以及无韧带不稳。③ 屈曲挛缩畸形≤10°，胫骨高位截骨要求胫股关节的内翻角度不超过5°，超过5°者建议采用股骨髁上截骨术。禁忌证为：全膝骨关节炎，严重的髌股关节炎，严重的膝关节活动功能障碍（伸膝>15°，屈膝<90°），关节不稳或关节感染。术后患肢石膏托固定，6~8周部分负重。该术式的主要并发症有腓总神经麻痹、血管损伤、感染、骨折不愈合或延迟愈合、关节内骨折。胫骨高位截骨术可转为全膝关节置换，但是否等效于或优于直接全膝关节置换术，尚存争议。

（2）股骨髁上截骨术：膝外翻患者通常在股骨远端的髁上区域行截骨术。股骨髁上截骨术的手术适应证为：① 年龄相对较轻，胫股关节的外翻角度不应超过15°，骨关节炎为早期，内侧胫股关节和髌股关节较少受到影响。② 接受治疗的膝关节必须稳定，屈曲角度>90°。③ 屈曲挛缩畸形≤10°，胫骨内侧平台无明显塌陷。禁忌证为：全膝骨关节炎，严重的髌股关节病，严重的膝关节活动功能障碍（伸膝>15°，屈膝<90°），关节不稳或关节感染。截骨术后并发症包括骨折不愈合、假体故障、疼痛缓解不全需要转全膝关节置换术、神经血管损伤以及骨筋

膜室综合征。

二、麻醉前评估

行矫形外科手术的患者人群比较复杂，从伴有多种并存疾病的老年患者到无合并症的年轻创伤患者。有效的麻醉前评估以病史和体格检查为基础，其中病史回顾应包括患者内科疾病的诊疗史，本次创伤的原因、部位、创伤当时的症状等细节，术前完整的用药史，所有的相关药物和接触物过敏史，以及既往对麻醉药的反应。完整的病史回顾有利于发现患者存在的可能改变麻醉方案的慢性疾病。此外，麻醉前评估还应包括化验、影像学检查和其他医师的会诊。麻醉前评估指导麻醉方案的制订，不充分的术前计划和不完善的患者准备常与麻醉并发症相关。

麻醉前评估目的之一是识别通过医疗干预可以改善预后的患者。例如，患者有冠状动脉左主干闭塞引起的不稳定型心绞痛，若对此患者在择期手术（例如膝关节置换术）前进行冠状动脉旁路移植术，则该患者存活的概率将增加。另一个目的是识别情况很差、手术可能无法提高生活质量而是加速死亡的患者。例如，一位严重慢性肺部疾病、终末期肾病、肝衰竭和心力衰竭的患者无法耐受手术应激，应尽量避免改善运动功能为主的择期手术。

仔细的麻醉前评估对于制订麻醉方案至关重要。例如，对于预计有插管困难的患者、有恶性高热家族史或拟行区域麻醉部位有感染的患者，麻醉计划可能需要调整。麻醉前评估是为了评估患者的麻醉和手术风险，风险评估能够提高患者对固有风险的理解度，以及更好地为医疗团队提供信息以做出临床决策。如果麻醉前初始评估确认患者手术具有极高风险并且评估准确的话，那么根据麻醉医师的建议而展开的围手术期管理方案能够降低术后并发症的发生率。对于接受截骨手术的患者，评估包括对患者全身情况的评估和对导致骨科疾病的原发疾病情况评估。

1. 全身情况的评估

（1）心血管系统：术前心脏评估可遵循《心脏病患者非心脏手术围麻醉期中国专家临床管理共识》，以及美国心脏病学会/美国心脏协会和欧洲心脏病学会的指南进行。心脏评估的重点在于确定择期手术前患者的状况能否得到改善、是否必须进行干预，以及患者是否符合进一步进行心脏检查的指征。通常，行矫形外科手术的患者进行心血管检查的适应证和其他手术类型的患者一样。拟行手术并不能改变诊断冠状动脉疾病所需检查的适应证。

（2）呼吸系统：骨关节手术后的肺部并发症主要是术后呼吸抑制和呼吸衰竭。骨关节炎的患者由于运动减少，重度肥胖和睡眠呼吸暂停综合征的发病率增加。美国医师协会指定的指南中将患者年龄超过60岁、合并慢性阻塞性肺疾病、运动耐量明显下降和功能依赖，以及合并心力衰竭确定为高危因素，可能需要术前、术后进行干预以预防并发症。肺部并发症的预防应关注高风险患者的术前戒烟、呼吸功能锻炼以及术后肺部的物理治疗。哮喘患者，特别是未经良好控制者在气道操作中更易发生支气管痉挛。合理的镇痛和监测是避免睡眠呼吸暂停患者术后呼吸抑制的关键。

（3）内分泌系统：糖尿病患者，尤其是血糖控制欠佳的患者手术部位感染率显著增加。术前糖化血红蛋白水平高于7.0%与胸腰椎内固定手术的手术部位感染率较高有关（35.3% *vs* 0），术后清晨血糖＞7.8 mmol/L与假体周围感染风险增加相关。但是目前尚缺乏严格血糖控制对骨科手术患者预后影响的随机对照研究，一项观察性研究的结果显示，以循证医学指南指导的多学科参与标准血糖控制方案可以降低髋、膝关节置换术的手术部位感染。

（4）凝血功能：由于接受截骨手术的一部分患者为高龄，且合并多种疾病，需要口服抗凝药。麻醉前评估经常涉及的凝血系统相关问题包括：① 怎样管理长期服用华法林的患者。② 怎样管理服用氯吡格雷及相关血小板抑制剂的患者。③ 新型口服抗凝药的围手术期管理。④ 怎样对长期接受抗栓治疗的患者或在围手术期需要接受抗栓治疗的患者安全实施区域麻醉。短暂停用抗凝药物会增加血栓栓塞的风险，而维持抗凝会增加手术出血风险，麻醉医师应综合考虑这些风险和患者所用抗凝药物的具体药理学特征。血栓栓塞风险高或非常高的患者应尽可能缩短无抗凝时间。增加血栓栓塞风险的主要因素包括心房颤动、人工心脏瓣膜，以及近期（近3个月内）静脉或动脉血栓栓塞。高出血风险操作包括冠状动脉搭桥术、肾脏活检和任何持续时间＞45 min的操作。截骨手术时间长，预计失血量大，属高出血风险的手术。一般来说，如果手术出血风险高，必须停用抗凝药。医生应参考相关指南确定停用抗凝药的时机，以及是否桥接和恢复抗凝的方案。

2. 导致骨科疾病的原发疾病情况评估

接受矫形手术的患者因所在年龄组的不同而存在不同的合并疾病。新生儿可能同时患有先天性疾病，青少年可患有各种运动相关性损伤，成年患者则可能存在骨关节炎、类风湿性关节炎等可能增加麻醉处理难度的疾病。

骨关节炎是一种退变性疾病，也是最常见的关节炎类型。其病变累及一个或多个关节的关节面，尤其多见于髋关节和膝关节，包括关节软骨缺损和相关的炎症反应。在65岁以后有90%的女性和85%的男性出现关节软骨缺损的影像学表现。骨关节炎的全身表现并不常见，但麻醉医师应了解患者既往的矫形外科手术史，包括关节置换以及患者哪些关节存在疼痛和活动受限，这些信息对于手术体位的摆放和适当的麻醉选择十分重要。骨关节炎的病因可能与反复的关节创伤有关。由于骨关节炎可能累及脊柱，气管插管时应尽可能减少颈部过度后仰，以免造成神经根压迫或椎间盘突出。

类风湿性关节炎是由免疫介导的关节损伤，为关节滑囊的慢性渐进性炎症，这一点与骨关节炎的关节磨损有所区别。类风湿性关节炎是一种全身性疾病，影响多个器官，常累及手、腕和足部的小关节。心血管系统中可能出现心包增厚与积液、心肌炎、冠状动脉炎、传导阻滞、心脏瓣膜纤维化和主动脉瓣反流；呼吸系统可能出现胸腔积液、肺结节和肺间质纤维化；血液系统可能出现贫血、嗜酸性粒细胞增多、血小板功能障碍、血小板减少；内分泌系统可能出现肾上腺皮质功能不全和免疫功能障碍；皮肤可能会因疾病本身或免疫抑制治疗而变薄萎缩。当关节严重变形时，开放外周静脉通路和桡动脉穿刺置管都是一种挑战。严重的类风湿性关节炎可累及所有的关节滑膜，包括颈椎和颞颌关节。寰枢椎半脱位在气管插管时可导致齿状突突出至枕骨大孔，压迫脊髓和脑干，寰枢椎半脱位可通过放射学进行诊断。需要糖皮质激素、免疫治疗或甲氨蝶呤治疗的严重类风湿性关节炎患者应在术前拍摄屈、伸位颈椎侧位片。如果存在寰枢椎不稳定，应在颈部固定的情况下利用可视喉镜或纤维支气管镜进行气管插管。颞颌关节受累将影响患者的下颌活动度和张口度，常规经口气管插管会出现困难。声音嘶哑或吸气性喘鸣提示可能存在环杓关节炎所致的声门狭窄，这种情况下即使使用较细的气管导管，也可能会出现拔管后气道梗阻。

类风湿性关节炎或骨关节炎患者常服用NSAID缓解疼痛，这些药物可能会产生严重的不良反应，如胃肠出血、肾毒性和血小板功能障碍等。

行膝关节矫形手术的患者往往与行髋关节矫形手术的患者具有相似的并存疾病，如类风湿性关节炎、骨关节炎等。

三、麻醉方式的选择及术中管理

1. 麻醉方式的选择

区域麻醉技术适用于多种矫形外科手术。关于区域麻醉是否优于全身麻醉的争议持续存在。区域麻醉可以减少某些手术的围手术期严重并发症，包括深静脉血栓形成、肺栓塞、失血、呼吸系统并发症和死亡。此外，区域麻醉技术为矫形外科手术提供更佳的术后镇痛效果。使用长效局部麻醉药或留置导管行持续外周神经阻滞可达到完善的术中麻醉和术后镇痛效果。区域麻醉可提供预防性镇痛，并有证据表明区域阻滞可以防止严重急性疼痛发展为慢性疼痛综合征。除了改善疼痛控制外，区域阻滞还有利于物理治疗及患者功能恢复。同时矫形外科手术患者常存在气道管理困难的问题。区域阻滞麻醉方式避免了气道操作，并且清醒患者能协助摆放最安全舒适的手术体位。但是应该谨记，对已知困难气道的患者，采用区域麻醉并没有解决困难气道的问题，它仍然存在。因此，对该类患者必须制订周密的气道管理计划，以便在区域麻醉失败时或紧急情况下控制气道。矫形外科手术采用区域阻滞麻醉技术的另一优点是减少术中失血量。硬膜外阻滞减少失血量的机制可能是通过降低静脉压力。

微创膝关节、髋关节手术技术方面的发展对改进麻醉及围手术期处理提出要求，以使患者术后1天甚至当天即可出院。椎管内麻醉或其他区域麻醉技术在减少围手术期血栓栓塞并发症、提供良好的术后镇痛及促进术后早期康复和缩短住院时间方面发挥着重要作用。

总体上来说，麻醉选择应根据多种因素综合判断，制订个体化麻醉方案，安全有效是第一目的。其中需要考虑的因素包括：外科因素，如手术时长、预计出血量、手术相关特殊情况等；患者因素，如患者本人的意愿、配合程度、心脑血管及肺部合并症等；麻醉因素，如多种麻醉方式合理有效的组合（神经阻滞+椎管内麻醉、神经阻滞+全身麻醉，全身麻醉又包括了气管内插管全身麻醉和喉罩全身麻醉）。无论术前制订麻醉计划时做出了怎样的选择，都应当同时制订备用方案以应对突发状况。

1）下肢截骨手术相关神经阻滞

（1）髋关节截骨术相关的神经阻滞。

腰丛神经阻滞：目标是阻滞腰大肌间隙行走的股神经、股外侧皮神经及闭孔神经。单次阻滞可减轻疼痛及术后镇痛药物需求量，留置导管可用于髋部手术术后镇痛。

髂筋膜间隙阻滞：患者处于平卧位即可完成，操作简便，可有效减轻髋部疼痛，多用于舒适化体位摆放，阻滞目标是股神经与股外侧皮神经。

股外侧皮神经：支配大腿外侧皮肤感觉，位于缝匠肌与阔筋膜张肌的双层筋膜包绕形成、脂肪填充的扁平通道里，常作为髋部手术中的辅助麻醉与镇痛手段。

腰方肌阻滞：最早于2007年用于腹部外科手术中，根据穿刺阻滞方式分为外侧入路、后方入路、前方入路及肌内入路，有研究显示，在髋部手术中腰方肌阻滞可减少住院天数及围手术期芬太尼的用量。

关节囊周围神经阻滞：髋关节前方关节囊神经最丰富的区域由股神经、闭孔神经和副闭孔神经支配。超声引导下的关节囊周围神经阻滞主要目标是实现术前镇痛及舒适化体位摆放。但需要注意的是由于注射部位与股骨头十分贴近，局部麻醉药及穿刺操作都应严格无菌。

（2）膝关节截骨术相关的神经阻滞。

膝关节感觉神经分布分为前组感觉神经支配区域与后组感觉神经支配区域。前组感觉神经有股神经前区、股神经后区和坐骨神经；后组感觉神经有闭孔神经后支和坐骨神经。同髋关节一样，膝关节手术中也可针对膝关节疼痛纤维集中分布区域进行浸润注射，具体部位有关节后囊、中线至内侧室、股骨远端内侧外侧髌上囊和内侧外侧支持带的滑膜以及皮下组织。

股神经阻滞：支配除坐骨神经、闭孔神经分支之外的膝关节所有感觉神经，是股内侧肌、股中间肌和股外侧肌的感觉和运动神经，感觉神经之一的隐神经也由股神经发出。股神经阻滞可能会引起股四头肌无力，影响术后早期活动和增加患者跌倒风险。

收肌管阻滞：由缝匠肌、股内侧肌内侧缘和长收肌或大收肌外侧缘构成的三角中实施阻滞，可有效保留股直肌和股中间肌的神经，并且低位收肌管阻滞局部麻醉药可能向后方扩散，阻滞膝关节后方的神经。

坐骨神经阻滞：联合股神经阻滞能够提供膝部手术术后良好镇痛，但会影响术后早期活动和掩盖手术相关腓神经损伤。对此的改进方法是选择性阻滞胫神经。

膝关节后方感觉神经阻滞：膝关节内后关节囊中有腘神经丛，其成分有腓总神经分支、胫神经分支和闭孔神经分支。腘动脉与膝关节囊后间隙阻滞（iPACK）可有效缓解膝关节后方疼痛，减少阿片类药物的需要量。

2）硬膜外阻滞

对于多数单侧首次膝关节截骨手术，与周围神经阻滞相比，硬膜外镇痛并无优势，低血压和非必要的双侧阻滞可能延迟患者活动和出院时间。但硬膜外镇痛对于复杂翻修或双侧膝关节同期手术的患者可能有益。此外，椎管内给予长效阿片类药物（如吗啡、氢吗啡酮）可减少术后阿片类药物的需求量，但同时存在延迟性呼吸抑制的风险，建议用于复杂膝关节手术或预期疼痛剧烈、难以控制的患者。

2. 手术体位安放

骨关节手术的患者由于关节、韧带病变的存在，肢体常处于强迫体位，在手术中的体位安放需要整个手术团队的共同合作。外科手术最佳的体位经常引起难以预料的生理改变，如静脉回流受阻引起的低血压及通气血流比异常引起的血氧饱和度下降。压迫部位保护不当还可能导致神经损伤。

麻醉过程中应尽可能使患者的体位处于自然状态，即患者清醒时可以很好地耐受的体位。有时为了使得手术部位处于最佳位置而需要一些特殊体位，并可能会持续很长时间，这就需要外科医生、麻醉医生和护理人员共同合作，在提供满意手术条件的基础上，避免并发症的发生。医护应取下患者的首饰、头饰，保证肢体承重面和关节放置衬垫，身体弯曲部位有支托物。头部应尽量保持正中位，不要过度后仰或屈曲。保证眼睑闭合并且无受压。当不得不采取极端体位时，应尽可能缩短持续时间。如果术中需要倾斜手术床，应事先进行调试并对患者采取相应保护措施，应用安全束缚带，避免患者从手术床滑落。

（1）髋部截骨手术体位：侧卧位是髋部手术最常用的体位。患者非手术侧在下，身体前后用物品支撑，如敷料卷或充气布袋，非手术侧下肢适当屈曲，减轻对骨性突出部位的压力以及对下肢神经的过度牵拉。上肢放置于患者体前，位于下方的上肢放置于与身体垂直的托手板上，以衬垫保护。位于上方的上肢应用托手架，衬以折叠敷料或泡沫物品保护。尽可能保证上肢外展不超过90°。将麻醉后的患者翻转为侧卧位时，注意维持患者头部处于正中位，防止颈部过度旋转以及臂丛神经牵拉性损伤，经常需要额外的头部支撑物。应经常检查下方的耳朵，以防折叠和受压。全身麻醉的患者注意确保眼睛用胶条粘闭，并且术中经常检查不要受到压迫。为避免臂丛神经和血管受压，通常在患者胸壁与床之间放置一腋窝垫，要放置在下方腋窝尾端，而不是腋窝内，其目的是使腋窝尾端胸壁承受胸腔重量，防止压迫肩部和腋窝内容物。监测位于下方的上肢脉搏血氧饱和度，及早发现腋窝神经血管受压，氧饱和度读数下降可能是血管受压的早期预警标志。位于下方的上肢血压降低也可提示动脉受压，预防性双上肢测量血压可能有益。

（2）膝关节截骨手术体位：膝关节手术通常采取仰卧位，此时整个身体与心脏处于同一水平，故最有利于保持血流动力学稳定。然而因为麻醉药物对机体代偿机制的抑制作用，轻度头低脚高位或头高脚低位即足以导致明显的心血管功能变化。

由于手术操作集中在下肢区域，仰卧体位下通常允许单侧上肢外展，便于麻醉医师建立和维护外周动静脉通路，另一侧上肢通常内收在身旁。上肢外展幅度不超过90°，以避免肱骨头对腋窝形成的向尾端的压力，降低臂丛神经损伤的风险。手和前臂旋后或保持手掌朝向身体的中立位，以减少对桡神经和尺神经的压力。收于体侧的上肢通常用身体下部的垫单固定，垫单从患者身体下穿过，注意环绕上肢后再塞在身体下面而不是床垫下方，以避免肢体过度受压，维持上肢处于适当的位置，留意手肘及所有突出物皆应垫衬单。

仰卧位患者术后可能发生腰背痛，其原因为全身麻醉的肌肉松弛或椎管内麻醉时棘突旁肌肉组织松弛，使得脊柱的前弓曲线消失。严重脊柱后凸、脊柱侧凸或有腰背痛病史的患者应在背部额外添加衬垫或保持髋关节轻度屈曲，以分散脊柱承受的压力。骨性突出处，如踝和骶骨处应加用衬垫，以防止软组织受压缺血。

周围神经损伤的发生原因多样，临床表现复杂。尺神经病变曾经是最常见的周围神经损伤，但是近期的数据表明与全身麻醉相关的臂丛神经损伤发生率已经高于尺神经病变。除了上肢的位置外，保持头部的正中位有助于减少臂丛神经牵拉伤的风险。合并强直性脊柱炎、类风湿性关节炎等颈椎僵直的患者尤其应该关注头部的位置。

手术床基座是非对称的构造，应把患者身体放置在手术床承重端。但有时为了方便手术或行C臂X线检查，常将患者置于手术床的非承重端。这样患者身体较重部位及重心不在手术床承重端，杠杆作用明显。当患者体重较大时，将患者放置于手术床非承重端时要谨慎，此时手术床承重的限制标准会有很大改变，应严格遵守。如果患者体重足够大且被放置于非承重端，可造成手术床倾斜或翻倒，尤其是在应用加长板时。

（3）体位相关外周神经损伤：外周神经损伤发生率虽低，但是一项严重的围手术期并发症。当外周神经在手术中遭受牵拉、缺血或压迫时易发生神经损伤，但在许多的案例中并没有明确的损伤原因。全身麻醉或区域阻滞导致患者感觉丧失，使得早期疼痛症状和正常本能体位调节功能丧失。长时间手术似乎是一个危险因素。

由于体位相关性损伤是非常罕见的事件，因此很难对其进行科学性的研究，研究数据大多来自病例报道和保险公司的索赔案件。虽然大多数患者的神经损伤都能恢复，但是美国1990—2007年间的5280例非公开索赔案例中有23%的患者发生了永久性神经损伤，其中15%发生于区域麻醉后，5%发生于全身麻醉后，少数案例发生在监护麻醉后。

对一所大学的高级医疗机构10年间的380 680例患者进行了回顾性研究，有112例患者在围手术期出现了外周神经损伤，发生率为0.3%。危险因素包括高血压、糖尿病和吸烟。同监护麻醉、蛛网膜下腔阻滞和外周神经阻滞相比，全身麻醉和硬膜外阻滞可能是危险因素。外周神经损伤大多数是感觉神经损伤（60%）和感觉、运动神经联合损伤（24%），单纯运动神经损伤仅占14%。除外脊髓损伤外，其他神经损伤的机制仍未明了。许多神经损伤，尤其是上肢神经如尺神经和臂丛神经损伤常发生于患者上肢体位适宜且妥善保护时。对1000例连续监测体感诱发电位的脊柱手术患者进行的回顾性研究比较了5种体位时上肢体感诱发电位的变化，结果显示调整上肢的位置可以将上肢的体感诱发电位改变逆转92%，但上肢体感诱发电位的可逆变化与术后神经损伤发生无关联。

3. 术中管理

（1）区域阻滞的术前沟通和术中镇静：骨科手术时骨锤的敲击声及电钻声对患者来说是手术室噪音的主要来源之一，强力噪音可以引起机体的应激反应，包括生理反应和心理反应。这些应激反应可引起患者脉搏增快、血压增高、烦躁等不良表现。因此对于拟在区域阻滞下完成手术的患者，在术前访视时要做好患者的心理准备，提高心理应激能力，消除患者的恐怖感，增强对手术的信心和耐受性，分散患者的注意力。此外，区域阻滞中增加抗焦虑、遗忘作用的麻醉用药可以有效减轻噪音对患者的应激反应。

（2）围手术期血液管理：下肢关节截骨手术中预计失血量较多，加之术后创伤部位炎症反应重、消耗大，应在围手术期倡导采用节约用血技术。术中自体血回收与输注和术前预存自体血是减少库存血用量行之有效的方法。输注自体血的主要优点有：避免异体输血的过敏、发热、溶血、免疫抑制、传播疾病等并发症；节约血液资源；解决部分稀有血型的用血问题。对于拟行预存自体血技术的患者，通常在术前2～4周采集一定量的自体血，以满足手术的需要。对需做自体供血的患者，采血前的要求并不像异体供血者那么严格，一般要求自体供血者每次采血前血红蛋白＞110 g/L或红细胞压积≥33%即可，对年龄无严格限制。对于体重＞50 kg者，每次采血（450±50）ml或自体血容量的10%；对于体重≤50 kg者，相应的采血量减少。血红蛋白＜100g/L、红细胞压积≤30%、低蛋白血症、菌血症、重要器官功能不全、不稳定型心绞痛、充血性心力衰竭、6个月内的心肌梗死以及严重的主动脉瓣狭窄均应视作自体血采集的禁忌证。在取自体血前2～3天开始补充铁剂，每4天可以进行一次自体血预存，手术可以在最后一次取血的第4天进行。促红细胞生成素的使用同样可以获取更多的自体血，同时避免手术前的医源性贫血状态。术中为应对可能出现的大量失血，应开放粗大的静脉通路以备输血。

（3）髋关节截骨术的术中麻醉管理：髋臼截骨手术术中、术后出血及静脉血栓栓塞等并发症可危及患者的生命，因此，对于择期手术的患者有必要行有创动脉压力监测。鞘内注射吗啡等阿片类药物可延长术后镇痛的时间。

髋关节手术可以经前入路或侧后入路进行。前入路手术的优点是其术野暴露过程中可避免损伤肌肉，但是限制了股骨的充分暴露，并有损伤股外侧皮神经的风险。侧后入路手术能充分暴露股骨和髋臼，肌肉损伤少，但是髋关节后脱位的风险增加。大多数手术医师倾向于采用侧后入路术式，即将患者摆放于侧卧位，手术侧在上。麻醉医师必须注意，这种体位可引起通气/血流比例失调，导致氧合下降，尤其是在肥胖和严重关节炎患者中更是如此。

髋臼术中出血明显，硬膜外阻滞下施行控制性降低血压，维持平均动脉压在50～60 mmHg，可将术中出血量由1～2 L减少至200 ml。行髋臼截骨术的患者通常为非高龄患者，可以很好地耐受这种程度的低血压，而不发生认知、心脏和肾脏并发症。除了减少术中出血外，控制性低血压麻醉还可能通过减少股骨髓腔出血，促进骨的固定。术中静脉注射氨甲环酸或术中喷洒纤维蛋白胶也可减少术后出血量。

髋关节术中可能发生血栓栓塞。尽管髋臼截骨术中通常不使用假体及骨水泥，但是术中髋关节处于脱位状态，在股骨钻孔时股静脉可能被阻断，引起血流淤滞、血栓形成。血栓栓塞性并发症仍是术后并发症和死亡的主要原因之一。静脉血栓由纤维蛋白多聚体组成，因此，深静脉血栓的预防和治疗应使用抗凝药物。溶栓药物应该仅在发生严重的、致死性肺栓塞时才给予。初始治疗推荐使用低分子肝素，其作用优于普通肝素。应用低分子肝素不需要监测抗凝程度。应用低分子肝素预防血栓应在手术前12 h或更早，或于手术后12 h及之后使用。大多数重大矫形外科手术的患者应在门诊行预防血栓的延长治疗，直至手术后35天。

（4）膝关节截骨术的术中麻醉管理：膝关节手术患者的手术体位为仰卧位，术中使用止血带，因而出血量较少。合作的患者可采用椎管内麻醉辅以静脉镇静。

膝关节成形手术中常规在大腿使用充气止血带，以减少术中出血并提供无血的术野。止血带的充气压力通常比患者收缩压高100 mmHg，并持续1～3 h。充气时间过长（＞120 min），缺血和机械损伤的共同作用使得发生神经损伤的风险增加。腓总神经麻痹是公认的并发症，发生率为0.3%～10%。其发生可能是止血带压迫所致的缺血与手术牵拉联合作用，危险因素包括患者年龄较轻、术前有屈曲畸形以及止血带使用总时间较长。当因手术进程确实需要延长充气加压的时间时，止血带放气30 min行肢体再灌注可减轻神经缺血。即使区域阻滞能够满足手术要求，止血带充气引起的疼痛也可能在充气60 min后出现。止血带疼痛是由于随着椎管内阻滞作用的消退，无髓鞘C纤维阻滞作用消失。蛛网膜下腔阻滞或硬膜外阻滞时加用阿片类药物可能

骨科精确麻醉

缓解止血带疼痛。在止血带放气后，平均动脉压会显著降低，其部分原因是缺血肢体的代谢产物释放进入血液循环，以及外周血管阻力降低。对于手术侧下肢术前存在坐骨神经传导功能障碍、神经病理性疼痛和血管疾病的患者，可以在不使用止血带的情况下实施手术。

4. 术后镇痛与术后康复

1）术后镇痛

髋、膝关节手术患者是下肢深静脉血栓形成的高危人群，而应激和疼痛后血小板黏附性增加，纤溶处于抑制状态，使机体处于高凝状态，静脉血栓形成的发生率明显增加。膝关节成形手术患者的术后疼痛严重，比髋关节术后疼痛更加剧烈。采用区域阻滞镇痛可以减少术后并发症，改善预后。单次股神经阻滞联合静脉或硬膜外患者自控镇痛，已被用于髋、膝关节手术后镇痛。当使用低分子肝素预防下肢深静脉血栓时，可用股神经置管持续阻滞的方法来代替患者自控硬膜外镇痛。良好的术后镇痛可使患者术后最大限度地活动患肢，防止粘连，促进早期康复。对于清醒、合作的患者，在术后理疗期间，适度的镇痛非常重要。硬膜外镇痛尤其适用于双侧膝关节手术，常用药物 0.1%～0.15% 罗哌卡因复合 2～4 μg/ml 芬太尼或 0.5 μg/ml 舒芬太尼或 0.05 mg/ml 吗啡。对于单侧膝关节手术，腰段硬膜外与股神经置管能提供相似的镇痛效果，但股神经置管的不良反应（皮肤瘙痒、恶心呕吐、尿潴留和头晕等）更少。

由于患者个体之间所需镇痛药存在明显差异，以及不同手术类型和不同治疗方法相互作用的差异和不同患者对疼痛的体验不同，术后疼痛治疗常常很难达到绝对的满意。目前提倡尽早治疗疼痛，防止急性疼痛转变为慢性疼痛，对术后疼痛的治疗提倡预防性镇痛和多模式镇痛。将作用机制不同的药物组合在一起，发挥镇痛的协同或相加作用，降低单一用药的剂量和不良反应，同时可以提高患者对药物的耐受性、加快起效和延长镇痛作用时间。截骨术术后目前常用的镇痛模式为在区域麻醉基础上，联合使用阿片类药物与对乙酰氨基酚或 NSAID。关节术后局部有大量炎症介质释放，炎症反应强烈，联合使用 NSAID 可明显降低局部和全身的炎症反应，提高镇痛满意度，减少阿片类药物的用量，进而降低阿片类药物相关的不良反应。NSAID 中选择性 COX-2 抑制剂对胃肠道无明显影响，短时间使用尚未发现有明显的心血管不良反应，静脉制剂有帕瑞昔布，口服制剂为塞来昔布。

持续神经阻滞镇痛可为膝关节手术的患者提供良好的镇痛，其不良反应少，可以免除抗凝患者采用硬膜外镇痛后出现血肿的担忧。对于使用抗凝剂的患者，有部分患者会出现局部血肿，但其风险远小于硬膜外血肿，通过局部压迫即可得到良好控制。

存在区域阻滞禁忌证的患者可选用静脉镇痛，下肢关节截骨手术术后的中-重度疼痛采用静脉镇痛也能够达到良好的镇痛效果。静脉镇痛起效快、使用方便。常用药物有阿片类药物（吗啡、芬太尼、舒芬太尼或曲马多）患者自控静脉镇痛联合 NSAID（酮咯酸、氟比洛芬酯）按时使用。口服镇痛的主要药物有强阿片类药物（吗啡、羟考酮）、NSAID（选择性 COX-2 抑制剂）等。

2）术后康复

关节手术后的康复治疗至关重要，康复治疗的目的是使患者重建的关节恢复最大限度的功能。方案的实施要遵循个体化、全面训练、循序渐进的原则，制订完善的康复方案并严格执行才能获得预期的关节稳定性、灵活性和完善的功能。术后康复内容主要包括：物理治疗，如增加肌肉力量的训练、增加关节活动范围的训练、关节控制稳定性训练、转移能力训练、负重练习、步行训练和功能独立性训练等；作业治疗（occupational therapy，OT），如日常生活活动能力训练、适应环境训练等；以及并发症的预防、处理和健康教育。麻醉医师了解术后早期康复的内容和要求有助于制订术后镇痛方案和评估疼痛治疗的效果。

（1）物理治疗：应用物理治疗的目的是减轻术后疼痛、控制关节周围水肿、促进伤口愈合，使患者能够尽快进行康复训练。主要包括冰袋治疗、经皮神经电刺激等方法。

（2）运动疗法：下肢关节特别是膝关节的解剖特点决定了其在负荷、运动及稳定等生物力学特性上的复杂性。患者术后长期卧床及不适当的关节制动，将影响关节的动态平衡，加重肌肉萎缩，最终导致关节不稳定甚至发生严重并发症。术后关节制动达2天，新生胶原组织就开始迅速沉积在关节周围，这种随意沉积的胶原纤维将限制关节的运动。机械作用力可调节新生胶原纤维的沉积排列方向，关节运动可使胶原纤维沿应力方向沉积，因此可将瘢痕对关节活动范围限制降到最低限度。肌肉和关节周围疏松结缔组织也会逐渐变为致密结缔组织，肌肉出现废用性萎缩，如果没有对抗性拉力，胶原蛋白将进行性缩短，关节功能逐渐减低或丧失。此外运动疗法还能够刺激软骨细胞，增加氨基己糖合成，特别是对胶原纤维的弯曲角度和弯曲长度有明显的影响，可防止滑膜粘连和血管翳的形成，有利于增加关节活动范围、恢复关节功能。

手术后1～2天，开始进行手术一侧关节周围的肌肉等长收缩以及非手术关节下肢和双上肢的主要活动和抗阻训练，以及保持它们的力量、耐力和柔韧性。术后2～3天，患者应尽量辅助、主动活动，可先借助外力帮助活动手术关节，逐渐过渡到自行做各关节的主动屈伸等各范围练习。

（3）作业疗法：术后鼓励患者立即进行床上的功能性活动，如桥式运动及翻身练习。尽早从卧位转为坐位，良好的躯干旋转是完成床上功能性活动的重要基础。日常生活活动仍需注意避免特殊体位以防止关节脱位或磨损。术后开始负重练习时避免任何会增加下肢关节负荷的运动，如跑步、跳跃和举重等。

（4）并发症的预防与处理：静脉血栓栓塞性疾病是术后最为凶险的并发症。术后早期还可能出现髋关节脱位，一半以上发生在术后4～6周以内，脱位发生率为2%～10%。膝关节手术后脱位的发生率较低。感染是关节术后较严重的并发症，它不仅延缓术后伤口的愈合和康复进程，而且增加关节松动脱位的危险性。异位骨化的发生率在5%～71%，常发生在术后1年内。异位骨化可以很轻，也可使股骨强直，它的原因和病理发生仍然不是很清楚。异位骨化可引起关节疼痛和活动受限，放射性核素扫描可显示局部核素浓集，以后随着骨化过程的稳定，此现象会逐渐消失。放疗可减少关节术后异位骨化的发生，对这些患者活动时应循序渐进、掌握力度。

四、经典手术的麻醉病例分析

（一）膝关节截骨术的麻醉

1. 病史摘要

患者，女性，75岁，身高150 cm，体重70 kg。因"双膝关节疼痛活动受限10余年"收治入院。患者10余年前无明显诱因下出现双膝关节活动受限，未特殊治疗。近年来膝关节疼痛症状渐近加重，X线提示双膝关节骨关节炎改变。患者既往有高血压史，最高160/100 mmHg，规律口服氨氯地平片控制。日常生活尚可自理。

入院体检：神志清楚，体温36.4℃，脉搏80次/min，呼吸15次/min，血压135/80 mmHg。心电图、心脏超声基本正常，胸部X线片提示右下肺慢性炎症，吸空气SpO₂ 98%。实验室检查示血小板计数及出凝血功能正常，血红蛋白120 g/L。本次拟行双侧胫骨截骨术。

2. 术前评估和麻醉选择

术前评估应着重于对患者心、肺、脑等重要脏器功能的评估，对可纠正因素尽可能处理以优化患者术前的状态。本例患者既往史仅有高血压，目前血压控制平稳，并且心电图和心脏超声均无异常发现，因此患者的活动能力一般应考虑为下肢关节疼痛所致活动受限，而非心肺功能受损。长期口服药物中仅有氨氯地平一种钙通道阻滞剂，术前无需停药调整，可持续口服至手术当日晨。患者否认包括糖尿病、哮喘、脑血管意外、肝肾功能不全等其他慢性系统性疾病史。本例患者虽然年龄较大，但身体状况良好，应该可以耐受一期双侧膝关节截骨手术。对于一般情况较差的患者，可考虑分期手术，以减少创伤。

对于术前合并心肺功能不全或脑血管疾病史的患者，椎管内麻醉或深部神经丛阻滞技术可减少对患者循环功能的干扰，相较于全身麻醉具有独特优势。本例患者既往没有长期服用抗凝药物的病史，实验室检查显示凝血功能正常，没有脊柱外伤史，硬膜外阻滞可满足手术需求并可提供完善的术后镇痛。但对于本例患者，考虑到术后康复训练的需求，全身麻醉复合神经阻滞的麻醉方式似乎是更为合理地选择。双侧手术预期时间较长，与喉罩相比，气管内插管能够提供更为安全的气道保护。实施双侧下肢的神经阻滞时应考虑阻滞范围的需求，提高操作技术，选择毒性较低的长效局部麻醉药，并控制好局部麻醉药剂量，警惕局部麻醉药中毒的风险并准备好应对和处置方案。此外患者术前血红蛋白水平正常，为应对术中预期出血，可考虑实施术中自体血回收及输注以减少异体输血的机会和数量。

3. 麻醉的实施

患者入室后左上肢开放16 G外周静脉通路，左侧桡动脉置管监测有创动脉压力。面罩吸氧，连接标准五导联心电图和脉搏氧饱和度监测。使用0.2%罗哌卡因各20 ml在超声引导下实施双侧股神经+坐骨神经阻滞（总量80 ml、160 mg罗哌卡因）。丙泊酚、舒芬太尼、苯磺顺阿曲库铵麻醉诱导后插入气管导管，术中七氟烷持续吸入维持麻醉深度为0.7～0.8 MAC，按需追加舒芬太尼和苯磺顺阿曲库铵。术中按照5 ml/(kg·h)的速度输入乳酸钠林格注射液作为基础补液，根据出血量及循环状态适当调整补液速度和加用胶体液。使用WarmTouch暖风机和一次性使用血液加温装置进行主动保温，维持中心体温36～36.5℃。手术历时110 min，出血量约500 ml，尿量约400 ml，共输入平衡液1500 ml，胶体液500 ml，自体血回输100 ml。术毕患者苏醒后拔除气管导管，送至苏醒室观察。接患者自控静脉镇痛泵（舒芬太尼200 μg + 200 ml生理盐水，背景剂量0.5 ml，单次按压剂量3 ml，时间间隔8 min）。在苏醒室观察1 h后，患者意识清楚，循环呼吸稳定，送回病房。

4. 手术过程

行双侧胫骨截骨+膝关节松解术。患者取仰卧位，麻醉后左下肢常规消毒、铺手术巾、驱血、上止血带。用克氏针定位膝关节，取髌前正中切口，探查胫骨平台内外间室，松解左膝关节增生的滑膜及骨质，于左胫骨上段前侧做切口，长约6 cm。依次切开皮肤及皮下组织，显露出髌腱及胫骨近端。使用摆动锯截取胫骨结节后向近端予以保护。根据术前截骨计划用克氏针定位胫骨近端截骨线，C臂透视见克氏针角度及位置满意，使用摆动锯开放截骨，标定钢板的放置位置，置入钢板后截骨植入同种异体骨。多角度透视下固定满意。大量生理盐水及氨甲环酸注射液冲洗手术切口，填完明胶海绵止血并关闭切口。右侧手术过程同左侧。

5. 术后处理和随访

术后静脉注射帕瑞昔布40 mg，每日2次，连续3天。术后第1天开始皮下注射依诺肝素钠40 mg，每日1次。术后急性疼痛服务（acute pain service，APS）小组随访结果为术后静息VAS评分0～3分，无恶心、呕吐，无尿潴留。术后第4天出院，转至康复医院继续进行术后康复治疗。

（二）髋关节截骨术的麻醉

1. 病史摘要

患者，女性，21岁，身高165 cm，体重58 kg。因"双髋痛1年余，加重半年"收治入院。患者1年前行走后出现双髋部疼痛，休息后可缓解，无明显活动受限，否认下肢麻木、脚踩棉花感，否认发热、全身乏力等其他不适，当时未予重视。患者半年前自觉症状较前加重，行走400～500 m即感双髋疼痛，以右侧为甚。患者为寻求进一步治疗来院就诊，X线片示双侧先天性髋臼发育不良，拟行右侧髋臼周围旋转截骨术。患者既往体健，无慢性疾病史。入院体检：神志清楚，体温36.4℃，脉搏62次/min，呼吸15次/min，血压122/72 mmHg，吸空气SpO$_2$ 99%。辅助检查及实验室检查无明显异常，血红蛋白132 g/L。

2. 术前评估和麻醉选择

拟行髋臼截骨术的患者多为年轻患者，通常合并疾病较少，一般情况良好，但仍应留意患者可能存在某些先天性疾病，如先天性心脏疾病（房间隔缺损、室间隔缺损等）、脊柱侧凸和哮喘等。本例患者为年轻女性，既往体健，一般情况良好。麻醉方式可有多种选择，全身麻醉、椎管内麻醉和腰、骶神经丛阻滞均可满足手术需求。对于合并严重心肺系统疾病的患者，椎管内麻醉和腰、骶神经丛阻滞可能是更好的选择。考虑到本例年轻患者容易产生紧张焦虑的情绪，以及长时间的手术过程中对于体位的耐受性和配合度，麻醉医师选择了实施全身麻醉。术中采用了自体血回收和输注的节约用血技术。

3. 麻醉的实施

患者入室后左上肢开放18 G外周静脉通路，连接标准五导联心电图、脉搏氧饱和度及无创血压监测。丙泊酚、舒芬太尼、苯磺顺阿曲库铵麻醉诱导后插入气管导管，术中七氟烷持续吸入，维持麻醉深度为0.7～0.8 MAC，按需追加舒芬太尼和苯磺顺阿曲库铵。术中按照5 ml/（kg·h）的速度输入醋酸钠林格注射液作为基础补液量，根据出血量及循环状态适当调整补液速度和加用胶体液。使用WarmTouch暖风机和一次性使用血液加温装置进行主动保温，维持中心体温36～36.5℃。手术历时170 min，出血量约600 ml，尿量约600 ml，共输入平衡液

1800 ml，胶体液 500 ml，血体血回输 150 ml。术毕患者苏醒后拔除气管导管，送至苏醒室观察。接患者自控静脉镇痛泵（舒芬太尼 200 μg + 200 ml 生理盐水，背景剂量 1 ml，单次按压剂量 4 ml，时间间隔 8 min）。苏醒室观察 1 h 后，患者意识清楚，循环呼吸稳定，送回病房。

4. 手术过程

行右侧髋臼旋转截骨术。麻醉成功后，患者取左侧卧位，常规消毒铺巾，右髋部改良 Ollier 切口，切开皮肤皮下阔筋膜张肌，向后方臀大肌纤维方向钝性分离。从前缘臀中肌缝匠肌之间进入，后方外旋诸肌切断，注意保护股方肌血管。臀小肌下方插入骨膜剥离器，大转子截骨，提起臀中肌及臀小肌向近端提起。剥离暴露髋臼骨性部分。暴露完整后，自髂前下棘下方至后侧无名沟，弧形凿开骨皮质，于内、外板之间完整截下髋臼，向外移动 2 cm，植入异体骨块，置 3 枚空心钉固定。C 臂透视示位置好。冲洗后无殊，大转子复位固定，钢丝半螺牙松质骨螺钉固定。冲洗后逐层关闭切口。

5. 术后处理和随访

术后静脉注射帕瑞昔布 40 mg，每日 2 次，连续 3 天。术后第 1 天开始皮下注射依诺肝素钠 40 mg，每日 1 次。术后 APS 小组随访结果为术后静息 VAS 评分 0～4 分，无恶心、呕吐，无尿潴留。术后第 6 天出院，转至康复医院继续进行术后康复治疗。

（张晓光）

第六节 下肢骨肿瘤和病损切除手术麻醉

一、常见下肢骨肿瘤的手术特点

（一）下肢骨肿瘤概述

四肢恶性骨肿瘤分为原发性和继发性两类。原发性恶性骨肿瘤以骨肉瘤、尤因肉瘤多见，好发于青少年，约占人体全部恶性肿瘤的1%。原发性恶性骨肿瘤虽比较少见，但可影响患者的生存期，且往往因需要截肢而严重危害青少年患者的身心健康。近30年来，随着新辅助化学治疗的临床应用、先进影像技术（如骨扫描、CT、MRI等）的广泛应用，以及外科切除和重建技术水平的不断提高，四肢恶性骨肿瘤患者的5年生存率由20%～30%上升至60%～70%，患肢保肢（limb salvage）率在国内各大诊治中心已达到约90%，极大地提高了患者的生存率和生活质量。在进行规范化学治疗的前提下，应用各种重建技术进行保肢已成为当今治疗原发性恶性骨肿瘤的主流。继发性恶性骨肿瘤主要以骨转移癌为主。随着恶性肿瘤化学治疗药物的发展和治疗方法的多样性，恶性肿瘤患者的生存期明显延长，骨转移发生率也相应升高。据统计，约50%的恶性肿瘤患者最终会发生骨转移，从而不同程度地影响患者的生存率和生活质量。近年来，对四肢骨转移瘤进行外科干预的理念由传统的姑息性手术演变为广泛切除手术，使大多数骨转移癌患者在原发肿瘤得到良好控制或带瘤生存的基础上，既能很好地保留患肢功能，又可免除因局部复发而行截肢手术，极大地提高了肿瘤患者在生存期间的生活质量。

Enneking和其他学者明确表示对良性及恶性软组织肿瘤分期的要求，有助于判断预后并可进行有临床意义的各种治疗方案的筛选。良性及恶性骨与软组织肿瘤的分期依据Enneking分期方法（**表3–8**），良性肿瘤分期用阿拉伯数字表示，恶性肿瘤分期用罗马数字表示。

表3–8　骨骼肌肉系统良、恶性肿瘤的 Enneking 分期系统

良性		
分期	性质	描述
1	潜伏性	生物学不活跃，边界清晰，常偶然发现（如非骨化性纤维瘤）
2	活跃性	有临床症状，有限的骨破坏，可存在病理性骨折（如动脉瘤样骨囊肿）
3	侵袭性	侵袭性，有骨破坏或软组织浸润，可突破生理屏障（如骨巨细胞瘤）

恶性			
分期	分级	部位	转移
Ⅰ A	低度恶性	间室内	无
Ⅰ B	低度恶性	间室外	无

（续表）

恶性			
分期	分级	部位	转移
ⅡA	高度恶性	间室内	无
ⅡB	高度恶性	间室外	无
Ⅲ	任何分级	任何部位	局部或远处转移

良性肿瘤分期如下：1期，潜伏性；2期，活跃性；3期，侵袭性。1期病变是囊内的，通常无症状，并经常是偶发的。X线片的特点为肿瘤边界清晰，有较厚的反应骨边缘，没有骨皮质破坏或膨胀。这些病变并不需要治疗，因为这并不能减弱骨强度并通常可自愈。2期病变也是囊内的，但生长活跃，并可产生症状或导致病理性骨折。X线片显示病变边界清晰，但骨皮质可膨胀及变薄，一般反应骨的边缘较薄。治疗通常包括扩大刮除术。3期病变是囊外的，临床及X线片表现出明显的侵袭性，通常穿破反应骨或骨皮质。MRI可显示软组织肿块，5%的患者可出现转移（如骨巨细胞瘤）。治疗包括扩大刮除术，边缘甚至广泛切除，局部复发较常见。有时重建手术较困难。另外，对于骨肿瘤的具体分期，一些学者可能存在一定分歧。

骨与软组织肉瘤也按 Enneking 分期系统分期。该系统将预后因素与进展性分期相结合，有助于指导外科及辅助治疗。此系统依据肿瘤的组织学分级、局部范围及转移与否。病理提示恶性程度低的病变定为Ⅰ级，病变分化良好，没有有丝分裂，仅显示中等的细胞异型性，转移的风险低（＜25%）。病理提示恶性程度高的病变定为Ⅱ级，病变低分化，有丝分裂率高，肿瘤间质比率较高。Ⅰ级与Ⅱ级病变按照局部生长的程度可进一步细分，ⅠA期、ⅡA期病变是指在界限清楚的解剖间室内，ⅠB和ⅡB期病变超出所在的解剖间室。解剖间室是肿瘤生长的天然解剖屏障，如骨皮质、关节软骨、筋膜或关节囊。Ⅲ期指无论原发肿瘤的大小或分级，发生转移的任何病变。淋巴结转移或远处转移没有区别，因为两者同样预后不良。

另外，许多骨肿瘤科医师按照美国癌症联合委员会（American Joint Committee on Cancer，AJCC）体系对骨与软组织恶性肿瘤进行分期。AJCC对软组织肉瘤的分期体系（表3-9）依据预后变量，包括肿瘤分级（高、低分化）、大小（肿瘤最大径≤5cm或＞5cm）、深度（表浅或深达筋膜）及存在的转移。Ⅰ期肿瘤分化好，无论肿瘤的大小或深度；Ⅱ期肿瘤低分化，肿瘤可较小且在任何深度，或较大而表浅；Ⅲ期肿瘤低分化，较大而深；Ⅳ期肿瘤无论分化、大小或深度如何，只要出现转移（包括局部淋巴结转移）。

表3-9　美国癌症联合委员会对软组织肉瘤的分期系统

分期	分级	大小	深度	转移
Ⅰ	低度恶性	任何大小	任何深度	无
Ⅱ	高度恶性	≤5 cm	任何深度	无
	高度恶性	＞5 cm	浅表	无
Ⅲ	高度恶性	＞5 cm	深面	无
Ⅳ	任何分级	任何大小	任何深度	局部或远处转移

对骨肉瘤的AJCC分期系统（表3-10）主要依据肿瘤分级、大小及转移的存在及位置。Ⅰ期肿瘤级别低，Ⅱ期肿瘤级别高，均依据肿瘤大小细分亚型。ⅠA和ⅡA期肿瘤最大直径≤8 cm，ⅠB和ⅡB期肿瘤最大直径>8 cm。Ⅲ期肿瘤有"跳跃性转移"，即在同一骨内病变不连续。ⅣA期指出现肺转移，而ⅣB期指肺以外的转移。Ⅳ期细分亚型的意义在于骨肉瘤和尤因肉瘤的肺以外转移预后较单纯肺转移更差。

表3-10　美国癌症联合委员会对骨肉瘤的分期系统

分期	分级	大小	转移
Ⅰ A	低度恶性	≤8 cm	无
Ⅰ B	低度恶性	>8 cm	无
Ⅱ A	高度恶性	≤8 cm	无
Ⅱ B	高度恶性	>8 cm	无
Ⅲ	任何分级	任何大小	跳跃性转移
Ⅳ A	任何分级	任何大小	肺转移
Ⅳ B	任何分级	任何大小	肺以外转移

骨骼是恶性肿瘤最常见的转移部位，仅次于肺和肝脏，骨转移瘤的总体发生率为32.5%，其发病率为原发性恶性骨肿瘤的35～40倍。随着恶性肿瘤诊疗水平的提高，新技术、新疗法的临床应用，患者的生存期不断延长，骨转移瘤的发病率越来越高。四肢骨是转移瘤的好发部位，常见于四肢近端骨，股骨、肱骨、骨盆和胫骨约占64%、21%、9%和3%。文献报道，四肢骨转移瘤主要来源于乳腺癌（28.0%～30.5%）、肺癌（11.0%～17.0%）、肾癌（12.3%～15.0%）、前列腺癌（8.0%～17.5%）。四肢骨转移瘤可引起疼痛、活动障碍、高钙血症，甚至病理性骨折，后者是导致骨转移瘤患者死亡的重要相关事件。

下肢肌肉骨骼系统的原发性恶性肿瘤患者治疗目的是解除病患，转移瘤患者的治疗目的是缓解疼痛，恢复功能，提高生活质量，治疗骨相关事件。肿瘤的最佳治疗经常需要联合放射治疗、化学治疗及手术，本节主要探讨手术。

（二）常见的手术类型及步骤

1. 股骨近端切除术

许多股骨近端肿瘤的切除术都能获得足够的外科切除边界，重建术通常较髋关节离断术具有更好的功能。截肢的适应证包括肿瘤复发、有移位的病理性骨折或活检导致的一些并发症。股骨近端活检术应钻一弧形孔来取材，位置在外展肌附着点和股外侧肌起点之间的外侧，这样减少了组织的污染，并降低了病理性骨折的风险。尽管有些学者主张用骨关节异体移植、异体骨复合型假体或异体骨关节融合术重建，但建议常规使用假体重建术。假体重建可提供术后即刻稳定性，且康复较快。如维持外展肌和股外侧肌筋膜的连续性，外展肌力学的一些功能能够被保留。如手术边界允许做转子截骨，截骨的骨瓣与筋膜相连，向近端或远端可与假体附着在一起。如不可做截骨，连续的筋膜袖可与假体缝合在一起，这么做很容易使外展肌重新附着并获得功能。

手术步骤如下：

（1）患者取侧卧位。

（2）做髋关节后外侧切口。

（3）在臀大肌近端20%和远端80%的交界处分开，距股骨粗线上的止点2 cm处切断其在股骨部分的止点。同时，距股骨2 cm处将外旋肌群和大收肌近侧部分切断。

（4）找到并保护坐骨神经。

（5）将臀中肌和臀小肌在邻近大转子的附着点处切断，将股直肌的反折头切断。如可能，保留外展肌与股外侧肌筋膜的连续性。

（6）切开髋关节囊。

（7）在预定股骨的截骨平面截骨，切开股外侧肌，用电锯锯断股骨。用Bennett牵开器保护周围的软组织。将髋关节脱位，切断髂腰肌肌腱，取出肿瘤标本。

（8）用股骨近段假体重建髋关节，将臀中肌和臀小肌肌腱的残端缝于假体转子区的孔洞上，重建外展结构。如手术不慎切断外展肌附着点，要将其与髂胫束缝合。这需要从髂骨进行近端肌肉松解，或者对肌肉做多个松解切口进行延长。外展肌群应置于股骨中轴线上。

（9）插入负压吸引引流管。

2. 股骨远端切除术

股骨远端是骨原发恶性肿瘤的最常见部位，此部位的肿瘤很少累及关节或神经血管结构。股骨远端病变的活检标本可通过前内侧或前外侧入路获取。应直接经股内侧肌或股外侧肌切开，小心不要翻起皮瓣，不要污染关节间隙，不要污染腘窝。活检手术要用止血带，闭合切口前要严格止血，以减少血肿形成的可能。如有可能，应活检取材病变的软组织成分。如必须在骨内钻孔，应为圆形以使应力集中最小化，减少病理性骨折的风险。

重建方法包括关节融合术、骨关节异体移植术、异体骨假体重建术和人工假体重建术。如肿瘤累及膝关节，可考虑直接行经股骨截肢术或行关节外切除术。在儿童中术后出现下肢不等长是个棘手的问题，推荐使用可延长假体。

手术步骤如下：

（1）通过内侧或外侧切口切除远端股骨，主要依据活检的部位而定，做纵行切口。至活检瘢痕处，椭圆形切除，活检通道要与肿瘤标本整块切除。

（2）如要做关节切除术，应提前检查膝关节以确认未受肿瘤污染（如关节意外受肿瘤侵及，应逐层闭合切口，延迟进行确定性治疗，直至与患者和家属讨论达成共识）。

（3）翻起大的内侧及外侧皮瓣，皮瓣应尽可能厚，以保护供应的皮肤血供，向深部解剖到股直肌、股四头肌肌腱和髌骨。股中间肌作为股骨远端的一部分应与股骨远端一并完整切除。屈曲膝关节以放松后方组织。

（4）解剖腘血管，小心结扎肿瘤的供应血管分支。游离并保护胫神经和腓总神经。

（5）切开膝关节囊和韧带，以便更好地显露股骨远端周围的解剖结构。

（6）在肿瘤表面留一层正常肌肉组织袖，将残留的肌肉在各自股骨的起点及止点处切断。

（7）在股骨截骨前，在截骨部位的近端及股骨干的前方做标记，将会对重建术的股骨旋转力线有帮助。根据术前MRI检查确定髓腔最近的扩散范围，向近端做扩大切除截骨术。

（8）从手术野取出肿瘤。

旋转铰链人工假体重建术步骤如下：

（1）如股骨干的前部未做标记，在截骨前应用肿瘤瘤段做标记，有助于确定旋转方向。

（2）在由手术野取出切除的肿瘤标本前，测量其长度。在成人，此长度应与假体等长。对于骨骼发育未成熟的患者，假体应较切除的肿瘤标本长1 cm，有助于补偿将来骨骼的生长长度。

（3）使用力线导向器，使胫骨近端的截骨面垂直于胫骨干，使用提供的仪器准备胫骨近端截骨。

（4）股骨扩髓，以尽可能地容纳最大直径的假体。假体柄最少长12 cm（如残留的近端股骨小于此长度，应考虑使用在股骨头内有固定物的假体或使用异体骨复合型假体）。

（5）放置试模并全活动度活动膝关节，在适当的力线方向上用骨水泥固定股骨和胫骨假体，但要特别避免任一假体的内旋，否则会引起髌骨活动轨迹失常。留置引流后闭合切口，可能有必要使用局部或游离皮瓣来闭合切口。

（6）大量敷料包扎切口，应用膝关节固定器。

3. 全股骨切除术

全股骨切除术是切除全部的股骨和使用髋、膝关节置换成形术的手术方法，具体手术步骤如下：

（1）做大腿外侧切口，始于股骨大粗隆近端10 cm，沿股骨外侧面向下，逐渐向前弯曲，止于胫骨结节远端。

（2）沿皮肤切口切开筋膜，屈曲膝关节，于股二头肌肌腱附近找到腓总神经。

（3）从腓骨近端切断股二头肌。切断腓肠肌外侧头，找到腘动、静脉。切断其膝部分支，使腘血管远离股骨。沿血管束分离至内收肌管，并将内收肌管切开。解剖腓总神经至坐骨神经连接处。

（4）切断臀大肌的股骨附着处，由股骨切断外旋肌群，找到坐骨神经的近端。

（5）在股骨大粗隆附近切断臀中肌和臀小肌，保持外展肌与股外侧肌筋膜的连续性。

（6）结扎旋股内侧动、静脉的分支，从股骨切断内收肌。

（7）于髌旁外侧切开关节囊进入膝关节腔。切断膝关节肌和连接于股骨侧的股中间肌，适当切开股四头肌的其他部分。

（8）将髌骨向内侧脱位，切开髂胫束、外侧副韧带及外侧关节囊。

（9）切断交叉韧带、腘肌、跖肌、内侧关节囊、内侧副韧带及腓肠肌内侧头。

（10）提起远端股骨，由股骨远端到近端切断残留的肌肉附着处。

（11）结扎穿支血管。

（12）切断髂腰肌，切开髋关节囊，取出肿瘤标本。

（13）置入特制全股骨假体，留置负压吸引引流管后闭合切口。根据软组织切除情况，可能需要腓肠肌瓣或带血管的游离肌皮瓣转位。

（14）在近端缝合髂胫束到股外侧肌和臀部肌肉。

4. 胫骨近端切除术

胫骨近端是原发恶性骨肿瘤的第二常见部位，就诊时此部位的肿瘤小于更近端部位的肿瘤，因此这些患者的总体生存率较后者高。传统上，骨骼未发育成熟患者的胫骨近端肿瘤多采用膝关节离断术，保留股骨远端骺板，以避免因对侧骨骼过度生长而出现并发症。骨骼发育成熟的患者采用较长的经大腿截肢术。截肢后总体功能良好，加之伸膝装置重建的潜在困难，外科医师对胫骨近端切除重建术的热情已减弱。但随着腓肠肌瓣在软组织覆盖及伸膝装置重建中的常规应用，外科医师也报道了保肢术后满意的疗效。对于愿意在重建术后接受强制性活动限制的患者，具有主动伸直功能的可活动膝关节现在已是可实现的目标。但对于那些希望从事体育运动或重体力劳动的患者，最好还是考虑行关节融合术或截肢术。

胫骨近端肿瘤通常能获得广泛性切除，因为腘肌和小腿后方深部间室的肌肉通常保护着胫后动脉和胫神经。胫骨近端活检应沿胫骨内侧皮下的骨面进行，不要污染关节间隙、髌韧带或腘窝。保肢术的禁忌证包括腘血管受累、移位的病理性骨折、复发的肿瘤及活检产生的并发症（包括感染血肿、切口选择不当或关节污染）。相对禁忌证是较年轻的患者，术后出现下肢长度不等长可能是主要的问题；然而随着现代可延长假体的应用，已可成功进行包括年幼患者在内的保肢手术。

手术步骤如下：

（1）采用前内侧切口，近端起自股骨远侧1/3，向远端延长到胫骨远端1/3。离活检切口2 cm处切除活检部位。

（2）在筋膜下分离内、外侧皮瓣，于内侧腘绳肌止点近侧3 cm处切断，剥离腓肠肌内侧头，劈开比目鱼肌，显露腘窝血管。

（3）保护内侧腓肠动脉，它是腓肠肌内侧头的主要供应血管。向后牵开腘血管，在腘肌下缘找到并分开胫前血管。如肿瘤体积较大，可能需要分离并结扎腓血管。

（4）如膝关节没有肿瘤，则在髌韧带止点近端1～2 cm处分开。如有可能，保持髌韧带和小腿近端前外筋膜间筋膜的连续性。

（5）切断膝下血管后游离腘血管，然后在离膝关节囊胫骨止点1～2 cm处环形切开。

（6）切断股骨的交叉韧带，在肿瘤标本上保留一部分胫前肌、腘肌和部分比目鱼肌。

（7）找到并保护腓总神经，在股二头肌止点2 cm处将其切断，留下正常的软组织袖。如肿瘤的骨外部分扩散，截断腓骨，在胫腓关节处保留一层肌肉袖。如腓骨近端未受累，保留外侧副韧带及与腓骨头的附着部，以提供重建关节的稳定性。

（8）在胫骨病变以远处按照术前影像截骨，分开肌间隔，取出肿瘤标本。

（9）如需要关节外切除，除在膝关节囊上方进行股骨截骨外，手术方法与上述基本相同，冠状位劈开髌骨，从皮下脂肪垫处切断髌韧带。

（10）用异体骨关节移植、关节融合术或假体置入术重建肢体。重建伸膝装置并将残留的髌韧带附着到异体骨或假体上，腓肠肌内侧头向前方转位并缝合到残留的前方肌肉及伸膝装置的软组织上。由于腓肠肌瓣体积较大，并且切除完活检通道后软组织覆盖少，经常需要皮肤移植。

5. 胫骨骨干切除术

如果胫骨肿瘤切除后可保留膝和踝关节，可行大段异体骨或带血管的自体腓骨移植重建。

6. 腓骨肿瘤切除术

腓骨肿瘤切除按照部位，分为腓骨近端切除术和腓骨远端切除术。腓骨远端1/3切除后不需重建，踝关节一般不会出现明显的不稳和外翻畸形。

腓骨近端切除术步骤如下：

（1）患者取半仰卧位，从足趾到髋关节上方的整个下肢消毒、铺单，以便发现不适合行局部切除手术而需要改行膝上截肢术时，无须再铺单。在股骨中部以上用消毒橡皮止血带。

（2）切口起自大腿后方、腘窝皱褶中线近端8 cm，然后向前、向远侧逐渐弯曲，横跨腓骨到预计腓骨截骨处远侧5 cm。根据活检的部位，可适当改变切口的走行，以便切除。

（3）将基底在中线外侧的大皮瓣向后方牵开，内侧较小的皮瓣分离至胫骨嵴。

（4）在股二头肌肌腱处显露并分离腓总神经。当需要切除前侧和外侧间室内的肌肉时，腓总神经向远侧分支可以切断。

（5）在腓骨附近，分离腓肠肌外侧头及比目鱼肌，找到腘血管和其3个分支。必要时，也可将腓肠肌外侧头于股骨的近端起点处切断。

（6）距腘肌下缘下方2～3 cm 处找到并分离出胫前血管。牵开腘动脉，使其离开肿块的后方。

（7）近端于肌肉起点、远端于肌肉肌腱结合处将前外侧间室内的肌肉切除，然后分离骨间膜。

（8）将外侧副韧带、股二头肌肌腱与其腓骨上的止点近侧2.5 cm处切断。

（9）通过胫骨侧切除近端胫腓关节。在后方需要切断腘肌。

（10）修复膝关节囊后侧可能出现的缺损，将外侧副韧带和股二头肌肌腱固定于胫骨外侧髁。

（11）分离腓肠肌外侧头，后方至中线、远侧至其与比目鱼肌相结合的部位，将腓肠肌外侧头向前旋转，以便用其覆盖腘血管、胫后血管及裸露的胫骨骨面。应保护供应腓肠肌外侧头的外侧腓肠血管。

（12）术后用负压引流3～5天。

腓骨远端1/3切除术步骤如下：

（1）患者取仰卧位，大腿绑止血带。患侧臀部下垫一沙袋，这样可使手术时内旋患肢，帮助显露。

（2）抬高患肢、重力驱血后，根据需要切除骨的范围做外侧直切口。活检部位及通道需要包括在切除范围内，并在手术过程中一并切除。

（3）掀开切口前后方皮瓣，显露与肿瘤相关的骨与软组织。

（4）在切口的近端分辨出腓浅神经的感觉支，向前方追踪，如果没有被肿瘤侵犯，则予以保护。

（5）将腓骨长、短肌腱向后方牵开，沿外踝周围进行解剖，保留正常的软组织袖。

（6）根据术前影像（如MRI）判断进行腓骨近端截骨，将切断的腓骨近端向切口外牵拉。

（7）向远端解剖，切除胫骨远端和外踝之间相连的残余软组织，切断踝关节韧带。

（8）将切除的病变移出切口，松开止血带。彻底止血后关闭切口，常规使用负压引流。

（9）应用后方短腿夹板。

7. 踝关节切除融合术

腓骨远段的肿瘤很少能够通过踝关节广泛切除融合术达到较好的治疗效果。由于膝下截肢安装假肢后可获得较为满意的功能效果，并且踝关节切除融合术有并发症及手术恢复时间较长等问题，因此应权衡两种手术的利弊。Lewis建议采用前侧纵行切口，Enneking则选择内外侧平行切口。胫骨远端切除后，可应用自体或异体骨移植关节融合术重建。

8. 距骨切除术

距骨切除术极少应用。距骨广泛切除可采用延长的踝关节切口和后足前外侧切口完成。如果距骨的头、颈未受累，则Blair融合术可获得较好的重建。如需要整个切除距骨，则应行跟骨胫骨融合术。

二、术前评估及麻醉方法的选择

（一）术前评估

下肢肿瘤患者的年龄跨度大，情况复杂多变。原发性肿瘤多见于年轻患者，大多一般情况良好；而转移性肿瘤多见于老年患者，一般情况差，并存疾病多。由于肿瘤手术的特点，大部分为限期手术，仔细的麻醉前评估对于制订麻醉方案至关重要。

1. 一般情况

有效的麻醉前评估以病史和体格检查为基础，结合术前实验室检查结果，对患者进行综合评估。一般情况评估常采用的量表有ASA分级、代谢当量（MET）评估等，近年来还引入衰弱指数（frailty index，FI）或临床衰弱量表（clinical frailty scale，CFS）对老年患者进行评估。对四肢骨转移瘤患者，推荐采用修订后的Katagiri评分系统（**表3-11**）来预测患者生存期，该评分对下肢转移瘤患者一般情况的评估也有一定的参考意义。

表 3-11　修订后的 Katagiri 评分系统

预后因素		评分
原发肿瘤类型		
缓慢生长	激素依赖性的乳腺癌和前列腺癌、甲状腺癌、多发骨髓瘤、恶性淋巴瘤	0
中等生长	接受靶向药物治疗的肺癌、非激素依赖型的乳腺癌和前列腺癌、肾细胞癌、子宫内膜癌、卵巢癌、肉瘤	2

预后因素		评分
快速生长	未接受靶向药物治疗的肺癌、结直肠癌、胃癌、胰腺癌、头颈部恶性肿瘤、食管癌、其他的泌尿系恶性肿瘤、黑色素瘤、肝细胞癌、膀胱癌、宫颈癌、其他未知来源的恶性肿瘤	3
内脏或颅内转移		
	结节性内脏或颅内转移	1
	播散性转移[a]	2
实验室检查		
	异常[b]	1
	严重异常[c]	2
ECOG评分[d]	3分或4分	1
前期化疗	−	1
多发骨转移	−	1

[a]播散性转移：胸腔、腹腔、软脑膜转移；[b]异常：CRP≥4 mg/L，LDH≥250 U/L，血清白蛋白<37 g/L；[c]严重异常：血小板<100×10^9/L，血清钙≥2.575 mmol/L，总胆红素≥1.4 μmol/L；[d]ECOG评分：美国东部肿瘤合作组评分。

Katagiri评分系统对原发肿瘤类型、内脏或颅内转移、美国东部肿瘤合作组（Eastern Cooperative Oncology Group，ECOG）评分、前期化疗、多发骨转移等5个方面分别赋值并进行累加，根据累计得分情况，评估骨转移瘤患者生存期并指导治疗。2014年，Katagiri对该评分系统进行了修订，将实验室检查分为异常和严重异常两个等级，并纳入影响预后的因素中。修订后的评分系统提高了骨肿瘤患者生存期评估的准确性。评分≥7分的患者，评估为短期生存，6个月的生存率为27%，1年的生存率为6%，2年的生存率为2%；评分为4～6分的患者，评估为中等期生存，6个月的生存率为74%，1年的生存率为49%，2年的生存率为28%；评分≤3分的患者，评估为长期生存，6个月的生存率为98%，1年的生存率为91%，2年的生存率为78%。

2. 心血管系统

术前心脏评估可遵循《心脏病患者非心脏手术围麻醉期中国专家临床管理共识》、美国心脏病学会/美国心脏协会和欧洲心脏病学会的指南进行，参考Goldman心脏风险指数、NYHA心功能分级等常用量表，进行量化的评估分级。加强围手术期生命体征的监测，合理调整围手术期心血管用药。

3. 呼吸系统

儿童患者要注意评估是否有轻度的上呼吸道感染以及哮喘等引起气道高反应的情况，急性上呼吸道感染应推迟手术1周以上。肺部并发症的预防应关注对高风险患者术前戒烟、呼吸功能锻炼以及术后肺部的物理治疗。哮喘患者，特别是未经良好控制者在气道操作中更易发生支气管痉挛。对于下肢骨转移瘤患者，建议术前行胸部CT检查明确肺部情况。

4. 凝血功能

麻醉前评估经常涉及凝血系统相关的问题，包括：① 怎样管理长期服用华法林的患者。

② 怎样管理服用氯吡格雷及相关抗血小板药物的患者。③ 新型口服抗凝药的围手术期管理。④ 怎样对长期接受抗栓治疗的患者或在围手术期需要接受抗栓治疗的患者安全实施区域麻醉。肿瘤患者常呈现高凝状态，术前推荐行血栓弹力图，综合评估凝血情况。

5. 特殊问题

下肢原发性肿瘤如骨肉瘤、尤因肉瘤、恶性纤维组织细胞瘤及儿童高度恶性软组织肿瘤，通常先行新辅助化疗。化疗药物结束后 3～4 周进行最终手术治疗。

骨骼是癌症远处转移的第三位好发部位，仅次于肺和肝。在实体恶性肿瘤中，骨转移瘤多发生于乳腺癌、前列腺癌、肺癌、甲状腺癌和肾癌。与骨转移瘤相关的一系列症状包括癌性骨疼痛、骨折、高血钙、脊髓和神经根受压、骨髓功能下降等，可导致患者的生活质量严重下降。若为转移性肿瘤，患者大多进行过针对原发肿瘤的化疗、放疗以及免疫治疗。医生应综合评估患者的骨髓抑制情况、凝血功能以及放疗对肿瘤周围组织的放射性损伤可能带来的影响。

骨与软组织肿瘤常用化疗药物及不良反应见**表 3-12**。

表 3-12　骨与软组织肿瘤的常见化疗药物

药物	不良反应
氮芥类药物	
环磷酰胺	骨髓移植（白细胞减少），出血性膀胱炎，脱发，恶心、呕吐
异环磷酰胺	出血性膀胱炎，骨髓移植，恶心、呕吐，肾毒性，神经毒性
铂化合物	
顺铂	恶心、呕吐，肾毒性（累及性和不可逆性），耳毒性（累及性和不可逆性），周围神经病变（可逆）
卡铂	骨髓抑制，恶心、呕吐，脱发，肝毒性，肾毒性
抗代谢药	
甲氨蝶呤	骨髓抑制，黏膜炎，肾毒性，肝毒性，肺炎，神经毒性
抗肿瘤抗生素	
多柔比星	骨髓抑制（中性粒细胞），恶心、呕吐，黏膜炎，脱发，严重软组织坏死（外渗），急、慢性心脏毒性
放线菌素D	骨髓抑制（血小板和中性粒细胞），恶心、呕吐，腹泻，组织坏死（外渗）
表鬼白毒素	
依托泊苷	黏膜炎，恶心、呕吐
长春花生物碱类	
长春新碱	周围神经病变（不可逆），组织坏死（外渗），癫痫发作，脱发

（二）麻醉方法的选择

下肢肿瘤手术麻醉方法的选择主要依据手术类型和患者意愿，其中绝大多数采用全身麻醉，部分患者也可采用椎管内麻醉。近年来，超声引导下神经阻滞技术也普遍用于该类手术的麻醉和围手术期镇痛。区域麻醉技术具有镇痛完善、全身不良反应小的优点，且椎管内麻醉可阻滞交感神经，使血管扩张，增加局部组织血液灌注，有利于减少术后伤口的感染，促进术后伤口的愈合。

常用的神经阻滞技术包括腰丛神经阻滞、骶丛神经阻滞、股外侧皮神经阻滞、髂筋膜间隙阻滞、股神经阻滞、收肌管阻滞、闭孔神经阻滞、腘窝坐骨神经阻滞、膝关节囊后间隙阻滞等，有条件的还可行留置导管持续阻滞，采用低浓度的罗哌卡因持续阻滞，在良好镇痛的同时有利于术后早期活动。具体选择何种阻滞技术，应参考前面的手术步骤，根据手术切口位置进行选择。

手术和疼痛刺激能够诱发应激和炎症反应，对身体各系统、器官及细胞产生重要的生理影响，且影响时间远超出手术时间。学界逐渐认识到，麻醉和疼痛等因素可能与恶性肿瘤术后转移、复发的风险相关。随之而来的推测是，围手术期干预策略的改变（如麻醉和镇痛技术等），可能有助于降低肿瘤患者术后转移的发生率，改善患者长期生存。目前的证据提示，避免全凭吸入麻醉、减少阿片类药物的用量、完善术后镇痛、减少围手术期应激反应，对肿瘤患者的预后可能有利。

三、围手术期管理

1. 气道建立与呼吸监测管理

脊柱肿瘤手术患者一般采用明视下经口腔气管插管。对于时间较短、仰卧位手术者，也可放置喉罩。对手术时间较长的患者，可采用保护性肺通气策略，减少机械通气性肺损伤，术中根据 $PetCO_2$ 及血气分析结果调整呼吸参数，确保氧供需平衡，减少肺部并发症。对于区域麻醉辅助镇静患者，可置入导向给氧同时监测 $PetCO_2$ 的硅胶体鼻咽通气管，保障安全舒适。

2. 血流动力学监测与容量治疗

对于创伤较小、时间较短的肿瘤手术，可用一般血流动力学监测，如心电图、间接或直接动脉压测定、失血量及周围循环监测等。当手术复杂、患者一般情况差或预计出血量大时，可采用能提供动态血流动力学参数的高级监护设备，如 PiCCO、Flotrac、Swan-Ganz 导管等，以便进行目标导向容量治疗。术中容量治疗的基本原则是维持循环稳定，保证全身脏器和组织细胞氧供及功能正常。通常根据血流动力学监测中的各项指标综合判断患者血容量状态，并依据创伤的大小、部位、出血量合理选择输血、输液。

对于较大的原发性肿瘤及病理类型为骨髓瘤、肾癌、甲状腺癌等预计出血量较大的转移性肿瘤，应采用适当的血液保护措施。可用的措施包括术前自体储血或注射促红细胞生成素，术前肿瘤血管介入栓塞，术中控制性降压、血液稀释，合理使用抗纤溶药物等。

3. 内环境监测与管理

肿瘤手术中应常规监测体温，尤其在手术时间长、出血量大的患者中。可通过 PiCCO 导管或测温导尿管等测定中心温度，也可选择测定鼻咽温或肛温。此外，术中应加强保温措施，保持手术室环境温度在24℃以上，并使用主动式升温设备，如充气式热风毯、循环水温毯、输液

骨科精确麻醉

加温器等。术中应测定动脉血气，密切关注患者内环境变化。代谢性酸中毒是肿瘤手术中最易发生的酸碱紊乱类型。轻度代谢性酸中毒无须处理，重度代谢性酸中毒（碱剩余＞－6 mmol/L）时应行纠酸治疗。肿瘤手术创伤大、失血、输血和输液量多，术中易出现凝血功能障碍，重者可发展为DIC，造成大范围的组织细胞缺血缺氧性损害，最终诱发多器官功能衰竭。因此，围手术期凝血功能监测至关重要，术中血栓弹力图对快速诊断凝血功能异常具有重要意义。麻醉医师应尽量维持患者围手术期内环境稳定，减少术中凝血因子的消耗，纠正凝血功能失常，预防严重的静脉栓塞症和DIC的发生。

4. 疼痛治疗

由于患者个体之间所需镇痛药存在明显差异以及不同手术类型和不同治疗方法相互作用的差异和不同患者对疼痛的体验不同，术后疼痛治疗常常很难达到绝对的满意。特别是对于转移性肿瘤患者，可能存在长时间的慢性疼痛，术前应评估可能存在的痛觉敏化。目前提倡尽早治疗疼痛，防止急性疼痛转变为慢性疼痛，对术后疼痛的治疗提倡预防性镇痛和多模式镇痛。将作用机制不同的药物组合在一起，发挥镇痛的协同或相加作用，降低单一用药的剂量和不良反应，同时可以提高对药物的耐受性，加快起效并延长镇痛作用时间。

目前常用镇痛模式为在区域麻醉基础上，联合使用阿片类药物与对乙酰氨基酚或NSAID。下肢术后局部有大量炎症介质释放，炎症反应强烈，联合使用NSAID，可明显降低局部和全身的炎症反应，提高镇痛满意度，减少阿片类药物的用量，进而降低阿片类药物相关的不良反应。NSAID中选择性COX-2抑制剂对胃肠道无明显影响，短时间使用尚未发现有明显的心血管不良反应，静脉制剂有帕瑞昔布，口服制剂有塞来昔布。

持续神经阻滞镇痛可为患者提供良好的镇痛，其不良反应少。应根据手术切口位置，合理选择阻滞技术，减少对术后早期活动的影响。

四、常见并发症及处理

1. 止血带反应

下肢骨肿瘤手术过程中常出现边界分离不清、出血较多的情况。为了减少手术过程中的出血，提供良好的术野，通常使用止血带固定于大腿中上1/3处，给予250～300 mmHg压力。但长时间使用止血带会引起血压升高、心率加快，即止血带高血流动力学反应，加深麻醉、使用镇痛药和降压药也很难控制。另外，较高的心率、血压会增加围手术期心脑血管事件的风险。有研究表明，止血带高血流动力学反应是由于止血带疼痛激活交感神经，引起儿茶酚胺释放。止血带疼痛是由无髓鞘纤维及C纤维介导的，当止血带使用持续30 min之后，较粗的无髓鞘纤维首先被机械压迫阻断，导致神经纤维传导消失，而C纤维仍未被抑制，导致疼痛上行传导，刺激交感神经兴奋，释放儿茶酚胺。超声引导髂筋膜间隙阻滞广泛应用于髋关节、膝关节置换及股骨近端的手术，通过将局部麻醉药注入髂筋膜间隙来阻滞股神经、股外侧皮神经、闭孔神经和生殖股神经，进行术中及术后镇痛，超声引导髂筋膜间隙阻滞能有效阻滞大腿部位的感觉及运动神经的传导。研究发现，下肢手术患者行超声引导髂筋膜间隙阻滞能有效抑制止血带引起的高血流动力学反应。也有研究报道，静脉应用右美托咪定也可有效抑制止血带反应。

2. 静脉血栓栓塞症

有研究报道了相对较高的骨肿瘤术后静脉血栓栓塞症（VTE）发生率。不同部位骨肿瘤的术后静脉血栓发生率不尽相同，股骨近端骨肿瘤术后血栓发生率高于股骨远端，胫骨近端VTE发生率略低。综合既往骨与软组织肿瘤术后VTE的报道，骨肿瘤VTE的发生率为5.7%±1.5%，软组织肿瘤术后VTE的发生率为7.0%±2.0%。

静脉血栓形成主要包括三方面因素：高凝状态、静脉内膜损伤和静脉血流淤滞。恶性肿瘤细胞及其产物与宿主相互作用产生高凝状态，化疗引起血管内皮细胞的毒性反应及损伤，患者活动能力下降、下肢静脉血液回流差，这些情况均会增加血栓形成的概率。骨肿瘤大手术患者术后发生VTE的风险因素可分为患者相关因素、肿瘤相关因素以及治疗相关因素。患者相关因素包括老年患者（>60岁）、糖尿病、既往VTE病史及脑血管疾病等。肿瘤相关因素涉及肿瘤的性质、是否为转移性肿瘤、是否合并内脏转移等。研究发现恶性肿瘤（4.8%）较良性肿瘤（0.95%）出现VTE的风险更高，转移性肿瘤是术后出现VTE的独立因素，合并肺部转移也会增加VTE的风险。治疗相关因素包括手术、化疗及放疗等。手术通常会增加VTE的发生率，骨与软组织肿瘤术后VTE常发生在下肢及骨盆的手术。肿瘤体积较大或需要切除后重建亦增加VTE的风险。患者行化疗后VTE发生率可从1%（1/100例）增加至8.5%（6/71例）。术前较低的血红蛋白水平、术中氧饱和度下降、失血量较多及输血、术后伤口并发症以及较长的住院时间等也都是VTE发生的相关风险因素。

鉴于骨肿瘤术后较高的VTE发生率，临床上应积极行VTE的风险评估并予相应的预防措施。目前针对VTE的风险有评估工具有很多，其中，Caprini风险评估模型广泛应用于外科系统及静脉血栓预防指南（表3-13）。

临床需要加强对患者的巡视及检查，及时发现VTE的早期症状和体征，如下肢肿胀、疼痛及压痛等；肺栓塞（PE）患者通常会出现不明原因的呼吸困难、胸痛、咳嗽、咯血、心动过速、情绪波动、晕厥和氧饱和度下降等症状。当怀疑患者出现VTE后，应尽快完善相应的检查，包括验前概率（pretest probability，PTP）（表3-14）、血浆D-二聚体、超声检查、肺动脉CTA、心脏超声等。当患者出现高危DVT或者PE时，应及时与专科医师沟通，寻求诊疗指导。

表3-13　Caprini 血栓风险因素评估表

1分	2分	3分	5分
年龄41~60岁	年龄61~74岁	年龄≥75岁	脑卒中（<1个月）
小手术	关节镜手术	VTE史	择期关节置换术
体重指数>25 kg/m²	大型开放手术（>45 min）	VTE家族史	髋部、骨盆或下肢骨折
下肢肿胀	腹腔镜手术（>45 min）	凝血因子V Leiden突变	急性脊髓损伤（<1个月）
静脉曲张	恶性肿瘤病史	凝血酶原G20210A突变	

1分	2分	3分	5分
妊娠或产后	卧床＞72 h	狼疮抗凝物阳性	
有不明原因的或习惯性流产病史	石膏固定	抗心磷脂抗体阳性	
口服避孕药或激素替代疗法	存在中央静脉通路	血清同型半胱氨酸升高	
感染中毒症（＜1个月）		肝素诱导的血小板减少症	
严重肺病，包括肺炎（＜1个月）		其他先天性或获得性血栓形成倾向	
肺功能异常			
急性心肌梗死			
充血性心力衰竭（＜1个月）			
炎症性肠病史			
卧床患者			

累计分数1~2分为低危，3~4分为中危，≥5分为高危。

表3-14 患者验前概率评估工具

修订版Geneva评分(PE)	得分	Wells评分(PE)	得分	Wells评分(DVT)	得分
年龄大于65岁	1	临床DVT症状及体征	3	肿瘤活动期	1
既往DVT或PE史	3	既往DVT或PE史	1.5	麻痹、瘫痪或制动	1
1个月内手术或骨折史	2	4周内手术或制动	1.5	近期卧床超过3天或4周内大手术	1
肿瘤活动期	2	肿瘤	1	沿深静脉走行的局部压痛	1
单一肢体疼痛	3	不能以其他疾病解释	3	小腿肿胀直径较对侧增加3 cm	1
咯血	2	咯血	3	既往DVT史	1
心率75~94次/min	3	心率≥100次/min	1.5	明显指压性水肿	1
心率≥95次/min	5			非曲张性同侧浅静脉扩张	1
下肢触痛或单侧肢体肿胀	4			非DVT的其他可能诊断	-2
低：0~3分；中：4~10分；高：≥11分		低：0~1分；中：2~6分；高：＞6分		低：0分；中：1~2分；高：＞2分	

PE，肺栓塞；DVT，深静脉血栓。

五、经典病例

1. 基本资料

患者，男性，30岁，67 kg，178 cm，有痛风病史2年，平日控制饮食，发作时服用双氯芬酸钠1片/次，病情控制尚可，既往无高血压、糖尿病病史，既往无手术史。

患者因"左侧股骨下段疼痛"于4个月前在当地医院行MRI及CT平扫检查，考虑左侧股骨下段后内侧骨膜骨占位。患者后转至上级医院行股骨肿瘤穿刺活检术，病理诊断提示小圆细胞恶性肿瘤伴大片坏死，并行PET-CT检查，考虑左侧股骨下段肿块考虑尤因肉瘤可能大，未见明确远处转移征象。患者按照"多柔比星脂质体+环磷酰胺+长春地辛"方案行3次化疗，按"异环磷酰胺+依托泊苷"方案行2次化疗。患者自发病以来，无心慌、胸闷、气急，无发热，精神可。查体：一般情况尚可，血压140/90 mmHg，气管居中，胸廓无畸形，双侧呼吸音清，未闻及干湿啰音，心率90次/min，律齐，未闻及病理性杂音。

术前检查：心电图示窦性心率，未见明显异常；血气分析示PaO_2 94 mmHg，$PaCO_2$ 30 mmHg，pH 7.39；胸部X线片示双肺纹理增粗，未见明显转移灶；大腿远端MRI平扫+增强（2021年5月10日）示左股骨中下段占位，较前片（2021年3月12日）减小，左股骨中下段骨皮质局部变薄，邻近见斑片状异常信号影，T1WI呈低信号，T2抑脂序列呈高信号，增强扫描可见病灶不均匀强化；血常规示白细胞 5.8×10^9/L，中性粒细胞% 68.6%，红细胞 3.91×10^{12}/L，血红蛋白119 g/L；肝肾功示白蛋白42.6 g/L，球蛋白28 g/L，白球比1.55；余实验室检查未见明显异常。拟于全身麻醉下行"保留膝关节股骨远端肿瘤切除+重建内固定手术"。

2. 术前评估

（1）一般情况：患者为青年男性，目前诊断为股骨远端恶性肿瘤，术前新辅助化疗后影像学对比提示，目前尤因肉瘤对化疗较敏感，肿瘤较前明显缩小，肿瘤边界较前改善，但左侧股骨中下段局部骨质密度仍欠均，存在股骨远端骨折风险。同时根据患者患者胸部CT和PET-CT，目前肿瘤未见明显其余转移灶，无明显胸闷、气急等症状。虽然经过调整，但患者化疗术后白细胞以及血红蛋白仍存在异常，Enneking（G2T2M0）评级为ⅡB级。根据患者预后以及生活质量，拟定手术方式为保留膝关节股骨远端肿瘤切除+重建内固定手术，预计手术时间为4 h，出血量1000～2000 ml。

（2）手术耐受性及不良事件预测：结合临床病史、体格检查、术前血气分析结果，以及既往化疗病史，虽然目前患者一般情况尚可，但患者下肢肿瘤包裹周围血管，存在影响血管内膜的风险。患者手术时间长，术中涉及大量截骨，分离过程中骨面有急性大量失血可能，需要大量输血、输液来维持动脉血压平稳，术中需要置入股骨定制假体，术后易并发切口感染、机械通气性肺损伤，以及全身麻醉后肺不张、通气功能障碍、DVT、PE，术中需关注相关情况。

3. 麻醉管理

（1）麻醉前准备：本例患者选择静吸复合全身麻醉。术前半小时给予帕瑞昔布40 mg静脉注射超前镇痛。患者入室后常规监测心电图、SpO_2、BIS，清醒下建立桡动脉有创测压和外周静脉通路。患者入室动脉血压135/82 mmHg，心率78次/min，吸空气SpO_2 98%。

（2）麻醉诱导：地佐辛5 mg静脉注射1 min后，依次静脉注射舒芬太尼15 μg、咪达唑仑2 mg、丙泊酚80 mg及苯磺顺阿曲库铵14 mg。BIS由97降至41，视频喉镜下插入7.5号加强钢丝气管导管，听诊确定导管位置。超声引导下建立右颈内静脉液体通路，超声引导下行髂筋膜间隙阻滞并留置导管，用于术中和术后镇痛。

（3）麻醉维持：术中采用容量控制通气（volume-controlled ventilation，VCV），潮气量

8 ml/kg，呼吸频率 12 次 /min。术中间断行动脉血气分析，依据 PetCO$_2$ 和血气分析结果调整呼吸参数，静脉分次给予舒芬太尼（0.5 μg/kg）镇痛、泵注右美托咪定［0.3 μg/(kg·h)］镇静。依据麻醉深度调整吸入七氟烷浓度，维持 BIS 在 40～60。间断给予苯磺顺阿曲库铵维持肌松。术中使用测温导尿管和液体加温装置监测和维持患者中心体温。麻醉后行急性高容量性血液稀释，1 h 内输注琥珀酰明胶注射液 1000 ml，乳酸钠林格注射液 1000 ml，血气分析示此时红细胞压积为 29.3%（麻醉前为 42.1%）。切皮前滴注抗生素和氨甲环酸 1 g。术中上气囊止血带 2 次，第一次 1.5 h，间隔 0.5 h，第二次 1 h，压力均为 250 mmHg。手术时间 4.2 h，术中出血 800 ml，尿量 900 ml，术中入量共约 2800 ml，其中琥珀酰明胶注射液 1500 ml，乳酸钠林格注射液 1300 ml，未输血。术后约 15 min，患者自主呼吸恢复，清醒拔管。

4. 术后处理

本例患者术前检查明确为股骨远端恶性肿瘤，在止血带辅助下行保留膝关节股骨远端肿瘤切除＋重建内固定手术，术中需要分离股动脉以及胫骨后动静脉，存在血管内膜损伤等风险，同时术后患者需要较长时间制动以及减少负重，为下肢静脉血栓的极高危人群，Caprini 血栓风险评估属高危。术后可采用平面机械运动进行物理措施预防，以及适当予以抗凝药预防下肢深静脉血栓。该例手术取左侧股骨内侧向膝关节前侧弧形切口，长约 18 cm，手术创伤大、时间较长，术后采用持续髂筋膜间隙阻滞（0.25% 罗哌卡因 ml/h）＋ PCIA（舒芬太尼 100 μg ＋帕瑞昔布 80 mg）进行镇痛（**图 3-26**）。随访患者术后疼痛评分为 1～4 分，术后 1 周转入康复医院后续治疗。

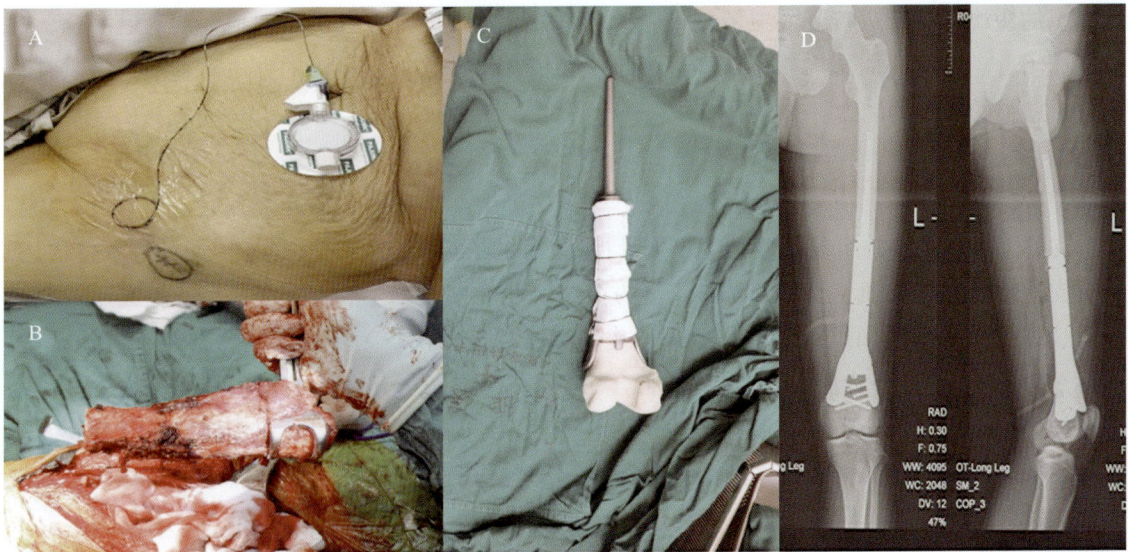

图 3-26　髂筋膜间隙阻滞及手术过程

A. 留置持续髂筋膜间隙阻滞导管并妥善固定；B. 切除的股骨远端和肿瘤；C. 手术所用假体；D. 术后股骨正侧位片

（蒋鑫）

第七节　下肢常见软组织手术麻醉

一、概述

对于下肢创伤患者而言，软组织损伤的评估与处理至关重要。在下肢软组织损伤的患者中，肌腱损伤、神经损伤以及软组织缺损较为常见，因此肌腱修复手术、神经探查与松解以及缺损组织的覆盖等手术操作也相应较为常见。

（一）下肢软组织缺损概述

下肢软组织缺失给重建工作带来了巨大挑战。如危及生命和存在骨折等情况，需经处理使其稳定后再对缺损的软组织进行处理。下肢创面的软组织覆盖对于任何矫形外科修复都是必要的，但损伤时的撕脱、腔室压力升高引起的局部缺血和开放性伤口持续的细菌感染可能会危及软组织覆盖的最终效果。下肢软组织损伤常与下肢骨折相关，软组织的探查和缺损修复是一个巨大的重建挑战。在危及生命的病情稳定和骨折固定后，重建相关团队必须处理肢体的软组织问题。开放性伤口需先行清创处理，所有死亡或失去活力的组织必须清创，并彻底冲洗伤口以减少细菌污染物的负荷。当肌肉或筋膜受累明显时，需要频繁进行连续清创，以建立完全可存活组织的边缘，后续进行创面覆盖处理。覆盖方式从基本的到复杂的，包括一期延迟闭合、二期创面闭合、植皮、局部皮瓣覆盖和远处组织移植。选择软组织覆盖的方法需基于其提供有利于骨折愈合的环境的能力。

（二）下肢神经损伤概述

支配下肢的主要神经包括股神经、坐骨神经、胫神经及腓总神经。其中，股神经源自腰丛，主要支配髂肌和腰大肌，至腹股沟韧带下方分成的肌支和皮支主要支配耻骨肌、缝匠肌、股四头肌、膝关节周围肌肉以及股前、股内侧皮肤。股神经损伤较为少见。坐骨神经来自腰骶丛，下行至大腿下1/3处分为胫神经和腓总神经。坐骨神经损伤与其分支的损伤相比较为少见。胫神经损伤常由股骨髁上骨折及膝关节脱位引起，可导致腓肠肌、比目鱼肌、屈趾肌及足底肌瘫痪和足部感觉缺失。腓骨小头或腓骨颈骨折、局部包扎、固定不当可导致腓总神经损伤，出现小腿伸肌、腓骨长短肌瘫痪、足下垂。下肢神经损伤应尽早手术探查。

（三）下肢肌腱损伤概述

下肢较为常见的肌腱损伤包括股四头肌腱断裂以及跟腱断裂，常伴随局部疼痛、肿胀、压痛，功能减弱或丧失。根据伤情不同，一般损伤应休息、理疗、应用镇痛舒筋活血药物及功能锻炼。肌腱断裂患者以非手术疗法为主，采取患肢肌肉松弛位固定。如发生肌腱完全断裂，则

应早期通过外科手术进行缝合

（四）下肢软组织手术麻醉概述

下肢手术的麻醉方式通常包括区域麻醉、全身麻醉和复合麻醉，主要根据患者整体状况、手术时间及方式、麻醉医师的习惯与所掌握的技术，并在一定程度上照顾患者和手术医师的需求等。常用的区域麻醉技术包括蛛网膜下腔阻滞、硬膜外阻滞、蛛网膜下腔-硬膜外联合阻滞以及相应部位的周围神经阻滞技术，区域麻醉技术对呼吸、循环影响较小，有利于患肢血供，减少静脉血栓形成的可能。

术后镇痛措施包括静脉镇痛、硬膜外镇痛以及外周神经旁留置导管持续镇痛，还可通过结合多种镇痛措施取得完善镇痛效果的方案。

二、下肢皮瓣手术的麻醉

（一）概述

软组织修复重建方案可根据阶梯治疗原则进行分层选择。Lawson等根据创面修复的难易程度，将最简单的创面闭合方法放在最底层，随后的阶梯代表依次更复杂的重建技术（图3-27）。阶梯图示中没有体现软组织修复重建方案的决策原则。一般来说，外科医师应从可选择的方案中选取最简单的方法，以提供快速、持久的创面修复效果。

（二）下肢皮瓣手术方式与特点

皮瓣移植是把皮肤连同皮下脂肪，由一处移植到另一处。皮瓣可按位置（如局部、区域、远处），血供（如随机、轴向）和转移方法（如带蒂、自由皮瓣）进行分类。带蒂皮瓣可以根据运动方向（如转位、旋转、前进）进一步分类。皮瓣移植可以修复全层皮肤的缺损，覆盖骨骼、肌腱、神经、血管的裸露部分，修复足底、指趾端等承受压力的摩擦面，再造手指、足趾等器官，为溃疡、压疮以及包括骨组织缺损的胫骨前区域供给营养。

下肢软组织缺损部位血液供应匮乏会给外科医师带来挑战。重建下肢软组织缺损的方法有直接闭合、皮肤移植和局部皮瓣，包括肌肉皮瓣、交叉腿皮瓣和自由皮瓣。局部皮瓣的缺点是限制了活动性。交叉腿皮瓣也有缺点，不仅因为它限制了腿部的活动而给患者带来不适，而且还需要进行二次手术以分离双下肢。游离皮瓣需要显微外科技术和受体部位良好的血供，通常

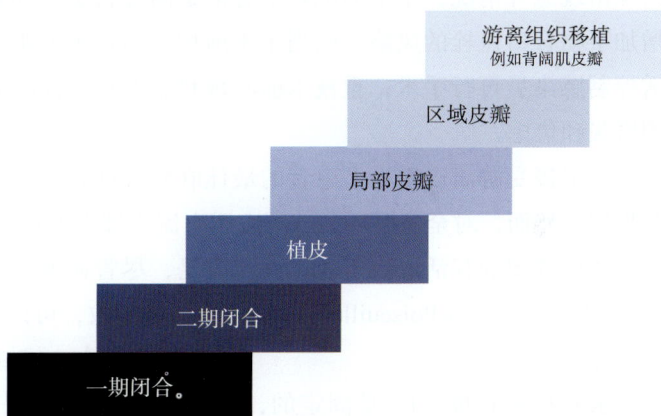

图3-27 软组织重建的治疗阶梯

游离组织移植
例如背阔肌皮瓣

区域皮瓣

局部皮瓣

植皮

二期闭合

一期闭合。

手术时间较长。其优点是皮瓣本身具有良好的血供，可根据缺损部位的大小获得尺寸匹配的组织，使用几乎没有限制，而且可以获得满意的修复效果。游离皮瓣手术需要借助显微外科技术，手术操作精细复杂，时间长；患肢在整个过程中需绝对制动；术中需保障循环血量维持于较高水平，利于微血管吻合后通畅，保障移植组织血供充分。无论是外科操作还是麻醉措施，都应注意防治各种原因导致的血管痉挛，进而提高移植组织的成活率，包括疼痛、寒冷以及血管收缩药和抗凝药物等。

（三）麻醉方式选择与管理要点

在应用显微外科技术进行的下肢皮瓣手术中，围手术期进行正确的麻醉处理往往是手术成功的关键。围手术期麻醉的要点主要包括：① 完善的术前准备。② 维持理想的麻醉深度。③ 术中保障血流动力学平稳及高水平的外周血液灌注。④ 关注和避免可能导致外周血管痉挛的因素，以及血管吻合部位血栓形成。⑤ 完善的术后镇痛效果。

  1. 麻醉前评估与准备

麻醉前的全面评估是必不可少的，并应遵循一般原则，包括充分的麻醉计划和术后护理。虽然吸烟不是禁忌证，但建议吸烟者在手术前至少要戒烟4周。尼古丁引起的血管收缩，一氧化碳相关的组织缺氧，以及血小板聚集增加引起的血液高凝状态，都可能导致皮瓣血管和供体组织出现意外情况。手术的绝对禁忌证是高凝状态，如镰状细胞贫血和红细胞增多症，这大大增加了吻合口血栓的风险。应当于术前积极纠正术前水、电解质和酸碱紊乱；合并感染症状者需控制感染后再行手术；重视术前心理状态调整，保障充足的睡眠，适当应用镇静药减少术前的紧张和焦虑。

关于接受游离皮瓣手术患者的最佳麻醉管理方案，很少有结果差异显著的临床随机对照试验报道。然而，对全身循环和游离皮瓣血流生理学的良好理解将有助于做出明智的管理决策。

游离皮瓣的存活取决于血供是否充足，尽管血液不是牛顿流体，血管也不是刚性的，但哈根–泊肃叶（Hagen-Poiseuille）方程包括一些参数，可以通过医疗操作来提高皮瓣的存活率。

$$血流量 = \pi r^4 \Delta P / 8\eta l$$

虽然皮瓣长度（l）是固定的，但控制移植组织的压力梯度（ΔP）（系统动脉压力减静脉压）、血管半径（r）和血液黏度（η）都可以极大地改善通过皮瓣的血流。压力梯度主要是收缩期动脉压力的一个函数，它应维持灌注需求。同样重要的还有血管内径，确保患者体温和正常血容量可保障血管扩张、系统循环阻力下降以及游离皮瓣和其他部位的良好外周灌注。另外，不建议为了达到超正常的动脉压目标而过度输液，因为这只会导致间质性水肿，损害微循环层面的血流和气体交换。避免低血容量、血管收缩和低体温对防止皮瓣受损或移植失败至关重要。

  2. 麻醉方法

（1）区域麻醉技术：下肢皮瓣手术的麻醉多采用区域麻醉技术（硬膜外阻滞、蛛网膜下腔阻滞和周围神经阻滞技术）。区域麻醉技术具有镇痛完善的优点，且椎管内麻醉可阻滞交感神经，使血管扩张，增加局部组织血液灌注，同时区域麻醉术后镇痛效果较好。周围神经阻滞技术的应用需考虑皮瓣手术操作的部位，选择对应的神经。

（2）全身麻醉：如患者病情较重、手术范围过大、手术时间过长，同时患者精神极度紧张或难以配合操作，仍应采用全身麻醉。

常用的挥发性全身麻醉药物中，异氟烷可以保持微循环血流量，七氟烷可以减轻缺血再灌注损伤，而地氟烷对微循环的影响尚需要更多的研究来评估。尽管全凭静脉麻醉技术具有减少术后恶心和呕吐以及麻醉恢复过程更平稳的优点，但长时间输注后可能出现苏醒时间延长。当使用丙泊酚全凭静脉麻醉时，建议使用适当的麻醉深度监测器。吸入麻醉和全凭静脉麻醉技术都可以联合瑞芬太尼持续输注或间歇性推注芬太尼来使用。瑞芬太尼提供了良好的术中镇痛，快速控制动脉压，明显扩张血管，并且可以减少肌松药物的使用。

术中维持适当的动脉 PaO_2 和 $PaCO_2$ 至关重要，应保障充分的通气。低氧会引起内源性儿茶酚胺的释放增加和血管收缩；低碳酸血症也会导致血管收缩，高碳酸血症则会增加交感神经系统活性。

（3）复合麻醉：如下肢皮瓣手术时间过长，患者常因被动体位导致不适，或出现精神紧张、焦虑等因素，常在区域麻醉过程中使用镇静药物，包括丙泊酚、α_2 肾上腺素受体激动剂右美托咪定等。也可在周围神经阻滞同时，在留置喉罩的情况下进行保留自主呼吸的全身麻醉，这种方法具有镇痛完善、术中舒适、苏醒快速的优点。

3. 术中管理

游离皮瓣移植术中输注平衡液和羟乙基淀粉，适当稀释血液可减少血液黏稠度，有利于修复组织的血运。另外，术中应当控制输血，输血过多可能会增加血液黏稠度，易影响血管吻合部位的通畅性。

术中防止体温过低是确保皮瓣灌注的一个关键组成部分。大面积的组织区域被长时间暴露，麻醉诱导导致的血液再分布等都可能引起体温下降。应使用加温毯、空气加热或输液加温等措施维持正常体温。此外，手术室应该维持足够的环境温度来防止体温过低。

在皮瓣的吻合过程中，正常血压通常足以确保通过组织的灌注压力。血管收缩剂的使用在游离皮瓣麻醉中是一个有争议的问题，主要担心全身血管收缩会导致皮瓣灌注减少。然而，很少有高质量的研究支持这一观点，需要进一步的研究来全面评估和比较不同血管收缩剂对游离皮瓣微循环的影响。

尽管没有充分的证据证明抗凝治疗可以预防皮瓣血栓形成，目前除特殊情况外，临床中一些患者把预防性皮下注射肝素作为深静脉血栓预防方案的一部分。从皮瓣的角度来看，尚无明确证据支持使用特定药物可预防皮瓣血栓形成。

（四）术后处理

在涉及显微外科技术的皮瓣手术后，需尽可能让患者平稳地度过麻醉恢复期，避免疼痛、躁动以及恶心呕吐，避免血压剧烈波动，注意移植处组织的保暖，保持皮肤、黏膜色泽红润。术后镇痛可在麻醉恢复期内开始实施，并给予适量镇痛、镇静及镇吐药物。目前，全身麻醉患者通常使用患者自控镇痛（patient-controlled analgesia，PCA）措施，应用椎管内麻醉的患者多选择硬膜外镇痛，使用周围神经阻滞的患者可在神经周围置管进行术后持续镇痛。除上述镇痛方式外，还可以结合使用NSAID和阿片类药物。重要的是，术后良好的镇痛不仅能使患者提升舒适度，更能防止交感神经活性增高，进而影响游离皮瓣的生存状况。

下肢创伤是急诊医疗和外科实践中最常见的损伤模式之一。下肢损伤的病因范围很广，从跌落和机动车碰撞到爆炸和碎裂损伤。下肢受伤的性质和严重程度与致伤原因及环境相关。下肢损伤最常发生于跌倒（占下肢伤害的50%～60%，与工业生产或工作事故以及机动车事故相关）。在非致命性创伤的平民中，下肢受伤是最常见的住院原因，超过1/3的住院者有严重或危及肢体的伤害。

这些患者的最佳结局常需要多学科（包括骨科、血管外科、整形外科医师和康复理疗医师）共同努力才能获得。在大多数情况下，即使患者的肢体被毁坏，也可以尝试进行肢体抢救；然而，有时下肢损伤非常严重，需要在最初的手术中进行初级截肢来挽救患者的生命。下肢严重损伤的手术治疗并发症很常见，早期识别和治疗对减少并发症发病率和病死率很重要。

医生应注意患者的年龄、体重指数、吸烟状况和所涉肢体以前的损伤。局部和远端皮瓣选择时医生可能会排除瘢痕跨越区域。涉及心脏和呼吸系统疾病的并发症可能会妨碍长时间的全身麻醉并导致潜在的重症监护住院，对康复产生影响。糖尿病和外周血管疾病，特别是狭窄和粥样硬化的血管，也会影响供体和伤口覆盖的选择。患者通常需要血管造影，特别是在慢性伤口，而不是钝器创伤的情况下，因为只要该区域有合理的灌注，慢性下肢伤口通常会充分愈合，而由于灌注不良而不愈合的区域不太可能被成功移植。同样，营养状态对慢性伤口和伤口覆盖的愈合都有很大影响，这将涉及营养师的支持。患者受伤前的认知功能和行走能力也应得到审查，以确定康复和重建的依从性。

对于急诊患者来说，有生命危险的伤害优先于一切，患者需要按照高级创伤生命支持的原则，以结构化的方式进行评估。

手术医生需要对患者进行软组织覆盖，以帮助实现无感染的骨折愈合。如果可以实现简单或局部皮瓣闭合，应与骨固定同时完成。自由皮瓣重建应该由经验丰富的高级外科团队进行，最好是在受伤后1周内。

三、跟腱断裂修复术的麻醉

（一）概述

跟腱是人体最大的肌腱，为小腿腓肠肌和比目鱼肌的肌腹下端移行的腱性结构，止于跟骨结节，对机体行走、站立和维持平衡有着重要的意义。

1. 跟腱的血液供应与神经支配

跟腱的血液供应来自纵向的动脉，两条主要血管为肌腱提供全范围的血供，其中胫后动脉主要供应跟腱近端和远端部分；腓动脉主要供应跟腱中间部分。如果按照每个横截面积的血管数量来衡量，肌腱在整个长度范围内的血液供应通常较差。此外，在它的中段存在一个相对的血供不足区域，此处也是大多数损伤发生的部位，这也被认为是创伤后愈合不佳的一个重要因素。另外，肌腱的血液供应也会随着年龄的增长而减少。跟腱的神经支配源自与它连接的肌肉的神经和皮肤神经。腓肠神经在其神经支配中最为重要，胫神经的支配相对较少。皮肤区域的神经支配除腓肠神经外，还包括小腿、足踝内后侧的隐神经（**图3-28**）。

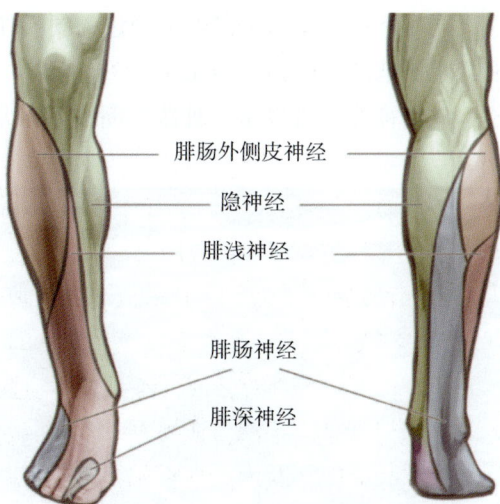

图 3-28　膝关节以下感觉神经支配区域示意图

2. 跟腱损伤的常见类型

跟腱容易因重复使用或过载而受损，这些类型的伤害通常与运动或锻炼有关。最常见的损伤类型是跟腱过度使用导致的疾病，其中55%～65%被诊断为跟腱病变。据估计，在北美，跟腱完全断裂的发病率为（5.5～9.9）/10万人，欧洲为（6～18）/10万人。60%～75%的断裂发生在体育活动中，包括篮球和足球。

（二）跟腱断裂的治疗

急性跟腱断裂的最佳治疗方案是一个备受争议的话题，目前的主流观点可以分为：① 切开手术。② 经皮手术。③ 非手术治疗。如果医师主张采用非手术方法，通常会将患肢放置在石膏或夹板中，使其保持跖屈，这种治疗可以与早期物理治疗相结合。

手术治疗有许多技术，包括横切、中部切开和纵切。踝关节被置于中立位置，将肌腱的断端缝合在一起，然后，外科医师会让踝关节做完整的运动，以观察修复的完整性。术后通常使用石膏固定，石膏保留时间主要取决于手术技术。目前许多外科医师专注于早期负重和被动运动以改善肌腱愈合。一种新的微创技术通过两个中线旁的切口利用腓肠肌进行修复，据报道，该技术保留了垂直切口中最容易破裂部位的皮肤完整性，并进行了开放式重建。有研究建议对非职业运动员和注重外观的患者进行经皮修复，而对所有不能承受任何破裂可能的高水准运动员进行开放式修复。

美国骨科医师学会（American Academy of Orthopaedic Surgeons，AAOS）发布了管理跟腱断裂的循证指南，其中没有一项建议具有"强"等级，但基于专家意见的共识主张明确的诊断需要详细的病史和体格检查。该小组还建议对某些患者选择手术治疗方法时应更为谨慎，包括糖尿病和（或）伴随神经病变、65岁以上、肥胖或久坐不动、免疫功能低下以及吸烟的患者。

（三）跟腱断裂手术的麻醉方式

跟腱断裂通常由运动损伤导致，因此接受手术的患者术前的一般状况相对较好，常规麻醉方式通常都可选择，如全身麻醉、椎管内麻醉、外周神经阻滞等。一般来说，如果没有禁忌证，椎管内麻醉常用于跟腱断裂手术。腰硬联合麻醉结合了蛛网膜下腔阻滞和硬膜外阻滞各自的优点，同时还可在术后予以较为理想的硬膜外镇痛，也适用于跟腱手术的患者。如果使用止血带，麻醉阻滞范围需达到 $T_{10} \sim L_5$。

外周神经阻滞也是一种跟腱断裂手术常用的麻醉方法。在腘窝内腓总神经发出的腓肠外侧皮神经和发自胫神经的腓肠内皮神经汇合成腓肠神经。在不使用止血带时，跟腱断裂修补的主要神经阻滞方法包括隐神经阻滞联合腓肠神经阻滞或腘窝坐骨神经阻滞。

隐神经（收肌管）阻滞通常在大腿中下1/3的部位进行，收肌管位于缝匠肌深面，由股内侧肌、长收肌与大收肌围成，股动脉、股静脉及隐神经由此入管。收肌管内隐神经在前外方，股动脉居中，股静脉在后侧。操作时常选择外侧进针入路，在大腿外侧距超声探头外侧边缘 2 ~ 3 cm 处将穿刺针插入平面，向前推进至缝匠肌深面，在收肌管内、股动脉外侧进行局部麻醉药液注射（**图3-29**）。腓肠神经支配着足部和踝部的外侧边缘。在小腿胫骨外侧的近端，可以在超声影像下看到神经是一个小的高回声结构，与深筋膜浅层的小隐静脉密切相关（**图3-30**）。操作时常选择外侧进针入路，在胫骨外侧的近端距超声探头外侧边缘 2 ~ 3 cm 处以水平方向插入平面，向前推进至腓肠神经外侧进行局部麻醉药液注射。腘窝坐骨神经阻滞建议在胫神经和腓总神经开始分叉但仍在坐骨神经总鞘内的水平进行。通常选择外侧进针入路，在大腿外侧距超声探头外侧边缘 2 ~ 3 cm 处以水平方向插入平面，并向坐骨神经推进，直至进入坐骨神经总鞘内拟分为胫神经和腓总神经的部位（**图3-31**）。

需要在大腿使用止血带的手术常选择椎管内麻醉或全身麻醉，如选择周围神经阻滞，则需进行腰丛、骶丛和（或）闭孔神经、股外侧皮神经、股后皮神经等神经阻滞，也可采用神经阻滞与全身麻醉联合应用的方法。

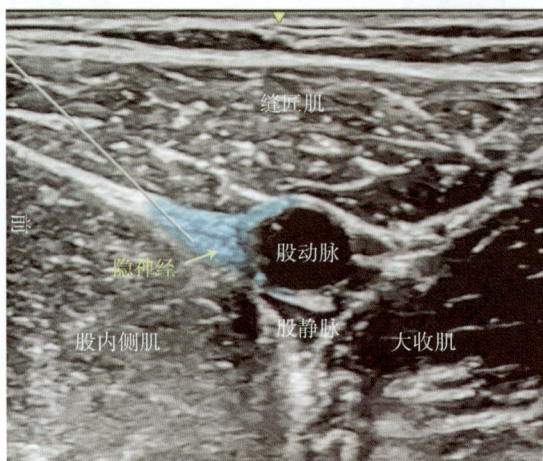

图 3-29 超声引导隐神经（收肌管）阻滞

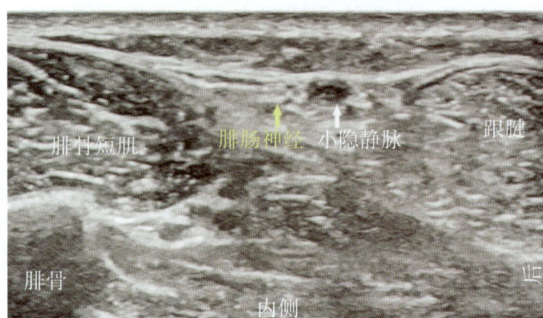

图 3-30 超声引导腓肠神经阻滞

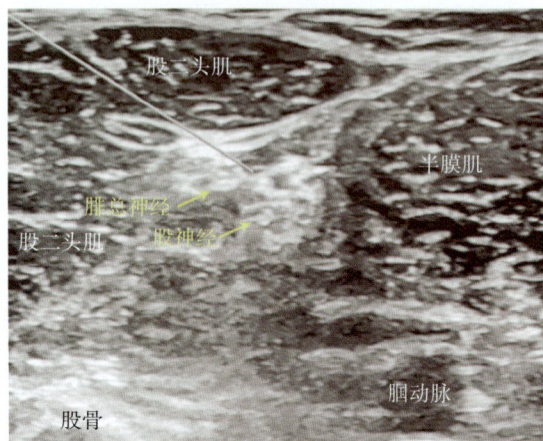

图 3-31 超声引导腘窝坐骨神经阻滞

（四）术后管理

跟腱断裂手术修复后的早期康复锻炼对术后恢复和改善肌腱血供具有益处。尽管加速康复方案得到了越来越多的支持，但对于最理想的方案仍然没有共识。无论是主动的还是被动的康复运动，手术部位的疼痛常较明显，完善的术后镇痛能够减轻术区静息疼痛和康复活动时的疼痛，有利于功能恢复。临床上术后镇痛的方法很多，最常见的包括硬膜外镇痛、隐神经和（或）腘窝坐骨神经连续阻滞、腓肠神经阻滞以及系统性静脉镇痛等措施。同时，辅助使用NSAID常可取得较好疗效。

四、腓总神经探查减压术的麻醉

（一）概述

1. 解剖特点

腓总神经是支配下肢的主要神经之一。它是坐骨神经的两个主要分支之一，接受来自L_4至S_2神经根后部的纤维。腓总神经在大腿后侧远端靠近腘窝处与坐骨神经分离，从坐骨神经分支出来后，继续沿着大腿往下走，在股二头肌的后方运行，并通过后肌间隔横向交叉到腓肠肌外侧，随后再分成两个分支，即腓浅神经和腓深神经。腓浅神经肌支支配腓骨长、短肌，皮支支配小腿外侧、足背及趾背的皮肤。腓深神经支配小腿前面诸肌（胫骨前肌、趾长伸肌、蹈长伸肌）、足背肌和第一趾间隙背面的皮肤。这两条神经分别对足部的外翻和足背的屈伸至关重要（图3-32）。

2. 常见损伤原因

腓总神经损伤有许多外伤和非外伤原因，包括膝关节脱位、直接撞击或切割腓骨颈、腓骨近端骨折、使用紧身石膏或加压包扎、长期卧床，以及经常交叉双腿。

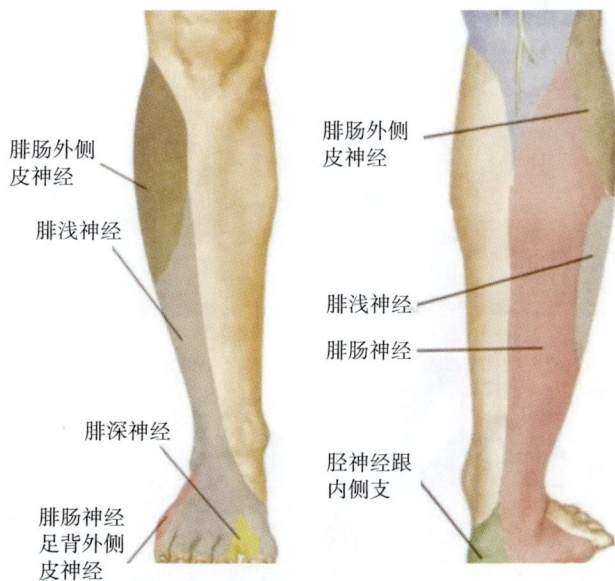

腓肠外侧皮神经
腓浅神经
腓深神经
腓肠神经足背外侧皮神经
腓肠外侧皮神经
腓浅神经
腓肠神经
胫神经跟内侧支

图3-32　小腿感觉神经支配示意图

（二）治疗方案

1. 治疗原则

腓总神经损伤通常通过矫形器和（或）物理疗法进行保守治疗。然而，对于更严重的病例，也可以选择手术治疗。腓总神经损伤的手术指征包括神经损伤症状迅速恶化，3个月内无改善迹象，以及疑似神经撕裂的开放性损伤。针对此类损伤，应强调了跨专业团队在评估、治疗和管理中的重要作用。

2. 手术治疗措施

发生腓总神经损伤出现足下垂患者主要涉及的手术治疗措施包括神经探查减压、初级修复、神经移植或神经转移。神经减压的目的是解除神经炎继发水肿造成的机械性压迫。手术减压适用于有明显的神经压迫证据、神经脓肿、神经疼痛或对药物治疗无效的神经功能损害。神经修复或移植适用于肿瘤切除后不能保留神经连续性的患者或神经被横断的患者。神经转移适用于持续时间少于1年的足下垂患者，这包括将浅层腓肠神经或胫神经的功能束转移到深层腓肠神经或胫骨前肌的运动支。

3. 腓总神经探查减压术

腓总神经探查减压术的主要目的为开放、松解腓总神经。常见手术方式为沿着股二头肌肌腱做一个曲线形切口（图3-33），然后从远端穿过腓骨颈，将腓总神经置于股二头肌后内侧边缘的近端牵引带中，再将腓总神经由近端到远端的方向经腓骨隧道进行释放，该隧道尽可能向远端打开，直到腓总神经浅支和深支分叉的部位显露为止。

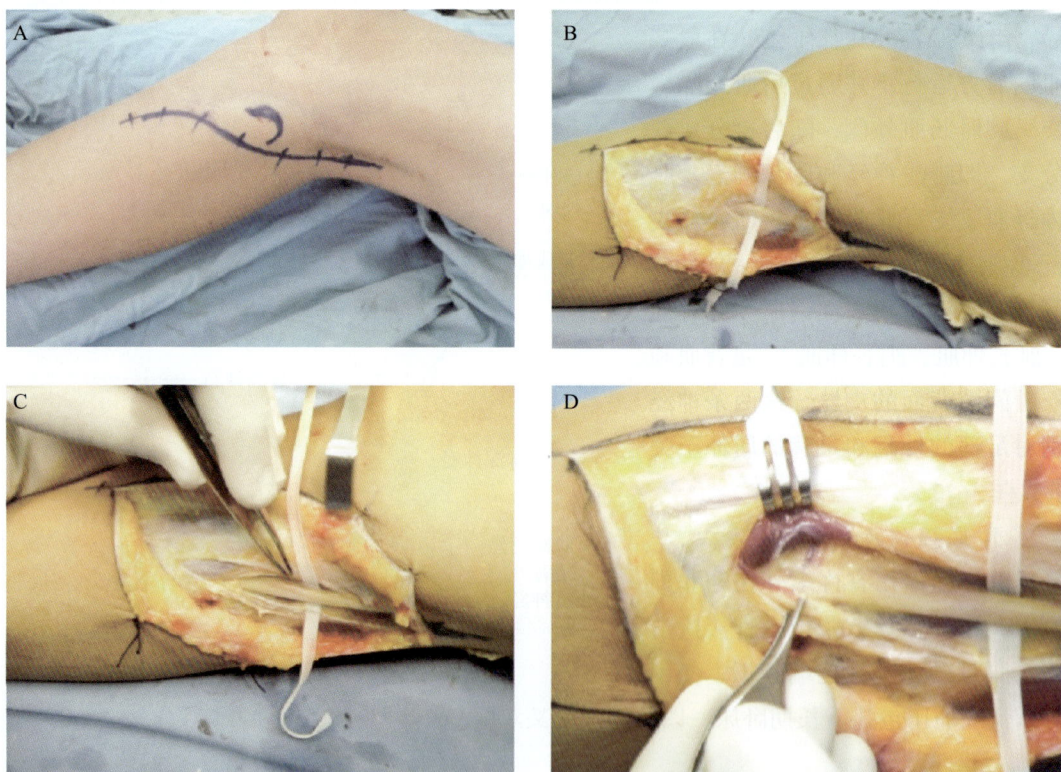

图 3-33　腓总神经探查减压术

A. 皮肤切口；B. 识别腓总神经的近端；C. 在存在神经压迫的部位切开腓骨隧道；D. 尽可能远地释放神经，直到浅支和深支分叉部位显露

（三）麻醉方法选择

腓总神经探查手术的麻醉方式通常包括全身麻醉、椎管内麻醉和复合麻醉。

外周神经阻滞技术的应用目前存在争议，有观点认为其可能会对已经产生病变的神经造成进一步损害。双重挤压综合征（double crush syndrome，DCS）提出了一种由沿单一外周神经多个部位的压迫性病变引起的神经功能障碍。DCS的传统定义范围很窄，因为许多系统性的病理过程，如糖尿病、药物引起的神经病变、血管疾病和自身免疫性神经元损伤，都会对神经功能产生有害影响。多灶性神经病是一个更恰当的术语，它描述了多种病因（包括压迫性病变）可能协同导致神经功能障碍和临床症状。从这个概念上讲，在存在病变的外周神经近端进行神经阻滞，无论是穿刺可能伴随的机械性损伤，还是局部麻醉药引起的化学性损伤，都可能导致该神经发生进一步功能障碍，进而可能对神经松解手术术后效果带来影响。这也是目前外周神经阻滞技术在神经探查手术中应用存在争议的原因。

（四）术后管理

膝关节附近进行的腓总神经探查松解手术术后恢复时间通常为3～4个月。在前6周，为尽量避免膝关节附近的神经松解区域周围形成大量的瘢痕组织，所以鼓励患者拄拐杖活动。然后，术后6周开始慢慢增加活动量，确保神经刺激的症状没有复发或增加。对于那些手术后患肢确实存在较严重麻木和无力感的患者，可能需要几个月的时间来确定腓总神经的功能是否能够恢复。

腓总神经探查松解手术术后疼痛情况相对较轻，必要时可在手术结束前进行局部麻醉药局部浸润，或者行腓肠外侧皮神经阻滞进行术后镇痛，必要时辅以NSAID，常能取得良好镇痛效果。

（杨涛）

参考文献

［1］ 中华医学会骨科学分会创伤骨科学组,中国医师协会骨科医师分会创伤专家工作委员会. 成人股骨颈骨折诊治指南［J］.中华创伤骨科杂志, 2018, 20(11): 921-928.
［2］ 中国脆性骨折联盟,中国老年医学学会骨与关节分会创伤骨科学术工作委员会,白求恩·骨科加速康复联盟,等.老年股骨转子间骨折诊疗指南［J］.中华创伤骨科杂志, 2020, 22(2): 93-99.
［3］ 王亦璁,姜保国.骨与关节损伤［M］.5版.北京:人民卫生出版社, 2012.
［4］ 李永华,陈巍,羊黎晔,等.右美托咪定抑制全麻下止血带相关反应的临床研究［J］.临床麻醉学杂志, 2014, 30(2): 118-121.
［5］ 张世民.老年髋部转子间骨折［M］.北京:科学出版社, 2019.
［6］ 袁红斌,蒋鑫.骨麻征途［M］.长春:吉林大学出版社, 2019.

［7］ 李天佐.老年人下肢骨科手术麻醉选择与管理［J］.北京医学，2013，35(8)：606-607.

［8］ PEARCE J M. Henry Gray's Anatomy［J］. Clin Anat, 2009,22(3):291-295.

［9］ 徐朝阳，任彦红，涂丽莉，等.股神经周围筋膜及其毗邻结构的解剖［J］.解剖学报，2013，44(3)：364-367.

［10］ 唐举玉，李康华，任家伍，等.股外侧皮神经的形态特点与临床意义［J］.中南大学学报(医学版)，2012，37(12):1255-1259.

［11］ NIELSEN T D, MORIGGL B, BARCKMAN J, et al. The lateral femoral cutaneous nerve: description of the sensory territory and a novel ultrasound-guided nerve block technique［J］. Reg Anesth Pain Med, 2018,43(4):357-366.

［12］ 王爱忠，范坤，赵达强.超声引导下的神经阻滞技术［M］.上海：上海交通大学出版社，2019.

［13］ TAHA A M. Brief reports: ultrasound-guided obturator nerve block: a proximal interfascial technique［J］. Anesth Analg, 2012,114(1):236-239.

［14］ 王辉，单云官，张玉和，等.收肌管压迫综合征的解剖与临床研究进展［J］.解剖与临床，2004，9(1):59-60.

［15］ 黄晓华，张卫国，杨阳，等.隐神经髌下支解剖及切除后对膝关节置换术后膝前疼痛的影响［J］.中国骨与关节损伤杂志，2009，24(2):121-122.

［16］ KROMBACH J, GRAY A T. Sonography for saphenous nerve block near the adductor canal［J］. Reg Anesth Pain Med, 2007,32(4):369-370.

［17］ 中华医学会麻醉学分会老年人麻醉学组，中华医学会麻醉学分会骨科麻醉学组.中国老年髋部骨折患者麻醉及围术期管理指导意见［J］.中华医学杂志，2017，97(12):897-905.

［18］ LUO J, CAI G, LING D, et al. Mean effective volume of local anesthetics by nerve conduction technique［J］. Ann Transl Med, 2020,8(5):174.

［19］ FLANDRY F, HOMMEL G. Normal anatomy and biomechanics of the knee［J］. Sports Med Arthrosc Rev, 2011,19(2):82-92.

［20］ MURPHY C A, GARG A K, SILVA-CORREIA J, et al. The meniscus in normal and osteoarthritic tissues: facing the structure property challenges and current treatment trends［J］. Annu Rev Biomed Eng, 2019,21:495-521.

［21］ DAVARCI I, TUZCU K, KARCIOGLU M, et al. Comparison between ultrasound-guided sciatic-femoral nerve block and unilateral spinal anaesthesia for outpatient knee arthroscopy［J］. J Int Med Res, 2013,41(5): 1639-1647.

［22］ THARWAT A I. Combined posterior lumbar plexus-sciatic nerve block versus combined femoral-obturator-sciatic nerve block for ACL reconstruction［J］. Local Reg Anesth, 2011,4:1-6.

［23］ HORASANLI E, GAMLI M, PALA Y, et al. A comparison of epidural anesthesia and lumbar plexus-sciatic nerve blocks for knee surgery［J］. Clinics(Sao Paulo), 2010,65(1):29-34.

［24］ ATIM A, ERGIN A, KURT E, et al. Comparison of sciatic psoas compartment block and sciatic femoral 3-in-1 block for knee arthroscopy［J］. J Clin Anesth, 2007,19(8): 591-595.

［25］ 游弋.超声引导下股神经联合侧入路腘窝坐骨神经阻滞用于膝关节镜手术的麻醉效果［J］.中国社区医师，2020，36(3)：95-96.

［26］ HSU L P, OH S, NUBER G W, et al. Nerve block of the infrapatellar branch of the saphenous nerve in knee arthroscopy: a prospective, double-blinded, randomized, placebo-controlled trial［J］. J Bone Joint Surg Am, 2013,95(16):1465-1472.

［27］ 中华医学会麻醉学分会老年人麻醉学组.中国老年患者围术期麻醉管理指导意见［J］.国际麻醉学与

复苏杂志, 2014, 35(10):870-881, 901.

[28] 吴新民, 薛张纲, 马虹, 等. 右美托咪定临床应用专家共识(2018)[J]. 临床麻醉学杂志, 2018, 34(8): 820-823.

[29] ANDERSEN L Ø, KEHLET H. Analgesic efficacy of local infiltration analgesia in hip and knee arthroplasty: a systematic review[J]. Br J Anaesth, 2014,113(3):360-374.

[30] 黄博. 早期康复理疗在膝关节镜术后的应用[J/OL]. 世界最新医学信息文摘(连续型电子期刊), 2020, 20(75): 90-91.

[31] 凌红. CPM在膝关节镜术后康复中的效果观察与分析[J]. 中国中医急症, 2009, 18(2): 310-311.

[32] 王冠, 惠正广, 刘诗荣, 等. 踝关节骨关节炎治疗方式回顾[J]. 光明中医, 2020, 35(2): 297-299.

[33] CHAN T, WILKINSON A, HENDRICK S. A technique guide in ultrasound guided regional ankle blocks[J]. J Foot Ankle Surg, 2021,60(4):817-823.

[34] FALYAR C R. Ultrasound-guided ankle blocks: a review of current practices[J]. AANA J, 2015,83(5):357-364.

[35] WAHAL C, GRANT S A, GADSDEN J, et al. Femoral artery block (FAB) attenuates thigh tourniquet-induced hypertension: a prospective randomized, double-blind, placebo-controlled trial[J]. Reg Anesth Pain Med, 2021, 46(3): 228-232.

[36] STÉFANI K C, FERREIRA G F, PEREIRA FILHO M V. Postoperative analgesia using peripheral anesthetic block of the foot and ankle[J]. Foot Ankle Int, 2018,39(2):196-200.

[37] HUNT K J, HIGGINS T F, CARLSTON C V, et al. Continuous peripheral nerve blockade as postoperative analgesia for open treatment of calcaneal fractures[J]. J Orthop Trauma, 2010,24(3): 148-155.

[38] SHORT A J, GHOSH M, JIN R, et al. Intermittent bolus versus continuous infusion popliteal sciatic nerve block following major foot and ankle surgery: a prospective randomized comparison[J/OL]. Reg Anesth Pain Med, 2019 :rapm-2018-100301 .

[39] BUTTERWORTH J F, MACKEY D C, WASNICK J D. Morgan & Mikhail's Clinical Anesthesiology[M]. 6th ed. New York: McGraw Hill, 2022.

[40] GROPPER M A. Miller's Anesthesia[M]. 9th ed. Amsterdam: Elsevier, 2019.

[41] 江伟, 仓静. 骨科手术麻醉经典病例与超声解剖[M]. 上海: 上海交通大学出版社, 2017.

[42] GAMLI M, SACAN O, BASKAN S, et al. Combined lumbar plexus and sciatic nerve block for hip fracture surgery in a patient with severe aortic stenosis[J]. J Anesth, 2011, 25(5):784-785.

[43] HO A M, KARMAKAR M K. Combined paravertebral lumbar plexus and parasacral sciatic nerve block for reduction of hip fracture in a patient with severe aortic stenosis[J]. Can J Anaesth, 2002, 49(9):946-950.

[44] BRULL R, HADZIC A, REINA M A, et al. Pathophysiology and etiology of nerve injury following peripheral nerve blockade[J]. Reg Anesth Pain Med, 2015,40(5):479-490.

[45] HASIJA R, KELLY J J, SHAH N V, et al. Nerve injuries associated with total hip arthroplasty[J]. J Clin Orthop Trauma, 2018,9(1):81-86.

[46] JACOB A K, MANTILLA C B, SVIGGUM H P, et al. Perioperative nerve injury after total hip arthroplasty: regional anesthesia risk during a 20-year cohort study[J]. Anesthesiology, 2011,115(6):1172-1178.

[47] YAJNIK M, KOU A, MUDUMBAI S C, et al. Peripheral nerve blocks are not associated with increased risk of perioperative peripheral nerve injury in a Veterans Affairs inpatient surgical population[J]. Reg Anesth Pain Med, 2019,44(1):81-85.

[48] 科罗希西, 贝勒, 德拉-瓦莱, 等. 成人髋关节外科学: 保髋手术学[M]. 陈晓东, 张先龙, 张洪, 译. 北京: 北

京大学医学出版社,2018.

［49］ 吕厚山. 膝关节外科学［M］. 北京：人民卫生出版社，2010.

［50］ MANDL L A. Determining who should be referred for total hip and knee replacements［J］. Nat Rev Rheumatol, 2013,9(6):351-357.

［51］ SKOU S T, ROOS E M, LAURSEN M B, et al. A randomized, controlled trial of total knee replacement［J］. N Engl J Med, 2015,373(17):1597-1606.

［52］ CAMPI S, TIBREWAL S, CUTHBERT R, et al. Unicompartmental knee replacement - current perspectives ［J］. J Clin Orthop Trauma, 2018,9(1):17-23.

［53］ MOHAMMAD H R, STRICKLAND L, HAMILTON T W, et al. Long-term outcomes of over 8,000 medial Oxford Phase 3 Unicompartmental Knees-a systematic review［J］. Acta Orthop, 2018,89(1):101-107.

［54］ Beard D J, Davies L J, Cook J A, et al. The clinical and cost-effectiveness of total versus partial knee replacement in patients with medial compartment osteoarthritis(TOPKAT): 5-year outcomes of a randomised controlled trial［J］. Lancet, 2019,394(10200): 746-756.

［55］ ROSSI R, BONASIA D E, AMENDOLA A. The role of high tibial osteotomy in the varus knee［J］. J Am Acad Orthop Surg, 2011,19(10):590-599.

［56］ CORTEN K, MACDONALD S J. Hip resurfacing data from national joint registries: What do they tell us? What do they not tell us?［J］Clin Orthop Relat Res, 2010,468(2):351-357.

［57］ MARSHALL D A, PYKERMAN K, WERLE J, et al. Hip resurfacing versus total hip arthroplasty: a systematic review comparing standardized outcomes［J］. Clin Orthop Relat Res, 2014, 472(7):2217-2230.

［58］ MORONI A, MISCIONE M T, ORSINI R, et al. Clinical and radiographic outcomes of the Birmingham Hip Resurfacing arthroplasty at a minimum follow-up of 10 years: Results from an independent centre［J］. Hip Int, 2017, 27(2): 134-139.

［59］ MATHARU G S, PANDIT H G, MURRAY D W. Poor survivorship and frequent complications at a median of 10 years after metal-on-metal hip resurfacing revision［J］. Clin Orthop Relat Res, 2017,475(2):304-314.

［60］ HUNTER T J A, MOORES T S, MORLEY D, et al. 10-year results of the Birmingham Hip Resurfacing: a non-designer case series［J］. Hip Int, 2018,28(1):50-52.

［61］ AVOUAC J, VICAUT E, BARDIN T, et al. Efficacy of joint lavage in knee osteoarthritis: Meta-analysis of randomized controlled studies［J］. Rheumatology(Oxford), 2010, 9(2):334-340.

［62］ KATZ J N, WRIGHT J, SPINDLER K P, et al. Predictors and outcomes of crossover to surgery from physical therapy for meniscal tear and osteoarthritis: A randomized trial comparing physical therapy and surgery［J］. J Bone Joint Surg Am, 2016,98(22):1890-1896.

［63］ FELSON D T, BUCKWALTER J. Debridement and lavage for osteoarthritis of the knee［J］. N Engl J Med, 2002,347(2):132-133.

［64］ CLAVÉ A, POTEL J F, SERVIEN E, et al. Third-generation autologous chondrocyte implantation versus mosaicplasty for knee cartilage injury: 2-year randomized trial［J］. J Orthop Res, 2016,34(4):658-665.

［65］ KNUTSEN G, DROGSET J O, ENGEBRETSEN L, et al. A randomized multicenter trial comparing autologous chondrocyte implantation with microfracture: Long-term follow-up at 14 to 15 years［J］. J Bone Joint Surg Am, 2016,98(16):1332-1339.

［66］ MCISAAC D I, MACDONALD D B, AUCOIN S D. Frailty for perioperative clinicians: a narrative review ［J］. Anesth Analg, 2020,130(6):1450-1460.

骨科精确麻醉

［67］ 中华医学会骨科学分会骨肿瘤学组，韩秀鑫，初同伟，等. 中国骨肿瘤大手术静脉血栓栓塞症防治专家共识［J］. 中华骨与关节外科杂志，2020，13(5):353-360.

［68］ 赵博，杨晨，高娜，等. 右美托咪定复合罗哌卡因髂筋膜间隙阻滞对下肢骨肿瘤手术止血带反应的影响［J］. 实用药物与临床，2020，23(6): 536-539.

［69］ 杨庆诚，董扬，曾炳芳. 四肢恶性骨肿瘤外科治疗策略的演变和进展［J］. 上海医学，2014，37(11): 904-908.

［70］ 中华医学会骨科学分会骨肿瘤学组. 脊柱转移瘤外科治疗指南［J］. 中华骨科杂志，2019，39(12): 717-726.

［71］ RAMMELT S, FRITZSCHE H, HOFBAUER C, et al. Malignant tumours of the foot and ankle［J］. Foot Ankle Surg, 2020,26(4):363-370.

［72］ LIU H, DILGER J P, LIN J. Effects of local anesthetics on cancer cells［J/OL］. Pharmacol Ther, 2020,212:107558.

［73］ PERRY N J S, BUGGY D, MA D. Can anesthesia influence cancer outcomes after surgery［J］. JAMA Surg, 2019,154(4):279-280.

［74］ Li Y H, Wang Y Q, Zhang Y J, et al. Influence of dexmedetomidine on the tourniquet related responses in hypertension patients receiving unilateral knee arthroplasty under general anesthesia［J］. J Arthroplasty, 2015, 30(8):1359-1363.

［75］ MACKENZIE E J, BOSSE M J. Factors influencing outcome following limb-threatening lower limb trauma: lessons learned from the Lower Extremity Assessment Project (LEAP)［J］. J Am Acad Orthop Surg, 2006,14(10 Spec No.):S205- S210.

［76］ MacKenzie E J, Bosse M J, Pollak A N, et al. Long-term persistence of disability following severe lower-limb trauma. Results of a seven-year follow-up［J］. J Bone Joint Surg Am, 2005, 87(8):1801-1809.

［77］ LAWSON R, LEVIN L S. Principles of free tissue transfer in orthopaedic practice［J］. J Am Acad Orthop Surg, 2007, 15(5):290-299.

［78］ CHANG D W, REECE G P, WANG B, et al. Effect of smoking on complications in patients undergoing free TRAM flap breast reconstruction［J］. Plast Reconstr Surg, 2000, 105(7):2374-2380.

［79］ KNACKSTEDT R, GATHERWRIGHT J, GURUNLUOGLU R. A literature review and meta-analysis of outcomes in microsurgical reconstruction using vasopressors［J］. Microsurgery, 2019, 39(3):267-275.

［80］ WAX M K, AZZI J. Perioperative considerations in free flap surgery: A review of pressors and anticoagulation［J］. Oral Oncol, 2018, 83:154-157.

［81］ PEDOWITZ D, KIRWAN G. Achilles tendon ruptures［J］. Curr Rev Musculoskelet Med, 2013, 6 (4):285-293.

［82］ CHIODO C P, GLAZEBROOK M, BLUMAN E M, et al. Diagnosis and treatment of acute Achilles tendon rupture［J］. J Am Acad Orthop Surg, 2010, 18(8):503-510.

［83］ COHEN B H, GASPAR M P, DANIELS A H, et al. Multifocal neuropathy: expanding the scope of double crush syndrome［J］. J Hand Surg Am, 2016, 41(12):1171-1175.

［84］ KANE P M, DANIELS A H, AKELMAN E. Double crush syndrome［J］. J Am Acad Orthop Surg, 2015, 23 (9):558-562.

第四章
截肢与断肢（指）再植
手术精确麻醉

第一节　截肢手术麻醉

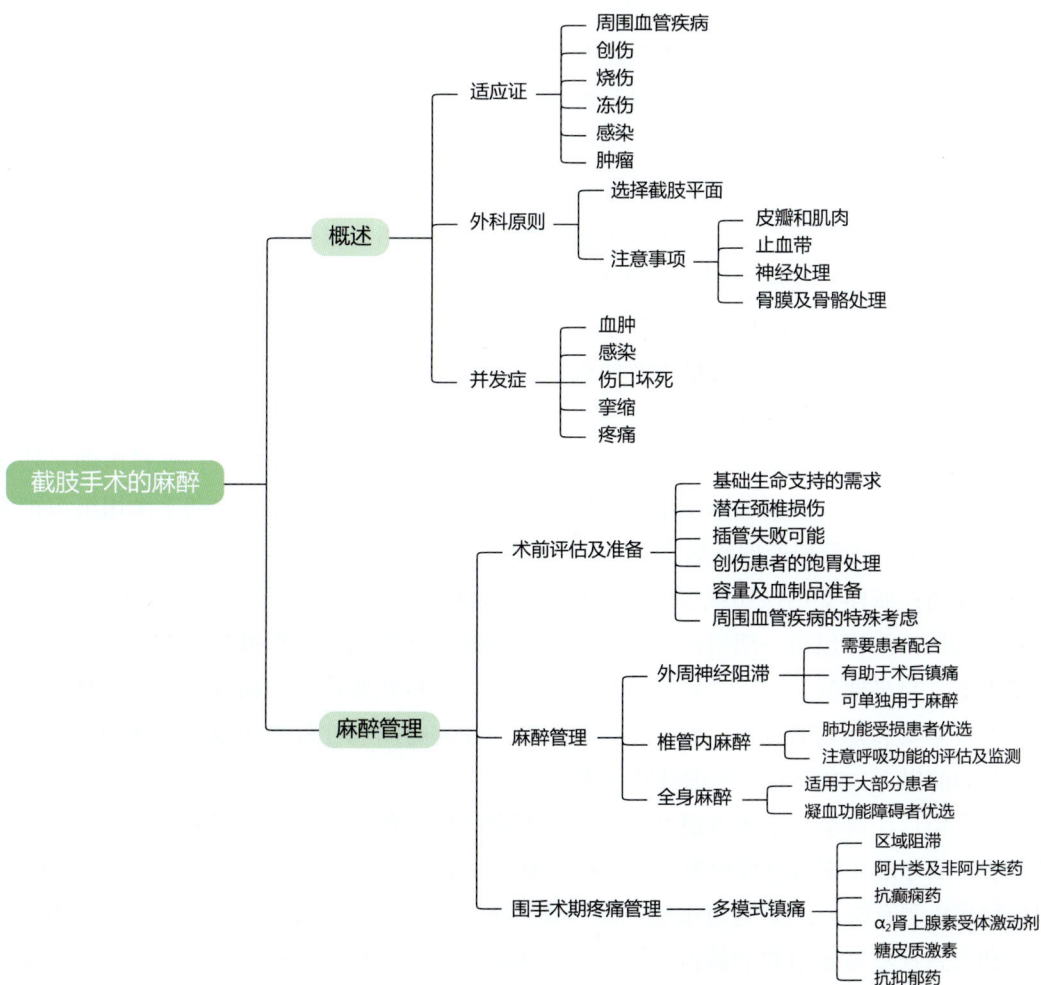

4

```
截肢手术的麻醉 ┬ 概述 ┬ 适应证 ┬ 周围血管疾病
              │        │         ├ 创伤
              │        │         ├ 烧伤
              │        │         ├ 冻伤
              │        │         ├ 感染
              │        │         └ 肿瘤
              │        ├ 外科原则 ┬ 选择截肢平面
              │        │           └ 注意事项 ┬ 皮瓣和肌肉
              │        │                       ├ 止血带
              │        │                       ├ 神经处理
              │        │                       └ 骨膜及骨骼处理
              │        └ 并发症 ┬ 血肿
              │                  ├ 感染
              │                  ├ 伤口坏死
              │                  ├ 挛缩
              │                  └ 疼痛
              └ 麻醉管理 ┬ 术前评估及准备 ┬ 基础生命支持的需求
                          │                  ├ 潜在颈椎损伤
                          │                  ├ 插管失败可能
                          │                  ├ 创伤患者的饱胃处理
                          │                  ├ 容量及血制品准备
                          │                  └ 周围血管疾病的特殊考虑
                          ├ 麻醉管理 ┬ 外周神经阻滞 ┬ 需要患者配合
                          │           │               ├ 有助于术后镇痛
                          │           │               └ 可单独用于麻醉
                          │           ├ 椎管内麻醉 ┬ 肺功能受损患者优选
                          │           │             └ 注意呼吸功能的评估及监测
                          │           └ 全身麻醉 ┬ 适用于大部分患者
                          │                       └ 凝血功能障碍者优选
                          └ 围手术期疼痛管理 ── 多模式镇痛 ┬ 区域阻滞
                                                            ├ 阿片类及非阿片类药
                                                            ├ 抗癫痫药
                                                            ├ α₂肾上腺素受体激动剂
                                                            ├ 糖皮质激素
                                                            └ 抗抑郁药
```

一、截肢术概述

截肢术是最古老的外科手术，战争不断地促进截肢外科技术及假肢设计向前发展。早期的截肢手术很原始，将肢体从没有麻醉的患者身上迅速地切割下来，压迫开放的残端或浸入沸油中进行止血。手术的死亡率很高，幸存者的残肢局部条件也很差，不适合安装假肢。

Hippocrates 第一个使用了结扎法，这种方法到欧洲中世纪一度失传。1529 年，法国军医 Ambroise Pare 再次采用了该方法。同时，他还引入了"动脉钳"，使死亡率显著降低，并获得更具功能的残端。另外，他还设计了相对复杂的假肢。1674 年 Morel 引入的止血带及 1867 年 Lord Lister 引入的无菌技术进一步推动了截肢手术的发展。在 19 世纪后期，随着氯仿和乙醚在全身麻醉中的应用，外科医师第一次能够仔细设计健全而有功能的截肢残端。截肢不应看作治疗的失败，而应看作患者恢复日常生活的第一步。截肢手术应该像其他重建手术一样进行精心的设计和操作。

1. 截肢的适应证

在西方国家，90% 以上的截肢是周围血管疾病引发的。年轻患者截肢的主要原因是创伤，其次是恶性肿瘤。病灶或伤肢不可逆性血供丧失是截肢唯一的绝对指征。对于无法控制的感染，为保全生命，有时也必须截肢。尽管骨科肿瘤学的发展使大多数患者能够保肢，但对某些骨肿瘤患者，截肢仍是最佳选择。

（1）周围血管疾病：周围血管疾病好发于 50～75 岁，周围血管疾病是截肢最常见的指征。因周围血管疾病而截肢的患者中一半以上患有糖尿病，预测糖尿病患者是否需要截肢的最重要指标是周围神经病变，其他危险因素包括脑卒中病史、大的截肢病史等。在给周围血管疾病患者截肢前一定要请血管外科专科医生进行评估，保留的肢体是否可以重建血供。

（2）创伤：创伤是年轻患者最主要的截肢适应证。职业或非职业伤害性创伤导致的截肢在男性中更常见。这些患者既往健康并且有生产能力，这种创伤对他们的生活影响很大。截肢的绝对适应证是缺血肢体有无法恢复的血管损伤。在因急性创伤进行截肢时，外科医师必须遵循创伤处理的基本原则。如果急诊手术不能保留足够的残肢长度，需要在二期手术用组织扩张器或者外固定架进行骨延长处理残端。

（3）烧伤：肢体受热损伤或电击伤后可能需要截肢。组织破坏的范围在早期常难以判断，尤其是电击伤。治疗包括一期清除失活组织，必要时行筋膜切开，积极处理创伤，需要进行多次清创手术。与早期截肢相比，对无法保留的肢体行延迟截肢将增加局部感染、全身感染、肌红蛋白性肾衰竭和死亡的危险。此外，延迟截肢的住院时间和住院费用也明显增加。因此，在清创彻底的前提下，必要时要考虑截肢手术。

（4）冻伤：任何暴露于冰点温度以下的人都有冻伤的危险。当热量损失超过身体维持平衡的能力后，肢体的血流就会减少来保持中心体温。如果身体暴露在风中或水中，问题会更严重。组织的损伤机制有两个：① 通过细胞外液形成的冰晶造成直接组织损伤。② 血管内皮损伤、血栓形成和交感神经紧张引起的缺血。与创伤、热损伤或电击伤完全相反，冻伤截肢应常规延迟

2～6个月。活性组织的清楚分界需要较长的时间，甚至当肢体表面好像已完全分界时，深部组织仍在恢复。

（5）感染：抗生素联合手术清创治疗无效的急、慢性感染可能有必要截肢。在感染情况下，应行开放截肢。对于创伤急诊，最棘手的是那些产气微生物引起的感染例，如梭状芽孢杆菌性肌肉坏死、链球菌性肌肉坏死及厌氧性蜂窝织炎或坏死性筋膜炎。任何受污染的、未经适当清创即关闭的创口，均有发生气性坏疽的危险。慢性感染肢体截肢的适应证必须根据个体情况确定。顽固性感染波及全身、营养性溃疡不愈合、慢性骨髓炎或感染性骨不连导致的残疾达到一定程度，以及少见的慢性引流性窦道发展成鳞状细胞癌都要截肢。

（6）肿瘤：目前诊断影像学、化学治疗、放射治疗以及外科重建技术的进展已使保肢成为大多数骨软组织肉瘤患者的一个可供选择的方法。当考虑用保肢代替截肢时，必须注意4个问题：① 生存期是否受到所选治疗方法的影响。② 短期和长期病死率的比较。③ 保肢后的功能与假肢功能的比较。④ 有无社会心理学问题。与截肢手术相比，保肢手术的围手术期问题更严重。保肢的手术操作范围广，发生感染、伤口裂开、皮瓣坏死、失血和深静脉血栓的风险更高。长期并发症包括假体周围骨折、假体松动或脱出、骨折不愈合、下肢不等长等。保肢患者还要面对多次手术、保肢失败等风险。对于功能来说，肿瘤的部位是最重要的因素。上下肢的病损切除并保肢后，功能一般比截肢后安装假肢要好。不过，踝和足周围的肉瘤通常采用截肢后安装假肢进行治疗。少数情况下，截肢可以作为常规手术无效、放化疗不敏感和镇痛效果不佳的转移性病变及疼痛患者的姑息治疗措施，也可以用来治疗不可能获得稳定的再发性病理性骨折。尽管治愈不是目的，截肢仍可以使一些患者在剩余的岁月里明显提高功能状况，减轻疼痛，提高生活质量。

2. 截肢的外科原则

1）截肢平面的选择

确定适当的截肢平面需要对"截肢平面越远功能越好"与"截肢平面越近并发症越少"两方面加以权衡，患者的全身状况、总的医疗条件和康复都是重要的考虑因素。截肢前请血管外科医会诊，探讨最小的截肢范围。如果首要考虑行走的话，应该在尽可能远的平面截肢。如果患者没有行走能力，降低围手术期病死率并使切口愈合应该放在第一位。

2）外科操作技术注意事项

软组织处理对获得愈合良好、功能优异的截肢残端来说很重要，但软组织常常存在血管形成不良和损伤，故发生并发症的风险很高。

（1）皮瓣和肌肉：皮应保持适当的厚度，避免不必要的游离，以防止进一步减少已受损组织的血供。用坚实的软组织套覆盖残端非常关键。肌肉应在截骨远端至少5 cm处离断，可以通过肌肉固定术（将肌肉或肌腱缝合至骨质）或肌肉成形术（将肌肉缝合至骨膜或对侧肌组织的筋膜上）来稳定。如果肌肉没有牢固固定，那么横断的肌肉将会在2年内萎缩40%～60%。如果可能，应该做肌肉固定术来提供更强的附着，帮助产生最强大的力量并减少肌萎缩。被固定的肌肉持续对抗拮抗肌，可以防止挛缩，使残肢获得最大的功能。严重缺血是肌肉固定术的绝对禁忌，因为伤口破溃的风险会增加。

（2）止血带：除了肢体缺血性病变外，截肢手术非常需要使用止血带，这样可以使截肢操作更容易。通常在止血带充气之前，先用驱血带驱血，但因感染或肿瘤而截肢时，不宜驱血，在这种情况下，充气止血前应先抬高肢体 5 min。主要的血管应该分离，分别结扎，大的血管应该双重结扎。在关闭切口前应将止血带放气，充分止血，需引流 48～72 h。

（3）神经：神经切断后，常常形成神经瘤。如果神经瘤位于反复受伤的位置，就会引起疼痛。人们试验了很多方法试图预防疼痛性神经瘤的形成，大多数医师的做法是将神经分离，轻轻拉向远端，用锐刀切断，使断端回缩至截骨平面近端。在操作过程中应避免强力牵引神经，否则截肢残端在切口愈合后还可能疼痛。在操作过程中还应该避免挤压。

（4）骨骼：禁止过度的骨膜剥离，否则可能导致环形骨坏死或骨过度生长。无法用软组织衬垫的骨突应该切除，将残留的骨质锉磨成光滑的轮廓，这在胫骨前面、股骨外侧面和桡骨茎突等部位尤为重要。

3）开放性截肢

开放性截肢时残端表面的皮肤不予缝合。截肢手术只是构建满意截肢残端的至少两次手术中的第一步，还需行二期闭合切口、再截肢、翻修术或成形修复术。采用这种方法截肢的目的是预防或消灭感染，最终可以闭合残端切口而不出现伤口的破溃。因此，开放性截肢适用于感染及伴有广泛组织破坏和大量异物污染的严重创伤。术后选用恰当的抗生素直至截肢残端最终愈合。截肢部位的组织污染或严重创伤时，清创开放残端后采用负压封闭引流技术，后续清创一般间隔 48h，以后在每次清创中均使用，一直到伤口闭合。

4）术后处理

截肢术后处理需要多学科协同努力，需要内科医师帮助处理术后的内科问题。所有事项均应该像骨科其他大手术一样加以注意，包括围手术期使用抗生素、预防深静脉血栓。疼痛处理包括短时间使用静脉麻醉药，然后口服镇痛药，随着疼痛耐受程度增加，尽快减量。研究提示，术后继续使用数天周围神经阻滞控制疼痛可以减少麻醉性镇痛药的使用。

3. 并发症

（1）血肿：在闭合截肢端前仔细止血，使用引流或硬性包扎可最大限度地降低血肿形成的机会。血肿会延迟伤口的愈合，并且是细菌感染的培养基。如果形成了血肿，应该用加压敷料包扎。如果血肿导致切口延迟愈合，无论是否伴有感染，都应该进行手术清创处理。

（2）感染：与创伤和肿瘤截肢相比，周围血管病变截肢时感染更加常见，尤其是糖尿病患者。任何深部伤口感染都应该立即在手术室进行清创和冲洗，并且开放伤口。医生应该根据术中细菌培养结果选用抗生素。由于水肿和皮瓣回缩，创口延迟关闭会很困难。Smith 和 Burgess 介绍了一种方法，将创口中间 1/3 关闭，而其余部分填塞开放。这个方法能保证创口的持续开放，同时维持足够的皮瓣覆盖骨的远端。

（3）伤口坏死：评价严重坏死的第一步是重新估价术前确定的截肢平面，测定经皮氧分压判断伤口愈合的潜力。检查血清白蛋白水平和淋巴细胞总数。很多研究报道，血清白蛋白水平低于 35 g/L 或淋巴细胞总数低于 1.5×10^9/L 的患者切口愈合问题更严重。在这种情况下，补充营养可以促进伤口愈合。吸烟能明显减少皮下血流，降低氧分压，因此吸烟患者应立即停止吸烟。

（4）挛缩：轻度或中度挛缩，可通过正确放置残肢、轻柔地被动拉伸关节和加强患者练习控制关节的肌肉力量进行治疗。对于膝关节，可以通过增加行走来减轻挛缩。对于某些患者，有必要修改假肢来适应挛缩。严重的固定性挛缩可能需要应用楔形石膏技术，或者手术松解挛缩结构进行治疗。

（5）疼痛：术后伤口疼痛缓解后，一些患者还会有慢性疼痛，原因是多方面的。首先应准确诊断病因。幻肢痛一定要与肢体残留痛相鉴别，且两者都要与椎间盘突出的疼痛相鉴别，研究已经证明机械性腰背疼痛在截肢者中比普通人群常见。除了接受其他背痛治疗方法外，医生必须教会患者假肢行走的正确方法，以减小腰椎的异常应力，肢体残留痛通常是由假肢安装不良引起的，修改接受腔能够缓解此类疼痛。另外患者切断神经后常常形成神经瘤，术中应在近端锐性切断神经，任其回缩至软组织中，这样通常能避免疼痛性神经瘤。幻肢痛相当常见，按摩、冰敷、热敷、增加假肢的使用、放松训练、生物反馈、交感神经阻滞、局部神经阻滞、硬膜外阻滞、超声波经皮神经电刺激、放置脊柱刺激器等可能对某些患者的幻肢痛有益处。

（6）皮肤问题：在戴假肢之前应彻底清洗和干燥残端。同样，假肢在戴之前也应该保持干净和干燥。

4. 儿童截肢

儿童截肢可分为两大类：先天性病变截肢和后天性病变截肢。对儿童截肢专科诊所的调查表明，约60%的儿童截肢是由先天性病变所致，约40%是由后天病变所致。后天性截肢的原因常常是创伤、肿瘤和感染。多数用于成年人截肢手术的技术也适用于儿童，但在儿童患者，全身生长和残肢生长造成的影响非常显著。Krajbich总结的儿童截肢一般原则如下：① 保留长度。② 保留重要的生长骺板。③ 尽量做关节离断术而不要做经骨截肢技术。④ 尽量保留膝关节。⑤ 尽量使肢体近端稳定和正常。⑥ 要有处理肢体缺陷问题以外的其他严重临床问题的思想准备。

5. 下肢截肢术

下肢截肢是所有的截肢手术中最常见的。尽管血供重建技术不断进展，但糖尿病和周围血管疾病引起的肢体缺血仍是最常见的下肢截肢指征。非创伤性截肢比例相对保持不变。截肢平面总是难以抉择，而且对患者的生活质量有着重大影响。选择术后并发症少、能量消耗少以及术后伤口愈合情况良好的截肢平面对患者至关重要。精确的外科手术可以为残肢提供必要的功能，因为残肢末端是残肢、假肢之间接触的"感觉传入终末器官"。

（1）足部截肢：目前，由于缺血需要截肢的糖尿病患者占所有截肢患者的70%，而且超过30%的部分足部截肢的糖尿病患者最终会进展到切除更多的近端肢体。术前必须评估患者的营养状况和肢体灌注，术前优化愈合潜能、严谨的手术技术以及先进的伤口护理理念对足部截肢手术是很重要的。

（2）经胫骨（膝下）截肢术：经胫骨截肢已成为最常用的平面。从小腿截肢患者的功能重建角度讲，保留患者自身的膝关节至关重要。手术方法可以分为针对非缺血肢体的手术和针对缺血肢体的手术两类。针对非缺血肢体的截肢，通常可以采用各种设计类型的皮瓣以及肌肉固定技术，如肌肉张力固定术和肌肉成形术等。在大多数情况下采用肌肉成形术闭合伤口，但有些学者建议在年轻人或活动较多的患者中使用肌肉固定术，以提供更强有力的固定。针对缺血性肢体的截肢，禁忌做肌肉张力固定术，这样有可能加重对有限残肢血供的破坏。

（3）膝关节离断术：膝关节离断术可以保留一个良好的负重残端。新的套筒设计及膝关节假肢的机制可以提供对步行摆动相的控制，消除过去对该平面截肢的很多抱怨。尽管这一技术优点在儿童及青少年的应用中得到了肯定，但其对于老年患者尤其是肢体缺血患者的应用仍然有限。主要原因为，在大多数情况下膝关节离断保留较长的皮瓣容易获得更好的功能，但对于缺血性肢体，这种长皮瓣易发生坏死。对于创伤后患者，由于损伤处肌肉组织缺乏活力，膝关节离断术的成功率会有所降低。此手术的优点为：① 股骨远端有大的骨端负重面，有适合负重的皮肤和软组织覆盖，使断端得到保护。② 可形成由强有力的肌肉控制的长杠杆臂。③ 残端上的假肢更稳定。

（4）经股骨（膝上）截肢术：膝上截肢平面可以分为四类，经股骨上段、经股骨中段、经股骨下段和股骨踝上截肢。大腿截肢在截肢手术中的数量仅次于小腿截肢术，由于在手术中要切除膝关节，因此肢体残端必须保留尽可能长的长度，以便提供较长的力臂，控制假肢的活动。为了美观及有足够的空间安装假肢，多数传统膝上截肢假肢其持续摩擦膝关节的轴心部分距离假肢套筒末端以远 9~10 cm。而距离小粗隆远端 5 cm 以内的截肢残端，安装假肢后的功能和髋关节离断一样。

（5）髋关节和骨盆截肢：髋关节离断术和各种形式的半骨盆切除术常用来治疗肿瘤。除肿瘤外，髋关节离断术的适应证还包括严重创伤、动脉供血不足、严重感染、巨大压疮和某些先天性下肢残缺疾病。不过，大多数情况下髋关节离断术用于治疗保肢手术无法充分切除的股骨肉瘤或大腿软组织肉瘤。髋关节离断术在所有下肢截肢手术中的比例约为 0.5%，致死率的相关研究结果差异较大（0~44%）。在髋关节离断时不常规切除腹股沟淋巴结或髂窝淋巴结。半骨盆切除术一般用于治疗保肢手术或髋关节离断术难以完全切除的肿瘤，其他手术指征包括危及生命的感染和动脉供血不足。所有半骨盆离断术式均需要切除髂窝和腹股沟淋巴结。所有类型的半骨盆切除术都是高度毁损性和致残性手术，需要维持患者最佳的营养状况，足量备血，并在术中严格监测。很多患者在术后早期出现明显的幻肢痛。皮瓣和伤口局部坏死也并不少见。

6. 上肢截肢术

截肢术被认为是功能重建的开始。上肢的截肢（除外截指术）占所有截肢的 3%~15%，大约是下肢截肢术的 1/20。恶性肿瘤是行肩关节离断和肩胛带离断的主要原因，创伤是除上述两种术式外上肢截肢的主要原因。上肢截肢手术的目的应该是：① 保留功能长度。② 良好的覆盖。③ 保留感觉。④ 防止出现有症状的神经瘤。⑤ 防止相邻关节发生挛缩。⑥ 缩短患病时间。⑦ 早期佩戴假肢。⑧ 使患者早日恢复工作、娱乐及日常活动。

（1）手部截肢术：急性的指端和拇指损伤是常见的损伤，在发生不完全离断损伤时需要迅速且精细的复合软组织修复。在通常情况下，应尽最大努力保存皮肤的感觉、关节活动度和拥有良好骨元素填充的结构长度。在拇指和手指的远端，简单的软组织覆盖是必需的，在截除多个手指时，捏和抓是应该保留的主要功能。经手指及手掌进行截肢是一种挽救措施，目的是最大限度地保存手部已损伤及未损伤部分的功能。

（2）腕部截肢术：对前臂截肢来说，只要有可能，应尽可能施行经腕骨截肢或腕关节离断术，因为前臂的旋前、旋后功能，应尽一切努力保留下尺桡关节。经腕骨截肢术中，桡腕关节的屈伸功能也应保留，该功能也能被假肢利用。虽然经腕骨截肢后装配假肢比较困难，但有经验的假肢专家是可以做到的。而且，与更靠近侧的截肢相比，腕部截肢保留了长的力臂，使假肢的应用更方便、有力。

（3）前臂（经桡骨）截肢术：前臂截肢也同其他部位一样，应尽量保持残肢长度。不过，前臂远端 1/3 因其皮肤薄，皮下组织缺乏，血供相对较差，以至于术后愈合困难，因此前臂中远 1/3 处截肢更为可取。前臂近侧 1/3 截肢，即使肘下只保留了 3.8～5.0 cm 的短残端，也优于经肘或肘上截肢。从功能上讲，保留患者的肘关节非常重要。

（4）肘关节离断术：肘关节是一个理想的截肢平面，因它有宽阔的肱骨髁，有利于牢固把持接受腔，肱骨的旋转也能传至假肢。如果截肢平面更靠近端，肱骨的旋转功能便不能传至假肢，则有必要安装有肘部转盘的假肢。目前的假肢技术已经较好地克服了以往在此平面安装假肢所遇到的困难。现在，多数外科医师认为肘关节离断比经肱骨截肢更为可取。

（5）上臂（经肱骨）截肢术：上臂截肢或经肱骨截肢，是指从肱骨髁上至腋窝皱襞之间任何水平的截肢。更远平面的截肢，比如经肱骨髁截肢，假肢安装与功能类同于肘关节离断术；而腋窝皱襞以上的截肢功能上类同于肩关节离断术。正如其他部位截肢时所要求的，外科医师应尽可能地保留残肢长度。肘关节以上截肢患者的假肢必须具有内部肘锁装置和肘部转盘。肘关节的扣锁装置约在接受腔末端远侧 3.8 cm 处，为了美观，应与健肘在同一水平。与肩关节离断术相比，该水平的假肢更为美观和稳定。

（6）肩部截肢术：大多数肩部截肢用来治疗不能用保肢方法治疗的骨与软组织恶性肿瘤，少数情况下因动脉功能不足进行肩部截肢，因创伤或感染而截肢的情况罕见。幻肢痛常见于该部位的截肢，最好由有经验的麻醉师用近端神经阻滞的方法治疗。较少有患者常规使用假肢。

（7）肩胛带离断术（前 1/4 截肢术）：肩胛带离断术是指从肩胛骨和胸壁间截除整个上肢。它的适应证通常是保肢手术不能彻底切除的恶性肿瘤。大多数肿瘤可通过 MRI 血管造影或动脉造影评估用保肢手术替代截肢术的可能性，如发现存在动脉压迫、肢体水肿和神经侵害等情况，则必须截肢。不过，手术时认真检查才能决定最终合适的术式。有时需扩大手术范围，切除整个胸壁。术前需要备足够的血并在术中对患者进行监测。

二、截肢手术精确麻醉

1. 截肢手术麻醉前准备

创伤救治的各个方面，从现场治疗到转运、复苏、手术、重症监护和康复必须协调一致，以确保创伤患者尽可能完全康复。多发创伤患者可能合并多器官、多系统创伤，所以在术前访视评估中，应注意对全身的系统检查和处理。同时，对于清醒患者，及时、全面地了解患者既往基础病史以及特殊病史，对迅速了解患者病情具有十分重要的作用。对创伤患者进行初步评估时，麻醉医师需要注意气道管理的 3 个方面：① 基础生命支持的需求。② 潜在的颈髓损伤。③ 气管插管失败的可能。另外，所有的创伤患者均应被视为处于饱胃状态，并注意饱胃引起胃内容物反流误吸的风险增加。辅助通气时应该设定足够的通气量以保证胸廓起伏。有些研究建议对饱胃的患者进行环状软骨压迫，但有效性仍存在争议。

需截肢的创伤患者由于可能合并身体的多处外伤或伴有内脏破裂出血、穿孔，其大量的细胞外液及血液存积于创伤部位或丢失体外，造成循环容量严重欠缺。一般需要建立良好的静脉通路以保证及时补充血容量。患者有可能有大量失血，因此血容量的补充应以血制品为主，在配血完成前应快速输注胶体和晶体液。在复苏过程中可能需要使用血管活性药物暂时维持灌注压，但不能取代容量补充。另外，由于循环功能受损，患者有可能存在不同程度的酸中毒，应根据血气分析结果纠正治疗。

合并头部创伤的患者对麻醉医师来说是一个困难的挑战。喉镜操作和琥珀胆碱等药物与颅内压（ICP）升高有关，镇静和低通气也会导致 ICP 升高。对于高颅内压的患者，应尽可能降低患者的 ICP，维持脑灌注压 > 60 mmHg，保护损伤区域附近潜在的缺血脑组织。

截肢合并严重创伤患者的呼吸功能、循环功能、体温、出凝血功能监测应根据创伤严重程度和基础疾病进行。对于血流动力学不稳定或需要经常行血气分析的患者，麻醉医师应采用有创动脉血压；对于行中心静脉穿刺的患者，应监测中心静脉压。

周围血管疾病需要实施下肢截肢的患者主要为老年患者，并且常常存在严重的术前合并症，应当重视术前评估。对于存在围手术期心脏风险的患者，尤其是长期服用心脏和呼吸方面药物的患者，手术当日清晨应当继续使用。研究已经证明，持续给予 β 肾上腺素受体阻滞剂能够降低围手术期心肌缺血的发病率和术后心脏病并发症的发病率。对于周围血管疾病的患者，还需要考虑围手术期抗凝问题，在手术前必须与外科医生确定，抗凝药物的使用可能影响麻醉方案的选择。目前研究认为，对于应用阿司匹林的患者，术前应继续应用抗血小板治疗，减少心血管意外的发生。另外，下肢截肢的患者术前可能由于长期疾病的影响，存在精神状态异常，表现为焦虑、抑郁的状态，会服用抗抑郁药物、镇痛药物。对于严重创伤需要截肢的患者，术前应对症处理，纠正贫血，检查是否合并其他脏器损伤或其他部位的骨折，避免二次损伤。只要患者的生命体征稳定，就应该尽快手术治疗。

手术的监测应该根据患者的基本情况和下肢截肢平面来决定，对于高龄、术前合并严重的疾病、手术创伤大、失血量较多的患者，应该监测有创动脉血压，不仅可以连续监测动脉血压，保证重要血管的血供，而且能采集动脉血进行实验室监测。麻醉医师可以通过留置导尿管来判断血容量和心输出量。中心静脉导管非必需使用，但是对于肾功能异常、循环功能异常或者心力衰竭的患者需要严格控制血容量，可以考虑监测中心静脉压。

2. 截肢手术麻醉管理

对于上肢截肢的患者可根据患者的情况、手术的要求选择全身麻醉或区域阻滞麻醉，但需考虑区域阻滞麻醉方法需要患者的配合。如患者合并多发创伤，大多疼痛难忍，且可能由于循环障碍，患者多烦躁不安，尽管区域阻滞具有对患者呼吸、循环功能影响小，镇痛完全等优点，但有时因患者难以配合而实施困难。对于合并严重创伤的患者，术前应当给予适当镇痛、镇静药物，以消除患者的紧张及恐惧，但应注意所用药物以不使血压降低、不抑制呼吸为前提；对于休克状态的患者，最好是小量、分次给药。

上肢截肢手术的麻醉选择对临床结局的影响很少受到关注。对于上肢截肢合并多发创伤的患者，须警惕潜在的肺损伤，胸部损伤无论是开放型还是闭合型，通气功能都可能受到影响，即使单纯肋骨骨折，亦可因疼痛而妨碍呼吸。多发肋骨骨折可导致连枷胸，因胸壁塌陷而出现明显的反常呼吸。气胸是胸部创伤的常见并发症，进行机械性通气时，有可能引起张力性气胸，须注意气道峰压和潮气量。一般认为，与全身麻醉相比，局部麻醉可减少术后肺部并发症，但在死亡率或心血管事件方面并无差异。

与全身麻醉相比，区域麻醉具有许多理论上的优势。这些优势包括降低循环儿茶酚胺和皮质醇水平，减轻正常生理应激反应，阻断交感神经，导致外周血管扩张和血流量增加，降低高凝状态，以及降低动脉和静脉血栓形成的发生率。此外，区域麻醉与术后疼痛控制的改善以及幻肢痛发生率的降低有关。

创伤性脑损伤患者可能表现为无意识，需要镇静和机械通气，或处于不同程度的意识状态，需要定期进行神经系统观察。对于机械通气的患者，使用上肢阻滞可能有助于提前停止镇痛，因此镇静可以使患者更早地进行神经学评估。使用外周阻滞作为上肢损伤的唯一麻醉方式，可以对非通气性创伤性脑损伤患者进行持续的神经监测。由于损伤机制，脑外伤患者往往怀疑有颈部损伤。颈托使得某些上肢阻滞，如肌间沟阻滞和锁骨上阻滞难以进行。

截肢患者可能合并严重的肺部损伤，在这种情况下，使用可能影响肺功能的区域麻醉技术需要仔细考虑。如果存在对侧气胸，最好避免有气胸风险的臂丛神经阻滞，如锁骨上阻滞。超声引导可以实时观察进针的过程，辨认针尖的位置，观察药物的扩散，减少穿破胸膜等关键组织的概率。肌间沟臂丛神经阻滞有很大的阻滞膈神经的概率，膈神经阻滞会导致肺活量和肺残气量降低，从而加重对患者呼吸功能的影响。麻醉医师可以选择锁骨下或腋窝入路臂丛神经阻滞来规避此类风险。

虽然区域阻滞具有诸多优点，但截肢手术的复杂性和其他累及的创伤可能需要全身麻醉。在这种情况下，上肢阻滞的主要指征是术后镇痛。

全身麻醉、椎管内麻醉以及联合麻醉均已经成功地应用于下肢截肢手术。全身麻醉通过镇静药物、阿片类镇痛药物、肌松药、吸入性麻醉药以及辅助性用药达到平衡麻醉的效果。全身麻醉的诱导、维持、苏醒阶段应保持血流动力学稳定，目标导向容量治疗，维持酸碱、电解质稳定，根据需要应用血管活性药物。术后手术间拔出气管导管的患者可以适度使用拮抗药物。

椎管内麻醉中蛛网膜下腔阻滞和硬膜外阻滞均可应用于下肢截肢术。蛛网膜下腔阻滞的缺点是时间有限，对于手术时间较长、截肢平面较高的手术，可能难以满足要求。硬膜外阻滞的优点是术后能持续镇痛治疗，有利于减轻炎症反应，但是需要注意患者术后是否需要进行抗凝治疗。在硬膜外给药前，应该给予试验剂量，严密监测心率、血压变化。椎管内麻醉由于下肢容量血管扩张，可能引起低血压。对于术前心肺功能较差的患者，可以实施目标导向容量治疗和应用血管活性药物对症治疗，并避免术后交感神经阻滞效果消失后容量血管收缩，心脏负荷过重。

（1）全身麻醉与区域麻醉：近些年来，对于合并严重疾病的下肢截肢患者如何选择安全有效的麻醉方案和围手术期镇痛策略仍存在争议。下肢截肢手术后并发症是比较常见的，会影响患者的预后，增加患者的平均住院时间，增加家庭和社会的经济负担，所以医生需要通过合理的麻醉和镇痛方案，使患者、家庭、社会等多方从中获益。下肢截肢患者在应用区域麻醉与全身麻醉方面一直存在争议，许多临床医生认为，对合并严重心肺系统疾病的患者实施区域麻醉更加安全，并且也有前瞻性研究证明区域麻醉对下肢截肢患者安全性更高，但目前没有强有力的证据或指南指导临床麻醉医师对麻醉方案的选择。值得强调的是，麻醉医师应该选择自己熟悉的麻醉和围手术期镇痛方案，即使再好的麻醉技术，如果使用不当，也会造成不良后果。围手术期整体的改进优化才是改善下肢截肢患者预后的重要因素。对于创伤相对较小、失血量较少和手术时间相对较短的患者，可以在椎管内麻醉联合基础麻醉下完成手术。但是对于手术创伤大、失血量多、手术时间长的患者，麻醉医师应在术前对麻醉方案进行全面评估和思考，避免术中临时改变麻醉方法。尽量不要对不合作、痴呆、躁动或者不能平躺的患者实施区域阻滞。严重脊柱畸形或有腰椎内固定手术史的患者可能存在椎管内麻醉困难，影响感觉阻滞平面。此外，下肢截肢的患者还需要注意是否给予了抗凝治疗或抗血小板治疗，这会增加椎管内血肿的发生率，严重者可能造成神经永久性损伤。对于抗凝治疗，麻醉医师需要考虑到多个方面，比如应用的药物种类和停药时间、凝血检查情况，抗凝药之间是否存在相互作用。随着人们对下肢深静脉血栓和术前并存的心脑血管疾病的重视，低分子肝素的应用逐渐增多，目前建议最后一次使用低分子肝素 12~24 h 后才能实施椎管内麻醉（即手术当日不使用低分子肝素）。不同抗血小板药物半衰期有所区别，麻醉医师需要了解不同药物的作用机制和停药时间。目前认为术前可以不停阿司匹林，减少心脑血管疾病的发生，可以使用单次蛛网膜下腔阻滞针实施蛛网膜下腔阻滞，尽量不选择硬膜外阻滞。

椎管内麻醉或神经阻滞联合少量的镇静和镇痛药物便可完成手术操作，不需要使用肌松药，不需要气管插管和机械通气，减少肺部并发症的发生，适用于肺功能受损的患者。但是在全身麻醉下，麻醉医师能够控制气道，有效进行肺通气，并且能够吸引气道分泌物。目前研究认为，与全身麻醉比较，区域麻醉最为重要的作用是节省阿片类药物的用量。下肢截肢后立即产生连续的疼痛感觉传入，导致中枢和外周炎性改变，区域麻醉能够干预疼痛刺激传递至大脑皮质的通路。多年来不同的区域麻醉技术已经被推荐用于下肢截肢手术，最初研究推荐使用硬膜外镇痛于围手术期缓解急性疼痛，并且预防幻肢痛的发生。

应用抗凝或者抗血小板治疗的下肢截肢患者，可以实施下肢浅表外周神经阻滞（比如股神经、股外侧皮神经、腘窝坐骨神经、踝周围阻滞），避免了对应用抗凝药物的担心。不像硬膜外和蛛网膜下腔阻滞技术，外周神经阻滞给药简单，操作相对容易，相对风险较低，能够减少血流动力学改变及其相关并发症的发生率。虽然近年来超声引导神经阻滞技术广泛地应用于临床麻醉，但是对于深部神经阻滞（比如腰丛、骶丛）难以压迫止血的部位，凝血要求建议与椎管内麻醉一致，减少血肿的发生。由于外周神经阻滞需要相对大剂量的局部麻醉药，在实施过程中，注意反复回抽，有无血液，有无脑脊液，避免局部麻醉药入血引起全身不良反应，避免异常广泛平面阻滞或者全脊髓麻醉。

（2）连续神经断端周围阻滞：Fisher 首次提出在手术过程中，将连续外周神经阻滞导管放置于坐骨神经的尾端或者胫神经的后方。在神经被切断后，一个多孔的神经阻滞导管通过手术切口被放置在神经的末端。神经阻滞导管通过一个单独的切口穿出皮肤，应用辅料固定于皮肤。麻醉医师在关闭伤口前需要确定导管的位置，一次给予局部麻醉药（10～20 ml，0.25% 布比卡因）。在手术后，局部麻醉药低剂量、多次通过神经阻滞导管，提供术后镇痛并减轻对运动功能的影响。应用神经阻滞镇痛泵，一般连续输注到术后的第 5 天，并拔除神经阻滞导管。

有报道显示，通过手术放置的连续坐骨神经阻滞导管能够减少阿片类药物的应用，提供更好的术后镇痛，在缓解疼痛的同时对患者的感觉和运动功能产生最少的影响，通过鼓励活动支持早期的恢复，并减少保留肢体的水肿。对于下肢截肢的老年周围血管病变的患者，这一技术能够改善呼吸功能和认知功能。

目前对于连续神经断端周围阻滞持续输注的时间仍不清楚，治疗天数为 4～5.5 天。延长持续输注局部麻醉药的时间，可能减少幻肢痛的发生。Katz 发现 57% 的患者在截肢后存在幻肢痛，患者自述幻肢痛与之前经历的疼痛相似，尽管受到影响的肢体已经被截肢。考虑到较高的幻肢痛发生率（可高达 85%），且幻肢痛明显地负面影响了患者的生理和心理，对于延长术后连续神经断端周围阻滞的输注，值得进一步研究。

3. 截肢手术围手术期疼痛管理

对于下肢截肢的患者，围手术期疼痛管理是特别的挑战，这类患者往往合并多种来源和途径的急性、慢性疼痛，比如慢性缺血性下肢痛、术后残肢痛、合并的肌肉骨骼疼痛、幻肢异常感觉、慢性幻肢痛等。多模式镇痛是管理下肢截肢术后急性疼痛的基础，联合多种镇痛方法，比如区域阻滞麻醉（单次的或者连续的椎管内麻醉或外周神经阻滞、局部浸润麻醉等）、阿片类镇痛药和非阿片类镇痛药（对乙酰氨基酚、NSAID）。此外，辅助性镇痛药可能被使用，比如抗癫痫药物（加巴喷丁、普瑞巴林）、N-甲基-D-天冬氨酸（NMDA）受体拮抗剂（氯胺酮、美金刚、右美沙芬、镁剂）、α_2 肾上腺素药物（可乐定）、糖皮质激素（地塞米松），以及其他药物（抗抑郁药、降钙素、尼古丁、辣椒素等）。多模式镇痛通过药物之间的协同作用，在多个解剖学和药理学位点干预疼痛通路，减少单一镇痛模式的不良反应，尤其是阿片类药物相关不良反应，比如瘙痒、恶心、呕吐、尿潴留、呼吸抑制等。

阿片类药物仍是治疗术后急性疼痛的首选药物，阿片类药物和剂量应该根据患者手术类型、阿片类药物的需求、年龄以及肝肾功能个体化选择。不推荐下肢截肢的患者长期使用阿片类药物，患者可能出现耐受性、药物依赖性和潜在的阿片类药物诱发的痛觉过敏效应。临床研究显示，在截肢前使用阿片类药物是一个术后最终发展为幻肢痛的风险因素。但也有相反的证据显示，阿片类药物可能因为干预中枢皮质重建而预防幻肢痛。口服或静脉给予吗啡可以减少短期内幻肢痛的发生，但是不良反应明显，比如便秘、镇静状态、疲倦、头晕、出汗、排泄困难、眩晕、瘙痒和呼吸问题。

非阿片类药物如 NSAID 适用于下肢截肢手术，能够减轻术后炎性疼痛，而且能够预防幻肢痛的发生。只要肾功能正常，可以在短期内或者治疗暴发痛时增加低剂量 NSAID。对乙酰氨基酚是一种适用于轻度和中度疼痛的有效镇痛药物，不良反应较少，应用相对安全。对乙酰氨基酚每天最多服用 4000 mg（仅持续 3～5 天），但是虚弱患者应减少剂量，肝功能不全患者慎用。

目前，也有研究人员报道关于加巴喷丁、NMDA 受体拮抗剂、抗焦虑药、利多卡因、可乐定、肉毒毒素、神经毒素等药物用于下肢截肢疼痛管理，令人遗憾的是已经完成的几个研究存在偏倚风险，样本量较少，效力不足，缺乏对照组，随访时间短，结果喜忧参半。因此，在下肢截肢术后的疼痛缓解方面，这些药物的效果存疑。加巴喷丁有节约阿片类药物的效果，但是，它治疗幻肢痛的有效性不确定，常见不良反应包括困倦、眩晕、头疼、恶心等。普瑞巴林能治疗神经性疼痛，但也没有明确研究证明它在治疗幻肢痛方面的有效性。NMDA 受体拮抗剂（如氯胺酮、右美沙芬）可以在减少短期内幻肢痛的发生，但是使用氯胺酮有明显的不良反应，比如意识丧失、镇静、幻觉、听力、位置觉减弱和头脑不清醒。美金刚在减少幻肢痛方面的效果不确定。抗抑郁药阿米替林在治疗幻肢痛的临床研究中也存在不一致性，但是有文献报道应用阿米替林和曲马多成功缓解幻肢痛。此外，有病例报道提示在使用米氮平后有 4 位患者的幻肢痛明显减少。

围手术期疼痛管理对于下肢截肢患者来说确实复杂且具有挑战性。截肢后疼痛的病理生理学机制基础仍没有完全清楚，目前希望通过多模式镇痛策略在多个复杂的水平和通路控制管理疼痛。下肢截肢后的疼痛可能影响个人的生理功能、心理健康，甚至可能导致慢性疼痛，因此，疼痛管理对于下肢截肢患者来说是非常重要的，医疗工作者需要制订个性化镇痛的方案，有效实施积极的疼痛管理计划，从而达到最好的恢复和康复。

4. 截肢手术术后管理

控制应激反应，避免心肌缺血，有效地控制疼痛和情绪波动是术后管理的重点，主要通过容量治疗、纠正贫血来维持患者体征平稳。苏醒期也应该使用暖风机或者保温毯保持正常体温，低体温会造成全身血管收缩。发生寒战时机体耗氧量增加，会增加心肌缺血的风险。随着老龄化社会的发展，以及交通事故时有发生，医生将会面对高龄、多种合并症、多发创伤的各种需要下肢截肢的患者，麻醉医师将会面临各种挑战，需要严谨地评估术前风险，加强围手术期管理，降低并发症的发生，从而改善下肢截肢患者的预后。

（周阳　王庚）

第二节　断肢（指）再植手术麻醉

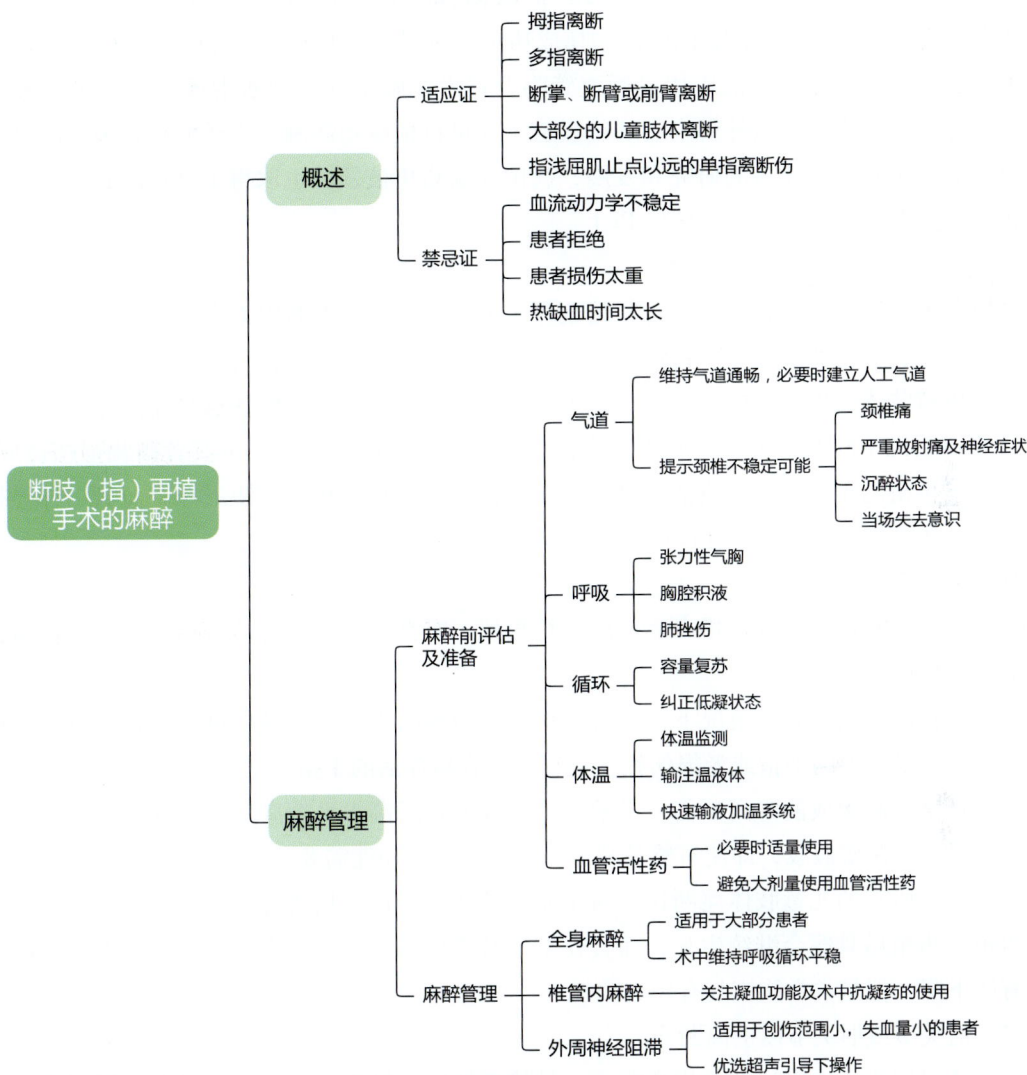

适应证
- 拇指离断
- 多指离断
- 断掌、断臂或前臂离断
- 大部分的儿童肢体离断
- 指浅屈肌止点以远的单指离断伤

概述
禁忌证
- 血流动力学不稳定
- 患者拒绝
- 患者损伤太重
- 热缺血时间太长

断肢（指）再植手术的麻醉

麻醉前评估及准备

气道
- 维持气道通畅，必要时建立人工气道
- 提示颈椎不稳定可能
  - 颈椎痛
  - 严重放射痛及神经症状
  - 沉醉状态
  - 当场失去意识

呼吸
- 张力性气胸
- 胸腔积液
- 肺挫伤

循环
- 容量复苏
- 纠正低凝状态

体温
- 体温监测
- 输注温液体
- 快速输液加温系统

血管活性药
- 必要时适量使用
- 避免大剂量使用血管活性药

麻醉管理

全身麻醉
- 适用于大部分患者
- 术中维持呼吸循环平稳

椎管内麻醉
- 关注凝血功能及术中抗凝药的使用

外周神经阻滞
- 适用于创伤范围小，失血量小的患者
- 优选超声引导下操作

一、断肢（指）再植手术概述

再植是将身体完全离断的部分再接回去，损伤部位与身体没有任何组织相连，而断指再植是将离断的指体在显微镜的助视下，重新接回原位，恢复血液循环，使之成活并恢复一定功能的高精细度手术。

对断指再植术的探索可以追溯到 19 世纪的自体移植技术，1814 年，William Balfour 医生成功为一名木匠实施了示指的自体移植。在 100 多年之后，Harold Gillies 提出管状皮瓣技术，即去除供指的皮肤，连接骨、肌腱和神经，通过管状皮瓣实现软组织覆盖。1944 年，Stuart Gordon 成功实施了第一例腹部管状皮瓣的拇指自体移植。此后 20 年内，这种自体移植技术成为主流，制造了许多无感觉、无功能的手指。20 世纪 60 年代，血管显微外科的出现对再植手术产生了巨大影响。1962 年，美国的 Malt 和 McKhann 成功为一名 12 岁儿童实施了上臂水平完全离断的再植术。1963 年，我国的陈中伟成功实施一例腕上水平完全离断的再植术。1968 年，日本的 Komatsu 和 Tamai 首次应用显微血管吻合技术实施了第一例断指再植术。在后来的 20 多年中，世界各地许多显微外科中心陆续报道了大量再植成功病例，成活率超过 80%。随着显微外科基础理论和手术器械的研究和发展，我国在断指再植领域也取得了举世瞩目的成就，迄今为止，断指再植存活率保持在 95% 以上。

1. 适应证

再植手术的适应证是相对的，对其的选择至关重要，需考虑的因素有离断水平、再植可能发生的并发症、再植的成功率、再植肢体的功能恢复，以及再植要支付的费用等。如果选择再植手术，再植肢体的预期功能应该等于或者好于截肢或佩戴假肢，外观也是需要考虑的因素之一。虽然切纸机型断肢是再植的理想适应证，但是大多数离断伤是挤压或者撕脱损伤造成的，这种情况下再植的难度增加，成活率降低，多数情况下，只有在显微镜下探查血管、神经损伤情况以后，才能决定是否可以进行再植手术。

再植术的适应证包括：

（1）拇指离断伤。多数拇指断伤应进行再植，有良好感觉的再植拇指功能好于截指，且能完成精细操作。

（2）多指离断伤。有些情况下，只有损伤程度最轻的手指才有条件进行再植，可以选择移位再植于功能最重要的手指或者损伤程度最轻、更容易存活的手指。

（3）断掌、断腕或前臂离断伤。手掌、手腕或前臂远端水平的离断伤如果再植成功，其功能恢复一般优于佩戴假肢，即使有感觉减退，但足以满足功能需要。

（4）几乎所有的儿童肢体离断伤。对于儿童肢体离断伤，只要身体条件允许，都应该努力进行再植。再植后骨骺会继续生长，而且儿童断肢再植后感觉一般恢复较好，虽然关节活动度可能有所下降，但是常常能恢复有用的功能。

（5）肘关节或肘关节以上离断伤。

（6）指浅屈肌止点以远的单指离断伤。虽然再植后远侧指间关节经常融合，但掌指关节和近侧指间关节活动会很好，功能恢复比较满意。

除此以外，判断是否进行再植手术，还要结合断肢情况、患者的生理心理情况、手术医生技术水平全面分析、综合评价。衡量再植手术成功与否的标准不仅仅是再植部分的存活率，还应考虑到满意的长期功能恢复，其应该好于通过缩短或假体所能达到的功能。再植成功与否取决于许多因素，比如损伤类型和创伤机制、缺血时间、残端的术前护理、患者的合并症（包括患者的吸烟情况、精神情况、凝血功能等）。

随着显微外科技术的进步，再植术的适应证不断扩展，但是以下情况仍旧是再植术的绝对禁忌证：① 患者血流动力学不稳定，有危及生命的情况，不适合做手术。② 患者意识清醒下拒绝做手术。③ 无法找到断肢，或者损伤太重，已无法挽救。④ 热缺血时间过长。

尽管几十年前就有下肢再植的首次报道，到目前为止下肢再植术仍然不被广泛接受。下肢再植成功的标志不仅仅是成活，还应该包括没有因再植而造成严重的全身影响，再植肢体恢复功能，再植部分没有或仅有轻微疼痛，外观可以接受，对于复健来说可以接受的肢体长度，重新融入社会以及回归正常生活等标准。考虑到下肢再植的并发症，预计治疗时间和花费等问题，需要综合考虑下肢再植的适应证。

2. 手术技术

1）显微外科器械

进行再植不需要昂贵的设备，但是要有合适的器械。首先，3.5～4.5 倍头戴式显微镜可以用于断肢和残端的初期处理，手术显微镜最好是双镜头，放大倍率至少为 20 倍，最好具有分光器，使术者和一助能看到相同的视野，脚控开关可以用于控制放大倍率、聚焦和水平移动。除此之外，还需要有合适的显微外科器械，包括精细的弹簧式显微针持和剪刀、珠宝镊子、细针镊、显微扩张器、显微冲洗器、显微血管夹，以及不同规格的显微缝线和缝针，其中最常用的缝线是 10-0 尼龙线连接直径 75 μm 的缝针。

2）断肢的运送

保存断肢的方法有两种：① 将断肢包在乳酸钠林格注射液或生理盐水湿纱布中，放在标本盒或塑料容器内，再放入冰水中。② 将断肢放在盛有乳酸钠林格注射液或生理盐水的标本盒或塑料袋中，再放入冰块中。断肢不能直接放在冰块中，不能冷冻保存。如果没有冷藏，断肢必须在 6 h 内再植；如果冷藏，时间可以延长到 12 h。因为断指没有肌肉组织，可以保存更长时间，在 4℃下冷藏保存 24 h 仍可再植。

3）术前患者准备

包括以下几个方面：① 对患者除断肢以外的其他创伤，给予充分的复苏和治疗。② 直接加压或抬高残端控制出血。③ 完成术前常规化验和心电图等相关检查。④ 适当时进行破伤风疫苗接种。⑤ 开始使用广谱抗生素治疗。⑥ 残端部分进行 X 线检查，以便评估骨质损伤。⑦ 向患者介绍断肢再植手术的情况并签署手术同意书，需让患者了解断肢再植手术是一个漫长且复杂的手术，在术后早期或几个月后，可能需要进一步手术。

4）初期的外科处理

在手术放大镜或显微镜下，仔细对断肢进行清创，定位神经和血管，并用小止血钳夹进行标记。手指两侧纵行切开可以快速有效地显露神经。远端断指进行适当的骨骼修整和短缩，逆行法打入一枚或多枚克氏针，为断指的结合固定做准备。在进行断肢准备时，另一组医生可以在止血带控制出血的情况下，在显微镜下进行断肢残端的清创和神经血管的标记。

5）断肢再植手术顺序

断肢再植手术的顺序因离断水平和损伤类型不同而有差别。由于上肢离断中断指、断掌、断腕的发生明显多于近端的断肢，这里优先介绍断指和断手再植术的顺序，然后再说明具体技术差别。断指和断手再植术的顺序如下。

（1）定位标记神经、血管：在清创术前，在显微镜下进行神经、血管的标记，断指残端的静脉比较难以定位，需要耐心、仔细地分离寻找。

（2）软组织清创术：任何潜在的坏死组织，尤其是肌肉组织，需彻底清除。

（3）短缩固定骨骼：为保证修剪后正常的动脉、静脉、神经无张力吻合，并有利于指背创面的闭合以覆盖修复的血管，骨骼短缩要充分；断指一般需要切除指骨 0.5～1.0 cm。

（4）修复伸肌腱：骨折固定完成后，修复伸肌腱以进一步增加稳定性；经过近节指骨水平的离断伤，修复伸肌腱的侧束有助于改善远侧指间关节的伸直。

（5）修复屈肌腱：多数断指再植手术应尽可能一期修复屈肌腱，因为二期修复需要处理修复的神经、血管周围严重的瘢痕。

（6）吻合动脉：松开止血带进行动脉吻合，一般每个手指有一条动脉和两条静脉吻合就足够了；但是如果有条件的话，应该修复更多的血管，在移除第一个血管夹时，应通知麻醉医师给予患者静脉注射肝素（5000 U）。

（7）修复神经：在显微镜的帮助下，仔细对合神经束，当神经无法端端缝合时，可以进行神经移植，前臂内侧皮神经是修复指神经理想的供体神经；在多指离断伤中，可从废弃手指切取神经进行移植。

（8）吻合静脉：静脉修复的数量要尽可能达到与动脉的比例为 2∶1，有时可能需要通过静脉移植来达到该比例。

（9）闭合伤口：确认远端已经恢复血供后，仔细止血，皮肤无张力对合；血管需有良好皮肤覆盖，不能受皮肤或缝线的压迫，有时可能需要局部转移皮瓣或断层皮片移植覆盖血管。在理想情况下，皮肤覆盖应与再植同时进行，但有必要权衡患者的临床状态延长手术时间。

大肢体的离断再植术：对于其他水平离断的再植手术来说，因为涉及的肌肉组织更多，所以对缺血时间的要求更加严格。举例来说，虽然断指可以在离断后 24 h 再植成活，但是肘关节水平的断臂如果缺血超过 12 h，就会非常不利于再植，即使经过很好的冷藏保存也效果不佳。另外，大肢体离断的再植需要对断肢的远近端进行大范围的清创，这样才能减少术后肌肉坏死及由此引起的感染。手掌近端的断肢需要尽快恢复动脉血供，这也可以减少肌肉坏死的可能，因此在完成初期清创和骨折固定后，至少需要先吻合一根动脉，其他顺序与断指再植基本相同。根据离断损伤类型和组织损伤程度进行充分的骨骼短缩，这种做法有利于软组织连接和更加彻底的清创。大肢体的离断再植通常都需要大范围切开筋膜减张。肌肉坏死和由此引发的感染，减压不充分造成血管受压，是大肢体离断再植失败的两个常见原因。

6）手术注意事项

进行动脉修复前，医生要观察到近侧断端有喷射性出血。如果动脉近端出血不明显，可以采用以下方法进行处理：① 松解血管，血管周围解压，解除压迫。② 近端血管修剪至健康血管壁。③ 提高手术室温度和患者保暖。④ 充分补液，输晶体液，必要时输血。⑤ 提高患者血压。⑥ 用温热的乳酸钠林格注射液冲洗近侧血管。⑦ 体外应用或缓慢在管腔注射 1∶20 的罂粟碱溶液。⑧ 与麻醉医师沟通，检查是否存在可能引起血管痉挛的代谢性因素，如酸中毒等。⑨ 确定止血带已松开。⑩ 继续等待。

在充气式止血带下行进血管吻合很安全，如果血管吻合技术熟练，应用止血带不会降低血管通畅率。每次完成血管吻合后应该松开止血带，术中应该多次充气和松开止血带，这样可以大大缩短手术时间，减少出血量。如果出血量不多，手术视野清晰，就不需要使用止血带。如果随意使用止血带，将会造成不必要的血管或神经损伤。

至于术中肝素的使用，在开始吻合血管前和止血带释放时，建议静脉注射 $3000 \sim 5000\,U$ 肝素。如果是挤压或撕脱性离断伤，可以在首次注射后继续维持每小时静脉滴注 $1000\,U$ 肝素。对于儿童或者有出血倾向的患者，需根据临床实际情况调整肝素的使用剂量。

3. 术后治疗

再植手术的术后治疗对于提高成活率非常重要。术后处理分为 3 个部分。

1）常规的术后预防措施

（1）抗痉挛：患者病房温度温暖舒适，避免喝冷饮和吹冷风，患者戒烟且不能饮用含咖啡因饮料；禁用血管收缩剂；充分镇痛，可在手术室行区域阻滞、PCA 和口服镇痛药。

（2）抗凝：多数再植术后的患者应使用抗凝药物，如果是挤压伤或撕脱性损伤，可以静脉应用肝素，剂量为 $1000\,U/h$，应用 $5 \sim 7$ 天。根据活化部分凝血活酶时间（APTT）调整肝素用药剂量，当 APTT 稳定在正常值 1.5 倍水平时，维持药量。如果伤口出现渗血，应适当减少剂量。动脉或静脉血栓的药物预防在再植手术中是有争议的，此外，术后肝素会导致出血的发生率增加。但肝素冲洗是常规做法，以防止微血栓形成，有研究表明，在动物模型中使用阿司匹林可以提高吻合口通畅率，除非有禁忌证，建议术后使用 30 d 的阿司匹林。

（3）抗感染：断指再植术后患者多数需应用抗生素 1 周，使用水蛭治疗会有嗜水气单胞菌感染的风险，应在水蛭治疗期间使用环丙沙星。

（4）监测再植肢体的血供情况：可通过监测皮肤颜色、指腹饱和度、毛细血管充盈实验、皮温等指标判断再植指的血供情况，其中指温监测是最为可靠的指标；构建数字化观察图表，主要测量再植肢体的颜色、温度和毛细血管充盈度，通常在最初 12 h 内每半小时测量一次，在接下来的 12 h 内每小时测量一次，之后每 2 h 测量一次；其他方法还包括经皮肤的氧饱和度测量、激光多普勒血流仪、荧光素渗透法等。

2）条件不佳的断肢再植处理

一般来说，手术医生能够预先判断哪些再植手术可能在术后出现血循环不足的问题，知道哪些再植手术成功概率低，例如 10 岁以下小儿离断再植、挤压伤或撕脱伤离断再植、吻合血管前近端血管射血不佳的再植、吻合质量很好但远端血流出现断续现象的再植等。这些情况下，术后应该密切观察患者，精心治疗，努力提高存活率。

（1）静脉应用肝素：尤其适合于条件不佳的再植。

（2）正中神经或尺神经连续阻滞：根据再植手指位置选择持续的神经阻滞，可以使血管扩张。

（3）臂丛神经连续阻滞：臂丛神经导管在肝素应用前放置，可促进血管扩张并减轻术后疼痛。

3）再植后血管危象的处理

如果再植肢体发生血管危象（通过皮温测量、皮肤颜色观察、指腹饱满度观察、毛细血管充盈试验等发现），应立刻采取以下措施。

（1）检查包扎敷料，排除任何可能产生绞窄压迫的因素。

（2）解除压迫或抬高患肢。

（3）静脉注射肝素（3000～5000 U），之后连续静脉滴注肝素，监测 APTT。

（4）如果患者未行抗凝治疗，进行星状神经节阻滞或臂丛神经阻滞时，可放置导管进行连续的阻滞麻醉，以缓解血管痉挛。

（5）如果患者主诉疼痛，可静脉应用镇痛药。

（6）努力使患者保持平静，尤其是儿童，可使用氯丙嗪减轻焦虑，缓解血管痉挛。

（7）调整病房环境，升高室温，去除吸烟和其他刺激因素。

（8）观察补液量，检查红细胞压积，如果出现血供的问题，需要及时进行输血。

二、断肢（指）再植手术精确麻醉

1. 断肢再植手术麻醉

随着工业和交通现代化的发展，创伤患者日趋增多，创伤已成为全球范围内的五大死亡原因之一。而肢体离断伤属于创伤中的急危重症，和手指离断伤在麻醉管理上差异很大。

大多数肢体离断患者需要立即行断肢再植手术，以保全患者的生命和肢体功能，但患者病情的严重和复杂程度很不一致，麻醉医师又常常无法获得患者的完整病史（包括合并症），加上难以预期的结果，断肢再植手术的麻醉管理是一项难度较高的工作。为此，麻醉医师首先要了解严重创伤的病理生理变化；其次是掌握具体的病情评估和处理措施；最后是选择合适的麻醉方法和药物，以及预防和治疗术中和术后的并发症。

1）断肢再植患者病情的评估及处理

迅速评估患者伤情及尽早制订复苏方案对断肢再植患者非常重要。初期评估包括 ABCDE 五项检查，即气道（airway）、呼吸（breathing）、循环（circulation）、功能障碍（disability）和暴露（exposure）。如果前三项检查之一存在功能障碍，则必须立即开始复苏。对于肢体离断导致休克的患者，评估应与复苏同步进行，不能因为评估而延误对患者的复苏。麻醉医师应假定所有肢体离断患者都存在颈椎损伤、饱胃和低血容量，直至确定诊断。气道、呼吸和循环 3 个方面稳定后还必须要对患者进行进一步检查和评估，包括从头到脚的全面体检，神经功能评估（Glasgow 昏迷评分、运动和感觉功能的评估），实验室检查（血型和交叉配血试验、血细胞计数、血小板计数、凝血功能、电解质、血气分析、血糖、肾功能和尿常规等），心电图和影像学检查（胸部 X 线片、颈椎 X 线片、CT、MRI、超声检查等），目的在于发现在初步评估中可能遗漏的隐匿性损伤，评估初步处理的效果，并为进一步处理提供方向。

（1）气道：建立和维持气道通畅是断肢再植术的基础。

患者如能讲话则气道常是通畅的，无意识患者可能需要气道和通气支持。气道梗阻的显著征象包括鼾声、咕噜音、喘鸣和反常呼吸。对于无意识患者应考虑有无异物的存在。肢体离断的致伤原因多为高能量伤，因此有呼吸停止、持续性气道梗阻、严重颅脑损伤、颌面部创伤、颈部贯通伤伴血肿扩大或严重胸部创伤者，则需要进一步气道处理，如气管插管、环甲膜切开或气管切开术。

以下5种情况提示潜在的颈椎不稳定：① 颈部疼痛；② 严重的放射痛；③ 任何神经系统的症状和体征；④ 沉醉状态；⑤ 当场失去意识。一旦怀疑有颈椎不稳定，则应避免颈部过度后仰和过度轴向牵引，当进行喉镜操作时应由助手协助通过手法稳定颈椎（manual in-line stabilization，MILS）。

如果对患者维持气道完整性的能力有任何怀疑，则应建立确实可靠的人工气道。对于无困难气道的创伤患者，快速序贯诱导下的经口气管内插管是最为常用的气道管理方法。在对断肢再植患者进行气道管理的过程中，麻醉医师应始终注意对颈椎的保护和反流误吸的预防。对已经施行气管内插管的患者，通过听诊双肺呼吸音、监测 $PetCO_2$ 及纤维支气管镜检查来确认气管导管的正确位置，确保气管内导管通畅，通气和氧合充分。

（2）呼吸：张力性气胸、大量胸腔积血和肺挫伤是导致肺通气功能严重受损的三大常见原因，应尽快加以明确。有呼吸困难的患者应高度警惕张力性气胸和血胸的发生，胸腔闭式引流术可能要在 X 线片确诊之前紧急放置。正压通气可能会使张力性气胸恶化并迅速导致循环衰竭，且正压机械通气会降低回心血量，导致低血容量患者低血压，所以如果断肢再植的患者合并休克，采取气管内麻醉且刚开始机械通气时，应该采用低潮气量和慢呼吸频率的呼吸模式，然后根据患者的血流动力学状态和耐受情况再逐渐调整呼吸机参数。

（3）循环：肢体离断患者早期最突出的矛盾是血容量不足，也是造成全身性生理紊乱的主要原因，纠正低血容量、维持循环稳定必须与气道处理同时进行。麻醉医师根据心率、脉搏、血压、意识及外周灌注的变化可初步判断循环系统状态。容量复苏需要可靠的静脉通路，必要时可采取中心静脉穿刺置管。

一旦确定了休克的诊断，就应该尽快开始容量复苏治疗，能否取得最终的成功则取决于出血的原因是否得到纠正。在手术室内，外科医师的重点在于从解剖学上控制出血，而麻醉医师的责任在于恢复患者的生理功能。因此，对断肢再植合并严重创伤性休克患者的治疗，应该采取损伤控制性复苏（damage control resuscitation，DCR）策略。DCR 的目的在于尽量减少医源性的复苏损伤，预防已存在的创伤性休克和凝血功能障碍的恶化，并最终有效控制出血。一旦获得有效的止血，接下来的目标就是迅速逆转休克，纠正低凝状态，补充血管内容量缺失，维持合适的氧供和心输出量，从而达到减少损失、改善患者预后的最终目的。

因此，液体应该小剂量使用，以能够维持稍低于正常的血压（一般收缩压维持在90 mmHg）为治疗目标，直至出血得到有效控制。在临床上通常可以看到以下现象；一旦控制出血，机体通过所谓的自身复苏（autoresuscitation）机制，血压往往就会逐渐恢复正常，患者对麻醉药和镇痛药的耐受性也会不断改善。输注液体的性质和液体的量同等重要，目前可供使用的各种液体都存在各自的优缺点，麻醉医师应该根据临床需要权衡利弊后合理选择使用。

（4）体温：维持断肢再植术患者的体温是麻醉医师的重要职责。低温是创伤致死性三联征之一，持续性低温可导致酸中毒和凝血功能恶化，并且极易造成再植术中的血管危象，因此在整个手术过程中都应该关注患者的体温问题。所有的补液都应加温，如果预期大容量输血，应使用快速输液加温系统。尽可能覆盖患者体表，若要暴露患者体表，则应在患者到达手术室之前提前将室温调高。对流空气加热系统（forced air heating system）可对手术野之外的任何体表部位主动加温，因此强烈推荐使用。所有术野灌洗液都应加温后使用，外科医师也应知晓患者的体温情况。

（5）血管活性药物使用：对低血容量休克使用血管收缩药物以代替补充血容量是绝对禁忌的。当血压很低甚至测不到，而又不能及时、大量、快速补充液体时，为了暂时升高血压、维持心、脑血流灌注，以预防心搏骤停，可以使用少量血管活性药物。特别要注意的是，绝大部分血管活性药都会影响肢体再植的血运重建，出现灌注不足，甚至血管危象。因此使用缩血管药物要谨慎评估，并与外科医师充分沟通，知情同意。

（6）凝血功能和内环境：除了维持断肢再植患者的携氧能力和凝血功能之外，麻醉医师还必须精心调整患者的血浆生化成分。由于酸中毒和枸橼酸的作用，在大量输血患者中也常发生低钙血症。患者亦常发生应激相关性高血糖。既往认为创伤患者能够耐受高血糖，可让机体自身逐渐纠正而不需要特殊治疗。但是已有研究表明，严格控制血糖水平（低于 10 mmol/L）有利于降低术后感染的发生率，所以目前推荐采用静脉间断或持续输注常规胰岛素的方法治疗创伤性高血糖。

是否使用和使用什么样的抗凝药物一直是一个充满争议的话题。大多数断肢再植的患者会应用一些抗凝药物。若为锐性切割性断肢再植，血管吻合条件好，过程顺利，血供恢复迅速稳定，一般不必应用肝素。此类患者可应用阿司匹林（325 mg/日）、潘生丁（50 mg，3 次/日）、低分子右旋糖酐（20 ml/h）。其他用药方案有氯丙嗪（25 mg，3 次/日），氯丙嗪是有效的周围血管扩张剂，可以减轻由焦虑引起的血管痉挛。如果是挤压或撕脱性损伤，可以静脉应用肝素，剂量为 1000 U/h，应用 5~7 天。医生要根据 APTT 调整肝素用药剂量，当 APTT 稳定在正常值 1.5 倍水平时，维持药量。腕部以近的离断伤不需要预防应用肝素。从围手术期麻醉管理的角度，肝素的应用对麻醉方法的选择、术中出血量都有显著的影响，麻醉医师应对其重点关注。

2）断肢再植的麻醉方法

断肢再植患者的麻醉可根据创伤部位、手术性质和患者情况选用外周神经阻滞、椎管内阻滞或全身麻醉。不能绝对肯定某种麻醉药或麻醉技术较其他药物或方法更优越，麻醉方法的选择决定于：① 患者的健康状况。② 离断平面和手术方法。③ 对某些麻醉药物是否存在禁忌，如氯胺酮不适用于颅脑外伤患者。④ 麻醉医师的经验和理论水平。实际上对于断肢再植患者来说，复合麻醉方法不失为一种理想的解决方法，它结合了区域麻醉的血流动力学与镇痛优点和全身麻醉药的灵活性与抗焦虑作用增强的特点。

（1）外周神经阻滞：对一些创伤范围小、失血少的患者，在前臂离断或小腿离断的再植手术中行神经阻滞有一定的优点，可以降低交感神经张力、减轻应激反应、减少术中出血和术后深静脉血栓形成，患者在手术期间保持清醒状态，有利于神经功能和意识状态的判断，并有助于术后镇痛。至于是否选用神经阻滞，麻醉医师则应根据手术要求和所选麻醉方法的禁忌证决定，原则上对于循环不稳定、有意识障碍、呼吸困难或凝血功能差的患者，忌用外周神经阻滞。

至于采用哪种神经阻滞，还需根据手术内容而定。如果是肩部到肘部的手术，较少涉及肘下，则建议采用超声引导下肌间沟入路或锁骨上入路；如果离断平面主要在上肢的远端，则建议采用超声引导下锁骨下入路或腋路。考虑到此类手术时间较长，且需要完善的术后镇痛，预防血管危象的发生，可采用连续神经阻滞技术。

（2）椎管内麻醉：下肢的断肢离断再植术可采用椎管内麻醉。椎管内麻醉效果确切，采取连续置管技术可满足长时间手术的需求，但管理难度大，若循环尚不稳定，应谨慎使用，甚至是相对禁忌证。如果全身肝素化，更应考虑硬膜外血肿的可能性。

硬膜外阻滞与镇痛的应用尚有争议，因为一些外科医师认为其具有血管扩张的有利作用，而另一些医师认为它会引起去神经支配的游离组织发生"盗血现象"，实际上限制了血流，不利于再植肢体存活。

（3）全身麻醉：全身麻醉作为外科手术的一种常用麻醉方法，包括传统的经气管插管和近年来发展起来的喉罩方法。全身麻醉适于各类断肢再植患者。其操作快捷，效果肯定，但是由于全身麻醉给药以后，脑、心脏、呼吸、消化、内分泌以及泌尿系统等全身器官系统的生理都发生一定改变，因此也存在相关的并发症。另外与咽喉、气道操作相关的咽喉疼痛、声音嘶哑也可出现。

对于合并休克或严重内科疾病的肢体离断患者，麻醉药物的治疗指数非常低，所谓的"安全"诱导剂量也可能造成致命性危险。对于循环稳定的患者，麻醉诱导与一般择期手术患者无明显区别。而对低血容量的多发伤患者则要警惕，不管选择哪种药物，休克患者麻醉处理的关键就是小剂量分次给药。

（4）术中监测：术中监测原则上和麻醉方法的选择无关。断肢再植患者应有基本的无创监测，包括心电图、无创血压、中心体温、SpO_2、$PetCO_2$及尿量监测等。$PetCO_2$监测结合动脉血气分析对判断循环容量状况很有帮助。对于循环不稳定的患者，宜采取有创监测，包括直接（桡）动脉穿刺测压、CVP及肺动脉楔压（pulmonary arterial wedge pressure，PAWP）等。有条件的情况下监测每搏量变异度（SVV）有助于指导容量治疗，这对判断伤情严重程度和衡量治疗措施是否有效均具有重要价值。

2. 断指再植手术麻醉

断指再植手术术前评估包括以下几个方面。

（1）生命体征评估：断指往往为外伤所致，术前需要综合评估患者整体情况。评估患者一般情况，包括意识和生命体征（血压、心率、血氧饱和度等）；了解患者致伤原因，判断是否存在可能危及生命的创伤，包括肋骨骨折、胸腔积液等影响呼吸功能的损伤；有无腹腔脏器破裂、大血管断裂或其他隐匿性失血等可能导致低血容量的损伤。

判断患者出血程度，观察患者有无面色苍白、心率增快、低血压、四肢冷、烦躁、呼吸增快、中心静脉压降低和少尿等休克体征。

根据患者联合损伤情况，考虑不同创伤对生命体征的影响及手术治疗迫切性，与外科医生共同评估患者治疗方案，包括不同创伤的治疗顺序和治疗方案。需要优先处理危及患者生命的创伤，改善患者全身状况，生命体征平稳后行断指再植手术。

与外科医生沟通，了解此次再植手术的目的、部位、切口、手术范围、出血风险、手术所需时间、是否需要使用止血带，以及其他特殊需要麻醉技术配合的情况。

（2）麻醉前评估：完成初步评估后，需要更详细的检查和评估。包括一般的病情评估和创伤患者需特殊关注的评估。

一般病情评估包括：① 病史，包括现病史、既往史、个人史、药物过敏及不良反应史、治疗用药史、麻醉手术史等，需重点询问心血管系统、呼吸系统、血液系统、神经系统、内分泌系统、消化系统、泌尿系统等合并的内科疾病史，并了解记录控制内科疾病所用药物的种类及剂量。② 术前检查和化验结果，一般常规需完成血常规、尿常规、凝血功能、肝肾功能、感染疾病筛查（如乙型肝炎、艾滋病等）等检验，以及心电图、胸部 X 线片等检查，需特别关注血红蛋白含量、红细胞压积、凝血功能，以及钠、钾、钙等电解质情况，必要时行动脉血气分析，判断有无酸碱平衡失调。

对于断指患者，还应依据伤情进行的评估包括：① 失血量评估，判断患者出血程度，观察患者有无面色苍白、心率增快、低血压、四肢冷、烦躁、呼吸增快、中心静脉压降低和少尿等休克体征，可根据失血程度分期进行出血量的判断；还可根据创面大小和深度用手或拳头估计失血量，一只手面积的表面外伤或一拳大的深部外伤失血量相当于血容量的 10%。② 疼痛评估，创伤后常伴剧痛，不仅患者痛苦，更可增高并发症发生率。胸部损伤疼痛可显著减低肺通气量，肺分泌物滞留，增加肺部感染。因此，在诊断明确的情况下，在麻醉之前可给予患者一些镇痛药，既可减轻患者痛苦，又可使患者更加配合麻醉操作。③ 是否饱胃，创伤患者多非空腹，因此防止呕吐误吸极为重要。疼痛、恐惧、休克和药物等因素可使胃排空时间延迟。进食与受伤间隔时间短者，胃内容物存留更显著。麻醉诱导前应明确患者进食与受伤的间隔时间，对急症患者可一律视为饱胃病例，慎重处理，可使用超声评估患者胃排空情况。④ 其他情况，创伤可引起糖代谢紊乱，常表现为血糖升高和高乳酸血症；全身炎症反应综合征，表现为发热、心率增快、白细胞升高、毛细血管通透性增加、负氮平衡、血浆中皮质类固醇浓度增加，以及肝脏急性期蛋白和细胞因子合成增加。

风险判断：根据评估结果对手术、麻醉风险进行综合分析，进行 ASA 分级，评估麻醉手术风险。

知情同意：充分向患者及家属解释麻醉诊疗和操作的不良反应、危险性及并发症，取得认可并书面签字。

（3）麻醉前准备：麻醉前需要做好患者的准备和麻醉用药、用物准备。要保证患者在体格和精神方面处于目前可达到的最优状态，以增强患者对麻醉和手术的耐受力，提高患者在麻醉中的安全性，避免麻醉意外的发生，减少麻醉后并发症。如上文所述，患者生命体征平稳，无危及生命的并发症时考虑手术。注意保持血红蛋白浓度及红细胞压积，纠正酸碱平衡及电解质紊乱。与患者充分沟通，取得患者的信任和配合，使患者充分了解手术的必要性及意义，同时消除患者对麻醉和手术的顾虑。

麻醉用物准备包括氧源、麻醉机、监护仪、静脉输注微量泵、保温装置、一次性呼吸通路、面罩等，必要时准备动脉测压套装。不论是否全身麻醉，都应准备口咽通气道、喉镜、气管导管、吸引装置，并确认处于易获得且可用状态。准备用药包括用于神经阻滞的局部麻醉药、镇静药、血管活性药，注射器抽好并贴好标签。

（4）麻醉方案：麻醉方案应根据患者因素、手术因素及麻醉因素综合评估后确定。患者因素包括患者全身状况、精神状态、是否可配合等；手术因素包括手术部位、手术时间、手术刺激、出血多少、手术体位、术者的特殊要求及水平；麻醉因素包括麻醉方式及麻醉药的特点、适应证、禁忌证，原则上采用简单的麻醉，同时需考虑麻醉者的技术水平、经验和习惯，原则上应采用安全性最大、熟悉且有把握的麻醉方法。

断指再植手术为显微外科手术，手术时间长，要求术野清晰稳定，且要保持良好的末梢循环血供。麻醉应注意以下几点：① 麻醉作用完善，防止因疼痛而引起血管痉挛或手术野的移动。② 有良好的血管扩张，有利于精确缝合，以提高成功率。③ 术野无持续出血、渗血，需使用止血带。④ 麻醉时间能根据手术需要而延长。⑤ 术中循环稳定，防止低血压，忌用血管收缩药。⑥ 术后能有持续的镇痛效果。

可选用的麻醉方式有：① 全身麻醉，可满足手术中无痛及良好血管扩张的要求，可根据手术需要延长麻醉时间。不足之处为创伤患者可能存在饱胃，有反流误吸的风险；由于创伤而失血较多的患者液体复苏后进行全身麻醉，仍然存在术中循环不稳定、发生低血压的风险，如使用缩血管药物，将影响术野末梢血管血运。② 神经阻滞，恰当的神经阻滞可提供良好的镇痛和血管扩张，对患者循环、呼吸影响小，且可以提供术后一段时间内完善的镇痛。不足之处为单次神经阻滞麻醉时间有限，如手术时间过长，可能需要再次行阻滞操作；患者清醒，长时间保持同一体位，不适感强烈。

断指再植手术中最常用到的神经阻滞技术为臂丛神经阻滞。臂丛神经阻滞的各入路各有特点：① 肌间沟臂丛神经阻滞，主要阻滞臂丛神经上干和中干，适用于肩部手术或手法复位，也可用于前臂和手部手术，但由于下干通常阻滞不全，需追加尺神经阻滞。超声引导下可见前中斜角肌及臂丛神经，操作较容易，但需警惕膈神经阻滞及损伤血管的风险。② 锁骨上入路臂丛神经阻滞，适用于肘、前臂和手部手术。此处臂丛神经较为集中，小容量局部麻醉药即可产生快速、可靠的阻滞，可抑制上臂止血带疼痛。超声引导下可见锁骨下动脉、臂丛神经、第一肋及胸膜，需注意目标结构周围及穿刺路径上血管丰富，注意避免血管损伤。③ 锁骨下入路臂丛神经阻滞，此处臂丛神经位于神经束水平，可提供肘、前臂、腕和手部麻醉，也适用于手臂止血带镇痛，与锁骨上入路臂丛神经阻滞效果类似。超声引导下可见胸大肌、胸小肌、腋动脉及臂丛神经外侧束、内侧束及后束，需注意穿刺时避免损伤血管。④ 腋窝入路臂丛神经阻滞，安全、可靠、易行，是最常用的臂丛神经阻滞方法，阻滞水平位于臂丛神经末端，可用于肘、前臂和手部手术。超声引导下可见腋动脉、正中神经、尺神经、桡神经，如需抑制止血带疼痛，需阻滞位于肱二头肌与喙肱肌之间的肌皮神经。⑤ 肱骨中段、肘部、前臂及腕部行臂丛神经分支阻滞，可用于单个手指再植手术，也可用于神经阻滞不完善时的补救，可单独阻滞正中神经、尺神经、桡神经。为了保证止血带效果，可能需要追加肋间臂神经阻滞。肋间臂神经为第 2 肋间神经外侧皮支的分支，支配腋窝和上臂内侧的皮肤，可通过Ⅱ型胸神经（PECS）阻滞、前锯肌平面阻滞或腋窝水平手臂内侧面皮下浸润进行麻醉。

（5）单个手指再植手术麻醉：麻醉需考虑患者全身状态、手术时长，在满足手术要求的前提下，尽量选择简单的、对全身影响小的麻醉方式。在单指再植术中，如果损伤近端保留组织长度足够使用指根止血带，可行前臂或腕部神经阻滞。大多单指再植手术可以在臂丛神经阻滞下完成，优先选择简便、安全的腋窝入路臂丛神经阻滞，需注意超声引导下阻滞肌皮神经。锁骨上入路及锁骨下入路臂丛神经阻滞，也可以满足手术需求。如采用肌间沟臂丛神经阻滞，需注意尺侧阻滞不全，如行再植手指为环指或小指，需在肘、前臂或腕行补充性尺神经阻滞。如预计手术时间长，可行连续性锁骨下或腋窝入路臂丛神经阻滞，放置导管至臂丛神经附近，术中定时推注局部麻醉药，术毕导管可留置，用于术后镇痛。若手术时间较长，可予以镇静药物，行监测下麻醉管理。予以镇静药之前，评估患者禁食、禁水情况及发生恶心呕吐的风险，可使用超声评估胃内容物情况。镇静过程中，需注意维持恰当镇静深度，保持气道通畅，维持足够潮气量。如监测下麻醉无法保证氧合，应分析原因后予以处理，常见原因有舌后坠导致气道梗阻，调整头部位置及放置口咽通气道，必要予以全身麻醉药物，行气管插管全身麻醉。

存在臂丛神经阻滞禁忌证或由于全身因素综合评估需全身麻醉者，应行气管内插管全身麻醉。全身麻醉前要评估患者禁食、禁水情况，创伤后患者存在胃排空延迟，如果没有胃排空证据，都应按饱胃处理，可采用清醒气管插管。手术时间长，术中注意严密监护，监测出入量，维持水电解质正常、酸碱平衡。机械通气期间采用空氧混合气体，呼气末正压通气（positive end-expiration pressure，PEEP），预防术后肺不张。再植术中，使用罂粟碱应对血管痉挛，应注意完全性房室传导阻滞患者、帕金森病患者禁用；心绞痛、近期心肌梗死或脑卒中患者慎用，静脉大剂量过快使用会导致低血压及心动过速，应缓慢给药。如有禁忌证，可局部使用罂粟碱扩张痉挛血管。

术后疼痛刺激可引起局部血管收缩，影响再植手术效果，所以可靠的术后镇痛十分重要。围手术镇痛采用多模式镇痛，以区域阻滞为基础，配合使用非甾体抗炎药和阿片类药物。术前行臂丛神经阻滞，予以长效局部麻醉药；或行连续臂丛神经阻滞，将导管留至术后，持续输注局部麻醉药镇痛。如无禁忌证，从手术前开始行超前镇痛，非甾体抗炎药规律使用，必要时使用阿片类药物。

（6）多个手指再植手术麻醉：多个手指再植手术麻醉原则与麻醉方法选择与单个手指再植手术类似。由于手术难度及手术时长均大于单个手指再植手术，且术前估计手术时长较困难，制订麻醉计划时需选择麻醉时间可延长的麻醉方式，包括上文所述持续臂丛神经阻滞及全身麻醉。术前、术中及术后管理与单个手指再植手术相同。

（周阳　王庚）

参考文献

［1］ RÖNKKÖ H, NEERGÅRD SLETTEN I, LIV HANSEN K, et al. Indications, anaesthesia and postoperative protocol for replantation and revascularization in the hand in Nordic countries［J］. J Hand Surg Eur Vol, 2023,48(1):46-51.

［2］ HUH J W, KIM M W, NOH Y M, et al. Effectiveness of ultrasound-guided dual nerve block in the below-knee amputation［J］. BMC Surg, 2023, 23(1):227.

［3］ MAKKAR J K, BANDYOPADHAY A, JAIN K, et al. Effect of perioperative sciatic nerve block on chronic pain in patients undergoing below-knee amputation: A randomised controlled trial［J］. Indian J Anaesth, 2022, 66(Suppl 6):S300-S306.

［4］ MUFARRIH S H, QURESHI N Q, SCHAEFER M S, et al. Regional anaesthesia for lower extremity amputation is associated with reduced post-operative complications compared with general anaesthesia［J］. Eur J Vasc Endovasc Surg, 2021, 62(3):476-484.

［5］ JOYCE D P, WEEDLE R, CRIBBEN N, et al. Neuraxial haematoma in patients undergoing spinal or epidural anaesthesia for lower limb amputation/revascularisation during uninterrupted antiplatelet therapy: a systematic review［J］. Anaesthesia, 2019, 74(5):683-684.

［6］ IORIO M L. Hand, wrist, forearm, and arm replantation［J］. Hand Clin, 2019, 35(2):143-154.

［7］ MARKATOS K, KARAMANOU M, SARANTEAS T, et al. Hallmarks of amputation surgery［J］. Int Orthop, 2019, 43(2):493-499.

［8］ NISKAKANGAS M, DAHLBACKA S, LIISANANTTI J, et al. Spinal or general anaesthesia for lower-limb amputation in peripheral artery disease - a retrospective cohort study［J］. Acta Anaesthesiol Scand, 2018, 62(2):226-233.

［9］ SRIVASTAVA D. Chronic post-amputation pain: peri-operative management–Review［J］. Br J Pain, 2017, 11(4):192-202.

［10］ 中华医学会灾难医学分会. 灾难环境中截肢术围手术期麻醉处理专家共识［J］. 中华危重病急救医学, 2016, 28(11):963-965.

［11］ HUMBLE S R, DALTON A J, LI L. A systematic review of therapeutic interventions to reduce acute and chronic post-surgical pain after amputation, thoracotomy or mastectomy［J］. Eur J Pain, 2015, 19(4):451-465.

［12］ GADSDEN J, WARLICK A. Regional anesthesia for the trauma patient: improving patient outcomes［J］. Local Reg Anesth, 2015, 8:45-55.

［13］ AYLING O G, MONTBRIAND J, JIANG J, et al. Continuous regional anaesthesia provides effective pain management and reduces opioid requirement following major lower limb amputation［J］. Eur J Vasc Endovasc Surg, 2014, 48(5):559-564.

［14］ CAMPBELL W B, MARRIOTT S, EVE R, et al. Anaesthesia and analgesia for major lower limb amputation［J］. Cardiovasc Surg, 2000, 8(7):572-575.

［15］ SHANAHAN P T. Replantation anesthesia［J］. Anesth Analg, 1984, 63(8):785-786.

第五章
脊柱与骨盆手术精确麻醉

第一节　颈椎手术麻醉管理

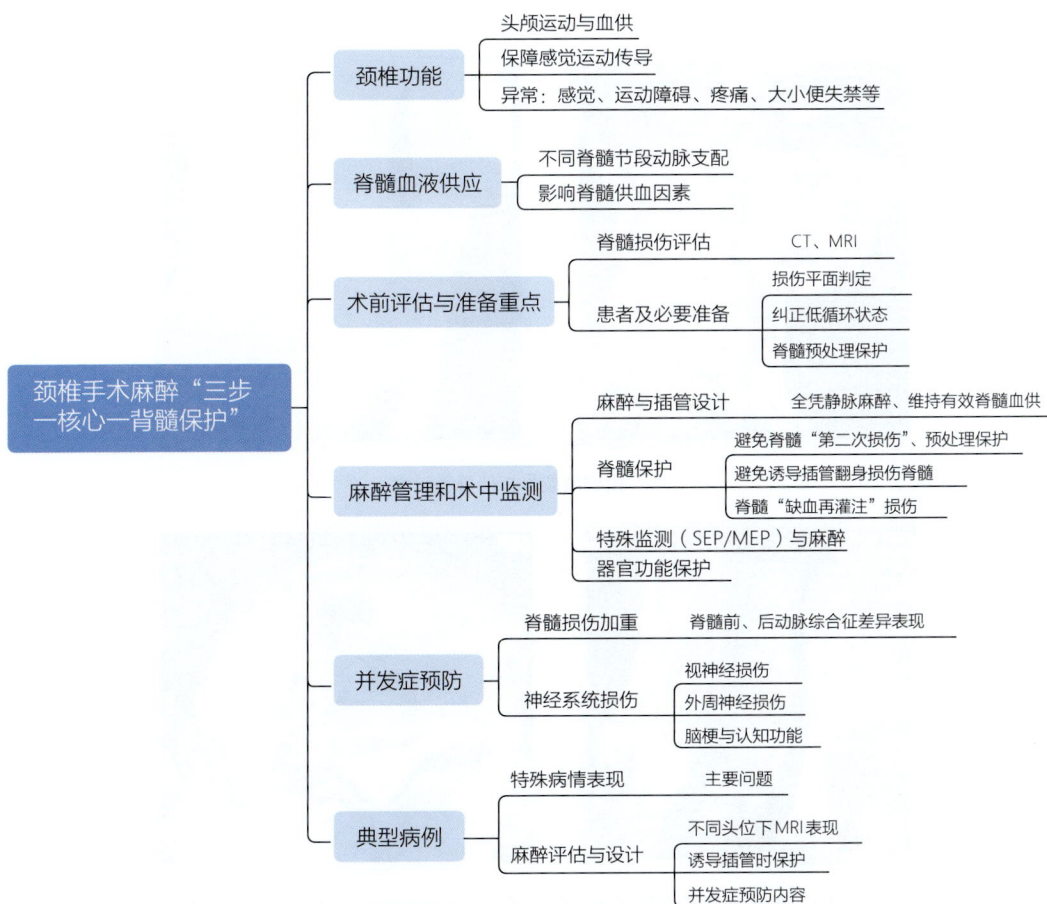

5

颈椎手术麻醉"三步一核心一背髓保护"
- 颈椎功能
  - 头颅运动与血供
  - 保障感觉运动传导
  - 异常：感觉、运动障碍、疼痛、大小便失禁等
- 脊髓血液供应
  - 不同脊髓节段动脉支配
  - 影响脊髓供血因素
- 术前评估与准备重点
  - 脊髓损伤评估——CT、MRI
  - 患者及必要准备
    - 损伤平面判定
    - 纠正低循环状态
    - 脊髓预处理保护
- 麻醉管理和术中监测
  - 麻醉与插管设计——全凭静脉麻醉、维持有效脊髓血供
  - 脊髓保护
    - 避免脊髓"第二次损伤"、预处理保护
    - 避免诱导插管翻身损伤脊髓
    - 脊髓"缺血再灌注"损伤
  - 特殊监测（SEP/MEP）与麻醉
  - 器官功能保护
- 并发症预防
  - 脊髓损伤加重——脊髓前、后动脉综合征差异表现
  - 神经系统损伤
    - 视神经损伤
    - 外周神经损伤
    - 脑梗与认知功能
- 典型病例
  - 特殊病情表现——主要问题
  - 麻醉评估与设计
    - 不同头位下MRI表现
    - 诱导插管时保护
    - 并发症预防内容

一、颈椎手术的特点

1. 临床解剖和功能

颈椎相连形成颈椎管，颈椎管保护颈髓，而颈髓系大脑与四肢联系的"公共通路"，具有特殊意义，颈椎手术麻醉系"特殊部位手术麻醉诱导插管与管理"，需要全新认识，精确麻醉管理。

2. 颈髓保护的基本原则

颈髓保护需维持颈椎稳定及颈椎管、韧带及肌肉结构与功能正常。颈髓包含感觉神经、运动神经及自主神经，颈髓受颈椎管、周围韧带和肌肉张力多重保护。颈椎管上托举头颅，下与躯干相连，缺乏有效保护。当发生交通事故（直接损害或者"挥鞭样"损害）、塌方、地震、坠楼，以及过长时间低头办公或阅读等时，颈部受到垂直位和水平位过强或长时间应力作用，易导致颈椎骨折、颈椎管破裂，颈椎滑脱或椎间盘突出，颈髓和（或）神经根压迫或不完全损伤或完全性损伤（**图5-1**），颈部或四肢疼痛、麻木，运动障碍，截瘫（四肢瘫、双下肢瘫痪）、大小便失禁，循环、呼吸功能障碍等。颈椎退行性改变、肿瘤可导致颈髓受压和损伤（**图5-2**），出现疼痛、功能丧失。

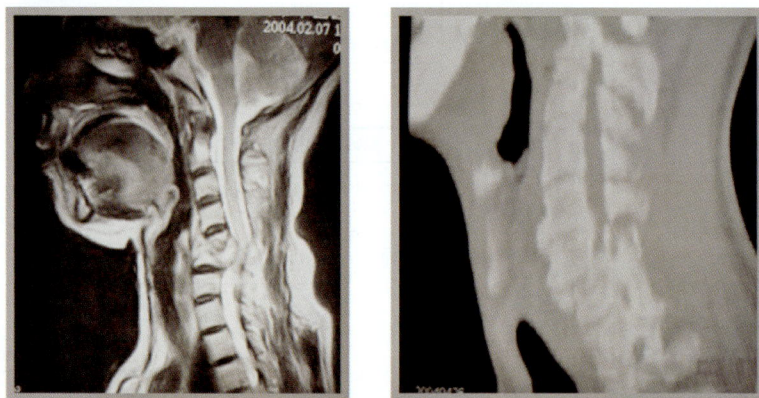

图5-1　颈椎爆裂骨折伴脊髓绞索

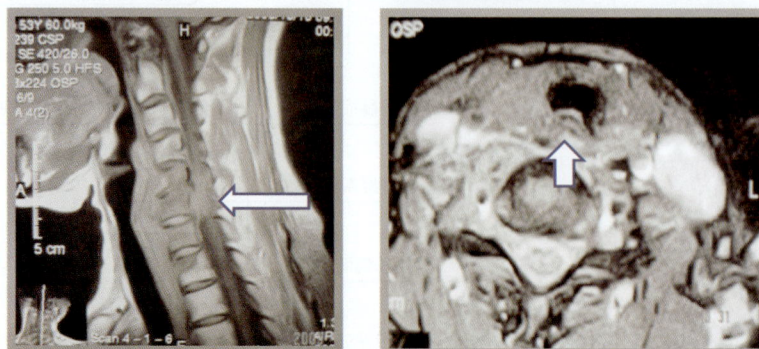

图5-2　$C_{5\sim6}$转移瘤导致椎体破坏、脊髓受压，部分瘤体突入气管内（箭头所示）

212

骨科精确麻醉

脊柱外科行颈椎矫治术的目的为重塑颈椎管结构完整与稳定，解除颈髓受压，消除疼痛并恢复四肢感觉与运动。其麻醉基础目标为实现麻醉中无意识，无疼痛，肌肉松弛，抑制不良反射和保护心肺脑等重要器官功能。二者的终极目标为促进颈髓受影响功能恢复，实现脊髓有效保护。

颈椎手术的治疗效果在某种程度上与麻醉管理水平密切相关。个别麻醉医师由于缺乏对颈椎手术特点的足够认识，在麻醉中采取错误操作及方法，可能存在导致颈髓损伤加重的风险，往往使损伤在"无痛、无意识、悄无声息"中发生。因此在颈椎手术时麻醉医师应积极参与和保护颈髓功能，遵循颈椎手术麻醉"三步一核心"的脊髓保护策略。

3. 脊髓血供

脊髓的供血，在颈段由两侧椎动脉、基底动脉环延髓背腹面下降支供给；而胸段则由4对肋间动脉、1对膈下动脉和腰动脉（Adamkiewicz 动脉）上行支供给；脊髓圆锥由腰动脉和终动脉供给。颈部和脊髓圆锥血运丰富，脊髓腹侧面较背侧面供血丰富，考虑与保障精细活动神经膜电位能量有关。

脊髓表面由软脑膜和血管网覆盖，脊髓内部组织血供由穿通动脉供给。然而，不同阶段脊髓（颈段、胸段、腰段）的组织血液灌注量存在较大差异，如颈髓组织血液灌注量为 72 ml/100g，腰段脊髓组织略低，为 54 ml/100g，而胸段脊髓组织血液灌注量最低，仅为 38 ml/100g，约为颈髓的 1/2，所以一旦胸段脊髓发生缺血，极易造成严重后果。

此外，脊髓组织血液供应还受平均动脉压（MAP）、颅内压（ICP）、穿通动脉阻力（R）和通气状态（$PaCO_2$）等因素影响。

$$SCPR = \frac{SCPP}{R} = \frac{MAP - ICP}{R}$$

式中 SCPR——阶段脊髓灌注率；SCPP——阶段脊髓灌注压；MAP——平均动脉压；ICP——颅内压；R——穿通动脉血管阻力。

阶段脊髓灌注率（spinal cord perfusion rate，SCPR）系实时变化的指标，当 MAP 升高，而 ICP 相对稳定时，SCPR 可用明显增加；而当 MAP 相对平稳时，使用脱水、利尿药物，降低 ICP，仍可以改善脊髓血液灌注，纠正脊髓缺血。过度通气使 $PaCO_2$ 降低，可致外周血管收缩，脊髓穿通动脉阻力（R）增加，结果脊髓组织血液灌注量骤降，造成脊髓缺血。因此，脊柱手术中行连续、动态 $ETCO_2$ 监测，将有助于麻醉医师术中实时了解通气效果，及时调整通气参数，避免因通气过度导致脊髓缺血发生。

二、术前评估重点

1. 明确病因

通过 X 线片、CT、MRI 了解患者颈椎骨折、颈椎肿瘤、颈椎病变的部位、性质（如爆裂伤等）；明确脊髓受压平面、范围、程度，以及是否有水肿、中枢性高烧等；通过查体及相关检查了解患者是否有胸腔积液、肺不张、坠积性肺炎，以及闭式引流效果；术前是否有低血压、窦性心动过缓、心律失常，以及缺氧、呼吸衰竭（Ⅰ、Ⅱ型）、呼吸浅快、反常呼吸、痰栓等。同时采取措施，防范住院后持续低血压的脊髓二次损伤，高压氧预处理以防范脊髓缺血再灌注损伤（图5-3）。

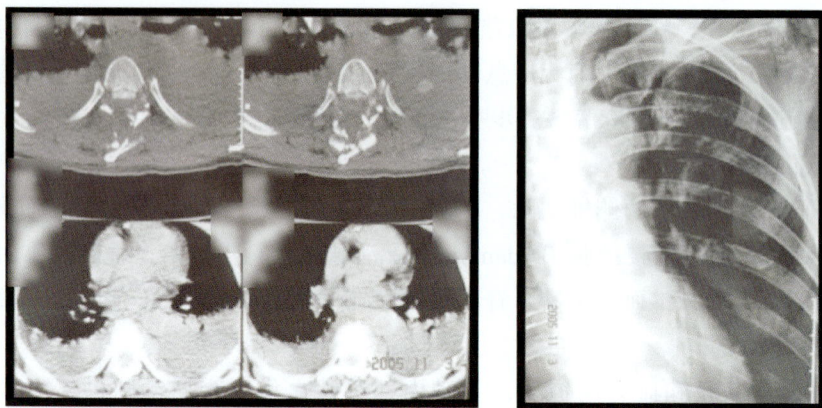

图5-3　胸腔积液、肋骨多根多处骨折

2. 颈髓损伤平面、范围、程度判断

颈椎手术麻醉时，麻醉医师应识别和判断颈椎手术部位节段和颈髓受压程度。颈椎节段标志遵循从上向下的原则，C_1与C_2之间没有椎间盘，两者融合，而C_2与C_3之间存在椎间盘，C_1、C_2在咽后壁近舌根处，便于识别。MRI T2加权像中，椎管内脊髓呈黑色，而脑脊液、水肿颈髓呈白色，根据矢状位、冠状位、水平位表现，判断颈髓平面、范围、程度，以及是否水肿（图5-4）。

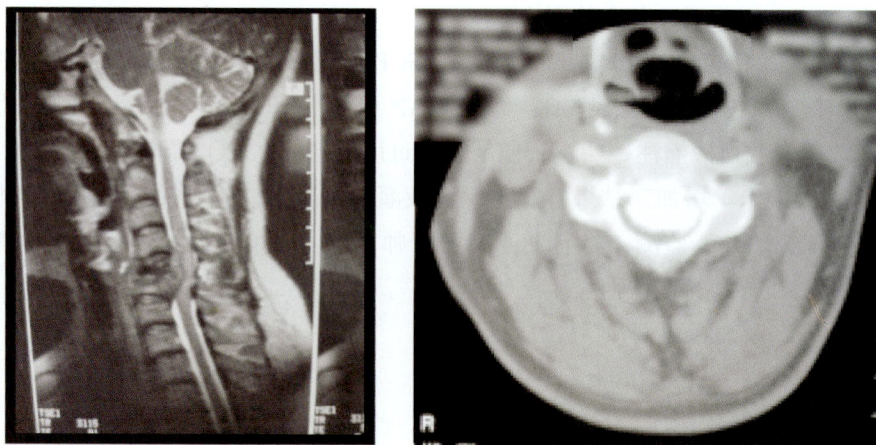

图5-4　C_4、C_5椎间盘突出、椎管狭窄，脊髓3/4受压伴水肿

3. 呼吸系统评估

判断患者是否存在缺氧、呼吸浅快、反常呼吸、呼吸衰竭等情况，对高位截瘫患者需要了解呼吸模式，如胸式呼吸、腹式呼吸或反常呼吸，以及呼吸频率和呼吸困难程度。听诊两肺呼吸音，判断是否存在干、湿啰音等。

4. 肥胖程度判断

对于 BMI ≥ 30 kg/m² 的患者，需高度重视患者颈围、颈部张力、腰围等情况。

三、麻醉管理和术中监护

需遵循颈椎麻醉"三步一核心"的脊髓保护策略，"三步"即手术前、麻醉诱导插管和麻醉中，"一核心"即脊髓功能。

（一）第一步：术前访视患者与处理，避免入院后高位截瘫或不全瘫患者脊髓二次损伤

例如，对严重颈椎管狭窄伴脊髓受压水肿者，可行高压氧预处理治疗预防或减轻椎板减压后脊髓缺血再灌注损伤；对术前高位截瘫伴血压低者，入院后立即采取有效方法提升血压，避免忽视低血压灌注不足而造成患者入院后脊髓缺血二次损伤。为保持氧供，维持患者正常呼吸，颈椎肿瘤患者需行纤维支气管镜，检查肿瘤是否突入气管、突破气管黏膜致气管狭窄，以及狭窄程度等，避免插管后急性气道梗阻而发生缺氧。颈椎体结核患者咽后壁包块对上呼吸道有影响，手术前必要时抽吸减压（**图 5-5**）。

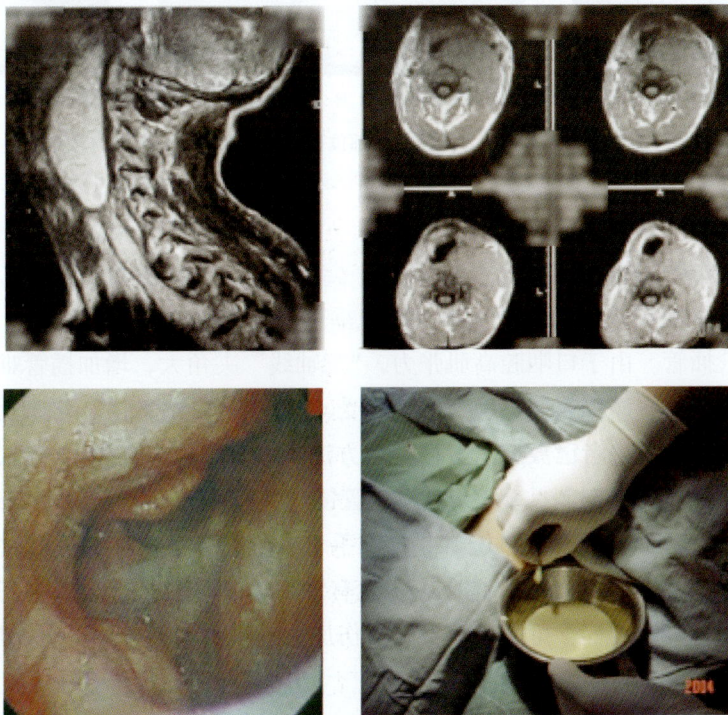

图 5-5　咽后壁与椎颈椎体前缘间巨大结核脓肿及抽吸减压

（二）第二步：麻醉诱导和体位变动时维持脊柱稳定性，避免二次损伤

1. 插管时的颈部保护

当颈椎管完整性被破坏，患者发生"部分颈髓损伤"时，麻醉前需要在破裂和薄弱颈椎管部位给予相应水平位和垂直位的额外力量支撑。具体方法为：麻醉前在 CT、MIR 提示颈椎薄弱部位颈后放置颈托或中单卷，给予垂直方向的有效支撑，保障肌松后对相应部位颈椎仍有强力支撑；避免插管过程中因暴力导致骨折两端移位，剪切力加重脊髓受压或损伤脊髓（图5-6）；同时避免麻醉插管过程中习惯性推头及手术过程中垂直按压对颈髓进一步损伤。对颈椎体爆裂伤致颈椎失稳者，术前应行颅骨牵引术；对颈椎骨折伴绞索，术前已行颅骨牵引者，术中继续行牵引，重量不变，牵引方向与颈椎脊柱轴线平行重叠，避免成角而加重手术中脊髓损伤。上述预防保护措施的目的是巩固和维持患者残余脊髓功能，为治疗提供条件。

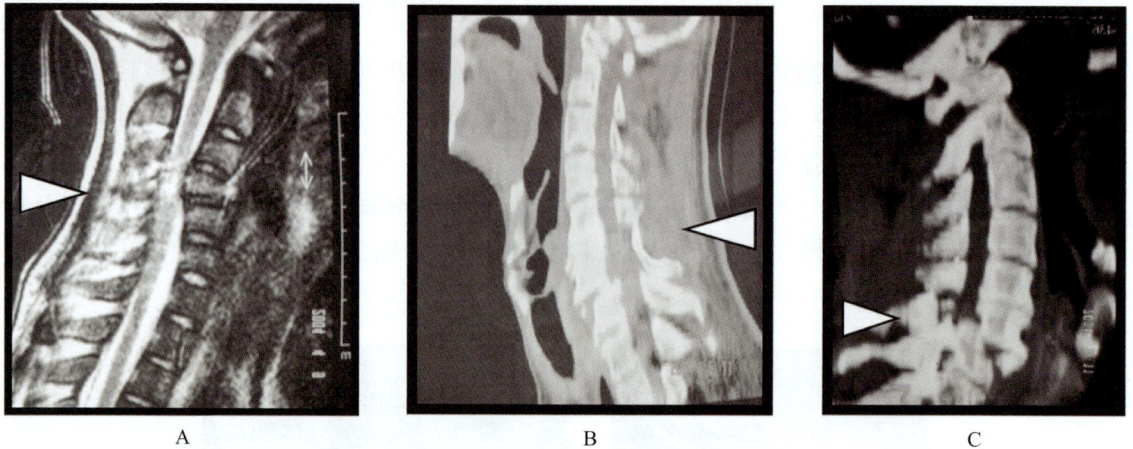

图 5-6　颈椎骨折部位有效支撑保护

A. $C_{3\sim4}$；B. $C_{5\sim6}$；C. C_7

2. 清醒气管插管

经典推荐方法：在有效支撑保护（水平位、垂直位）下，行仰卧强迫位（患者感觉头颈最佳位置）清醒气管插管。由于口咽腔高肌张力，"三轴线"夹角大，增加插管难度，同时也存在诸多缺点，包括损伤重、痛苦大，不易为患者接受，且患者对插管过程留有不良记忆。

目前对普通颈椎手术患者已放弃清醒插管的方法，但对不稳定性颈椎骨折、强直性脊柱炎、$C_{6\sim7}$颈椎肿瘤患者，原则上坚持"清醒/纤维支气管镜辅助气管插管"，应由高年资麻醉医师完成。

应当认识到，清醒气管插管并不能避免颈椎手术麻醉中脊髓损伤加重的发生，因为颈椎手术是在麻醉状态下完成的，换言之，是在患者没有意识、没有肌张力保护下完成的，所以，为避免麻醉诱导及气管插管过程中可能存在脊髓损伤加重的风险，充分颈椎支撑与保护是关键。

3. 强迫体位下快速诱导气管插管

目前常采用两种方法。

（1）常规喉镜：快速诱导后采取置入 Machintoch 中号喉镜镜片，向前上方 45°方向上提喉镜，同时，轻按甲状软骨，显露声门，置入气管导管，插管过程中严禁头、颈椎位置移动（图5-7）。

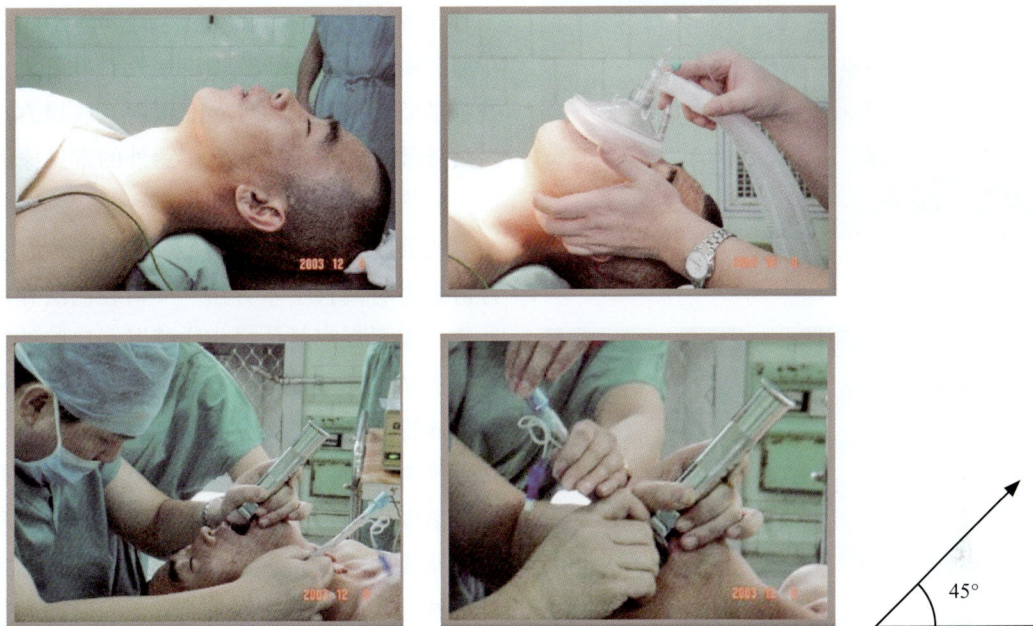

图 5-7　强迫位下快速诱导气管插管及手法

（2）可视喉镜：强迫体位下气管插管时，可根据患者颏与咽后壁距离选择合适大小的可视喉镜；对"小成人"（small adult）患者应选择小儿喉镜为佳。插管时将喉镜镜片置于会厌根部，斜上方 45°上提，若仍显露不佳，可水平推挤甲状软骨改善效果。

与 Machintoch 喉镜相比，可视设备有助于改善声门显露，明显降低插管难度，提高插管成功率，减少操作过程中误伤发生率。初步临床体感诱发电位（SEP）监测（潜伏期与振幅）显示，在有效保护措施下，快速诱导插管无加重脊髓损伤之虑，且降低插管难度，术后随访患者对插管过程无记忆。

（3）关于"快速诱导下行纤维支气管镜引导插管"问题：个别报道认为，即使困难插管患者，也可由经验丰富的麻醉医师在快速诱导下行纤维支气管镜引导气管插管，因为这样的插管过程中没有患者的反应和抵抗，感觉更为顺利，但实际上这样处理的风险极大。若插管不顺利，给二次插管留下较短时间，易导致插管失败，发生严重缺氧，甚至心搏骤停事件，所以麻醉医师在手术前应谨慎制订麻醉实施方案。

（4）极度肥胖患者快速诱导插管：极度肥胖患者绝大多数是睡眠呼吸暂停综合征患者，咽腔空间较窄，易发生上呼吸道梗阻。需要在麻醉诱导前，在其肩背部放置 5 cm 高软垫，在枕后放置约 15 cm 软垫，充分展开颈前部，使颏结节间距、颏胸间距达到最大，充分显露颈部，呈嗅物体位（sniff position）（图 5-8）。极度肥胖患者采取清醒气管插管，也可在充分经验保障

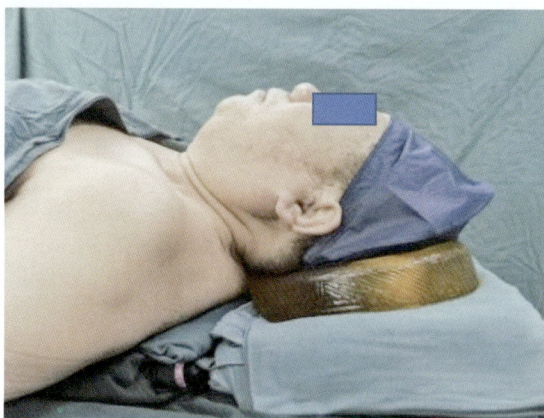

图 5-8 极度肥胖患者在"嗅物体位"下的气管插管优势

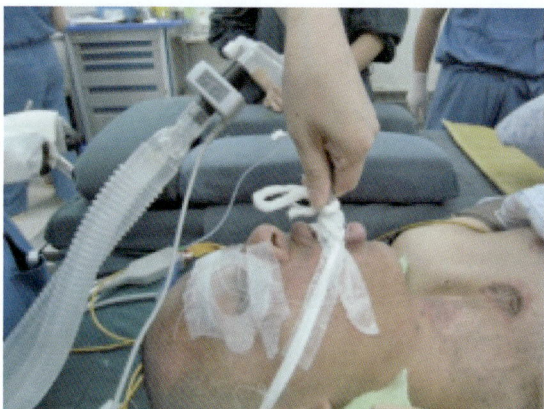

图 5-9 导管拔出试验

下采取快速诱导气管插管,具体采取哪种方法应根据患者具体表现和麻醉医师个人经验做出合理判断。需要指出的是,对于 BMI ＞ 40 kg/m² 的极度肥胖患者,应做好充分除氮工作（氧流量 3 ~ 5 L/min,时间 ＞ 10 min）,在充分氧合基础上,谨慎迅速气管插管。应将气管插管时间控制在 1 min 以内,选择方法不当是导致这类手术患者发生意外的常见原因。

4. 气管插管途径、固定方法及深度

C_3 以上手术可选择经鼻腔插管。齿状突骨折患者有两种手术方法——口腔内法和口腔外法,需要观察复位操作中情况。口腔外法需在口腔内置入绷带卷,口腔内法需使用开口器,插管多选择左侧鼻腔。

颈椎后路手术由于唾液腺分泌和重力影响,易发生导管脱落,需做导管拔出实验和呼吸回路无张力固定,确保固定安全（图 5-9）。气管导管深度遵循"因人而异,因时而异"的原则,颈椎前路手术、人工椎间盘手术和枕颈融合术易导致头过度后仰,导管脱出;颈椎后路减压手术需头过度前倾,易致气管导管过深移动,造成术中单肺通气缺氧。

5. 避免翻身或移动患者时加重脊髓损伤

在翻身或移动患者时,均应保持患者头颈轴与身躯中轴方向一致,避免上述过程中颈椎扭曲或移位,导致颈髓二次损害的发生,一旦发生脊髓损伤,将影响术后效果（图 5-10）。

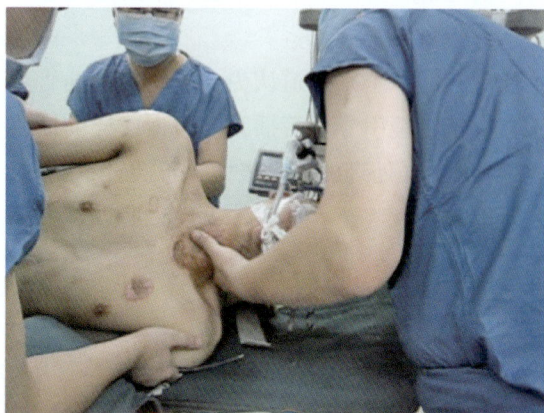

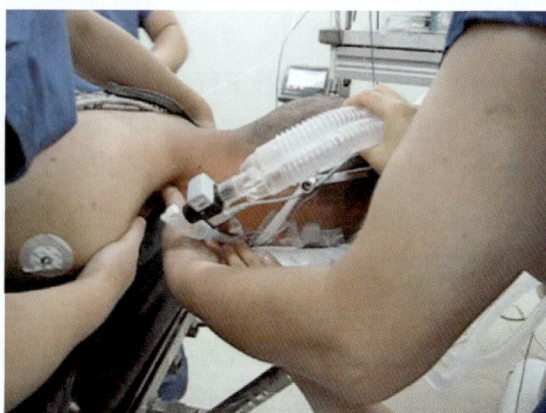

图 5-10 颈椎后路手术"同轴"翻身

（三）第三步：麻醉维持，全凭静脉麻醉＋控制性降压

在脊柱侧凸矫治和截骨手术中主张采用全凭静脉麻醉（TIVA），TIVA 对 SEP、MEP 基本无影响，同时英国研究还发现 TIVA 有一定脊髓保护作用。颈椎手术时应以 BIS 监测麻醉深度，对高位颈椎外伤截瘫患者宜采用浅麻醉，而颈椎后路手术通常采取较深麻醉，以便实现控制性降压、减少术野出血。在低血压、低体温情况下，应避免麻醉过深，即避免 3H（hyperanesthesia，hypotension，hypothermia）发生，3H 发生将大幅增加围手术期病死率。

1. 循环管理

颈椎手术麻醉中血压应差异化管理，脊髓结构与功能正常对血压调控有着直接影响。同时，血压水平也影响脊髓的正常功能，术中血压监测非常重要（多选择有创血压监测）。

（1）指导控制性降压，减少出血，降低手术风险：风湿性关节炎、类风湿性关节炎患者长期存在炎症反应，因服用糖皮质激素和阿司匹林，术前多存在 PT、APTT 异常，术中出血、渗血明显。在维持主要脏器基本灌注下，应对血压进行有效控制，尽量降低血压，减少出血，改善术野条件，目标血压为平均动脉压（MAP）维持在 70～80 mmHg，高血压患者应降低平时血压的 20%～30%，避免长时间血压过低导致脑缺血发生。

（2）避免术中二次脊髓损伤：脊髓高位不完全或完全性损伤后，损伤平面以下血管床去交感神经支配（包括心交感神经），导致外周血管扩张，外周阻力降低，造成低血压、心动过缓、心肌收缩乏力，扩张的外围血管对血管活性药物呈剂量依赖性效应（dose-dependent effect）。全身麻醉诱导后该问题更加突出，血压难以维持，且对升压药物不敏感（与血管壁突触前膜 α_1 肾上腺素受体囊泡颗粒样物质消耗有关）。此时通常需要急性扩容，创伤脊髓（damaged spinal cord）血供与血压呈线性关系，术中应尽量维持较高血压水平，避免术中二次脊髓损伤的发生。

（3）颈髓严重受压患者术中急救问题：如图 5-11 所示，枕骨大孔附近、紧邻延髓的 $C_{1～3}$ 神经鞘膜瘤患者，脊髓严重受压至正常的 1/5～1/4。手术中电刀刺激可影响邻近延髓心血管中枢，导致低血压、心律失常发生，甚至发生心搏骤停。该类患者应在严密监测血压的情况下，做好各种急救准备，尤其是血管活性药和抗心律失常药准备。

术中尽可能维持高位截瘫患者诱导过程中循环稳定。高位截瘫患者截瘫平面以下去交感支配，导致外周阻力大幅降低，采取常规全身麻醉诱导时低血压问题更加突出，虽然采取靶控输注（target controlled infusion，TCI）诱导，但因每个高位截瘫患者外周阻力存在较大差异，诱导期低血压难以避免。所以，麻醉医师通常采取依托咪酯＋芬太尼分次少量注射，观察血压变化（诱导前尽可能建立有创血压）。

高位截瘫血管扩张患者应在诱导前采用下肢弹性绷带，使下肢肌肉组织间维持一定张力，恢复"肌肉泵"功能，这是一种简便、易行的提高外周阻力、恢复下肢"肌肉泵"功能的方法，可应用于截瘫患者手术中循环功能重建。

2. 体温和内环境管理

高位截瘫患者因交感神经系统功能障碍，导致体温调节障碍，易发生轴性高热。阻塞型睡

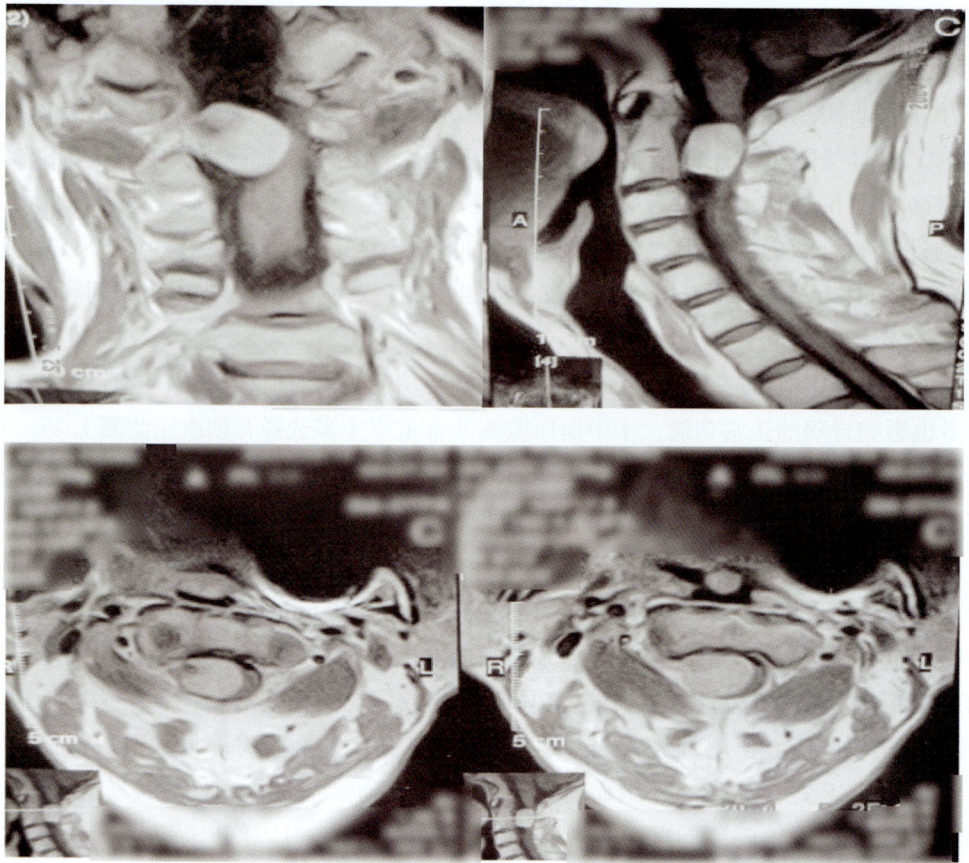

图 5-11 C_{1-2} 神经鞘膜瘤导致颈髓近 4/5 狭窄，肢体感觉运动异常

眠呼吸暂停综合征患者存在甲状腺激素功能异常，需要常规体温监测与调控。

3. 术中特殊监测

脊髓生理监测包括皮质体感诱发电位（cortical somatosensory evoked potential，CSEP）、运动诱发电位（MEP）和脊髓体感诱发电位三者。CSEP 最常使用，而 MEP 监测最有意义，但就目前国内条件，存在对技术与设备条件要求偏高的问题，普及使用较为困难现状。

CSEP 监测的主要参数有潜伏期和波幅值，判断 CSEP 异常的标准为，波幅下降 50% 或潜伏期延长时间 ≥ 10% 即有意义。当一侧或双侧刺激产生两个导联 CSEP 波形异常时，视为脊髓监护报警。

脊髓电生理 SEP/MEP 监测的意义为有助于实时监测脊柱手术中脊髓功能状态，警示术中手术操作、矫治程度、脊髓血运等对患者的伤害风险，而后者意义更为重要。SEP/MEP 监测不仅受使用条件（成串刺激电压及频率）影响，还受麻醉方法、药物影响，已研究证实，吸入麻醉较静脉麻醉对上述两者影响明显，且吸入浓度越高，影响程度越大。目前国际上认为，MEP 监测患者应避免使用吸入麻醉，影响术中监测准确性，降低临床指导价值。鉴别麻醉与手术影响 MEP 之方法，麻醉影响呈渐进过程，而手术对 SEP/MEP 影响则呈短时相、大幅度改变，故 SEP/MEP 监测可提醒术者规避损伤脊髓和邻近神经。

骨科精确麻醉

SEP/MEP 虽然是常规脊柱手术安全监测的有效方法，但其准确性也受低温、低血压、手术范围和手术技巧对手术节段脊髓血运灌注（穿通动脉完整性）等因素影响，当 SEP/MEP 测量结果与手术表现存在矛盾，或者 MEP 与 SEP 存在反向结果时（关于其可能原因将在后面相关部分论述），应及时选择唤醒实验（wake-up test）进行鉴别。

4. 血液保护

自体血回输方法是目前国际、国内脊柱手术有效节血方式，其不仅减少异体血输入，而且可减少输血并发症，尤其是输血过敏反应的出现。颈椎前路手术通常不需要输血、血浆，临床工作中注意到，风湿性关节炎、类风湿性关节炎、强直性脊柱炎、颈椎后路患者由于长期炎症反应，存在低水平炎症状态，尤其是术前红细胞沉降率、C 反应蛋白增高等，常在输注异体血时发生过敏反应，可表现为严重输血过敏反应，发生血压骤降，心率增快，皮肤潮红，大面积丘疹，呈"皮革样"改变，甚至发生心搏骤停。所以，自体血回输技术在上述患者术中具有较好的优势，应作为麻醉标准配置，降低输注异体血带来的手术风险增加。

5. 术中特殊情况处理

（1）术后失明（postoperative visual loss，POVL）：因围手术期 POVL 发生率高达 3‰~7‰，近年该问题已引起国内外麻醉医生及外科医生的高度重视。POVL 损伤可以表现为一过性的（2~24 h）视物模糊或者视力降低、眼前黑矇，严重者可以表现为视力持续降低，最终完全失明，造成永久性损害。导致 POVL 的眼部损伤可以是视网膜损伤，也可以是角膜损伤、穿孔。骨科患者 POVL 更容易在俯卧位脊柱手术状态下发生，导致 POVL 的原因概括如下。

① 长时间眼内压过高致视网膜缺血/视网膜脱离：在俯卧位手术，尤其是颈椎后路手术中，由于头部放置在"马蹄"头架的位置不当或者患者头颅过大与头架不匹配，同时缺乏有效固定，加之术前、术中检查不力，造成眼球局部受压，眼内压升高致使视网膜长时间缺血，视神经盘受损，视网膜脱离，造成视神经暂时或永久性损害。

② 视网膜缺血：视网膜血供与血压密切相关，当术中发生大出血、失血性休克，可导致视网膜长时间处于低灌注状态，致使视网膜严重缺血，尤其是高血压、糖尿病、术前存在视网膜病变的患者，术中如果发生较长时间的低血压损害，症状更加严重，更易出现 POVL，个别患者可能出现永久术后视神经损害、失明。

③ 颈部静脉回流障碍：过度肥胖（BMI > 30 kg/m²）伴睡眠呼吸暂停综合征患者，若术前存在心肺功能异常，尤其是肺功能异常，肺顺应性降低，腹腔内压升高，则俯卧位时（尤其是使用 Wilson 手术框架），过重体重压迫，挤压腹部使腹内压进一步升高，膈肌运动严重受限，胸腔内压升高，颈内静脉回流受阻，脑循环减慢，视网膜缺血，增大 POVL 发生风险。

（2）压迫性外周神经功能麻痹：压迫性神经功能麻痹问题多发生于俯卧位脊柱后凸侧凸畸形矫治患者。由于手术时间过长，导致手臂过度外展或前臂、头放置于固定位，造成臂丛在腋窝及颈部的损伤，前臂长时间放置在硬直托架上，造成尺神经和正中神经损伤。所以，应该每4 h 变换头的左右位置，避免双侧前臂过度伸展，手掌与手背应旋转变换。对可能长时间受压部位，术前应采取有效保护，并且术毕应检查是否存在四肢神经功能麻痹问题。

（3）预防颈椎前路手术对脑组织供血的影响：对老年动脉粥样硬化患者，部分患者术前存在对侧颈总动脉闭塞，如果颈椎前路手术术中牵拉过度，可导致同侧颈总动脉、颈内静脉血流中断，造成脑、脊髓低灌注损伤，术后苏醒延迟或昏迷。所以，上述患者术前需行颈部血管超声排查，术中维持较高的血压状态，该问题应引起高度重视。

6. 术后管理

（1）术后ICU管理：通常脊柱后凸、脊柱侧凸矫正的患者手术时间为 $4 \sim 5$ h，一般不需要转送ICU进行后续呼吸支持及内环境调整，只有手术出血量较大，存在肺水肿、严重脊髓休克等情况时，才考虑转入ICU治疗。由于脊柱侧凸患者都为择期手术，术中电解质异常的情况较少，多为组织低灌注时间过长，带来内环境异常，尤其是显露过大、出血较多、时间过长的低血压状态，造成低温、出凝血功能异常。一般脊柱后凸侧凸畸形矫治的患者，经过24 h心肺支持，纠正出凝血功能异常即可转入普通病房。大范围手术操作后组织损伤引起的应激反应也是ICU治疗的重要任务，医生应积极采取复合镇痛方法，配合使用止吐药（5-羟色胺受体拮抗剂），减少单纯使用阿片类药物镇痛引起的严重术后恶心呕吐（postoperative nausea and vomiting，PONV）发生。

（2）脊髓前动脉综合征/脊髓后动脉综合征：在麻醉维持未发生变化的条件下，患者可出现MEP与SEP监测的"差异化结果"。脊髓缺血再灌注损伤-脊髓休克（spinal shock）发生，某些部位（转折点）矫治/截骨更容易发生损伤，尤其是供应血管堵塞、脊髓灌注压降低、全身严重低氧时，表现有：脊髓前动脉综合征（anterior spinal artery syndrome），以肢体运动障碍为主，伴有疼痛和温度感觉障碍，但体位觉和深感觉存在，易发生部位为 $C_3 \sim C_5$ 及 $T_{12} \sim L_2$；脊髓后动脉综合征（posterior spinal artery syndrome），以感觉障碍为主要表现形式，肢体张力和运动尚可，易发生部位为 $C_8 \sim T_4$。

（3）术后镇痛：颈椎前路手术患者，手术范围小，损伤轻，使用局部麻醉药+NSAID，即可解决术后镇痛问题，过度使用阿片类药物易增加PONV发生，导致疼痛加剧。颈椎后路手术时间长，创伤程度严重，术后疼痛剧烈，导致患者术后血压升高、心率增快、肺部咳痰困难，须采取复合镇痛。方法为：术中给予有效阿片类药物镇痛，同时降低损伤组织的炎症反应、肿胀和创伤应激反应程度，提前使用NSAID；手术结束前给予切口周围 $0.2\% \sim 0.25\%$ 罗哌卡因局部浸润阻滞。

四、经典病例

患者，女性，体重56 kg，身高158 cm，因"四肢麻木、肌力减退3月余，加重1周"入院，诊断为"颈髓枕骨大孔坎压"。入院后行颅骨牵引，半小时后患者突然出现呼吸困难，急请麻醉科会诊予以协助处置。

患者高度紧张，有濒死感，深大呼吸，呼吸频率为 $22 \sim 24$ 次/min，反常呼吸，三凹征阳性，双肺听诊无异常。再次询问，患者有"高枕"习惯，牵引去枕后不适，自行在枕部垫一毛巾，后出现症状。考虑可能是头前倾加重颈髓压迫导致的，遂撤出垫高毛巾，并放在颈后，患者呼吸困难症状消失，呼吸频率正常。

为提供上述思考的影像学依据，即行头前倾、后仰位颈部 MRI，结果发现，头前倾时颈髓压迫加重，后仰位时枕骨大孔开大，颈髓受压减轻（**图 5-12**）。

患者在后仰位颈后 C_2 有效保护下，行快速诱导气管插管，最大后仰位下"枕骨大孔开大减压＋颈枕融合固定术"，患者术中平稳，术毕清醒，呼吸有力，拔管。安返病房，术后 3 天顺利出院。

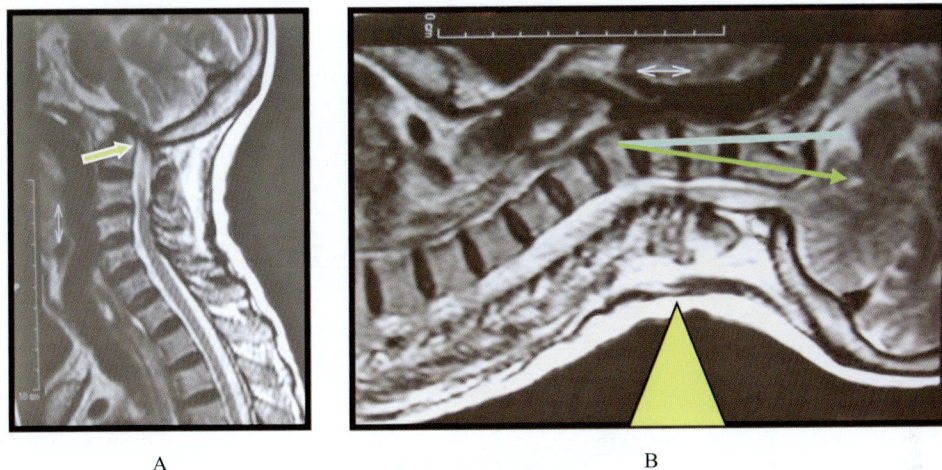

图 5-12　"延髓减压"实验

A. 箭头所示为枕骨大孔狭窄处；B. 夹角所示为撤除头枕部垫衬后的头后仰角度

（汪晨）

5

第二节　胸椎手术麻醉管理

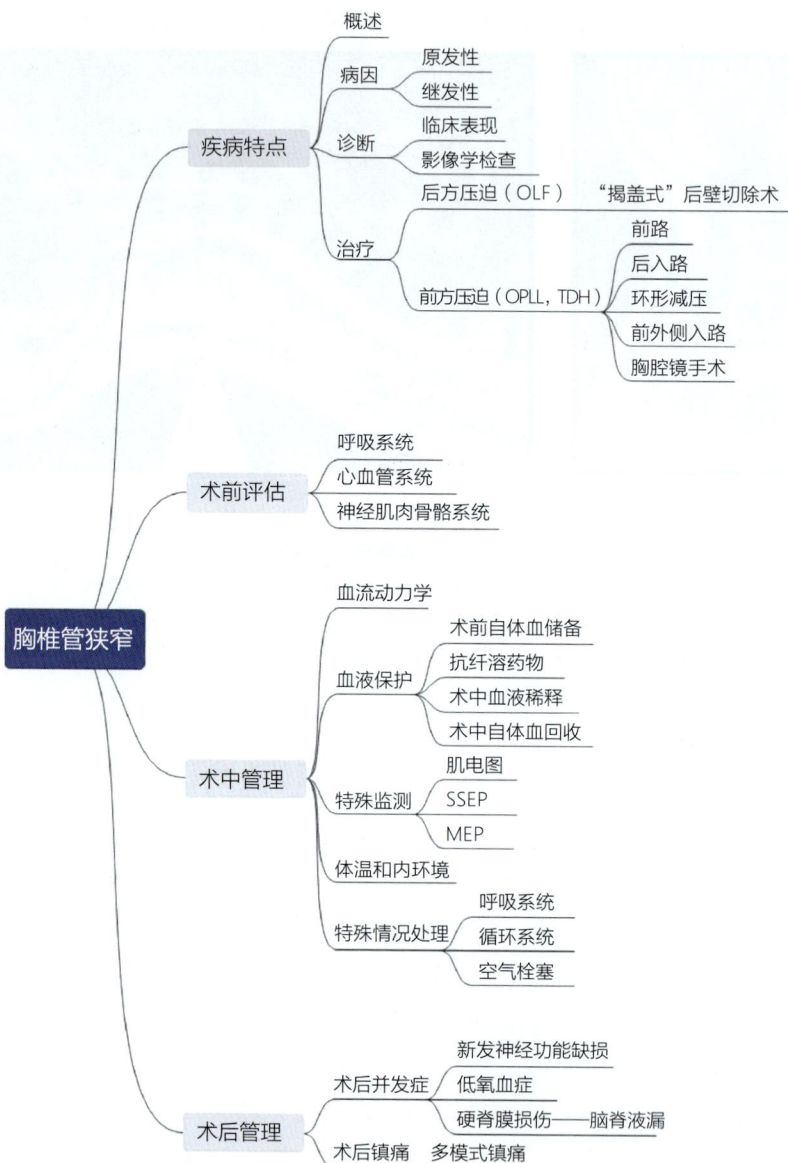

```
                                          概述
                                               原发性
                                          病因
                                               继发性
                          疾病特点                  临床表现
                                          诊断
                                               影像学检查
                                          后方压迫（OLF）——"揭盖式"后壁切除术
                                                              前路
                                          治疗                 后入路
                                               前方压迫（OPLL, TDH） 环形减压
                                                              前外侧入路
                                                              胸腔镜手术

                                          呼吸系统
                          术前评估          心血管系统
                                          神经肌肉骨骼系统

                                          血流动力学
                                                    术前自体血储备
                                                    抗纤溶药物
胸椎管狭窄                                  血液保护
                                                    术中血液稀释
                                                    术中自体血回收
                          术中管理                    肌电图
                                          特殊监测     SSEP
                                                    MEP
                                          体温和内环境
                                                    呼吸系统
                                          特殊情况处理  循环系统
                                                    空气栓塞

                                                    新发神经功能缺损
                                          术后并发症   低氧血症
                          术后管理                    硬脊膜损伤——脑脊液漏
                                          术后镇痛——多模式镇痛
```

一、胸椎手术的特点

胸椎疾病以胸椎管狭窄症（thoracic spinal stenosis，TSS）和胸椎肿瘤常见，而肿瘤又以转移性为多见，椎体肿瘤部分将在本章第六节中详细讲述。本节着重从 TSS 出发讲述胸椎手术的

麻醉管理。

（一）概述

TSS 是由发育或退变因素导致胸椎管矢状径或横截面积变小的疾病，其导致脊髓或神经根受压，并出现相应的症状和体征。TSS 多见于 40～60 岁的中老年人，男性多于女性。TSS 的好发部位为下胸椎，以 $T_{6～12}$ 为最多，这与人体扭转活动有关，下胸椎扭转活动多，致关节肥大增生，黄韧带肥厚，甚至骨化，导致胸椎管狭窄。在整个脊椎椎管狭窄症中，TSS 远较腰椎和颈椎少见。

（二）病因

导致 TSS 的常见病因分为两大类：① 原发性病理因素，包括黄韧带骨化（ossification of ligamentum flavum，OLF）、胸椎间盘突出（thoracic disc herniation，TDH）、后纵韧带骨化症（ossification of posterior longitudinal ligament，OPLL）、椎体后缘离断和椎体后缘骨内软骨结节等，其中 80% 以上与 OLF 有关；② 继发性病理因素，包括弥漫性特发性骨肥厚、氟骨症等。

（三）诊断

1. 临床表现

（1）一般症状：发病缓慢，逐渐出现下肢麻木、无力、僵硬不灵活等症状，呈慢性进行性，可因轻度外伤而加重。双侧下肢可同时发病，也可一侧下肢先出现症状。约半数患者有间歇性跛行，胸部有束带感，胸闷、腹胀、腰背痛。大小便功能障碍出现较晚。患者一旦发病，多呈进行性加重，病情发展速度快慢不一，快者数月即发生截瘫。

（2）临床体征：主要表现为上运动神经元损害的体征，包括双下肢肌力不同程度的减弱、肌张力增高，呈痉挛步态，行走缓慢。受损部位以下皮肤感觉减退；膝、跟腱反射亢进；腹壁反射及提睾反射减弱或消失；病理征阳性。也有部分患者有广泛下运动神经元损害的体征，表现为肌肉萎缩，肌张力低下；膝、跟腱反射减弱。

2. 影像学检查

（1）胸椎 X 线片：虽然 X 线片仅能发现 50% 的 OLF 或 OPLL 病变，但它仍提供许多重要信息，如可显示椎体、小关节的骨质增生和明显的韧带骨化。在侧位片上有关节突肥大增生突入椎管，是诊断本症的重要依据。

（2）脊髓造影检查：该检查为有创性检查，且只能间接反映胸椎病变及脊髓压迫，在不具备 MRI 设备的医院可以选择该方法。脊髓造影不全梗阻时可显示病变部位的全程，当发现硬膜外形后外侧压迹或椎间隙以及椎体后方外压型充盈缺损时有助于诊断。但完全梗阻时只能显示病变的上界或下界，而不能确定梗阻的原因，不易与其他椎管内占位进行鉴别。

（3）CT 检查：CT 可清晰显示椎管横截面的形态大小、黄韧带及后纵韧带增厚骨化的厚度和范围、小关节突肥大和椎板增厚等，有助于分析引起椎管狭窄的诸因素和确定椎板切除减压范围。

（4）MRI 检查：可清楚显示整个胸椎病变及部位、压迫程度、脊髓损害情况，是确诊 TSS 最有效的辅助检查方法。矢状位 T1 加权像可显示蛛网膜下腔变窄、闭塞，以及脊髓受压、变形情况，同时可显示胸椎间盘突出、椎体骨质增生、韧带肥厚等改变。当多发椎间盘突出合并黄韧带肥厚、骨化时，在 T2 加权像上高信号的蛛网膜下腔前后受压而呈"串珠样"改变。

（四）治疗

对临床中发现的胸椎 OLF、OPLL、TDH 且确定无脊髓损害者密切观察，避免搬运重物等可引起胸椎外伤的活动。对有神经损害的 TSS，目前尚无有效的非手术疗法，一旦出现神经症状，即应尽早手术治疗，避免脊髓进行性受压变为严重的、不可逆的损害。不同的压迫方式所致的手术方法也不同，其麻醉关注点和术后并发症亦不同。

1. 后方压迫引起的胸椎管狭窄症

后方压迫引起的 TSS 主要见于小关节肥厚、黄韧带肥厚或骨化的患者，其中 OLF 是引起后方压迫最常见的因素（**图 5-13**）。针对后方压迫引起的 TSS，主要手术方式包括单纯椎板切除术、椎板漂浮减压术、"揭盖式"椎管后壁切除术（国外所谓的 En-bloc 椎板切除术）等。目前临床大多数采用"揭盖式"椎管后壁切除减压的方法治疗胸椎 OLF。其技术要点为，用高速磨钻沿双侧关节突中线磨透包括 OLF 在内的椎管后壁全层，分离椎管后壁与硬膜囊之间的粘连，将椎管后壁形同"揭盖"整块切除（**图 5-14**）。如为长节段的"揭盖式"OLF 切除术，应同时做椎弓根外侧钉棒系统内固定。

2. 前方压迫引起的胸椎管狭窄症

椎体后缘骨赘、TDH 和胸椎 OPLL 是引起前方压迫的主要原因，其中胸椎 OPLL 引起的 TSS 处理最棘手。手术入路的选择可以分为前入路前方减压、后入路后方减压、前后联合入路"环形减压"及经单一后入路的"环形减压"手术等。

前入路手术：利用开胸手术从前方暴露椎体的方法，手术难度大，技术要求高，创伤大，干扰心肺功能，术后并发症多，目前临床上较少采用。

后入路手术：后入路全椎板切除后方减压，并未直接切除 OPLL，胸脊髓腹侧的压迫

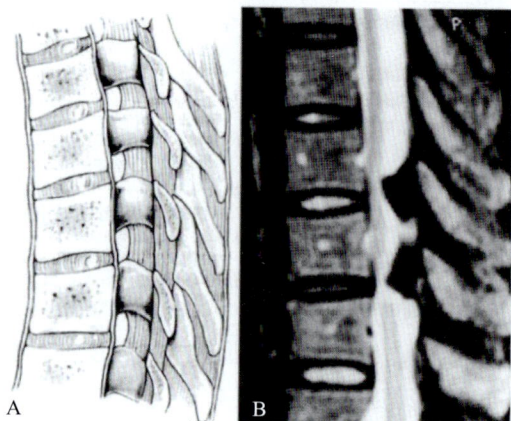

图 5-13 胸椎黄韧带骨化自后向前压迫脊髓

A. 正常胸椎管侧位示意图；B. 有黄韧带骨化压迫硬膜管的影像学表现

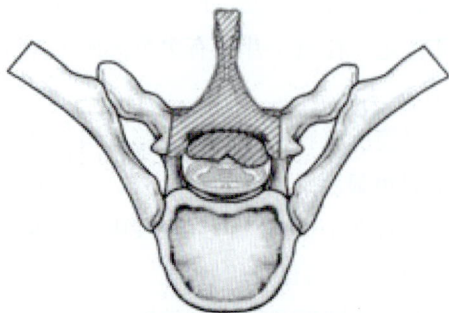

图 5-14 后入路"揭盖式"椎板切除术

黄韧带骨化占据椎管 1/2，自后向前压迫脊髓，自关节突 1/2 处纵行劈开椎板，将骨化的黄韧带和椎板盖"揭开"

仍然存在，以及胸椎生理性后凸，限制了脊髓向后漂移，影响减压效果，另外由于压迫来自脊髓前方，术中难以绕过胸髓切除骨化物，甚至可能误伤胸髓，且两侧根静脉丛出血较多、止血困难，目前本方法基本已弃用，仅适用于合并胸椎 OLF 和 TDH 患者。

环形减压手术（**图 5–15**）：此法目前有前后联合入路"环形减压"和单一后入路的"环形减压"。刘晓光等提出的单一后入路的"涵洞塌陷法"360°胸脊髓环形减压术成为主流。其技术要点为，沿椎弓根及椎体侧后方挖去椎体后 1/4～1/3 的松质骨，形成左右贯通的"涵洞"，创造充分的减压空间，将 OPLL 分离切除，再将其压入涵洞，从侧后方取出骨化块，尽可能地避免了操作时对胸脊髓的刺激，术中使用超声检查胸脊髓腹侧减压效果，如横截面呈现典型的"太阳"征，提示完全切除 OPLL。相对禁忌证为超过 3 个节段的环形减压。北京大学第三医院的胸椎 OPLL 分型及治疗策略，详见**表 5–1**、**图 5–16**。

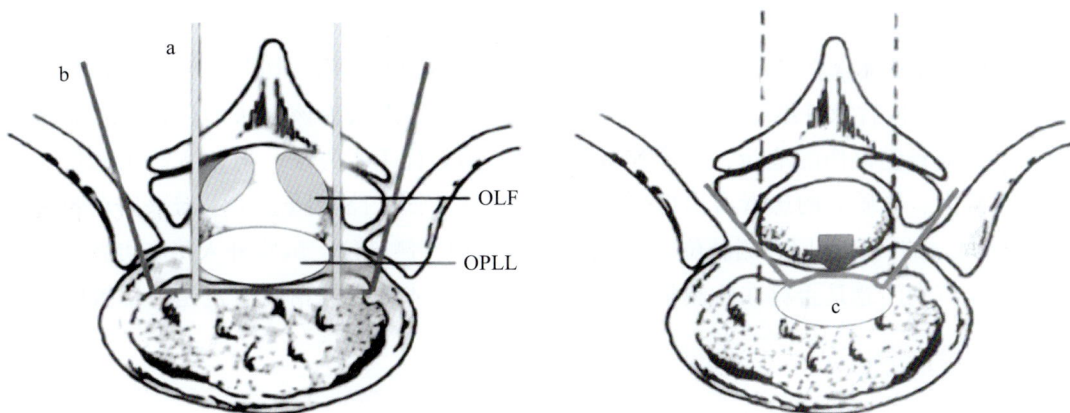

a—"揭盖法"去除椎管的后壁；b—刮磨后纵韧带骨化症前方，形成"涵洞"；c—压塌"涵洞"壁。

图 5–15　胸椎后纵韧带骨化症手术

表 5–1　胸椎后纵韧带骨化症的分型及治疗策略

分型	特征	治疗策略
I	上胸椎（$T_{1~4}$）局灶压迫型（1～2 阶段）	"涵洞塌陷法"360°胸脊髓环形减压术
II	中下胸椎（$T_{5~12}$）局灶压迫型（1～2 阶段）	
II A	不合并黄韧带骨化	侧前方胸腹膜外入路减压术
II B	合并黄韧带骨化	"涵洞塌陷法"360°胸脊髓环形减压术
III	任何节段的腹侧连续性压迫（≥3 个节段）合并/不合并同节段黄韧带骨化	后壁切除+去后凸矫形术/"涵洞塌陷法"360°胸脊髓环形减压术
IV	跳跃型后纵韧带骨化症	
IV A	间隔≥3 个节段	先判断优先减压节段，后套用 I、II、III 分型，间隔 3～6 个月后行二期手术
IV B	间隔<3 个节段	可一期处理，处理原则同长节段后纵韧带骨化症（III 型）

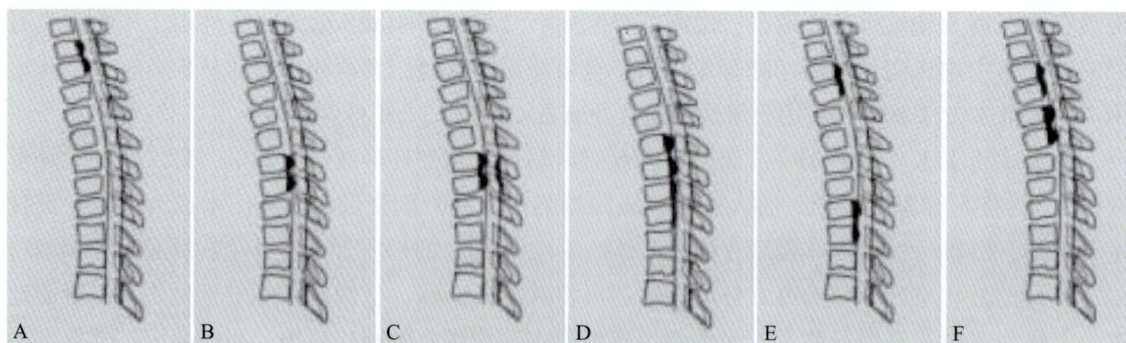

图 5-16　胸椎后纵韧带骨化症分型图解

A. Ⅰ型，上胸椎（T$_1$～T$_4$）局灶压迫型（1～2节段）；B. ⅡA型，中下胸椎（T$_5$～T$_{12}$）局灶压迫型（1～2节段）；C. ⅡB型，中下胸椎（T$_5$～T$_{12}$）局灶压迫型（1～2节段）合并OLF；D. Ⅲ型，任何节段的腹侧连续型压迫（≥3个节段）；E. ⅣA型，跳跃型OPLL（间隔≥3个节段）；F. ⅣB型，跳跃型OPLL（间隔＜3个节段）

前外侧入路手术（**图 5-17**）：经肋骨横突抵达椎体的外侧面，切除椎体后缘相当于胸椎OPLL的一段椎体后缘骨组织，减压效果良好，田慧中等人认为该方法不存在手术器械压迫硬膜管，造成脊髓损伤的危险，是治疗胸椎OPLL的最优手术方法，但该方法出血量相对较大，对年龄大、体质弱的患者有出血性休克的可能性。该入路经胸腔手术需采用双腔气管插管。一般T$_{2～6}$的病变采用右侧卧位，T$_{7～11}$的病变采用左侧卧位。胸膜外入路亦可普通气管插管，术中需特别注意是否存在胸膜损伤，出现血气胸，术毕根据情况决定是否留置胸腔闭式引流。

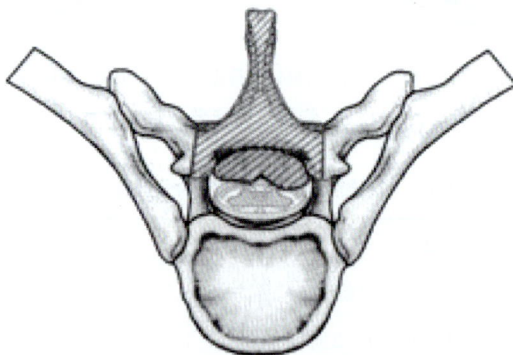

图 5-17　前外侧入路手术

阴影部分：前外侧入路的肋骨横突切除区。

TDH亦是从前方压迫脊髓，手术入路与胸椎OPLL类似。原则上后入路及后外侧入路手术视野偏后，要进行彻底减压而不牵拉脊髓是很难做到的，临床上甚少使用。经侧前方入路的术野直对椎管前外侧，切除椎间盘或椎体骨赘时不需要牵拉脊髓，比较安全可靠。此外，还可以选择胸腔镜下胸椎间盘摘除术，该术式具有创伤小、对椎管内及前面的软组织解剖较安全、不破坏脊柱后路稳定性的优点。术中尽量选用左侧卧位，可避开心脏、食管、主动脉等重要结构，以减少并发症产生。麻醉插管需选用双腔导管单肺通气，因此术前需认真检查肺功能的多项指标，合并哮喘或肺气肿者应先改善其肺功能。

若 TSS 同时合并颈椎疾病，手术治疗原则上先处理重的病变。上胸椎 OLF 可与颈椎病一同解决，中、下胸椎部位的 OLF 可分期或一期解决；若合并腰椎间盘突出，一般先处理胸椎 OLF。

二、术前评估重点

胸椎手术绝大多数采用气管插管全身麻醉，术前评估应着重评估呼吸、心血管、神经肌肉骨骼系统。

1. 呼吸系统评估

对于接受胸椎手术的患者，气道管理可能较为困难，特别是计划在上胸椎手术或同时合并颈椎疾病的患者。除 Mallampati 分级、张口度、甲颏距离、胸颏距离和颞颌关节活动度外，特别要确定患者颈椎自主的屈伸活动范围。如果患者合并严重的类风湿性关节炎或强直性脊柱炎，存在困难气道，术前应做好清醒表面麻醉下气管插管的宣教。

胸椎畸形可能导致呼吸生理受限，伴肺活量和肺总量下降，有些病例还会出现肺动脉高压和肺源性心脏病。如患者术前已有脊髓神经缺损，需判断患者损伤平面及呼吸功能是否受到影响。此外，胸椎前入路、前外侧入路及胸腔镜下手术需要使用双腔气管导管，除常规呼吸评估外，还需行肺功能测定和动脉血气分析，其结果有助于预测单肺通气效果和计划手术入路。

2. 心血管系统评估

术前心血管评估应考虑到患者因素和计划手术的侵袭性。许多接受胸椎手术的患者受脊髓损伤部位和程度的影响，不能提供运动耐量评估。一般认为涉及融合和固定装置的大多数脊柱手术都应归类为中等风险手术；无融合的 1 个或 2 个节段减压术归类为低风险手术。此外，后入路手术采用俯卧位时，由于静脉回流减少、左心室顺应性下降，心指数会下降 12%~24%，因此既存心脏功能障碍的程度可能影响麻醉技术和监测决策。特定的共存疾病如肺动脉高压和充血性心力衰竭，与脊柱术后围手术期不良事件密切相关，术前应注重个体化评估，请多学科会诊，充分权衡手术风险获益比。

3. 神经肌肉骨骼系统评估

术前应识别并记录现存的运动和感觉神经功能缺损，这是准确监测和诊断术后新发障碍所必需的。已存脊髓功能缺损的患者发生脊髓损伤的风险增加，术中需要更加重视脊髓功能的保护和监测。如术前合并强直性脊柱炎等疾病，术前访视时应询问患者的关节活动度，术中注意体位的摆放。对于合并高位截瘫的患者，需注意术前是否存在肌萎缩和压疮。

术前合并脑血管病史的患者可做头颅 CT 或 MRI 评估脑部情况，对于急性脑梗死患者，择期手术应推迟至 1 个月后，等待缺血半暗带神经元功能以及血管自主调节功能的恢复。大型观察研究显示急性脑梗死后 9 个月，主要心脑并发症趋于平台期。

5

三、术中监护和麻醉管理

（一）血流动力学监测

胸椎手术绝大多数采用全身麻醉，均需建立标准监测：血压、脉搏血氧饱和度、心电图、呼气末二氧化碳和体温监测。是否采用更先进的监测手段需兼顾患者身体状况、预计手术时长和失血情况。如行多节段融合，可放置动脉导管，连续监测直接动脉压，如果条件允许，强烈建议实施目标导向液体管理，监测心指数/每搏量指数（stroke volume index, SVI）/每搏量变异度，按照容量-血压-SVI流程管理术中血流动力学。若患者需要高水平心脏监测或经中心途径给予血管活性药物，则可能有必要放置中心静脉导管，或少数情况下需要放置肺动脉导管。

胸椎手术不同于其他部位脊柱手术，尤其是 $T_{4\sim9}$ 脊髓血供的代偿能力差，对有脊髓损伤风险的患者，务必要权衡控制性低血压的益处和潜在的风险，终末期器官缺血风险是不适用控制性降压的最重要原因。特别是重度椎管狭窄的患者发生脊髓缺血的风险较高，推荐在麻醉期间维持接近于自身平常水平的血压。如果要用控制性降压，最好在手术初期分离软组织和骨性切除时使用，而在中央型椎间盘切除、后纵韧带切除或环形减压等手术操作牵拉脊髓时，因存在干扰脊髓供血的风险，需特别重视脊髓血液携氧能力的维持。精确麻醉管理推荐在正常血容量情况下，维持平均动脉压（MAP）>80 mmHg，血红蛋白（Hb）>100 g/L，动脉血氧分压（PaO_2）>250 mmHg，来保证脊髓能较长时间耐受可能存在的缺血缺氧。

（二）血液保护

脊柱手术可导致显著出血，偶尔会导致大出血。失血严重程度因以下情况而增加：融合的椎体节段数量增加、年龄超过50岁、肥胖、俯卧位时腹腔内压力升高，以及实施经椎弓根截骨术。围手术期周密的术前及术中技术的应用可减少失血。在术前，合理停用可能增加手术失血的药物，包括 NSAID、抗血小板药和抗凝药，以及采用术前自体血储备（preoperative autologous donation，PAD）技术；在术中，小心摆放体位，选择最优手术入路，进行严谨细致的手术操作，应用电凝和表面止血材料，使用抗纤溶药物，使用术中血液稀释，以及采用自体血回收技术。着重介绍以下几方面。

1. 术前自体血储备

自1983年艾滋病流行后，人们对自体输血（尤其是PAD）越来越关注，近些年随着血制品的安全性得到改善，加之费用昂贵等因素，PAD的使用有所下降。为提高PAD效能，建议计划接受的手术操作中失血超过500 ml的可能性≥5%，可鼓励进行PAD。术前3~4周测定Hb水平，如果患者可耐受补铁，应立即开始口服硫酸亚铁（或其他相当的制剂），一日3次，一次300 mg。医学上能耐受需全身麻醉的外科操作的患者，几乎都能耐受抽取1 U的血液。若需采集多个单位的自体血液，最实用的采血计划是每周采血1次，且最后一个单位在手术前72 h至2周内采集。不适合进行PAD的患者包括所有类型严重心脏病患者、短暂性脑缺血发作和活动性感染患者。

2. 抗纤溶药物的使用

术中抗纤溶药物如氨甲环酸和氨基己酸应用于临床已数十年，能减少失血量和总输血量。它们是赖氨酸的一种合成衍生物，通过可逆性阻断纤溶酶原分子上的赖氨酸结合位点来发挥其抗纤维蛋白溶解作用。给药方式可分为全身性静脉给药和局部应用两种。在手术开始时全身性使用氨甲环酸可减少术中失血及引流失血，但可能禁用于有血管内支架或易栓症患者。针对脊柱融合手术，抗纤溶药物的给药方案多样，可单次给药，抑或给予负荷剂量后持续泵注。有文献推荐氨甲环酸 10 mg/kg 静脉注射后以 2 mg/(kg·h) 泵注，手术结束停药；或者氨基己酸 100 mg/kg 静脉注射后以 10~15 mg/(kg·h) 泵注，手术结束停药。文中还提到氨甲环酸的临床效果可能是氨基己酸的 7~10 倍。此外，局部应用氨甲环酸于出血面可能能够抑制出血部位的局部纤维蛋白溶解，从而减少失血。

3. 术中血液稀释技术

脊柱手术不常规推荐使用术中血液稀释。仅在胸椎肿瘤手术可使用急性等容血液稀释技术减少异体输血。

4. 术中自体血回收技术

术中自体血回收（intraoperative cell salvage，ICS）是对其他血液保存方式的补充，而且特别适用于预计术中会大量出血且术前无法自体献血的患者，亦能有效避免或减少异体血制品的输注。一项 2010 年的 Cochrane 数据库报告发现，对于骨科手术，术中红细胞回收能够减少异体血的暴露和输血的单位数量。ICS 的优势主要有两点：① ICS 较其他自体血液保存技术能够获得较多单位的血液，通常 PAD 或术中血液稀释技术仅能够提供 1~3 U 的自体血液。② ICS 在手术室中完成，不需要输血机构参与，节约了患者和采血机构的时间，因此强烈推荐有条件的医院常规采用该技术，将患者的自体血作为一种资源储存起来。

（三）术中特殊监测

围手术期神经损伤是脊柱手术可怕的并发症，以往常采用唤醒试验监测脊髓功能，近些年常采用多模式术中神经生理监测（IONM），避免了唤醒试验的繁琐和危险。IONM 包括肌电图（EMG）、体感诱发电位（SEP）和运动诱发电位（MEP）等。

1. 肌电图

EMG 可通过自发的或诱发的复合肌肉动作电位监测肌肉活动。通过 EMG，麻醉医师可对术中存在风险的颅神经或脊神经所支配肌肉进行监测，刺激诱发的 EMG（经常被称为"触发 EMG"）有助于识别未损伤的神经。在手术部位使用单极或双极刺激神经，可通过该神经支配的肌肉记录到产生的动作电位。如果刺激与动作电位之间的潜伏期延长和（或）波幅下降，可能提示神经损伤。涉及内固定的脊柱手术常使用 EMG 监测，可在发生损伤前识别神经刺激。由椎弓根螺钉或定位孔刺激触发的 EMG 可用于识别位置太接近神经根的螺钉。

2. 体感诱发电位

SEP 是重复刺激外周神经（上肢常用腕部的正中神经或尺神经，下肢常用胫神经），用标准脑电图头皮电极检测大脑皮质和皮质下区域获得的诱发电位，用来判断感觉信息从外周传递到大脑皮质的脊髓后角传导通路是否完整。

3. 运动诱发电位

监测 MEP 时用头皮电极经颅电刺激运动皮质或用硬膜外电极刺激脊髓前索，刺激信息通过运动通路的传导，产生外周神经冲动、肌电图信号或肢体的实际运动，MEP 可用来判断脊髓前角运动通路的完整性。MEP 监测时需注意经颅刺激可激活咀嚼肌。在麻醉诱导后，必须在磨牙之间置入软牙垫，确保牙齿不会咬到舌和颊部。脊柱手术中常联合 MEP 和 SEP 以提高敏感性。

所有的麻醉药均不同程度地影响脊髓功能监测，其中强效的吸入性药物可显著减少 SEP 反应的幅度，并延长潜伏期，对 SEP 影响最大。氯胺酮可增强皮质 SEP 和 MEP 的振幅。肌松药可影响运动反应的强度并引起 MEP 的解释混乱。常用的非去极化肌松药罗库溴铵、维库溴铵、阿曲库铵和苯磺顺阿曲库铵是中等时效的肌松药，常规插管剂量需 30～45 min 恢复至 25% 的基线颤搐；去极化肌松药琥珀胆碱，插管剂量（1 mg/kg）约在 60 s 内起效，多数在 6～8 min 会出现明显的神经肌肉功能恢复，可在插管后数分钟进行基线检查。术中监测 MEP 均不再追加肌松药。如患者存在琥珀胆碱的禁忌证或不能接受非去极化肌松药作用持续时间延长，亦可采用大剂量瑞芬太尼插管，静脉给予丙泊酚（2 mg/kg）+ 瑞芬太尼（4～5 μg/kg），可在诱导后 2.5 min 实现良好的插管条件，对老年人及存在合并症的患者需调整剂量，可静脉给予 10 mg 麻黄碱弥补大剂量瑞芬太尼引发的严重心动过缓和低血压。静脉麻醉药包括丙泊酚和阿片类镇痛药对 IONM 的影响较小，但极深度麻醉也可影响波形，因此在监测过程中维持合适且稳定的麻醉深度，特别是在脊髓牵拉或使用内固定器矫正期间，是非常关键的，如条件允许，推荐使用麻醉深度监测。当在无显著神经损伤的患者中监测 SEP 和 MEP 时，通常可采用平衡麻醉方法，即低剂量的吸入麻醉剂（最高 0.5 MAC 的异氟烷、七氟烷或地氟烷）、低至中等剂量的丙泊酚 2.4～4.5 mg/(kg·h) 联合相对高剂量的阿片类药物［如瑞芬太尼 0.1～0.4 μg/(kg·min)］。该方法的优势在于可减少运动刺激导致的体动，加用 0.3～0.5 MAC 的吸入麻醉药能降低麻醉下术中知晓的可能性。但小儿或术前存在神经功能缺损的患者使用强效吸入麻醉药会对监测产生显著影响。在 SEP 或 MEP 监测期间，不推荐使用右美托咪定，相关文献有限且研究结果存在冲突。根据小型研究和病例报告，在使用较低剂量的右美托咪定时，可记录到 SEP 和 MEP；但在较高剂量时，MEP 记录可能减弱甚至消失。

此外，术中其他因素包括低体温、低血压、缺氧、贫血等情况亦可导致电位的变化，干扰解读。

（四）体温和内环境管理

由于手术时间一般较长及切口暴露广泛，术中患者的体温容易下降，体温 <34℃ 将明显影响血小板功能及延长凝血酶激活时间而增加出血量。目前已发现低体温可改变脑电图、SEP、视觉诱发电位和 MEP，影响术中神经功能监测。所以术中要给患者体表加温及输注保温的液体，维持核心体温在基线上下 2～2.5℃ 的范围。

（五）术中特殊情况处理

1. 呼吸系统

后入路手术常采用俯卧位，术中应注意血容量、体位对呼吸、循环的影响，以及牢靠固定气管导管以免脱出等问题。同时行 MEP 监测时，需特别注意舌体的保护。舌体因重力作用常突出于切牙之间，牙齿机械性咬伤加上静脉和淋巴回流障碍，可导致舌体水肿，极少数严重水肿患者可能需要气管切开。笔者推荐把合适直径的纱布卷改做牙垫，并与气管导管妥善固定。在侧前方入路手术中，应注意有无胸膜损伤导致气胸，术中、术后应检查呼吸音。在前路开胸手术中，需采用双腔气管导管，术中行单肺通气，术中定期采用肺复张策略，关胸前检查有无明显肺损伤，若有则应修补，并常规放置胸腔闭式引流，以免发生张力性气胸及肺不张，术中特别注意出入量平衡，尤其晶体液不能过量，以免发生复张性肺水肿。

2. 循环系统

术中如出现大出血，除采取上述减少出血的措施外，需特别重视血液携氧能力的维持。在积极补充血容量的同时，可使用小剂量血管活性药以维持目标血流动力学，推荐小剂量肾上腺素 $0.01 \sim 0.03\ \mu g/(kg \cdot min)$ 和小剂量去甲肾上腺素 $< 0.05\ \mu g/(kg \cdot min)$，不推荐使用纯 α 肾上腺素受体激动剂如去氧肾上腺素，因其强烈收缩小血管，影响脊髓血供，亦可导致术中神经监测 MEP 骤降，干扰结果解读。

3. 空气栓塞

在胸椎后入路手术中，术野处于最高点，如果术中血容量不足和中心静脉压降低，空气就可以从术野中开放的硬膜外静脉、椎旁静脉或去皮质骨的静脉窦进入血液循环。当进气量较大如 $> 5\ ml/kg$ 时，将可能发生致命的空气栓塞。术中典型的临床表现为突然发生的血压、血氧饱和度、$PetCO_2$ 下降，心率加快，心前区听诊可闻及磨坊轮转样杂音。如果初步诊断为空气栓塞，应立即用生理盐水灌满术野以防止空气继续进入，给予纯氧通气以减少空气栓子的容量，加快输液速度以提升中心静脉压，给予升压药以提升血压，并争取通过中心静脉导管吸除空气。如果发生心搏骤停，需要心脏按压，则应立刻使用湿盐水纱布填塞术野，将患者置于左侧卧位进行按压，左侧卧位可使滞留在肺流出道的气泡破裂，从而增加肺血流量。

四、术后管理

（一）术后常见并发症的处理

1. 术后新发神经功能缺损

相当一部分患者术后脊髓功能障碍加重可能为术前脊髓压迫较重、病程长，减压后脊髓水肿和缺血再灌注损伤所致。术后椎管内血肿亦可引起脊髓压迫。临床表现为局部疼痛加重，肿胀明显，脊髓压迫可出现瘫痪症状，处理原则是急诊手术清理血肿，消除出血原因，留置引流管。此外，引流管折曲，留置位置不当，亦可压迫脊髓。若发现引流管压迫脊髓，应立即拔除。因此患者于术后麻醉恢复室时，需加强运动功能检查，便于尽早发现新出现的神经功能缺损，及时甄别病因和对症处理。

2. 术后低氧血症

胸椎术后肺部并发症的发生率较腰椎等其他部位高，Imposti 等人报道胸椎术后整体肺部并发症高达 21%。术后低氧血症常见于胸椎前入路及胸腔镜手术，术中需单肺通气，通气血流比例失调和长时间机械通气导致肺损伤和肺不张是发生低氧血症的主要原因。此外，气胸或血胸也可导致术后低氧血症，如未及时处理，可能威胁生命。极少数患者出现肺栓塞，导致术后突发低氧血症。因此，胸椎手术后需密切注意患者呼吸情况，及时进行有效的判断和处理。

3. 硬脊膜损伤——脑脊液漏

由致压物造成椎管狭窄，极易损伤硬膜，特别是 OLF 和 OPLL 的患者。术后发生脑脊液漏，是术中硬脊膜损伤未及时发现或处理不当所致。临床表现为术后由伤口渗出大量较淡液体，放置引流管的患者有大量清亮液体引出。这就提示术后恢复室护理时，需注意切口渗出和引流管情况。对术后脑脊液漏的处理可采用体位治疗，即拔除引流管后，保持低头俯卧位或侧卧位 5～7 d，绝大多数患者可以解决。若持续渗出不止，可口服减少脑脊液分泌的药物如乙酰唑胺 0.25 g，每日 3 次。也有学者报告在漏口的远端蛛网膜下腔置管引流脑脊液，直至原漏口完全闭合后拔管，效果满意。对极少数顽固性脑脊液漏或脑脊液囊肿影响伤口愈合者，可考虑再次手术修补硬脊膜缺损或肌瓣填塞，严密缝合椎旁肌及切口各层。

（二）术后镇痛

相对低剂量的阿片类药物联合其他镇痛药可控制 1 或 2 个节段减压术后的疼痛，但多节段胸椎手术可能需要术后强化镇痛方案。此外，这些患者多存在阿片类药物耐受，因此术后镇痛更加困难。因此我们推荐多模式镇痛（multimodal analgesia，MMA），包括 NSAID（如选择性 COX-2 抑制剂）、神经调节药物（如加巴喷丁、普瑞巴林）、对乙酰氨基酚、硬膜外阻滞、鞘内给予阿片类药物以及局部浸润麻醉等，具体镇痛方案、药物选择及注意事项详见第十章。

五、经典病例

（一）病例摘要

患者，女性，62 岁，身高 160 cm，体重 93 kg，因"双下肢紧绷感伴步态不稳 3 年，加重 1 年"入院。患者 3 年前无明显诱因下出现双下肢紧绷感，步态不稳，无下肢疼痛麻木，就诊于外院，行 CT 检查示 $T_{11\sim12}$ 椎间隙可见骨赘形成，压迫脊髓，给予对症药物治疗，无明显好转。近 1 年症状逐渐加重，可行走约 10 m，且需要人搀扶。查体示脊柱生理弯曲存在，胸椎棘突及椎旁无明显压痛、叩击痛；躯干及下肢感觉未见明显异常；髂腰肌、股四头肌及腘绳肌肌力Ⅳ级，胫前肌、踇背伸肌、小腿三头肌及腓骨长短肌肌力Ⅴ级；膝反射及跟腱反射消失，病理反射未引出。辅助检查：X 线、CT 和 MRI 示 $T_{11\sim12}$ 椎间隙可见骨赘形成，$T_{11\sim12}$ 水平后纵韧带肥厚骨化，相应硬膜囊脊髓受压，脊髓未见明显异常信号（**图 5-18**）。患者既往有高血压、糖尿病病史，药物控制可。入院体检：神志清楚，体温 36.3 ℃，脉搏 79 次/min，血压 139/84 mmHg。查血常规：血红蛋白 98 g/L，红细胞压积 31%，红细胞 2.9×10^{12}/L，血型 B 型 RH（+）；空腹葡萄糖：5.0 mmol/L；肾功能：尿素 15.4 mmol/L，肌酐 155 μmol/L；余实验室检查未见明显异常。胸部 X 线片：双肺散在纤维索条，心影饱满。心电图：窦性心律，79 次/min，完全性右束支传导阻滞，Ⅰ度房室传导阻滞。心脏超声：左房增大，左室射血分数 65%（左房前后径 41.1 mm，左室舒张末内径 50 mm）。术前诊断：$T_{11 \sim 12}$OPLL 伴 TSS。拟行 $T_{10} \sim L_1$ 揭盖式后壁整块切除 + $T_{11 \sim 12}$"涵洞塌陷法"环形减压术。

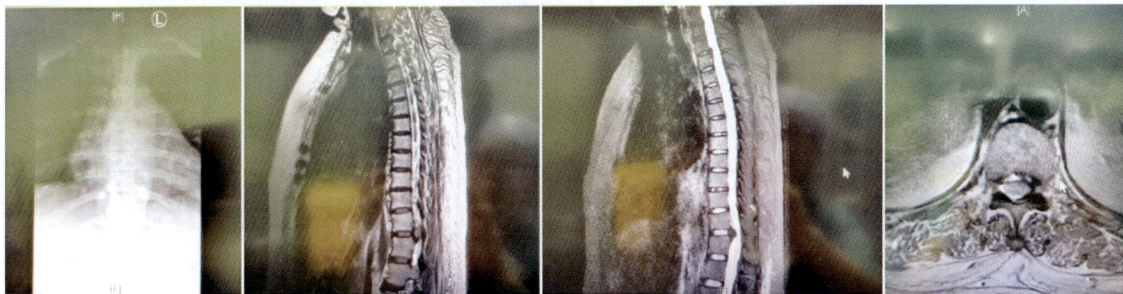

图 5-18　患者术前 X 线和 MRI 影像表现

（二）麻醉管理讨论

1. 术前评估

（1）呼吸系统评估：患者 BMI 为 36 kg/m^2，属于中度肥胖，需要加强呼吸系统的评估，包括吸烟史，睡眠情况，是否存在阻塞型睡眠呼吸暂停综合征，肺功能测定，血气分析以及胸部 X 线片结果。体格检查集中在上呼吸道，包括有无解剖异常，如口咽腔狭小、扁桃体腺样体肥大、舌体肥大等；有无颜面部畸形，如小下颌畸形。关注患者胸椎管狭窄的节段，呼吸功能是否受损，是否并存颈椎疾病，结合 Mallampati 分级等综合判断患者是否存在困难气道。

（2）心血管系统评估：患者有高血压、糖尿病病史，需了解患者术前血压控制情况如何，曾服用何种降压药，剂量如何，有无电解质异常，以及患者血糖维持状况，治疗情况包括胰岛素或降糖药物的使用，术前糖化血红蛋白水平如何，术前是否存在酮症。了解患者是否并存肾脏基础疾病，是否是高血压或糖尿病的并发症，是否存在蛋白尿、血浆蛋白降低、血钙偏低。了解患者术前贫血的类型，病因是否与肾功能不全相关，预计手术出血量多少，以及备血情况。

（3）神经肌肉骨骼系统评估：识别并记录现存的感觉和运动功能缺损情况，是否卧床瘫痪，是否存在下肢深静脉血栓，是否存在皮肤缺损，术前抗凝及抗血小板等药物使用及停用情况。评估是否需要行术中神经电生理监测，具体监测哪些项目。

2. 麻醉管理

（1）如何监测？

心电图、有创动脉压、脉搏血氧饱和度、体温、呼气末二氧化碳监测，以及麻醉深度监测。

（2）如何进行麻醉诱导和麻醉维持？

麻醉方式通常选择全身麻醉。若患者已存神经功能缺损，术中需监测 SEP 和 MEP，因此以全凭静脉麻醉为宜。与吸入麻醉药相比，静脉麻醉药如（丙泊酚、巴比妥类和阿片类药物）对监测的影响较小。

术前可给予低剂量的苯二氮䓬类（如咪达唑仑 0.01~0.02 mg/kg），减少焦虑，可能导致遗忘，但不影响 SEP 和 MEP 的反应。

麻醉诱导：通常可使用丙泊酚或依托咪酯。注射诱导药物应当缓慢，尽量减少药物导致的低血压。依托咪酯因其肾上腺皮质抑制作用不适宜长时程输注。阿片类药物可以抑制对喉镜的反应。相比于芬太尼或者瑞芬太尼，舒芬太尼可较好地保持血流动力学平稳。肌松药的选择需兼顾患者肾功能不全和 IONM。该手术一般于椎管减压前采集患者 SEP 和 MEP 的基线，因此常规诱导插管剂量不影响该基线的采集，可选用不经肾脏清除的非去极化肌松药（阿曲库铵或苯磺顺阿曲库铵），术中不再追加即可。

麻醉维持：由于肥胖患者的药物代谢动力学和药物效应动力学比较复杂，因此某些药物用量计算的最合适依据尚存争议。不确定某种特定药物的最佳用量时可通过校正体重来计算，采用校正体重（adjusted body weight，ABW）是为了避免用去脂体重（lean body weight，LBW）计算时可能出现的剂量不足，以及用实际体重（total body weight，TBW）计算时可能出现的用药过量。ABW=IBW+0.4（TBW−IBW）。合成的阿片类药物如芬太尼、舒芬太尼、瑞芬太尼，具有高脂溶性，需根据 TBW 计算，麻醉维持可使用短效瑞芬太尼 0.1~0.5 μg/(kg·min)。丙泊酚负荷剂量和持续输注剂量根据患者 ABW 计算，维持剂量为 4.8~9 mg/(kg·h)，术中根据麻醉深度监测调整用药量。非去极化肌松药诱导剂量可按 TBW 给予，能较快达到插管条件。术中血流动力学维持目标为患者术前水平，血压维持在 140/80 mmHg 左右，心率维持在 60~80 次/min，术中补液和血制品输注需观察出血量和尿量。术中一般根据患者的理想体重（ideal body weight，IBW）计算患者的潮气量，术中间断采用肺复张手法，减少肥胖患者术中以及术后肺不张的发生。

（3）术中其他关注点：摆放体位时应注意眼睛、舌体、乳房、臂丛神经、尺神经等的保护。手术开始后给予氨甲环酸减少手术中出血，采用术中自体血回收技术进行血液保护。术中椎管减压前可给予甲泼尼龙琥珀酸钠 120 mg 预防脊髓缺血再灌注损伤。注意与手术医师沟通，是否存在硬脊膜破裂。注意保温，体温稳定在中心体温 36℃以上。拔管指征为确保患者充分清醒，潮气量 >8 ml/kg，抬头试验 >3 s。

（4）术后镇痛：采用多模式镇痛方案，如局部浸润麻醉、NSAID、对乙酰氨基酚等，减少阿片类药物的使用，避免术后呼吸抑制。

（韩彬　李娇）

第三节　腰骶椎手术麻醉

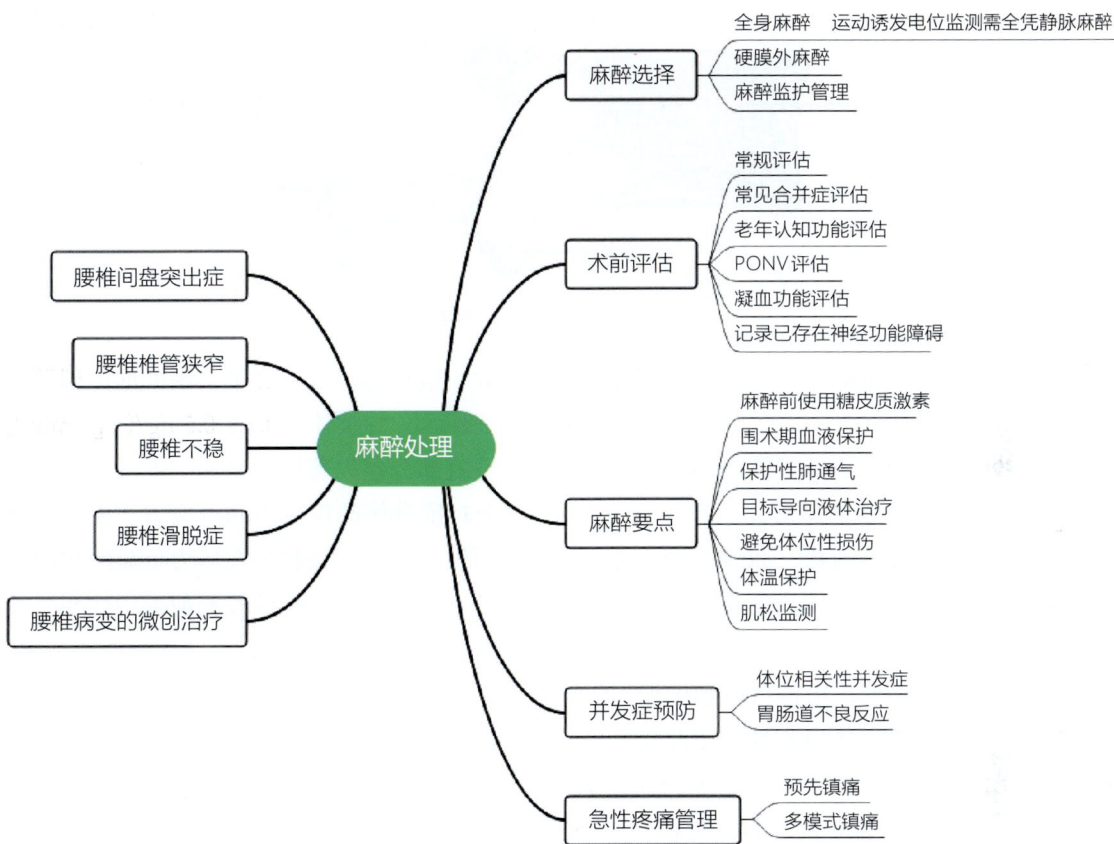

```
                                              ┌─ 全身麻醉  运动诱发电位监测需全凭静脉麻醉
                          ┌─ 麻醉选择 ────────┤─ 硬膜外麻醉
                          │                    └─ 麻醉监护管理
                          │
                          │                    ┌─ 常规评估
                          │                    ├─ 常见合并症评估
                          │                    ├─ 老年认知功能评估
                          ├─ 术前评估 ────────┤─ PONV 评估
                          │                    ├─ 凝血功能评估
                          │                    └─ 记录已存在神经功能障碍
  腰椎间盘突出症 ┐        │
                 │        │                    ┌─ 麻醉前使用糖皮质激素
  腰椎椎管狭窄 ──┤        │                    ├─ 围术期血液保护
                 │        │                    ├─ 保护性肺通气
  腰椎不稳 ──────┼─ 麻醉处理 ─┼─ 麻醉要点 ──┤─ 目标导向液体治疗
                 │        │                    ├─ 避免体位性损伤
  腰椎滑脱症 ────┤        │                    ├─ 体温保护
                 │        │                    └─ 肌松监测
  腰椎病变的微创治疗 ┘    │
                          ├─ 并发症预防 ──────┬─ 体位相关性并发症
                          │                    └─ 胃肠道不良反应
                          │
                          └─ 急性疼痛管理 ────┬─ 预先镇痛
                                               └─ 多模式镇痛
```

一、常见腰椎病变手术特点

1. 腰骶椎及其邻近组织的解剖

正常人的腰椎有 5 块,在形态和结构上与颈椎和胸椎相比有其自身的特点。骶椎原有 5 节,至成年后融合成一块骶骨,呈三角形,骶椎上接腰椎,下接尾骨,两侧接髋骨。尾椎原有 3~4 节,成年后多融合成一块尾骨。腰椎骨总数很少发生变化,一般为与骶椎的相互移行,有的 S_1 和 S_2 之间仍有软骨分隔,S_1 类似腰椎,称为骶椎腰化;也有 L_5 与 S_1 融合,称为腰椎骶化。

腰椎椎骨分为锥体和椎弓两部分,两者借椎弓根紧密连接。椎弓由左右椎弓板会合而成,共发出 7 个突起,包括一个棘突,一对横突,一对上关节突和一对下关节突。锥体和椎弓围成椎孔,各节椎孔连接形成椎管,容纳脊髓和马尾。相邻椎骨的上下切迹构成椎间孔,其内有脊神经和血管通过。锥体之间由椎间盘连接。腰椎正面观呈垂直状，而侧面观呈前凸弯曲状，称为腰曲。由于腰曲的关系，腰椎各椎间隙均表现为前宽后窄。腰椎的活动度比胸椎要大，因此腰椎需要有强大的支撑性和一定的活动性，其解剖基础是椎间盘、关节突关节和各组韧带结构。整个腰椎共有 18 个运动关节，关节突关节面呈矢状位，每个关节均有其单独的关节囊（图 5-19）。

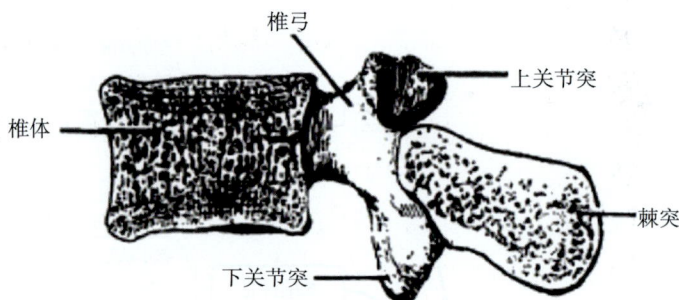

图 5-19　腰椎结构及骨小梁走行

腰椎椎体因为负重的关系，在所有椎骨中体积最大，呈肾形，上下扁平，腰椎椎体横径和前后径从 L_1 至 L_4 逐渐增大，这与各椎体的负重程度一致，L_5 的椎体负荷经骶骨传递至骶髂关节，因此其厚度相应变小。椎体内部为骨松质，外部垂直部分包以薄层骨密质。锥体的骨小梁呈纵向和横向排列，略呈弧形，二者以 90° 交织成网来对抗身体的压应力和拉应力。成年男性随着年龄增长骨质逐渐疏松、减少，横向骨小梁变细而纵向骨小梁增粗，在压力负荷的作用下锥体变扁或呈楔形，而椎体高度丧失会导致腰椎稳定性下降，相邻腰椎节段提前退行性变，腰椎正常活动范围受限。

腰椎椎弓呈马蹄形，由椎弓根和椎板构成。L_1、L_2 椎弓根形状呈椭圆形，L_3 呈三角形。经椎弓根内固定可提供三维稳定性，因此腰椎经椎弓根内固定术逐渐成为临床最重要的脊柱固定方法。椎板为一扁平的骨结构，厚度约 6.5 mm，自上而下 $L_{1\sim3}$ 逐渐增厚，而 L_4、L_5 又逐渐变薄，以 L_5 椎板最薄。椎板前方与椎弓根相连，后方向内向下倾斜汇聚于棘突根部，其夹角平均为 85°。椎板切除椎管减压术的切除外侧边界应位于关节突关节的内缘，尽量保留关节突关节，如果超过关节突关节的 1/2，则可能影响腰椎的稳定性。

腰椎的棘突具有杠杆作用，肌肉及韧带附着其上，以增加脊柱的坚固性和稳定性，棘突间距从上至下逐渐减小。L_5 棘突常有畸形或者发育异常，有时椎板骨化时未闭合，棘突缺如成为隐裂，也可能棘突游离即浮棘。

每个腰椎各有一对上、下关节突，位于椎弓根和椎板相连接处，上关节突向上后而下关节突向下前吻合形成关节突关节，也称椎弓关节或椎小关节，其关节间隙正常宽度为 1.5～2 mm。各关节突关节面的排列光滑、完整，如因损伤而被破坏即导致损伤性关节炎，该区域则发生疼痛。腰椎关节突关节的关节囊较窄小，关节突易发生骨折，而脱位则较少。

横突由椎弓根与椎板会合处向外突出，横突可看成由腹横肌后筋膜内骨化而成，作带状，较薄，其上有腹横筋膜和腰方肌附着。腰椎横突较颈椎、胸椎横突均长，其大小、形状变异较大。一般 L_3 横突最长，L_4 横突上翘，L_5 横突宽大。L_3 横突具有特殊的临床意义，此处是腰椎的中点，骨骼肌附着最集中的部位，在腰椎运动时承受的牵拉和应力最大，容易造成劳损。

椎间盘由软骨终板、纤维环和髓核 3 个部分组成。软骨终板覆盖于椎体的上下缘，其平均厚度为 1 mm，软骨板如同关节软骨一样，可以承受压力，防止椎骨遭受超负荷的压力，保护椎体。纤维环分为外、中、内三层，外层由胶原纤维带组成，内层由纤维软骨带组成，各层之间牢固地结合在一起。纤维环的前侧部和两侧部最厚，几乎等于后侧部的 2 倍，整个纤维环几乎呈同心圆排列，其外周纤维较垂直，而越到中心，倾斜度越大。髓核位于椎间盘的中央，不接触椎体，儿童时期的髓核结构和纤维环分界明显，但老年时期的髓核水分减少，纤维化和髓核的分界不明显。髓核内的各种成分结合在一起，形成立体网状胶样结构，在承受压力的情况下使脊椎均匀地负荷。在相邻的椎体活动中，髓核起到支点作用，如同滚珠，随着脊柱的屈伸而向前或向后移动。

脊髓的背根神经纤维和腹根神经纤维在背根神经节的远端处组合在一起，成为混合神经干，经椎间孔处椎管。大部分腰神经背根节在椎间孔外，但骶神经背根节位于骶管内。腰神经在神经孔外分为背侧支和腹侧支。神经根在椎间孔处最易受压，椎间孔的上下径较前后径大，当椎间盘突出、小关节突滑膜肿胀、骨质增生等均可使椎间孔狭窄，小于神经根的直径，从而压迫神经根，引起神经根受压症状。一般情况下，$L_{3\sim4}$ 椎间盘突出，压迫 L_4 神经根；$L_{4\sim5}$ 椎间盘突出，压迫 L_5 神经根；$L_5 \sim S_1$ 椎间盘突出，压迫 S_1 神经根。

骶骨由 5 个结合在一起的骶椎构成，略呈三角形，底向上，尖向下。骶骨上面称骶骨底，其前缘称骶骨岬。若骶骨后弓未融合而呈裂开状，即为骶椎裂。尾骨由 3～5 节尾椎相互融合而成，与骶骨相结合，并有韧带相连。

2. 腰椎间盘突出症

腰椎间盘突出是形态学或影像学定义，指髓核、纤维环或终板组织超越了相邻椎体边缘造成的椎间盘局部外形异常。而腰椎间盘突出症（lumbar disc herniation，LDH）是在腰椎间盘突出的病理基础上，由突出的椎间盘组织刺激和（或）压迫神经根、马尾神经所导致的临床综合征，基于患者年龄和病程、突出椎间盘的位置和大小、对神经的压迫及神经的炎症反应程度不同表现为腰痛、下肢放射痛、下肢麻木、下肢无力、大小便功能障碍等。LDH 是临床常见的腰椎退行性病变，严重危害患者的身心健康，其发病率为 1%～3%。超过 90% 的椎间盘突出发生在 $L_{4\sim5}$ 或 $L_5 \sim S_1$ 椎间盘间隙，导致 L_4、L_5 或 S_1 神经根受压。突出的椎间盘随时间推移通常会出现不同程度的萎缩，临床功能得到改善。因此，非手术治疗应作为不伴有显著神经损害的 LDH 患者的首选治疗方法。当系统保守治疗无效时，应考虑行手术干预。与非手术治疗相比，手术治疗通常能更快及更大程度地改善症状。

LDH 的术式可分为四类：开放性手术、微创手术、腰椎融合术和腰椎人工椎间盘置换术。手术与治疗的目的是缓解疼痛和（或）神经损害症状，而不是治愈椎间盘退变和逆转椎间盘突出。术后可通过佩戴腰围、加强腰背肌功能锻炼等来预防复发。

3. 腰椎管狭窄症

腰椎管狭窄症（lumbar spinal stenosis，LSS）是指由先天或后天因素所致的腰椎椎管或椎间孔狭窄，进而引起腰椎神经组织受压、血液循环障碍，出现臀部或下肢疼痛、神经源性跛行，伴或不伴腰痛症状的一组综合征，是中国中老年常见疾病之一。退行性 LSS 是由脊柱年龄相关的变化引起的，如关节突骨质增生、黄韧带增厚、椎间盘突出等。因此，椎管狭窄常伴有明显的神经压迫症状，如下肢放射痛、麻木和无力、行走能力下降、平衡障碍等。久站和行走往往会加重症状，而坐或平卧则会缓解症状。当蹲着走路时，症状可能会减轻。此外，LSS 患者经常伴有背痛。LSS 可引起明显疼痛和残疾，导致生活质量显著下降、行动不便和功能受限。同时，LSS 导致肢体残疾的情感影响对患者的生活也有影响。症状较重而体征较轻是 LSS 的显著特点。CT、MRI 和腰椎管造影是重要的诊断工具。

LSS 的治疗方式分为手术治疗和非手术治疗两类。一直以来，LSS 的治疗以手术为主，一旦确诊，患者要求缓解症状即是手术适应证，有侧隐窝狭窄者，也是手术适应证。目前治疗 LSS 的手术方式多种多样，但无论采用哪种术式，充分的减压仍是解决症状的关键。对于中度及重度退行性 LSS 患者，椎板减压术可以改善预后，对于以下肢症状为主且不合并腰椎失稳的患者，建议只进行手术减压。高龄并不是退行性 LSS 的手术禁忌证，75 岁及以上的患者仍建议手术减压治疗，其与 65～74 岁患者的手术疗效无差异。

4. 腰椎不稳症

腰椎不稳症是临床上一种常见的疾病，是慢性腰痛的常见原因之一。美国骨科医师学会（AAOS）认为腰椎不稳症的概念为：在正常生理负荷下，腰椎运动节段超过正常范围并表现出异常活动及因此引发的一系列临床症状。腰椎不稳症的诊断依赖于临床表现及影像学检查。腰椎不稳症临床上表现为行走时局限性腰痛，伴臀部或大腿后部牵涉痛，卧床后疼痛缓解，腰部出现"卡腰现象"，站立时"台阶"状棘突后伸突然痉挛。腰椎不稳相对特殊的体格检查为不稳试验、疼痛试验和腰部断裂恐惧症。结合动力位平片，当上下椎体相对移位在屈伸侧位片上＞3 mm，在腰椎侧弯正位片上移位＞2 mm 时即有诊断学意义。CT 和 MRI 可从多平面显示脊柱的移位和脊髓受压情况，对腰椎不稳的诊断具有重要的意义。腰椎不稳症结合其有无滑脱等其他因素，以及退变程度，手术适应证包括持续性或反复的腰骶部疼痛或神经性间歇性跛行，最少 3 个月的保守治疗无效，影响生活、睡眠或学习等。现如今对腰椎不稳症的手术治疗没有固定的统一方法，骨科医生应考虑充分的减压和确实的骨性融合而决定手术方式。常用术式包括后方入路腰椎椎间融合术和后外侧经椎间孔入路腰椎椎间融合术。

5. 腰椎滑脱症

腰椎滑脱是指一个椎体节段向前、后或侧方移位。当影像学显示腰椎滑脱，且合并临床症状时，方能诊断腰椎滑脱症。Wiltse 根据病因将腰椎滑脱症分为退变性、峡部裂性、外伤性、先天性、病理性和医源性。大多数重度腰椎滑脱症是由椎体峡部裂引起的。腰椎滑脱症临床治疗的手术方案具有多样性，其手术核心都是减压、固定、融合。治疗原则为减轻患者症状，恢复滑脱腰椎的稳定性，同时并发症少。

6. 腰椎病变的微创治疗

传统脊柱外科手术存在切口大、出血多、术后并发症多、恢复慢等弊端，在某种程度上限制了其临床应用。在过去的数十年里，脊柱微创外科（minimally invasive spine surgery，MISS）

技术在脊柱疾病的治疗方面取得了长足的进步，各种技术令人眼花缭乱，其中最引人注目的领域是以侧方腰椎融合术为代表的复杂退行性脊柱侧凸微创重建手术和以脊柱内镜为代表的微创精准减压技术。如今，MISS 技术和入路已经被广泛用于脊柱疾病的治疗，包括腰椎退行性变、椎间盘突出、脊柱畸形和肿瘤等。与开放性手术相比较，MISS 具有小切口、降低软组织损伤、减少术中出血量、降低术后疼痛、减少麻醉药用量、缩短住院时间、加快患者康复等优点。MISS 的主要缺点在于：① 患者和手术医生均会接受大量的射线照射，这可能导致的潜在风险与手术收益之间需要权衡。② MISS 更强调充足的术前影像学评价作为手术设计的基础。③ MISS 对手术医生的要求很高，医生需要对术后的各种解剖学结构有充分的认识。④ 医生开展 MISS 需要很长周期的学习过程，如何高效培养 MISS 医生是一个难题。⑤ 手术视野较开放性手术差，但是随着内窥镜和光源技术的进步会逐渐得到解决。

二、腰骶椎手术麻醉方法的选择及相关问题处理

近年来随着临床创新和技术进步，脊柱外科手术适应证从单节段减压到多阶段广泛重建不断扩大。由于慢性腰痛的流行和微创外科技术的引入，病例数量迅速上升。退行性脊柱疾病和椎间盘突出的手术在年轻人中很常见，而 60 岁以上的患者最常因椎管狭窄接受脊柱手术。退行性脊柱疾病的发病慢及发病后常首选保守治疗导致患者出现慢性疼痛、阿片类药物依赖，有时全身功能状态不佳。此外，老年人群中的退行性脊柱疾病复杂的发病情况，给麻醉医师带来了挑战，病情复杂的患者需要一个全面的围手术期管理计划，以解决衰老、合并疾病的影响，为患者提供安全的围手术期管理。腰椎手术患者术前评估的重点包括累及的脊柱节段、具体的手术计划和共存疾病的影响。

1. 脊柱外科手术评估

根据 ASA 分级对患者全身健康情况与疾病严重程度进行评估，初步判断患者围手术期发生严重并发症和死亡的风险。评估气道，合并骨关节炎、类风湿性关节炎、强直性脊柱炎、神经肌肉疾病对插管技术的选择要求更高。大多数腰椎手术是在俯卧位进行的，与仰卧位相比，俯卧位会导致心指数降低 12%～24%。因此，若患者已存在心功能不全，会使得情况更加复杂。术前采用 NYHA 心功能分级和代谢当量（MET）评估患者心功能。由于接受腰椎后路长节段手术的患者年龄通常偏大，特别是退行性侧凸患者由于生理结构的改变，会引起不同程度的呼吸功能障碍，因此术后发生并发症的风险更高。评估内容包括患者呼吸困难程度、气道炎症、吸烟史、肺功能检查等。

评估凝血功能，对于术前因心房颤动或心血管手术需要华法林抗凝的非急诊手术，建议术前 5 天停用华法林，并在停用华法林第二天起开始使用低分子肝素（low-molecular-weight heparin，LMWH）进行桥接治疗，最后一次低分子肝素注射应在术前 12～24 h 内进行。评估血糖，糖化血红蛋白反映采血前 3 个月的平均血糖水平，推荐术前筛查糖化血红蛋白。对于有糖尿病病史的患者，糖化血红蛋白 ≤7% 提示血糖控制满意，围手术期风险较低；糖化血红蛋白 ≥8.5% 者建议推迟择期手术。评估血压状况，术前了解患者高血压病因、病程、程度、靶

器官受累情况。术前采用营养风险筛查 2002（nutritional risk screening 2002，NRS2002）评估手术患者是否存在营养风险，并给予必要的营养支持。评估术后恶心呕吐（PONV）风险，尤其对于行清醒内镜下经椎间孔腰椎椎体间融合术的患者，应注意识别并采取相应的防治措施。老年患者接受腰椎手术，患者围手术期可能存在认知功能下降、抑郁状态和谵妄等。对于认知能力下降、抑郁、谵妄中 2 种或 3 种情况共存者，可请老年精神心理专科医师会诊，共同制订综合干预措施。对于年龄＞50 岁、男性、术前存在尿道梗阻症状和与尿潴留相关的神经性疾病，以及围手术期应用抗胆碱能药物、β 肾上腺素受体阻滞剂的患者，应评估术后尿潴留的风险。术前采用 Wells 血栓风险评分表进行血栓风险的评估，对于瘫痪、高龄、肥胖、静脉曲张、脑梗死、血栓病史及家族史、D-二聚体增高等有深静脉血栓及肺栓塞高危因素的患者，应警惕血栓事件发生。术前应记录详细的关节活动情况，检查皮肤情况，是否有瘀伤或其他损伤迹象。识别和记录预先存在的运动和感觉神经功能缺损对于准确监测和判断术后并发症至关重要。

2. 腰骶椎手术麻醉方法选择

腰椎手术通常首选全身麻醉，因为患者耐受性更好，气道安全，在肌松药下手术暴露更好，术后可早期检查神经功能，能更好地控制术中血流动力学变化。对于老年患者和并存心肺疾病的患者，全身麻醉风险增高。围手术期需要监测运动诱发电位时，应选择全凭静脉麻醉，避免使用吸入麻醉药，同时避免使用神经肌松药。硬膜外阻滞加清醒镇静用于腰椎手术已被发现是一种安全可行的方法，常用于 ASA Ⅲ 级以上且手术时间少于 4 h 的患者。腰椎手术中采用蛛网膜下腔阻滞在术后镇痛、失血量、围手术期血流动力学稳定性、缩短住院时间及俯卧位眼压等方面优于全身麻醉。内镜下经椎间孔腰椎椎间融合术可在清醒患者监测麻醉处理（MAC）下进行，其核心理念是患者清醒镇静、内镜可视化、可膨胀椎间装置、骨生物制剂、局部长效镇痛以及经皮器械。

3. 腰骶椎手术麻醉要点

手术实施麻醉前可使用糖皮质激素防治 PONV，抑制气道高反应性，辅助镇痛，预防过敏反应，减轻全身炎症反应等。切皮前 30~60 min 预防性输注抗生素。切皮前静脉注射氨甲环酸（10~20 mg/kg 的负荷剂量），之后以 1 mg/(kg·h) 的维持量静脉滴注，以减少术中出血。手术麻醉中除常规无创监测外，应加强肌松监测、麻醉深度监测（如脑电双频指数、熵指数）和有创血流动力学监测。采用保护性通气策略降低围手术期肺部并发症发生率。间断性手法肺复张，应该至少在手术结束、气管拔管前实施 1 次。术中实施目标导向液体治疗，实时动态评估患者容量反应性指标，并维持每搏量变异度不超过 13%。维持中心静脉血氧饱和度在 60%~80%，动脉血乳酸水平不超过 2 mmol/L。合理选择治疗液体类型，避免因低血容量导致的组织灌注不足、器官功能损害，以及容量负荷过多所致的组织水肿。术中避免气管导管移位，注意保护眼部及预防低体温。术中应常规进行体温监测并采取必要的保温措施。腰椎后路长节段手术常要求深度肌松状态，可以行肌松监测以指导肌松药物的使用。长效肌松药物及术中低体温可延迟神经肌肉的功能恢复。术后应严格掌握拔管时机，避免肌松残留所致的呼吸无力及低氧血症，可常规予以肌松拮抗。对于存在术后谵妄风险的患者应采取以预防为主的干预措施，如减少高危用药，有效控制疼痛，维持水、电解质平衡，尽早拔除各类导管等。

复杂腰椎手术通常伴随严重的失血，输血量的增加与较高的死亡率和发病率有关，血液保护策略对改善手术结果至关重要。主要措施包括术前停用阿司匹林1周，使用促红细胞生成素，手术开始前静脉滴注氨甲环酸，术中使用基因重组活化凝血因子Ⅶ（rFⅦa），硫酸镁50 mg/kg静脉输注，控制性低血压，急性等容血液稀释，血栓弹力计/血栓弹力图导向血液制品管理，自体血回输，血液分离及分阶段手术（**图5-20**）。腰椎后路出血主要来源于椎管内的静脉丛，椎管内静脉丛没有静脉瓣，血液双向流动，胸腹压增高可增加静脉丛出血。所以，减少出血应从关注俯卧位体位摆放开始，使胸腹部悬空避免受压，以降低椎管内静脉丛压力。术前使用氨甲环酸能明显降低术中、术后的出血量，切皮前开始用 $10 \sim 20$ mg/kg 的氨甲环酸，负荷剂量序贯 1 mg/(kg·h) 的持续静脉滴注可有效减少失血且耐受性较好。术前自体血储备（PAD）可考虑用于择期腰椎手术预期失血量超过 500 ml 的患者。然而近期报告大约 1/3 的PAD患者捐献的血液被丢弃和浪费，围手术期感染或伤口愈合等并发症与接受异体输血无显著性差异。

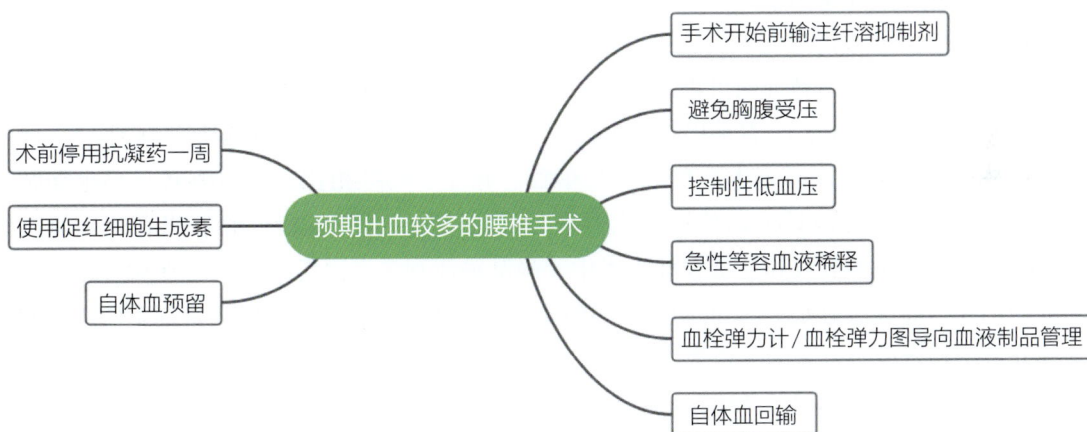

图5-20　复杂腰椎手术围手术期血液保护策略

三、术后管理

1. 术后并发症及预防

（1）体位相关并发症：体位相关的损伤在腰椎手术中相当常见，从轻微的皮肤和软组织损伤到术后失明（POVL）、周围神经损伤（peripheral nerve injury，PNI）、脊髓损伤和横纹肌溶解症（rhabdomyolysis）。根据美国麻醉医师协会（ASA）术后失明登记，脊柱手术是发生非眼科手术POVL最多的手术，在脊柱手术的发病率约为0.1%。60%的病例通常在术后第一天出现。后部缺血性视神经病变（ischemic optic neuropathy，ION）（由于低血压），视网膜中央动脉阻塞和皮质盲是常见的原因。男性、肥胖、使用Wilson框架及手术时间＞6 h是POVL的独立危险因素。使用胶体，加强血压监测，避免低血容量、贫血和眼球受压可能有益于预防POVL。选择合适的设备，以及使用检查表进行精细体位摆放、填充和定期评估，有助于减少PNI的发生。

（2）胃肠道不良反应：胃肠道不良反应是腰椎后路手术后临床常见并发症，其发生将明显降低患者的住院体验。主要包括 PONV 和术后腹胀，其发生的原因主要包括阿片类药物使用、围手术期禁食禁水引起的低钾、卧床期间肠蠕动减慢、液体过量导致肠道水肿等。咀嚼动作（嚼口香糖）可作为术后腹胀的预防措施，胃肠动力药物是发生腹胀后的主要治疗措施。提倡术后限制输液，早期进食避免低血钾发生，尽早康复锻炼，下地活动促进胃肠功能恢复。对于中危以上可能发生 PONV 的患者，术后尽量减少或避免阿片类药物的使用，高危患者可预防性使用止吐药物。若腰椎后路长节段患者术后出现持续腹痛、恶心呕吐不缓解，则应警惕畸形矫正术后肠系膜上动脉综合征（superior mesenteric artery syndrome，SMAS）的可能。如发生矫形术后可疑 SMAS，应行上消化道造影检查，确诊后经禁食水、静脉补液、药物止吐和体位改变等治疗一般均可好转，通常不需要进一步腹部手术。

2. 围手术期镇痛管理

复杂的脊柱手术被列为疼痛程度最高的手术之一。镇痛不良与伤口愈合延迟、住院时间延长、死亡率增高和医疗支出增加有关。疼痛管理的改进对于减少阿片类药物的使用和改善疼痛治疗质量具有重要作用。

术前进行预先镇痛已被证明可以减少术后疼痛和阿片类药物的消耗。常选择药物治疗，包括对乙酰氨基酚（1000 mg）、普瑞巴林、加巴喷丁（300～650 mg）和 COX-2 抑制剂。

多模式镇痛方案可以改善术后疼痛。与单独静脉注射吗啡相比，氯胺酮联合吗啡静脉注射能改善疼痛评分，减少镇痛药使用，改善恶心呕吐评分，建议对慢性疼痛患者使用氯胺酮（0.2～1 mg/kg）。在多节段和复杂脊柱手术中，静脉输注利多卡因可减少术后疼痛，减少阿片类药物的消耗。静脉注射 COX-2 抑制剂酮咯酸也可减少镇痛药物的应用，正常剂量使用时间少于 2 周并不影响脊椎融合术的融合率。

在脊柱融合术的患者中，硬膜外镇痛提供更显著的镇痛作用，与静脉注射镇痛相比，患者满意度更高。在开始硬膜外镇痛前应先进行一次确切的神经系统检查。鞘内注射吗啡可降低 VAS 评分和吗啡消耗量，然而瘙痒和呼吸抑制的发生率较高。在腰椎手术中，与传统镇痛方法相比，双侧超声引导竖脊肌平面阻滞能有效减少术后阿片类药物的需要量，提高患者的满意度。

四、经典病例

1. 基本资料

患者，女性，70 岁，身高 163 cm，体重 61 kg。以"间歇性跛行 6 余年，加重 3 个月"为主诉收入院。既往冠心病病史 10 余年。术前诊断：腰椎管狭窄，腰椎滑脱。拟行经皮内镜下 $L_{4\sim5}$ 椎管扩大成形术 + 椎间融合器植骨融合 + 椎弓根钉棒固定术。

2. 术前评估

体格检查：血压 135/70 mmHg，心率 56 次/min，体温 36.3 ℃，呼吸频率 16 次/min，意识清楚，可以进行言语交流，NRS 评分 3 分。专科检查：腰椎活动度下降，L_5 棘突压痛明显，无明显放射痛，直腿抬高试验双侧阴性，双侧膝反射减弱，肌张力正常。辅助检查：血红蛋白 126 g/L，血小板 179×10⁹/L，心电图显示窦性心动过缓，超声心动图显示左心房大，心脏收缩功能正常。ASA 分级 Ⅱ级；气道评估：Mallampati 分级 Ⅱ级，颈椎活动不受限。

3. 麻醉管理

常规麻醉快速诱导，静吸复合维持麻醉。除常规监测外，监测患者体温、有创动脉压及 BIS。应用去甲肾上腺素维持患者血流动力学稳定。麻醉诱导及手术开始期间患者生命体征平稳，手术进行 2 h 后，融合器试模置入椎间隙，突发血压下降至 88/58 mmHg，给予去甲肾上腺素 0.1 mg 静推，血压有所回升后又开始下降，C 型臂下定位见融合器试模突破锥体后方纤维环，拔出试模后见镜下活动性出血，考虑前方血管损伤，此时血压持续下降，最低至 55/31 mmHg。此时加快补液速度，增加血管活性药应用，开放两条大口径静脉通路，简单缝合后更改体位为仰卧位。紧急行开腹探查术，使用腹主动脉球囊扩张阻断血流，探查腹腔见腹主动脉与右髂总动脉汇合处约 8 mm 破损，动脉补片修补，缝合破口；开放血流后，又见右髂总静脉与下腔静脉汇合处约 1.5 cm×1.5 cm 前壁破口，取同侧大隐静脉修补破损静脉。术中启动大量输血方案，并进行自体血回收，至手术进行 6 h 左右，手术结束，患者生命体征基本平稳，转入 ICU 病房继续治疗。术后第七天，患者转出 ICU，继续专科治疗。

4. 麻醉管理解析

脊柱微创外科技术的发展在脊柱疾病的治疗方面取得了长足的进步，但同时对骨科医生提出了更高的要求，需要医生对脊柱的各种解剖学结构有充分的认识。同时，退行性脊柱疾病多为老年患者，往往合并全身性基础疾病，需要麻醉医师给予足够的重视。围手术期监测采用有创血压可以及时发现血流动力学异常，根据手术进程考虑到腰椎周围结构损伤的可能。患者出现失血性休克后，及时启动大量输血方案，并进行自体血回输，维持组织灌注，是抢救成功的关键。

（崔湧）

第四节 脊柱侧凸手术麻醉管理

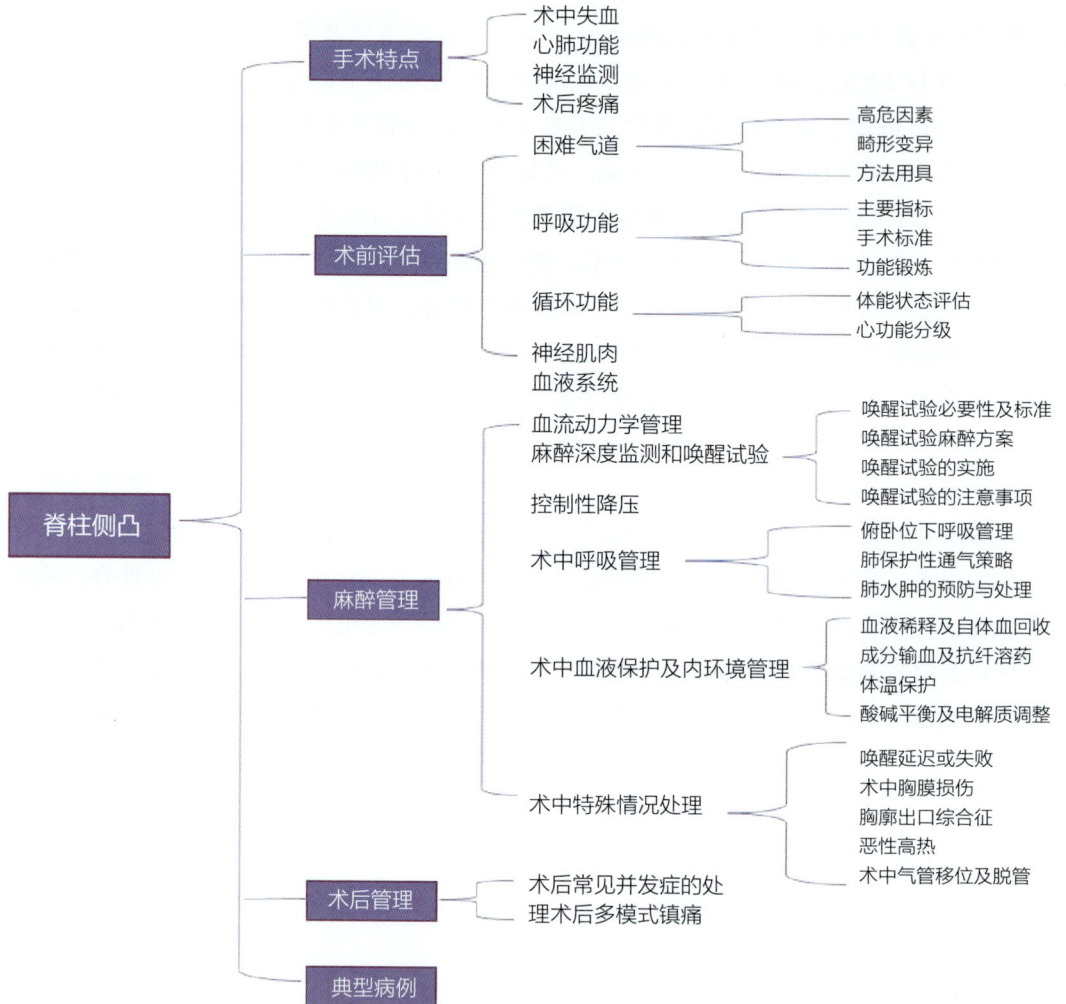

```
                              ┌─ 术中失血
               ┌─ 手术特点 ───┤  心肺功能
               │              │  神经监测
               │              └─ 术后疼痛
               │                              ┌─ 高危因素
               │              ┌─ 困难气道 ────┤  畸形变异
               │              │               └─ 方法用具
               │              │               ┌─ 主要指标
               │              ├─ 呼吸功能 ────┤  手术标准
               │              │               └─ 功能锻炼
               ├─ 术前评估 ───┤               ┌─ 体能状态评估
               │              ├─ 循环功能 ────┤
               │              │               └─ 心功能分级
               │              └─ 神经肌肉
               │                 血液系统
               │                                            ┌─ 唤醒试验必要性及标准
               │              ┌─ 血流动力学管理            │  唤醒试验麻醉方案
               │              │  麻醉深度监测和唤醒试验 ──┤  唤醒试验的实施
               │              │                            └─ 唤醒试验的注意事项
               │              ├─ 控制性降压                ┌─ 俯卧位下呼吸管理
 脊柱侧凸 ─────┤              ├─ 术中呼吸管理 ────────────┤  肺保护性通气策略
               │              │                            └─ 肺水肿的预防与处理
               │              │                                ┌─ 血液稀释及自体血回收
               ├─ 麻醉管理 ───┤                                │  成分输血及抗纤溶药
               │              ├─ 术中血液保护及内环境管理 ─────┤  体温保护
               │              │                                └─ 酸碱平衡及电解质调整
               │              │                            ┌─ 唤醒延迟或失败
               │              │                            │  术中胸膜损伤
               │              └─ 术中特殊情况处理 ─────────┤  胸廓出口综合征
               │                                           │  恶性高热
               │              ┌─ 术后常见并发症的处         └─ 术中气管移位及脱管
               ├─ 术后管理 ───┤  理术后多模式镇痛
               │
               └─ 典型病例
```

一、脊柱侧凸手术的特点

脊柱侧凸指一个或多个脊柱节段在冠状面上偏离身体中线向侧方弯曲，并伴有水平面椎体旋转和矢状面上前凸或后凸的一种复杂三维平面畸形，站立正位 X 线片显示脊柱向侧方弯曲，Cobb 角 > 10°。根据病因的不同，脊柱侧凸包括特发性脊柱侧凸、先天性脊柱侧凸、神经肌肉型脊柱侧凸及其他类型脊柱侧凸（如退变性脊柱侧凸、神经纤维瘤性脊柱侧凸、马方综合征伴脊柱侧凸及各种脊柱疾病引起的脊柱侧凸等）。进展严重的脊柱侧凸（Cobb 角 ≥ 45°）需接受脊柱矫形手术。手术治疗的主要目的在于保持脊柱平衡的同时获得融合固定，缓解疼痛并防止畸形进一步进展。手术可选择前路、后路或前后路联合等几种入路，其中后路手术操作相对简单，手术效果较好，一直是脊柱矫形的主要术式。

（一）术中失血

脊柱侧凸矫形手术操作复杂，手术时间长，创伤大，大面积软组织长时间暴露，易导致大量失血失液（**图 5-21**）。

术中失血量也因脊柱侧凸的分型而有所不同，特发性脊柱侧凸患者术中失血量占血容量的 16% ~ 44%，而神经肌肉型脊柱侧凸患者术中失血量要占血容量的 50% ~ 75%，可能原因包括更多椎体节段的融合、患者年龄更小、体重更轻、手术时间更长、凝血因子消耗过多或稀释、术前贫血等。麻醉医师需根据脊柱侧凸类型及手术操作实际情况预估手术失血程度，及时领取血制品补充。

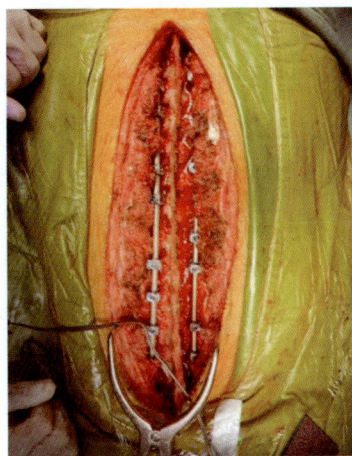

图 5-21　脊柱侧凸矫形手术切口

（二）心肺功能

脊柱侧凸可使胸廓扭曲变形，胸腔内压改变，肺组织受压，肺弹性减退，肺血管、大气道以及广泛小气道扭曲、狭窄，最终可导致循环障碍、肺通气功能和弥散功能障碍、静脉-动脉血分流等严重心肺功能疾患，随着病程的进展和年龄的增加，心、肺功能损害会逐渐加重。另外，脊柱和心脏在生长分化时处在同一胚层，因此脊柱侧凸还可伴有先天性心脏病。严重胸椎侧凸伴发先天性心脏病的患者身体姿势不平衡，肺通气不足，血液氧含量减少，同时肺部的限制性形状和其他内部器官移位挤压心脏，更加重心脏负担。目前伴有重度呼吸功能障碍尤其是呼吸衰竭的脊柱侧凸患者围手术期处理仍是决定患者是否能最终接受手术的主要因素之一。

脊柱矫形手术由于麻醉、伤口疼痛、手术刺激、长时间俯卧位机械通气、药物和代谢变化、可导致肺不张、分泌物清除能力下降、呼吸抑制等，患者术后会立即出现肺容量和通气流速降低，可达 10% ~ 30%；而如果患者术前肺活量和最大通气量低至 40% 以下，术后并发急性呼吸功能不全的风险将大为增加。但从脊柱手术长远效果来看，脊柱矫形内固定手术可有效恢复患者脊柱的支撑能力，阻止肺功能继续恶化，若能通过术前系统的呼吸训练和辅助治疗改善患者肺功能，解除手术禁忌，顺利接受脊柱支撑内固定手术，并施行围手术期肺保护策略通气，则对抢救这类患者的生命具有重要意义。

（三）神经监测

脊柱矫形手术器械植入时可能因力度把握不当或牵拉过度造成脊髓损伤，截瘫是脊柱矫形术最为严重的并发症之一，因此术中需严密监测脊髓功能，以便及时发现脊髓受压和牵拉，并采取相应的措施，诊断延迟会导致脊髓功能的永久丧失。神经电生理方法如体感诱发电位（SEP）及运动诱发电位（MEP）的应用尽管越来越普遍，但术中唤醒试验作为一种监测脊髓功

5

能的方法，具有操作简单、可靠性高和可重复等优点，一直被认为是判断脊柱手术中脊髓损伤的"金标准"。目前脊柱侧凸矫形手术如无禁忌（听力障碍、沟通交流困难无法合作、严重的心肺疾患、术前肢体活动障碍等），均应实施唤醒试验以避免脊髓神经损伤。

（四）术后疼痛

脊柱侧凸手术由于需要暴露较多个节段的脊椎，切口往往较长，创伤大，术后疼痛剧烈，故需要及时进行多模式个体化镇痛，积极有效的术后镇痛可以消除患者的疼痛和情绪紧张，有利于患者早期下床活动，促进胃肠道功能恢复，减少心血管并发症，使其安全舒适地度过围手术期。

二、术前评估重点

（一）困难气道的评估

由于脊柱侧凸患者自身疾病的特点，气道评估在术前访视时尤为重要。术前应仔细观察头颈及口腔下颌部位有无畸形和关节僵硬，询问与麻醉手术有关的上呼吸道梗阻、气道暴露困难史及睡眠时有无气道阻塞的症状，这些现象提示患者在意识模糊或麻醉诱导时，可能发生机械性气道梗阻或难以处理的气道暴露困难。

脊柱侧凸如果累及至颈胸部，气管可能发生移位、扭曲或缩短（图5-22）；合并先天性结缔组织疾病的患者，可能同时存在罕见的气管软化并发症（图5-23）；先天性屈曲挛缩患儿常伴随张口困难以及头颈活动受限，术前需仔细评估头后仰度、枕寰活动、颞颌关节活动度、张口度及甲颏间距等；Mallampati分级法亦可帮助医生判断会厌暴露的困难程度；对于有气管压迫症状者，可行CT气道重建判断压迫程度。重度脊柱侧凸患者术前往往有颅环牵引，严重影响气管插管和深静脉穿刺的体位摆放，预计有插管困难的患者术前应准备好充分的插管用具，必要时采用清醒插管状态下经纤维支气管镜引导插管，甚至气管切开以保证患者气道通畅。

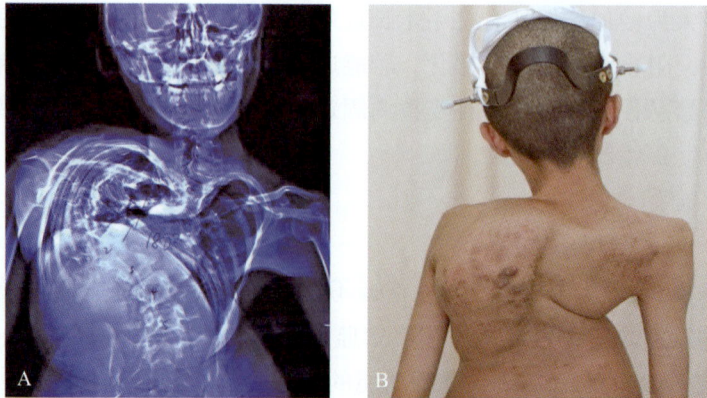

图 5-22　脊柱侧凸导致的气管移位和扭曲

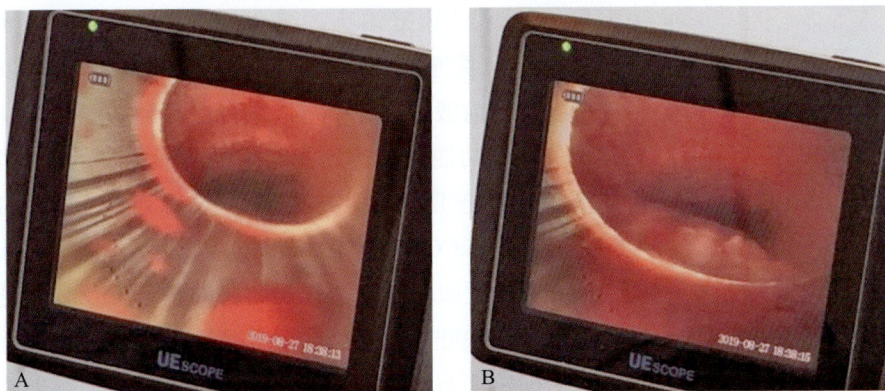

图 5-23　气管软化后管腔随呼吸出现变化

（二）呼吸功能的评估

脊柱侧凸患者多出现限制性或混合性通气功能障碍，术前肺功能主要影响因素包括发病年龄、畸形 Cobb 角、侧凸发生的部位及累积节段，发病年龄小、角度大、节段长的胸部侧凸患者肺功能损害程度将会明显加重。侧凸 Cobb 角在 60° 以下者肺功能大多仍属正常；Cobb 角在 60°~90° 者肺通气功能轻度或中度减退；Cobb 角 90° 以上者肺功能主要指标，如最大肺活量（vital capacity max，VCmax），FVC，FEV_1，FEV_1/FVC，FEV_1 占预计值的百分比，FVC占预计值的百分比，呼气流量峰值（peak expiratory flow，PEF）和最大自主通气量（maximal voluntary ventilation，MVV），均显著降低。必要时需采用血气分析来推测其呼吸功能的损害情况。

FEV_1/FVC 可以判断患者通气障碍类型，MVV 实测值与预测值的比值能够反映患儿的通气能力，临床上常用后者作为是否可以进行手术的标准。若 MVV 实测值占预测值的 80%~100%，则肺功能良好可以进行手术；60%~79% 时肺功能稍减退，但术后可能需要呼吸支持；40%~59% 时肺功能显著减退，术后需要呼吸支持的可能性增大；比值小于 <35% 时，需要考虑是否推迟手术。FVC 值也可辅助进行评估，FVC>70%，则肺功能储备良好；如 FVC<40%，术后呼吸支持的可能性大；如 FVC<30%，不建议施行脊柱矫形手术。麻醉医师还可以通过肺功能简易测试法来初步评估患儿的肺功能情况，主要包括吹火柴试验、屏气试验和登楼试验等。除了肺功能外，脊柱外科常有因高位截瘫而长期卧床的患者，需要注意肺部感染情况。对于急性感染，择期手术应该在感染症状控制后 1~2 周内进行，并与家属沟通，做好术后无法拔管、需要呼吸机支持的准备。

为了保证手术的安全和促进术后肺功能的恢复，术前应指导患者做呼吸功能锻炼。① 清醒状态下呼吸机辅助呼吸，使用无创呼吸机进行双水平气道正压通气（bi-level positive airway pressure，BiPAP），每天 2 次，每次 3 h。选择自主/定时通气模式（压力支持通气+呼气末正压通气）。② Halo 重力牵引（图 5-24）：牵引过程中应密切观察神经功能，一旦出现颅神经症状、臂丛麻痹、下肢腱反射亢进、巴宾斯基征阳性及感觉异常等，应立即去除牵引或减轻牵引

5

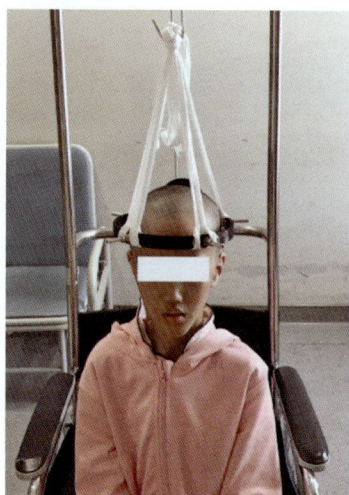

图 5-24　脊柱侧凸患者术前进行头环牵引

重量。③ 术前康复锻炼：综合呼吸操锻炼，包括缩唇呼吸、膈肌呼吸、吹气球、有效咳嗽练习等，每组动作 20 min，每日 3 次。术前锻炼过程中每周进行一次肺功能检查及动脉血气分析。呼吸功能锻炼达到能够耐受矫形手术的肺功能指征为：肺活量达到预期值的 40% 以上，动脉血气分析中 PaO_2 高于 60 mmHg，$PaCO_2$ 低于 50 mmHg。

术前的呼吸功能改善仅是暂时的，若不及时接受脊柱内固定手术，很快呼吸功能又会回复到原先水平；尽管矫形术后患者肺功能可能有短暂的下降，但是手术带来的畸形矫正对远期肺功能的恢复和防止心肺功能恶化有明显的作用。此类患者 Cobb 角的矫正并不是第一位的，抢救患者残留的肺功能，阻止其不断加重的躯干塌陷，避免出现心肺衰竭甚至死亡是首要考虑的。

（三）循环功能的评估

脊柱畸形的患者常常伴随其他器官的畸形，如先天性心脏病。轻症患儿应详细评估心功能，评估体能状态（表 5-2），进行超声心动图检查来了解射血分数（表 5-3）、估测心功能，从而选择合适的手术时机；严重者原则上应先行治疗先天性心脏病，然后再行脊柱矫形手术。

脊柱侧凸合并先天性心脏病的患者有可能伴发肺动脉高压，肺动脉血管重建，肺血管阻力进行性增加，最终导致右心衰竭。肺动脉高压患者术前多并发心力衰竭、呼吸衰竭、心律失常、败血症、肾功能不全等并发症，围手术期预后差、病死率高，应在术前锻炼肺功能，改善氧供，减轻右心负荷。对心功能 Ⅲ ～ Ⅳ 级的患者，麻醉和手术风险均很大，需要外科医生、麻醉医师和心脏科医生进行多学科的会诊及评估，来决定患者的麻醉手术时机及方式。

表 5-2　体能状态评估

代谢当量	活动状态
1 MET	照顾自己
2 METs	吃饭、穿衣或上厕所
3 METs	在屋内或房屋周围散步
4 METs	在平地上以 3.2 ~ 4.8 km/h 的速度步行 1 ~ 2 个街区
5 METs	在屋内干一些轻体力的活，如打扫卫生、洗碗
6 METs	上楼或爬山
7 METs	在平地上以 6.4 km/h 的速度行走
8 METs	短距离的奔跑
9 METs	在屋内做一些重体力的活，如擦地板、搬动家具

代谢当量	活动状态
10 METs	参加中等强度的娱乐活动，如高尔夫、保龄球、跳舞、网球、棒球等
> 10 METs	参加剧烈的体育运动，如游泳、壁球、足球、篮球、滑冰等

表 5-3　术前心功能分级与麻醉耐受能力

心功能分级	对运动量的耐受	屏气试验	对麻醉耐受
Ⅰ级	耐受日常体力活动，活动后无心悸、气促	> 30 s	良好
Ⅱ级	对日常体力活动有一定不适感，自限运动量	20 ~ 30 s	较好
Ⅲ级	活动受限，只能胜任轻微体力活动，活动后心悸、气促明显	10 ~ 20 s	差
Ⅳ级	完全不能耐受日常体力活动，甚至静息时有心悸、气促或端坐呼吸	< 10 s	极差

（四）神经肌肉系统的评估

脊柱侧凸手术患者可能存在各种神经系统功能障碍，术前需了解有无感觉或运动功能障碍，了解四肢肌力情况，以及术中特殊体位是否可能引发神经血管损伤等情况。神经肌肉型脊柱侧凸患儿术前应进行详尽的神经系统检查，术中如使用琥珀胆碱，出现恶心、高热和心搏骤停的风险显著增高；此类患儿对麻醉药物易出现心肌抑制，术后可能需要呼吸支持治疗，术中容易出血；有肌无力症状的患儿应尽可能减少抗胆碱酯酶药物的使用，以保证其病情的稳定。神经肌肉系统疾病的患者需考虑术中避免进行唤醒试验。

（五）血液系统的评估

脊柱侧凸手术术中通常需要输血，术前要常规备血，进行凝血功能检查，大量失血多见于成人脊柱侧凸矫形手术或翻修手术，术前应有充分准备与应对措施。为了减少输血量，可以在术前收集自体血，或者术中采用急性等容性血液稀释以及自体血回收措施。术前贫血、凝血功能障碍的患者需补充铁剂或促红细胞生成素，必要时术前输血及凝血因子。

三、术中监测和麻醉管理

（一）血流动力学监测及控制性降压的实施

1. 血流动力学监测

脊柱手术区域血供丰富，剥离、暴露、截骨等操作失血较多，创面大量的血液外渗且止血相对困难。另外，俯卧体位和机械通气会使心输出量较仰卧体位显著下降，导致心指数降低和下腔静脉阻塞，腹内压升高，下腔静脉受压，升高的压力可传递至硬膜外腔静脉，导致术野出血增加。因此，严格的血流动力学监测管理至关重要，建议采用目标导向的液体疗法进行液体管理。

（1）常规监测：包括心电图、有创动脉血压（ABP）、中心静脉压（CVP），对于预计术中大量输血的患者需留置双腔静脉导管，必要情况下需开放多条外周静脉通道支持紧急大出血时的快速输血输液。

（2）每搏量变异度（SVV）和脉压变异度（PPV）：大量临床研究表明，SVV和PPV能较准确地反映容量状态和预测循环系统对液体治疗的反应，并且优于其他临床监测指标如中心静脉压（CVP）、肺动脉压（PAP）和肺动脉楔压（PAWP）等。其中SVV需要通过FloTrac/Vigileo系统来测量获取，而PPV可以通过动脉波形获得，因此更加简便易行，故术中应常规行PPV监测，如果PPV＞13%，通常需要增加液体的输注或给予血管活性药物维持容量。

（3）中心静脉压（CVP）：CVP目前仍是脊柱外科手术中常用的容量监测指标，但应注意CVP指导液体管理的准确性受三尖瓣反流、心律失常、胸腔压力过高等因素的影响。此外，CVP对小儿急性失血的敏感度较低，对于需要频繁评估出血量的急性大出血的容量管理价值受限。

脊柱侧凸矫形手术中建议采取以上指标为目标导向的液体输注，指导围手术期的容量管理。但由于俯卧位影响CVP、PPV及SVV监测的准确性，术中需结合血流动力学指标、尿量、出血量及术中血红蛋白（Hb）、乳酸共同指导输血输液。

2. 控制性降压

（1）控制性降压的目标：控制性降压是指在保证重要脏器氧供的情况下，利用药物和（或）麻醉技术，使动脉血压降低，并控制在一定水平，主要目的是减少失血、减少术中输血和提供良好术野以利于手术操作。脊柱手术的控制性降压程度常见于65～75 mmHg，并且以平均动脉压（MAP）降低不超过基础值的20%及术野渗血量适度减少为目标，安全低值为50～55 mmHg，以保障脊髓血供和脑血流自身调节能力。

（2）控制性降压的常用方法：使用静脉或吸入麻醉药加深麻醉的方式或者在控制麻醉深度的同时使用血管活性药物同样可达到控制性降压的目的。但脊柱侧凸手术中由于吸入麻醉药物对脊髓神经电位监测的影响，因此较少使用，一般多使用血管活性药物将血压控制在一定水平，在保证脊髓血供的同时，达到降低出血及保持术野清洁的目的。常用药物包括血管舒张剂（硝普钠、硝酸甘油）、钙通道阻滞剂（如尼卡地平）等。

（3）控制性降压相关风险：① 脊髓缺血性损伤，控制性降压虽有利于减少术中出血及输血，使术野清晰，但易引起脏器缺血性改变，诱发或加重脊髓损伤。因此控制性降压在脊柱手术中主要适用于脊柱暴露阶段，在矫形截骨阶段不应采用。对于已出现脊髓损伤或缺血的患儿，禁忌行控制性降压，必要时需将血压维持在较基础稍高，以保证脊髓灌注。② 缺血性视神经病变（ION），是一种罕见但后果严重的术后并发症，是脊柱融合术后视觉丧失的最常见原因，发生率为0.17‰～1.00‰不等。除与各种原因引起的低血压、低灌注密切相关外，输血、肥胖等也是其危险因素。

（4）控制性降压与脊髓缺血保护：在脊柱手术过程中出血主要是静脉性的，控制性降压可能并不能有效地减少失血，但术中低血压可导致脊髓灌注不足，或长时间缺血后升压导致再灌注损伤，因此术中需维持一定的血压和Hb水平。手术切皮和暴露期间若采用控制性降压，MAP不应低于术前水平的20%；置钉期间维持基础血压水平，在截骨及矫形期间应维持MAP在85 mmHg以上或超过术前水平20%。尽可能缩短Hb低于70 g/L的时间，并维持正常的

骨科精确麻醉

HCT，维持内环境稳定。对于合并心肺疾患和复杂脊柱畸形的患者，一般不采取控制性降压措施。对于基础情况良好的患者，可在手术暴露阶段适当控制性降压，置钉前恢复正常血压，截骨矫形阶段积极输血输液，尽可能维持血压接近术前水平，同时严密监测 MEP/SEP，以实现早期发现异常。

（二）麻醉深度监测和术中唤醒试验

1. 麻醉深度监测

由于脊柱侧凸矫形手术的特殊性，需做术中唤醒试验，因此麻醉维持深度要求既无术中知晓，又能迅速苏醒配合指令，临床上可根据药物代谢的半衰期，选用苏醒迅速、定向力恢复快的全身麻醉药和可进行拮抗的肌松药。推荐进行麻醉深度监测，如脑电双频指数（BIS）及听觉诱发电位等，通过这些监测指导，麻醉医师根据手术的进程适时调整用药，更精确地控制唤醒。尽管可以使用静吸复合的麻醉方式，但考虑到吸入麻醉药对神经电生理监测的影响，丙泊酚静脉麻醉仍是脊柱手术的首选麻醉方法。BIS 与丙泊酚的镇静深度有良好的相关性，BIS 值越低，镇静程度越深，通常 BIS 值控制在 40～60 为理想的麻醉深度（图 5-25）。

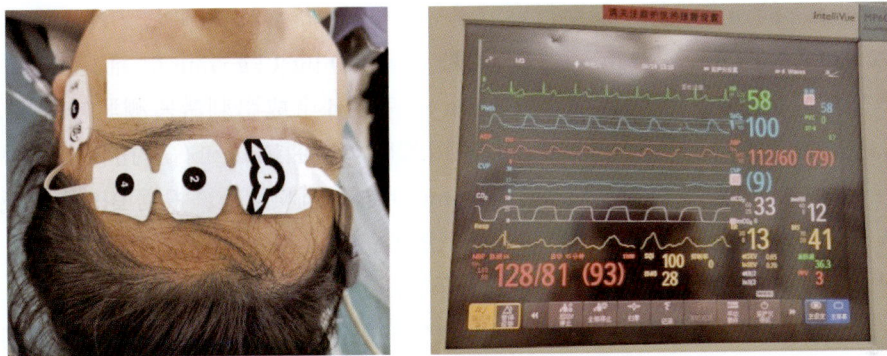

图 5-25　术中对患者进行 BIS 监测

2. 术中唤醒试验

（1）唤醒试验必要性及标准：为尽早发现可能的脊髓损伤，术中应进行脊髓神经电生理监测，包括体感诱发电位（SEP）、运动诱发电位（MEP）、下行神经源性诱发电位（DNEP）和肌电图监测等，但是存在假阳性和假阴性的可能，对大部分的患者还需要进行术中唤醒试验。唤醒试验被称为判断术中脊髓损伤的"金标准"，是早期发现并可能预防脊髓损伤的方法之一。

唤醒试验是在完成矫形操作后减浅麻醉深度，唤醒患儿，命令其活动手指和脚趾，根据患儿能否按照指令活动脚趾来判断脊髓运动功能的完整性。如果患儿能够按照指令活动手指，说明其已经清醒，按照指令活动脚趾，说明脊髓传导功能正常，即唤醒试验阴性，反之为阳性。一旦唤醒试验阳性，需立即通知手术者给予干预，避免脊髓永久性损伤。

（2）唤醒试验麻醉方案：大部分吸入麻醉药对神经诱发电位监测有影响，故一般选用全凭静脉麻醉，如丙泊酚、阿片类镇痛药物及右美托咪定等。术中应用肌松监测仪指导肌松药物的使用，能够把握唤醒时机，必要时可使用肌松拮抗药。使用 BIS 或者听觉诱发电位监测麻醉深度，便于麻醉深度的调控和监测唤醒。

合理应用麻醉性镇痛药对提高唤醒试验的质量非常重要，如果药物过量，会延长唤醒时间，但是药量不足会使患儿出现躁动、呛咳、血流动力学大幅度波动，甚至可能造成气管导管移位脱落、患儿术中受伤等意外危险情况。术中维持镇痛药物多选择超短效阿片类镇痛药瑞芬太尼。虽然目前阿片类药物诱导的痛觉过敏问题在脊柱侧凸矫形手术中得到了广泛的证实，但可以通过联合使用右美托咪定、非甾体抗炎药或 NMDA 受体拮抗剂如硫酸镁等减轻痛觉过敏，且不影响唤醒时间及唤醒质量，并使唤醒时的血流动力学更加稳定。

肌松药的代谢是否完善也是影响唤醒质量的关键因素，脊柱手术麻醉维持经常选用短效的肌松药，如罗库溴铵、苯磺顺阿曲库铵等。

3. 唤醒的实施

（1）术前沟通与训练：术前一天及手术当天，均需告知患者术中唤醒的简单过程：医生在手术过程会呼唤患者姓名，醒来后按医生指令做"勾脚趾"动作。关于具体的动作，医生可以用手辅助患者做几次尝试，使其习惯指令性动作。

（2）麻醉阶段：全凭静脉麻醉维持：经 20 min 静脉输注右美托咪定负荷量 1 μg/kg，随后以 0.2 μg/（kg·h）的速率维持，继而行麻醉诱导和气管插管，机械通气。麻醉维持采取静脉输注瑞芬太尼 0.2 ~ 0.4 μg/（kg·min）和丙泊酚 80 ~ 120 μg/（kg·min），维持 BIS 值 40 ~ 60。静脉输注苯磺顺阿曲库铵 0.5 ~ 1.5 μg/（kg·min），采用 4 个成串刺激监测肌松程度，维持 T1 45% ~ 55%，于椎旁肌肉分离完毕前 30 min 停用苯磺顺阿曲库铵和右美托咪定。矫形完成前 15 min 停用丙泊酚，并以瑞芬太尼 0.1 μg/（kg·min）维持至唤醒前，根据 BIS 数值及患者反应进行剂量调整。在唤醒期间，建议维持患儿 MAP 80 mmHg 以上，以保证脊髓血供。BIS 监测应用于唤醒麻醉中，能提前预测患儿是否按照指令活动肢体，指导唤醒麻醉的实施。在 BIS 值超过 65 时，需密切关注患者体动和呼吸，防止突发的肢体活动危及气管导管，但此时患者清醒度不高，如果强行唤醒则配合度较差，不易尝试；当 BIS 值大于 75 并持续 3 min 以上时尝试唤醒，一次成功率较高。

（3）唤醒前内环境调控：此阶段的特点是出血多，水、电解质平衡容易出现紊乱。麻醉医师主要的关注点应该是调整内环境，及时纠正水、电解质及酸碱紊乱，补充血容量，尤其是红细胞的补充（唤醒时保证 Hb 不低于 70 g/L），让患儿在唤醒时有一个稳定的内环境，保障患儿更加安全快速地苏醒，缩短唤醒时间。

（4）唤醒阶段：唤醒时，一名护士和一名外科医生观察患儿脚部，麻醉医师根据患者的 BIS 值在头端对患者进行姓名呼叫，患者苏醒后（头部开始抬动），让患者按照指令进行勾脚动作（图 5-26）。如果患者能很好地配合医生完成指令动作，则推注静脉麻醉药（丙泊酚、芬太尼）加深麻醉，泵注静脉麻醉药继续进行手术；如患者下肢不能活动，则先观察唤醒时上肢的活动情况，如果上肢和下肢均不能活动，则预示患者可能属于苏醒不充分或躁动谵妄等因素引起的无法配合指令动作的情况；此时应予少量丙泊酚、芬太尼加深麻醉，根据 BIS 值的恢复情况再次唤醒；如果上肢能动而下肢不能活动，则预示可能存在脊髓神经损伤，需外科医生及时进行处理。

（5）唤醒期间注意事项：患者苏醒后，自主配合意识差，任何的操作或者疼痛都会导致患儿出现躁动。患者的躁动主要表现有头部抬起，左右晃动，容易造成气管导管脱落和中心静脉置管的脱出；双手回缩，容易造成静脉输液通路脱出，桡动脉置管脱出；躯干部扭动，容易造成脊髓的二次损伤，增加创面出血等。主要的预防措施包括保持麻醉维持过程中镇痛充分，肌松代谢完善；缩短唤醒时间，减少无麻醉时间；右美托咪定、非甾体抗炎药或硫酸镁的使用提高了唤醒的质量，减少了患儿躁动；气管导管的固定要采取加固方式，口腔分泌物要多次吸引处理，避免湿润固定胶带，失去固定功能；必要时施加外力束缚患者头部和上肢过大幅度活动。

（6）二次唤醒或重复唤醒的方法：脊柱矫形手术复杂性高，难度大，有时需要进行二次唤醒或重复唤醒。首次唤醒后结束并决定进行二次唤醒和重复唤醒时，给予短效静脉麻醉药（丙泊酚、瑞芬太尼）加深麻醉并泵注维持，不使用肌松药。外科医生告知麻醉医师需要进行二次唤醒时，立刻停用所有麻醉药，进入唤醒阶段流程（同上）。

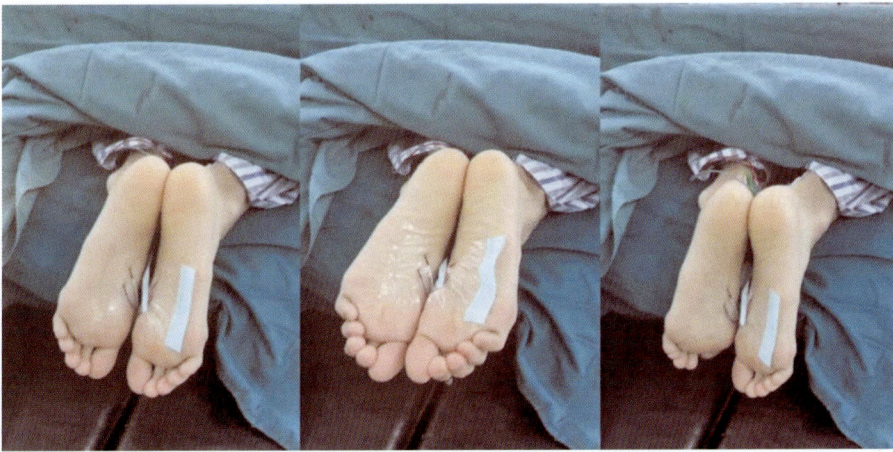

图 5-26　术中唤醒试验，患者按指令活动脚趾

（三）术中呼吸管理

1. 俯卧位下呼吸管理

脊柱矫形手术通常为俯卧体位，且手术操作可能会对肺通气产生影响，麻醉医师在术中应注意妥善安置体位，尽量避免体位垫压迫影响呼吸运动；注意妥善固定气管导管，保持呼吸道通畅，避免气管导管受压、脱落、堵塞，同时注意充分吸引气管及口腔分泌物。脊柱侧凸患者氧储备低，不能耐受缺氧，术中注意保证气道通畅，预防气道高反应性引起的气道痉挛。

与容量控制通气（VCV）相比，压力控制通气（pressure-controlled ventilation，PCV）可优化俯卧位手术患者的通气效果，避免呼吸功能受俯卧位的影响，提高患者通气效率，且可以降低机械通气引起的肺损伤的发生。PCV 较 VCV 能提供较低的气道压和平台压，以及术后较高的氧合指数，更加适合于俯卧位手术的麻醉。

2. 肺保护性通气策略

呼吸功能不全患者较呼吸功能正常的患者在术中往往更容易出现低氧血症、高气道阻力等症状。为了对呼吸功能不全患者进行更好的术中呼吸管理，术中可实施肺保护性通气策略。

（1）以往呼吸机潮气量的设置为 > 10 ml/kg，肺保护性通气将潮气量设为 6 ~ 8 ml/kg，或尽量使平台压不超过 30 cmH_2O。

（2）单独使用小潮气量机械通气时可能会导致肺泡塌陷、肺不张，甚至延长通气时间。小潮气量联合呼气末正压通气（PEEP）进行机械通气可使陷闭的肺泡和气道扩张，提高肺功能残气量和通气/血流比值，PEEP 可保持肺在呼气末的开放，使肺泡在较高的功能残气位开始扩张，从而避免损伤的肺在吸气与呼气间大幅度地张缩，极大地减小因剪切力造成的肺损伤。PEEP 的设置无固定数值，在实际应用时，应选择最佳的 PEEP，可通过是否达到最佳氧合状态等指标进行评价，一般从 5 ~ 10 cmH_2O 开始。

（3）允许性高碳酸血症（permissive hypercapnia，PHY）指在机械通气时允许 CO_2 在一定范围内升高，以避免大潮气量、过度通气引起的肺损伤，且有利于低氧血症的纠正。在实施 PHY 策略时应注意 $PaCO_2$ 上升速度不应太快，使肾脏有时间逐渐发挥其代偿作用。一般认为血液 pH 不低于 7.20 和 $PaCO_2$ 在 60 ~ 70 mmHg 之间是可以接受的。$PaCO_2$ 过高时可通过增加呼吸频率来降低 $PaCO_2$；血液 pH 过低时，可适当少量补碱。

（4）肺复张方法（recruitment maneuver，RM）：在机械通气过程中，间断地给予较高的吸气峰压（peak inspiratory pressure，PIP）和较高的呼气末正压并维持一定的时间（30 s ~ 2 min），实施肺开放，一方面尽可能使更多的萎陷肺泡重新复张，另一方面还可以减少实施小潮气量时吸入高浓度氧气引起的吸收性肺不张和减少肺泡萎陷性肺损伤，改善氧合。目前认为，PIP ≤ 30 cmH_2O 一般比较安全；需要 > 30 cmH_2O 时，应该根据情况，当病情严重需要借助高 PIP（ > 30 cmH_2O）时一般不超过 45 cmH_2O，且要严密监测，防止 PIP 过高造成的气压伤和对血流动力学的影响。

（5）减少吸入氧浓度（fraction of inspired oxygen，FiO_2）：呼吸机应用过程中，应该尽可能应用 FiO_2 ≤ 60%。但对于肺功能不全的患者来说，严重缺氧足以造成患者在短期内死亡或导致器官损害，麻醉医师应权衡利弊，提高 FiO_2 以纠正缺氧，甚至将 FiO_2 设置为 100%，十分必要。一旦缺氧得到缓解，及时将 FiO_2 下调至 ≤ 60% 水平。

3. 肺水肿的预防

麻醉医师必须严格术中液体管理。应注意液体输注过多有导致肺水肿及矫形后出现复张性肺水肿的可能，如术中气管导管内突然涌出淡血性液体，要考虑发生急性肺水肿的可能。如气管导管内出现间歇性的少量淡血性液体，也有可能是原来闭合的肺泡内存在的慢性炎性渗出物，在肺泡充盈后流出。

（四）术中血液保护及内环境管理

1. 血液保护

脊柱矫形手术出血量大，通常都需要输血，实施积极的血液保护策略可显著降低围手术期输血量，减少围手术期并发症。根据脊柱侧凸手术的特殊性，Hb 应当保持在与术前相差不大的一定范围内，且内环境相对稳定，这样才有利于及时唤醒患者并提高唤醒质量，故临床麻醉时应采取相对积极的输血策略，使患者 Hb 及 HCT 保持在一个相对较高的水平。临床常用的血液保护方式主要有以下几种。

（1）急性高容性血液稀释（AHH）：手术前快速输注一定量的等渗胶体和（或）晶体液，术中出血用等量的胶体补充，而基础需要量以及蒸发、第三间隙移动等丢失量用等量的晶体液补充，使血容量始终保持高容状态，术中失血为稀释的血液，从而达到减少血液丢失的目的。采用羟乙基淀粉、琥珀酰明胶和复方氯化钠注射液施行 AHH，保持术中 HCT 不低于25%，以减少术中库血的输入量，对凝血功能、组织血流灌注、氧供影响小，具有较高的临床运用价值。

（2）急性等容性血液稀释（ANH）：在麻醉诱导前或诱导后进行采血，同时补充等效容量的晶体或胶体液使血液稀释，同时又得到相当数量的自体血。在手术必要时再回输采得的自体血，以达到不输异体血或少输异体血的目的。

（3）自体血液回收：对于术中预计出血量达到总血容量的 10% 或 >400 ml 时，建议采用自体血回输。在后路脊柱融合术术中使用血液回收装置（图 5-27）能减少同种异体输血，尤其是在手术时间 >6 h 且估计失血量 > 总血容量的 30% 的情况下。自体血回输系统可以安全有效地减少脊柱侧凸矫形手术围手术期异体输血，但是不能完全替代异体输血。

需要注意的是，回收的洗涤红细胞并不含有功能性血小板，而凝血因子和其他血清蛋白含量也明显降低，因此可导致凝血功能障碍的发生。出血量 >20% 预估血容量时应警惕术后凝血功能降低的可能性，此时应根据相关检查结果适当补充凝血因子、血小板及纤维蛋白原等。

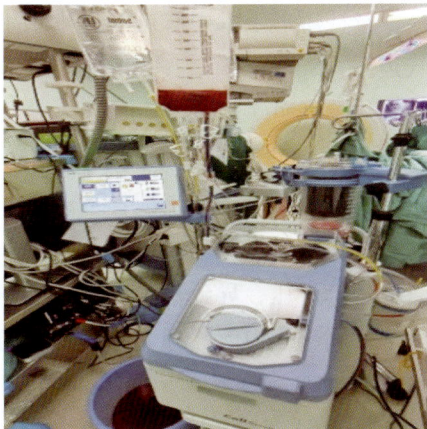

图 5-27　术中自体血回输

（4）成分输血：根据 Hb 及 HCT 水平输注浓缩红细胞；血小板计数低于 $50 \times 10^9 / L$ 时考虑输注血小板；新鲜冰冻血浆用于围手术期因失血造成凝血因子缺乏的患者；纤维蛋白原缺乏时需要输注冷沉淀或人纤维蛋白原纠正。

（5）抗纤维蛋白溶解药：氨甲环酸、氨基己酸等通过抑制纤维蛋白降解来减少出血，能够减少术中、术后输血率和术后大量引流发生率。基因重组活化凝血因子Ⅶ（rFⅦa）能够与组织因子结合形成复合物，激活凝血途径，形成稳定纤维蛋白斑块止血。

（6）体温保护：体温 <34℃将影响血小板功能和延长凝血酶激活，并增加围手术期寒战等并发症，应积极通过调节室温、变温毯保暖、输液加温装置等措施避免围手术期低温。

（7）其他：pH <7.10 显著影响机体凝血功能，故应及时诊断并有效治疗严重酸中毒和严重贫血。HCT 明显下降也影响血小板的黏附和聚集等。

2. 酸碱平衡及内环境稳定

酸中毒会干扰凝血系统的正常功能，大量输血会造成枸橼酸盐的大量输入，低龄及肾功能损害患者可能发生高钾血症，经中心静脉快速输注库存血液会出现高血钾及低血钙，因此大出血及大量输血时要定期检查血气，及时纠正酸碱平衡紊乱及电解质异常。

（五）术中特殊情况处理

1. 唤醒延迟或失败

唤醒失败首先要排除手术导致脊髓损伤的可能，及时与术者沟通术中操作情况，并结合SSEP、MEP等监测结果初步判断。如果患者听从指令睁眼或活动上肢，则脊髓神经损伤可能性大。术中唤醒延迟或唤醒质量不佳与多种因素有关：老年、麻醉用药量大、疼痛及痛觉过敏、水电解质及酸碱平衡紊乱、低体温、低脑氧、大量出血、患者本身认知力和配合度不高等，其中疼痛、痛觉过敏或内环境紊乱引起的唤醒困难或质量不佳较为常见，此时应通过输血、调整电解质及酸碱平衡、给予镇痛药物或抗痛敏药物来缓解，多能收到良好效果。

2. 术中胸膜损伤

脊柱矫形手术中有可能发生手术造成的胸膜破裂和气胸，若未能及时发现，将迅速出现高气道压，SpO_2下降，呼气末二氧化碳波形改变，血压下降乃至心搏骤停。通过听诊、术中胸部X线片等可明确诊断，并应尽快施行胸腔闭式引流救治。

3. 胸廓出口综合征

胸廓出口综合征是锁骨下动脉、锁骨下静脉和臂丛神经在胸廓上口受压迫而产生的一系列症状。后路矫形手术过程中由于操作需要，胸廓部承受按压力较大，可一过性出现胸廓上口锁骨下动脉受压，导致桡动脉有创测压受到影响，血液显示低于实际值，此时不应盲目使用升压药，待胸部压力解除后动脉测压即可恢复正常，当日在大失血情况下还需与低血容量性休克相鉴别。

4. 恶性高热

恶性高热是目前所知唯一可由常规麻醉用药引起围术期死亡的遗传性肌肉疾病，临床表现为由挥发性吸入麻醉药和去极化肌松药琥珀胆碱诱发的骨骼肌异常高代谢状态。恶性高热易感者一旦发病，病情进展迅速，表现为全身肌肉痉挛、体温急剧持续升高、耗氧量急速增加、CO_2大量生成，发生呼吸性和代谢性酸中毒及进行性循环衰竭的代谢亢进危象。在没有特异性治疗药物的情况下，一般的临床降温及治疗措施难以控制病情进展，最终患者因高钾血症、凝血功能障碍和多器官功能衰竭而死亡。紧急处理措施包括使用恶性高热的特效药丹曲林钠，恶性高热的病死率可控制在10%以下，如果没有丹曲林钠，则需积极施行以下处理措施。

（1）立刻停止使用吸入麻醉药和琥珀胆碱。

（2）立刻更换呼吸管道、钠石灰和麻醉机；呼吸环路吸入和呼出两侧加用活性炭过滤器（至少每1 h更换）。

（3）患者吸入100%高流量纯氧过度通气，以期实现氧气增加的效应和最小化无法控制的

CO_2 产生。

（4）通知术者尽快完成手术，甚至终止手术，患者平卧位。

（5）持续监测体温、呼气末二氧化碳分压（$PetCO_2$）、分钟通气量、心律失常、电解质、血气分析、肌酸激酶、肌张力、尿量和颜色、凝血功能（INR、血小板计数、凝血酶原时间、纤维蛋白原及其降解产物）等，用以进一步指导治疗。

（6）降温：核心体温 > 39℃ 时立即降温，包括戴冰帽及酒精擦浴、静脉输注冷生理盐水、体腔内冰盐水灌洗，必要时甚至可采用体外循环降温等。

（7）纠正酸中毒和电解质失衡：① 代谢性酸中毒 pH < 7.2 时应静脉给予碳酸氢钠治疗。② 高血钾时可通过葡萄糖、胰岛素和利尿剂治疗，难以纠正时及早考虑血液净化治疗，慎用钙剂。③ 呋塞米用于维持利尿 [1 ml/（kg·h）]，尿液颜色为深色或者褐色时，应进行血肌酸激酶、血和尿液肌红蛋白的检测，并用碳酸氢钠碱化尿液，防止肌红蛋白尿导致肾衰竭。

（8）心律失常：① 纠正酸中毒和高钾血症可有效控制心律失常。② 合理应用血管活性药（多巴胺、多巴酚丁胺、去氧肾上腺素、去甲肾上腺素等），以稳定血流动力学。③ 若发生心搏骤停，应给予肾上腺素，立即改平卧位，予以胸外按压，同时进行脑保护。

（9）除了以上处理外，通过相关专科评估尽早进行血液净化治疗。

5. 术中气管移位及脱管

颈部的屈伸倾向于推动导管在气管中插入更深，存在支气管插管的风险，而外展或旋转颈部可导致气管导管存在脱出的风险。施行上胸段脊柱手术或颈椎后路手术时，手术操作对脊柱的挤压、推拉等动作多会导致颈部后仰外展，气管导管移位，如果气管导管的固定深度不当，就有可能致导管脱出（**图5-28**）。一旦发生气管导管脱出，如果不能及时发现，患者的脉搏血氧饱和度（SpO_2）就会在短时间内开始下降，严重的可以导致呼吸、循环衰竭，抢救不及时甚至会导致患者死亡。而将俯卧位手术患者翻身并重新气管插管需要在短时间内完成，这给手术团队带来很大的难题。

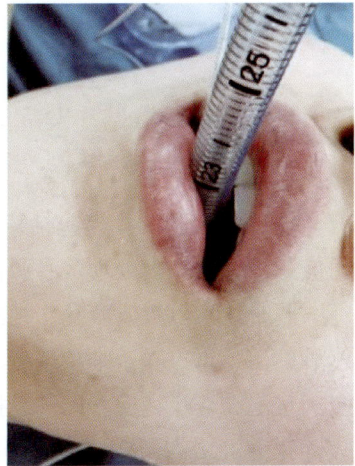

图 5-28　气管导管固定于门齿 23 cm 深度

手术过程中，若气管导管部分脱出，位于食管入口及气管入口之间，可听及呼噜声、气鸣音（**图5-29**），由于一部分氧气可以进入肺部，SpO_2 可能暂时不下降。一旦气管导管脱出，麻醉监护仪上的 $PetCO_2$ 波形通常就会消失或者异常，手控呼吸皮囊感到气道压力的异常，随之会出现 SpO_2 下降，心率、血压改变。但在某些情况下，$PetCO_2$ 及 SpO_2 并无明显改变，但麻醉机立式风箱表现为风箱漏气、充气不足、瘪陷；呼吸机气道压力下降明显，这是由于导管前端套囊在脊柱手术操作所致的颈部过度伸展时滑出声门，但其仍可封闭声门上区域，导管开口却位于声门下，事实上形成了类似喉罩的通气状态（**图5-30**）。这种通气状态短时间内不会导致窒息，但极不稳定，如果继续经历脊柱手术操作或进行唤醒试验，则很可能转为完全性气管导管脱出，给患儿带来致命性风险。这种因脊柱手术特有操作和体位引起的术中气管导管移位甚至脱出，多发生在低龄儿童，但成年人中也会出现，因此，在施行颈椎后路或上胸段手术的麻醉气管插管时，尤其应注意控制好留置气管导管的深度，比较可靠的方法是使用纤维支气管镜定位检查，将导管前端留置在靠近隆突上方部位并妥善固定。

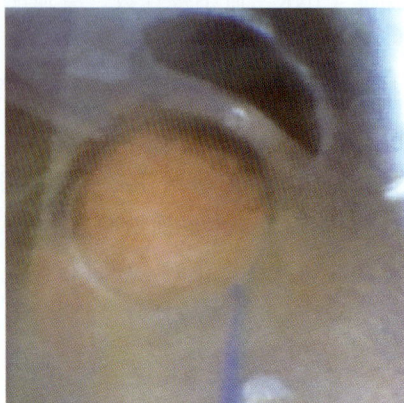

图 5-29　气管导管前端部分脱出声门口

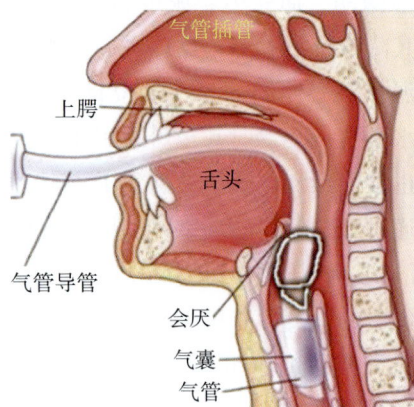

图 5-30　气管导管囊滑出声门但前端开口位于声门下方

四、术后管理

（一）术后常见并发症的处理

1. 肺水肿

急性肺水肿的症状包括双肺湿啰音，PaO_2 明显下降，氧饱和度持续下降。术后发生肺水肿时应积极针对病因处理。心源性肺水肿应及时使用利尿剂遏制钠潴留，减少静脉回流和降低前负荷，同时注意电解质紊乱、神经内分泌的激活、低血容量、低血压和氮质血症的问题；复张性肺水肿的治疗重点在于维持患者有足够的氧合和血流动力学的稳定，轻者吸氧即可纠正，严重者伴有大量泡沫样痰，应立即气管插管，呼吸机辅助呼吸，呼气末正压通气，有助于降低或抵消肺泡表面张力的增高，逆转肺泡萎陷，纠正低氧血症，恢复功能残气量，改善通气/血流比例失调并减少肺内分流，缓解组织缺氧。使用肾上腺皮质激素，可增加肺毛细血管膜的稳定性，应用利尿剂、强心剂和氨茶碱等药物，可减轻肺泡内的液体潴留。对于低心输出量者，需补充液体，但应慎用胶体液，因其可经受损的肺毛细血管渗漏至肺间质，增加间质内胶体渗透压，加重肺水肿。

2. 急性呼吸窘迫综合征

急性呼吸窘迫综合征（acute respiratory distress syndrome，ARDS）主要表现为进行性呼吸困难和低氧血症，可以通过氧合指数（PaO_2/FiO_2）判断，多与术前肺功能差、手术时间长、出血多、创伤大有关。除按常规 ARDS 治疗方案治疗外，建议术后不急于拔出气管导管，排除肺水肿可能并采取肺保护性通气策略治疗。

3. 谵妄综合征

术后谵妄是一种原因不明的急性、可逆性精神状态改变，以意识、注意力、认知和知觉障碍为特征的急性脑病综合征。术后谵妄的发病机制和年龄、手术应激、麻醉、脑血流灌注改变、低氧、温度改变、微血栓形成等因素有关，脊柱手术后谵妄的发生率较高，术后谵妄对患者预后会产生不良影响，如导致并发症增加、康复延迟、病死率增加，及术后早期认知功能障碍等。应注意围手术期的预防和治疗，包括术前沟通交流，围手术期良好的镇痛镇静，维持血流动力学稳定，保障脑氧供应，体温和麻醉深度监测，右美托咪定、褪黑素、硫酸镁等辅助用药等。

4. 术后视力下降

多与术中低血压、贫血、长时间俯卧位眼球压迫等因素有关。需要注意妥善摆放体位，避免眼球直接受压，维持血流动力学平稳，减轻头低位的幅度及时间等。

（二）术后多模式镇痛

1. 急性疼痛服务小组的建立

术后疼痛处理作为麻醉科的一部分，定期应有专人观察镇痛效应和处理不良反应。有条件的可成立全院性以麻醉科为主，包括外科医师、药师和护士参加的急性疼痛服务（APS）小组。APS 小组的目标是迅速、持续地消除疼痛，防止转为慢性疼痛，控制药物不良反应，达到最佳的躯体和心理功能，最大限度提高生活质量。

2. 多模式镇痛

脊柱矫形手术创伤大，疼痛性质较为复杂，术后疼痛剧烈，术后持续的手术部位疼痛影响患者的心理及术后功能锻炼和机体恢复，甚至不同程度影响患者呼吸、循环、消化等多系统功能，引发相应的术后并发症。目前提倡及时进行多模式镇痛（MMA）。

MMA 是通过不同作用机制药物或镇痛方法的累加或协同，使各类药品达到平衡，并且可以减少某一种药物单一使用的剂量，在疼痛产生的不同时相和不同靶位发挥作用，以最小的药物不良反应达到最佳的镇痛效果，促进患者功能愈合。MMA 常用的药物包括 NSAID、阿片类药物、抗癫痫类药物、肾上腺素受体激动剂、NMDA 受体拮抗剂和局部麻醉药等；给药方式除了常规的口服、静脉注射、肌肉注射等外，还包括患者自控镇痛（PCA）、硬膜外注射、鞘内注射等，但脊柱手术患者一般不采用椎管内给药。

超前镇痛是指在手术开始前使用镇痛药物以抑制围手术期疼痛，手术超前镇痛能有效地减少外周炎症组织的伤害性刺激，减缓中枢达到敏感化的程度，并且还可以抑制炎症因子的能级反应，缩小其产生疼痛的范围和持续时间。高选择性 COX-2 抑制剂如帕瑞昔布能够同时抑制外周和中枢 COX-2 的表达，减少炎症物质对神经末梢的刺激，具有外周、中枢双重抗炎优势，从而抑制痛觉超敏，提高痛阈。

MMA 没有固定的药物组合或给药方法限定，目前脊柱矫形手术常在术前 3 天开始每日口服塞来昔布进行超前镇痛，每日 2 次，每次 200 mg，直至术日早晨口服最后 1 次。手术关闭切口前，采用 0.5% 罗哌卡因 20 ml 对手术区域进行逐层局部浸润麻醉，术毕留置患者自控静脉镇痛泵，患者自控静脉镇痛泵使用的配方为将芬太尼 20 μg/kg、托烷司琼 2 mg 或昂丹司琼 8 mg、地塞米松 5～10 mg 加入生理盐水混合后至 100 ml。术后 3 天静脉给予 40 mg 帕瑞昔布或 50 mg

氟比洛芬酯，每日 1 次，术后 4～7 天改为口服塞来昔布。

MMA 带来的有效术后镇痛是加速康复外科（ERAS）的核心组成部分，能够改善术后恢复状况，提高了医疗和麻醉质量及患者满意度。

五、经典病例

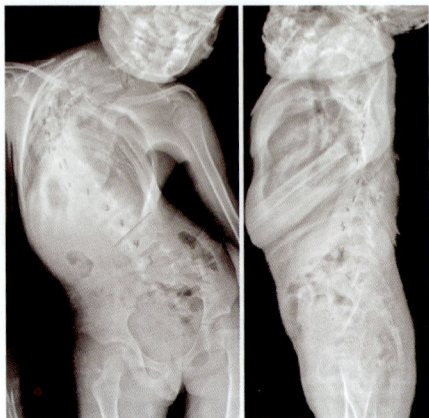

图 5-31　全脊柱站立位正侧位片提示右侧胸廓塌陷

患者，女性，8 岁，体重 18 kg，重度先天性脊柱侧凸伴肺功能不全。术前全脊柱 X 线片可见右侧胸廓塌陷（图 5-31），CT 显示双侧胸腔容积明显减小，双肺严重受压，肺的膨胀明显受限。术前肺功能检查提示重度混合性通气功能障碍，小气道受阻，VC 42.3%，MVV 28.3%，FVC 42.1%，FEV_1/FVC 99.27%。血气分析提示 PaO_2 85 mmHg，$PaCO_2$ 42 mmHg。术前行 Halo 轮椅牵引及呼吸功能锻炼两个月，复查血气分析提示 PaO_2 88 mmHg，$PaCO_2$ 27.1 mmHg。

择期行全麻下脊柱侧凸后路矫形手术。术前 1 天行唤醒试验训练。术前常规禁食禁饮，无术前用药。入室后开放外周静脉血管通路，常规监测心电图、血压及 SpO_2。诱导给予咪达唑仑 0.1 mg/kg，芬太尼 6 μg/kg，丙泊酚 1 mg/kg，维库溴铵 0.15 mg/kg。气管插管成功后接麻醉机，术中潮气量设置 160 ml，频率 16 次/min，行桡动脉穿刺置管测定有创血压，开放中心静脉。术中监测并维持 BIS 40～60，SVV ≤ 12%，CVP 10～12 mmHg。麻醉维持：静脉输注丙泊酚 4～12 μg/(kg·h)，瑞芬太尼 0.2 μg/(kg·min)，右美托咪定 0.2 μg/(kg·h)，苯磺顺阿曲库铵 5 μg/(kg·min) 起始，并以肌松监测仪指导苯磺顺阿曲库铵使用，使拇内收肌 TOF 值维持在一个肌颤搐水平。

手术开始后即调整丙泊酚泵注速度进行控制性降压，必要时泵注尼卡地平。控制性降压程度均以平均动脉压（MAP）不低于基础值 30% 且在 60mmHg 以上及术野渗血量适度减少为目标，暴露椎板完成后停止控制性降压。术中 PaO_2 正常，$PaCO_2$ 在 37～48 mmHg，最高时 55 mmHg。术中有一过性气道压升至 35mmHg，右上肺哮鸣音，给予沙丁胺醇气雾剂喷入后气道压降至 25 mmHg。后改为压力控制通气（PCV）模式，气道压设为 23 cmH_2O，呼吸频率 14～16 次/min，平均潮气量可达 150 ml，呼气末二氧化碳分压（$PetCO_2$）约 40 mmHg。

于外科医生完成第 1 根固定棒后两组均停止输注麻醉维持药物，在术者安装完两侧内固定棒，BIS 值上升至 75 后开始唤醒试验。每隔 20 s 呼唤患者的姓名，嘱其双侧脚趾背屈和跖屈，唤醒时间 12 min，唤醒质量佳。该患儿术后 4 h 清醒带管自主呼吸，给氧 5 L/min，氧饱和度可维持在 93%～98%。但半小时后患儿呼吸费力，听诊双肺可闻及双肺湿啰音，根据血气分析结果考虑患儿发生 ARDS，予以再次镇静下呼吸机支持治疗，减少呼吸做功，并采用肺保护性通气策略（潮气量设为 $4 \sim 6 \, ml/kg$，平台压不超过 $28 \, cmH_2O$；PEEP $6 \sim 8 \, cmH_2O$；间断肺复张 PIP $\leq 30 \, cmH_2O$）及脱机锻炼，并予以限容利尿、加强雾化、吸痰、抗感染等对症治疗。患儿 3 天后顺利拔除气管导管，转入普通病房，两周后顺利出院。

（顾小萍　顾伟）

第五节　脊柱后凸手术麻醉

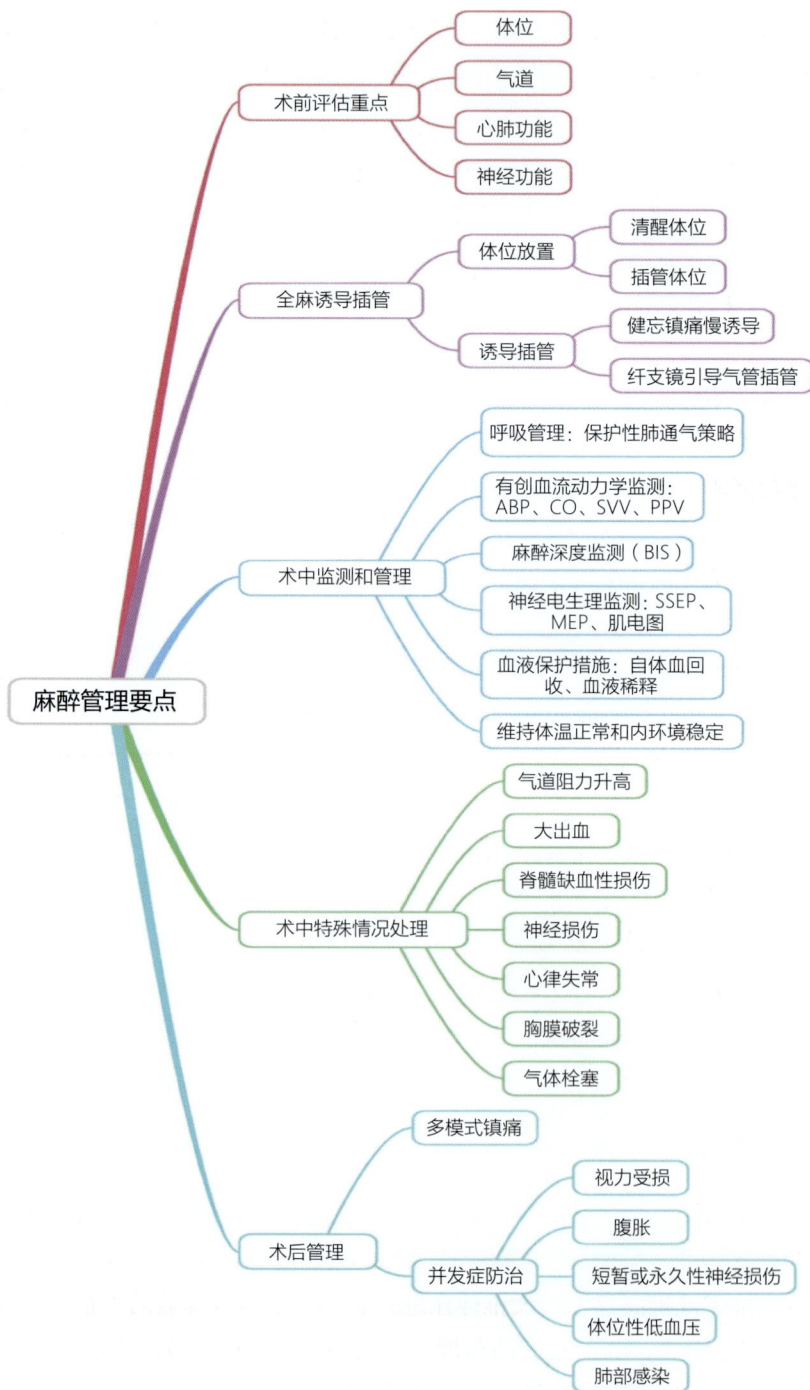

麻醉管理要点

- 术前评估重点
  - 体位
  - 气道
  - 心肺功能
  - 神经功能
- 全麻诱导插管
  - 体位放置
    - 清醒体位
    - 插管体位
  - 诱导插管
    - 健忘镇痛慢诱导
    - 纤支镜引导气管插管
- 术中监测和管理
  - 呼吸管理：保护性肺通气策略
  - 有创血流动力学监测：ABP、CO、SVV、PPV
  - 麻醉深度监测（BIS）
  - 神经电生理监测：SSEP、MEP、肌电图
  - 血液保护措施：自体血回收、血液稀释
  - 维持体温正常和内环境稳定
- 术中特殊情况处理
  - 气道阻力升高
  - 大出血
  - 脊髓缺血性损伤
  - 神经损伤
  - 心律失常
  - 胸膜破裂
  - 气体栓塞
- 术后管理
  - 多模式镇痛
  - 并发症防治
    - 视力受损
    - 腹胀
    - 短暂或永久性神经损伤
    - 体位性低血压
    - 肺部感染

一、脊柱后凸常见原因和手术特点

1. 脊柱后凸病因及分型

脊柱后凸是炎症、结核、创伤、退行性变、先天异常等多种原因引起的原发或继发性脊柱畸形，严重后凸畸形的常见原因是强直性脊柱炎，少见原因有舒尔曼病引起青少年特有的胸腰椎后凸、老年人重度骨质疏松和多发椎体压缩骨折导致的严重后凸等。强直性脊柱炎病变后期出现渐进性僵硬的脊柱后凸畸形、矢状面失衡、顽固性疼痛和神经功能障碍等问题，患者可有活动受限、胸背部疼痛、肌肉疲劳、行走困难，严重影响生活质量，脊柱截骨矫形手术是唯一有效的治疗方法。强直性脊柱炎纽约标准根据顶椎位置，将强直性脊柱炎后凸畸形分为四型：腰椎（Ⅰ型）、胸腰椎（Ⅱ型）、胸椎（Ⅲ型）、颈椎或颈胸段（Ⅳ型）后凸畸形，其中Ⅱ型较常见。

2. 后凸畸形手术适应证

脊柱后凸患者的手术适应证包括：后凸畸形 > 40°（Cobb 法）或经保守治疗无效，畸形继续加重者；后凸畸形伴有椎管狭窄、神经压迫症状和体征，甚至出现严重神经损伤症状和体征；引起脊柱畸形的原发病变已经静止，红细胞沉降率趋于正常，患者有较强烈的手术意愿，同时排除严重的心肺功能不全、代谢性疾病、营养不良、精神障碍等手术禁忌证。舒尔曼病的手术适应证为后凸 > 75°或后凸 > 55°伴有疼痛而对保守治疗无效的患者、使用支具治疗后凸仍进展的患者，以及不能接受外观或合并神经功能损害的患者。

3. 截骨矫形手术的目标和术式

手术的目标是重建人体矢状面平衡，重置脊柱合理力线，恢复站立时骨盆中立位，改善患者的外观和平视能力，同时改善心肺功能和消化功能，提高患者的生活质量。截骨矫形手术的术式主要有后路多节段经椎间关节 V 形截骨、经椎弓根椎体截骨、脊椎切除和脊柱去松质骨截骨。强直性脊柱炎患者骨化程度较重，后凸畸形 > 70°，弧顶合并楔形变或压缩骨折的重度后凸畸形，全脊椎截骨联合椎板 V 形截骨为最佳术式。

脊柱后凸畸形截骨矫形手术由于术式复杂、创伤大、失血多、手术风险高、时间长，在体位放置、气道管理、神经保护、血液保护以及风险事件防控等方面有其特殊性，本节将重点介绍严重后凸畸形的围手术期麻醉管理要点，以指导麻醉医师的临床工作。

二、术前评估重点

1. 体位

脊柱后凸患者不能平卧，常以侧卧脊柱屈曲位休息。侧位 X 线片见脊柱明显后凸畸形，椎体骨质疏松和方形变，椎旁韧带钙化及骨桥形成，强直性脊柱炎晚期脊柱骨质疏松明显，容易因轻微外伤发生经椎体或椎间盘骨折及椎体压缩性骨折。影像学参数的评估主要有整体后凸角度（Cobb 角）、局部后凸角度、腰椎前凸角度及矢状面偏移（S_1 椎体后缘与 C_7 铅垂线之间的水平距离），可根据脊柱 CT 三维重建成像设计最佳插管体位和手术体位，避免体位不当造成骨折或脊髓损伤，必要时应在术前模拟体位放置。

2. 气道评估

强直性脊柱炎晚期常累及颈椎，颈部活动部分或完全受限，且轻微受伤或过伸可引起颈椎骨折、寰枢椎半脱位，部分患者关节受累可导致颞下颌关节强直，张口受限，为预期困难气道，术前应充分评估和准备。颈部活动度按前屈/后仰角度受累范围分为不受限、受限和完全不能活动，颈部活动受限、张口度 < 4.5 cm、甲颏距离 < 6.5 cm、改良 Mallampati 分级为 III ~ IV 级均预示气管插管困难，若患者合并小颌畸形、颈围增粗、打鼾病史，也常预示面罩通气及插管的困难增加。通过 X 线、CT 或 MRI 检查，判断颈椎曲度、有无椎体骨折或半脱位、是否有气管偏移及气管通畅情况。

3. 心肺功能评估

脊柱后凸和肋椎僵硬限制胸廓及膈肌的活动，尤其颏眉角 90° 以上的后凸畸形，导致重度限制性通气功能障碍。胸部 CT 结果显示，50% ~ 73% 的强直性脊柱炎患者肺部有毛玻璃影、非特异性间质性改变、肺气肿、支气管扩张、肺纤维化等表现，34.5% 的患者有肺功能异常，主要表现为限制性通气功能障碍。根据肺功能测定的 FVC、FEV_1、一秒率（FEV_1/FVC）和最大呼气中期流量，结合动脉血气分析、屏气试验判断肺功能受损情况。FEV_1 小于预测值 40% 的患者，支气管痉挛的风险明显增加。对有咳嗽、咳痰症状，X 线片显示有肺不张、间质性肺炎等表现的患者，术前应行雾化吸入治疗，鼓励患者排痰，改善肺功能。随着脊柱畸形程度的加重，胸腔容积缩小，心脏的收缩和舒张功能也受到影响。主动脉瓣关闭不全见于 3.5% ~ 10% 的强直性脊柱炎晚期患者，主动脉根部局灶性中层坏死引起主动脉环状扩张，以及主动脉瓣膜纤维化缩短变厚，导致主动脉瓣关闭不全。强直性脊柱炎患者的心肌也可以发生纤维变，累及心脏传导系统，主动脉瓣关闭不全、心脏扩大、传导阻滞是晚期强直性脊柱炎的转归之一。根据心电图、超声心动图、胸部 X 线片（心/胸比）检查，结合患者活动耐量判断心功能储备情况，但严重畸形或疼痛致活动受限时，难以通过活动耐量准确评估心功能。

4. 神经功能评估

神经系统症状来自压迫性脊神经炎或坐骨神经痛、椎体骨折或不全脱位以及马尾综合征，马尾综合征可引起勃起功能障碍、尿失禁、膀胱和直肠感觉迟钝、踝反射消失。颈椎骨折后采用硬质颈托保护，仍有可能发生单侧 C_5 神经麻痹。根据美国脊髓损伤协会标准，评估神经功能（A ~ E 级），记录术前视觉模拟评分法（VAS）评分和 Oswestry 功能障碍指数（Oswestry disability index，ODI），后者用来评估腰背痛或腿痛所致功能障碍程度，术后再次评估神经功能改善情况。

三、术中监护和麻醉管理

1. 人工气道建立与呼吸管理

（1）体位放置：设计清醒体位、插管体位、手术体位，核心是避免疼痛加重、骨折或脊髓损伤，同时便于麻醉诱导、气管插管和手术操作。患者清醒时应为舒适体位，在颈后部、腰背部放置垫枕，可呈半卧位或侧卧位。合适的体位能提高插管成功率，患者呈半卧或侧卧位时，麻醉医师可面对患者实施可视软镜或纤维支气管镜引导的气管插管。若将手术车头侧降低（半卧头低位），麻醉医师可站在患者头侧实施经口或经鼻气管插管。根据患者脊柱后凸角度、髋及膝关节强直程度将手术床折叠适当角度，备好合适高度的海绵体位垫，清醒插管成功后协助患者翻身至手术床上，头放置于中空海绵枕上，保持颈部原有曲度，确保眼球及面部不受压，气管导管无打折。

（2）麻醉诱导及气管插管：常规监测心电图、心率、无创血压、SpO_2，采用健忘镇痛慢诱导气管插管技术，面罩吸氧，静脉注射咪达唑仑 0.02～0.025 mg/kg、甲泼尼龙琥珀酸钠 40 mg，缓慢静脉滴注舒芬太尼 5 μg 或芬太尼 0.05 mg，选择通气好的一侧鼻腔插入浸润有 1% 麻黄碱 +1% 丁卡因混合液的棉签，口咽部、舌根部分次喷洒 1% 丁卡因，经环甲膜穿刺气管内注入 2% 丁卡因 2.5 ml，3 min 后可行气管插管。当颈部活动不受限、张口度正常，患者为半卧头低位时，麻醉医师可采用可视喉镜经口气管插管，若插管失败，用纤维支气管镜引导经口或经鼻气管插管。颈部活动部分或完全受限、张口困难者，首选可视软镜或纤维支气管镜引导经鼻气管插管。插管过程中患者应清醒、配合，插管成功后，再次确认导管在气管内，呼气末二氧化碳浓度监测见波形和数值。协助患者翻身俯卧位后，可给予丙泊酚、罗库溴铵、舒芬太尼静脉注射，行全身麻醉及机械通气。

（3）呼吸管理：强直性脊柱炎患者大多数有限制性通气功能障碍，也可合并阻塞性通气功能障碍，术中采用保护性肺通气策略，可减少术后肺部并发症的发生率。采用小潮气量通气（6～8 ml/kg），常规使用 PEEP（6～8 cmH2O），间断进行手法肺复张，FiO_2 不要过高和保持低气道压也是肺保护的重要内容。

2. 血流动力学监测与血压调控

首选左侧桡动脉（Allen 试验阴性）局部麻醉下穿刺置管，监测有创动脉血压和心输出量。选择暴露条件好的一侧颈部，超声引导局部麻醉下行颈内静脉穿刺置管，建立中心静脉输液通路，同时监测中心静脉压（CVP）。对颈部活动完全受限者，超声探头的放置和穿刺针的进针方向均受限，穿刺前可做三维结构图确定穿刺点和进针角度，必要时可用 20 G 血管穿刺针替代 ARROW 穿刺针，采用小儿穿刺套件内的细钢丝作为导丝。俯卧位对心功能有一定影响，俯卧后可见心指数降低，胸膜腔内压亦增加，导致 CVP 升高，因而 CVP 的动态变化趋势比单一的数值更有临床价值。

循环管理采用目标导向液体治疗，维持适当麻醉深度，BIS 在 40～60 之间，根据心输出量、每搏量变异度（SVV）、脉压变异度（PPV）等动态血流动力学指标的变化补充液体，使用小剂量血管活性药物，个体化确定理想的血压波动范围，调节血压在安全范围内波动。控制性低血压原则上不适用于复杂的脊柱矫形手术，维持平均动脉压（MAP）在 60 mmHg 以上，保证脊髓有充分的灌注，可以预防脊髓缺血性损伤。MAP 长时间低于 55 mmHg 可能导致脊髓低灌注，造成严重的神经并发症。出血量大时，根据血栓弹力图（TEG）监测结果精确指导成分输血。

3. 神经电生理监测与脊髓保护

为避免手术操作对周围神经、椎管内脊髓的机械性或缺血性损伤，脊柱矫形、融合、椎管减压以及内固定手术需要监测体感诱发电位（SEP），SEP下降幅度＞50%或潜伏期延长10%表示感觉神经通路受损。运动诱发电位（MEP）监测运动神经传导系统功能，肌电图（EMG）监测支配肌肉活动的脊髓神经根丝以及外周神经的功能。神经电生理监测中需注意麻醉药物对神经电信号的影响，所有卤族吸入麻醉药均可剂量依赖性降低SEP波幅以及延长潜伏期，若合用60%的NO则变化更为明显，随着精准脊柱外科的发展和神经监测的精细化，挥发性麻醉药及NO的吸入浓度应控制在0.5 MAC以下。避免使用肌松药，阿片类药物对SEP波幅和潜伏期无显著影响。对有恶性高热风险的患者或需要术中唤醒者，宜选择全凭静脉麻醉，持续静脉泵注麻醉药物，避免单次推注药物对电生理信号的影响。常用的药物组合为右美托咪定＋丙泊酚＋瑞芬太尼，停用丙泊酚及瑞芬太尼，仅以小剂量右美托咪定维持镇静，待BIS＞75即可唤醒患者，检查肢体活动情况。

截骨复位过程中须严密监测SEP、MEP、EMG变化，有异常时及时告知术者，需要关注的手术步骤主要有：全脊椎截骨在完成一侧截骨后，未固定的截骨端位移对脊髓产生剪切伤；椎管减压和椎体后上缘切除不充分时，截骨端椎体后缘与对应的椎板边缘对脊髓产生夹击伤；显露神经根及通道时神经根受到牵拉；复位后截骨面闭合，骨端对神经根造成嵌压；截骨后脊髓过度短缩、神经卡压。除术者操作应轻柔外，还应避免血压剧烈波动，减少MAP降低或麻醉加深对SEP波形的干扰，SEP发生明显改变时，麻醉医师和手术医生需共同努力以减少神经损伤，应纠正低血压、贫血、血容量不足、低体温，改善氧合，手术医生应减少过度牵拉、减少受影响区域的解剖操作、松解钉棒固定系统及检查相关的螺丝，若以上措施仍不能改善SEP的变化，需行唤醒试验，对患者神经功能进行临床评估，以明确是否发生了神经损伤。对重度后凸畸形（后凸角度＞70°）的患者，应采用SEP和唤醒试验双重监测，唤醒后检查双足趾活动正常，SEP监测P40潜伏期及波幅在正常范围，可固定各关节螺母完成内固定手术。

4.血液保护措施

脊柱后凸手术由于畸形严重程度、不同术式、切口大小、截骨节段数量、术者经验等的不同，出血量在几百至上万毫升不等。减少术中不必要的出血和完善、彻底的外科止血是减少手术失血的关键，如采用双极电凝仔细止血，尽可能进行骨膜下分离，减少对节段血管的损伤，沿着骨膜剥离肌肉，避免肌肉损伤以减少出血等。显露神经根及通道时用吸收性明胶海绵保护，可起到对椎管内静脉丛压迫止血的作用，胸腰段后凸畸形合并Andersson骨折时经骨折线截骨可避免大量失血。术前给予重组促红细胞生成素，对手术野的出血进行自体血回收，术中等容血液稀释以减少红细胞丢失，均可减少异体血输入。根据患者状况个体化选择输血指征，利用TEG监测凝血和纤溶功能，判断是否有凝血因子、纤维蛋白原或血小板的缺乏，予以相应成分补充。术后持续出血时，可考虑血管造影明确出血位置后行血管栓塞手术。总之，采取减少出血、血液回收、血液稀释、精准成分输血等综合措施进行血液保护。

5.体温和内环境管理

术中常规监测鼻咽温，维持体温在36～37℃，及时发现并处理过低或过高的异常体温。低体温会对患者预后产生不良影响，增加伤口感染、延迟愈合、增加出血和心血管事件的发生率。保温措施有晶体液和羟乙基淀粉溶液可放37℃暖箱内加温后输入，注意某些胶体液如琥珀酰明胶溶液不能加温，输注血液制品需采用加温仪，所有裸露皮肤均需覆盖敷料，使用暖风机等。若体温短时间升至40℃以上，伴有咀嚼肌收缩、骨骼肌僵硬、无法解释的心动过速、高碳酸血症、高钾血症，须警惕恶性高热发生，应早期对症处理，解除所有可能的诱因，尽早静脉输注丹曲林钠治疗。术中动脉血气分析可监测内环境变化，调整内环境稳定。

6. 术中特殊情况处理

（1）气道阻力增高：面罩充分吸氧、气道充分表面麻醉、减少呼吸道分泌物及减小插管刺激，是预防喉痉挛的关键。插管后及机械通气期间出现气道阻力增高，听诊肺部有哮鸣音或痰鸣音，考虑发生支气管痉挛，应检查麻醉深度，给予吸痰、静脉滴注二羟丙茶碱或气管内喷入沙丁胺醇解痉治疗。矫形过程中胸廓受挤压也是气道压增高的常见原因。此外，还应考虑机械性气道梗阻、过敏反应、充血性心力衰竭、气胸、肺栓塞等情况，并根据不同病因进行处理。

（2）大出血：骨组织血运丰富，手术创面和骨髓腔的渗血不易控制，再有长节段畸形、截骨面闭合困难、血管损伤、椎管内出血、既往脊柱手术史、术者缺乏经验等情况时，可造成大量出血，导致重要脏器缺血性损伤、凝血功能障碍、输血相关并发症等问题。失血超过1个成人的血液总量（75 ml/kg）或单节段出血超过200 ml均预示大量出血，结合HCT或Hb水平，输注悬浮红细胞，维持Hb 80 g/L以上。根据TEG分析结果，补充缺乏或功能不足的血液成分。

（3）脊髓缺血性损伤：术中出血过多，术后大出血行二次手术探查时确定出血位置困难，以及术中持续的低血压、椎管内操作都可能对脊髓造成进一步损伤，尤其是前脊髓动脉的低灌注使患者有偏瘫风险。保证脊髓灌注充分，提高Hb浓度和血氧含量，是预防脊髓缺血性损伤的关键，损伤处理原则为脱水、利尿和减轻水肿。

（4）神经损伤：截骨矫形过程中须密切监测SEP、MEP变化，及时发现异常信号，必要时术中唤醒患者以检查神经功能情况。手术相关的神经损伤以预防为主，麻醉医师应维持循环稳定，不干扰神经电生理信号的监测，同时应熟悉易发生脊髓/神经损伤的关键手术步骤，术中给予甘露醇250 ml及甲泼尼龙琥珀酸钠0.5~1 g静脉滴注保护脊髓。

（5）心律失常：椎弓根打钉、矫形棒固定、复位后凸畸形等操作常会挤压胸廓，导致房性早搏、室性早搏、心动过缓等心律失常，与肺及胸膜牵拉引起的神经反射有关，停止手术操作后若不能很快缓解，给予抗心律失常药物处理。

（6）胸膜破裂：在剥离肋骨及椎体两侧软组织时，可能出现胸膜破裂而导致张力性气胸，气道阻力增加，严重者可发生心搏骤停，须立即心肺复苏、放置胸腔闭式引流减压。麻醉医师需与术者保持沟通，及早发现并处理气胸。

（7）气体栓塞：俯卧位时术野与右心之间存在重力梯度，当患者血容量不足时，开放的静脉内压力降低，空气可能被吸入静脉。胸椎后凸、腹部悬空、潮气量增加、大出血、控制性降压、低CVP是脊柱矫形术中发生气体栓塞的危险因素。患者可出现血压、PetCO$_2$和（或）SpO$_2$骤降，心律失常或ST段改变、P波高尖，从中心静脉导管抽出气体或术野观察到气泡，或经食管超声见心腔内有颗粒状、空泡状或团块状透亮强回声信号，提示气体栓塞。处理措施包括吸入纯氧、头低位、提高CVP、减少泡沫血液产生、促进空气栓子吸收、维持循环稳定等。

四、术后管理

1. 术后多模式镇痛

强直性脊柱炎患者术后疼痛的主要部位依次为伤口部位、背部肌肉、髋关节和颈椎，应针对不同部位的疼痛特点采取相应的镇痛策略。手术切口以 0.5% 罗哌卡因 30 ml 皮下浸润局部麻醉，可明显缓解伤口部位疼痛，术后即刻启动 PCIA 镇痛，持续用药，在局部麻醉消退前达到稳态血药浓度。下腰背发僵和疼痛是强直性脊柱炎最常见和特征性的主诉，为强直性脊柱炎引起的炎性疼痛，由于阿片类药物对神经性疼痛效果不佳，NSAID 更加适合用于缓解此类疼痛。术后即刻实现后凸矫正，脊柱畸形所致颈椎及背部脊柱旁肌肉疼痛在术后会有明显缓解，但髋关节疼痛在术后可能加重，至术后 3 天，疼痛程度恢复至术前水平。近端固定椎跨过后凸顶椎时也可出现胸背部疼痛或异物突出感，平卧时明显，严重者影响患者睡眠，因此，近端固定节段选择在近端截骨节段头侧 3 个椎体，可减少疼痛发生。

PCIA 宜选用小剂量阿片类药物伍用右美托咪定、NSAID，以获得满意的镇痛效果。背部疼痛的患者还可配合局部肌肉按摩以缓解疼痛。此外，35% 的强直性脊柱炎患者有抑郁症状，术前宣教、术后心理护理、舒缓的音乐均可以缓解紧张、焦虑、恐惧等不良情绪，从而减轻疼痛。

2. 术后并发症防治

（1）视力受损：长时间俯卧位后可出现眼异物感、流泪，24 h 内可自行好转。脊柱手术后发生的视力受损，其严重程度可从视物模糊到完全失明，有 4 种较为常见的原因：视网膜动脉阻塞、视网膜中央静脉阻塞、皮质盲和缺血性视神经病变（ION）。视网膜中央动脉或静脉的阻塞通常与眼部的直接创伤（直接作用于眼球的压力）有关，体位放置时，应避免直接的眼球压迫。ION 的发生率为 0.01% ~ 0.2%，与易损体位下视神经血流灌注不足有关，其独立风险因素包括男性、手术时间延长、Wilson 框架的使用、低比例的胶体/晶体液体治疗等，对手术时间长的患者，维持有效的血管内容量、HCT、提高胶体/晶体比例，尽可能保持头部与心脏在同一水平，有助于预防 ION 的发生。25% 的强直性脊柱炎患者在病程中发生单侧或双侧交替的葡萄膜炎，反复发作可致视力障碍，此类患者更需注意保护视力。

（2）腹胀：强直性脊柱炎患者腹部脏器受压导致消化功能障碍，术后腹胀发生率较高（58.5%），多于术后 16 ~ 24 h 出现，可持续数天，程度严重者多与矫形后腹腔容积改变、十二指肠悬韧带受到牵拉有关，后凸畸形病史较长和椎旁软组织挛缩患者更易出现腹胀。术后镇痛尽可能减少阿片类药物的使用或伍用外周 μ- 阿片受体拮抗剂阿维莫泮（alvimopan），可以减轻肠麻痹症状。适当延长禁食时间，持续胃肠减压，进食后选用高纤维素及易消化食物，促进胃肠蠕动，并鼓励患者下地活动，可明显缓解症状。后凸矫形程度较大时，可引起肠系膜上动脉综合征，出现肠道缺血、肠梗阻、胃肠功能紊乱，需要持续胃肠减压、镇痛治疗，必要时行手术处理。

（3）短暂或永久性神经损伤：术中脊髓低灌注损伤，矫形时脊髓受到牵拉、震动，均可能引起脊髓的继发性损害，减压后神经水肿、神经周围血供被破坏以及术后神经粘连和受压，也可能引起神经损害症状。预防措施为术中仔细操作、应用消肿及激素药物、术后积极功能锻炼等。短暂性神经损伤表现为单侧或双侧下肢肌力减退、感觉减退、反射改变，给予甲泼尼龙琥珀酸钠冲击疗法和神经营养药物，1周左右肌力、感觉可恢复正常。若术后出现偏瘫或全瘫，立即行全脊柱 CT 或 MRI 平扫，检查有无椎弓根螺钉误置，椎管内有无明显血肿占位。

（4）体位性低血压：患者术后在胸腰背心支具保护下离床下地活动，可能发生体位性低血压，表现为头晕、心悸、出汗，严重者出现晕厥，应立即平卧、吸氧，可逐渐缓解。平卧位时头部反复抬高 20°~60°，每次持续 20 min，可使大脑逐渐适应脑血流量（cerebral blood flow，CBF）的变化，或让患者从半卧位至坐位逐渐适应后再下床活动，可防止体位性低血压的发生。

（5）肺部感染：术前有间质性肺炎、支气管扩张、吸烟史或长期使用 TNF-α 拮抗剂控制病情的患者，术后易发生肺部感染。定时给予布地奈德混悬液、异丙托溴铵溶液雾化吸入，鼓励患者自行咳痰，痰液较黏稠或咳痰无力的患者，必要时给予吸痰。持续低流量吸氧，保持病室通风、清洁。

五、经典病例——强直性脊柱炎后凸畸形截骨矫形内固定术麻醉管理

1. 病例摘要

患者，男性，40岁，40 kg，95 cm，ASA 分级 Ⅲ 级。既往有强直性脊柱炎病史 16 年，未曾规律治疗。因"强直性脊柱炎后凸畸形伴双髋关节活动受限"入院，双髋关节屈曲 90° 强直，双膝活动受限，行走困难，长期以脊柱屈曲、屈髋、屈膝位休息。一期在全身麻醉下行"双侧全髋关节置换、双侧内收肌松解术"，于术后 12 天拟二期在全身麻醉下行"脊柱后路截骨矫形植骨融合椎弓根螺钉内固定术"。术前体格检查：胸腰段脊柱后凸 75.7°，胸椎至腰椎无活动度，颈椎屈伸旋转明显受限，甲颏距离 5 cm，开口度 3 cm，Mallampati 分级 Ⅳ 级，心肺听诊未闻及明显异常，屏气试验 20 s。心电图示左心室高电压，脊柱 CT 示：颈椎、胸椎、腰椎多发骨桥形成，呈竹节状，曲度明显变直。双肺未见明显异常，肺功能检查示：重度限制性通气功能障碍，弥散功能轻度降低。血常规示轻度贫血，Hb 98 g/L，凝血功能、肝肾功能检查基本正常。

2. 麻醉管理

患者入室后常规监测心电图、心率、血压、SpO_2，术前心率 90 次/min，血压 138/84 mmHg，SpO_2 97%，呈半卧头低位。静脉注射咪达唑仑 1 mg、甲泼尼龙琥珀酸钠 40 mg，缓慢静脉滴注舒芬太尼 5 μg，2 min 后选择通气好的一侧鼻腔插入浸润有 1% 丁卡因 +1% 麻黄碱混合液的棉签，口咽部、舌根部喷洒 1% 丁卡因表面麻醉，采用 6 号针头经环甲膜穿刺，气管内注入 2% 丁卡因 2.5 ml，3 min 后经鼻纤维支气管镜引导行气管插管，插管成功后纤维支气管镜检查导管在气管内（见气管环和隆突），导管口有呼出气体，呼气末二氧化碳分压监测可见波形和数值，再检查套囊无漏气，听诊双肺呼吸音无异常。局部麻醉下行左桡动脉（Allen 试验阴性）穿刺置管，监测有创动脉血压和心输出量。协助患者翻身俯卧位后，给予丙泊酚、罗库溴铵、舒芬太尼静脉注射，全身麻醉后机械通气。潮气量 250~300 ml，呼吸频率 15~18

次/min，PEEP 6 cmH$_2$O，FiO$_2$ 60%，新鲜气流量 2 L/min，维持 PetCO$_2$ 35～45 mmHg。麻醉维持为静脉输注丙泊酚、瑞芬太尼、右美托咪定，维持 BIS 值在 50～60，根据心输出量、SVV、PPV 等指标变化进行液体补充及给予血管活性药物，液体及血制品均加温后输入，采用暖风机进行保温，维持鼻咽温 36～37℃。同时监测患者 SEP、MEP 和 EMG。术中静脉滴注 20% 甘露醇 250ml 和甲泼尼龙琥珀酸钠 500 mg 保护脊髓、氨甲环酸 100 ml 止血和兰索拉唑 30 mg 抑酸。行 L$_3$ 椎体截骨、T$_{11}$～S$_1$ 矫形椎弓根螺钉内固定术，失血量 400 ml，尿量 1400 ml，输入晶体液 2000 ml，胶体液 500 ml，红细胞 2 U，新鲜冰冻血浆 370 ml。手术时间 330 min，麻醉时间 415 min，手术切口长约 25 cm，术毕切口以 0.5% 罗哌卡因 30 ml 皮下浸润局部麻醉，手术结束前 30 min 静脉注射帕瑞昔布 40 mg。术毕 5 min 患者清醒，自主呼吸恢复，10 min 肌力恢复正常，吸空气 SpO$_2$ 96%，拔除气管导管，安返病房（**图 5-32**）。

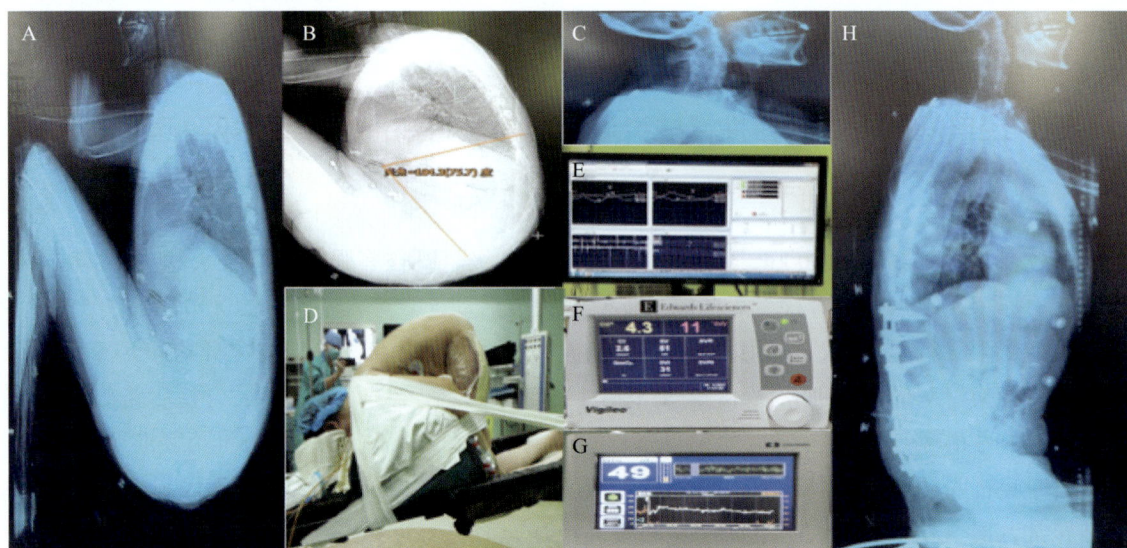

图 5-32　"折刀人"后路脊柱后凸畸形截骨矫形内固定术的麻醉管理

A. 长期脊柱屈曲、屈髋、屈膝位休息；B. 胸腰椎后凸畸形，Cobb 角 75.7°；C. 颈椎多发骨桥形成，呈竹节状，曲度明显变直；D. 清醒插管后，患者配合翻身俯卧位，妥善固定后全身麻醉；E. 体感诱发电位、运动诱发电位、肌电图监测；F. Vigileo 监护仪心功能监测；G. BIS 麻醉深度监测；H. T$_{11}$～S$_1$ 矫形椎弓根螺钉内固定，恢复站立位

3. 术后转归

术后予以抗炎、止痛、脱水等治疗，PCIA 镇痛（舒芬太尼 100 μg+ 氟比洛芬酯 300 mg+ 托烷司琼 10 mg+ 生理盐水至 60 ml，0.5 ml/h）。因有脑脊液漏延迟引流管拔除，四肢感觉、运动良好，术后 2 天开始康复功能锻炼。伤口愈合良好，复查 X 线片示脊柱矫形满意，内固定位置佳，髋关节活动良好，于术后 12 天出院。

4. 麻醉管理解析

本例强直性脊柱炎患者系典型的"折刀人"，有重度胸腰椎后凸畸形（Ⅱ型），一期已行双髋关节置换、双侧内收肌松解术，为二期胸腰椎截骨矫形、稳定骨盆创造了条件。患者颈椎屈伸、旋转明显受限，张口受限，Mallampati 分级 IV 级，属于预期困难气道，按困难气道流程做好人员、物品、药品、插管工具、应急预案等准备。采用健忘镇痛慢诱导方法，在纤维支气管镜引导下经鼻气管插管。慢诱导药物采用小剂量咪达唑仑 + 舒芬太尼静脉滴注，1% 丁卡因对口咽部、舌根部充分表面麻醉，经环甲膜穿刺对喉及气管内表面麻醉，可阻滞喉返神经，使声门活跃度降低，咳嗽反射减弱，气管导管易于进入气管内。诱导期间也可静脉泵注小剂量右美托咪定，总体原则是患者清醒、淡漠、配合、无呼吸抑制、无剧烈咳嗽和体动、无不良记忆。困难气道插管工具包括可视软镜或纤维支气管镜，备用工具有口咽通气道、鼻咽通气道、喉罩、环甲膜穿刺套件、气管切开包。喉罩可作为插管失败后维持通气和氧合的工具，对于无法配合清醒插管的患者，可以选择插管型喉罩，作为清醒插管的引导，但对于颈部严重屈曲的强直性脊柱炎患者，喉罩置入会有困难。颈前部应标记好环甲膜穿刺点，可借助超声确认环甲膜位置，以备紧急情况下行环甲膜穿刺通气或切开通气。

强直性脊柱炎晚期患者不仅脊柱僵直明显，骨质疏松亦明显，容易在轻微外力下发生骨折或脊髓损伤，体位放置时须注意保护。清醒插管成功后，患者配合翻身为俯卧位，能较全身麻醉后翻身更好地保护患者。患者长期身体屈曲，行走困难，活动量小，胸椎及肋椎僵硬，胸腔容积缩小，心肺功能储备差，消化功能也受到影响，营养状态差，体重小。术前逐日增加平地活动时间，吹气球训练，可提高心肺功能储备。全身麻醉机械通气期间采取保护性肺通气策略，包括小潮气量通气、PEEP、间断手法肺复张、避免吸入氧浓度过高和气道压过高。采用目标导向液体治疗进行容量管理，精确补充缺失的血液成分，维持循环、内环境稳定。截骨矫形过程中脊髓及神经损伤风险高，须密切关注神经电生理信号的异常变化，与术者保持沟通。

术前应与骨科医生交流，了解个性化矫形方案、术式、备血、术前镇痛药使用等情况，准备有创动脉血压、心输出量、CVP、BIS、神经电生理、血气分析、TEG 等特殊监测和血液回收机。本例经术前充分评估，建立两路大孔径外周静脉输液通路，未行 CVP 监测，术中出血仅 400 ml，循环稳定，监测动脉血气氧合指数均大于 300，术毕清醒后呼吸、循环稳定，可早期拔管。但对于心肺功能明显受损、术中循环不稳定、失血多、液体出入量大的患者，宜送入 ICU 呼吸支持，给予镇静、镇痛，待循环、呼吸功能稳定后逐渐脱机拔管。强直性脊柱炎患者脊柱屈曲矫正后易发生腹胀、胃肠功能紊乱，本例术后采用少阿片类药物的多模式镇痛方案，减少了阿片类药物的不良反应，有利于患者胃肠功能恢复、早期下地活动及整体加速康复。

（陈燕）

第六节　脊柱肿瘤手术麻醉

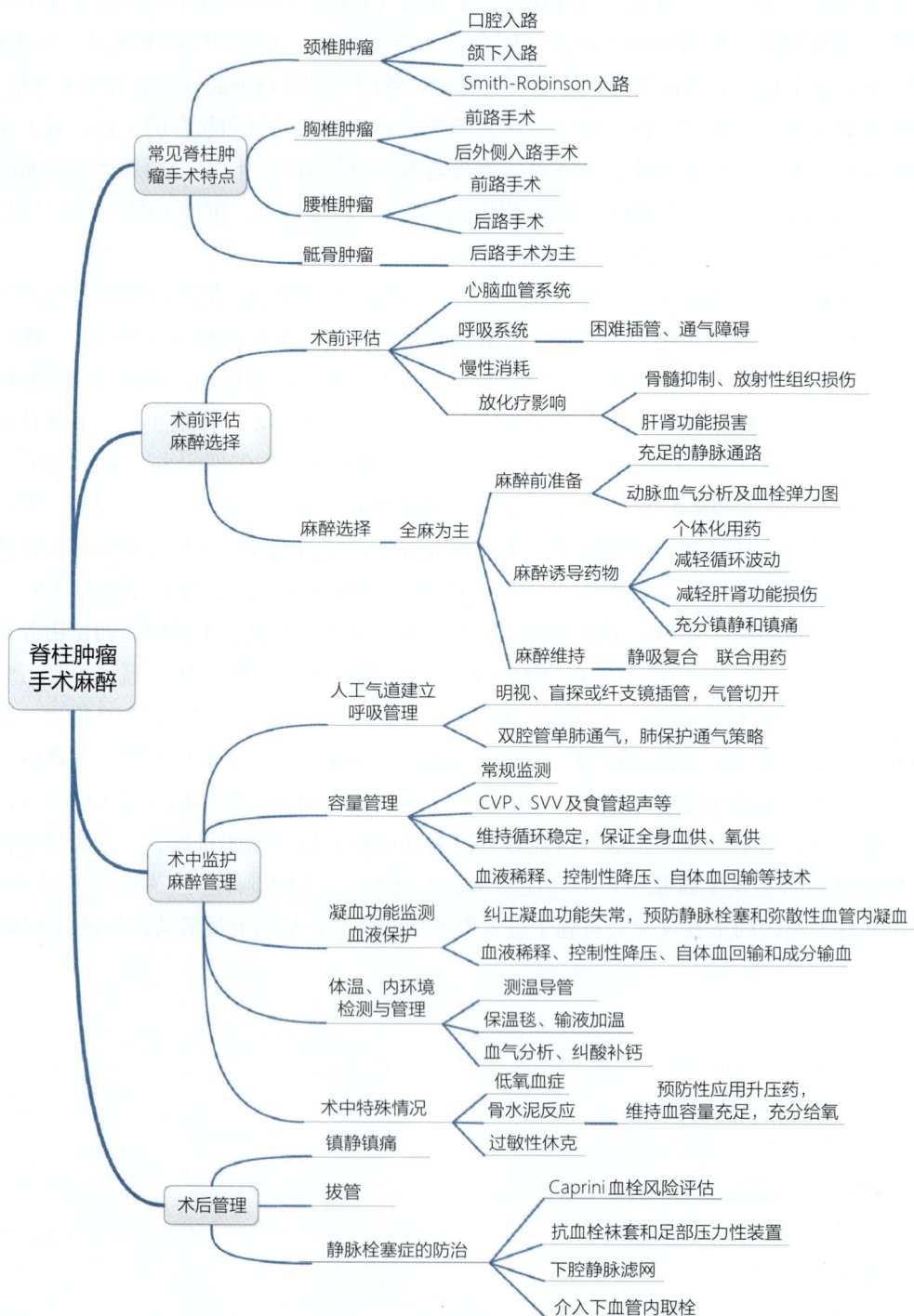

脊柱肿瘤手术麻醉

- 常见脊柱肿瘤手术特点
  - 颈椎肿瘤
    - 口腔入路
    - 颌下入路
    - Smith-Robinson入路
  - 胸椎肿瘤
    - 前路手术
    - 后外侧入路手术
  - 腰椎肿瘤
    - 前路手术
    - 后路手术
  - 骶骨肿瘤
    - 后路手术为主

- 术前评估麻醉选择
  - 术前评估
    - 心脑血管系统
    - 呼吸系统 —— 困难插管、通气障碍
    - 慢性消耗
    - 放化疗影响
      - 骨髓抑制、放射性组织损伤
      - 肝肾功能损害
  - 麻醉选择 —— 全麻为主
    - 麻醉前准备
      - 充足的静脉通路
      - 动脉血气分析及血栓弹力图
    - 麻醉诱导药物
      - 个体化用药
      - 减轻循环波动
      - 减轻肝肾功能损伤
      - 充分镇静和镇痛
    - 麻醉维持 —— 静吸复合 —— 联合用药

- 术中监护麻醉管理
  - 人工气道建立呼吸管理
    - 明视、盲探或纤支镜插管，气管切开
    - 双腔管单肺通气，肺保护通气策略
  - 容量管理
    - 常规监测
    - CVP、SVV及食管超声等
    - 维持循环稳定，保证全身血供、氧供
    - 血液稀释、控制性降压、自体血回输等技术
  - 凝血功能监测血液保护
    - 纠正凝血功能失常，预防静脉栓塞和弥散性血管内凝血
    - 血液稀释、控制性降压、自体血回输和成分输血
  - 体温、内环境检测与管理
    - 测温导管
    - 保温毯、输液加温
    - 血气分析、纠酸补钙
  - 术中特殊情况
    - 低氧血症
    - 骨水泥反应 —— 预防性应用升压药，维持血容量充足，充分给氧
    - 过敏性休克

- 术后管理
  - 镇静镇痛
  - 拔管
  - 静脉栓塞症的防治
    - Caprini血栓风险评估
    - 抗血栓袜套和足部压力性装置
    - 下腔静脉滤网
    - 介入下血管内取栓

一、常见脊柱肿瘤手术特点

脊柱肿瘤是严重危害人类健康的重要疾病，具有较高的致残率和病死率。原发性脊柱肿瘤以良性侵袭性或低度恶性肿瘤常见，对放疗、化疗不甚敏感，外科手术以切除肿瘤、解除脊髓神经压迫、维持脊柱稳定、保护和改善神经功能为主。转移性脊柱肿瘤具有较高的发病率，据统计，死于恶性肿瘤的患者中约有 70% 以上发生脊柱转移。外科治疗主要以解除脊髓神经压迫，重建脊柱稳定，提高生活质量为目的。由于脊柱及毗邻解剖结构的复杂性及肿瘤生长侵袭椎旁重要结构的不确定性，脊柱肿瘤术中易伤脊髓，导致瘫痪等严重并发症，或出现难以控制的大出血甚至死亡，手术难度高、手术体位要求复杂，对麻醉管理也提出了更高的要求。

1. 颈椎肿瘤

颈椎肿瘤的手术入路与颈椎病手术类似，但也有其特点。上颈椎肿瘤常累及口咽后壁后方，易形成较大软组织肿块压迫口咽部气道，增加了麻醉插管的难度和风险，对肿块较大者需清醒纤维支气管镜插管或气管切开术。上颈椎前方显露困难，入路较多，通常分为经口腔入路和经颈的颌下入路。根据肿瘤切除需要，经口腔入路可向头尾侧扩展为口腔上颌骨入路、口腔下颌骨入路，经颌下入路可显露至枕骨髁并进行 3D 打印假体置入操作。中下颈椎前方显露通常应用经典的 Smith-Robinson 入路，经血管鞘与内脏鞘间隙显露至椎前。此外，颈椎肿瘤切除常需要显露一侧或两侧椎动脉，巨大肿瘤甚至需联合显露至血管鞘外侧，术中对气道、颈动脉血管的牵拉刺激较常规颈椎疾病手术大，需格外注意。

2. 胸椎肿瘤

胸椎肿瘤的切除手术主要为前路和后外侧入路。前路依据肿瘤节段略有不同，上胸椎肿瘤常用低位颈椎前方入路、劈胸骨柄入路、劈锁骨入路、肩胛下侧方胸腔入路等，中下胸椎肿瘤常用侧前方开胸入路。近年来随着外科技术的发展，从后方单一入路即可实现胸椎肿瘤 En-bloc 全椎切除与重建，避免了开胸创伤和相关并发症，甚至一些合并椎旁肿块的巨大肿瘤也可从后方单一入路实现肿瘤 En-bloc 整块切除与重建。为利于手术视野暴露，一般经胸腔入路常需要双腔气管插管术中行单肺通气，对前路开胸联合后路手术者在变俯卧位前可更换单腔气管插管。对合并椎旁侵袭的巨大肿瘤，术中分离、提拉肿块时可能刺激纵隔内心脏和大血管而出现循环剧烈波动，需严密监测并及时对症处理。

3. 腰椎肿瘤

腰椎肿瘤前方显露常用腹外侧斜行切口腹膜外入路、腹直肌旁腹膜外入路以及前正中经腹腔入路。后方入路显露应用较为广泛，中上段腰椎肿瘤单一后路 En-bloc 切除重建的技术已较为成熟。对下腰段肿瘤亦可采用单一入路实现肿瘤整块切除与重建。椎旁侵袭较大的肿瘤血供较为丰富，术中可能出现难以控制的大出血，需在术前做好充分准备。

4. 骶骨肿瘤

骶骨肿瘤多采用后路手术。由于骶骨局部解剖的特点，且骶骨周围血管丛密集，血供丰富，既往骶骨肿瘤手术出血较多，甚至出现致命性的大出血。近年来随着数字减影血管造影（digital subtraction angiography，DSA）介入栓塞技术的发展和腹主动脉阻断球囊的应用，骶骨肿瘤术中出血量显著减少，手术切除更为彻底。术中应注意腹主动脉阻断时间，长时间阻断将导致盆腔脏器和下肢缺血反应，通常阻断不宜超过 90 min。麻醉管理中应重视监护，维持循环稳定、内环境平衡及防治并发症。

二、术前评估及麻醉方法选择

1. 术前评估

鉴于脊柱肿瘤特殊的病理生理特征，大部分手术均为限期手术。许多患者术前常合并低血容量、低蛋白血症、抗肿瘤药物引起的肝功能不全及因肿瘤液化及毒素吸收而出现的全身中毒症状。肿瘤原发于肺或出现肺部转移的患者可显著影响肺功能。肿瘤压迫脊髓所致的感觉和运动障碍，甚至截瘫，导致患者长期卧床，严重降低心肺功能。骶尾部肿瘤向盆腔发展可压迫直肠或膀胱，出现大小便障碍。上述情况致使患者对手术麻醉耐受性降低，术中易出现低血压、心律失常、循环衰竭等严重不良事件，术后易发生苏醒延迟，老年患者还容易发生术后谵妄，部分颈椎前后联合入路的患者术后不能及时拔管，需呼吸支持等。因此，术前除常规对患者重要器官的检查评估外，还应根据患者全身情况及手术耐受性，明确 ASA 分级，并不断完善术前准备，与骨科医师及相关科室医师共同会诊，选择合适手术时机。

对心、脑血管系统的评估主要以患者血压和心脑功能状态为主。对于高血压患者，术前需关注血压控制水平，了解高血压的严重程度，合理调整术前降压药物，目前多数主张钙通道阻滞剂或 β 肾上腺素受体阻滞剂应继续使用至手术日晨，其余降压药可于手术当日停用，长期服用含有利血平成分的降压药的患者则需停药替代并延迟手术。心功能主要以心电图、心脏超声结合患者一般情况进行评估，对于术前存在 II 度以上房室传导阻滞和病态窦房结综合征者，手术麻醉有较大的危险性，宜安放心脏临时起搏器后再行麻醉。对于频发室性早搏或严重室上性心动过速者，可行 24 h 动态心电图检查后进一步评估，结合临床症状估计心功能。对于冠心病合并严重心肌缺血症状的患者，术前需做心功能测定，并给予 β 肾上腺素受体阻滞剂和血管扩张药，减少心肌耗氧，预防复发；既往有心肌梗死病史者手术危险大，须认真考虑利弊，慎重决定手术。既往有脑血管病史的患者可做头颅 CT 或 MRI 评估脑部情况，必要时做颈部血管超声检查。术前 1 个月内有脑梗死史的患者术中再发率极高，病史超过 9 个月时再梗死率则显著降低。

对呼吸系统评估除常规评估患者肺功能情况、判断患者是否存在慢性肺疾患和呼吸功能障碍外，还需特别关注有无肿瘤所致的呼吸道解剖畸形，例如颈椎肿瘤患者应注意有无颈椎强直、张口困难、颈部活动受限，判断有无气管插管困难等，部分胸椎肿瘤可侵入胸腔，引起限制性通气功能障碍。

恶性脊柱肿瘤患者多呈慢性消耗性改变，常伴低蛋白血症和贫血，骨髓瘤、骨肉瘤因甲状旁腺功能亢进均有血钙升高，对术前合并严重电解质异常的患者需及时纠正，积极给予支持疗法，补充蛋白质、电解质、糖和维生素。肿瘤患者术前血液常处于高凝状态，晚期往往并发继发性感染，严重的感染可诱发 DIC。肿瘤细胞侵犯血管系统可引起血管内皮细胞损伤。因此术前必须进行凝血功能检查，筛选出此类患者以便做好充分的术前准备。

此外，相当部分脊柱肿瘤患者术前要行放疗和化疗。放疗可造成骨髓抑制，使白细胞和血小板生成减少，也可使照射野内的组织形成放射性损伤，产生纤维性粘连、毛细血管增生和组织脆性增加，导致手术时出血量增加、止血困难，同时可出现术后伤口延迟愈合。胸椎肿瘤的放疗可导致急性放射性肺损伤，引起肺间质血管内皮细胞通透性改变，肺储备功能低下，术中易出现低氧血症、肺间质水肿，术后易发生肺部感染。部分患者化疗后还可出现肝肾损害，对麻醉和手术耐受性降低。部分患者术前需行保肝治疗，待肝功能正常后再手术。对肾小球滤过率严重下降的患者要注意术中药物用量。

2. 麻醉方法选择

脊柱肿瘤患者麻醉方法的选择主要依据手术类型，其中绝大多数采用全身麻醉，部分患者也可采用椎管内麻醉。近期有研究显示，对无法耐受全身麻醉的 ASA 分级 Ⅲ～Ⅳ 级的老年腰椎肿瘤患者，在充分监护下选择蛛网膜下腔阻滞进行手术是安全可行的。对一些创伤较小的姑息性治疗手术，如病理性骨折行经皮球囊扩张椎体后凸成形术（percutaneous kyphoplasty，PKP）时，也可采用局部麻醉或监护麻醉，本节主要介绍全身麻醉。

（1）麻醉前准备：脊柱肿瘤手术前，除准备常规的麻醉器械、监护仪器、液体输注装置及各种抢救药品外，还应准备加压输血、液体加温、动脉血气分析及血栓弹力图测定设备等。对于复杂脊柱肿瘤手术，尤其肿瘤包裹神经根或侵犯附近大血管时，应准备神经电生理监测和有创血流动力学监测设备，对于出血量大、高龄或全身应激反应能力低下，有可能发生心搏骤停的患者，除准备充足的浓缩红细胞外，还应准备血小板、新鲜冷冻血浆、纤维蛋白原以及凝血酶原复合物，以防凝血功能障碍，部分患者于术前一天可行 DSA，对肿瘤相应的血供进行栓塞，可显著减少术中出血，必要时还可采用血液稀释、自体血回输技术，并做好术中心、肺、脑复苏的准备。

麻醉前用药基本原则不变，转移癌的患者对麻醉药物耐受性降低，术前用药应减量。对术前长期服用麻醉性镇痛药和巴比妥类成瘾的患者，麻醉前用药需充分，以防出现围手术期戒断症状。除椎管内肿瘤出血相对较少外，绝大多数脊柱肿瘤，尤其是椎体肿瘤术中出血量大，术前必须建立足够的静脉通路，胸、腰、骶尾部肿瘤可选单侧或双侧颈内静脉、贵要、肘正中静脉置管，颈椎肿瘤可选单、双侧股静脉置管。

（2）全麻诱导：脊柱肿瘤患者的全麻诱导原则与一般患者类似。部分患者由于肿瘤转移或脊髓压迫导致长期卧床，全身血管的交感神经张力下降，或剧烈疼痛使交感神经系统处于亢进状态和慢性消耗性血容量相对不足，为防止血流动力学参数剧烈波动，在诱导时需选用对循环系统影响较小的静脉麻醉药，如咪达唑仑（0.05～0.1 mg/kg）、依托咪酯（0.15～0.3 mg/kg）等，少量、分次并缓慢给药。肌松药可选用阿曲库铵、维库溴铵或派库溴铵等非去极化类肌松药。对因疼痛不能平卧的强迫体位患者，可先给予镇静、镇痛药，待疼痛减轻后再将其放平进行诱导。儿童患者如术前不配合输液，可采用右美托咪定鼻腔滴注镇静或吸入麻醉诱导。

（3）麻醉维持：麻醉维持多采用静吸复合方式，在满足手术需要的同时减少单一麻醉药的用量，减轻麻醉药对心血管的抑制，维持循环稳定的同时保持患者内环境平衡，预防并发症的发生。对预计手术创伤较大的患者可预先给予激素，如地塞米松 5 ~ 10 mg，以预防术中可能发生的过敏反应和栓塞等。

三、术中监护和麻醉管理

脊柱肿瘤手术自身的复杂性以及手术切除过程中可能出现的困难较多，使其术中监护和麻醉管理具有特殊性。

1. 人工气道建立与呼吸管理

脊柱肿瘤手术患者一般采用明视下经口腔气管插管。上颈椎肿瘤手术如需术中变换体位或行经口入路手术时应采用经鼻腔气管插管。术前评估如发现肿瘤致解剖畸形或多次内固定手术后颈椎活动度严重受限，存在明视下气管插管困难者，可采用充分表面麻醉，清醒状态下行纤维支气管镜插管。如上述无创方法均无法有效建立气道，情况紧急时可选择气管切开。

对部分开胸行前路椎体肿瘤切除术的患者，术中往往需要单肺通气，可采用经口双腔气管导管插管，同时注意术中吸痰鼓肺，术毕视情况放置胸腔闭式引流。对手术时间较长的患者，可采用保护性肺通气策略，减少机械通气性肺损伤，术中根据呼气末二氧化碳及血气分析结果调整呼吸参数，确保氧供需平衡，减少肺部并发症。

2. 血流动力学监测与容量管理

对于创伤较小，时间较短的脊柱肿瘤手术可用一般血流动力学监测，如心电图、间接或直接动脉压测定、失血量及周围循环监测等。手术复杂时则应采用 CVP 监测、肺小动脉嵌压及食管超声等监测。颈椎肿瘤切除手术中如行椎动脉血流阻断或转流，应在维持 MAP 较高的同时，持续监测脑氧，保证脑灌注。

术中容量治疗的基本原则是维持循环稳定，保证全身脏器和组织细胞氧供及功能正常。通常根据血流动力学监测中各项指标综合判断患者血容量状态，并依据创伤的大小、部位、出血量合理选择输血、输液。对失血量 ≤ 20%、HCT > 35% 的患者，仅输入平衡液即可；对失血量 ≤ 20%、HCT < 35% 的患者，可按 1 : 1 输入平衡液和胶体液；对失血量 > 30% 的患者，在输入平衡液和胶体液的同时，需输入浓缩红细胞和全血，平衡液和失血量的比例为 3 : 1，输血后的纠正目标为 HCT > 30%，Hb > 80 g/L。最后还应注意"第三间隙"体液的补充，补液量为每小时 8 ml/kg，以保证机体内环境的稳定。为减少术中出血，还可适当采用血液稀释、控制性降压、自体血回输等技术。

脊柱肿瘤手术患者在麻醉诱导后可选用急性等容或超容量血液稀释，对心肺功能减退的患者慎用超容量血液稀释。在维持适当的麻醉深度和足够的血容量基础上，可使用控制性降压进一步减少术中失血量，具体降压的标准视患者的个体情况决定。对于发生围手术期心脑血管并发症风险较低的患者通常将收缩压降至 80 ~ 90 mmHg 或将 MAP 降至 50 ~ 65 mmHg；对高危患者则需谨慎使用控制性降压技术，在全面的循环监测下，来调整降压幅度，使术中血压波动维持在基础血压的 20% 以内。肿瘤患者术中自体血回输是否存在潜在肿瘤细胞的转移，产生不良预后尚有异议，因此应慎用。为了尝试能安全运用于肿瘤患者，不增加术后肿瘤的复发和转移，可使用白细胞过滤器或将回收的肿瘤患者血液用 50 Gy 剂量射线照射。

3. 凝血功能监测与血液保护

脊柱肿瘤手术创伤大、失血、输血和输液量多，术中易出现凝血功能障碍，重者可发展为 DIC，造成大范围的组织细胞缺血缺氧性损害，最终诱发多器官功能衰竭。因此，围手术期凝血功能监测和血液保护至关重要，术中血栓弹力图对快速诊断凝血功能异常具有重要意义。麻醉医师应尽量保证患者围手术期血液内环境稳定，减少术中凝血因子的消耗，纠正凝血功能失常，预防严重的静脉栓塞症和 DIC 的发生。

在术中短时大量出血时，凝血因子丧失，同时术中大量输注晶体液和库存血引起血中凝血因子稀释性减少，且血小板数量急剧减少，促使广泛而严重的出血倾向发生。此时，应在全面的循环功能监测下有选择地输入平衡液和浓缩红细胞，或输入平衡液、胶体液和浓缩红细胞，使机体循环功能保持基本稳定，必要时可输注血小板和凝血因子。

以往有研究显示，输血可能引起肿瘤恶变复发问题。近来的研究表明，输血对受血者特异性及非特异性免疫均有明显抑制作用。输注含白细胞成分的血液及血浆对肿瘤生长的促进作用比红细胞明显。并且输血可使血清铁蛋白明显增高，是引起肿瘤恶变复发的因素之一。因此，应重视血液稀释、控制性降压、自体血回输和成分输血等血液保护技术的合理运用，多途径降低脊柱肿瘤患者围手术期输血量。

4. 体温和内环境监测与管理

脊柱肿瘤手术中应常规监测体温，尤其在手术时间长、出血量大的患者。可通过 PiCCO 导管或测温导尿管等测定中心温度，也可选择测定鼻咽温或肛温。此外，术中应加强保温措施，保持手术室温度在 24℃ 以上，并使用主动式升温设备，如充气式热风毯、循环水变温毯、输液加温仪或红外辐射加温仪等。

术中应测定动脉血气，密切关注患者内环境变化。代谢性酸中毒是脊柱肿瘤手术中最易发生的酸碱紊乱类型。轻度代谢性酸中毒无须处理，重度代谢性酸中毒（碱剩余 > −6 mmol/L）时应给予纠酸治疗。此外，脊柱肿瘤手术中急性大出血所致失血性休克可引起肾上腺皮质功能亢进，肝糖原分解增加，使钾离子从肝细胞释放，引起高钾血症，可诱发心律失常甚至心脏停搏。此时要严密监测血气、电解质及心电图的变化，适当补充钙剂，必要时给予胰岛素/葡萄糖治疗。此外，血乳酸监测对脊柱肿瘤患者十分重要，可结合心指数、混合静脉血氧饱和度来评估患者术中组织器官无氧代谢状态，便于疗效和预后判断。

5. 术中特殊情况处理

（1）低氧血症：排除气管导管及呼吸回路因素，低氧血症常见于部分颈胸段脊柱肿瘤手术需行前路开胸肿瘤切除单肺通气时通气血流比失调；长时间机械通气导致的肺损伤和肺不张也是低氧血症的主要原因；此外，术中大量输血、输液致肺水肿或极少数患者出现肺栓塞也可导致术中突发低氧血症。因此，除监测常规呼吸参数外，在术中应定时进行血气分析，了解患者氧合情况，同时密切注意患者呼吸情况，正确掌握麻醉深度，合理追加肌松药，规范容量治疗。对特殊体位的手术或术中需变换体位，尤其是使用双腔气管导管的患者，术中的呼吸管理则尤

5

为重要。

（2）骨水泥反应：在脊柱肿瘤手术中，在骨水泥填入骨髓腔时可导致髓腔内压急剧上升，使髓腔内容物包括脂肪、空气、骨髓颗粒被挤入静脉而抵达肺循环，可造成肺栓塞、动静脉收缩、肺内分流增加、心输出量减少和低氧血症，从而引起严重的心血管反应，甚至心搏骤停。高血压和血容量不足的患者应用骨水泥时更易出现严重的循环反应。因此，术中应用骨水泥时可预防性应用升压药，维持充足血容量，并充分给氧。

（3）过敏性休克：过敏性休克是术中大量输血时常见的并发症之一，脊柱肿瘤手术创伤大，出血多，术中不可避免需要输注浓缩红细胞和血浆，部分患者会出现严重过敏反应，致休克、循环不稳，甚至心搏骤停。此时除常规抗过敏性休克治疗外，还需注意及时扩容和预防肺水肿，并注意维持微循环灌注，必要时临时暂停手术，待患者生命体征平稳后再实施手术。

四、术后管理

由于手术创伤大，术中循环波动剧烈，脊柱肿瘤患者手术后通常需转入 ICU，部分颈椎或胸椎肿瘤手术患者术后还需带管或呼吸支持。麻醉医师应向 ICU 医师交代术前、术中情况及后续应继续关注的事项。术后应注意持续评估心、肺、肾等重要器官功能，进行容量复苏和必要的血制品输注，纠正凝血功能异常，稳定血流动力学和内环境，及时发现和处理并发症。

1. 术后镇静镇痛

对于术后需要带管或辅助通气的患者，术后常需要镇静治疗。理想的镇静状态是患者嗜睡，但对刺激有反应，没有过多的肢体活动。过度镇静可能带来拔管时间延长、呼吸机相关肺炎和再次插管风险等问题。常用镇静药物有咪达唑仑和右美托咪定，不推荐丙泊酚用于术后长期镇静治疗。同时由于脊柱肿瘤手术创伤大，有时为多切口手术，伤害刺激大，术后良好的镇痛能使患者早期活动，减少下肢血栓和肺栓塞的发生，促进胃肠功能的早期恢复。目前，推荐以围手术期多模式镇痛为理念的患者自控静脉镇痛（PCIA）模式，从而达到可靠镇痛并最大限度降低单一用药产生的不良反应的目的，具体镇痛方案、药物选择及注意事项详见第十章。

2. 术后拔管

对手术时间短、术中失血量少、血流动力学稳定的椎管内肿瘤患者，通常于手术室内拔管。对术中血流动力学不稳、上颈椎肿瘤、前路胸椎肿瘤切除术和呼吸功能不全机械通气依赖的患者需按实际情况评估拔管。

3. 术后静脉栓塞症的防治

一部分脊柱肿瘤患者由于运动、感觉障碍长期卧床，同时肿瘤导致凝血系统处于高凝状态。此外，手术也可造成大量肌肉和血管损伤，导致广泛血管内皮损伤，使组织凝血活酶释放入血进而激活凝血系统，术中机体可出现反应性血小板增多和多种凝血因子含量增加，呈暂时高凝状态。这种高凝状态于术后 1~3 天为甚，并且创伤越大，所引起的血液内环境失衡越严重，术后可出现静脉栓塞症，重者可出现深静脉血栓或肺栓塞。因此，围手术期可使用 Caprini 血栓风险评估预测静脉栓塞症高危患者，增加患者允许范围内的运动，适当使用抗血栓袜套和足部压力性装置。对深静脉血栓高危患者可考虑使用下腔静脉滤网。一般脊柱肿瘤患者术后早期不使用抗凝药，如出现严重栓塞症，可考虑介入下血管内取栓。

五、经典病例（前后联合入路胸椎肿瘤切除重建手术的麻醉管理）

1. 基本资料

患者，男性，66岁，53 kg，168 cm。既往有高血压病史15年，口服氯沙坦，每日1次，每次100 mg；吸烟史20余年，200年/支；既往无手术史。因"下半身感觉运动障碍、大小便功能障碍1月余"于当地医院就诊，检查发现 T_4 椎体及附件占位，压迫脊髓和相应神经根，初步诊断为前列腺癌胸椎转移伴不完全瘫，为进一步手术治疗收入院。患者自发病以来，无心慌、胸闷、气急，无发热，精神可。查体：一般情况尚可，血压140/90 mmHg。气管居中，胸廓无畸形，双侧呼吸音清，未闻及干湿啰音，心率90次/min，律齐，未闻及病理性杂音。T_6 以下感觉平面减退，双下肢肌力0~1级，双上肢肌力正常。术前检查：心电图示窦性心律，偶发房性早搏；心脏超声示心脏各房室径线均在正常范围，主动脉和二尖瓣口轻度反流，射血分数64%；肺功能示 VC 75.3%（实测值/预测值），FEV_1 69.9%（实测值/预测值），FVC 78.2%（实测值/预测值），FEV_1/FVC 64.9%，MVV 65.3%（实测值/预测值），肺一氧化碳弥散量68.%（实测值/预测值）；血气分析示 PaO_2 75 mmHg，$PaCO_2$ 41 mmHg，pH值7.38，肺泡-动脉氧分压差33.8 mmHg；胸部X线片示双肺纹理增粗；胸部CT示 T_4 椎体及附件肿瘤；血常规示红细胞 3.56×10^9/L，Hb 108 g/L，HCT 33%；肝肾功示白蛋白33 g/L；余实验室检查未见明显异常。拟于全身麻醉下行前后联合入路胸椎肿瘤切除重建手术。

2. 术前评估

（1）一般情况：患者为老年男性，T_4 椎体及附件转移性肿瘤压迫脊髓及周围神经根，近期出现肿瘤压迫脊髓症状，受压平面以下感觉运动障碍，大小便功能受限。患者无明显胸闷、气急症状，术前存在轻度低蛋白血症，ASA评级为Ⅲ级。拟定手术方式为先俯卧位行后路内固定、胸椎及附件肿瘤切除、椎板减压术，再行侧卧位开胸经前路胸椎肿瘤切除、椎体重建术，预计手术时间为6~8 h、出血量1000~2000 ml。

（2）手术耐受性评估：本例为老年患者，需长时间手术合并大出入量，术中有侧卧位和俯卧位体位改变，侧卧位时需单肺通气。患者术前心脏超声基本正常，肺功能 FEV_1/FVC% 在60%~74%之间，属轻度阻塞性通气功能障碍。结合临床病史、体格检查以及术前血气分析结果，判断患者可以耐受术中单肺通气，随着手术解除肿瘤对神经的压迫，损伤平面以下感觉和运动功能的恢复，可能有利于术后肺功能改善。

（3）围手术期并发症和不良事件预测：长时间手术，术中有大量急性失血、大量输血、输液，术中需单肺通气，患者可能出现血流动力学不稳、凝血功能障碍、低氧血症、低体温及内环境紊乱，术后易并发切口感染、术后认知功能障碍（POCD）、机械通气性肺损伤及全身麻醉后肺不张、通气功能障碍、延迟苏醒和拔管，甚至长期呼吸支持可能。

（4）围手术期大出血及深静脉血栓的预防：本例患者术前检查明确为单椎体肿瘤占位，无须行 DSA 下肿瘤血管栓塞。经下肢血管超声检查未发现静脉血栓，经 Caprini 血栓风险评估属中危，术后可采用抗血栓弹力袜等物理措施预防深静脉血栓。

3. 麻醉管理

（1）麻醉前准备：本例患者选择静吸复合全身麻醉。术前半小时给予帕瑞昔布 40 mg 静脉注射超前镇痛。患者入室后常规监测心电图、SpO_2、BIS，清醒下建立桡动脉有创测压和外周静脉通路，同时使用 FloTrac 传感器连接 Vigileo 监护仪进行持续心输出量、心指数和每搏量变异度（SVV）监测。患者入室血压 155/90 mmHg，心率 90 次/min，吸空气 SpO_2 93%。

（2）麻醉诱导：地佐辛 3 mg 静脉注射 1 min 后，依次静脉注射舒芬太尼 15 μg、咪达唑仑 3 mg、丙泊酚 60 mg 及苯磺顺阿曲库铵 15 mg。BIS 由 96 降至 40，可视右双腔气管导管行气管内插管，可视下配合听诊确定导管位置。建立右颈内静脉和右股静脉液体通路。

（3）麻醉维持：术中采用容量控制通气（VCV），俯卧位后路手术采用双肺通气，潮气量 8 ml/kg，呼吸频率 12 次/min；侧卧位手术采用单肺通气，潮气量 6 ml/kg，呼吸频率 14 次/min。术中间断行动脉血气分析，依据 $PetCO_2$ 和血气分析结果调整呼吸参数，静脉分次给予舒芬太尼（0.7 μg/kg）镇痛、泵注右美托咪定 [0.3 μg/（kg·h）] 镇静、间断给予苯磺顺阿曲库铵维持肌松。依据麻醉深度调整吸入七氟烷浓度，维持 BIS 在 40～60。术中使用测温导尿管和液体加温装置监测和维持患者中心体温。

（4）围手术期处理：后路手术开始时行超容性血液稀释，肿瘤切除过程中行控制性降压（MAP 维持在 60～65 mmHg），以连续心指数和 SVV 为指导，综合出入量及血气分析结果行容量治疗和成分输血。后路肿瘤切除过程中因急性大量失血，患者 MAP 多次低于 50 mmHg，经快速输血、补液及间断给予血管活性药物（麻黄碱、去氧肾上腺素或去甲肾上腺素）维持血压。开胸前路手术结束前患者出现血压骤降、多处皮肤见橘皮样表现，诊断为过敏性休克。此时，单肺通气 SpO_2 不能维持在 90% 以上，遂改双肺通气维持氧合，经皮下和静脉给予肾上腺素纠正休克至手术结束。手术时间 7.5 h，术中出血量约 2000 ml，输浓缩红细胞 1000 ml、冰冻血浆 800 ml，术中补液 2500 ml，尿量 1000 ml。术毕患者循环逐步稳定，综合连续心指数、SVV 监测及血气分析结果，静脉给予呋塞米 5 mg 利尿。患者更换单腔气管导管后入麻醉后监测治疗室（postanesthesia care unit，PACU）继续呼吸支持，术后约 1 h 完全清醒拔管。术后 72 h 采用 PCIA（舒芬太尼＋羟考酮），患者于术后 1 周转入康复医院行后续治疗（图 5-33）。

4. 麻醉管理解析

本例前后联合入路胸椎肿瘤切除术是典型的长时间脊柱肿瘤手术，后路手术的目的为瘤体切除及脊柱稳定性重建，前路则主要为切除后路无法触及的残余肿瘤组织，手术全程采用 BIS 监测麻醉深度，在满足外科需要的前提下有助于减少麻醉药物用量，减少并发症。后路手术时往往出入量较大，对循环系统的影响较为明显。在不同手术阶段需要有针对性地实施循环管理策略。本例围手术期开放了 3 条静脉通路，为术中急性失血时快速扩容提供了保障。由于本例既往无脑梗死病史且心肺功能尚可，为减少术中失血，后路手术初期采用了高容性血液稀释及控制性降压技术，在监测连续心指数及 SVV 的基础上，结合血气分析结果，将 HCT 维持在 26% 左右，MAP 维持在 65～60 mmHg。虽然控制性降压 MAP 的下限可至 50 mmHg，但鉴于本例有高血压病史，

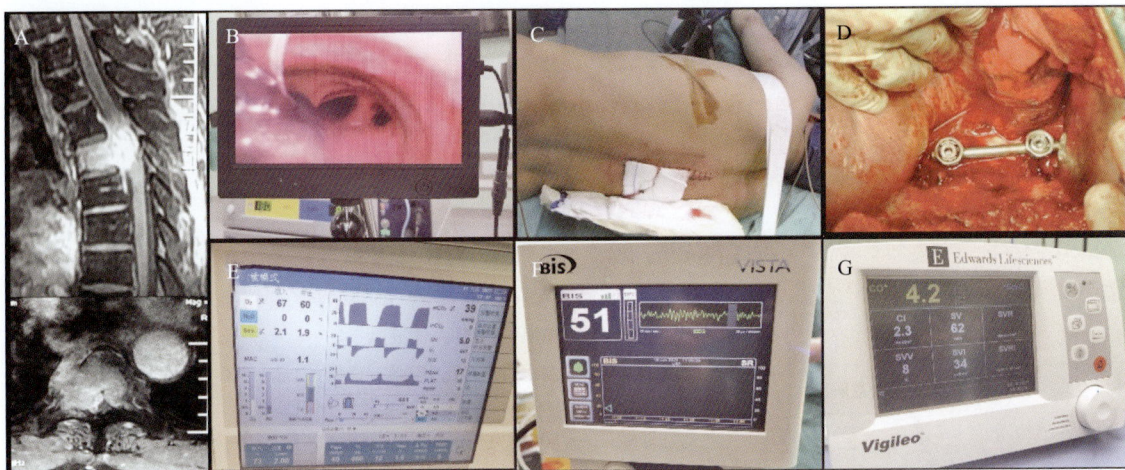

图 5-33　前后联合入路胸椎肿瘤切除重建手术的麻醉管理

A. 术前 CT 示 T4 椎体及附件肿瘤；B. 可视双腔气管导管插管，术中观察导管位置；C. 术中俯卧位后路手术后变换侧卧位，拟行开胸前路手术；D. 术中开胸单肺通气行前路手术；E. 术中麻醉机呼吸参数；F. BIS 下麻醉深度监测；G. Vigileo 监护仪血流动力学参数监测

为保证脑及脊髓血流灌注，并不推荐。在肿瘤切除时会伴随急性大量失血，此时依据连续心指数及 SVV 调整输液速度，结合血气分析结果成分输血，配合血管活性药物使用，维持循环稳定。如短期内出现难以纠正的低血压（MAP 低于 40 mmHg），应当通知术者暂停手术，纱布压迫创面，加速扩容，待血压回升后再继续手术。值得注意的是，纠正低血压时要合理使用血管活性药物，避免血压过度升高而加重创面渗血。前路开胸手术时需要单肺通气，因此在维持循环稳定的前提下需要更为严格的液体控制，避免因液体过量致氧合指数下降及肺水肿。此时小剂量使用血管活性药物，如去氧肾上腺素或去甲肾上腺素往往是维持血压的合理选择。

本例术中出现了过敏性休克和低氧血症两项不良事件。在术中大量输血、使用骨水泥及抗生素时，部分患者会出现过敏反应，甚至过敏性休克。部分重症患者过敏性休克时的皮肤表征并不明显，仅有潮红或橘皮样变化，但伴随着血压骤降，此时使用麻黄碱、去氧肾上腺素升压效果往往不佳，肾上腺素静脉和皮下注射是最佳选择，一般均能快速纠正低血压。虽然术前评估时判断本例患者能耐受单肺通气，但由于长时间机械通气及术中出入量较大，单肺通气时仍出现了低氧血症。此时麻醉医师需密切监测患者氧合情况，必要时改用手控辅助通气，如出现难以纠正的低氧血症，需立刻改双肺通气维持氧合。

大部分脊柱肿瘤患者术后均能早期拔管，对于上颈椎肿瘤手术、术中出入量较大及心功能不佳的患者，有必要入 ICU 行呼吸支持，配合镇静、镇痛，待呼吸、循环稳定后尽快脱机拔管。对于复杂手术后的老年患者，早期有出现认知功能障碍的可能，此时静脉使用右美托咪定镇静可能是较好的选择。由于肿瘤患者术前往往口服大量镇痛药，本例患者术后采用了 PCIA+多模式镇痛方案，尽可能避免阿片类药物诱发呼吸抑制的风险，减少单一镇痛药大量使用的不良反应。

（傅海龙　王启龙）

第七节　骨盆肿瘤手术麻醉

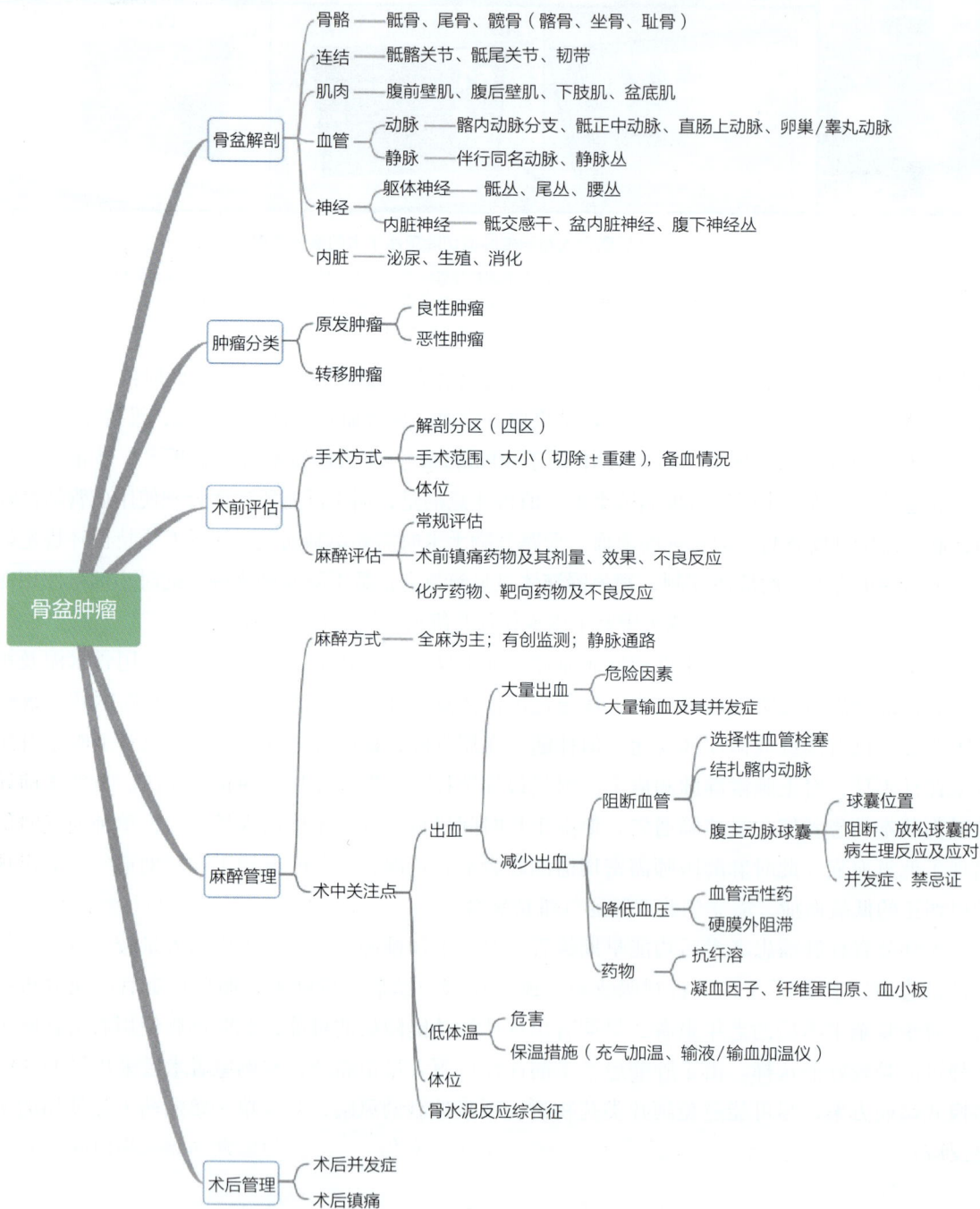

骨盆肿瘤

- 骨盆解剖
  - 骨骼——骶骨、尾骨、髋骨（髂骨、坐骨、耻骨）
  - 连结——骶髂关节、骶尾关节、韧带
  - 肌肉——腹前壁肌、腹后壁肌、下肢肌、盆底肌
  - 血管
    - 动脉——髂内动脉分支、骶正中动脉、直肠上动脉、卵巢/睾丸动脉
    - 静脉——伴行同名动脉、静脉丛
  - 神经
    - 躯体神经——骶丛、尾丛、腰丛
    - 内脏神经——骶交感干、盆内脏神经、腹下神经丛
  - 内脏——泌尿、生殖、消化

- 肿瘤分类
  - 原发肿瘤
    - 良性肿瘤
    - 恶性肿瘤
  - 转移肿瘤

- 术前评估
  - 手术方式
    - 解剖分区（四区）
    - 手术范围、大小（切除±重建），备血情况
    - 体位
  - 麻醉评估
    - 常规评估
    - 术前镇痛药物及其剂量、效果、不良反应
    - 化疗药物、靶向药物及不良反应

- 麻醉管理
  - 麻醉方式——全麻为主；有创监测；静脉通路
  - 术中关注点
    - 出血
      - 大量出血
        - 危险因素
        - 大量输血及其并发症
      - 减少出血
        - 阻断血管
          - 选择性血管栓塞
          - 结扎髂内动脉
          - 腹主动脉球囊
            - 球囊位置
            - 阻断、放松球囊的病生理反应及应对
            - 并发症、禁忌证
        - 降低血压
          - 血管活性药
          - 硬膜外阻滞
        - 药物
          - 抗纤溶
          - 凝血因子、纤维蛋白原、血小板
    - 低体温
      - 危害
      - 保温措施（充气加温、输液/输血加温仪）
    - 体位
    - 骨水泥反应综合征

- 术后管理
  - 术后并发症
  - 术后镇痛

骨盆肿瘤相对少见，15%~20%的骨肿瘤和5%的软组织肉瘤原发于骨盆。因为盆腔空间较大，肿瘤如果向内生长，可能在出现压迫或侵犯盆腔脏器、神经、血管时才出现症状，导致很多患者就诊时肿瘤已生长很大、侵袭周边。因此，骨盆肿瘤手术通常难度大、时间长、创伤重、出血多，有时候还需要同期进行功能重建。

一、骨盆肿瘤的分类

（一）骨盆解剖

骨盆的解剖比较复杂，是造成手术技术难度的主要原因之一。

1. 骨性部分

骨盆是连接躯干和下肢的盆状骨架，具有支持躯干和保护盆腔脏器的重要作用。骨盆由后方的骶骨、尾骨和左右两侧的髋骨构成完整骨环，亦称骨盆环；其中髋骨又由髂骨、坐骨和耻骨融合而成。骶岬、骶翼前缘、弓状线、髂耻隆起、耻骨梳、耻骨结节、耻骨嵴、耻骨联合上缘围成一斜行环状线，将骨盆分为上下两部分，上部为大骨盆（又称假骨盆），其内腔为腹腔的髂窝部；下部为小骨盆（又称真骨盆），其内腔即盆腔。

2. 连接

① 髂骨耳状面与骶骨之间为骶髂关节，活动度很小，关节囊坚韧，周围有很多强韧的韧带加固，包括骶髂前韧带、骶髂后韧带、骨间韧带等。② 两侧耻骨由纤维软骨连接成耻骨联合，上下方分别有耻骨上韧带和耻骨弓状韧带加强。③ 髋骨与脊柱之间由髂腰韧带、骶结节韧带、骶棘韧带连接，起稳定作用；后两条韧带分别与坐骨大、小切迹构成坐骨大孔和坐骨小孔。④ 骶骨尖与尾骨底构成骶尾关节，也属微动关节，由骶尾前、后韧带加固。

3. 肌肉

骨盆周围的肌肉向上、下分别附着于躯干和下肢的骨骼，包括腹前壁肌（腹外斜肌、腹内斜肌、腹横肌）、腹后壁肌（腰大肌、腰方肌、髂肌），以及下肢肌群（缝匠肌、股直肌、内收肌、腘绳肌、阔筋膜张肌、臀部肌群、梨状肌）；骨盆内部的肌肉包括前方的肛提肌和后方的尾骨肌，与其表面的盆膈上下筋膜共同构成盆底。

4. 血管和淋巴

腹主动脉在L_4水平分为左、右髂总动脉，后者于L_5下缘水平再分为髂内动脉和髂外动脉；分叉处还发出一支骶正中动脉，在骶骨盆面正中向下方直行。髂外动脉延续为股动脉，并发出腹壁下动脉和旋髂深动脉，后者分支供应髂嵴及其邻近肌肉。髂内动脉在坐骨大孔上缘分为前后干，前干的大部分分支（脐动脉、子宫动脉、阴部内动脉、膀胱上动脉、膀胱下动脉、直肠下动脉）支配内脏，闭孔动脉和臀下动脉则为前干的壁支；后干为壁支，分支包括髂腰动脉、骶外侧动脉和臀上动脉。盆部的动脉供应主要来自髂内动脉，还有骶正中动脉、直肠上动脉（是肠系膜下动脉的分支，又称痔上动脉）、卵巢动脉（女性，男性为睾丸动脉，均由腹主动脉发出）的参与。

盆部静脉系统负责将血液从盆腔壁、内脏、臀区和会阴带回主循环，均与同名动脉伴行，大

5

多数注入髂内静脉；骶正中静脉和直肠上静脉分别注入髂总静脉和肠系膜下静脉，卵巢和睾丸静脉注入下腔静脉和肾静脉。盆腔静脉广泛吻合形成静脉丛，损伤后容易造成难以处理的出血。

淋巴系统相对简单，收集盆部淋巴的淋巴结群分为壁淋巴结和脏淋巴结，沿着骨盆的主要血管排列。

5. 神经

盆部的躯体神经主要来自骶丛和尾丛，腰丛也有参与。腰丛由 T_{12}、$L_{1\sim4}$ 脊神经前支构成，发出分支支配腰方肌、髂腰肌以及股的前、内侧和腹股沟区。骶丛由 $L_{4\sim5}$（合成腰骶干）和 $S_{1\sim4}$ 脊神经前支构成，分支支配下肢、臀部和会阴的肌肉和皮肤。尾丛由 $S_{4\sim5}$ 脊神经和尾神经前支构成，支配肛提肌、尾骨肌、骶尾关节和尾部皮肤。盆腔的内脏神经来自骶交感干、盆内脏神经（副交感神经）和腹下神经丛。骶交感干是腰交感干的延续，发出骶内脏神经，节后纤维参与组成盆丛，并通过灰交通支与骶神经和尾神经相连。盆内脏神经是起自 $S_{2\sim4}$ 脊神经前支的节前副交感神经，参与盆丛组成。腹下丛分为上腹下丛和下腹下丛，上腹下丛由 $L_{3\sim4}$ 交感神经节发出的腰内脏神经和腹主动脉周围的神经丛分支组成；下腹下丛即盆丛，由腹下神经（上腹下丛的延续）组成，也接受骶交感神经节发出的骶内脏神经和盆内脏神经的节前副交感神经纤维。

6. 内脏

盆腔内的主要脏器从前向后排列依次为泌尿、生殖和消化系统，包括膀胱、输尿管盆部、前列腺（男）、精囊（男）、输精管（男）、射精管（男）、卵巢（女）、输卵管（女）、子宫（女）、阴道（女）、直肠和肛管。

（二）骨盆原发肿瘤

骨盆肿瘤中软骨系统的肿瘤最多见，其次是骨巨细胞瘤、成骨肉瘤等；儿童的尤因肉瘤也好发于骨盆。

1. 骨盆良性肿瘤

包括动脉瘤样骨囊肿、骨巨细胞瘤、神经鞘瘤、软骨瘤、骨软骨瘤。通常仅引起轻微的症状，有时候在发生病理性骨折时才发现。动脉瘤样骨囊肿具有局部潜在复发性，多在 30 岁前发病，髂骨和耻骨支是经常受累的骨盆部位；手术治疗多以刮除为主。骨巨细胞瘤是良性、有局部侵袭性的肿瘤，较少（5%）累及骨盆，不到 1% 可出现恶变，好发于成年人；诊断时常已生长很大，可能累及周围结构（髂窝、髋关节、输尿管、膀胱等），而且血供十分丰富，术中出血多，手术难度较大。骶骨是神经鞘瘤最常发生的部位之一，多起自骶神经根。

2. 骨盆恶性肿瘤

大多数骨盆肿瘤是恶性的，常潜在发展，从出现症状到明确诊断可能要很长时间。软骨肉瘤、骨肉瘤和尤因肉瘤是三种最常见的原发性骨肿瘤，其他还有浆细胞骨髓瘤、恶性淋巴瘤和脊索瘤。软骨肉瘤一般生长较慢，转移较少见，预后相对较好，好发于成人，髂骨最常受累，局部肿胀和（或）疼痛是常见症状。骨肉瘤高发于青少年，最常见的临床表现是疼痛和肿块，疼痛可放射至邻近关节。尤因肉瘤是原始神经外胚层肿瘤，发生率低于软骨肉瘤和骨肉瘤，是儿童第二常见的骨和软组织肉瘤；好发于长骨，盆骨也是常见累及部位，局部疼痛是最常见的临床症状；一经诊断应尽快开始新辅助化疗。浆细胞骨髓瘤首先侵犯成年后仍保留红骨髓的骨骼，好发部位依次为脊椎、肋骨、颅骨、骨盆，最终可浸润全身各器官；最常见的临床症状是骨痛，50% 以上的病例伴有贫血、异常出血倾向、肾功能不全、高钙血症等表现，消瘦、发热、恶病质也常见。骨组织的恶性淋巴瘤不常见，成年人发病居多；患者局部疼痛非常严重，但全身情况可以良好；对放疗非常敏感。脊索瘤源于残余的胚胎性脊索组织，因此只见于沿中线的区域（例如骶骨），常见侵袭至直肠和（或）膀胱。

（三）骨盆转移肿瘤

在癌症患者中，约半数可发生骨转移。常见的原发癌症部位包括乳腺、肺、肝、肾、前列腺。转移肿瘤的异常生长、增殖可导致溶骨性破坏，常引起骨痛、骨折、贫血、高钙血症、神经压迫症状等；疼痛可为局限性或弥散性，有时很难通过临床症状明确病变部位。穿刺活检是骨转移瘤的确诊方法，多数情况下能提示原发肿瘤的部位。

二、骨盆肿瘤手术的术前评估

（一）骨盆肿瘤的常见手术方式

由于骨盆的血管丰富且缺乏屏障，骨内恶性肿瘤很容易突破骨壁进入软组织，反之亦然。肿瘤向内生长使包块不容易早期触及，晚期肿瘤形成的巨大包块可充满盆腔，推挤膀胱和直肠，或侵犯周围肌肉。

骨盆肿瘤的手术通常涉及切除肿瘤和重建缺损两部分。切除范围主要根据术前影像学检查结果、肿瘤的病理分级以及肿瘤所在部位的局部条件，手术边界需达瘤外 2～3 cm 的正常骨质，恶性肿瘤需连同周围的肌肉一起切除。根据肿瘤性质和侵袭范围，手术可分为根治术、广泛切除、边缘切除和病灶内切除。肿瘤切除后的重建根据病变的解剖部位和手术造成的缺损范围而定。

骨盆可按照解剖区域划分为 4 个区域，Ⅰ区为髂骨，Ⅱ区为髋臼及其周围，Ⅲ区为耻骨、坐骨，Ⅳ区为骶骨。Ⅰ区肿瘤的切除范围可从髂骨颈到骶髂关节，有时候还会包括部分骶骨翼；骨盆环中断者在切除后需进行重建，方法包括植骨内固定（应用异体骨或自体髂骨或肿瘤骨灭活）、钉棒系统连接等（图 5-34）。Ⅱ区肿瘤在进行广泛切除后，可进行人工髋关节置换、人工/异体半骨盆置换，或将股骨与残余骨盆融合等；有些患者因肿瘤巨大、诊断较晚，可能需要进行半骨盆截肢术。Ⅲ区肿瘤根据侵及范围可部分或全部切除耻骨、坐骨和部分髋臼，可不进行重建。

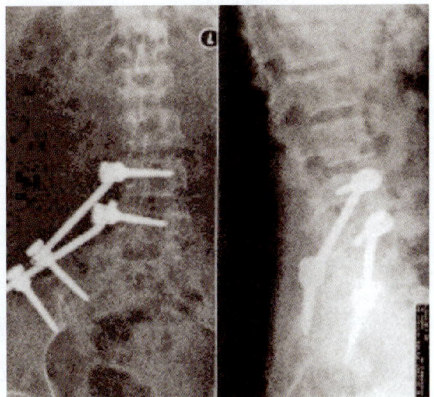

图 5-34　右髂骨肿瘤，广泛切除后应用脊柱钉棒系统连接固定腰椎和残存髂骨

两枚椎弓根钉固定于腰椎椎弓根上，另外两枚固定于髋臼顶部，应用两根钛棒连接对应的椎弓根钉，维持骨盆环的完整性

大部分手术在侧卧位下进行（患侧在上），或者采取患侧臀部垫高的仰卧位（半侧卧位）；一般采用髂腹股沟入路或髂后入路；部分坐骨和耻骨的手术需在截石位下采用经会阴入路。

（二）麻醉前评估

麻醉前评估的常规内容包括：① 既往史、手术麻醉史、输血史、过敏史等。② 目前的活动耐量，是否需要卧床。③ 气道评估。④ 通过影像学检查了解肿瘤的部位、大小、与周围脏器的关系。⑤ 与骨肿瘤科医生沟通，了解手术难度、时长、预计出血量及备血情况，术前是否行肿瘤血管栓塞术和（或）置入腹主动脉球囊。

骨盆肿瘤经常引起患者疼痛，疼痛几乎是所有恶性骨肿瘤的首发和最常见症状。疼痛部位和程度因肿瘤性质而异，髂骨肿瘤可引起下腹部疼痛，髂骨后侧肿瘤可引起臀部和腰部疼痛，髋臼部位肿瘤可引起关节痛和活动受限，闭孔环肿瘤可引起大腿内侧疼痛。最初的疼痛可间断或仅在活动时发作，可能会被误诊为"风湿痛"或"关节炎"；随着疾病进展，疼痛逐渐剧烈并持续存在，最后通常需要止痛药物治疗。高度恶性肿瘤如刺激坐骨神经或股神经，则可引起剧烈的放射性疼痛。术前应了解疼痛程度以及服用镇痛药物的种类、剂量、效果和不良反应。

对任何恶性肿瘤，评估是否有全身转移是必要的。骨盆肿瘤最容易转移至肺，术前应行胸部 X 线片和 CT 检查以排除肺转移。发生肺转移者应通过肺功能检查和动脉血气分析等评估肺功能受累情况。

近年来，新辅助化疗逐渐成为恶性骨肿瘤的标准治疗方案。骨肉瘤、尤因肉瘤、非霍奇金淋巴瘤、骨髓瘤的术前化疗有助于缩小肿块、减轻疼痛、减少肿瘤新生血管、减少局部复发和转移、提高保肢率。麻醉前应了解化疗的疗程、用药及剂量、治疗期间的不良反应等。化疗方案主要取决于肿瘤的组织学和病变范围，药物包括烷化剂、抗代谢药、抗肿瘤抗生素、抗肿瘤植物药。常用的化疗药物有甲氨蝶呤、顺铂、阿霉素、环磷酰胺、长春新碱、放线菌素 D、博来霉素、依托泊苷等，可引起心、肺、肝、肾功能损害和胃肠道反应、神经系统毒性以及骨髓抑制。麻醉医师比较关注两方面：① 化疗药物的全身毒性使机体对麻醉（药）的耐受性降低，很多患者早期并无任何症状，但诱导期可发生血流动力学明显波动，应加强监测，合理选择麻醉药物，必要时应用血管活性药。蒽环类药物（代表药物是阿霉素）具有心脏毒性作用，可表现为心动过速、早搏、低电压、ST-T 改变，甚至充血性心力衰竭（特别是老年人、小儿以及有心脏病史者），风险与累积暴露量成正比；用药前后和期间应通过超声心动图定期监测左室射血分数，术前通过心电图、心肌酶等检查进行评估。博来霉素有肺毒性，可引起非特异性肺炎、肺纤维化。顺铂则具有剂量相关的肾毒性。有肝肾损害者应注意对麻醉药物代谢的影响，以及维持灌注压以免进一步损害。化疗药物的骨髓抑制作用可造成患者三系减少，大大增加了围手术期感染、出血的风险，术前应通过应用升白细胞药物、促红细胞生成素、铁剂、输注红细胞和血小板等措施予以纠正，术中应注意无菌原则、警惕有创操作引起的出血等。化疗药物也常引起患者恶心、呕吐，影响营养物质的摄取和吸收，术前应关注患者的营养状态。已有神经毒性表现者应避免神经阻滞类操作。② 某些药物可能与麻醉期间用药产生相互作用，例如丙卡巴肼具有单胺氧化酶抑制作用，术中应用麻黄碱和儿茶酚胺类药物有导致高血压危象的风险，潜在的延长 QT 间期作用使之不宜与氟哌利多合用，抑制 5- 羟色胺再摄取作用使之与曲马多合用有引起 5- 羟色胺综合征的风险。环磷酰胺可引起显著的持续性胆碱酯酶活性抑制，与琥珀胆碱合用可延长后者的作用。

放疗在原发恶性骨盆肿瘤治疗中并不常见，多用于尤因肉瘤和恶性软组织肉瘤侵犯骨盆者。放疗可造成一系列机体功能障碍，但基本集中于骨盆区域，对麻醉无明显影响。

对于已有肺部转移灶或者肿瘤血运丰富者，术前可能会应用抗肿瘤靶向药物。靶向药物有小分子激酶抑制剂和大分子单克隆抗体两类。靶向药物具有心、肺毒性，前者可引起高血压、心肌缺血、QT 间期延长、心力衰竭等，后者可引起急性和亚急性肺炎、肺出血、胸腔积液、肺动脉高压、肺栓塞等。激酶抑制剂（例如安罗替尼）可引起 QT 间期延长，应避免可引发尖端扭转型室性心动过速的因素（如低血钾和极度心动过缓）。治疗单克隆抗体（例如贝伐珠单抗）引起的高血压应选用血管紧张素转化酶抑制剂、血管紧张素受体阻滞剂或 β 肾上腺素受体阻滞剂，避免应用钙通道阻滞剂。

（三）术前准备

骨盆肿瘤手术中如损伤肠道，有造成伤口感染的风险，所以肠道准备是术前重要内容之一。导泻、灌肠可造成患者的容量缺失，影响术中血流动力学的稳定，术前几天可开始静脉营养支持治疗，有助于保持患者体力和维持内环境稳定。

由于骨盆解剖结构复杂而不规则、血供丰富、手术时间长，术中可能会大量出血，出血量依肿瘤的类型和手术医师的经验不同而异。总体来说，大多数病例需要术前充分备血以供术中和术后使用；预计出血量超过机体血容量的 50% 时，应该准备新鲜冰冻血浆；超过机体血容量时，还应准备血小板和凝血酶原复合物、纤维蛋白原，以免发生凝血功能障碍。术前留取自体血也是应对大量出血造成凝血因子减少的有效手段，通常以红细胞压积不低于 30% 为限；但恶性肿瘤患者不是这种技术的最佳人选，而且患者的血红蛋白水平通常不高。麻醉后的急性等容性血液稀释技术也可用于减少出血，但不推荐与控制性降压联合使用，术前已存在凝血功能障碍或有获得性凝血功能障碍的患者应谨慎使用。

三、骨盆肿瘤手术的麻醉

（一）麻醉方式选择

大多数骨盆肿瘤的手术耗时较长、出血较多，为了使患者更舒适、管理呼吸和循环更方便，宜采用气管插管全身麻醉。手术时间不长者也可应用喉罩全身麻醉。成人的穿刺或切开活检手术可在局麻或强化麻醉下进行，小儿则通常需要全身麻醉。

手术不大、出血不多者可考虑选择椎管内麻醉，阻滞平面达 T_8 即可。术前接受化疗的患者应注意血常规和凝血检查结果，血小板减少和凝血障碍是椎管内麻醉的禁忌证。肿瘤累及腰椎者也不能进行椎管内麻醉。

由于手术涉及的范围较大，很难通过周围神经阻滞覆盖，而且阻滞操作时也有引起医源性肿瘤扩散的顾虑。

（二）术中监测

术中的常规监测包括心电图、无创血压（侧卧位时袖带应在患侧上肢，避免在下受压影响测量结果）、SpO_2、体温、尿量；现代麻醉机通常可监测 $PetCO_2$ 和呼吸参数（包括潮气量、呼吸频率、分钟通气量、气道压等）；全身麻醉时最好能监测 BIS 和肌松状态（例如 TOF 监测）。对于预计出血较多（＞1000 ml）的手术，最好进行有创动脉压监测，既能随时反映血压变化，又方便进行动脉血气分析，监测失血程度和组织灌注与氧合。中心静脉置管也经常被采用，中心静脉压的动态变化可反映血容量的状态，中心静脉也是应用血管活性药的最佳通路；有条件时可应用 Flotrac 监测，通过心输出量、SVV、SVR 等参数及时反映心功能、容量状态和外周血管阻力，进行目标导向的液体管理。开放多条外周静脉通路也是必不可少的，通常至少两路，应用 16 G 或口径更大的套管针，有时甚至需要在中心静脉置入 8.5 F 鞘管以便快速输液。

术中发生大量出血时，最好能进行血栓弹力图检测，分析当前的凝血状态，有针对性地输注血制品（血浆、血小板、纤维蛋白原等），既能有效地纠正凝血异常、避免进一步发生 DIC 等严重并发症，又能避免盲目输注血制品，造成相关并发症和医疗资源的浪费。

（三）麻醉诱导与维持

骨盆肿瘤多见于成年人，儿童（尤因肉瘤除外）和老年人少见，因此高血压、糖尿病、心脏病等合并疾病少见（化疗药和靶向药的不良反应除外）。但患者在术前可因肿瘤消耗、化疗、肠道准备等而致身体虚弱、容量缺失，所以麻醉诱导时宜选用对循环影响小的静脉麻醉药（例如依托咪酯）。术前化疗造成肝功能受损者慎用罗库溴铵，后者大部分经胆道排泄；（顺）阿曲库铵的代谢对肝肾功能依赖小，适用于肝、肾功能异常的患者，但阿曲库铵的组胺释放作用明显，应注意对循环和气道的影响，而且这类药物的霍夫曼消除需要正常的生理体温，术中应注意体温保护以免低体温对药物代谢的影响导致其作用时间延长。

麻醉维持可采用静脉和（或）吸入麻醉，依条件和麻醉医师的经验而定；肌松药可间断追加或持续输注。镇痛药通常应用瑞芬太尼持续输注，但瑞芬太尼的作用时间很短并具有痛觉敏化作用，应追加诸如舒芬太尼等长效强阿片类药物，手术创伤大者的舒芬太尼总量应至少达 0.5 μg/kg，以免麻醉苏醒后的剧烈疼痛。阿片类药物有免疫抑制作用，对恶性肿瘤患者不利，但是目前还没有能完全替代阿片类的药物或方法，术中可应用右美托咪定、氯胺酮等辅助镇痛药物以减少阿片类的用量。对有放疗或化疗性肺炎者，术中尽量不用高浓度氧（$FiO_2 \leq 0.5$）以免加重肺部损伤。正压通气时，胸腔内压力的变化可使骨盆静脉产生周期性正压而增加术中出血，因此有些学者采用喉罩全身麻醉和保留自主呼吸以减少出血；但是，因为手术创伤大，麻醉深度通常维持较深水平，容易造成通气不足，麻醉管理的难度很大。

应用连续硬膜外阻滞时，如果术中发生大量出血，应及时转为全身麻醉，暂停或减少硬膜外用药以免对循环造成显著抑制。

（四）术中关注要点

1. 出血

骨盆肿瘤有丰富的血供，因此手术往往出血很多，甚至可达上万毫升。控制术中出血可改善手术视野，使术者有时间和精力仔细操作，对于完全切除肿瘤、降低复发率非常重要，也会减少大量出血和输血的相关并发症。减少输血对癌症患者尤其重要，因为输血具有免疫抑制作用。影响出血量的因素较多，肿瘤巨大、血供丰富、手术范围广泛者出血较多；病灶内切除的出血量通常高于整块切除者；骨巨细胞瘤因为血供非常丰富，通常出血较多；髋臼巨大肿瘤累及髋臼下缘时需要切除全部坐骨，前方入路的显露较困难，可发生严重出血；某些转移瘤的血管丰富，也容易发生大量出血，其中原发肿瘤为甲状腺癌和肾癌的骨转移肿瘤最容易发生术中大量出血，这类患者应术前充分备血、术中及时输血。

除了手术技术相关因素外，减少肿瘤的血供是减少出血的关键措施，主要手段有两种，即阻断血管和降低血压。其他措施包括术中应用抗纤溶药物（例如氨甲环酸 20～25 mg/kg）；实施半盆截肢术时，如果下肢没有肿瘤和感染，可应用橡皮驱血带将患侧下肢内的血液驱入体内以减少截肢后的血液丢失。阻断血管的方法有以下几种：① 术前进行 DSA 并进行选择性血管栓塞可明确病灶局部情况、减少术中出血，通常为单侧或双侧髂内动脉栓塞，或高选择性的靶血管栓塞，例如髋臼部肿瘤可栓塞旋股外侧动脉，髂骨后部肿瘤可栓塞腰动脉至骨盆的分支。② 由于骶正中动脉的存在、双侧髂内动脉之间和髂内、外动脉之间的丰富血管吻合网，髂内动脉栓塞的止血效果有时并不理想，而且有造成神经功能缺损、疼痛、组织坏死和伤口愈合不良等并发症的风险，可在前方入路时于术中分离和结扎髂内动脉（必要时结扎对侧髂内动脉），并在髂总动脉分叉处头侧 1 cm 用无创血管钳临时阻断腹主动脉，可以有效地控制术中出血，缺点是操作较复杂。③ 术前留置腹主动脉球囊。

控制性降压可减少出血，可采用两种方法：① 通过输注血管活性药（例如硝普钠、硝酸甘油、尼卡地平等）或加深麻醉来达到降低血压的目的。② 通过硬膜外阻滞的降压作用，阻滞平面比通常更广泛，上界可达 $T_{2\sim3}$ 以阻断心交感神经，同时输注低浓度肾上腺素等强心药物以维持心输出量，保证重要器官的灌注。应用控制性降压时应注意降压幅度不宜过低，通常收缩压不低于 90 mmHg，平均动脉压不低于 60 mmHg；也有学者认为应该根据患者的个体情况，将平均动脉压控制在基线水平的一定百分比内而不是一个特定值，特别是对于高血压和心血管疾病患者。骨盆肿瘤的手术很少采用控制性降压来减少出血，一方面出于对控制性降压潜在风险（主要是灌注不足和重要脏器损害）的担心，另一方面是因为这类手术出血的特点是量大、速度快，几分钟内可出血达上千毫升，此时控制性降压的作用不明显；而且患者短时间内的大量失血常表现为血压下降，控制性降压的作用（特别是硬膜外阻滞）未能及时消除会加重低血压的程度，甚至造成循环虚脱，大大增加了麻醉管理的难度。控制性降压通常仅作为无法进行动脉栓塞和腹主动脉球囊时的替代方法，同时应结合其他血液保护措施，并需要麻醉医师有较丰富的相关经验。

术中估计失血量往往少于实际出血量，除了计算负压吸引器内血量以及纱布吸血量外，还要关注伤口周围铺巾和术者手术衣的染血情况，出血多者甚至可流至地面；台上冲洗所用的液体量应排除。

2. 输血

大量出血必然需要输血。目前公认的临床输血指征是血红蛋白 ≤ 70 g/L（除了合并冠心病的患者），但因为骨盆肿瘤手术的出血具有突然性、大量性和快速性，发生出血后再从血库取血可能会延误治疗；因此，预计术中可能发生大量出血时，通常在手术开始后即取血备用。出血量超过机体血容量时应进行 TEG、血常规、凝血功能检测，血小板计数 $< 50 \times 10^9/L$ 或 TEG 提示血小板减少时建议输注血小板；纤维蛋白原低于 1.5 ~ 2.0 g/L 会增加出血风险，仅输注血浆不足以纠正低纤维蛋白原血症，推荐输注人纤维蛋白原，初始治疗剂量为 25 ~ 50 mg/kg；TEG 提示凝血因子缺乏时可输注冷沉淀或凝血酶原复合物。

库血的温度较低，会降低患者体温、减慢输注速度，应使用专门的输血加温仪。大量输注库血引起低钙血症，可造成凝血功能障碍而加重出血，应注意及时检测和补充钙离子；最好应用氯化钙，其中的钙离子可直接发挥作用，而葡萄糖酸钙需要经肝脏代谢后才会释放钙离子。输注血制品（特别是血浆）可能引起过敏反应，因患者的全身大部分被铺巾覆盖，不易及时发现皮疹和确诊过敏。当患者出现顽固性血压降低（应用升压药后血压短暂上升，很快又降低）、不明原因的气道压升高时，应考虑和排除过敏反应。严重者可致过敏性休克，表现为血压严重下降，呼气末二氧化碳显著降低提示低心输出量，有创动脉压波形随呼吸波动提示低血容量。治疗过敏反应最有效的药物是肾上腺素，一般静注 0.1 mg，必要时重复应用或持续泵注；同时可应用肾上腺皮质激素（甲泼尼龙琥珀酸钠 40 mg）、钙剂（氯化钙 0.5 ~ 1 g）和抗组胺药（苯海拉明 20 mg）。

3. 体温

手术创面大、室内温度低以及大量失血导致热量散失多，加之大量输入低温液体和血制品，营养不良和体弱患者的热量储备不足，术中很容易造成体温降低，甚至可低于 35℃。低体温有很多生理危害，特别是抑制凝血因子和血小板活性，会进一步加重出血，体温每降低 1℃可使出血量增加 16%。围手术期应重视体温保护，温度监测一般采用鼻咽温；循环水床垫、充气加温装置和输液/输血加温仪等都是有效的保温设备。

4. 体位

术前应摆放好体位，特别是时间较长的手术。手术多数采用侧卧位，应注意避免耳郭及骨性突起部位（例如髋、膝、足踝部）受压，避免股外侧皮神经、腓总神经受压，应用腋垫避免臂丛神经受压和过度牵拉；头部应保持中立位，避免颈部扭曲使颈静脉回流受阻。体位变动时应注意对循环的影响，特别是在出血量多时。

5. 骨水泥反应

骨盆肿瘤的手术有可能应用骨水泥，骨水泥反应的相关内容见第九章第三节。

（五）腹主动脉球囊

腹主动脉球囊阻断技术通过减少远端动脉血流和对受累器官或血管的压力，可安全、有效地减少骨盆肿瘤手术的出血，缩短手术时间，减少手术并发症。经健侧股动脉穿刺，将球囊导管逆向插入至肾动脉开口的下方、髂总动脉分叉的上方，在透视下向球囊注入造影剂并进行血管造影以确定球囊的正确位置，以及完全阻断腹主动脉血流所需的球囊容量。完全阻断腹主动脉时，经球囊导管的腹主动脉测压波形呈近似直线，双侧足趾的 SpO_2 信号消失，如仅健侧消失则提示球囊过浅，位于该侧髂总动脉。确定球囊在肾动脉开口远端非常重要，除了透视下造影外，腹部超声也可辅助判断球囊的正确位置（肠系膜上动脉和肾动脉应均有血流）。采用轻度（10°～15°）头低足高位有利于静脉回流。术后取出球囊，因为不需结扎或栓塞髂内动脉，减少了术后伤口并发症的发生率，提高了手术安全性。

需要充球囊时，由台下助手向球囊内注入无菌生理盐水，之前已在透视下确定容量，过度充盈有导致球囊或腹主动脉破裂的风险，同时开始计时。主动脉阻断后，外周血管阻力显著增加，特别是在胸主动脉阻断后血压会明显升高，经常需要输注硝普钠等降压药；但骨盆肿瘤手术所需的球囊阻断在低位腹主动脉，对循环的影响不大，临床上常仅见血压轻度升高和（或）心率减慢，而且多为一过性，无须特殊处理即很快恢复正常，偶尔需加深麻醉或应用小剂量降压药。主动脉阻断的另一顾虑是对内脏供血的影响。低位腹主动脉阻断时，阻断部位在紧邻髂总动脉分叉处的上方，不影响肝、肾、脊髓等对缺血敏感的器官供血；而且供应卵巢（睾丸）的卵巢（睾丸）动脉虽然也由腹主动脉发出，但均在肾动脉水平的稍下方，也不会被球囊阻断而影响供血。受球囊阻断影响的主要为双侧下肢，而下肢对缺血的耐受程度较高。通常单次阻断时间限制为 60 min，最长不能超过 90 min；如果一次阻断时间内无法完成主要手术操作，可重复阻断，两次阻断的间隔时间最短为 10 min。延长单次球囊阻断时间所导致的并发症风险增加与术中大量出血可能造成的伤害孰轻孰重仍需进一步研究。球囊阻断期间也要严密监测尿量变化，一旦发现尿量低于 0.5 ml/（kg·h），应及时与术者沟通，排除球囊意外移位阻塞肾动脉的情况，当然后者很少发生，而且大量失血也会造成尿量减少。

放松球囊时通常缓慢抽取球囊中的液体，每次 1 ml，观察 0.5～1 min，如循环无明显波动则再次抽取 1 ml。这种松球囊的方法可以避免血液再分布导致的循环血容量突然减少，使机体有足够的适应时间，对循环的干扰较小。但球囊处于半充盈状态时，因未与腹主动脉壁楔嵌，球囊在高速动脉血流的冲击下可向远端漂移，有造成球囊导管打结的风险，一旦发生打结则导管很难撤出，可能需要手术切开动脉才能取出。因此，有些单位采用快速松球囊的方法，即一次性抽出球囊中的液体，通常需要立即应用血管活性药物支持循环。通过主动脉压力波形和股动脉搏动的恢复来确认开放成功，必要时可以进一步行血管造影或多普勒超声检查。重新开放腹主动脉时，体循环容量变得相对不足，阻断远端的无氧代谢产物进入循环，手术部位血供恢复使创面可能再次出血，这些都会导致血流动力学不稳定，通过及时的容量补充和应用血管活性药（例如去氧肾上腺素 100～200 μg、多巴胺 1～2 mg、氯化钙 0.5～1 g）可有效支持循环。球囊阻断期间和松球囊后应进行动脉血气分析，患者可能会有代谢性酸中毒，但通常程度不重（pH 值不低于 7.2），一般无须输注碳酸氢钠，通过调整呼吸参数、维持循环稳定，机体自身会纠正内环境紊乱。严重酸中毒、对血管活性药的反应不佳时可补充 5% 碳酸氢钠溶液，一般先输注 100～150 ml，再根据动脉血气的结果决定是否进一步治疗。球囊的充盈和放松可造成缺血再灌注损伤，可能与活性氧簇和炎症因子有关，除了阻断远端组织受影响外，还可能导致包括肺损伤在内的多器官功能障碍，因此应严格限制球囊阻断的单次时间以及多次阻断的累积时间。

腹主动脉球囊通常在富血管病变（例如骨巨细胞瘤或转移性肾癌）和复发性病变的手术中应用。在主动脉解剖异常（主动脉夹层和动脉瘤属于绝对禁忌证）、主动脉斑块（老年患者多见，术前可通过腹部 CT 和超声检查来识别）、年龄 >70 岁或 <12 岁、既往腹主动脉球囊史、肾动脉开口过低（$L_{2\sim3}$ 椎间盘尾侧）、II 期高血压病史者中通常避免应用。球囊相关并发症包括穿刺部位局部血肿、股动脉假性动脉瘤、股动脉痉挛、下肢缺血、急性主动脉血栓形成和破裂、急性肾损伤等。肾损伤也可能与造影剂、肾损害药物和低灌注有关。手术中进行任何体位改变后，都应进行血管造影以确定球囊的位置。

四、骨盆肿瘤手术的术后管理

（一）术后常见并发症

骨盆肿瘤手术因创面较大，术后仍会继续有较大量出血，肿瘤切除后的缺损部位前方为后腹膜，限制局部血肿的能力较差，因此术后应关注伤口引流量，必要时再次手术止血。伤口感染也是常见并发症，充分引流是预防感染的重要措施。

骨盆手术后的肺部并发症（肺部感染、肺不张、胸腔积液）发生率较高，可能与较长的手术和机械通气时间以及术中大量失血和输血有关；腹主动脉球囊阻断引起的缺血再灌注损伤也可能参与其中；有研究显示，球囊阻断累积时间超过 2 h 是肺部并发症的独立危险因素。

术后可能发生对血制品的迟发性过敏反应，应加强术后早期对患者的监护。输血相关性急性肺损伤可发生在输血时和输血后 6 h 以内，在排除过敏反应、心源性肺水肿等情况后，术后早期发生的急性呼吸窘迫和肺水肿应考虑此病因。

（二）术后镇痛

1. 控制术前疼痛

患者在术前常存在中重度疼痛，单独应用 NSAID（例如布洛芬、双氯芬酸）的效果可能不佳，需加用阿片类药物（例如羟考酮）。有些患者伴有焦虑、紧张情绪，需要重视术前教育和充分沟通；对失眠或焦虑患者可给予镇静催眠或抗焦虑药物，如苯二氮䓬类。

2. 术后活动情况

接受半盆截肢手术以及无须骨盆重建的患者术后应尽早下床活动，因此对镇痛的要求较高。钉棒系统重建可早期承重，1 周即可下地进行功能锻炼。人工半骨盆、全髋关节置换重建需卧床 4~6 周，应用自体或异体骨移植术需卧床 2 个月以上，长期卧床者应定期变换体位以防止褥疮，应用抗凝药或阿司匹林以防止下肢深静脉血栓。

3. 控制急性术后疼痛

骨盆肿瘤手术的创伤大，炎症反应和疼痛程度严重，术后镇痛的难度较大。因为该部位的神经支配比较复杂，术前很难实施有效的周围神经阻滞辅助镇痛；术中出血量大时，术后应用

NSAID 有抑制血小板而加重出血的顾虑，可考虑选择性 COX-2 抑制剂。如术前长时间服用阿片类药物，即使剂量不大（< 50 mg/d 口服吗啡），由于患者可能同时存在阿片类药物耐受和阿片类药物诱发的痛觉过敏，术后镇痛药需要量很难预测，应包括术前每日剂量（换算为术后用药的剂量）和针对外科创伤的必要剂量，后者通常是未用过阿片类药物患者术后镇痛所需剂量的 2～3 倍。术后镇痛以静脉阿片类药物为主，自控静脉镇痛泵是有效方法，在术前使用过阿片类药物的患者应考虑使用背景剂量，持续输注有助于维持稳定的血药浓度。常用阿片类药物有舒芬太尼、羟考酮、氢吗啡酮等。

术后伤口局部浸润和静脉应用利多卡因被证实可以有效缓解术后疼痛，而且后者对神经痛的效果较好，通常持续输注 1 mg/(kg·h)。术中应用（艾司）氯胺酮可减少术后阿片类药物用量，但用于术后镇痛还需进一步研究。

术后恶心呕吐（PONV）是术后镇痛的常见不良反应，可参考相关指南进行预防和治疗。呼吸抑制少见，因为疼痛是这类不良反应的最佳拮抗。

自控静脉镇痛泵一般使用至术后 2～3 天；手术创面大、疼痛剧烈的患者可延长至术后 5～7 天。停用镇痛泵后应及时以口服镇痛药（阿片类药物、NSAID 或对乙酰氨基酚）桥接，根据需要维持 2～4 周。

五、经典病例

患者，男性，37 岁，170 cm，59 kg。因"左髋部疼痛 3 年余，确诊左髋部骨肉瘤 2 个月，术前化疗后"入院。2 个月前穿刺活检后病理回报骨肉瘤，行 3 次成组化疗，用药为顺铂、脂质体阿霉素。既往体健。骨盆 MRI 示左髂骨及髋臼骨质破坏及软组织肿块，范围约为 9.4 cm × 7.9 cm × 8.5 cm，病变侵及邻近髂腰肌，邻近脏器略受压。术前 NRS 评分 1～3 分，口服氨酚羟考酮片 1 片，每 6 h 口服一次。血红蛋白 105 g/L，D-二聚体 781 ng/ml，余血常规、生化、胸部 CT、心电图、超声心动图、下肢静脉超声未见明显异常。拟行"左骨盆 1/2/3 区肿瘤前后路切除、钉棒半骨盆置换术"。术前配红细胞 24 U、血浆 2400 ml。麻醉前评估未见明显异常。麻醉前开放两路上肢静脉通路（16 G），并与加温输血仪连接。麻醉诱导后行中心静脉穿刺，置入 8 Fr 双腔中心静脉导管。麻醉维持应用持续泵注丙泊酚、瑞芬太尼、右美托咪定，间断追加罗库溴铵和舒芬太尼（总量达 65 μg）。患者右侧卧位，胸前区域应用暖风。术中行三次腹主动脉球囊阻断，持续时间分别为 80 min、90 min、90 min，阻断的间隔时间分别为 15 min 和 20 min。球囊阻断时循环无明显变化；第一次开放时血压略下降、心率略升高，加快输液后恢复；第二次开放前出血量达 3500 ml，开放后血压由 90/70 mmHg 降至 70/45 mmHg，心率由 85 次/min 升高至 100 次/min，静脉注射去氧肾上腺素 200 μg、氯化钙 0.5 g，持续输注去甲肾上腺素 0.2 μg/(kg·min)，加快输血、输液，循环恢复稳定；第三次开放后血压略下降，静脉注射去氧肾上腺素 50 μg 后恢复。手术历时 8 h，出血量 6000 ml，尿量 1500 ml（球囊阻断期间尿量 > 100 ml/h）；输注红细胞 20 U、血浆 1800 ml、晶体液 5700 ml、胶体液 2000 ml。术中多次进行动脉血气分析，根据结果补钾、补钙；氧合指数均在 300 以上（FiO_2 为 0.6）；血红蛋白浓度最低 65 g/L，出室前 85 g/L；pH 值最低为 7.33，乳酸最高为 2.1 mmol/L；术中体温最低为 35.4℃，大部分时间维持在 36℃以上。术毕去除铺单后见患者前胸广泛皮疹，考虑过敏反应，予甲泼尼龙琥珀酸钠 40 mg、苯海拉明 20 mg。自控静脉镇痛泵应用舒芬太尼，背景剂量 3 μg/h，按压剂量 3 μg，锁定时间 10 min。术后转入 ICU，历经循环不稳定、凝血功能障碍、无尿，经输注血管活性药、红细胞、血浆、纤维蛋白原、凝血酶原复合物、床旁血滤等措施后好转，术后第 7 天脱机拔管，术后第 24 天转入普通病房。

该患者术前准备充分，包括对阿霉素不良反应的评估、充分备血、开放足够的静脉通路等。术中的体温保护措施到位、效果很好。术毕才发现过敏反应，提示术中发生循环波动时应积极寻找原因，包括排除过敏反应。术中未发生严重酸中毒、乳酸水平无明显升高，说明外周灌注充分。术中血红蛋白水平有过明显降低，反映了这类骨盆肿瘤手术出血的迅猛。松球囊后的循环波动处理及时、有效。大量出血时应注意补充血小板、纤维蛋白原和凝血因子，本例术中未进行相关检测，仅输注血浆，可能是造成术后凝血功能障碍的原因之一。术后肾功能障碍可能与术中腹主动脉球囊阻断时间长、出血量大、循环波动有关。

（张熙哲）

参考文献

［1］ 刘啸, 刘晓光, 祝斌, 等. 胸椎后纵韧带骨化症的临床分型及其意义［J］. 中国脊柱脊髓杂志, 2014(7): 599-604.

［2］ 田慧中, 李明, 王正雷. 胸腰椎手术要点与图解［M］. 北京: 人民卫生出版社, 2012.

［3］ JØRGENSEN M E, TORP-PEDERSEN C, GISLASON G H, et al. Time elapsed after ischemic stroke and risk of adverse cardiovascular events and mortality following elective noncardiac surgery［J］. JAMA, 2014,312(3): 269-277.

［4］ SALMASI V, MAHESHWARI K, YANG D, et al. Relationship between intraoperative hypotension, defined by either reduction from baseline or absolute thresholds, and acute kidney and myocardial injury after noncardiac surgery: A retrospective cohort analysis［J］. Anesthesiology, 2017,126(1): 47-65.

［5］ MIKHAIL C, PENNINGTON Z, ARNOLD P M, et al. Minimizing blood loss in spine surgery［J］. Global Spine J, 2020,10(1 Suppl): 71S-83S.

［6］ KER K, EDWARDS P, PEREL P, et al. Effect of tranexamic acid on surgical bleeding: systematic review and cumulative meta-analysis［J/OL］. BMJ,2012,344:e3054.

［7］ SHAKERI M, SALEHPOUR F, SHOKOUHI G, et al. Minimal dose of tranexamic acid is effective in reducing blood loss in complex spine surgeries: a randomized double-blind placebo controlled study［J］. Asian Spine J, 2018,12(3): 484-489.

［8］ RAMAN T, VARLOTTA C, VASQUEZ-MONTES D, et al. The use of tranexamic acid in adult spinal deformity: is there an optimal dosing strategy［J］. Spine J, 2019,19(10):1690-1697.

［9］ WINTER S F, SANTAGUIDA C, WONG J, et al. Systemic and topical use of tranexamic acid in spinal surgery: a systematic review[J]. Global Spine J, 2016,6(3):284-295.

[10] CARLESS P A, HENRY D A, MOXEY A J, et al. Cell salvage for minimising perioperative allogeneic blood transfusion[J/OL]. Cochrane Database Syst Rev, 2010,2010(4):CD001888.

[11] DESAI N, SCHOFIELD N, RICHARDS T. Perioperative patient blood management to improve outcomes [J]. Anesth Analg, 2018,127(5):1211-1220.

[12] ALI Z. Intraoperative neurophysiologic monitoring and anaesthetic implications[J]. Indian J Anaesth, 2019,63(2): 81-83.

[13] ROZET I, METZNER J, BROWN M, et al. Dexmedetomidine does not affect evoked potentials during spine surgery[J]. Anesth Analg, 2015,121(2):492-501.

[14] MAHMOUD M, SADHASIVAM S, SALISBURY S, et al. Susceptibility of transcranial electric motor-evoked potentials to varying targeted blood levels of dexmedetomidine during spine surgery[J]. Anesthesiology, 2010, 112(6):1364-1373.

[15] IMPOSTI F, CIZIK A, BRANSFORD R, et al. Risk factors for pulmonary complications after spine surgery [J]. Evid Based Spine Care J, 2010,1(2):26-33.

[16] DEYO R A, MIRZA S K. Clinical Practice. Herniated lumbar intervertebral disk[J]. N Engl J Med, 2016,374(18):1763-1772.

[17] KREINER D S, HWANG S W, EASA J E, et al. An evidence-based clinical guideline for the diagnosis and treatment of lumbar disc herniation with radiculopathy[J]. Spine J, 2014,14(1):180-191.

[18] HARRIS A, WILKENING M, MARRACHE M, et al. Adult lumbar disk herniation: diagnosis, treatment, complications, outcomes, and evidence-based data for patient and health professional counseling[J]. Instr Course Lect, 2020,69:607-624.

[19] CHENG Z X, ZHENG Y J, FENG Z Y, et al. Chinese Association for the Study of Pain: Expert consensus on diagnosis and treatment for lumbar disc herniation[J]. World J Clin Cases, 2021,9(9): 2058-2067.

[20] VIKRAM C, HANA Y, MARIEL R M, et al. Enhanced recovery in spine surgery and perioperative pain management[J]. Neurosurg Clin N Am, 2020,31(1):81-91.

[21] PUNEET K, SOUMYA S, BHAVUK G. Anesthetic considerations in spine surgery: What orthopaedic surgeon should know[J]. J Clin Orthop Trauma, 2020,11(5):742-748.

[22] MOHAMED B A, FAHY B G. Perioperative and anesthetic considerations for patients with degenerative spine disease[J]. Anesthesiology Clin, 2021, 39(1):19-35.

[23] WANG W, NI B B, SHEN H, et al. Comparison of surgical outcomes of lumbar disc herniation using local anesthesia and epidural anesthesia: A meta-analysis[J/OL]. Medicine(Baltimore), 2020,99(33):e18958.

[24] 孙浩林, 越雷, 王诗军, 等. 腰椎后路长节段手术加速康复外科实施流程专家共识[J]. 中华骨与关节外科杂志, 2019, 12(8): 572-583.

[25] 中华医学会骨科学分会脊柱外科学组, 中华医学会骨科学分会骨科康复学组. 腰椎间盘突出症诊疗指南[J]. 中华骨科杂志, 2020, 40(8): 477-487.

[26] CHENG J C, CASTELEIN R M, CHU W C, et al. Adolescent idiopathic scoliosis[J]. Nat Rev Dis Primers, 2015, 1:15030.

[27] KIKANLOO S R, TARPADA S P, CHO W. Etiology of adolescent idiopathic scoliosis: A literature review[J]. Asian Spine J, 2019, 13(3):519-526.

[28] 李娜, 贾锐, 顾小萍, 等. 青少年脊柱侧凸后路矫形术后大量引流的危险因素分析[J]. 中华医学杂志,

5

2017, 97(44): 3460-3465.

［29］FURDOCK R, BROUILLET K, LUHMANN S J. Organ system anomalies associated with congenital scoliosis: A retrospective study of 305 patients［J/OL］. J Pediatr Orthop, 2019, 39(3): e190-e194.

［30］邱勇. 重视脊柱侧凸矫形手术医原性神经损害的预防和处理［J］. 中华创伤杂志, 2015, 31(9): 800-801.

［31］LEONG J J, CURTIS M, CARTER E, et al. Risk of neurological injuries in spinal deformity surgery［J］. Spine, 2016, 41(12):1022-1027.

［32］NAFIU O O, DOBIJA N. Preoperative pulmonary function tests to predict postoperative outcomes: beware of confounders［J］. Anesth Analg, 2019,129(1): 16-18.

［33］TOBIAS J D. Controlled hypotension in children: a critical review of available agents［J］. Paediatr Drugs, 2002,4(7): 439-453.

［34］AMORIM M A S, GOVEIA C S, MAGALHAES E, et al. Effect of dexmedetomidine in children undergoing general anesthesia with sevoflurane: a meta-analysis［J］. Brazilian J Anesthesiol, 2017,67(2):193-198.

［35］BIRICIK E, ALIC V, KARACAER F, et al. A comparison of intravenous sugammadex and neostigmine + atropine reversal ontime to consciousness during wake-up tests in spinal surgery［J］. Niger J Clin Pract, 2019, 22(5):609-615.

［36］REN Y, LIU J, NIE X, et al. Association of tidal volume during mechanical ventilation with postoperative pulmonary complications in pediatric patients undergoing major scoliosis surgery［J］. Paediatr Anaesth, 2020, 30(7):806-813.

［37］SEN O, BAKAN M, UMUTOGLU T, et al. Effects of pressure-controlled and volume-controlled ventilation on respiratory mechanics and systemic stress response during prone position［J］. Springerplus, 2016,5(1):1761.

［38］郝静, 顾小萍, 马正良. 脊柱侧弯矫形术的围术期管理［J］. 中华麻醉学杂志, 2018, 38(11): 1281-1284.

［39］许华晔, 孙玉娥, 顾小萍, 等. 学龄前儿童先天性脊柱侧凸矫形手术围术期输血的相关因素分析——一项单中心回顾性分析［J］. 国际麻醉学与复苏杂志, 2014, 35(10): 915-919.

［40］CRONIN J A, OETGEN M E, GORDISH-DRESSMAN H, et al. Association between perioperative surgical home implementation and transfusion patterns in adolescents with idiopathic scoliosis undergoing spinal fusion［J］. Paediatr Anaesth, 2019,29(6): 611-619.

［41］张伟, 郑旭, 顾小萍, 等. 术前单次剂量氨甲环酸对青少年特发性脊柱侧弯后路矫形术围术期出血的影响［J］. 中国临床研究, 2016, 29(12): 1633-1635.

［42］Safety Committee of Japanese Society of Anesthesiologists. JSA guideline for the management of malignant hyperthermia crisis 2016［J］. J Anesth, 2017, 31(2):307-317.

［43］WICKHAM A J, ROPE T. Supraglottic check of tracheal tube position after fibreoptic intubation［J］. Anaesthesia, 2018, 73(8):1040-1041.

［44］RUBIN D S, PARAKATI I, LEE L A, et al. Ischemic optic neuropathy in the United States from 1998 to 2012 in the nationwide inpatient sample［J］. Anesthesiology, 2016,125(3):457-464.

［45］孙天胜, 沈建雄, 刘忠军, 等. 中国脊柱手术加速康复——围术期管理策略专家共识［J］. 中华骨与关节外科杂志, 2017, 10(4): 271-279.

［46］谢蔺, 马正良, 陈正香, 等. 脊柱侧弯矫形术术后使用氟比洛芬酯注射液镇痛效果的影响因素分析［J］. 药物流行病学杂志, 2018, 27(1): 10-13, 41.

［47］KOLB B, LARGE J, WATSON S, et al. An innovative prone positioning system for advanced deformity and frailty in complex spine surgery[J]. J Neurosurg Spine, 2019,32(2):229-234.

[48] XIN Z, ZHENG G, HUANG P, et al. Clinical results and surgery tactics of spinal osteotomy for ankylosing spondylitis kyphosis: experience of 428 patients[J]. J Orthop Surg Res, 2019,14(1):330.

[49] LIU J, KANG N, ZHANG Y, et al. Systematic changes associated with quality of life after surgical treatment of kyphotic deformity in patients with ankylosing spondylitis: a systematic review[J]. Eur Spine J, 2020,29 (4):794-802.

[50] AHMAD I, EL-BOGHDADLY K, BHAGRATH R, et al. Difficult Airway Society guidelines for awake tracheal intubation(ATI)in adults[J]. Anaesthesia, 2020,75(4):509-528.

[51] FINSTERWALD M, MUSTER M, FARSHAD M, et al. Spinal versus general anesthesia for lumbar spine surgery in high risk patients: Perioperative hemodynamic stability, complications and costs[J]. J Clin Anesth, 2018,46:3-7.

[52] KUMAR N, ZAW A S, KHINE H E, et al. Blood loss and transfusion requirements in metastatic spinal tumor surgery: evaluation of influencing factors[J]. Ann Surg Oncol, 2016,23(6):2079-2086.

[53] KANG H, GWAK H S, SHIN S H, et al. Monitoring rate and predictability of intraoperative monitoring in patients with intradural extramedullary and epidural metastatic spinal tumors[J]. Spinal Cord, 2017,55 (10):906-910.

[54] GUARRACINO F, BALDASSARRI R, PRIEBE H J. Revised ESC/ESA Guidelines on non-cardiac surgery: cardiovascular assessment and management. Implications for preoperative clinical evaluation[J]. Minerva Anestesiol, 2015,81(2):226-233.

[55] ÖĞRENCI A, AKAR E, KOBAN O, et al. Spinal anesthesia in surgical treatment of lumbar spine tumors[J/OL]. Clin Neurol Neurosurg, 2020,196:106023.

[56] DE CASSAI A, GERALDINI F, BOSCOLO A, et al. General anesthesia compared to spinal anesthesia for patients undergoing lumbar vertebral surgery: a meta-analysis of randomized controlled trials[J]. J Clin Med, 2020,10(1):102.

[57] SHTAYA A, LUONG C B, PEREIRA E. Awake intradural spinal tumor resection; case report and literature review[J]. World Neurosurg, 2018,114:344-347.

[58] MOTTA A, CALTABIANO G, PALMUCCI S, et al. Feasibility of percutaneous cryoablation of vertebral metastases under local anaesthesia in ASAIII patients[J]. Eur J Radiol, 2017,95:13-17.

[59] KUMAR N, RAVIKUMAR N, TAN J Y H, et al. Current status of the use of salvaged blood in metastatic spine tumour surgery[J]. Neurospine, 2018,15(3):206-215.

[60] CORREDOR C, WASOWICZ M, KARKOUTI K, et al. The role of point-of-care platelet function testing in predicting postoperative bleeding following cardiac surgery: a systematic review and meta-analysis[J]. Anaesthesia, 2015,70(6):715-731.

[61] IDEN T, HORN E P, BEIN B, et al. Intraoperative temperature monitoring with zero heat flux technology(3M SpotOn sensor) in comparison with sublingual and nasopharyngeal temperature: An observational study[J]. Eur J Anaesthesiol, 2015,32(6):387-391.

[62] 郭卫. 骨盆肿瘤外科学[M]. 2版. 北京:北京大学医学出版社, 2015.

[63] MCCOLL M, FAYAD L M, MORRIS C, et al. Pelvic bone tumor resection: what a radiologist needs to know [J]. Skeletal Radiol, 2020, 49(7): 1023-1036.

[63] JIANG J, ZHOU R, LI B, et al. Is deliberate hypotension a safe technique for orthopedic surgery: a

systematic review and meta-analysis of parallel randomized controlled trials［J］. J Orthop Surg Res, 2019, 14(1):409.

［64］ FREEMAN A K, THORNE C J, GASTON C L, et al. Hypotensive epidural anesthesia reduces blood loss in pelvic and sacral bone tumor resections［J］. Clin Orthop Relat Res, 2017,475(3): 634-640.

［65］ RATTO N, BOFFANO M, PELLEGRINO P, et al. The intraoperative use of aortic balloon occlusion technique for sacral and pelvic tumor resections: A case-control study［J］. Surg Oncol, 2020,32:69-74.

［66］ BAILEY A J, LEE A, LI H O, et al. Intraoperative balloon occlusion of the aorta for blood management in sacral and pelvic tumor resection: A systematic review and meta-analysis［J］. Surg Oncol, 2020,35:156-161.

［67］ Luo Y, Jiang M Y, Fang J Q, et al. Prolonged balloon occlusion of the lower abdominal aorta during pelvic or sacral tumor resection［J］. Ann Transl Med, 2021,9(5):416.

［68］ XU J J, ZHAO H Y, ZHANG X D, et al. Accumulative occlusion time correlates with postoperative pulmonary complications in patients undergoing pelvic and sacrum tumor resection assisted by abdominal aortic balloon occlusion: a retrospective cohort study［J］. BMC Musculoskelet Disord, 2020,21(1): 309.

第六章
多发创伤性骨折精确麻醉

第一节　多发创伤性骨折概述

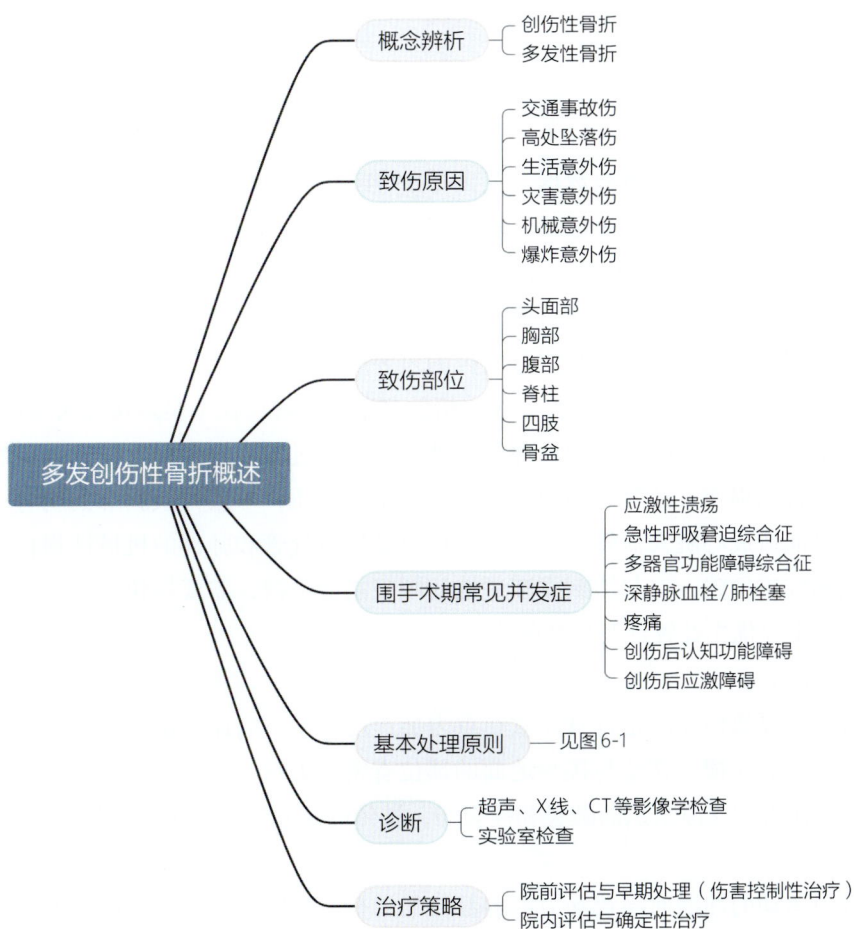

多发创伤性骨折概述
- 概念辨析
  - 创伤性骨折
  - 多发性骨折
- 致伤原因
  - 交通事故伤
  - 高处坠落伤
  - 生活意外伤
  - 灾害意外伤
  - 机械意外伤
  - 爆炸意外伤
- 致伤部位
  - 头面部
  - 胸部
  - 腹部
  - 脊柱
  - 四肢
  - 骨盆
- 围手术期常见并发症
  - 应激性溃疡
  - 急性呼吸窘迫综合征
  - 多器官功能障碍综合征
  - 深静脉血栓/肺栓塞
  - 疼痛
  - 创伤后认知功能障碍
  - 创伤后应激障碍
- 基本处理原则 —— 见图6-1
- 诊断
  - 超声、X线、CT等影像学检查
  - 实验室检查
- 治疗策略
  - 院前评估与早期处理（伤害控制性治疗）
  - 院内评估与确定性治疗

随着骨科学的快速精细化发展，创伤骨科逐渐成为骨科学诸多分支中的一个重要亚专业分支，主要治疗由不同性质外力损伤性因素引起的骨骼及其附带组织结构破坏和功能障碍，一般包括四肢创伤、脊柱创伤、关节创伤和骨盆创伤。创伤骨科和骨科的其他专业常存在交叉，髋部骨折既可以由创伤骨科诊治，又可以由关节外科处理；脊柱损伤既可以在创伤骨科治疗，又可以由脊柱外科处理。但创伤骨科麻醉干预的首要任务并非仅仅是骨折复位或功能修复手术的处理，更重要的是从院前处置开始就确立以挽救生命为核心，综合运用创伤生命支持和灾难医学的相关理论和方法，有序连贯地完成创伤患者的评估和救治，快速连贯精准识别正在危及或可能危及生命安全的致伤因素，预防和处置不同的围手术期并发症，促进术后快速康复，最大限度提升创伤骨科麻醉质量。

一、概念辨析

创伤性骨折，特指由外界不同原因外伤或暴力因素造成的骨骼结构完整性或连续性的破坏。多发性骨折，特指多个骨骼或同一骨骼多个部位因外力因素导致的结构完整性和连续性破坏。

创伤性骨折可以是单一骨折，也可以是多发性骨折；多发性骨折可以是创伤性骨折，也可能是病理性骨折或其他原因造成的。

二、致伤原因的生理影响

1. 交通事故伤

据国家统计局公布的交通事故数据，我国 2019 年交通事故发生数量近 25 万起，伤亡人数达 31 万余人，直接财产损失超 13 亿元。随着我国汽车保有量的持续上升，交通事故伤可以预见仍将是创伤骨科致伤的重要原因之一。

交通事故的致伤因素，通常由暴力撞击、挤压和碾压等机械性暴力因素组成，在造成不同部位骨折损伤的同时，也极易损伤胸腹盆腔内的重要脏器和组织，实质器官和血管结构破坏常造成体腔内大量出血而导致失血性休克，故骨折的判断和处理往往不是最优先考虑的医疗处置。而合并寰椎、枢椎椎体损伤时，早期处理要格外注意救治过程中的颈椎保护，以免加重脊髓的损伤。驾驶员位置的损伤，还容易因为方向盘的撞击和挤压，导致构成胸廓的胸骨、肋软骨和肋骨损伤，除可能造成心脏大血管的损伤外，还容易导致气管和肺部的机械性损伤，可能导致气胸、血气胸和气道梗阻，引起即刻或渐进性的呼吸功能障碍，需要尽快诊治。故交通事故伤的院前救治，一定要优先处置危及生命的伤情。

2. 高处坠落伤

高处坠落的主要致伤原因是自身体重在重力加速度作用下高速撞击地面的停止作用或是坠落过程产生的刷蹭和碰撞，伤情与接触地面的部位有密切关系，极易造成严重的多发性创伤骨折和体腔内脏、血管和支撑组织的破裂和挫裂伤，肢体的多处骨折甚至离断伤也不罕见。

3. 生活意外伤

青少年常因运动的冲撞而导致暴力影响部位的骨折，如跌倒时手按地面缓冲而造成的桡骨小头骨折；跳起下落时重心失衡造成落地时不稳而造成胫腓骨骨折、踝关节骨折和扭伤；而老年人跌倒常导致髋部骨折，俗称"老年髋"，处理不及时常因并发症而危及生命。

4. 灾害意外伤

由突发自然因素导致的损伤，不同灾害损伤类型也不同。风灾可以是抛掷、撞击损伤；地震则可通过直接破坏地形地物、建筑物和山体导致直接伤害，也可能通过引发火灾或毒气泄漏等导致间接伤害。灾害致伤因素比较复杂，共同的特点是可能导致批量伤员产生，同时医疗资源可能会出现暂时性不足。

5. 机械意外伤

常发生于操作机床机械时，因为机械的运行将肢体卷入机械产生的挤压、绞缠和碾压作用致伤。除骨折常见外，还容易产生附属皮肤肌肉和结缔组织的严重损伤。

6. 爆炸意外伤

爆炸致伤在和平时期并不罕见，危险化学品、天然气、窖井和沼气池发生的爆炸时有发生。2020年浙江台州槽罐车爆炸、2021年湖北十堰燃气爆炸都造成了严重的伤亡和财产损失。

爆炸伤可产生几乎所有的致伤因素，包含冲击伤、爆震伤、投射物伤、抛掷伤、挤压伤、烧伤，甚至心理创伤，常导致多部位、多发复合伤，也容易出现批量伤员。

三、致伤部位的生理影响

1. 头面部

下颌和面颊的骨折可能引起气道梗死，而颅骨骨折可能导致颅脑损伤，对救治处理有复杂的影响，必须维持循环的稳定和合适的通气管理以保证足够的脑灌注。颅脑损伤是导致高达40%以上创伤患者死亡的关键原因，因此头面部受伤伤员的院前评估要格外注意颅脑外伤的评估与检查。临床处置时，在应用控制脑水肿的措施和降低颅内压的处理时需同时应注意颅内压脑灌注的监测，避免脑组织长时间缺血、缺氧而形成难以逆转的神经功能损伤。

2. 胸部

胸部的多发性创伤骨折常表现为多根多段肋骨骨折，容易出现连枷胸，导致反常呼吸，常合并同侧的肺挫裂伤，导致急性肺水肿，可迅速地发展为呼吸窘迫；骨折断端刺破肺叶，可能引起气胸、血气胸，甚至刺破心脏导致心房填塞，都是需要早期处理的紧急情况。

3. 腹部

腹部缺乏骨性结构保护，在撞击、挤压、冲击波和碾压等致伤因素作用下常波及腹腔实质器官、肠管和血管等，导致失血性休克和腹腔感染。

4. 脊柱

脊柱外伤根据受伤部位的不同可细分为颈椎、胸椎、腰椎和骶尾椎，受伤部位、程度和损伤类型不同则造成的病理生理影响也不尽相同。脊髓受脊柱保护，走行在髓腔内，成年人脊髓末端常中止于T_{12}/L_1的节段水平。脊柱外伤如波及脊髓或对应节段的神经根，常引起严重的神经功能障碍，需重视伤员出现脊髓休克时的表现和处置。尤其是颈胸段水平的脊髓外

6

伤，还导致呼吸功能受到严重影响。因此，脊柱外伤伤员早期救治时，既要重视检伤和搬运过程中脊柱的稳定和保护，又要重视神经功能障碍对呼吸功能的影响，注意气道管理和紧急处置。

5. 四肢

四肢长骨在各种外伤或事故灾难中容易被波及损伤，尤其要注意多发性长骨骨折同时可能伴有的并发症：如失血性休克、挤压综合征、骨筋膜室综合征、DVT/VTE和神经功能障碍。

6. 骨盆

骨盆骨折极少单独出现，常合并严重的出血性休克、腹膜后血肿、毗邻的泌尿生殖系统损伤、严重感染，甚至影响勃起功能。伴有多发伤的占33%～72.7%，休克的发生率高达30%～60%。故条件允许时，骨盆骨折通常需要优先手术。

四、创伤骨科围手术期常见并发症

1. 应激性溃疡

创伤后应激性溃疡（stress ulcer）在严重创伤、多发伤、感染、休克、高原缺氧环境、多器官功能衰竭及合并颅脑创伤等多种危重情况下容易发生，发生率可高达30%。其发生机制较复杂，与低灌注、自身防御功能降低等多种神经、体液应激性因素有关，主要表现为胃黏膜水肿、糜烂、溃疡和出血，处理不及时甚至诱发或加重失血性休克，处理困难，容易进展成多器官功能障碍综合征（multiple organ dysfunction syndrome，MODS），病死率高。一般采用保守疗法，通过吸引、止血和抑酸等处理，必要时需要手术治疗。

2. 急性呼吸窘迫综合征

创伤导致的多种高危因素如肺挫伤、淹溺、有毒物质吸入、全身严重感染、严重多发伤（多发骨折、连枷胸、严重脑外伤和烧伤）、休克、大量输血等都可引起急性呼吸窘迫综合征（ARDS），院前救治中极为常见，成人病死率可达12%～18%。主要临床表现包括呼吸急促、口唇发绀、常规吸氧无法缓解的呼吸窘迫（极度缺氧的表现），可伴有胸闷、咳嗽、咯血痰，病情危重者可出现意识障碍，甚至死亡，极易和其他常见创伤并发症合并出现。ARDS的治疗常需要严密的监测和及时的呼吸机机械通气支持，通气方式通常选定容呼吸机做间歇正压通气，呼吸及PaO_2仍无改善者需加用呼气末正压通气（PEEP），最高不超过15 cmH_2O，使PaO_2维持在8.6～9.0 kPa，必要时尽早、大剂量、短程使用糖皮质激素。

3. 多器官功能障碍综合征

创伤患者围手术期遭遇的最大威胁是严重脓毒症和MODS，为病程中、后期死亡的主要因素。失血性休克、肠道缺血缺氧、菌群移位、免疫力低下、重要器官功能障碍都是MODS的可能诱因。治疗上强调早期处理中树立预防意识，积极治疗和控制原发创伤病因的进展，做好围手术期内环境调节，提高复苏质量，改善全身灌注和氧供平衡，积极清除感染源；术后严密监测，及时处理引起脏器功能损害的高危因素，维持循环稳定，注意肺、肾等重要器官功能保护。

4. 深静脉血栓/肺栓塞

下肢损伤制动，极易导致深静脉血栓（DVT），脱落后即造成肺栓塞（PE）。DVT的早期表现通常有单侧肢体轻度水肿，患侧与健侧对比发现腿围不一致，行血管超声可检出；PE在急救现场明确诊断比较困难，严重程度与脱落血栓的大小有关，临床表现从呼吸困难、咳嗽等轻度症状到危及生命的急性右心衰竭、心源性休克轻重不一。可能的临床症状包括颈静脉怒张、低氧血症、心动过速和胸痛。12导联心电图检查没有典型表现，容易与心源性问题混淆。因此大部分处理方法为支持性治疗，给予高流量氧气，建立静脉通道，给予阿片类镇痛药。严重PE可伴有低血压表现（收缩压＜90 mmHg），可给予心脏正性肌力药。尽快转运、院内处理可能是最好的选择。

5. 疼痛

战创伤造成的剧烈疼痛，可以给伤员造成明显的生理影响，疼痛是战伤导致的主要并发症之一，许多伤员遭受着中至重度的疼痛，成为医护人员救治伤员需要处理的主要问题之一。剧烈的疼痛不仅影响伤员的呼吸、循环和内分泌功能，且会给伤员造成严重的精神创伤，导致其情绪不稳、躁动不安，影响后续救治工作，影响士气，极大地消减部队战斗力。积极有效的战伤镇痛可阻止伤后发展为难以治疗的慢性疼痛。未能良好控制的创伤疼痛也是不良心理应激的诱因之一。有条件的话，从现场检诊时就应开始镇痛干预。阿片类药物肌肉注射、含服阿片类片剂、注射或口服曲马多、注射或口服NSAID等多种手段都可以有效镇痛。针对战救研发的芬太尼锭剂，形状类似棒棒糖，是一种通过颊膜吸收的镇痛剂型，伤员睡着后锭剂可从口中滑落，呼吸抑制更少，安全性更高。

6. 创伤后认知功能障碍

合并颅脑损伤的患者在恢复后可能出现一过性或持续的记忆力、抽象思维、定向力、性格、情绪、社交能力等神经认知功能障碍，被称为创伤后认知功能障碍，通常与颅脑创伤程度有关，通过GCS评分可做出初步判断。虽然这种评分系统可以作为创伤急性期和头部严重损伤期患者生存的可靠预测指标，但并不一定反映潜在的大脑病理改变，因为其他不同的结构异常也可以产生类似的临床表现。其发生机制可能与创伤后脑神经元损伤、局部灌注不良、炎症反应、代谢障碍等因素有关，治疗方面主要依靠药物镇静、心理干预等传统方法。

7. 创伤后应激障碍

创伤后应激障碍（post-traumatic stress disorder，PTSD）是指个体经历、目睹或遭遇一个或多个涉及自身或他人的战争、灾害场景，目睹死亡或经历濒死体验，在自身严重创伤、疼痛等剧烈身体和心理刺激作用下，所导致的个体延迟出现和持续存在的认知和精神障碍。PTSD受很多因素影响，主要包含家庭、社会、教育、个性特征、成长经历等诸多社会性心理性因素，也包含可能的生物学因素（如遗传、神经内分泌等），目前机制尚不明确，存在不可预期性。当前完善的镇静镇痛和心理干预可能有所帮助。应注意高危人群的识别与早期干预。

五、基本处理原则

创伤骨科基本工作流程如**图6-1**所示。

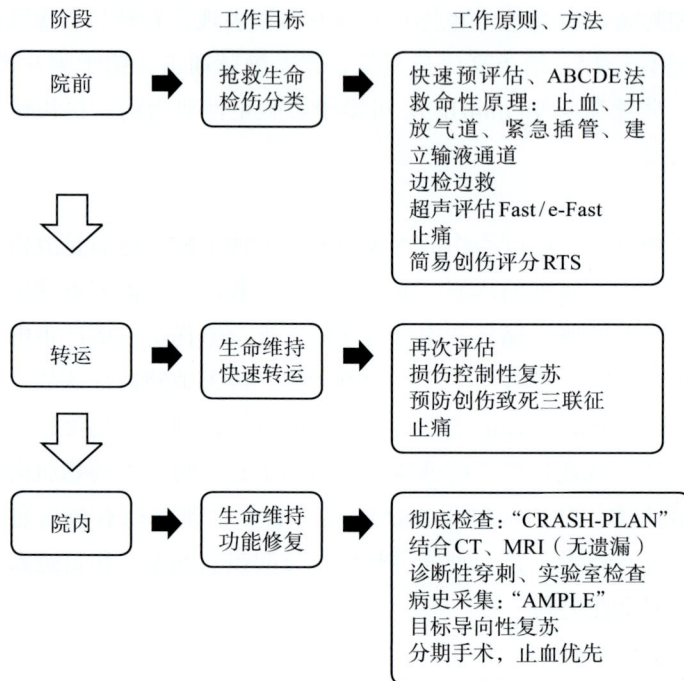

阶段	工作目标	工作原则、方法
院前	抢救生命 检伤分类	快速预评估、ABCDE法 救命性原理：止血、开放气道、紧急插管、建立输液通道 边检边救 超声评估Fast/e-Fast 止痛 简易创伤评分RTS
转运	生命维持 快速转运	再次评估 损伤控制性复苏 预防创伤致死三联征 止痛
院内	生命维持 功能修复	彻底检查："CRASH-PLAN" 结合CT、MRI（无遗漏） 诊断性穿刺、实验室检查 病史采集："AMPLE" 目标导向性复苏 分期手术，止血优先

图6-1　创伤骨科基本工作流程图

六、诊断

院前通过快速检诊，尽快识别可能挽救生命的危重伤员，要注意发挥超声设备床旁检查的作用，通过创伤超声重点评估（focused assessment with sonography for trauma，FAST）/扩展创伤超声重点评估（extended focused assessment with sonography for trauma，e-FAST）早期发现气胸、心包填塞和腹腔出血，及时完成救命性处理。

院内通过X线、CT和MRI从头到脚无死角地检查骨科专科问题，同时进一步确认重要脏器的功能损害，以及时干预和处置。及时完善血气分析、生化和TEG等实验室检查，及时纠正低氧、酸中毒、低体温和凝血功能紊乱。

七、创伤骨科治疗策略

1. 院前评估与早期处理（损害控制性治疗）

创伤早期评估和处理基本原则如下。

（1）都视为饱胃。

（2）颈椎先以不稳定对待。

（3）重视颅脑损伤相关的精神改变。

（4）强调对气道的绝对控制。

（5）所有患者可首先假设为低血容量。

（6）渐进式、阶梯化的容量复苏：院前和转运期间强调损伤控制性复苏，院内强调目标导向性复苏。

（7）治疗目标的阶段性：院前和转运期间以挽救和维持生命为主，积极控制并发症；院内强调全面检查，救命性手术优先完成，专科确定性治疗可分期进行。

2. 院内评估与确定性治疗

确定性治疗基本原则如下。

（1）对于诊断明确的术前患者适当镇静镇痛。

（2）持续保护气道，关注通气功能。

（3）监测血流动力学，控制容量，合理使用血管活性药物。

（4）维持体温，持续监测内环境，纠正酸碱紊乱及电解质失衡。

（5）积极纠正凝血障碍。

（6）结合病情合理选择麻醉方式。

（7）多学科协作，积极处理其他器官损伤及系统并发症，控制炎症反应。

（8）术后多模式复合镇静镇痛，减轻术后应激及慢性疼痛。

（王震　段雪飞）

第二节　院前评估与早期精确处理

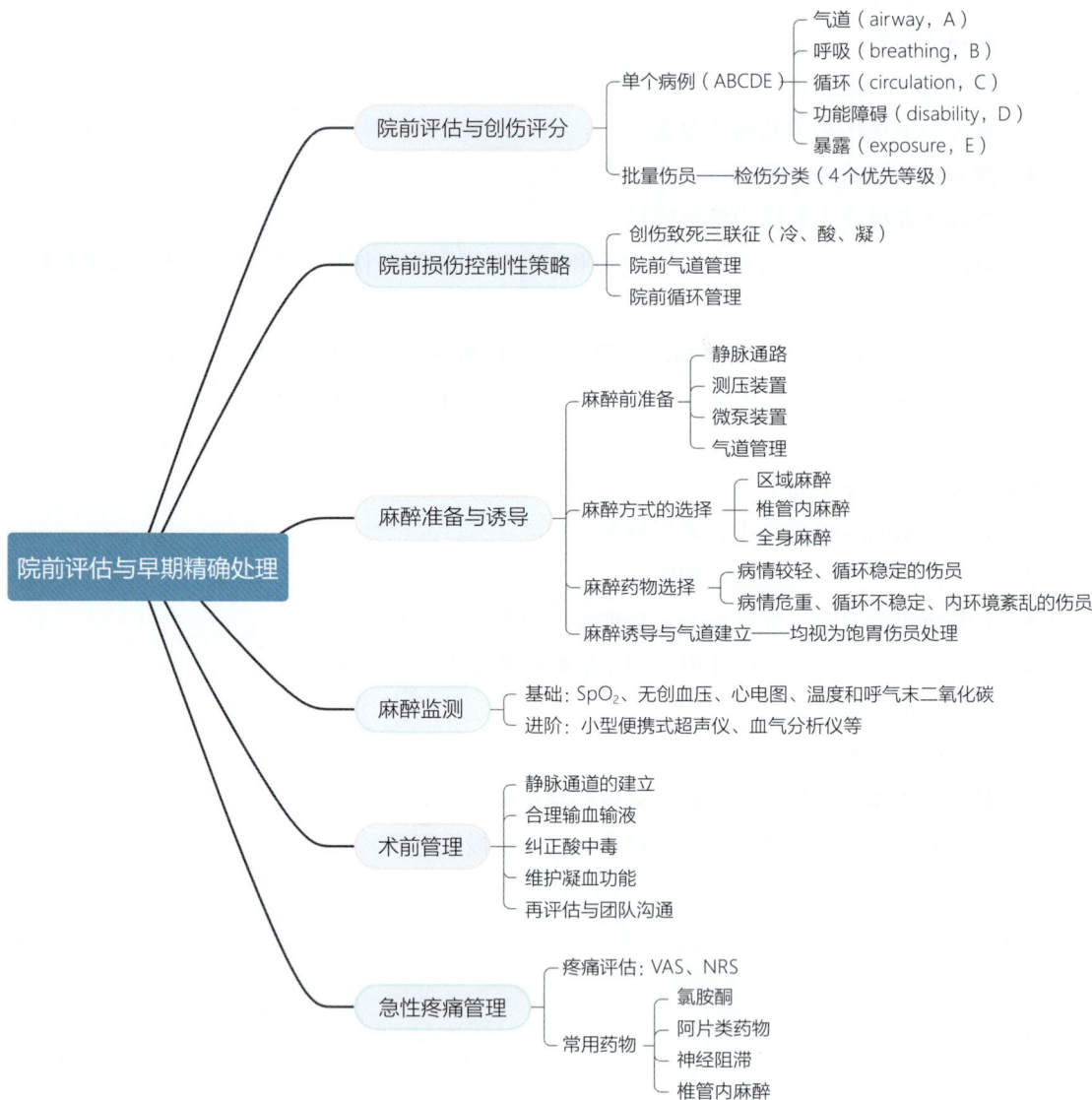

```
                                                        ┌─ 气道（airway，A）
                                                        ├─ 呼吸（breathing，B）
                              ┌─ 单个病例（ABCDE）────────┼─ 循环（circulation，C）
             ┌─ 院前评估与创伤评分┤                         ├─ 功能障碍（disability，D）
             │                └─ 批量伤员──检伤分类（4个优先等级）└─ 暴露（exposure，E）
             │
             │                ┌─ 创伤致死三联征（冷、酸、凝）
             ├─ 院前损伤控制性策略┼─ 院前气道管理
             │                └─ 院前循环管理
             │
             │                                  ┌─ 静脉通路
             │                   ┌─ 麻醉前准备────┼─ 测压装置
             │                   │              ├─ 微泵装置
             │                   │              └─ 气道管理
             │                   │              ┌─ 区域麻醉
             │                   ├─ 麻醉方式的选择┼─ 椎管内麻醉
院前评估与早期─┤─ 麻醉准备与诱导────┤              └─ 全身麻醉
精确处理      │                   ├─ 麻醉药物选择┬─ 病情较轻、循环稳定的伤员
             │                   │            └─ 病情危重、循环不稳定、内环境紊乱的伤员
             │                   └─ 麻醉诱导与气道建立──均视为饱胃伤员处理
             │
             │                ┌─ 基础：SpO₂、无创血压、心电图、温度和呼气末二氧化碳
             ├─ 麻醉监测───────┤
             │                └─ 进阶：小型便携式超声仪、血气分析仪等
             │
             │                ┌─ 静脉通道的建立
             │                ├─ 合理输血输液
             ├─ 术前管理───────┼─ 纠正酸中毒
             │                ├─ 维护凝血功能
             │                └─ 再评估与团队沟通
             │
             │                ┌─ 疼痛评估：VAS、NRS
             │                │            ┌─ 氯胺酮
             └─ 急性疼痛管理────┤            ├─ 阿片类药物
                              └─ 常用药物──┼─ 神经阻滞
                                          └─ 椎管内麻醉
```

一、院前评估与创伤评分

创伤骨科的救治目标，早期仍然是优先挽救生命，其次再考虑恢复骨骼的完整性和功能的修复。因此，掌握院前救治阶段如何明确伤员识别、检诊、救治和后送的合理优先顺序，建立一套科学系统的评估方法，是有序救治伤员、及时安全地完成转运、保证救治连续性的重要措施，有助于挽救更多生命，减少后期功能障碍的发生。

创伤评分是将伤员的生理指标和（或）诊断名称等作为参数并将其量化和权重处理，再经数学方法计算出分值，以显示伤员伤情严重程度的多种方案的总称。用创伤评分能评定各种类型创伤的严重程度（包括单一伤、多部位伤、多脏器伤、多发骨关节伤、多发伤和复合伤），预测伤员的预后（生存或死亡）。创伤评分是创伤临床和研究工作不可缺少的标准，对多发伤和复合伤尤其如此。院前创伤评分包括创伤指数（trauma index，TI），创伤评分（trauma score，TS），CRAMS（circulation, respiration, abdomen, motor, speech）评分，院前分类指数（prehospital index，PHI），类选对照表（triage checklist，TC）等。院内创伤评分包括简明损伤定级（abbreviated injury score，AIS）及其衍生出的损伤严重度评分（injury severity score，ISS），即 AIS-SS 法，创伤严重度评分（trauma and injury severity score，TRISS），创伤严重度特征评分（a severity characterization of trauma，ASCOT），改进的损伤严重度评分（revised injury severity score，RISS）等。目前国内医院在院前、院内创伤评估多采用 AIS-ISS 法（该评估方法在多发创伤患者中的应用可参照本章病例）。

1. 单个病例

常采用 ABCDE 法，优先确定和处理最具生命威胁的伤情。

（1）气道（airway，A）：气道是否通畅，注意颈椎保护。

（2）呼吸（breathing，B）：通气是否规则、足够；有无气胸、吸入性胸部损伤或连枷胸；对呼吸窘迫者应提供辅助通气。

（3）循环（circulation，C）：循环是否稳定，有无活动性出血，有无血容量不足，及时血气生化检测。

（4）功能障碍（disability，D）：活动是否受限；快速评估神经系统功能，可采用 AVPU（awake, verbal response, painful response, and unresponsive）系统，即清醒、言语反应、疼痛反应和无反应；时间允许可采用格拉斯哥昏迷量表（GCS）。

（5）暴露（exposure，E）：应在患者生命体征相对稳定时才能将患者完全暴露，翻身检查后背，从头到脚检查是否存在可见的损伤或畸形。如疑有颈部或脊髓损伤，应采取线性制动措施。

2. 批量伤员

批量伤员的检伤分类（triage），适用于现场医疗资源相对不足的特殊现场。

灾害现场、重大事故常常导致大范围破坏，进而产生 3 名以上的伤员，伤员数量甚至远远超过最早到达现场的医疗救援人员能够在短时间内能够及时处理的能力。在医疗资源远远不足以应对救援需求时，为避免救治体系崩溃和医疗资源耗竭，尽最大可能挽救最多生命，现场救援时往往需要制订合理的优先处理原则，这种在长期大批量伤员现场救治实践中总结出来的理论和方法，被称为批量伤员的检伤分类。这一方法发端于世界大战的战伤救治，然后逐渐被引入灾害和事故现场批量伤员的急救。

在国际通行的标准中，检伤分类通常把现场伤员划分为 4 个优先级别。1 级，伤员标签为红色，经紧急处置后可以存活的伤员，通常是气道梗阻、气胸、有未控制肢体出血等情况的危重伤员；2 级，伤员标签为黄色，通常是生命状态有波动，但尚能坚持一定的短时间再进行医疗干预的较危重伤员；3 级，伤员标签为绿色，意指可行走，伤情不太严重的轻伤员；0 级，伤员标签为黑色，意指已经死亡或不加干预必然死亡的伤员。

二、院前损伤控制性策略

所谓损伤控制性策略，于 1983 年由 Stone 等报道，是指严重腹部创伤患者分期进行手术干预，优先进行损伤控制性手术处理（临时剖腹填塞止血、纠正凝血障碍），通过液体复苏治疗改善全身内环境紊乱，调整优化机体生理状态后，再进一步进行确定性手术处理；该治疗策略与常规直接接受确定性手术治疗的患者相比，病死率、病残率明显降低。1993 年由 Rotondo 等总结提出了"损伤控制性手术"（DCS）的理念，并逐步建立了 DCS 的 3 个阶段的处理原则：首先快速控制伤情（控制出血与污染，快速关闭胸、腹腔），其次复苏（进一步纠正生理功能紊乱），最后再次进行有计划的确定性手术。

（1）创伤致死三联征：创伤致死三联征又称创伤"死亡三角"，描述了合并严重失血的创伤患者受伤后序贯出现代谢性酸中毒、低体温和凝血功能紊乱的 3 种病理状态，诱发原因与大量失血有关，也可能是不合理的救治措施造成的，比如过量输液，最终导致伤者全身生理内环境紊乱。创伤致死三联征又被国内学者形象地称为"冷、酸、凝"，处置不当会导致伤员病死率增加。

（2）院前气道管理：创伤气道的特点为①饱胃，误吸危险高。② 耐受性差，常规快诱导插管方式给药可能加重休克。③ 常合并气道损伤或中枢神经系统损伤，自主呼吸功能受限。④ 颈椎损伤时进行插管需注意保护脊髓。⑤ 合并颈椎损伤或头颈部损伤时，困难气道出现的概率高（含困难通气和困难声门暴露）。

因此，院前创伤气道的处理需注意避免误吸，脊髓保护和困难气道的预防和处理。应常规准备可视化插管工具和紧急气管切开器材。

（3）院前循环管理：创伤麻醉循环管理的本质是围绕预防和处置创伤致死三联征而实施损伤控制性复苏，主要方法是有选择、有限制、有目标地输液，进行容量复苏。

主要原则：① 尽快开放足够的静脉通道，院前可将骨髓腔输液方式作为首选，但使用时间勿超过 24 h，以避免可能的感染。② 活动性出血未控制前，限制使用大量晶体液补液和血管活性药物，血压仅维持在重要器官缺血阈值之上（允许性低血压）。③ 尽快实施止血处理或紧急手术，控制活动性出血。④ 合理补充血小板、纤维蛋白原和凝血因子，维持血液的凝血功能，推荐使用新鲜全血。⑤ 采用输液输血加温装置和保温措施，维持伤员核心体温 $\geqslant 35\,℃$。⑥ 早期合理应用止血药物，2012 年，美军就证实了在严重创伤需要大量输血的伤员中给予氨甲环酸，与仅输血的伤员相比，生存率显著提高，目前推荐创伤后 3 h 内至少给予 1 g 氨甲环酸，可改善创伤出血患者的病死率。⑦ 复苏液体的选择，根据外军经验，新鲜全血为首选，浓缩红细胞、血小板、血浆（容积 1∶1∶1）预混血为次选，再其次是高张力羟乙基淀粉溶液，如含 6% 羟乙基淀粉的 0.9% 氯化钠注射液。

主要目标：① 收缩压 80~90 mmHg，平均压 50~60 mmHg，老年人或高血压患者可适当放宽控制目标，应根据末梢循环监测或重要脏器功能监测调整收缩压 $\geqslant 100$ mmHg。② 心率 <120 次/min，尿量 >0.5 ml/(kg·h)。③ HCT 25%~30%，Hb 80~90 g/L，血小板计数 $>50 \times 10^{12}$/L，碱剩余 >-5 mmol/L，血清乳酸浓度 <1.6 mmol/L。④ 中心体温 >35 ℃，SpO_2 >96%。

三、麻醉准备与诱导

1. 麻醉前准备

（1）开放静脉通路，准备适宜型号的双腔或三腔中心静脉导管、大口径（14～16 G）外周静脉套管针，必要时可采用 9 F 血管鞘和加压装置，用于快速输血输液；条件允许的情况下，准备 18～20 G 动脉穿刺针，用于有创动脉测压。

（2）有条件时，备好动脉测压和 CVP 测压装置，提前预充传感器及相应管路。

（3）有条件时，应准备微量注射泵、便携式超声诊断仪、血气分析仪等设备。

（4）基本气道管理装置包括普通喉镜、口咽或鼻咽通气道、喉罩、插管管芯、气管导管，甚至可视喉镜及环甲膜穿刺物品等。

（5）准备麻醉诱导/维持用药、肌松药、急救用药，视伤情准备所需的血管活性药。

2. 麻醉方式的选择

多发创伤性骨折患者在院前的早期处理需根据创伤部位、患者情况、手术要求及现场条件来选用区域麻醉、椎管内麻醉或全身麻醉。

（1）区域麻醉：局部浸润麻醉和神经阻滞对呼吸、循环的影响最小，属于肢体骨折的早期处理，多可在局部浸润麻醉或神经阻滞下完成。在区域麻醉下，患者在手术期间可保持清醒，有利于意识状态的观察，并且具有良好的镇痛作用。在休克状态下，患者对局部麻醉药的耐量降低，应严格控制用量，以防中毒反应。原则上，对于循环不稳定、意识障碍、呼吸困难及凝血功能差的患者，忌用神经阻滞。

（2）椎管内麻醉：椎管内麻醉对生理的影响与阻滞范围有关。对于病情较轻，失血较少或容量已得到纠正的患者，低、中平面的硬膜外阻滞可考虑，但应谨慎，宜小剂量试探性给药，严格控制阻滞平面，密切监测生命体征，备好升压复苏措施。若循环变化明显，应放弃椎管内麻醉而改用其他麻醉方法。原则上讲，在休克好转前，禁用椎管内麻醉。有的创伤患者正处于休克代偿期，尽管血压在正常范围内，但血容量已明显减少，即使硬膜外阻滞范围小，亦有导致血压严重下降甚至心脏停搏的风险。此外，意识障碍、呼吸困难和凝血功能较差的伤员亦禁用椎管内麻醉。

（3）全身麻醉：全身麻醉适用于各类创伤患者。对于病情较重的多发创伤骨折患者，都应选用全身麻醉，便于呼吸、循环及复苏的管理。对于手术方案不确定及术中有可能出现进一步大量失血风险的伤员，也应采用全身麻醉。麻醉诱导的关键之一是需要控制好气道及通气。

3. 麻醉药物

（1）对病情较轻、循环稳定的伤员，可按常规选用麻醉药物。

（2）对循环不稳定、出血较多、内环境严重紊乱、有潜在低血容量的伤员，需在药物选择中注意以下几点：① 静脉麻醉药首选依托咪酯，也可使用氯胺酮，循环不稳定时慎用丙泊酚。② 适当减少芬太尼或舒芬太尼用量；慎用瑞芬太尼，若使用应采用滴定法。③ 肌松药可选用罗库溴铵、维库溴铵或苯磺顺阿曲库铵，琥珀胆碱由于有升高胃内压及眼内压的作用，有误吸风险，应慎用。④ 循环稳定后追加咪达唑仑，加强镇静、遗忘作用，注意循环不稳定时咪达唑仑和芬太尼等阿片类药物合用可能导致血压急剧下降。

4. 麻醉诱导与气道建立

创伤后由于胃内容物排空减慢，存在反流、误吸风险，尤其是昏迷伤员更需注意。不论实施何种麻醉方法，均应将伤员视为饱胃伤员处理。全身麻醉诱导期间，需实施快速顺序麻醉诱导。实施快速顺序麻醉诱导时是否需要压迫环状软骨目前仍有争议，压迫环状软骨增加了暴露会厌的困难。具体流程为：① 以 8 L/min 的氧流量给氧去氮 3 min，诱导开始停止人工呼吸。② 快速顺序注射药物进行麻醉诱导。③ 诱导开始后按压环状软骨，直至插入气管导管、套囊充气后。④ 气管内插管完成后加深麻醉，追加阿片类镇痛药物。对未排除颈椎损伤的伤员实施全身麻醉和气管插管时，应始终维持颈椎的轴线稳定。气道建立时，宜选可视喉镜。疑为困难气道者，可考虑使用纤维支气管镜或光棒进行气管插管。对于存在严重颌面部、咽喉部损伤或血气胸的患者，宜先行气管切开或胸腔闭式引流。

四、麻醉监测

与所有形式的麻醉一样，临床医生应密切监测患者生命体征。院前早期处理的麻醉监测包括 SpO_2、无创血压、心电图、温度和呼气末二氧化碳。随着医疗设备的进步，小型便携式超声仪、血气分析仪等也可用于院前急救，缺乏监测设备是院前麻醉的强烈禁忌。在设备故障的情况下，应进行风险收益分析以确定麻醉是否仍然合适。

五、术前管理

1. 静脉通道的建立

在中心静脉建立之前先建立 2 条大口径外周导管，然后再进行深静脉穿刺置管，并根据复苏情况调整外周和中心静脉通道的数量和输注速度。对腹部损伤者，应开放上肢或颈部外周血管或深静脉。

2. 合理输血输液

对需要大量输血的伤员以合适比例匹配血液成分，必要时补充冷沉淀、纤维蛋白原。此后可根据病情考虑使用其他促凝血药物和辅助药物，及时纠正低钙血症。

3. 纠正酸中毒

当 pH 值 < 7.2，对液体和血液成分治疗无反应时，应输注碳酸氢钠或氨丁三醇。

4. 维护凝血功能

（1）应用抗纤溶药物，创伤后 3 h 内给予氨甲环酸（负荷量为 10 min 内 1 g，维持量为 1 g/8 h）。

（2）如果氨甲环酸无效，可以考虑应用基因重组活化凝血因子Ⅶ（rFⅦa，100 μg/kg）。

5. 再评估与团队沟通

在初期和后续的诊断和治疗过程中，应注意及时发现可能存在的多发损伤，包括不稳定的颈椎损伤、多发性骨折、气胸或连枷胸、心脏挫伤或心包填塞、中枢神经系统创伤、颌面创伤、软组织器官刺伤或破裂引起的内出血等。对经过液体、血液成分和酸碱平衡治疗而难以纠正的低血压，除考虑应用去甲肾上腺素和（或）加压素外，应考虑是否存在上述多发伤可能引起的难治性低血压。及时与外科医师团队沟通病情并共同参与再评估和复苏是伤员成功救治的关键之一。

六、急性疼痛管理

1. 疼痛评估

多发创伤性骨的患者常伴随剧烈的疼痛及高应激水平。多项研究表明，在院前救治过程中患者往往未得到足够的镇痛，院前疼痛治疗可尽早缓解患者痛苦，降低应激水平，改善后续治疗效果。与院内救治相比，并非所有镇痛方法都能安全地用于院前环境，应根据患者呼吸、循环及意识状态情况进行个体化镇痛，理想的疼痛治疗应具备以下特点：安全范围广、多模式多途径、起效快、血流动力学稳定，以及对呼吸及意识影响小。

在疼痛诊疗中，疼痛程度的评估也是重要的环节，对意识清醒的患者可利用 VAS、NRS、面部表情评分等评估患者疼痛的严重程度，做到个体化镇痛，选择合适的镇痛方式。

2. 常用药物

（1）氯胺酮：氯胺酮通过阻滞脊髓至网状结构痛觉传入的信号及与阿片类受体结合产生镇痛效果，其呼吸抑制小，可维持循环稳定，对创伤性低血容量性休克患者是较理想的院前镇痛药物。常用剂量 0.5 ~ 1 mg/kg 静脉注射，可提供短时间的镇痛治疗，也十分适用于间歇性暴发痛。艾司氯胺酮的效能是氯胺酮的 2 倍，其特性与氯胺酮相似。由于氯胺酮有致幻作用，可预先使用小剂量苯二氮䓬类药物减少该反应。难治性高血压、严重心血管疾病、甲状腺功能亢进、青光眼、颅内压增高患者禁用。

（2）阿片类药物：吗啡可为患者提供良好的镇静及镇痛效果，峰值效应时间为 15 min，并可持续至少 2 h，适合长途转运过程中的镇痛，应注意重复给药可能导致呼吸抑制。与吗啡相比，芬太尼起效快，约 3 min 达峰效应，作用时间为 20 min，呼吸抑制作用较吗啡弱，但静脉注射过快易引起胸壁肌强直及呼吸抑制，常用剂量为 1 ~ 3 μg/kg 静脉注射，可为短途转运提供镇痛。气道及呼吸功能受损的患者应慎用，如出现呼吸抑制，可用阿片受体拮抗剂（纳洛酮等）。曲马多是人工合成的中枢性镇痛药，具有弱阿片及非阿片两种性质，呼吸抑制较轻，对血流动力学无明显影响，通常 50 ~ 100 mg 单次静脉注射，适用于中至重度疼痛。

（3）神经阻滞：对于四肢创伤的患者，神经阻滞可起到良好的镇痛效果，并且对意识、呼吸、循环影响轻微，最好在夹板固定或牵引之前进行。凝血功能障碍、穿刺部位感染、目标神经损伤的患者应谨慎选择。

（4）椎管内麻醉：椎管内麻醉适用于病情较轻、生命体征稳定的下肢创伤患者的镇痛治疗，休克、凝血功能差、意识障碍患者禁用。

（舒海华　王震　王刚）

第三节 院内评估与确定性治疗策略下的精确麻醉

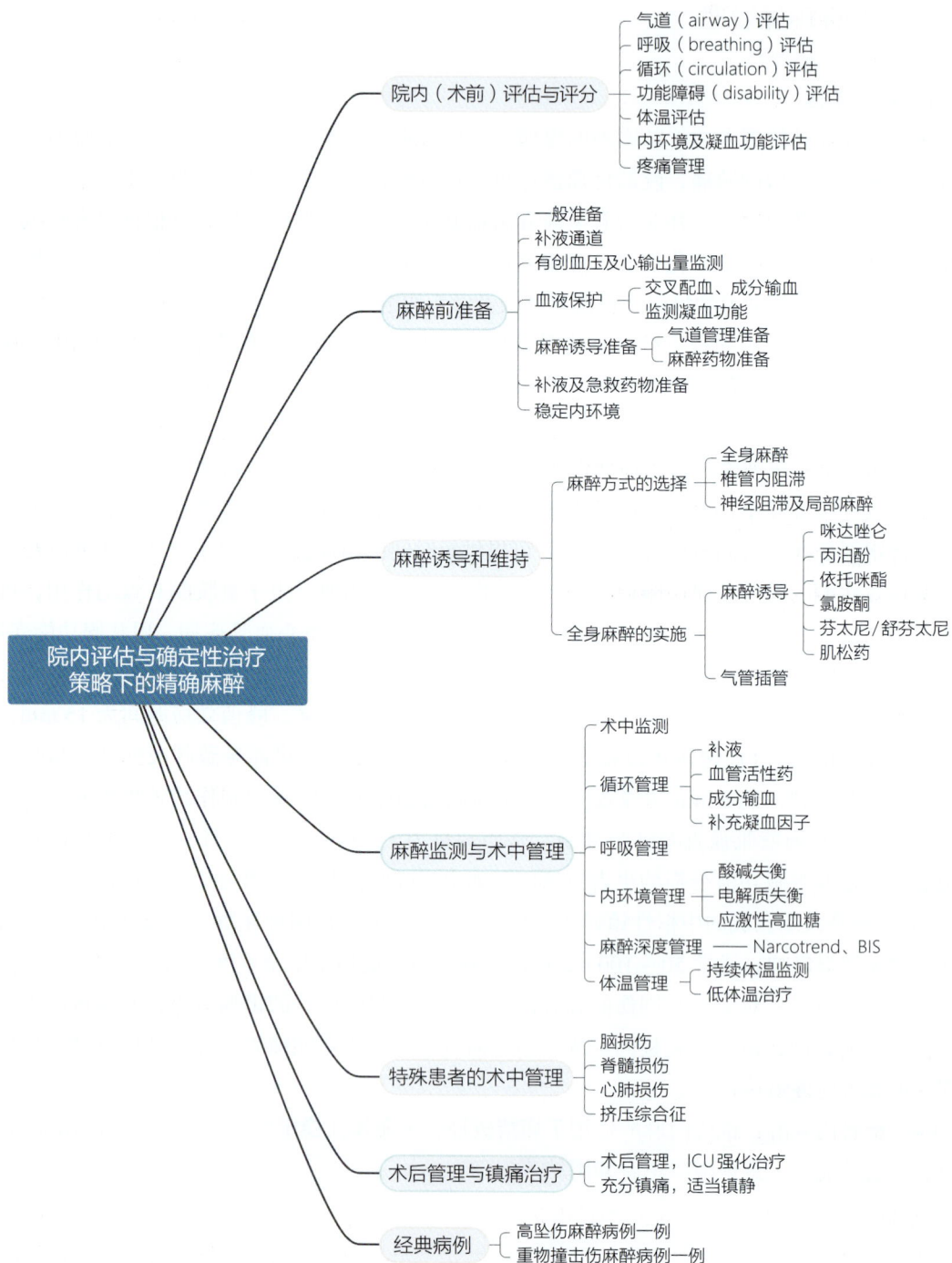

- 院内评估与确定性治疗策略下的精确麻醉
  - 院内（术前）评估与评分
    - 气道（airway）评估
    - 呼吸（breathing）评估
    - 循环（circulation）评估
    - 功能障碍（disability）评估
    - 体温评估
    - 内环境及凝血功能评估
    - 疼痛管理
  - 麻醉前准备
    - 一般准备
    - 补液通道
    - 有创血压及心输出量监测
    - 血液保护
      - 交叉配血、成分输血
      - 监测凝血功能
    - 麻醉诱导准备
      - 气道管理准备
      - 麻醉药物准备
    - 补液及急救药物准备
    - 稳定内环境
  - 麻醉诱导和维持
    - 麻醉方式的选择
      - 全身麻醉
      - 椎管内阻滞
      - 神经阻滞及局部麻醉
    - 全身麻醉的实施
      - 麻醉诱导
        - 咪达唑仑
        - 丙泊酚
        - 依托咪酯
        - 氯胺酮
        - 芬太尼/舒芬太尼
        - 肌松药
      - 气管插管
  - 麻醉监测与术中管理
    - 术中监测
    - 循环管理
      - 补液
      - 血管活性药
      - 成分输血
      - 补充凝血因子
    - 呼吸管理
    - 内环境管理
      - 酸碱失衡
      - 电解质失衡
      - 应激性高血糖
    - 麻醉深度管理 —— Narcotrend、BIS
    - 体温管理
      - 持续体温监测
      - 低体温治疗
  - 特殊患者的术中管理
    - 脑损伤
    - 脊髓损伤
    - 心肺损伤
    - 挤压综合征
  - 术后管理与镇痛治疗
    - 术后管理，ICU强化治疗
    - 充分镇痛，适当镇静
  - 经典病例
    - 高坠伤麻醉病例一例
    - 重物撞击伤麻醉病例一例

314

一、院内（术前）评估与评分

患者入院后有更好的救治条件，多数患者纠正了循环不稳定，对颈椎进行了保护，对颅脑损伤引起的颅内高压进行了初步处理，对疼痛进行了处理，进行了更多化验、B超、X线、CT、MRI等检查，进一步明确了诊断。因而，在进行院内术前评估时有更多资料和参考分析，但是很多患者仍然是急诊患者，其评估原则和前述院前术前评估原则一致。

1. 气道（airway）评估

判断患者呼吸道通畅与否，即是否存在颌面部结构畸形、呼吸道梗阻、气道异物或其他导致困难气道的因素，可通过与患者交谈，观察患者呼吸能力以及肺部听诊完成。可参考"LEMON"法则进行评估，即外部检查（look externally）、结构评估（evaluation）、Mallampati分级、气道梗阻（obstruction）和颈部活动度（neck mobility）。

通常情况下引起多发创伤骨折患者气道阻塞因素包括颌面部和颈部的直接损伤，鼻咽部、鼻窦、口腔或上呼吸道出血，继发于创伤性脑损伤的意识障碍，以及胃内容物误吸和异物留存（如义齿）等。

对于此类患者，需立即清除口咽及上呼吸道肉眼可见的异物，行面罩吸纯氧处理，对于排除颈椎及颅脑损伤的患者，必要时可抬举下颌或摆放嗅物位充分开放气道。

2. 呼吸（breathing）评估

呼吸功能的评估主要依靠专科查体及检查结果。重点查体项目包括视诊患者呼吸时胸廓活动度及活动协调性、气管居中情况、颈静脉充盈水平、双侧对比听诊双肺呼吸音等，其他检查数据包括动脉血气分析、SpO_2、胸部CT或X线片等。

多发性创伤性骨折患者的呼吸系统并发症主要包括气管支气管直接损伤，肺部挫伤及胸壁损伤，气胸和血胸，反流误吸，继发于中枢神经损伤或休克的呼吸抑制等。针对该类患者，在无创通气基础上需时刻准备实施有创机械通气治疗，当缺氧危及生命时需立即气管插管，若气管插管有困难，必要时可在环甲膜穿刺后行气管切开通气治疗。对于存在张力性气胸或大量血气胸患者，需及早行胸腔闭式引流缓解肺组织压缩。

3. 循环（circulation）评估

动脉血压及毛细血管再充盈水平是循环评估的主要组成部分，可粗略反映器官灌注及组织微循环水平，已知的失血量及患者休克症状的严重程度也能一定程度上提示循环水平。术前应动态掌握血红蛋白水平和动脉血气结果，有条件时需尽早行经胸心脏及大血管超声检查，了解血容量及心脏泵功能，同时行腹部超声（FAST）判断腹腔内活动性出血情况。

多发性创伤性骨折患者循环障碍的主要因素包括大量失血及组织损伤、心包填塞及心肌损伤、气胸和血胸、脊髓损伤，以及继发于外伤的感染性休克。

4. 功能障碍（disability）评估

判断患者意识状态，观察颈椎及四肢形态，评估肢体感觉及运动能力。检查双侧瞳孔大小、形态及对光反射，结合头颈部影像学资料综合判断患者颅脑损伤情况。同时可借助格拉斯哥昏迷量表（GCS）判断患者中枢神经损伤程度，GCS 评分过低的多发创伤骨折患者可能不具备接受手术的能力。

5. 体温评估

持续监测患者体温，创伤后由于失血、饥饿、大量补液等因素，患者散热增加，产热不足，容易出现低体温。对于体温过低患者，手术过程中应积极加温治疗。

6. 内环境及凝血功能评估

创伤骨折后的应激反应导致患者血糖代谢异常，剧烈血糖升高与低血糖均可能发生，因此血糖监测对患者尤其是本身血糖代谢异常的患者尤为重要。围手术期血气分析可以快速了解患者体内酸碱电解质水平，急诊凝血功能检测和血栓弹力图可帮助评估患者凝血功能，以便早期纠正。

7. 疼痛管理

对于诊断明确且无禁忌证的多发性创伤骨折患者，应尽早进行止痛治疗，在不影响神经系统检查、不引起呼吸抑制的基础上可对患者使用低剂量镇痛药物，或酌情进行区域神经阻滞镇痛，对于生命体征平稳的情绪极度紧张患者，可适当抗焦虑治疗。

二、麻醉前准备

1. 一般准备

调节手术室温度至 25℃以上，准备输血、输液加温装置，预热体腔冲洗溶液，准备测温尿管或鼻咽体温探头。

2. 补液通道

（1）开放外周静脉通路，导管规格为 14～16 G，并放置适宜型号的双腔/三腔中心静脉导管或 9 F 血管鞘管。

（2）准备加压输液装置、微量注射泵、自体血回收装置等。

3. 有创血压及心输出量监测

准备型号 18～20 G 动脉穿刺针，动、静脉压力传感器，有条件时准备心输出量监测装置。准备包含高频心脏探头在内的超声诊断仪，实时评估血容量及心脏泵功能。

4. 血液保护

（1）完善血型鉴定及交叉配血，对中重度失血性休克患者或血流动力学不稳定的伤员应及时启动大量输血方案（massive transfusion protocol，MTP）。对于大量失血或预计出血较多的患者除悬浮红细胞外，还应提前准备新鲜血浆、血小板、冷沉淀、凝血因子以及抗纤溶药物等。

（2）有条件时动态监测血栓弹力图以监测凝血功能，及时补充凝血因子。

5. 麻醉诱导准备

（1）气道管理准备：在患者入室前检查麻醉机及管路，调整麻醉机呼吸参数，准备无创通气面罩、口/鼻咽通气管、普通/可视喉镜、喉罩、气管导管、负压吸引等装置在内的基本气道管理装置，考虑到患者可能合并饱胃、颈椎及颌面部骨骼损伤、咽喉部软组织损伤水肿等困难插管情况，需准备纤维支气管镜、光棒、高流量吸氧装置等辅助通气设备，必要时准备气管切开置管器械。

（2）麻醉药物准备：准备包括镇静、镇痛、肌松药在内的麻醉诱导及维持用药，检查并补充挥发罐内吸入麻醉药量。对于可能需要联合局部麻醉或区域神经阻滞的患者，需准备包括利多卡因、罗哌卡因在内的局部麻醉药品。

6. 补液及急救药物准备

（1）准备晶体、胶体补液，按需补充。根据患者循环系统稳定性和器官灌注水平（如尿量）调整补液速度及总量。

（2）准备急救所需药品，包括各类血管活性药、碳酸氢钠、糖皮质激素、胰岛素、气管扩张剂以及含钙、钾离子的溶液等。

7. 稳定内环境

依靠实时血气分析结果判断酸碱水平与电解质水平。通过乳酸水平及二氧化碳分压调整补液类型（如碳酸氢钠）及调整通气参数，对于钾、钙离子等重要电解质失衡的患者需及时处理。

三、麻醉诱导与维持

（一）麻醉方式选择

1. 全身麻醉

对于多发性创伤性骨折，患者可能伴随大量出血、意识障碍、多器官损伤等并发症，同时手术方式及时长具有不确定性，因此气管插管全身麻醉为首选麻醉方式。

2. 椎管内阻滞

对于病情较轻、意识清晰且生命体征平稳的下肢创伤性骨折的患者，可选用椎管内麻醉，但对合并休克（心源性/神经源性）、意识障碍、凝血功能障碍、呼吸障碍的患者，禁用蛛网膜下腔阻滞，在补充血容量的基础上，也需慎用连续硬膜外阻滞。

3. 神经阻滞及局部麻醉

对于多发性创伤性骨折患者，单纯神经阻滞和局部麻醉通常无法满足手术需要，可作为全身麻醉辅助手段或术后镇痛技术。

（二）全身麻醉

1. 麻醉诱导

对于稳定的多发性创伤性骨折患者，麻醉诱导过程与一般择期手术患者无明显差别，对伴随大量失血、内环境紊乱、意识障碍或生命体征不稳定的骨折患者，无论选择何种药物，均需要遵循小剂量多次给药的诱导原则。常用诱导药物包括以下。

（1）咪达唑仑：咪达唑仑对心血管功能无影响，小剂量分次注射可提供良好镇静、遗忘及抗焦虑作用，可用于术前镇静及清醒气管内插管。

（2）丙泊酚：丙泊酚有抑制心肌和扩张血管的作用，易导致低血压，因此对于多发性创伤性骨折患者的诱导剂量大为减少且分多次注射。除镇静外，丙泊酚具有降低脑氧代谢率（cerebral metabolic rate of oxygen，$CMRO_2$）、脑血流量（CBF）和颅内压（ICP）的作用。

（3）依托咪酯：相比于丙泊酚，依托咪酯对心血管影响轻微，且能降低$CMRO_2$、CBF以及ICP，同时升高脑灌注压（CPP），因此对于循环不稳定且伴随颅脑损伤的多发创伤骨折患者，依托咪酯是首选静脉麻醉诱导药物。但使用依托咪酯存在注射部位疼痛以及肌痉挛的问题，可通过与利多卡因或少量咪达唑仑联合使用缓解。

（4）氯胺酮：氯胺酮是具有镇痛作用的静脉镇静药，可引起去甲肾上腺素释放，进而导致收缩压增高以及心率增快，同时升高$CMRO_2$、CBF和ICP，因此对高血压患者和可疑颅脑损伤患者均不适用。此外，交感神经兴奋引起心率增加，可导致原本已存在交感神经张力增高的患者心肌收缩力进一步减退，因此对于存在心肌损伤的骨折患者也不适用。

（5）芬太尼/舒芬太尼：阿片类镇痛药物对于心血管系统有抑制作用，同时产生呼吸抑制，因此对于循环不稳定的骨折患者，芬太尼或舒芬太尼的诱导用量应显著减少。

（6）肌松药：琥珀胆碱起效迅速，但可引起颅内压和眼压增高，同时升高血钾，易导致心律失常，因此不建议用于循环不稳定或伴随颅脑及眼部损伤的骨折患者。首选非去极化肌松药，如苯磺顺阿曲库铵、罗库溴铵、维库溴铵以及泮库溴铵等。罗库溴铵的起效时间与琥珀胆碱接近，因此可对疑似饱胃患者或需快速插管时选用。维库溴铵对心血管几乎无影响，而泮库溴铵为长效肌松药，有轻度增快心率的作用。可根据骨折患者情况进行选择。

2. 气管插管

多发创伤骨折患者由于处于应激状态，胃肠道平滑肌功能减退，胃排空速度大为减慢，同时由于可能合并颅脑损伤或失血性休克导致意识障碍，此类患者出现胃内容物反流、误吸的风险极高，因此实施麻醉时均需视作饱胃患者，在气管插管过程中需充分注意。

气管插管前，在准备插管器械的同时应准备负压吸引装置，以便及时处理可能的胃内容物及痰液，若情况允许，应提前安置胃肠减压装置。如无特殊禁忌，此类患者选择快速顺序麻醉诱导，在诱导给药过程中选择患者头高斜坡卧位或采用压迫环状软骨（Sellick手法）的方式降低反流风险。

四、麻醉监测与术中管理

1. 术中监测

多发创伤骨折患者术中持续监测项目应包括心电图、SpO_2、有创连续血压、CVP、呼气末二氧化碳、气道压力、麻醉深度、体温及尿量，应间断行血气分析以了解患者血红蛋白、血糖以及内环境水平，行血栓弹力图或凝血时间检测以了解患者凝血功能，病情危重且条件允许时可扩展监测心输出量或行经食管心脏超声了解循环功能。

2. 循环管理

根据患者具体情况、实验室结果以及实时监测指标合理补液，维持容量平衡，关注术中出血及尿量，避免过度补液导致的肺水肿和凝血障碍等并发症。提前预热补液，尽量避免大量输注低温补液，尽可能采用输液加温装置。

循环不稳定时，在液体治疗的同时可配合使用血管活性药物或正性肌力药物以提高组织器官的灌注压，常用药物包括多巴胺、肾上腺素、去甲肾上腺素、去氧肾上腺素、血管加压素等。合并休克的创伤骨科患者可能出现肾上腺皮质功能不足，血清游离皮质醇可能升高，机体对促肾上腺皮质激素释放激素反应性改变并失去对血管活性药物的敏感性，因此必要时术中可辅以低剂量糖皮质激素联合治疗。

创伤骨折后失血和大量补液可能影响患者血液内红细胞压积及凝血因子含量，降低血液携氧功能的同时干扰凝血功能，因此当有必要时应及时输血治疗。对于大多数患者，输血指征是血红蛋白浓度 70～80 g/L，红细胞压积 21%～24%，对于老年患者或合并心肺功能障碍患者，该指征应适当放宽。值得注意的是，部分多发创伤骨折患者由于术前阶段入量不足或术前准备等原因，出现血液浓缩、血红蛋白假性正常的表现，应结合其他实验室检查综合评估。大量失血或补液后应注意补充新鲜冰冻血浆、血小板、冷沉淀、纤维蛋白原等凝血因子以预防 DIC 的发生，还可配合抗纤溶药物如氨甲环酸、氨基己酸等共同使用，若治疗效果不佳，可配合使用基因重组活化凝血因子Ⅶ（rFⅦa）或凝血酶原复合物。

3. 呼吸管理

多发创伤骨折患者可能合并肺挫伤、肺水肿、胸腔积液积血等并发症，围手术期酸碱失衡、感染、大量补液等也可能导致肺水肿和肺不张，因此术中机械通气时应注意。对于术前诊断明确的张力性气胸或血胸，应及时行胸腔闭式引流后再行手术。术中选择肺保护通气策略，采用小潮气量（6～8 ml/kg）或严格控制通气压力（平台压<30 cmH$_2$O），PEEP维持在 5～10 cmH$_2$O 以减少肺萎陷。在患者气管插管后应尽可能使用较低吸氧浓度，维持PaO$_2$≥60 mmHg 即可。避免过度通气，只要能够维持血液正常酸碱度即可，允许 PaCO$_2$ 轻度升高，即允许性高碳酸血症。术中大量补液、输血以及酸碱失衡都会对肺功能造成影响，应综合判断处理。

4. 内环境管理

当组织灌注不足时，患者易出现酸中毒症状，应及时纠正，当 pH 值<7.2 且补液输血治疗无效时，可选择使用碳酸氢钠纠正。

由于酸中毒及枸橼酸作用，大量输血后的患者易出现低血钙症，应持续监测及时补充，在大量输血时可经验性补钙。高钾血症在酸中毒合并大量输注库存血的患者中较常见，若处理不及时，可能导致心律失常等恶性后果，治疗措施包括纠正酸中毒、胰岛素、补充钙剂等。多发创伤骨折患者易出现应激相关性高血糖，血糖轻度升高时机体可自身纠正，但当血糖水平高于10 mmol/L 时，应开始予以干预以降低术后感染的发生，静脉间断注射或持续泵注小剂量胰岛素均可选择。

5. 麻醉深度管理

多发创伤骨折患者由于循环功能不稳定，组织代谢异常，对麻醉药耐受力降低，同时由于可能合并颅脑损伤，手术过程中麻醉药的有效剂量与常规水平差异较大，若按正常标准实施麻醉很可能导致麻醉过深，但减少药量又存在术中知晓的风险，尤其在循环趋于稳定、脑灌注改善且机体对麻醉药耐受恢复时，若不能及时调整麻醉深度则极易出现术中知晓。因此，有条件时可对患者安置 Narcotrend 或 BIS 等麻醉深度监测装置，适当给予辅助用药，如咪达唑仑 1 mg 间断静脉注射，对于严重创伤患者，间断予以小剂量氯胺酮（25 mg/15 min）可在不影响循环稳定的情况下预防术中知晓。

6. 体温管理

对于创伤患者，持续低体温可能导致酸中毒与凝血障碍，这也是创伤致死的主要原因之一。较之于患者出现低体温后再复温，持续保持体温更容易操作，因此在整个围手术期都应该重视患者体温。持续测量鼻咽温度或皮肤温度，条件允许时可安置测温尿管连续记录。所有补液及冲洗液均应该提前预热，手术野之外的任何体表部位均需要覆盖并主动加温以避免热量流失。

值得一提的是，近年来低体温作为脑保护策略已广泛运用于临床专科，心脏大血管手术、肝脏手术、新生儿缺氧缺血性脑病中低温保护均已较成熟，低体温疗法作为一种预防/限制中枢神经系统损伤的治疗手段而逐渐得到推广。然而在创伤患者的管理中，体温管理涉及的组织器官众多，临床实施时应充分权衡利弊。

五、特殊患者的术中管理

1. 脑损伤

合并颅脑损伤的患者多因为脑出血或水肿而出现颅内压升高，手术过程中应注意限制入量，采用利尿、头高位以及过度通气等方式避免颅内压进一步升高。颅脑损伤后脑血管自身调节功能出现障碍，颅内血供受体循环血压的影响变大，血压过高可能进一步增加颅内压，血压过低会造成脑组织缺血，麻醉诱导插管阶段和手术中应尽量避免血压剧烈波动，同时避免使用氯胺酮等能使颅内压升高的麻醉药物。同时颅内压升高时交感神经兴奋性增强，患者更易出现肺水肿，围手术期应予以重视。

对于颅底损伤的患者，气管插管时应动作轻柔，尽量避免经鼻插管，以免造成筛板穿孔或脑脊液感染，需要经鼻安置胃管时也应十分小心。

2. 脊髓损伤

对合并脊髓损伤的患者，搬动及气管插管时都应非常注意，以免进一步加重损伤。当患者存在颈椎及高位胸椎（$T_{1\sim4}$）损伤时，可出现膈肌及肋间肌麻痹，患者表现为呼吸困难，同时心脏交感神经支配缺失，出现心动过缓、低血压症状。急性高位脊髓损伤后的脊髓休克可导致损伤平面以下的容量与阻力血管张力丧失，进一步引起循环障碍，同时抑制胃肠道功能，围手术期应注意扩容，避免血管床扩张引起的血容量不足，但当病情得到控制后应迅速调整补液量，避免血管张力恢复后引起肺水肿。对于存在脊髓损伤的骨折患者，以往普遍认为围手术期短期大剂量糖皮质激素冲击治疗能够消炎、减轻组织水肿，对改善预后有一定帮助，但近年来针对这一治疗措施的效果及并发症逐渐出现争议，治疗时需根据病情权衡。

3. 心肺损伤

创伤后的心脏损伤除致命性的心包压塞和心肌破裂外，心肌挫伤有时较为隐匿。心肌挫伤可表现为心肌收缩减弱、室壁运动不协调，当引起传导束损伤时易出现传导阻滞甚至心室颤动。因此对合并胸部损伤的多发创伤骨折患者，术前应注意筛查心电图、心脏超声以及心肌酶，在心肌损伤症状改善前非必要时应推迟手术。

创伤后肺部并发症以气胸和血胸多见，当胸腔内积气、积血量较大或存在张力性气胸时，应在术前安置胸腔闭式引流，当考虑胸腔内存在活动性出血时，应暂停骨科手术，先行止血稳定循环。术中选择小潮气量通气，当存在大面积肺挫伤或气管损伤时，必要时安置双腔气管导管或封堵器进行单肺隔离通气。

4. 挤压综合征

当多发创伤骨折患者存在躯干及四肢被长时间压迫的病史时，需警惕存在挤压综合征的可能。长期压迫导致肌肉坏死，大量肌红蛋白等物质入血后造成急性肾损伤，严重时出现肾衰竭。对于该类患者，围手术期应重点关注尿量、血清钾离子及肌酐水平，早期扩容、稳定内环境、碱化尿液能帮助预防急性肾损伤，必要时可行血液透析治疗。

六、术后管理与镇痛治疗

1. 术后管理

对于病情危重、手术范围广泛或合并并发症的患者，术后应送往 ICU 继续强化管理治疗。应在术前协调联系 ICU 床位，并在手术结束前通知 ICU 提前准备呼吸机及其他监测设备。患者出手术室时应尽量保证生命体征平稳，气管导管、动静脉通道、胃管及尿管等管路通畅，携带便携式监测设备，需要血管活性药物维持的患者须携带微量泵至 ICU。与 ICU 人员详细交接患者情况，危重患者可重复核实并制订后续治疗重点，注意调整呼吸机参数，预防 ARDS 的发生。同时，预料到有可能出现病情剧烈波动的危重患者需做好短期内二次急诊手术的准备。

2. 充分镇痛，适当镇静

多发创伤骨折患者存在组织损伤严重、手术创伤大、围手术期阿片类镇痛药物用量大等问题，同时合并创伤后情绪焦虑，术后疼痛明显，对于该类患者，可使用少量加巴喷丁缓解神经性疼痛，少量的氯胺酮也有助于对抗术后痛觉过敏，同时配合使用 NSAID、局部浸润或区域神经阻滞，都能够一定程度缓解术后疼痛。对于术后情绪焦虑的患者，可予少量右美托咪定或氯胺酮适度抗焦虑治疗。

七、经典病例

（一）高坠伤麻醉病例

1. 病史摘要

患者，男，52 岁，165 cm，80 kg，因"高处坠落后意识障碍 5 h"入院。患者不明原因从工地 4 楼坠落至水泥地板上，被工友发现时呼之能应、不能回答问题，头面部出血，无恶心呕吐，无呼吸困难，无四肢抽搐，无大小便失禁。由救护车经吸氧和输液等急救处理后送入当地医院，得到包扎，并行 CT 和血生化检查，在呼吸机支持下（同步间歇指令通气，FiO$_2$ 40%，呼吸 16 次 /min，吸气压力 16 cmH$_2$O，PEEP 5 cmH$_2$O）经绿色通道紧急转入上级医院。

术前诊断：高处坠落伤，① 重型颅脑损伤（双侧额顶部硬膜下血肿、脑挫裂伤、颅内积气、额骨粉碎性骨折、颅底骨折）。② 肝 V、Ⅶ段挫裂伤伴少许出血。③ 右侧第 6、7 肋骨骨折。④ 右侧髋臼骨折、左侧耻骨上支、双侧耻骨下支、骶骨左侧部骨折。⑤ 头皮血肿。⑥ 右侧股骨下端骨折（**图 6-2 ～ 图 6-5**）；失血性休克；多器官功能障碍综合征（急性肾功能损伤、急性

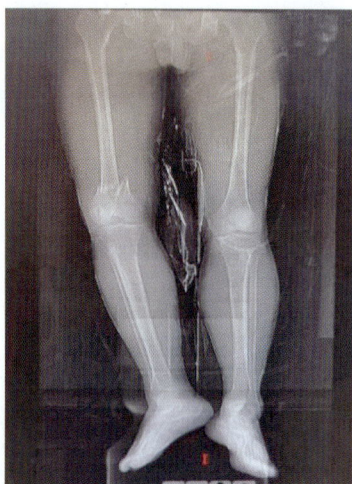

图 6-2　右侧股骨下端骨折

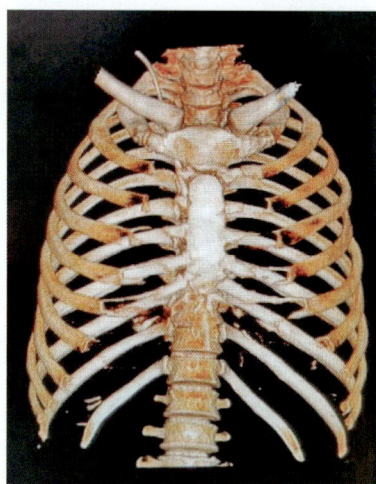

图 6-3　右侧第 6、7 肋骨骨折

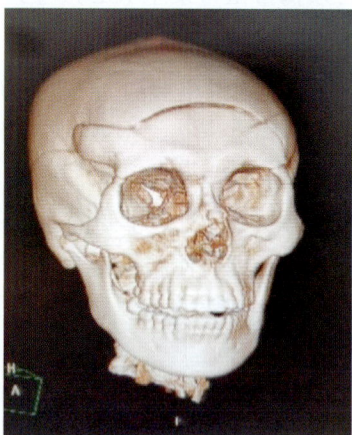

图 6-4　额骨粉碎性骨折

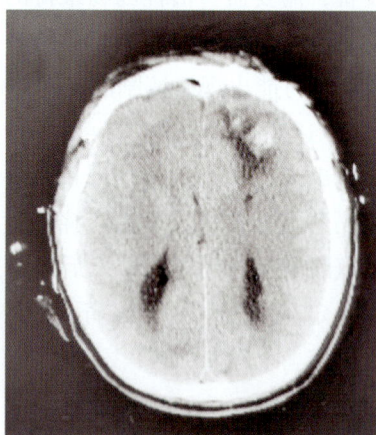

图 6-5　双侧额顶部硬膜下血肿、脑挫裂伤、颅内积气

心肌损伤、急性肝功能损伤）；低蛋白血症。

患者既往有"原发性高血压"10 年余，具体诊治经过不详，否认"糖尿病、肺结核"等病史，否认食物、药物过敏史，否认家族遗传病、传染病史。

入院体检：体温 35℃，脉搏 122 次 /min，呼吸 16 次 /min，血压 122/81 mmHg。意识昏

迷，刺痛无睁眼，有肢体躲避，GCS 评分 6 分，颜面部严重毁损。额部敷料包扎固定好，双侧瞳孔等大正圆，直径约 1.5 mm，对光反射稍减弱，双眼青紫肿胀明显，双侧鼻腔及口角可见血渍附着，双侧外耳道未见异常分泌物，颈软；胸廓挤压征阳性，双肺呼吸音减弱，心律齐，未闻及明显病理性杂音；腹软，无肌紧张；双下肢病理征未引出。

血常规：白细胞 $17.90 \times 10^9/L$，Hb 131 g/L，血小板 $156 \times 10^9/L$，中性粒细胞百分数 87.0%，超敏 C 反应蛋白 2.95 mg/L；凝血功能：D-二聚体 8972.27 µg/L，TT 13.0 s，FIB 1.52 g/L，APTT 31.50 s，INR 1.21，PT 14.0 s；肝功能：白蛋白 31.2 g/L；肾功能：肌酐 122.9 µmol/L，尿素 8.18 mmol/L，肌红蛋白 1043 ng/ml，肌钙蛋白 I 0.16 ng/ml；血气分析：pH 7.31，PaO_2 231 mmHg，$PaCO_2$ 38.0 mmHg，乳酸 5.2 mmol/L，碳酸氢盐 19.1 mmol/L，Hb 112 g/L，HCT 32.9%。绿色通道入院，创伤外科拟在全身麻醉下行"颅内血肿清除术 + 额部骨折固定修补术 + 骨盆骨折外支架固定术 + 右股骨远端骨折外支架固定术"。

2. 诊断

（1）高处坠落致多发伤（ISS 41 分）。① 头颈部损伤：双侧额顶部硬膜下血肿（AIS 4 分）、脑挫裂伤（AIS 4 分）、颅内积气（AIS 4 分）、额骨粉碎性骨折（AIS 3 分）、颅底骨折（AIS 3 分）。② 胸部损伤：右侧第 6、7 肋骨骨折（AIS 3 分）。③ 腹部损伤：肝 V、Ⅶ 段挫裂伤伴少许出血（AIS 3 分）。④ 骨盆及四肢损伤：不稳定型骨盆骨折（AIS 4 分，右侧髋臼骨折，左侧耻骨上支、双侧耻骨下支骨折，骶骨左侧部骨折）、右侧股骨下端骨折（AIS 4 分）。⑤ 皮肤损伤：头皮血肿。

（2）损伤并发症：① 失血性休克。② 多器官功能障碍综合征（急性肾功能损伤、急性心肌损伤、急性肝功能损伤）。③ 低蛋白血症。

$ISS = 4^2 + 3^2 + 4^2 = 41$，选取 3 个解剖部位，头颈部、胸部和腹部评分，评分 41 分，病死率较高。

3. 病例分析

1）处理流程分析

（1）当地医院初次接诊，行血常规和全身 CT 检查，初步判断存在合并严重颅脑损伤，下肢骨折和腹部脏器损伤等多发严重损伤，做出转诊决定。在气管插管、呼吸机正压机械通气支持等早期处置后快速转运。

（2）途中转运：通过救护车转运，途中常规心电图、无创血压和 SpO_2 监测。

（3）上级医院接诊，完善进一步的增强 CT 等全身影像学检查、肝肾功能、血气分析、凝血功能检查。患者 ISS 评分高达 41 分，创伤外科拟优先处理头部损伤，清除颅内血肿，骨盆和下肢骨折早期简化处置方式，行外固定支架固定，确定性的切开复位内固定术待患者全身情况稳定后再择期进行。

2）术前评估和准备

（1）ASA 分级：Ⅳ级。

（2）一般情况：因患者入室时处于镇静状态，经询问家属，患者有高血压病史 10 年余，但诊治不详，排除既往外伤手术史、糖尿病等慢性疾病史，排除食物、药物过敏史，排除癫痫等脑部疾病史。

（3）气道和呼吸功能评估：患者在外院已完成气管插管，转运呼吸机支持下入手术室，术前外院影像学检查已排除血气胸和肺不张。术前通过观察双侧鼻腔、口角及双侧外耳道分泌物情况，结合影像学检查，明确了颅底骨折的存在，排除了经鼻腔插管的选择。

（4）循环功能评估：根据患者术前血常规和血气分析，Hb 为 131 g/L 左右，根据成年男子平均为 150 g/L 可计算失血接近循环血容量的 12.6%，休克表现不明显。入室时无创血压 110/80 mmHg，血流动力学表现基本稳定。床旁超声检查可以通过测量右心房直径，测量下腔静脉直径和变异指数，或者测量颈内静脉、锁骨下静脉及股静脉等中心静脉的直径和变异指数来精准判断血容量情况。

术前心肌损伤标志物增高，提示存在心肌钝挫伤，术中应注意在血流动力学监测下控制心脏负荷，加强心肌保护。

（5）脑功能评估：患者意识不清，GCS 评分 6 分，术前头颅 CT 检查提示重型颅脑损伤（双侧额顶部硬膜下血肿、脑挫裂伤、颅内积气、额骨粉碎性骨折、颅底骨折），情况较危重，需优先处理。

（6）凝血功能评估：术前测定 D-二聚体 8972.27 μg/L，提示显著增高，考虑为多发创伤、多处骨折和胸、腹腔脏器多发损伤造成的影响；凝血功能基本正常。患者入室时身体温暖，体温略偏低，但未出现创伤性凝血病"冷、酸、凝"的临床表现。

3）麻醉实施

选择静吸复合全身麻醉，吸入麻醉药为七氟烷，静脉镇静药物为异丙酚，镇痛药物选择为瑞芬太尼加舒芬太尼，肌松药选择苯磺顺阿曲库铵。诱导前给予制酸剂和氨甲环酸。在 BIS 监测下调节给药速度，将麻醉深度维持在 40～50。常规监测心电图、无创血压、SpO_2、体温及 $PetCO_2$。超声引导下左桡动脉穿刺置管和右颈内静脉置管，行连续有创动脉血压（ABP）监测，指导去甲肾上腺素泵注［0.05～0.3 μg/(kg·min)］，将 ABP 维持在基础血压左右。术中补液注意加温，维持中心体温 36℃。术中间隔 1 h 复查血气。手术历时 6 h 20 min，出血 400 ml，尿量 600 ml，输入平衡液 900 ml，琥珀酰明胶 800 ml，普通血浆 600 ml，浓缩红细胞 700 ml，术后带管转入 ICU 监测，术后恢复良好。

4）救治策略分析

该病例的救治经过充分展现了麻醉科、重症医学科、创伤骨科、神经外科和心外科等多学科创伤救治团队合作处理多发创伤骨折的手术和麻醉，在不同救治阶段合理运用紧急救治和手术策略的重要决策经过。在接收伤员的当地医院，通过早期影像学 CT 检查和血生化检查，明确了最早危及伤员生命的重度颅脑损伤、下肢股骨骨折，并做出尽快转运至上级医院的决定，是正确的早期处置和决策。值得改进和完善的是，腹部脏器和大血管损伤需要进行增强扫描才容易判断，容易在首次接诊中产生遗漏，故早期常常未能采取适当的干预措施，伤员转运途中有较高的风险，严重时可能危及生命。接诊的上级医院，通过快速、有序的接诊和全面的术前评估，完善严重创伤伤员的全身检查，通过增强 CT 复查明确了伤员因高处坠落创伤造成的肝挫裂伤，排除了心包填塞和主动脉夹层等严重心脏大血管并发症，明确了可能危及生命的高危因素，为制订合理的早期手术干预策略、完善麻醉的准备和术中监测提供了关键指导。

上级医院接诊后，根据对伤员受伤情况全面彻底的检查和分析，合理制订了手术计划，选择优先处理颅内血肿和颅骨骨折，对骨盆和股骨采取外固定支架简单处理，符合伤情处置的优先原则，为伤员的阶段性康复创造了条件。术中麻醉采用有创血压监测、体温监测、麻醉深度监测等手段，可以有效地控制术中的液体复苏，在把握合理的复苏血压目标基础上，保证血管活性药物的合理应用，控制适当的麻醉深度，减少围手术期并发症。

5）小结

多发创伤骨折术前应根据救治需要动态地对患者的伤情和重要脏器功能进行评估，及时处理危及生命的伤情，快速后送。目前，国内创伤分级救治体系仍不完善，初诊单位受工作条件和技术水平的限制，早期判断和处置可能会产生遗漏，转诊后的接诊单位一定要注意再次完善检查。

高处坠落导致的全身多发创伤骨折伤情复杂，病死率高，救治团队一定要强调处理的及时性、连续性和整体性。分期手术处理和麻醉管理最优先考虑的应该是如何通过必要的紧急处置挽救生命，稳定身体内部生理环境，确保生命体征平稳，便于后续救治方案的跟进；骨折的手术处理，也应根据伤情评估的结果，有选择地序贯进行。术前评估尤其强调无死角、无遗漏，方能为手术计划的合理制订提供依据。

在现场参与处置的医师最早接触患者，是救治体系的关键成员，在现场和早期救治阶段，应头脑清晰，快速评估，及时处理可能危及的紧急气道等问题，为创伤外科和各专科及时予以正确的干预打好基础。

（二）重物撞击伤麻醉病例

1. 病史摘要

患者，男，59岁，165 cm，65 kg，因"重物砸伤致左胸疼痛、呼吸困难5 h"经外院转入我院。患者入院5 h前被倒下的重物砸伤，立即感胸部疼痛，左侧为甚，呼吸困难，紧急送入当地某医院，初步检查、抢救后转入我院。当地医院CT检查提示左主支气管断裂，左肺上叶及双肺下叶挫伤，双侧气胸，左肺压缩60%，右肺压缩10%，左侧胸壁皮下积气，左侧胸腔积血，双侧多发肋骨骨折，部分断端移位。

入院查体：体温37.2℃，心率128次/min，呼吸30次/min，血压123/73 mmHg［间羟胺2 μg/（kg·min）持续泵注维持］，SpO_2 90%，轻度嗜睡状态，双侧瞳孔3 mm，等大正圆，对光反射灵敏。胸部绷带加压固定好，左侧胸壁塌陷，可见反常呼吸运动。

血常规：白细胞 $25.60 \times 10^9/L$，Hb 121 g/L，血小板 $176 \times 10^9/L$，中性粒细胞百分数89.0%，超敏C反应蛋白3.35 mg/L；凝血功能：D-二聚体23 992.53 μg/L，TT 13.0 s，FIB 1.02 g/L，APTT 28.50 s，INR 1.14，PT 13.0 s；降钙素原13.66 ng/ml，IL-6 414.90 pg/ml；心肌损伤标志物：肌酸激酶同工酶49.07 μg/L，脑利尿钠肽38.75 pg/ml；TEG：R值3.80 min，α角46.70°；肝功能：白蛋白30.9 g/L，天冬氨酸转氨酶67.2 U/L，丙氨酸转氨酶43.0 U/L，总胆红素9.1 μmol/L，非结合胆红素6.1 μmol/L；肾功能未见异常；血气分析：pH 7.21，$PaCO_2$ 47 mmHg，PaO_2 59 mmHg，乳酸3.5 mmol/L，Na^+ 143 mmol/L，K^+ 4.2 mmol/L。

胸部CT：左侧多发肋骨骨折、左侧血气胸；纤维支气管镜检查：左侧主支气管断裂；床旁超声：心包积液1~2 cm；头、胸腹、骨盆加全腹部、肺部血管CT：主动脉夹层形成（DaBakey-Ⅲ型）(**图6-6**)，胰腺顿挫伤，心肌顿挫伤。拟在全身麻醉下行"左支气管断端吻合术、左侧多根肋骨骨折内固定术"。

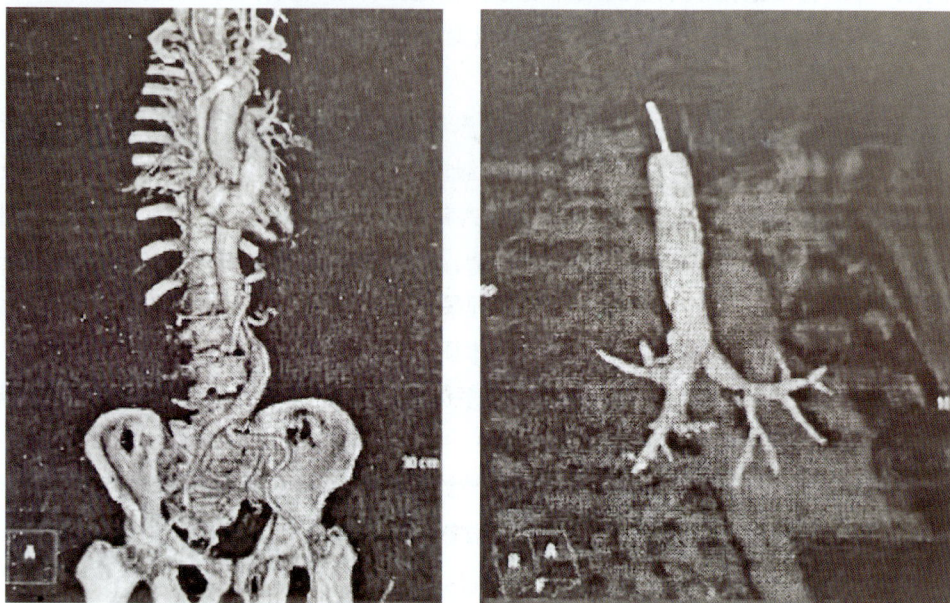

图6-6　主动脉夹层形成（DaBakey-Ⅲ型）

2. 诊断

（1）重物砸伤致多发伤（ISS 29分）。① 胸部钝性伤：左主支气管断裂（AIS 5分）、双肺挫伤（AIS 4分）、左侧血气胸（AIS 3分）、右侧气胸（AIS 3分）、双侧多发肋骨骨折（AIS 2分）、连枷胸（AIS 3分）、左侧肩胛骨、肩胛冈骨折（AIS 2分）。② T_1棘突骨折（AIS 1分）。

（2）主动脉夹层（DaBakey-Ⅲ型，AIS 4分）。

（3）左主支气管局限性狭窄（AIS 3分）。

（4）创伤性胰腺炎（AIS 2分）。

（5）心肌钝挫伤（AIS 2分）。

（6）脓毒血症（AIS 2分）。

（7）脓毒性休克。

（8）心包填塞。

（9）梗阻性休克。

（10）应激性心肌病。

（11）Ⅱ型呼吸衰竭。

（12）凝血功能紊乱。

（13）急性肝功能损害。

骨科精确麻醉

（14）低蛋白血症。

（15）左侧胸腔闭式引流术后。

（16）右侧腹股沟疝。

（17）全脊椎退行性病变。

ISS＝5^2+2^2＝29，选取胸部和腹部评分。29分提示病死率升高。

3. 病例分析

1）处理流程分析

（1）当地医院初次接诊，行头、胸部 CT 检查，初步判断排除严重颅脑损伤，主要为左主支气管断裂、双侧多发肋骨骨折、血气胸，做出转诊决定。进行气管插管、呼吸机正压机械通气支持、左侧胸腔闭式引流术等早期处置后快速转运。

（2）途中转运：通过救护车转运，途中常规心电图、无创血压和 SpO_2 监测。

（3）上级医院接诊，完善进一步的床旁评估、增强 CT 等全身影像学检查、肝肾功能、血气分析、凝血功能检查。收入院后，立即行右侧双腔气管插管，呼吸机辅助呼吸，呼吸机支持模式为 BiPAP，FiO_2 100%，呼吸 16 次／min，PEEP 5 cmH_2O，压力支持水平 13 cmH_2O。根据检查结果组织相关科室术前会诊讨论，心外科意见为患者目前循环较为稳定，主动脉夹层未对重要器官灌注产生不良影响，可暂时观察；胸外科意见为左主支气管断裂，需早期修复，复张左肺，稳定呼吸功能。拟定手术治疗方案，完成早期手术处理。

2）术前评估和准备

（1）ASA 分级：Ⅳ级。

（2）一般情况：因患者入室时处于镇静状态，经询问家属，排除患者既往外伤手术史，排除高血压、糖尿病等慢性疾病史，排除药物过敏史，排除癫痫等脑部疾病史。

（3）气道和呼吸功能评估：患者带双腔气管插管，转运呼吸机支持下入手术室，术前检查确认左主气管断裂、双侧血气胸、左侧肺不张，已存在呼吸衰竭。初诊医院通过普通 CT 检查，对左主支气管、双侧血气胸和一侧连枷胸做出初步判断，进行了基本的早期处置。转运至转诊医院以后，通过纤维支气管镜和进一步影像学检查（增强 CT，3D 重建），再次确认了左主支气管断裂，并进一步发现大血管损伤。通过血气分析，发现Ⅱ型呼吸衰竭的存在，明确了气道（airway）和呼吸（breathing）都需要优先处理。

（4）循环功能评估：患者术前血常规和血气分析提示 Hb 为 120 g／L 左右，根据成年男子 Hb 平均为 150 g／L 可计算失血接近循环血容量 20%，也曾诱发出休克表现。在 ICU 床旁超声检查测量下腔静脉变异指数约 52%，存在循环血容量不足，已补充 500 ml 晶体溶液扩容，入室时无创血压 110／70 mmHg，经处理后血流动力学表现基本稳定。床旁超声检查可以通过测量右心房直径，或者测量下腔静脉直径和变异指数，测量颈内静脉、锁骨下静脉及股静脉等中心静脉的直径和变异指数来精准判断血容量情况。

术前心肌损伤标志物增高，提示存在心肌钝挫伤，术中应注意在血流动力学监测下控制心脏负荷，加强心肌保护。

术前检查提示患者还合并主动脉夹层（DaBakey-Ⅲ型）。主动脉夹层的病因很多，和先天性心脏病、结缔组织病、高血压和外伤等因素有关，病死率最高可达 60% ~ 70%。而本病例出现主动脉夹层可能与重物撞击导致的外伤有密切关系，但目前情况相对稳定，未出现心包填塞和大出血，也未影响到重要脏器血供，情况相对稳定，故术前讨论意见是二期处理，暂严密观察。

（5）脑功能评估：术前两次头颅 CT 检查（院前普通扫描和院内增强扫描）排除器质性损伤，入室前一直处于镇静状态。故一期完成主支气管修复和多根多段肋骨骨折内固定术后，还需进一步评估。

（6）凝血功能评估：术前凝血六项中 D-二聚体测定 23 992.53 μg/L 显著增高，考虑是多发创伤、多处骨折和严重失血造成的影响；但其余项目无异常，结合 TEG 可判断凝血功能基本正常；患者入室时身体温暖，体温在正常范围，皮肤黏膜未见异常表现，故判断未出现创伤凝血病"冷酸凝"的临床表现。为进一步指导术中的成分输血，术中继续监测了 TEG。

3）麻醉实施

选择静吸复合全身麻醉，吸入麻醉药为七氟烷，静脉镇静药物为异丙酚，镇痛药物选择为瑞芬太尼加舒芬太尼，肌松药选择顺苯磺酸阿曲库铵。诱导前给予制酸剂和氨甲环酸。在 BIS 监测下调节给药速度，将麻醉深度维持在 40 ~ 50。常规监测心电图、无创血压、SpO_2、体温及 $PetCO_2$。超声引导下左桡动脉穿刺置管，行 Vigileo 系统监测，可获得连续有创动脉血压（ABP）、心输出量（CO）、心指数（CI）、外周血管阻力（SVR）、每搏量变异度（SVV）等血流动力学参数，指导去甲肾上腺素泵注 [（0.05 ~ 0.3 μg/(kg·min)]，将 ABP 维持在 100/60 mmHg 左右。术中补液注意加温，维持中心体温 36℃。术中间隔 1 h 复查血气，复查 TEG。手术历时 5 h 15 min，出血 300 ml，尿量 500 ml，输入平衡液 1750 ml，琥珀酰明胶 500 ml，术后带管转入 ICU 监测，术后恢复良好。

4）救治策略分析

该病例的救治经过充分展现了麻醉科、重症医学科、创伤骨科、胸外科和心外科等多学科创伤救治团队合作处理多发创伤骨折的手术和麻醉，在不同救治阶段合理运用紧急救治和手术策略的重要决策经过。在接收伤员的当地医院，通过早期影像学 CT 检查，明确了最早危及伤员生命的左主支气管断裂、双侧多根多处肋骨骨折、连枷胸、双侧血气胸，并做出尽快转运至上级医院的决定，是正确的早期处置和决策。值得改进和完善的是，腹部脏器和大血管损伤需要进行增强扫描才容易判断，容易在首次接诊中产生遗漏，故早期常常未能采取适当的干预措施，伤员转运途中有较高的风险，严重时可能危及生命。接诊的上级医院，通过快速、有序的接诊和全面的术前评估，完善严重创伤伤员的全身检查，通过纤维支气管镜和胸部 CT 复查结果明确了伤员氧饱和度较低的原因是左主支气管断裂，左肺未能有效通气，在术前检查阶段及时予以右双腔气管导管插管，肺隔离保护，呼吸机机械通气人工呼吸支持，改善了健侧肺的保护，提升了氧合，部分纠正了组织缺氧，稳定了伤情，有助于伤员更好地配合全身检查；通过快速 e-FAST 床旁超声检查，发现心包积液，并通过进一步从头部到骨盆的增强 CT 检查，发现了创伤造成的广泛主动脉夹层，发现了可能危及生命的高危因素，为制订合理的早期手术干预策略，完善麻醉的准备和术中监测提供了关键指导。严重创伤患者早期因为出血，严重的大血管损伤通常容易被大量失血造成的低血压因素掩盖，如果早期复苏成功后，未能合理限制复苏后的血压，或者因为疼痛、躁动等围手术期管理的缺陷，极有可能扩大血管损伤，甚至危及生命。

上级医院接诊后，根据对伤员受伤情况全面彻底的检查和分析，选择优先处理严重影响呼吸功能和氧合的左主支气管断裂，及导致连枷胸的左侧多根多处肋骨骨折，对主动脉夹层采取保守的观察作为处置手段，符合伤情处置的优先原则，为伤员的阶段性康复创造了条件。术中麻醉采用有创血压监测＋Vigileo系统等高级血流动力学监测，以及体温监测、TEG、麻醉深度监测等手段，可以有效地控制术中的液体复苏，在把握合理的复苏血压目标基础上，保证血管活性药物的合理应用，控制适当的麻醉深度，外科医生精细操作，稳定伤员的大血管伤情不在术中进一步发展。优先吻合断裂的左主支气管和处置肋骨骨折，稳定了解剖结构损伤，采取保护性通气，利于肺创伤后恢复。同时，围手术期也不忽视其他合并损伤的处理，如针对创伤性胰腺损伤和大量失血导致的凝血功能障碍等。

5）小结

多发创伤骨折术前应根据救治需要动态地对患者的伤情和重要脏器功能进行评估，及时处理危及生命的伤情，快速后送。目前，国内创伤分级救治体系仍不完善，初诊单位受工作条件和技术水平的限制，早期判断和处置可能会产生遗漏，转诊后的接诊单位一定要注意再次完善检查。

重物撞击导致的全身多发创伤骨折也属于高能量暴力损伤，尤其是可能合并复杂严重的多部位多脏器创伤，合并支气管断裂和大血管损伤常伴有较高的死亡率，其分期手术处理和麻醉管理最优先考虑的应该是如何通过必要的紧急处置挽救生命，稳定身体内部生理环境，确保生命体征平稳，便于后续救治方案的跟进；骨折的手术处理，也应根据伤情评估的结果，有选择地序贯进行。早期尽量以稳定伤情、控制出血为目的简化处置骨折伤情，一般多采用外固定架，条件受限时也可采用固定带、夹板或者石膏等简易方式。待全身情况恢复较好，身体耐受手术的能力改善以后，再考虑后期的精准手术或修复手术。

麻醉医师作为救治团队的关键成员，在现场和早期救治的阶段，应力求优先快速处理可能危及的紧急气道问题，辅助创伤或相关专科医师紧急处理危及生命大出血，必要时应参与或辅助跨院长距离转运的途中监测，提升转运安全。上级医院接诊转运伤员时，除完成手术前的常规访视和评估，应注意配合外科医师，全面评估和检查之前的救治处理有无伤情的遗漏，或者早期检查和发现延迟出现的重要伤情变化，配合外科和各专科及时予以正确的干预。

（舒海华　王震　段雪飞）

参考文献

［1］　全军麻醉与复苏学专业委员会.战创伤麻醉指南(2017)［J］.临床麻醉学杂志，2017，33(11)：1119-1128.

［2］　HARRIS T, ELLIS D Y, FOSTER L, et al. Cricoid pressure and laryngeal manipulation in 402 pre-hospital emergency anaesthetics: essential safety measure or a hindrance to rapid safe intubation［J］. Resuscitation, 2010,81(7):810-816.

［3］　戈洛博.米勒麻醉学［M］.9版.邓小明，黄宇光，李文志，译.北京:北京大学医学出版社，2020.

［4］　邓小明，姚尚龙，于布为，等.现代麻醉学［M］.5版.北京：人民卫生出版社，2020.

［5］　王曙红.临床护理评价量表及应用［M］.长沙：湖南科学技术出版社，2011.

［6］　ROESSLER M, ZUZAN O. EMS systems in Germany［J］. Resuscitation, 2006, 68(1):45-49.

［7］　ADNET F, LAPOSTOLLE F. International EMS systems: France［J］. Resuscitation, 2004, 63(1):7-9.

［8］　RICARD-HIBON A, CHOLLET C, BELPOMME V, et al. Epidemiology of adverse effects of prehospital sedation analgesia［J］. Am J Emerg Med, 2003, 21(6):461-466.

［9］　DATTATRI R, JAIN V K, IYENGAR K P, et al. Anaesthetic considerations in polytrauma patients［J］. J Clin Orthop Trauma, 2021,12(1):50-57.

［10］　TOBIN J M, VARON A J. Review article: update in trauma anesthesiology: perioperative resuscitation management［J］. Anesth Analg, 2012,115(6):1326-1333.

［11］　PAPE H C, HALVACHIZADEH S, LEENEN L, et al. Timing of major fracture care in polytrauma patients - An update on principles, parameters and strategies for 2020［J］. Injury, 2019,50(10):1656-1670.

［12］　TOBIN J M, BARRAS W P, BREE S, et al. Anesthesia for trauma patients［J］. Mil Med, 2018,183 (suppl_2):32-35.

［13］　FORT A C, ZACK-GUASP R A. Anesthesia for patients with extensive trauma［J］. Anesthesiol Clin, 2020,38(1):135-148.

［14］　DOLLERY W, DRISCOLL P. Resuscitation after high energy polytrauma［J］. Br Med Bull, 1999,55 (4):785-805.

［15］　KANANI A N, HARTSHORN S. NICE clinical guideline NG39: Major trauma: assessment and initial management［J］. Arch Dis Child Educ Pract Ed, 2017,102(1):20-23.

［16］　STENGEL D, RADEMACHER G, EKKERNKAMP A, et al. Emergency ultrasound-based algorithms for diagnosing blunt abdominal trauma［J/OL］. Cochrane Database Syst Rev, 2015(9):CD004446.

［17］　张连阳，李阳.大出血的损害控制性复苏：挽救战伤伤员的关键［J］.解放军医学杂志，2017，42(12)：1025-1028.

［18］　KING D R. Initial Care of the Severely Injured Patient［J］. N Engl J Med, 2019,380(8):763-770.

骨科精确麻醉

第七章
小儿骨科精确麻醉

第一节 麻醉前评估和准备

小儿骨科患儿年龄跨度大，且病因多样、手术部位广泛。对麻醉医师而言，为特殊患儿制订合适的麻醉方案面临严峻的挑战。麻醉前评估时需考虑到个体相关的风险和状况，并针对不同患儿选择最佳的麻醉方案，确保患儿围手术期的安全性。

一、小儿骨科的麻醉特点

年龄涉及新生儿、婴幼儿至青少年等不同年龄阶段。施行麻醉时必须对与麻醉相关的小儿解剖、生理及药理特点有所熟悉，才能顺利实施麻醉。年龄越小，这些特点越明显。

小儿骨科手术类型多样，包括创伤、先天性畸形、感染、生长或代谢障碍、神经肌肉疾病、神经性疾病及骨肿瘤、骨囊肿等主要涉及四肢、脊柱及骨盆的手术。

小儿骨科的患儿一般健康状况良好，麻醉时无须深度肌松，麻醉处理较简单。但某些特殊患儿如脊柱侧凸常合并心肺功能障碍，手术出血多，术中需测定脊髓功能，术后常应用机械通气以防治呼吸功能不全。对神经肌肉疾病的患儿，麻醉期间使用吸入麻醉药和琥珀胆碱需随时警惕发生恶性高热。对先天性骨性畸形的患儿还要注意身体其他部位的畸形。

严重创伤患儿常会伤及其他器官系统，这些可能不利于麻醉的管理。有多次手术史如整形或矫形术的患儿，常存在焦虑、恐惧的心理，导致其对麻醉的配合度极差。

骨科手术的体位随手术病种而异。仰卧位常无特殊问题，但俯卧位或侧卧位常给麻醉管理造成一定困难，气管插管患儿自仰卧位转为俯/侧卧位时，需认真保护气管导管，防止导管滑出或插入过深。此外还应注意体位变动对血流动力学的影响。俯卧位患儿均应进行辅助或控制呼吸以保证良好通气。对骨突部位要安放软垫，避免神经和血管受压。

小儿骨科手术结束常需石膏固定，应等石膏成型后再停止全身麻醉，避免患儿苏醒期躁动而影响石膏固定的效果。臀部周围应用石膏需考虑肠道和膀胱的排便、排尿功能，避免因压力或摩擦而导致皮肤破损，并可以允许硬膜外导管的使用。

小儿四肢手术常放置止血带，使手术在"无血"状态下进行，但止血带充气时间过长、压力过大，均可造成神经损伤及肢体缺血等并发症。

某些骨科手术例如创伤、脊柱等出血量大，由于小儿总血容量小，不能耐受大量出血。术前应准备充足血源，术中应保证输液通畅并及时输血，必要时麻醉期间可进行血液稀释或控制性降压以减少出血量。

骨科术后疼痛较剧烈，小儿同样需要完善的术后镇痛，否则术后并发症可能增多。常用的神经阻滞可掩盖石膏或骨筋膜室综合征下的压力效应，但使用低剂量酰胺类局部麻醉药的硬膜外阻滞可保留这种疼痛感。

二、小儿的病理生理特点

1. 呼吸系统

婴儿头、舌相对较大，颈短，鼻腔较狭窄，鼻孔大小约与环状软骨处的腔径相等。新生儿及婴儿主要通过鼻呼吸，鼻黏膜肿胀可致呼吸困难。婴幼儿呼吸道最窄处在环状软骨平面，该处无伸缩性，若黏膜出现水肿，气道阻力将大大增加。随着年龄的增加，环状软骨逐渐增大。新生儿及婴儿气管长 4~5 cm，至 8 岁时也仅为 5.7 cm，气管直径相对小，气管分叉角度两侧基本相同，故气管导管选择以及插入深度的确定非常重要。小儿麻醉期间的呼吸道并发症发生率很高，几乎占总并发症的 50%~70%。常见并发症有喉痉挛、喉头水肿、哮喘、反流误吸、缺氧窒息、二氧化碳潴留及气道急性损伤。

2. 循环系统

新生儿心肌的结缔组织成分约占一半，故左室顺应性差，心肌收缩力弱，且心室的舒张末期容积受限，新生儿及婴儿主要通过较快的心率保持心输出量。随着年龄的增长，血压逐渐升高，心率逐渐下降，至 12 岁时心率与成人相近。小儿的心动过缓远比心动过速更有意义，心动过缓主要见于缺氧、气管插管、某些刺激引起的迷走反射及麻醉过深等。当发生心动过缓时，医生要立即寻找诱因，及时处理。小儿的中心静脉压一般与成人相似。血容量按体重计算，小儿的要多于成人，一般为 70~80 ml/kg，但由于体重低，血容量绝对值很小，手术稍有出血，即可造成血容量的明显降低，危及生命。

3. 代谢特点及体温调节

小儿的体表面积大，耗氧量大，基础代谢率高于成人，对水分的需要量也高于成人。能量储备比较少，对禁食及液体限制的耐受性差，故避免长时间禁食和禁水。新生儿及婴幼儿体温调节机制不健全，皮下脂肪少，体表面积大，容易散热，故体温容易下降，新生儿麻醉时应采取保温措施。6 个月以上的小儿麻醉期间体温有上升倾向，诱因有术前发热、脱水、环境温度升高、胆碱能药物应用、呼吸道阻塞及术中手术单覆盖过多等。

三、病情评估

大多数成人的术前评估都适用于小儿。但由于小儿的生理特点，在某些方面仍需特别关注。骨科患儿由于创伤及多次手术，可产生严重的心理创伤，术前访视时需要足够的关怀和同情，便于建立情感，减少患儿焦虑和恐惧的心理。应从家长处尽可能详细了解患儿的病史，既往儿科医生的病历记录可提供重要的信息。

1. 病史

需重点关注：① 系统性回顾。② 用药史和过敏史。③ 手术麻醉史和住院史。④ 既往史，关注出生时的胎龄和早产问题，评估生长和发育史、先天性和获得性疾病。⑤ 末次进食进饮时间、有无呕吐和腹泻，疾病或创伤可降低胃动力。⑥ 与麻醉相关的病情评估，上呼吸道感染、哮喘、过敏反应、出血倾向、发热、贫血、癫痫、腹泻及呕吐、已确诊有相关性的综合征（如先天性疾病与唐氏综合征）。⑦ 家族史，如神经肌肉疾病、恶性高热等家族性遗传性疾病。

2. 体格检查

观察儿童的身体外貌和行为，包括发绀、苍白、黄疸、营养状态、呼吸功能、意识状态、异形特征（特异性综合征）、畸形（如脊柱侧凸）、异常姿势、运动障碍和总体生长发育水平。记录基本的临床信息包括身高、体重、心率、血压、呼吸频率、氧饱和度和体温。无法知道体重的患儿可用年龄（岁）×2+8 的公式估算体重（kg）。BMI = 体重/身高^2（kg/m^2）用于定义超重和肥胖。

麻醉医师应关注以下几个方面，重点是气道、心脏和肺：① 近期有无发热。② 有无潜在困难插管和（或）通气困难的预测因素。③ 呼吸系统，有无呼吸系统感染，胸壁畸形（如脊柱侧凸、漏斗胸）可能与限制性通气障碍有关，肺部听诊有无喘鸣音或肺泡爆裂音。④ 心血管系统，心脏杂音和心力衰竭的症状和体征（发绀、呼吸困难、奔马律、肺部湿啰音和肝肿大）。⑤ 腹部膨隆（饱胃、阻塞性呼吸）。⑥ 神经系统状态（颅内压增高、呕吐反射消失、癫痫）。⑦ 脊柱（畸形、手术史或穿刺部位皮肤感染的证据等）。⑧ 水肿（充血性心力衰竭、肾病综合征、低蛋白血症、肾衰竭），婴儿液体量的变化较成人迅速（口干、眼泪丢失、皮肤蒸发、囟门及眼球凹陷、花斑样皮肤）。⑨ 关注手术部位及创口大小。⑩ 是否存在静脉穿刺困难等。

3. 辅助检查

常规实验室检查对大多数健康儿童并非必要。辅助检查应根据病史、体格检查和计划的手术方式做出决定。全面的术前评估与常规的实验室检查相比，前者更为重要。

6 个月以下小婴儿、有系统性疾病、贫血史及预计术中出血较多的患儿术前应检查血红蛋白。服用抗凝药、伴凝血相关潜在疾病的患儿应分别做血小板计数、出凝血时间等指标的测定。预计出血量较多者应行血型及血交叉试验。术前血糖测定不能预测麻醉期间的血糖浓度。无临床症状的儿童无须测定血电解质，仅在出现呕吐、腹泻或其他酸碱改变的情况时才需要测定。

不建议健康儿童术前常规检查心电图和胸部 X 线片。为了诊断（如心脏超声检查排除未知的先天性心脏病）、治疗（过敏试验排除交叉过敏）或需要合适的基础值（有出血可能的手术检测基础血红蛋白），可申请特殊检查。

四、麻醉前准备

（一）禁饮禁食

目的是防止胃内容物反流、呕吐或误吸造成呼吸道梗阻和吸入性肺炎。但对小儿来说，长时间禁食会致饥饿、易激惹，甚至低血糖并有代谢性中毒倾向。在快速康复的趋势下，目前大多主张适当缩短禁食禁饮时间。2017年美国麻醉医师协会（ASA）推荐的禁食时间见**表7-1**。2019年英国发布的《成人和儿童的术前禁食：临床实践及指南》中指出，充分证据表明儿童禁饮1 h不会增加误吸的风险。需要注意的是，清饮料包括清水、非汽化运动饮料和非浓缩的饮料。推荐饮用的最大容量为3 ml/kg。术前1 h口服清饮料的相对禁忌证包括胃食管反流、肾衰竭、某些肠道疾病、食管狭窄、贲门失弛缓症。

表7-1　2017年美国麻醉医师协会推荐禁食时间

食物种类	禁食时间
清饮料	2 h
母乳	4 h
配方乳制品	6 h
淀粉类固体食物	6 h
油炸、脂肪及肉类食物	≥8 h

急诊患儿可用超声评估胃内容物残余量。研究显示，患儿在入院后如推迟手术4 h后进行，胃内残余量（0.51 ml/kg）较入院时（1.1 ml/kg）明显减小，并与择期禁食的患儿相似。另外进食与手术之间的间隔时间也明显影响急诊患儿的胃内残余量，如进食时间在受伤前4 h，胃内残余量与正常禁食的儿童相似。

（二）心理准备

高达65%的患儿会出现术前焦虑和恐惧等情绪改变。术前焦虑的危险因素包括学龄前、内向型性格类型、既往手术史、既往就医经历、父母焦虑状态和是否共同参与术前准备等。患儿术前高度焦虑会增加术后疼痛的发生率，出现短期或长期行为异常（如广泛性焦虑症、进食困难、睡眠障碍等）。麻醉医师可以通过行为干预和药物干预来缓解患儿的术前焦虑。

术前访视是术前心理准备的重要组分。理想的术前准备应该包括患儿及其家庭。术前谈话应在避开儿童的情况下进行，麻醉医师与患儿及家属建立真诚友善、互相信任的合作关系能减轻焦虑。观摩影音讲解短片、分发信息手册有助于缓解父母的术前焦虑。"应对模式"是术前准备的黄金标准，即鼓励患儿积极参加术前准备，从而提高其适应能力。小游戏、发放玩具、平板电脑、智能手机等方法均有助于缓解患儿术前焦虑（**图7-1**）。对于年长儿，可通过仔细的解释消除术前的疑虑。

静脉穿刺是住院患儿最恐惧的操作之一，穿刺前可提前30 min涂抹局部麻醉药凝胶减轻疼痛。对于不愿意配合穿刺或严重焦虑患儿，可选用经鼻或口服镇静药。

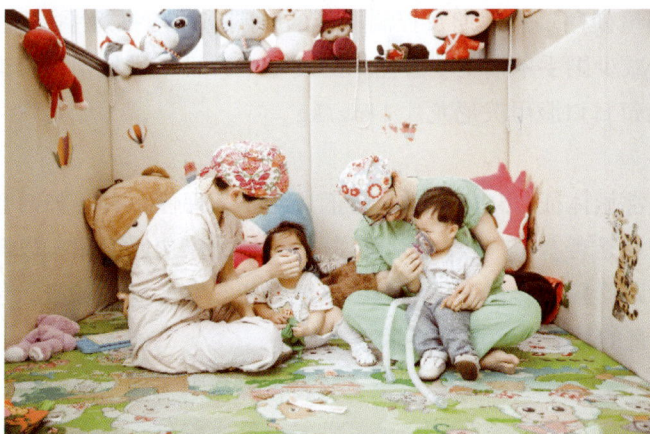

图 7-1 麻醉前准备

（三）麻醉前用药

麻醉前用药的主要目的是减轻患儿焦虑、顺行性遗忘，便于麻醉诱导，减轻疼痛及应激反应。

大多数择期手术的患儿均有术前用药的指征，尤其是极度焦虑、分离困难的患儿。但麻醉医师应关注呼吸抑制、药物异常反应等并发症，这往往与患儿基础情况相关。用药前后均应进行严密的监护。饱胃、婴儿、神经系统疾病、上呼吸道梗阻等特殊情况应额外考虑。常见术前用药和剂量见**表 7-2**。

表 7-2　常用术前用药与剂量

药物	给药途径	给药剂量（mg/kg）	起效时间（min）
咪达唑仑	口服	0.5 ~ 0.75（最大量 20 mg）	20
右美托咪定	滴鼻	0.001 ~ 0.002	30
氯胺酮	口服	3 ~ 8	30

（四）常见病理状况的注意事项

1. 上呼吸道感染

全身麻醉患儿围手术期并发症与死亡的最常见原因是呼吸系统不良事件。近期上呼吸道感染患儿全身麻醉时喉痉挛、支气管痉挛、低氧血症等并发症的风险明显增加。对于严重上呼吸道感染的患儿（体温 > 38℃，咳嗽时带痰、嗜睡乏力、厌食、喘鸣等症状），需推迟 2 ~ 3 周才能手术（急诊手术除外），其间需积极抗感染及对症治疗。喉罩发生呼吸并发症的风险低于气管内插管，但高于面罩。

2. 哮喘

哮喘患儿的气道具有高反应性，许多麻醉常规操作如气管插管都有可能诱发支气管痉挛。支气管扩张药物应用到手术当天，术前应确认药物是否发挥最大疗效。额外剂量的 β_2 肾上腺素受体激动剂术前应谨慎使用。急性期及控制不佳的哮喘患儿应推迟手术，并请专科医师会诊。短效糖皮质激素可以减少围手术期支气管痉挛的发生率，且不增加伤口感染或裂开的风险。建议术前至少 48 h 开始每日口服甲泼尼龙片 1 mg/kg。

3. 心脏杂音

心脏杂音是儿童常见体征，50% ~ 72% 为正常或非病理性。有心脏杂音的患儿应详细询问相关的病史和症状，如是否有早产、畸形、反复呼吸道感染史、发绀，以及活动量等。无症状的患儿一般对麻醉的耐受较好。以下情况的患儿建议行超声心动图检查，包括 ≤ 1 岁、有相关的症状、有病理性杂音的特点、心电图显示心室肥厚。

五、麻醉方式的选择

小儿骨科手术常在四肢进行，目前临床上多选用全身麻醉复合部位麻醉的麻醉方式。对于单纯上肢或下肢手术的患儿，若患儿年龄小或不合作，可采用部位麻醉复合非插管的全身麻醉。对于 12 岁以上合作较好的患儿，可采用部位麻醉复合基础麻醉。对于严重创伤、手术时间长、失血多的患儿，如先天性髋关节脱位截骨矫形术、骨巨细胞瘤、脊柱侧凸矫形术，应优先选择部位麻醉复合气管内插管全身麻醉。

（一）全身麻醉

全身麻醉是小儿骨科手术最常用的麻醉方式。应根据患儿年龄、体重、是否饱胃及手术方式，决定诱导方式、行气管插管或喉罩通气、麻醉维持方式等。除一些小手术可在面罩或紧闭法吸入麻醉、喉罩麻醉下完成外，中等以上手术均在气管插管麻醉下完成。

1. 吸入麻醉诱导

吸入麻醉诱导在小儿麻醉中具有快速、无痛、易接受、呼吸循环抑制轻等优点。目前常用的吸入麻醉药有七氟烷、地氟烷、异氟烷。异氟烷和地氟烷有一定的刺激性，常引起咳嗽、喉痉挛、屏气等。七氟烷对呼吸道无刺激性，是目前首选。在面罩上涂上水果香味、鼓励吹气球的游戏等方式使患儿更容易接受面罩吸入诱导。不合作的患儿可在诱导前 30 min 口服含咪达唑仑的果汁。小儿吸入诱导方法主要有 3 种：潮气量法、肺活量法和浓度递增法，具体实施方法可参见《小儿吸入麻醉诱导专家指导意见》。诱导过程中应进行严密的心电监护，防止吸入麻醉药过量。随着麻醉加深，患儿会出现呼吸道梗阻，此时放置口咽通气道或托起下颌即可缓解。

2. 静脉麻醉诱导

静脉麻醉诱导适合年龄较大、已开放静脉、饱胃需快速诱导的患儿。静脉诱导起效快、效果确切，无吸入诱导的不适感。静脉诱导时应根据手术时间、手术创伤程度及是否气管插管等因素选择药物和剂量。

（1）丙泊酚：最常用的静脉诱导药，具有起效迅速、苏醒快、恶心呕吐发生率低等优点。健康小儿的诱导剂量为 2.5 ~ 3.5 mg/kg。预注或同时给予利多卡因 0.5 ~ 1 mg/kg 能明显改善注射痛。约 15% 的患儿在注射后会出现短暂的血压下降和呼吸抑制。

（2）氯胺酮、艾司氯胺酮：具有镇痛作用，并能保持自主呼吸和气道反射，适用于小儿骨科麻醉，尤其是婴幼儿。缺点是引起分泌物增多，需合用抗胆碱能药物。静脉注射氯胺酮2 mg/kg 后 60～90 s 即可入睡，维持 10～15 min。氯胺酮、艾司氯胺酮可用于血流动力学不稳定患儿的诱导，但应注意对危重患儿的心血管抑制作用，可减至 1 mg/kg。

（3）肌松药：应根据临床情况选择肌松药的类型。新生儿对去极化肌松药不敏感，而对非去极化肌松药敏感。大龄儿童对肌松药的量效关系与成年人类似。小儿注射琥珀胆碱易发生心动过缓，注射阿托品可预防。对于血钾增高（严重创伤、截瘫）、神经肌肉疾病的患儿应避免使用琥珀胆碱。

（4）阿片类药物：芬太尼、瑞芬太尼、舒芬太尼及氢吗啡酮等阿片类药物已广泛用于小儿骨科麻醉，在术中、术后均可提供满意的镇痛。但应注意其心动过缓、呼吸抑制、胸壁僵硬和恶心呕吐等不良反应。

（二）部位麻醉

对于能配合的大龄儿童，部位麻醉可单独应用完成手术。但多数情况下部位麻醉常与全身麻醉联合使用，并具有减少全身麻醉药用量、术后镇痛良好、苏醒迅速等优点。由于小儿的解剖和生理特点，小儿外周神经阻滞相对于成人有一定的特殊性。

小儿部位麻醉常在全身麻醉或镇静下进行，故神经损伤的风险会增加。然而，小儿麻醉的标准监护已经很早就开始应用于麻醉状态下施行区域阻滞的患儿。该方法的安全性已得到儿科区域麻醉网络（Pediatric Regional Anesthesia Network，PRAN）的一项大型前瞻性研究证实，这是一项对 50 000 多名儿童区域阻滞进行的随机队列研究。全身麻醉下儿童部位麻醉与清醒或镇静儿童一样安全，全身麻醉患儿术后神经系统症状发生率为 0.93/1000，镇静和清醒的患儿为 6.82/1000。

由于小儿的心输出量相对较大、局部血流相对较快，小儿局部麻醉药全身吸收的危害较成人大。给予试验剂量、缓慢注射、个体化选择局部麻醉药的浓度和剂量等措施均能降低局部麻醉药中毒的风险。

小儿的解剖结构、神经距皮肤的深度等都有较大的差别，故实施难度大，对技术要求更高。

与年龄相关的神经毒性动物实验显示，所有的局部麻醉药都有潜在的神经毒性，而且与其麻醉效能相关。对于 18 个月以下的小儿，由于神经纤维上的髓鞘尚未完成形成，部位麻醉应慎重考虑。不建议用空气阻力消失试验来作为进入硬膜外腔的标志；麻醉过程中应降低肾上腺素的浓度，尽量减少缺血性损伤的可能。

小儿的皮肤皱褶较多，尤其在颈部、腋窝区或腹股沟区。操作时应严格无菌操作，同时应避免聚维酮碘对幼儿皮肤的灼伤。对于年幼小儿，更推荐用氯己定等温和的消毒液进行消毒。

部位麻醉可能掩盖肢体对压力的敏感性，延误骨筋膜室综合征的诊断。实际上，低浓度的局部麻醉药不会掩盖骨筋膜室综合征的诊断。在适当的镇痛下，反而能对肢体做出良好的评估。

1. 蛛网膜下腔阻滞

小儿脊髓的终止部位与成人明显不同。婴儿脊髓终止于 L_3 下缘，穿刺部位应选在 $L_{4\sim5}$

或 $L_5 \sim S_1$ 椎间隙进行，以避免损伤脊髓。5 岁小儿的脊髓和成人一样，穿刺点可选在 $L_{3\sim4}$ 或 $L_{4\sim5}$。婴幼儿循环系统代偿能力较大，术中血压较易维持平稳，但如麻醉平面超过 T_6，血压可能降低，呼吸可部分抑制。

蛛网膜下腔阻滞止痛效果确切、肌肉松弛好，能满足各种下肢骨科手术的要求，更适用于有明显肺部疾病、神经肌肉疾病、易患恶性高热、可能存在困难气道的患儿。小儿蛛网膜下腔阻滞操作虽简单，但麻醉管理不能忽视。如果阻滞作用良好，往往也能镇静，不必常规给予镇静药，因给予镇静药有可能发生呼吸暂停，故婴幼儿不宜同时给予镇静药。麻醉期间应吸氧，常规监护，有麻醉机及急救用物准备在侧。

阻滞技术与成人相似，注意保持患儿头后仰，防止气道梗阻。穿刺时应有助手抱持患儿以提高穿刺成功率，防止意外体动。一般穿刺针斜面向头侧，推药速度控制在 0.2 ml/s 左右。小儿皮肤距离蛛网膜下腔的距离较短，婴儿为 $1.0 \sim 1.5$ cm，$5 \sim 8$ 岁为（3.5 ± 0.5）cm，$9 \sim 12$ 岁为（4.2 ± 0.5）cm。小儿蛛网膜下腔阻滞维持时间较成人短，局部麻醉药代谢较快。酯类局部麻醉药丁卡因和酰胺类局部麻醉药布比卡因、罗哌卡因是小儿蛛网膜下腔阻滞的常用局部麻醉药。目前临床上以布比卡因为首选药物，$0.5\% \sim 0.75\%$ 布比卡因常与 10% 葡萄糖注射液配成重比重液体，按椎管长度（C_7 至骶裂孔）0.15 mg/cm 或按照体重 0.5 mg/kg 给药，可维持约 90 min。

小儿蛛网膜下腔阻滞的并发症与成人相似，但婴幼儿实施蛛网膜下腔阻滞易发生平面过高。故婴幼儿实施蛛网膜下腔阻滞时应注意：① 准确估算局部麻醉药用量。② 及时调整体位。③ 控制推药速度。④ 脱水、休克应待容量纠正后才可进行。

2. 硬膜外阻滞

小儿硬膜外腔脂肪组织、淋巴管及血管丛较丰富，腔内间隙相对较少，而脂肪组织较为疏松，有利于药物扩散。故穿刺点可较成人低 $1 \sim 2$ 个节段。小儿脊神经细、鞘膜薄，故麻醉作用较成人出现早，药物浓度也可相应降低。出生时，$L_{2\sim3}$ 水平的皮肤至硬膜外腔的深度约为 10 mm，随着年龄增长，深度呈线性增加。从皮肤至硬膜外腔的深度，自 6 月龄至 10 岁儿童大约为 1 mm/kg。

经硬膜外留置导管行持续硬膜外镇痛是小儿围手术期镇痛的一种成熟方法。在超声引导下可以安全地行小儿硬膜外置管。与传统的阻力消失法相比，硬膜外置管采用阻力消失法结合超声引导，可减少穿刺过程中的骨质接触、缩短导管置入的时间。局部麻醉药在硬膜外的扩散也可以实时可视化。此外，穿刺前可估计从皮肤到黄韧带、硬膜和硬膜外间隙的深度。

超声引导已被用来直接观察小儿硬膜外导管的位置。超声定位可以提供无创的导管留置期间实时图像。然而并非所有的硬膜外导管或其尖端都能被识别出来。在不同年龄的小儿使用超声可能会受到获得声窗的限制。轻轻地抖动导管，观察硬膜外间隙的组织运动也被用来辅助硬膜外导管定位。注入生理盐水气泡有助于导管定位，但在注射液中使用空气会导致空气栓塞或局部阻塞。

3. 骶管阻滞

骶管阻滞是小儿部位麻醉常用的技术，操作简单，并发症极少。适用于各种下肢手术的麻醉与镇痛。禁忌证包括穿刺部位感染、凝血系统异常、休克、脊髓脊膜膨出、脑膜炎。然而即使是经验丰富的麻醉医师，也可能遭遇穿刺失败，其失败率介于 $2.8\% \sim 11\%$。

单次骶管阻滞能提供完善的手术麻醉和术后镇痛。一般加入 1：200 000 肾上腺素，按照 1 ml/kg 给予局部麻醉药，可使麻醉平面达 $T_{4\sim6}$ 水平。手术结束后可追加局部麻醉药再行镇痛。在第一剂不超过最大允许剂量的局部麻醉药后 90～120 min，可追加第二剂。术后镇痛需求高的患儿也可行连续骶管阻滞，但 1/5 的患儿因不能忍受相关的不良反应而终止，尤其是难以忍受的下肢运动阻滞。

近年来超声引导下的骶管阻滞在临床应用日益增多，通过实时超声引导，或观察生理盐水推注后的硬膜移位（1～10 ml），可提供正确的穿刺针位置及导管在骶管间隙的定位。

4. 外周神经阻滞

外周神经阻滞在小儿骨科麻醉中应用较广泛。外周神经阻滞作为全身麻醉的辅助或补充，不仅可减少术中用药、加快患儿术后苏醒速度，而且可提供可靠的术后镇痛，减少阿片类药物及其不良反应。对于全身麻醉诱导过程中可能存在危险（如饱胃、血流动力学不稳定、困难插管等）的患儿，亦是很好的替代措施。

小儿的神经解剖和成年人存在较大差异，且位置表浅，如采用传统的解剖定位标志进针，容易造成安全隐患。超声引导改善了可视性，能清晰地分辨小儿的神经周围结构，并能看见局部麻醉药的扩散情况。超声引导下神经阻滞用于小儿麻醉应用广泛，需根据患儿情况合理选择神经阻滞方式，以提高小儿神经阻滞的效果和安全性。强烈建议小儿外周神经阻滞应在超声引导下进行。

1）上肢神经阻滞

臂丛神经阻滞的适应证为肩、臂及手的手术。臂丛神经解剖上与成人最重要的不同是婴儿的上肺或者肺尖明显超过锁骨和第一肋的上缘，突向颈部，锁骨下动、静脉及臂丛低位的分支紧贴肺尖或部分陷入肺尖，因此锁骨上入路臂丛神经阻滞穿入肺尖的可能性更高。生理上，患儿年龄越小，呼吸运动越依赖膈肌。锁骨上和肌间沟神经阻滞容易发生膈神经阻滞。对于婴幼儿，单侧的膈神经阻滞可能显著影响呼吸功能。另外，喉返神经阻滞引起的声带麻痹也可影响气道，严重地影响气道梗阻。

（1）腋窝入路臂丛神经阻滞：是小儿最常用的途径，定位简单，并发症相对较少。患儿须外展手臂 90°，有利于超声探头的安放和进针，但过度外展可能导致小儿不适及牵拉臂丛神经。应用平面内穿刺技术并及时调整穿刺针的方向可确保局部麻醉药围绕臂丛神经在腋鞘内扩散。由于非常靠近腋动脉和腋静脉，多点注射可避免局部麻醉药误入血管的风险。

（2）锁骨下入路臂丛神经阻滞：适合于上臂、肘部、前臂和手部外科手术。这种径路不必使手臂外展。与腋窝入路法相比，上臂阻滞效果较好，不必额外行肌皮神经阻滞。可将小儿手臂置于躯干旁进行阻滞，但最好把上肢外展（与躯干呈 90°），可抬高锁骨的外侧部分，使锁骨下方有更多的空间放置探头。与锁骨上入路类似，气胸为锁骨下入路臂丛神经阻滞最严重的风险。平面内进针方法可以清晰地看到针尖，从而降低了并发症。

（3）锁骨上入路臂丛神经阻滞：主要适合于不涉及肩部的上肢手术麻醉，主要包括手、肘、前臂和上臂。由于担心穿破胸膜发生气胸，因此不常规作为径路，对于 6 岁以下小儿，建议在超声引导下由有经验的医师实施。超声引导可显著降低气胸的发生率。膈肌阻滞有一定的发生率，应注意对婴幼儿或一些有呼吸系统问题的患儿呼吸功能的影响。霍纳综合征一般较少见。

（4）肌间沟臂丛神经阻滞：适用于整个上肢的手术，特别是涉及肩部的手术。需小儿头转向对侧，患儿肩部垫高，手臂维持自然下垂状态。由于小儿的肺尖部位较高，穿刺点处在喉返神经周边，因此常规穿刺容易致气胸或喉返神经阻滞受到影响。在超声引导下行阻滞时可以围绕臂丛进行多点注射。分次注射可以降低神经阻滞所需的局部麻醉药容量。

（5）选择性上肢神经阻滞：可用于补救腋窝入路臂丛神经阻滞不全或部分阻滞，或提供特定皮肤区域的镇痛或麻醉，已成功地用于小儿手外伤相关的疼痛干预。对接受日间手部手术的小儿也可采用超声引导特异性神经阻滞。该技术可使用短效局部麻醉药（如利多卡因）或长效局部麻醉药（如布比卡因和罗哌卡因）阻滞前臂神经（如正中神经或尺神经阻滞，根据所涉及的皮肤节段而定），与腋窝入路臂丛神经阻滞复合麻醉。由于利多卡因作用时间较布比卡因或罗哌卡因短，患儿术后肘关节运动功能恢复较快（2~4 h），同时达到远端神经阻滞较持久的术后镇痛效果。

2）下肢神经阻滞

许多研究证明，小儿下肢神经阻滞的风险低于骶管麻醉。小儿下肢神经阻滞可根据情况行单次阻滞，或留置导管持续输注用于术后镇痛。小儿一般不用神经刺激器，否则会造成患儿明显的疼痛。

（1）股神经阻滞和髂筋膜阻滞：股神经属于腰丛的最大分支。股神经阻滞可用于小儿股骨骨折的术后镇痛。股神经穿过腹股沟韧带后开始分散，所以越靠近近端，所需要的局部麻醉药容量越少，麻醉效果越好。超声图像上股神经是股三角外侧的高回声，处于二者之间的高回声条纹隔膜，便是髂筋膜。将髂筋膜穿破后，在股神经周围将麻醉药注入，可以同时对股神经和股外侧皮神经起到阻滞作用。

（2）坐骨神经阻滞：坐骨神经阻滞常用于脚及踝部外科手术，与股神经阻滞联合用于膝关节手术。由于坐骨神经阻滞最常用于小儿足部（足内翻）手术，因此通常首选远端入路——腘窝，该处周围肌肉比较薄弱。这一阻滞方法在全身麻醉的小儿中较容易实施，患儿可以在侧卧位或患肢抬高平卧位下完成。坐骨神经走行变异较大，在腘窝部进行阻滞时，超声能够提供更好的神经定位。

（3）收肌管隐神经阻滞：隐神经在大腿位于收肌管，是股神经的终末感觉分支，能够满足下肢内侧面浅表手术的需要，与坐骨神经联合应用可以满足包括踝部和足部内侧浅表区域的手术需要。尽管隐神经是单纯的感觉神经，但局部麻醉药在内收肌肌管内扩散也可导致股内侧肌肉部分运动功能受到阻滞。因此，对行隐神经近端阻滞的患儿，一定要告知患儿家属需要在他人的帮助下行走，以确保患儿安全。

（4）腰丛神经阻滞：小儿的腰丛神经解剖变异较大，并且位置比较深。在穿刺技术掌握不熟练的情况下，容易导致局部麻醉药入血、血肿等问题。超声引导下腰丛神经阻滞提高了安全性，可为小儿髋部手术提供良好的镇痛效果。

（李军　陈丽琼）

第二节　麻醉管理

小儿麻醉期间输血输液
- 术中液体治疗
  - 输液量
    - 维持性输液
      - 4-2-1法则
    - 补充性输液
      - 术前禁食引起的缺失量
        - 第1 h补充半量，余下随后2 h内输完
      - 手术丢失量
        - 小手术2 ml/（kg·h）
        - 中等手术4 ml/（kg·h）
        - 大手术6 ml/（kg·h）
  - 输液种类
    - 推荐无糖等张平衡液
    - 术中失液、失血较多时可考虑血浆代用品
    - 婴幼儿可以酌情使用1%~2.5%葡萄糖的平衡盐溶液
- 血液管理
  - 血液保护
    - 减少失血
    - 自体输血
      - 术前自体贮血
        - 体重13 kg以上、年龄3岁以上、血红蛋白120 g/L以上可考虑
      - 急性等容性血液稀释
        - 血液稀释程度应保持红细胞压积>28%
      - 急性高容性血液稀释
      - 回收式自身输血
  - 输血指征
    - 血容量和失血量的估计
      - 血容量的估计
        - 足月新生儿为80～90 ml/kg
        - 1~6岁为70～75 ml/kg
        - >6岁为65～70 ml/kg
      - 最大允许失血量（ml）=血容量×（术前红细胞压积-可接受红细胞压积）/术前红细胞压积
        - 失血量≤1/3最大允许失血量，用平衡液补充
        - 1/3MABL<失血量≤1最大允许失血量，用胶体液
        - 失血量>1最大允许失血量，需要输血制品
    - 术中输血
      - 失血量达到估计血容量的15%以上时，应给予输血
      - 新生儿、早产儿及伴有明显心肺疾病的患儿，Hct应维持在30%以上
      - 1岁以上患儿血红蛋白值低于70 g/L时应给予输血
      - 钙剂（10%葡萄糖酸钙0.2~0.3 ml/kg或10%氯化钙0.1~0.2 ml/kg）

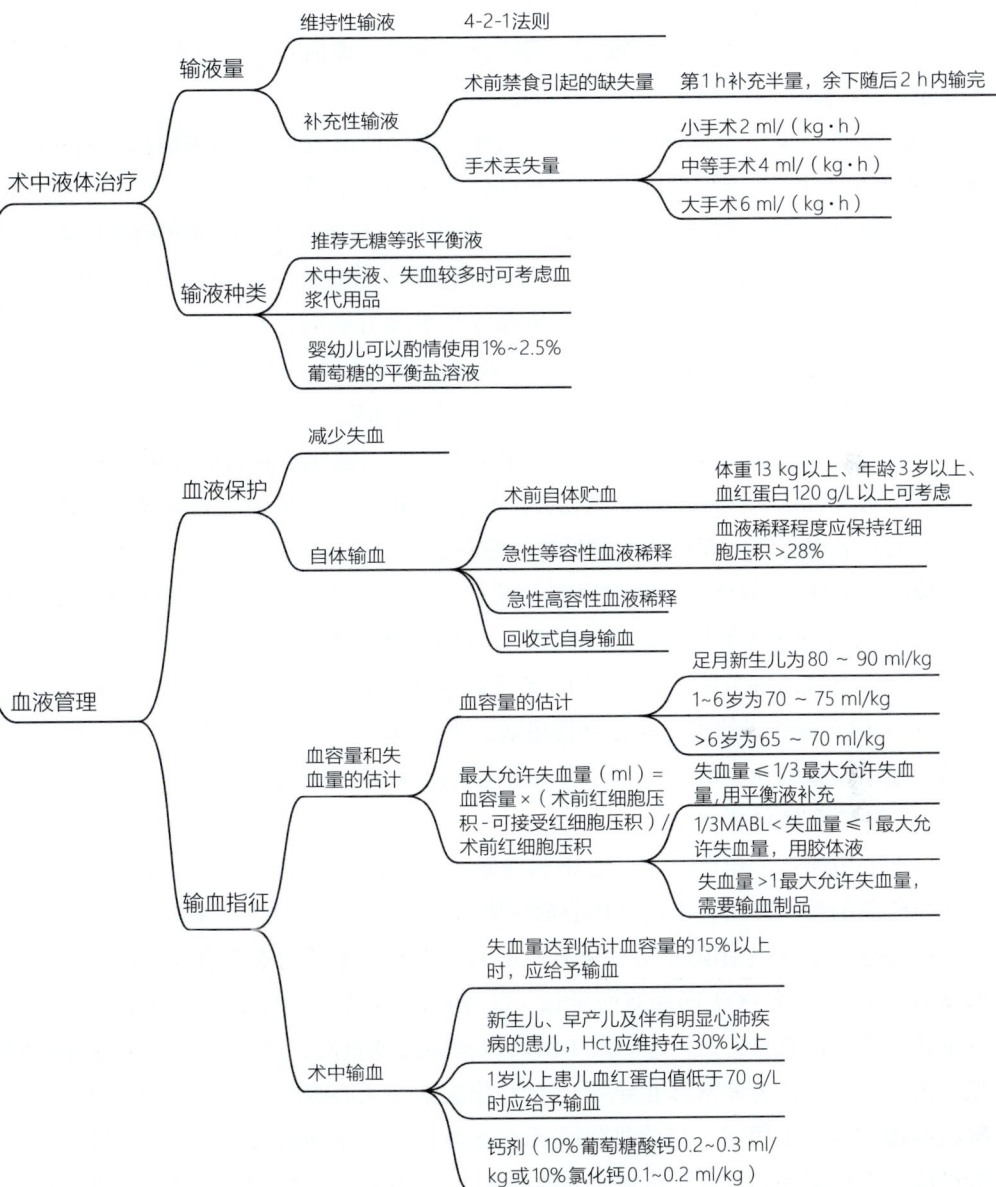

7

一、术中监测

1. 呼吸系统的监测

（1）呼吸运动：小儿呼吸系统由于解剖和成人不同，常表现为呼吸节律不规则，可出现各种形式的呼吸。麻醉期间必须严密观察呼吸频率、幅度、方式等变化，对早期发现呼吸异常非常有帮助。

（2）胸前听诊：听诊可以确认气管插管的位置，评估心音、心率和呼吸音以协助心肺疾病的诊断。

（3）肤色：皮肤和黏膜的颜色是小儿观察氧合情况较为敏感的指标，口唇颜色的变化常比SpO_2变化快。毛细血管充盈时间可用来评估儿童的末梢循环。

（4）SpO_2：测量SpO_2可预防和诊断严重低氧，是所有儿科麻醉和镇静所必需的监测。

应注意：① 小婴儿通常可将一次性探头包裹在手脚上。② 低外周灌注状态可影响SpO_2的测量结果。③ 胎儿血红蛋白对SpO_2精确度几乎没有影响，新生儿SpO_2为92%～94%。④ 对创伤、四肢手术或先天性畸形的患儿，探头可以放在耳垂、鼻梁、颊黏膜、舌和阴茎上。⑤ 探头放置同一位置时间太久，可导致压迫缺血，甚至坏死。

（5）呼气末二氧化碳：呼气末二氧化碳与经皮二氧化碳是目前临床上最常用的两种无创性二氧化碳监测方法，两者的准确性相似。其中$PetCO_2$是手术中二氧化碳监测的主要手段，因为它不仅能反映$PaCO_2$，而且能及时反映气道状态。

应注意：① 二氧化碳监测也可用于没有气管插管的患儿。② 保留自主呼吸的镇静状态下，可用二氧化碳采样管单独监测通气。③ 位于喉部或喉部上方的气管导管可以检测到二氧化碳，但气管导管有脱落的危险。④ 严重的支气管痉挛阻止气体交换，也可表现为二氧化碳波形假阴性。⑤ 采样管被呼出的水分或分泌物堵塞，将导致二氧化碳读数减小甚至消失。⑥ 心搏骤停或极低心输出量致肺血不足，也会导致二氧化碳读数减小甚至消失。

2. 循环系统的监测

（1）心电图：心电图是测定心率和诊断心律失常最准确的方法。心电图不是组织灌注监测和血压监测的替代方法，不能替代心前区听诊、外周搏动的触诊，以及SpO_2和血压的测定。

应注意：① 心电图随年龄变化有所不同，小儿心电图与成人有所不同，一般来说，随年龄的增长，心率下降，QT间期有所延长。② 在婴儿早期，由于右心室大而占有支配优势，起搏点更接近心脏，T波更大，这个大T波可以被错误地重复记为心率。③ 由于Ⅱ导联P波最为明显，因此诊断心律失常常选Ⅱ导联。④ 心律失常在无心脏问题的小儿很少见，如果出现，对麻醉医师通常是一个警示，应该排除缺氧（心动过缓）、高碳酸血症（房性早搏、室性早搏）、麻醉过浅、卤化麻醉药过量（房室交界性心率）、恶性高热或横纹肌溶解（室性早搏、心搏暂停）。⑤ 在小儿，高碳酸血症或缺氧可以不出现心律失常，直到出现心力衰竭。

（2）血压：麻醉期间不管患儿大小，均应测量血压，无创袖带血压测量法是目前临床最常用的方法。小儿收缩压 =80+（年龄 ×2），<1岁的患儿收缩压 =68+（月龄 ×2）。舒张压

为收缩压的 1/3～1/2。单位按 mmHg 计算。

应注意：① 袖带的宽度应为上臂周径的 1/2，小儿需覆盖上臂长度的 2/3。② 小儿小腿测得的血压比上肢要低，尤其是 4 岁以下的小儿。③ 新生儿和早产儿如平均动脉压低于 40 mmHg，无创法测量的收缩压可出现错误。④ 测量时应检查袖带有无漏气，连接是否都完好，气囊是否正常。⑤ 袖带气囊中残余空气会导致测量的血压明显下降，放气时所有气体应排出。

（3）中心静脉压（CVP）：CVP 代表心脏的前负荷，是评价危重患儿血流动力学的重要指标之一。CVP 本身不代表血容量，单次的 CVP 测量不是血容量的可靠指标，连续测量 CVP 及动态观察其变化对血容量不足者，尤其是对心血管功能相对健全、储备能力良好的儿童及青少年，则是一种有用的补液指南。在复苏早期及休克期间，CVP 测定最有意义。降低提示血容量不足，升高提示输液过快或心功能不全。

在心肺功能健全的儿童及青少年中，CVP 的改变和左心房舒张末期压的改变相平行，但 CVP 的波动幅度较小。对于有肺动脉高压、二尖瓣病变、心包积液、心肌病的患儿，CVP 可能显著高于左心房舒张末期压，因此 CVP 的改变不能反映左心室的射血能力，此时 CVP 的测量并无很大临床意义。

正常儿童和青少年平静吸气时 CVP 值为 2～3 cmH$_2$O，呼气时为 4～8 cmH$_2$O，急危患儿最高允许值为 10～12 cmH$_2$O，使用机械通气的患儿由于正压通气及呼气末正压的影响，可上升至 20～25 cmH$_2$O。心功能、静脉血管壁张力、腹内压、胸膜腔内压、血管活性药物都可影响 CVP。

3. 体温

体温过高和过低在小儿手术中的发生率高于成人。由于婴幼儿有效的体温调节能力不全，因此体温监测在小儿麻醉中是必需的，麻醉时间超过 30 min 均应有体温监测。直肠温度通常比口腔温度高 0.5～1.0℃，而口腔温度又通常比腋窝温度高 0.5～1.0℃。然而这并非一成不变，体温受到许多因素的影响，如环境温度变化、局部血液供应及温度变化速率。麻醉的小儿术中鼓膜、食管、直肠和腋窝的温度之间没有明显的不同，小儿骨科手术测温部位可选择食管、鼓膜、鼻咽部、直肠。但应注意：① 正确放置体温探头可避免鼓膜穿孔。② 婴幼儿或有过直肠手术史的小儿禁止直肠测温。③ 鼻咽部温度易受到吸入气流的影响，并在放置探头时易造成鼻出血。

4. 尿量

在大手术中用导尿管监测尿量可预测失血量、血流动力学变化或液体转移。虽然受到众多因素的影响，但一般认为尿量 >1 ml/(kg·h) 说明血管内血容量和肾脏灌注量充足。少尿或无尿可能是由于输尿管的机械性阻塞、血容量不足或抗利尿激素分泌过多，其中低血容量是最常见的原因。术中很少测量尿钠和渗透压。在糖尿病性尿崩症、去梗阻后利尿、低盐性肾病或代谢紊乱中会出现大量稀释尿。尿液的颜色可提供很多信息，血红蛋白尿见于溶血，如体外循环和输血，在恶性高热或肌肉挤压伤中可看到茶色尿，浑浊尿可能来自草酸钙晶体、浓缩的蛋白尿或尿道感染。

5. 血气分析及其他即时监测

动脉血气分析仪可以测量电解质、红细胞压积、葡萄糖、钙离子、氧饱和度和乳酸盐等。在创伤、脊柱等大手术中，定期动脉血气测量可为患儿病情变化提供早期的预警，如代谢性酸中毒、严重贫血或肺泡-动脉氧梯度变化。其他即时监测包括部分凝血活酶时间、血栓弹力图或快速血小板功能等凝血功能的监测，可以指导特定治疗方案来改善凝血。

6. 神经肌肉功能监测

监测神经肌肉传递功能能了解手术期间骨骼肌的松弛程度，以便确定追加肌松药的时间和适宜剂量，手术结束后是否需用肌松药拮抗药以及何时拔除气管导管等，有经验的麻醉医师可根据肌松药的半衰期、肌张力、随意肌的运动、麻醉机贮气囊的张力、吸气负压、握拳和抬头试验来评定患儿肌松程度，但小儿往往不能配合这些临床测量。因此对神经肌肉功能进行连续、实时、客观的监测显得尤为重要，可以科学定量地了解肌松药作用的消长过程、指导合理用药、提高麻醉质量及确保患儿的安全。

7. 麻醉深度监测

麻醉深度监测对实施精准舒适麻醉和一些特殊手术（如术中唤醒手术）十分重要。全身麻醉管理期间，脑电监测参数过高和过低对高危患儿的转归均不利。常用的方法和指标有脑电双频指数（BIS）、熵指数、Narcotrend 指数、脑功能指数等。

8. 脊髓功能监测

脊髓功能监测有三大监测方法：术中唤醒试验、体感诱发电位（SEP）和运动诱发电位（MEP）。

二、术中体位

小儿骨科手术中某些体位（如侧卧位、俯卧位）常给麻醉管理带来一定困难，尤其不利于呼吸管理。喉罩在侧、俯卧位容易移位，不推荐应用；气管内插管下需妥善固定气管导管，术中认真保护气管导管，防止导管滑出或深入一侧支气管。俯卧位时对骨突部位要安放软垫，避免压迫神经和血管。

婴儿和儿童由于皮下脂肪相对缺乏、肌肉组织欠发育及神经血管构建在很表浅的位置，体位摆放不正确时极易受伤。婴儿通常腹部较大，在俯卧位时要把肩部和骨盆充分垫高而不要影响患儿呼吸。头圈或半圆形的头垫要与患儿的头型相匹配，以防止头部或眼睛受压。长时间手术过程中要间断性转动患儿的头位以确保其头部的软组织不受伤。

三、术中保温

手术时间长、手术室温度低、输入大量未加温的液体都可造成患儿低体温，目前多采用保温毯、液体加温等方法进行保温。保温毯应避免直接与患儿皮肤接触，否则可能会导致患儿皮肤烫伤。

四、止血带

小儿四肢手术中常需放置止血带，以减少出血保持术野清晰。止血带充气压力应根据患儿收缩压而定，按照上肢压力为患儿收缩压的 1.5 倍、下肢压力为收缩压的 2 倍计算，一次充气持续时间以 1 h 为限。止血带充气时间过长、压力过大，均可造成神经损伤及肢体缺血等并发症。因此，麻醉医师应在麻醉单上记录止血带充气时间，到时及时减压，等待 10 min 再充气。

五、麻醉期间输血输液

（一）术中液体治疗

择期手术的患儿因术前禁食，多有轻度液体不足。对于相对正常健康的患儿，缩短术前禁食、禁饮时间，可以让患儿更舒适并改善机体容量，尤其是婴幼儿。严重创伤、休克的患儿可能存在进行性血容量丢失和第三间隙的液体转移。因此，术前应评估患儿的脱水程度。婴幼儿可通过观察黏膜、眼球张力和前囟饱满度对失水程度进行粗略的评估。儿童体重减轻是判断脱水的良好指征。尿量是评估和治疗脱水的重要指标。进一步的生化检查有助于确定脱水的性质。

1. 输液量的确定

（1）维持性输液：手术期间维持性输液量根据患儿体重按 "4-2-1" 法则计算（表7-3）。

（2）补充性输液：① 补充因术前禁食引起的缺失量，按禁饮时间计算需补充的缺失量，即生理需要量 × 禁饮时间。计算得出缺失量，在手术第 1 个小时补充半量，余下液量在随后 2 h 内输完。② 补充不同手术创伤引起的液体丢失，一般小手术 2 ml/（kg·h）、中等手术 4 ml/（kg·h）和大手术 6 ml/（kg·h）。

表 7-3　小儿维持液需要量

体重（kg）	每小时液体需要量（ml）
0 ~ 10	体重 × 4
11 ~ 20	40+（体重 − 10）× 2
> 20	60+（体重 − 20）× 1

2. 输液种类的确定

通常，小儿骨科手术术中使用无糖等张平衡盐溶液是比较理想的，较小的婴幼儿可以酌情使用 1% ~ 2.5% 葡萄糖的平衡盐溶液。大多数儿童对手术刺激有高血糖反应，而输入含糖溶液将加重血糖的升高。因此小儿手术过程中不建议常规输注葡萄糖液体。当手术中失液、失血较多时应增补胶体液，可视具体情况选用白蛋白等血液制品或羟乙基淀粉、明胶类等血浆代用品。

（二）血液管理

1. 血液保护措施

1）减少失血

（1）调整适当的体位，局部止血带。

（2）完善彻底的止血，长时间创面广泛渗血应杜绝。

（3）局部应用止血药物。

（4）使用微创技术等外科手段。

（5）控制性降压。适用于小儿脊柱侧凸、截骨矫形等出血较多的手术。患儿应无器质性疾病，包括可能影响循环的先天性心脏病、肝肾功能受损、呼吸功能不全或神经系统疾病；患儿全身情况良好，无贫血、酸碱平衡失调或低血容量等情况。

2）自体输血

（1）术前自体贮血：小儿自体贮血的标准是体重 13 kg 以上、年龄 3 岁以上、血红蛋白 120 g/L 以上。每次采血前血红蛋白不应低于 110 g/L；每周采血 1 次，每次采血量在 8～10 ml/kg；术前 2 周终止采血，每次采血后补充铁剂及促红细胞生成素防止患儿血红蛋白降低。可用于脊柱矫形手术、髋关节及骨盆手术等预计出血量较大的手术。

（2）急性等容性血液稀释（ANH）：在麻醉诱导后、手术前进行放血，并以 3 倍容量的平衡液体补充放血量行血液稀释。对一个全身状况良好的小儿，血液稀释程度应保持红细胞压积在 28% 以上。放血量的计算公式为放血量（ml）= 血容量 ×（最初红细胞压积 − 最终红细胞压积）/平均红细胞压积。

（3）急性高容性血液稀释（AHH）：麻醉诱导后补充相当于 20% 自身血容量的胶体液，同时复合控制性降压技术，使血液稀释以减少红细胞的丢失。AHH 时血容量增加可能对血流动力学及心肺功能产生影响，但无心肺疾病的患儿可较好耐受。大量胶体液特别是羟乙基淀粉的输入会稀释凝血因子，可能会造成凝血酶原时间、活化部分凝血活酶时间延长。

（4）回收式自身输血：预期失血量大于患儿估计血容量的 15%，可以考虑采用自体血回输。儿童由于血容量少，出血总量可能相对成人较小，因此适合儿科使用的自体血回输装置必须满足低容量回收的要求。小儿骨科手术回收的血液杂质较多，可选用标准回收或高质量回收程序，使血液清洗、过滤得更干净。

2. 输血指征

1）血容量的估计

了解血容量和失血量对小儿极为重要。足月新生儿血容量为 80～90 ml/kg，1～6 岁儿童为 70～75 ml/kg，6 岁以上为 65～70 ml/kg。

最大允许失血量（maximum allowable blood loss，MABL）：术前测定患儿红细胞压积和估计血容量，MABL（ml）= 血容量 ×（术前红细胞压积 − 可接受红细胞压积）/术前红细胞压积。一般如失血量 ≤ 1/3 MABL，用平衡液补充；如 1/3 MABL < 失血量 ≤ 1 MABL，用胶体液；如失血量 > 1 MABL，需要输血制品。

2）术中输血

（1）术中应根据患儿年龄、术前血红蛋白、手术出血量及患儿的心血管反应等决定是否输血。一般来说，对全身状况良好的小儿，当失血量达到估计血容量的 15% 以上时，应给予输血。红细胞压积对指导输血具有非常大的临床意义，通常将 25% 作为红细胞压积可接受的下限，对新生儿、早产儿及伴有明显心肺疾病的患儿（如发绀型先天性心脏病患儿），红细胞压积应维持在 30% 以上。此外，1 岁以上患儿血红蛋白值低于 70 g/L 时应给予输血，目标是让血红蛋白值达到 70～90 g/L。

（2）婴幼儿术中少量出血，已丢失其相当大部分的血容量。因此，若进行失血操作，一开始就必须积极、快速、等量地输血或适量胶体液（如 5% 白蛋白或羟乙基淀粉）。

（3）小儿输血过程中一般没有必要使用钙剂，除非在容量补足的基础上仍然存在低

骨科精确麻醉

血压；大量输注血制品时应给予钙剂（10%葡萄糖酸钙 0.2~0.3 ml/kg 或 10%氯化钙 0.1~0.2 ml/kg）。维持正常的钙离子水平（≥0.9 mmol/L）有助于术中止血。

六、气道管理

（一）通气工具的选择

1. 面罩

理想的小儿面罩应具有可罩住鼻梁、面颊、下颏的气垫密封圈，应备不同规格供选用，选择无效腔最小的面罩，最好选用透明的塑料制品以利于观察口唇颜色、口腔分泌物和呕吐物的情况。

2. 口咽通气道

选择大小合适的口咽通气道，小儿一侧口角至下颌角或耳垂的距离为适宜口咽通气道的长度，避免放置过深或过浅。

3. 鼻咽通气道

根据鼻尖至耳垂距离选用合适的鼻咽通气道，也可选用合适大小的气管导管（比所用气管导管小 0.5 号，无套囊，固定牢固，防滑脱）。置入前涂润滑剂，置入时动作需轻柔。凝血功能紊乱、颅底骨折、鼻和鼻咽有病理性改变的患儿禁用。

4. 气管导管

（1）气管导管的选择：最常用的方法是根据年龄计算，2 岁以上儿童导管选择计算公式为带套囊导管的内径（inner diameter，ID）（mm）= 年龄/4+4，不带套囊导管的 ID（mm）= 年龄/4+4.5。临床实用的测量方法：① 气管导管外径相当于小儿小指末节关节的粗细。② 气管导管外径相当于小儿外鼻孔的直径。麻醉时应另外准备大半号及小半号的导管各一。

某些特殊情况下，如侧俯卧位、颈椎手术或困难气道的患儿，气管导管可能受到直接或间接的压力而易发生扭折或压扁，应选用经尼龙或钢丝增强的特殊导管（注意弹簧管壁厚，较同号码普通导管外径大 1 mm）。

（2）气管导管的套囊：目前普遍认为采用高容低压套囊的气管导管并不增加术后气管并发症，术后产生喉部并发症与无套囊气管导管无差异，小儿（除了早产儿外）都可选用带套囊的气管导管。

应注意：① 带套囊气管导管较无套囊气管导管粗（外径约粗 0.5 mm）。② 套囊内压不要过大，尤其使用氧化亚氮时，有条件时应监测套囊压力。③ 长时间插管者应定时放松套囊并小心放气，可防止压迫周围黏膜而致的气管损伤。

（3）气管导管插入深度：气管导管可经口或经鼻插入，经口插入的深度（cm）约为年龄（岁）/2+12 或 ID（mm）×3，经鼻插入深度（cm）约为年龄（岁）/2+14 或 ID（mm）×3+2。摆放体位后应再次确认导管深度。长时间使用气管内导管者，可拍 X 线片确定导管位置。

5. 喉罩

喉罩在小儿骨科麻醉中已普及，尤其适合短小的四肢骨科手术，也作为气管插管失败后的替代工具。小儿喉罩大多选用 1~2.5 号。在儿童只要气道压维持在 20 cmH$_2$O 以下，就很少发生胃胀气扩张。使用喉罩时应注意：① 缺乏良好的密闭性，禁止用于有反流误吸风险的患儿。② 麻醉期间保留自主呼吸较安全，正压通气有可能会出现气体泄漏。③ 侧、俯卧位等特殊体使用喉罩容易移位，应使用气管导管。④ 使用期间应维持足够的麻醉深度，否则可能会导致移位，严重时可导致喉痉挛。

（二）通气模式及参数

1. 通气模式

（1）自主呼吸：对于短小的四肢手术和外周神经阻滞效果较好的小儿骨科手术可保留自主呼吸。采用面罩吸入诱导和吸入维持麻醉，其气道并发症最低。通气工具通常选择喉罩。

（2）控制呼吸：术中使用肌松药、外科操作复杂、时间长、对呼吸循环等内环境产生明显影响等情况，均应采取控制呼吸。通气方式可根据具体情况选择间歇正压通气、压力控制通气、呼吸末正压通气等。

2. 通气参数的调节

（1）潮气量和通气量：潮气量为 $8 \sim 10$ ml/kg，分钟通气量为 $100 \sim 200$ ml/kg。判断通气是否适当应以听诊呼吸音、观察胸廓起伏幅度以及结合 $PetCO_2$ 或 $PaCO_2$ 来确定。

（2）吸气压力：吸气峰压一般维持在 $12 \sim 20$ cmH$_2$O，最大不得超过 30 cmH$_2$O。

（3）呼吸频率和吸呼时间比值：呼吸频率一般调整至 $20 \sim 40$ 次/min，吸呼时间比值为 1:1.5，新生儿可调整至 1:1。

（4）吸入氧浓度（FiO$_2$）：根据患儿不同病情调节，一般主张 FiO$_2$ $0.8 \sim 1.0$ 的时间不超过 6 h，FiO$_2$ $0.6 \sim 0.8$ 的时间不超过 24 h。

（三）小儿气管拔管指征

1. 拔管前患儿需具备的条件

① 麻醉药作用已基本消退，无肌松药、麻醉性镇痛药的残余作用（深麻醉下拔管者除外）。② 患儿已开始清醒，自主呼吸已恢复正常，已有自主的肢体活动，婴儿、新生儿应在清醒状态下拔管。③ 咳嗽、吞咽反射已恢复正常。④ 循环功能稳定，无低体温。

2. 操作方法

① 切忌在浅麻醉易诱发喉痉挛的状态下拔管。② 新生儿和婴儿应在清醒下拔管。③ 对近期有上呼吸道感染的患儿宜采取深麻醉下拔管。④ 拔管前应充分吸氧，准备好麻醉药、肌松药、吸引器及插管工具，并做好再次插管的准备。⑤ 拔管后可给予面罩供氧，必要时需吸引口咽部的分泌物，但应避免反复吸引刺激。⑥ 拔管后置患儿于仰头侧卧位，有助于保持呼吸道通畅，避免或减少发生呕吐、反流和误吸。

（四）术后管理

1. 苏醒期注意事项

（1）从手术室到麻醉后监测治疗室（PACU）的转运：转入 PACU 前具备的条件为循环稳

定、保持呼吸道通畅和通气良好。患儿转运途中可出现躁动，应予维持合适的镇静深度，注意保护，防止发生意外伤害，并注意维持呼吸和循环功能，避免缺氧和二氧化碳潴留。

未清醒的患儿应取侧卧位，在转运中应用SpO_2监测并密切观察患儿呼吸道通畅度及其他生命体征，包括神志、口唇与甲床色泽、呼吸幅度、血压与脉搏。

（2）入PACU后监护：全身麻醉患儿送至PACU后应及时吸氧，常规监测心电图、SpO_2和血压，可考虑允许家属在患儿苏醒期陪伴。苏醒期应特别注意呼吸道的护理，全麻药物的残余作用容易导致上呼吸梗阻。全身麻醉患儿应注意有无咽喉痛、声音嘶哑或呼吸困难症状。尽量维持循环稳定，术后适当输液，纠正脱水。

对部位麻醉的患儿，术后应观察麻醉平面恢复情况，有无神经系统并发症、尿潴留、头痛、恶心呕吐等情况。

小儿骨科术后疼痛常常较剧烈，应及时处理小儿术后疼痛，不应担心不良反应而忽视小儿的术后镇痛。

（3）离开PACU的标准：离开PACU前必须由麻醉医师评估，若患儿使用阿片类药物镇痛，必须严密观察是否有呼吸抑制，有效处理后至少稳定30 min。患儿离开PACU的最低标准应包括：① 容易唤醒。② 定向力完全恢复。③ 咳嗽、吞咽反射恢复。④ 生命体征稳定至少1 h。⑤ 无严重的恶心、呕吐。⑥ 无明显疼痛。⑦ 无明显的出血。小儿PACU转出常采用Aldrete评分标准，当评分≥9分或不低于镇静前评分时，患儿可离开。

2. 术后疼痛的评估

部分小儿尤其是婴幼儿不会主动主诉疼痛，小儿疼痛评估相对于成人更困难。目前还没有适用于所有种类疼痛或所有年龄段儿童的理想评估量表。

（1）自我评估：自我评估是评价疼痛程度的金标准，适用于学龄前期儿童（>8岁），该年龄段的儿童已经具备一定的逻辑思维能力，能够与医师建立有效的沟通。常见的自我评估方法有视觉模拟评分法和数字等级评分法。

（2）面部表情评估：是通过观察小儿面部表情变化评估疼痛程度的方法，适用范围较广，除低龄小儿（<3岁）以外，因各种原因无法交流的小儿、智力发育迟缓的患儿都可以使用。面部表情评估工具包括翁-贝克（Wong-Baker）脸谱疼痛评分法、比厄尔（Bieri）改良面部表情评分法、Oucher疼痛评分法和曼彻斯特（Manchester）评分法等，其中翁-贝克脸谱疼痛评分法的临床应用最广泛（**图7-2**）。

（3）行为学评分：行为学评估是一种结合小儿表情、动作行为进行疼痛程度评估的方法，对新生儿、婴儿和低龄幼儿（<3岁），行为学评估的准确性优于其他评估方法。行为学评估

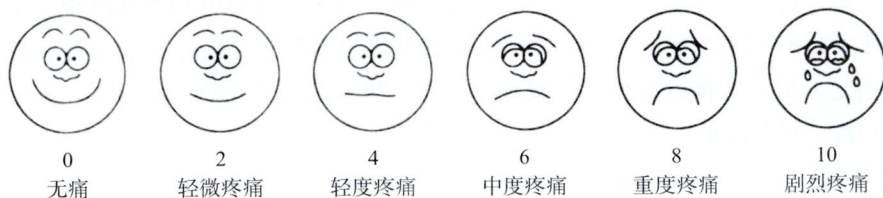

0	2	4	6	8	10
无痛	轻微疼痛	轻度疼痛	中度疼痛	重度疼痛	剧烈疼痛

图7-2 翁-贝克脸谱疼痛评分法

工具有 CRIES（crying, requires increased O_2 administration, increased vital signs, expression, and sleeplessness）评分、FLACC（face, legs, activity, cry, and consolability）评分、CHEOPS（cry, facial, child verbal, torso, touch, and legs）疼痛评分、Comfort 评分。其中 FLACC 评分是住院手术患儿首推的评估方法**（表 7-4）**，常用于 1~18 岁患儿术后疼痛的评估，总分越高，疼痛越严重。

表 7-4　FLACC 评分量表

	0	1	2
脸	微笑或无特殊表情	偶尔出现痛苦表情，皱眉，不愿交流	经常或持续出现下颌颤抖或紧咬下颌
腿	放松或保持平常的姿势	不安，紧张，维持不舒服的姿势	踢腿或腿部拖动
活动度	安静躺着，正常体位，或轻松活动	扭动，翻来覆去，紧张	痉挛，成弓形，僵硬
哭闹	不哭（清醒或睡眠中）	呻吟，啜泣，偶尔诉痛	一直哭泣，尖叫，经常诉痛
可安慰性	满足，放松	偶尔抚摸拥抱和言语可以被安慰	难以被安慰

（4）生理学评估：生理学评估的参数包括心率、呼吸、血压、心率变异度、皮质醇变化、皮质诱发活动等，但这些参数受行为学的影响较大。疼痛评估生理学指标必须与其他评估手段联合使用。

（5）小儿疼痛评估应注意的问题：① 不同年龄段使用不同的评估方法。② 任何一种方法都不能准确有效地评估所有儿童所有类型的疼痛，多种评估方法的联合使用有助于提高评估的准确性。建议每一个小儿采用两种评估方法以提高评估的价值和准确性。③ 自我评估应作为小儿术后疼痛评估的首选方法。④ 为准确评估，医护人员应同患儿、陪护人员及疼痛管理人员交流沟通。⑤ 按时进行疼痛评估和记录，以及疼痛治疗后的再评估非常重要。

七、特殊小儿骨科手术的麻醉管理

（一）急诊创伤患儿的麻醉管理

创伤是儿科患者住院治疗的主要原因，也是导致 1 岁以上儿童死亡的主要原因。小儿骨科最常见的创伤是单纯骨折，如肱骨上骨折、桡骨下端骨折、股骨骨折等，需在麻醉下闭合复位或手术复位。通常此类小创伤不会非常紧急，允许有一段时间做麻醉和术前准备。由于韧带较松，儿童椎体骨折的发生也较成人少，但较大创伤并伴有脊髓损伤的患儿仍要仔细评估。不同于成人车祸引起的低位颈椎和高位胸椎损伤，60%~70% 的儿童颈椎骨折会发生在 C_1 和 C_2 椎体，可导致心跳、呼吸停止。

1. 术前评估

（1）按照气道（airway）、呼吸（breathing）、循环（circulation）、功能障碍（disability）和

暴露（exposure）的原则进行系统的评估。

（2）需要注意最后的进食时间、种类和进食量，判断是否存在饱胃。严重创伤时胃排空延迟，需根据具体情况决定是否延长禁食时间。

（3）应注意有无脑外伤、内脏损伤及气胸等复合伤，必要时可由各专科医师同时进行手术。

2. 麻醉原则

除心率、血压、SpO_2 等常规监测外，应根据呼吸及循环情况进行特殊监测，如中心静脉压、有创血压监测、血气分析、凝血功能等。所有创伤的患儿必须进行连续体温监测，并采取有效的保温措施。

麻醉诱导方法的选择取决于损伤的程度，如到达手术室时气道是否已经开放，开放气道是否存在困难，患儿血流动力学状态和出血情况。饱胃的患儿应选择快速序贯诱导，插管时压迫环状软骨防止误吸，全程准备吸引器随时吸引。预计气道开放困难者，可选用吸入麻醉诱导，同时保留自主呼吸。对脱水或低血容量的患儿麻醉诱导时可能发生循环衰竭，因此在麻醉诱导前必须补足液体，同时选择对循环影响较小的药物。个别患儿静脉开放很困难，应及早考虑并实施下肢骨髓腔输液的替代方案。

颈椎损伤的患儿术前应将颈部做牵引并加以固定。插管时切忌将头后仰、前屈或左右移动，以仰卧、自然中间位为宜。除了明视下插管外，在儿童，其他插管技术都更困难。已证明经口明视轻柔地插管并不会使损伤的脊髓加重。

麻醉维持药物的选择取决于手术持续时间、患儿的血流动力学及术后是否需要机械通气等。通常选择静吸复合麻醉维持方式，根据患儿的情况调整。

目标导向液体治疗是处理严重失血创伤患儿的重要环节。严重失血的患儿，为满足组织代谢的需要，须补充全血或红细胞。来不及测定红细胞压积的患儿，应参考心率、尿量、肢体末梢循环和血压判断失血量。大出血后可按1:1:1的浓缩红细胞、新鲜冰冻血浆及血小板进行输注，大出血时也可使用回收性自体输血，必要时应用小剂量血管活性药。

3. 其他需要考虑的问题

大面积创伤，尤其是肌肉组织挤压伤可造成血钾升高，术中必须监测血钾，必要时降钾处理。挤压伤时释放的肌红蛋白可能引起肾衰竭。来源于股骨或者骨盆骨折的大出血通常比较隐蔽，麻醉医师在管理这类损伤的患儿时应考虑到这种可能性，特别是当患儿持续存在低血压时。

（二）发育性髋关节发育不良截骨矫形的麻醉管理

发育性髋关节发育不良（DDH），是指髋臼对股骨头的覆盖不良，导致长期生物力学的异常而逐渐出现股骨头半脱位、负重区软骨退变及股骨头局灶性坏死、严重骨关节炎的一种疾病。以女性多见、左侧多见，约1/4患儿双侧同时受累。在新生期间即开展筛查，仍有部分DDH病例出现较晚，个别患儿可能需要多次手术。

DDH的治疗方式随年龄不同而异，大致可分为4个治疗时期。① 新生儿期（<6个月）：主要治疗措施是Pavlik吊带。② 婴儿期（6~18个月）：主要治疗措施是闭合复位蛙式石膏固定。③ 幼儿和儿童期（18个月~6岁）：主要治疗措施是切开复位，大部分需行骨盆截骨矫形+

7

股骨截骨矫形。④ 大龄儿童及青少年期（年龄＞6岁）：主要治疗措施为骨盆三联截骨术＋股骨截骨术。

处于新生儿期、婴儿期的患儿DDH手术因手术方式单一、短暂，多采用喉罩麻醉；幼儿期及以上年龄DDH的手术麻醉方式首选气管内插管全身麻醉，但考虑到术后镇痛需求，可复合部位麻醉。部位麻醉可采用骶管阻滞、腰丛神经阻滞或硬膜外阻滞。硬膜外阻滞可留置导管，便于术后镇痛，但DDH术后需石膏固定在躯干周围，不便于术后管理，可选择单次骶管阻滞或腰丛神经阻滞。DDH患儿常合并脑瘫（cerebral palsy，CP）、脊髓损伤和神经肌肉疾病，实施部位麻醉时应权衡利弊。小儿DDH截骨矫形术手术时间长，截骨时有大出血可能，全身麻醉后应开放中心静脉通路，以保障快速输血输液。术中应观察引流量、血流动力学、尿量和血气分析，全面评估出血量和失液量，及时输血、输液。由于DDH骨盆截骨术后需石膏固定，部位麻醉置管护理常较困难。术后常采用多模式镇痛，如单次骶管阻滞或腰丛神经阻滞＋术后静脉镇痛泵。

（三）脑瘫患儿选择性脊神经后根切断术的麻醉管理

选择性脊神经后根切断术（selective posterior rhizotomy，SPR）依据痉挛型脑瘫的发病机制，切断脊神经后根由肌梭传入的Ia类纤维，阻断脊髓反射的γ-环路，减少周围兴奋性传入，在已存在脑损害的情况下，达到一种新的兴奋与抑制相对平衡，从而解除痉挛，降低异常升高的肌张力，并选择性保留了机体的感觉神经纤维。

1. 适应证

单纯痉挛型脑瘫、肌张力在3级以上、无固定软组织挛缩的患儿，术者躯干与四肢有一定的运动功能，仅因挛缩导致步态异常和动力性畸形，一般为3岁以上、智力正常或接近正常的患儿。

2. 麻醉管理要点

该手术体位为俯卧位，术中要求脊神经后根对电刺激必须有反应，且脑瘫患儿均有不同程度的脑损害，对缺氧耐受力差，所以宜选择气管插管全身麻醉，以保证患儿呼吸道通畅，便于呼吸管理。

由于手术采用显微外科器械和技术，除手术医师操作要轻柔，不能过度牵拉神经根外，维持恒定的麻醉深度尤为重要。如麻醉过浅，患儿出现体位的移动，会造成脑脊液流出过多或术野出血，或对神经组织造成损伤，妨碍手术的顺利进行。

一般多采用静吸复合技术维持麻醉。该手术时间较长，出血、渗血多，术前应备血，术中及时输血、补液，必要时可运用控制性降压技术减少术中出血。麻醉中最关键的要点是控制肌松药的使用，以免影响肌肉对脊神经后根的反应。术中最好不用肌松药或者根据肌松监测给中、短效的非去极化肌松药。去极化肌松药应慎用，有引起高血钾的危险。

术后康复训练对于进一步降低肌张力，恢复肢体功能，最终使患儿能生活自理而言，同样是重要的一环。在康复训练中麻醉医师可以介入，运用部位阻滞技术，选用合适的镇痛措施，如连续神经丛阻滞、连续硬膜外阻滞或使用NSAID。

（四）四肢手术的麻醉管理

1. 上肢手术

（1）对实施上肢手术的患儿，术前应询问患儿病史，了解有无合并症，评估患儿的成熟度等。较大的年长儿能交流配合，可施行部位麻醉，较小的婴幼儿因不能配合而只能先施行基础麻醉或全身麻醉。

（2）对于择期或亚急诊手术，如患儿术前存在贫血或出凝血疾病，则需进行相关实验室检查。如果患儿术前存在其他合并症，还需考虑检查心电图和胸部 X 线片。

（3）大多数患儿行上肢手术时，麻醉医师会采用全身麻醉复合臂丛神经阻滞的方法，这样不仅有利于患儿术后恢复，而且可提供良好的术后镇痛。小儿臂丛神经阻滞通常选择腋窝入路法较多，其优点包括穿刺简单、成功率高及并发症少。但随着神经刺激器及超声技术的应用，肌间沟、锁骨上、锁骨下等入路的阻滞方法也越来越普及，如需置管持续给药，选择锁骨下入路较好，因该入路在超声下可精确地把导管放置在臂丛后束，且皮肤处较易固定。

（4）术后由于外周神经阻滞的持续时间较长，可起到良好的镇痛作用，其他镇痛方法还可包括患者自控镇痛（PCA）、口服镇痛药等。

2. 下肢手术

（1）麻醉选择以全身麻醉为多，也可复合骶管阻滞或神经阻滞，手术时间短者选用喉罩通气，时间长者选用气管插管为宜。较大患儿也可在蛛网膜下腔或硬膜外阻滞下完成手术。

（2）术后可予以阿片类药物静脉镇痛或对乙酰氨基酚纳肛镇痛。

（五）急性骨和关节感染

骨髓炎和脓毒性关节炎的主要治疗方法是抗生素和外科引流。金黄色葡萄球菌感染及结核病是常见的原因。对常规抗生素有抗药性的分枝杆菌和葡萄球菌种类会增加发病率和病死率。骨髓炎在菌血症后发展，主要发生在青春期前儿童。正常骨骼对感染具有高度抵抗力，但金黄色葡萄球菌通过表达骨基质成分的受体而黏附于骨，并且胶原结合黏附素的表达允许其附着于软骨。微生物黏附于骨骼后，会表现出抗生素治疗的表型耐药性。生长板周围的干骺端是感染的主要区域。干骺端血流缓慢，使小儿易患细菌感染，发育血管中的内皮间隙使细菌逃逸进入干骺端。随后的脓肿可以破损到关节或骨膜下。感染可能涉及邻近的组织平面，并且血源性扩散导致原发感染部位以外的多种病理过程。

化脓性关节炎在新生儿中更常见，因为干骺端血管将干骺端和骨骺相连在一起。在该年龄组中可能发生生长板和骨骺破坏。关节软骨损伤可归因于病原体和激活的中性粒细胞释放蛋白水解酶。

大多数患有葡萄球菌疾病的儿童出现肌肉骨骼症状和发烧，但患有播散性疾病的儿童可能患有严重的脓毒症、肺部疾病和皮肤外病灶（4%～10%）。可通过血液、骨骼或关节抽吸培养确诊，通常需要放射学检查（如 X 线片、CT、MRI、放射性核素扫描）来识别病灶，并且外科医师经常要求麻醉医师提供镇静。

7

抗生素用药是主要的治疗方法。对抗菌治疗反应差的急性骨髓炎的手术减压可以释放髓内或骨膜下脓液并改善临床预后。在主要关节周围的软组织中，由化脓引起的静脉血栓形成与一系列的高病死率相关。确定和根除主要病灶可改善病死率并降低复发率，应积极寻找病灶和感染灶并施行外科引流。

麻醉医师通常需要为以下操作提供镇静或麻醉：诊断检查、手术探查、释放脓液、固定病理性骨折、管理肺部并发症（如肋间胸腔引流术、胸膜固定术）、用于长期抗生素治疗的中心静脉穿刺置管以及镇痛。患有播散性葡萄球菌疾病的儿童可能患有多系统疾病，且需要增加补液容量、强心支持、正压通气、体外肾脏支持和凝血因子替代。而其他患儿可能在麻醉诱导前临床表现稳定；但因评估者对患儿血容量评估严重不足，常在开始麻醉前需要静脉通路和补液，以避免诱导后立即出现急剧的血压下降。引流期间细菌进入血液可引起进一步的失代偿。麻醉医师还应预料到由凝血状态改变导致的过度出血。

在肩、颈部存在脓毒性关节炎可能导致颈部韧带松弛，导致插管期间 $C_{1\sim2}$ 半脱位。注意个别患儿合并心肌炎、心包炎和心包积液，会损害心肌功能。葡萄球菌性肺炎的气肿可在正压通气期间破裂，早期应用强心药支持心血管系统。

急性骨关节感染患儿的部位麻醉应用存在争议，目前尚未解决该人群该方法的风险/收益比。只有在没有出现凝血功能障碍及发热、抗生素治疗 24 h 后的患儿中可考虑使用部位麻醉。

吗啡和对乙酰氨基酚是常用于术后疼痛控制的镇痛药，曲马多也是一种较好的选择。在有凝血功能紊乱、肾功能改变和需要 COX-2 介导骨生成的情况下，NSAID 属于相对禁忌。

（六）先天性手部畸形

拇指重复畸形可作为一种独立的畸形出现，新生儿发病率大约为 1/3000。拇指发育不良与全身综合征有关，如遗传性心血管上肢畸形综合征（Holt-Oram syndrome）、纳赫尔面骨发育不全综合征（Nager acrofacial dysostosis syndrome）和血小板减少伴桡骨缺失综合征（TAR syndrome）等。由于可能合并心血管、神经和造血系统异常，因此对小儿进行全面的评估是必要的。

先天性肢体畸形有广泛的表型。并指畸形可作为独立畸形或作为某综合征的部分发生，并指畸形最常见的原因是阿佩尔综合征（Apert syndrome）和波伦综合征（Poland syndrome），且与骨骼、胃肠道和心脏畸形有一定的相关性。肢体畸形男性比女性更常见，大约 50% 的畸形患儿的上肢和下肢都受到影响。如果畸形累及环指和小指或示指和拇指，则应早期分离。

该类手术通常在出生后 6～18 个月龄时进行，目前有越早手术、预后越好的观点。手术常常选择气管插管全身麻醉，往往合并超声引导神经阻滞以减少全身麻醉药等应用，提高管理及镇痛质量。但应注意的是，麻醉医师需有排除患儿合并综合征的能力与知识。单纯手部畸形麻醉与管理较为简单，但也有报道，一例患有多指和 Q-T 间期延长的患儿，在麻醉过程中出现危及生命的心律失常；一例蒂莫西综合征（Timothy syndrome，一种多系统畸形，具有心脏、面部、肢体及神经发育异常等特征）患儿常规诱导后出现困难气道的情况。

（七）小儿骨科麻醉中的特殊问题

1. 软骨营养障碍

软骨营养障碍（chondrodystrophy）也称软骨发育不全，是侏儒症最常见的原因，表现为身材矮小、躯干短小和全身发育不成比例，其发病率约为 1/26 000。软骨发育不全通过常染色体基因遗传。患儿智力正常，能完全正常生活。然而，患儿与该疾病相关的临床问题常需要行矫形手术，并存在围手术期并发症的风险。软骨发育不全患儿最严重的并发症是颅底骨骼过早融合，导致颈椎管和（或）枕骨大孔狭窄。该遗传性疾病的另一种常见并发症是可能伴有脊柱后侧凸。这些受累患儿需接受多种矫形手术，包括针对枕骨大孔狭窄的枕下开颅术、针对脊柱后侧凸的矫正固定术及为解除脊神经根压迫而进行的椎板切除术。

术前评估的重点在于气道状况及呼吸功能，包括对睡眠呼吸的监测。对于软骨发育不全性侏儒症患儿，常规喉镜暴露和气管插管可能是困难和危险的。颈椎后凸的侏儒症患儿可能难以直视下暴露喉部；对于寰枢椎不稳或枕骨大孔狭窄的侏儒症患儿，应避免颈部屈曲。清醒纤维支气管镜下行气管插管是最安全的方法，喉罩是可考虑的通气工具。

许多患儿因脑干受压而存在中枢性睡眠呼吸暂停，因此，在气道准备期间使用静脉镇静药应十分谨慎。即使没有任何脊髓受压的临床证据，此类患儿也可能发生严重的睡眠呼吸暂停。

此类患儿通常在较低年龄已并发限制性的肺部疾病。气道梗阻、睡眠呼吸暂停以及胸椎后侧凸的慢性低氧血症和高碳酸血症可导致肺动脉高压。术前应行超声心动图检查以评估肺动脉高压和心内分流的程度。麻醉时应必须避免加重肺动脉高压（低氧血症和酸中毒），并保证足够的心输出量和终末器官的灌注。此类患儿神经损伤的发生率较高，不推荐行部位麻醉（如椎管内麻醉）。许多情况下，更安全的方法是让患儿术后在 ICU 继续机械通气，直到其完全苏醒并恢复自主呼吸。

2. 成骨不全

成骨不全是一种罕见的常染色体显性遗传疾病。临床分四型，不同类型成骨不全严重程度及临床表现不同。Ⅰ型最常见，发病率为 1/30 000，其胶原蛋白合成缺乏或不足，导致骨骼非常脆弱。反复、多处骨折是该病最具特征性的临床表现。最严重的情况是胎儿在娩出过程中发生多处骨折，甚至死亡；病情较轻的患儿在遭受轻微外力或创伤后也会出现多发性骨折。骨折以下肢为主，其中股骨骨折最多见。骨盆畸形骨折可导致髋臼突入患儿腹腔。韧带稳定性下降常引起脊柱后侧凸。患儿由于胶原蛋白合成缺陷，常出现蓝巩膜。患儿在围手术期也可能因血小板功能障碍而出血增加。

尽管成骨不全被认为与恶性高热有关，但尚未经过肌肉活检证实。然而，高热和代谢性酸中毒是成骨不全患儿术中常见的临床表现。与疾病相关的心脏异常包括动脉导管未闭、房（室）间隔缺损、获得性主动脉反流及近端主动脉的囊性退变。

由于成骨不全患儿的结缔组织和骨骼的脆弱性，麻醉期间摆放体位和衬垫时应极为谨慎。血压计袖带所覆盖的肢体区域应放置衬垫，较长时间手术患儿应行动脉置管测压以避免血压计反复充气导致肱骨骨折。成骨不全患儿常伴颈椎活动度受限，因此气管插管时尽量避免移动颈部。在多数情况下，谨慎的方法是选用光纤喉镜行气管插管。理论上琥珀胆碱不仅存在诱发高钾血症和高热的风险，而且其产生的肌肉强直抽搐也可能会引起骨折，因此应避免使用。此类患儿术前应进行超声心动图检查，并对异常结果进行相应的会诊及处理。

术前应评估成骨不全患儿的出血风险，并根据需要备血。有的患儿使用精氨酸加压素来纠正血小板异常。由于成骨不全患儿存在术中高热和代谢性酸中毒的风险，因此应积极进行液体治疗，且必要时采取积极的物理降温。区域麻醉可作为全身麻醉的替代方法，但是必须谨慎操作以避免穿刺针入骨或将药物注入骨髓内。

3. 先天性多发关节挛缩

先天性多发关节挛缩（arthrogryposis multiplex congenita，AMC）的发病率为 1/10 000～1/3000，是患儿自出生后即表现出的一组多关节结构异常的疾病，可能与多种综合征相关。AMC 与神经系统异常疾病明显相关，常累及多关节，导致肩关节外展、内旋、肘或膝关节伸直或屈曲畸形，髋关节屈曲、外展及外旋，腕关节掌侧屈曲畸形，尺骨或桡骨侧向偏离以及马蹄足畸形等。累及区域的肌肉常有萎缩，为纤维组织或脂肪组织所替代。AMC 往往可能合并颅面畸形以及内脏畸形（闭锁或腹裂）等。脊柱侧凸合并限制性肺疾病极其常见。严重畸形患儿常在 1 岁以内死亡，死亡原因大多为肺发育不良以及肺部感染。

绝大多数 AMC 患儿手术涉及髋及下肢的截骨术或肌肉、肌腱手术，也有一小部分为上肢及脊柱融合手术。应考虑到这类患者困难气道发生率较高，术前应严格评估呼吸功能，包括呼吸功能的测定及血气分析等。术中及术后均须严密监测患儿的通气状况。此类患儿的静脉穿刺及区域神经阻滞可能也较为困难。体位摆放应十分轻柔，着力点应用棉垫保护以减少意外的骨折及压疮的发生。术中患儿体温升高较常见，而恶性高热并不多见。应用琥珀胆碱后对肌肉反应的异常可发生高钾血症。

4. 脑瘫

脑瘫的发病率约 4/1000，是一种由发育早期脑损伤所致的非进展性运动障碍，可发生于子宫内、出生时以及出生后不久。脑瘫的发病原因不明，以前认为胎儿分娩期窒息是其主要病因，然而现在认为仅 10% 的脑瘫与其有关。围产期感染和出生时低体重可能具有更重要的作用。根据运动障碍的不同表现，脑瘫可分为 4 种主要类型：痉挛型、运动障碍型、共济失调型和混合型。痉挛型脑瘫最常见，是由皮质脊髓束、运动皮质或锥体束损伤所致。许多患儿可伴有癫痫、认知障碍、发育迟缓。

尽管脑瘫患儿的神经功能缺陷呈非进展性，但是继发于该疾病的骨骼系统改变常使患儿需要接受多次手术。正常的骨骼发育需要来自肌肉的应力，以帮助其产生适当的形状和大小。当脑瘫患儿肌肉应力缺乏或应力异常时，就可能出现各种关节成角畸形、细长（薄）骨干以及关节异常发育。矫形外科手术常包括松解紧张肌肉（髋关节内收肌和髂腰肌松解）、松解固定关节、矫直异常扭曲的骨骼（股骨旋转截骨术）、缓解痉挛的神经根切断术及脊柱后侧凸的矫正手术。

脑瘫患儿存在明显的胃食管反流和喉反射迟钝，增加误吸的风险。多数情况下，脑瘫患儿的手术需进行气管插管全身麻醉，也可联合使用区域麻醉，以减少全身麻醉药物的用量并进行术后镇痛。术后单用局部麻醉药行硬膜外镇痛可避免麻醉性镇痛药的潜在并发症。为缓解肌肉痉挛，可持续使用地西泮。区域麻醉也可缩短全身麻醉苏醒时间，而患儿固有的脑损伤和服用的抗惊厥药物的作用可使苏醒时间延长。患儿手术后肺部并发症很常见，其诸多原因包括误吸、呼吸乏力和胸廓顺应性降低。脑瘫患儿重大手术后应持续监测数小时。

5. 脊柱裂

脊柱裂的特征在于椎骨和脊髓的发育异常，其可能与大脑、脑干和周围神经的变化有关。椎弓关节融合失败通常被称为脊柱裂。隐性脊柱裂是指当皮肤和软组织覆盖缺损的脊柱裂。显性脊柱裂用于描述与外部相通的病变，如脑膜膨出或脊髓脊膜膨出。脊髓脊膜膨出囊包含神经根，其在病变水平以下没有功能。

神经根功能障碍可导致肌肉麻痹、神经源性肠和膀胱。由于导水管狭窄（Arnold-Chiari Ⅱ型畸形），80% 的患儿有脑积水。诸如马蹄足和先天性髋关节脱位等骨骼异常很常见。脊柱侧凸可能由先天性椎体异常引起，或者更常见的是神经肌肉控制异常。癫痫和学习障碍也可能发生，但大多数患儿智力正常。疾病引起的去神经支配使肌肉不平衡，导致臀部、膝盖和足部发育异常。手术目的是减少髋关节、膝关节及足部的屈肌姿势。患有马蹄足、臀部半脱位或脊柱侧凸的儿童常常入院做骨科矫正手术。

因这类患儿中枢神经系统感染的可能性决定了其在生后要尽早（甚至头几天）关闭硬膜腔。建议采用一级预防措施（即避免使用所有乳胶材料，并使用无乳胶手术室）预防乳胶过敏和过敏性休克。

术前评估应包括运动和感觉、呼吸和肾功能，以及脑室腹腔分流的功能是否正常。在手术台上摆放体位需额外的枕头来支撑挛缩的肢体。由于下肢的感觉减退，静脉置管时可能无痛。然而由于肢体使用范围有限，下肢的静脉通路通常较差。气管较短（发生率约为 36%）导致支气管插管的风险增加。脊柱后凸、侧凸会扭曲气管的解剖。肾功能不全决定肌松药选择不/少经过肾脏排泄的药物（首选苯磺顺阿曲库铵）及避免使用 NSAID。对高碳酸血症的通气反应降低意味着这些患儿应该在恢复期给予密切观察。

6. 进行性假肥大性肌营养不良

进行性假肥大性肌营养不良（Duchenne muscular dystrophy，DMD）属于 X 连锁隐性遗传病，是男性中常见的遗传性疾病，发病率约为 1/3500。患者常以肌肉的进行性萎缩无力伴腓肠肌假性肥大为特征，多在 3~5 岁发病，病程进展快，大多在 20 岁左右死于心肺衰竭。女性携带者可有轻度的临床表现。

DMD 的患儿通常舌体较大。呼吸肌无力和吞咽困难可导致反复呼吸道感染，腹肌无力导致早期呼气肌软弱。脊柱侧凸可能会导致限制性肺部疾病。90% 的 DMD 患儿有典型的心电图异常——高大 R 波，左心前导联有一个深 Q 波，双心室肥大，休息时也存在窦性心动过速。传导系统纤维化可致心脏传导阻滞或心律失常。患儿常在青春期发生心力衰竭。在神经肌肉方面，经典的表现是小腿腓肠肌假性肥大。有些患儿可有轻度的智力发育障碍。胃肠蠕动减弱可导致胃排空延迟，严重时存在误吸风险。抗肌萎缩蛋白基因与甘油激酶基因有密切的联系，故 DMD 患儿可有高甘油血症。通常情况，那些有轻度智力发育障碍的患儿也最有可能有高甘油血症和先天性肾上腺发育不全。

由于脊柱侧凸、咳嗽不畅、肌无力，患儿术后常发生呼吸系统并发症。围手术期可能存在误吸风险，必要时术中需放置鼻胃管。有报道 DMD 可能与恶性高热有关联，但可能性不大。有报道此类患儿对琥珀胆碱反应正常，但横纹肌溶解导致的高血钾可引起心搏骤停。目前多建议避免使用去极化肌松药和吸入麻醉药。也有报道认为七氟烷可安全用于 DMD 患儿。DMD 患儿对非去极化肌松药的敏感性可能增加，故应慎用非去极化肌松药。

应尽量避免使用抑制心脏功能的麻醉药物。有报道无症状心力衰竭的患儿也可在术中发生急性心力衰竭。与全身麻醉相比，部位麻醉可减少术后并发症，避免肌松药应用。但由于脊柱侧凸，椎管内麻醉可能难以执行。喉罩全身麻醉可降低术中肌松药的用量，但应注意气道管理、反流误吸的问题。术中应密切监测心电图，及时发现心律失常，维持循环的稳定。术毕应等患儿呼吸功能充分恢复方可拔管，必要时送入 ICU 继续行机械通气。

（李军　陈丽琼）

第三节　围手术期并发症及处理

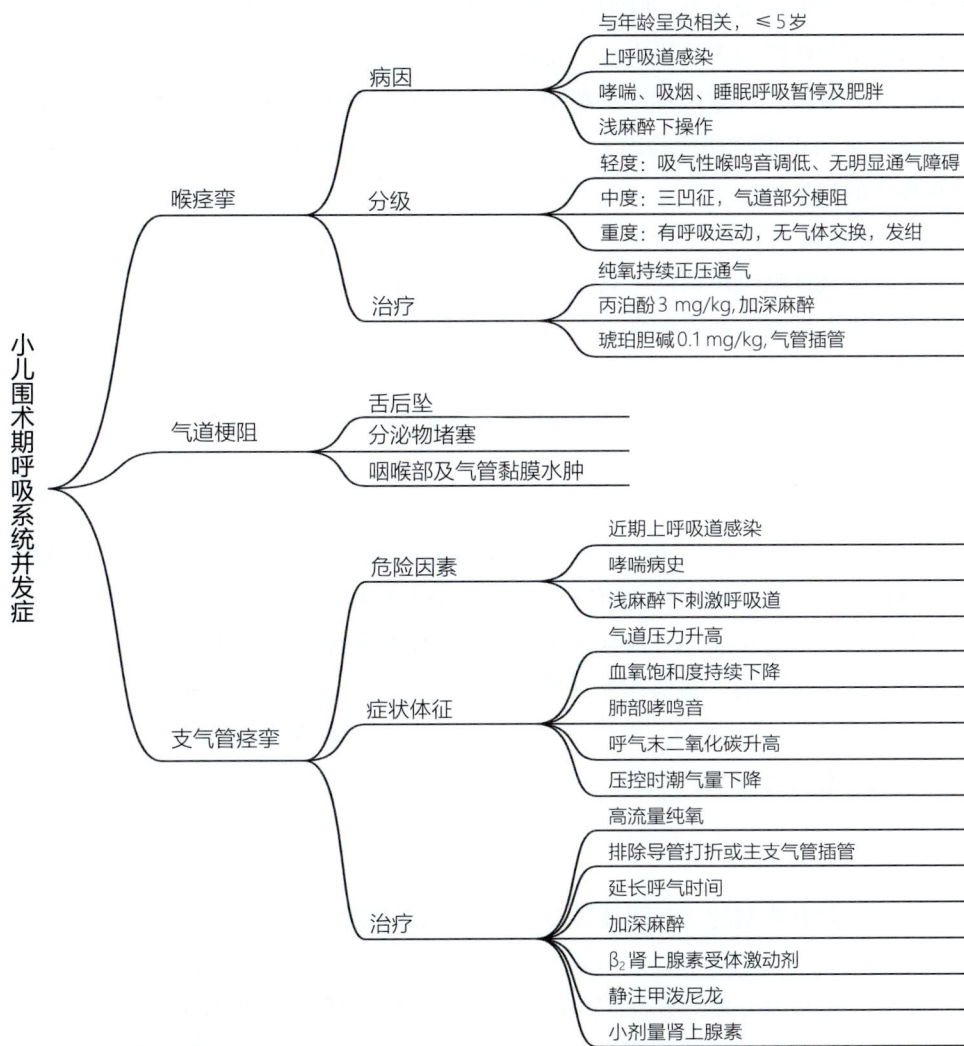

小儿围术期呼吸系统并发症
- 喉痉挛
  - 病因
    - 与年龄呈负相关，≤5岁
    - 上呼吸道感染
    - 哮喘、吸烟、睡眠呼吸暂停及肥胖
    - 浅麻醉下操作
  - 分级
    - 轻度：吸气性喉鸣音调低、无明显通气障碍
    - 中度：三凹征，气道部分梗阻
    - 重度：有呼吸运动，无气体交换，发绀
  - 治疗
    - 纯氧持续正压通气
    - 丙泊酚 3 mg/kg，加深麻醉
    - 琥珀胆碱 0.1 mg/kg，气管插管
- 气道梗阻
  - 舌后坠
  - 分泌物堵塞
  - 咽喉部及气管黏膜水肿
- 支气管痉挛
  - 危险因素
    - 近期上呼吸道感染
    - 哮喘病史
    - 浅麻醉下刺激呼吸道
  - 症状体征
    - 气道压力升高
    - 血氧饱和度持续下降
    - 肺部哮鸣音
    - 呼气末二氧化碳升高
    - 压控时潮气量下降
  - 治疗
    - 高流量纯氧
    - 排除导管打折或主支气管插管
    - 延长呼气时间
    - 加深麻醉
    - β_2肾上腺素受体激动剂
    - 静注甲泼尼龙
    - 小剂量肾上腺素

一、呼吸系统并发症

（一）喉痉挛

喉痉挛指喉部肌肉反射性痉挛收缩，使声带内收，声门部分或完全关闭而导致患儿出现不同程度的呼吸困难甚至完全性的上呼吸道梗阻。喉痉挛是常见的严重呼吸不良事件，在儿科麻醉患儿中发生较多，总发生率为8.7/1000。虽然大多数喉痉挛可以自我缓解，但仍有5/1000的病例出现了心搏骤停。

1. 病因

其危险因素包括患儿、麻醉、手术相关因素。

（1）喉痉挛的发生率与年龄呈负相关，多发生在 5 岁以下的儿童，年龄越小，合并呼吸道畸形的患儿发生率越高。

（2）上呼吸道感染可使喉痉挛的发生率增加 3～5 倍。

（3）哮喘、主动及被动吸烟、睡眠呼吸暂停及肥胖也是喉痉挛的危险因素。

（4）麻醉相关的危险因素是浅麻醉，浅麻醉下喉头反射敏感，疼痛、吸痰、插/拔管等都可诱发喉痉挛，吸入麻醉药导致喉痉挛的概率为 2.3%。喉罩较面罩麻醉、气管插管较喉罩麻醉更易诱发喉痉挛。早期识别这些危险因素，并在围手术期的麻醉管理中避免浅麻醉下的不适当刺激可预防喉痉挛的发生。

2. 喉痉挛的分级

（1）轻度：吸气性喉鸣声调低（鸡啼样喉鸣），无明显通气障碍。

（2）中度：吸气性喉鸣音声调高、粗糙，气道部分梗阻，呼吸有"三凹征"（锁骨上凹、胸骨上凹、肋间凹）。

（3）重度：具有强烈的呼吸动作，但气道接近完全梗阻，无气体交换，发绀，意识丧失，瞳孔散大，心搏微弱甚至骤停。

3. 治疗

（1）用纯氧手控进行持续气道正压通气（continuous positive airway pressure，CPAP），同时应注意将下颌托起，以排除机械性梗阻因素，直至喉痉挛消失。

（2）静脉注射丙泊酚 3 mg/kg 或使用吸入麻醉药加深麻醉，直至喉痉挛消失。

（3）如果上述处理无效，可应用短效肌松药来改善氧合或协助进行气管插管，一般主张给予小剂量琥珀胆碱（0.1 mg/kg），不仅可使喉痉挛得到迅速缓解，而且对自主呼吸的干扰轻，使用肌松药患儿应有插管准备。

（二）气道梗阻

严重的气道梗阻有典型的"三凹征"，并伴有血氧饱和度下降。

1. 病因

（1）舌后坠：小儿因头大、颈短，舌头大、会厌长等解剖特点易引起舌后坠。影像学研究发现，气道梗阻主要发生在会厌或软腭水平。丙泊酚麻醉后的小儿行 MRI 测定会厌、软腭及舌背水平的横截面积和前后径，发现咽部气道的横截面积随着麻醉的加深而变小，吸气相会厌水平的横截面积减小更明显。吸入麻醉药也可影响气道的横截面积，肺泡内七氟烷有效浓度从 0.5 MAC 增加到 1.0 MAC，可使气道横截面积减小 13%～18%，而增加至 1.5 MAC，则可减小 28%～31%。

（2）分泌物堵塞：分泌物过多是上呼吸道阻塞的常见病因。小儿即使施行气管内麻醉，仍有呼吸道阻塞的潜在危险，导管可能扭曲，导管腔也可被血液或黏稠分泌物阻塞，小儿气管插管后喉梗阻发生时间多在气管拔管后 2 h 以内。

（3）咽喉部及气管黏膜水肿：气管插管、咽部手术操作的刺激常可引起不同程度的水肿而阻塞气道。

2. 预防和治疗

吸入麻醉气体应加以湿化，使分泌物易于吸出，从而避免痂皮形成。

（三）支气管痉挛

1. 危险因素

（1）近期上呼吸道感染：正常机体上呼吸道感染可导致气道反应性显著增高，这种反应在感染后可持续 3~4 周。

（2）哮喘病史的患儿：术中支气管痉挛的发生率约为 10%。

（3）浅麻醉下刺激呼吸道，如气管插管。

2. 症状和体征

（1）气管压力峰值增加。

（2）肺部听诊可及哮鸣音。

（3）血氧饱和度持续下降。

（4）呼气时间增加。

（5）呼气末二氧化碳升高，并且有上升的呼气末二氧化碳波形。

（6）压力控制通气时潮气量减少。

3. 预防

（1）急诊手术需要全身麻醉时应该考虑在诱导前给予足量阿托品 0.02 mg/kg。

（2）对于有哮喘史的患儿，术前应用激素、支气管扩张药及抗生素治疗。

4. 治疗

（1）高流量纯氧通气及施行辅助或控制呼吸。

（2）排除主支气管插管或气管导管打折。

（3）改变吸呼气时间比以保证足够的呼气时间。

（4）麻醉过浅时需加深麻醉，可用氯胺酮或吸入全身麻醉药。

（5）使用 β_2 肾上腺素受体激动剂：为治疗急性支气管痉挛的首选药物，其中最具代表性的 β_2 肾上腺素受体激动剂为沙丁胺醇、特布他林等，可雾化吸入。

（6）静脉注射甲泼尼龙。

（7）小剂量肾上腺素，根据缺氧状况及早给予静脉注射（0.5~2 μg/kg），越早给予，剂量越小，效果越好。

二、术后恶心呕吐

术后恶心呕吐（PONV）是最常见的麻醉并发症。PONV 可导致肺误吸、脱水、电解质失衡、疲劳和伤口破裂等，也可导致患儿不适、患儿及其父母焦虑并增加医疗监护资源。减少 PONV 的术前准备主要是避免脱水、鼓励患儿麻醉诱导前 2 h 口服清饮料。术中避免使用氧化亚氮、挥发性麻醉药，术后降低阿片类药物用量可减少 PONV。小儿常用预防恶心呕吐的药物有 5-HT 受体拮抗剂昂丹司琼（0.02 mg/kg 静脉注射），以及地塞米松（0.1～0.15 mg/kg 静脉注射），地塞米松和昂丹司琼效果相似，两者合用可进一步降低恶心呕吐风险。甲氧氯普胺是一种非常便宜的止吐药物，但用于预防恶心呕吐的效果不确切，且可能出现锥体外系症状，仅用于治疗昂丹司琼、地塞米松使用后仍发生恶心呕吐的患儿，用法为 0.25 mg/kg，静脉注射。

三、体温改变

6 个月以下的婴儿容易发生低体温，新生儿尤易发生。围手术期低体温会产生术后寒战、增加心血管事件、手术切口感染、延长麻醉后恢复时间和住院时间等不良后果。为了预防围手术期低体温，应在术前就开始实施保暖措施，以维持体温在正常范围。低体温的防治措施包括术前积极纠正低体温、运送途中保暖、维持合适的环境稳定、伤口冲洗液及输液加温、保温毯保温，以及尽量减少手术暴露面积等。

6 个月以上的小儿术中体温容易升高，可能与小儿代谢快、产热多以及无菌巾覆盖影响散热有关。感染、脱水、全身炎症反应、输血输液反应也可导致体温升高。围手术期高热可引起代谢性酸中毒、增加呼吸和心脏做功、脱水和电解质紊乱、惊厥，甚至心搏骤停。一旦发现患儿体温升高，应查明原因，及时去除诱因，进行药物及体表降温。体温升高的处理措施包括物理降温和药物治疗（NSAID、皮质激素类药物）。一旦考虑恶性高热，应立即终止吸入麻醉药并暂停手术，静脉注射丹曲林钠并进行对症处理。

四、苏醒期躁动

全身麻醉恢复期，大多数患儿呈嗜睡、安静，脑功能逐渐恢复，趋于正常或有轻度定向障碍，但仍有部分患儿出现较大的情感波动，表现为不能控制的哭泣和烦躁（躁动）不安。

1. 影响因素

① 躁动多见于儿童，其中 3～9 岁的发生率最高，术前紧张、焦虑是术后发生谵妄、躁动的危险因素。② 低氧血症、高酸血症、胃胀气，以及尿潴留、膀胱膨胀等也都可引起躁动。③ 药物因素，如七氟烷、地氟烷、氯胺酮、阿托品、东莨菪碱等。④ 术后镇痛不足可能是躁动的原因。

2. 防治

① 维持合适的麻醉深度，进行充分的术后镇痛，保持充分通气供氧和血流动力学稳定。② 消除引起躁动的因素，如低氧血症、尿潴留。③ 药物处理：常用镇静药丙泊酚，单次 2～3 mg/kg 静脉注射，如效果不理想，可以加大药量；也可使用小剂量芬太尼 0.5～1 μg/kg；也可于手术结束前 10 min 给予右美托咪定 0.4 μg/kg。④ 防止因躁动引起的患儿自身的伤害，定时进行动脉血气分析，以免发生低氧血症和（或）二氧化碳潴留。

（李军　陈丽琼）

第四节　小儿骨科术后镇痛

目前推荐多模式镇痛用于小儿骨科术后疼痛管理。小儿多模式镇痛常用的口服药物或静脉药物有对乙酰氨基酚、NSAID、曲马多、可待因、强效阿片类药物（吗啡、芬太尼、舒芬太尼、羟考酮）、右美托咪定等。小儿多模式镇痛的常用方法有区域阻滞、硬膜外镇痛、静脉镇痛、局部浸润阻滞，以及非药物疗法如安抚奶嘴、按摩、音乐等。周围神经阻滞相比于静脉给予阿片类药物镇痛效果更好，不良反应更少；硬膜外给予阿片类药物效果好，但会增加不良反应的发生率，可以通过留置导管进行持续外周神经及硬膜外阻滞。

一、非甾体抗炎药和对乙酰氨基酚

1. 非甾体抗炎药

非甾体抗炎药（NSAID）是治疗轻到中度疼痛的有效药物。其通过抑制环氧合酶（COX）减少前列腺素和血栓素的合成而发挥镇痛作用。当与阿片类药物合用时可以增强镇痛效果，并减少阿片类药物的使用剂量，降低其相关不良反应如恶心、呕吐等。药物说明书上不建议在儿童使用。国内外都有大量 NSAID 用于儿童镇痛的报道，但一般不推荐作为镇痛药物用于 3 岁儿童。布洛芬是使用安全证据最多的 NSAID 药物，其次是双氯芬酸和塞来昔布，氟比洛芬酯和帕瑞昔布均有用于小儿术后镇痛的临床报道。小儿应用 NSAID 的推荐剂量见**表 7-5**。

表 7-5　小儿应用非甾体抗炎药的推荐剂量

NSAID	口服剂量（mg/kg）	间隔时间（h）	日最大剂量（mg/kg）	应用年龄
布洛芬	5~10	6~8	30	>3个月
双氯芬酸	1	8	3	>6个月
塞来昔布	1.5~3	12	6	>1岁

不良反应和注意事项：① NSAID 会影响血小板凝集，延长出血时间，禁用于有出血性疾病和接受抗凝治疗的儿童，手术范围广泛的大型外科手术后最好不用此类药物。② 抑制前列腺素介导的肾功能，特别是在有肾脏疾病和脱水的患儿，故不能与有肾脏毒性的药物合用。③ 引起胃激惹和引起消化道出血，联用质子泵抑制剂可以减低风险。④ 可使白三烯增加，故可能加重哮喘。⑤ 大剂量可影响骨发育。⑥ 可能影响新生儿脑和肺的血流调节。⑦ 肝功能衰竭者禁用，严重湿疹和过敏体质的儿童慎用。⑧ 动物实验证实大剂量 NSAID 可影响骨发育，不建议小儿长时间使用此类药物。

2. 对乙酰氨基酚

对乙酰氨基酚是一种常用的解热镇痛药，能抑制中枢 COX-2，还有抑制下行的 5-HT 能通路和抑制中枢一氧化氮合成的作用。由于其不良反应小，可以定时规律用药，几乎可以用于各类术后疼痛的基础用药，但具有封顶效应。轻度疼痛可以单独使用对乙酰氨基酚，中度疼痛可以与 NSAID 或可待因等弱阿片类药物联合应用。一般口服后 30～60 min 药物浓度达到峰值，直肠给药后需经过 1～2.5 h 后才能达到最大血药浓度，静脉起效快但需在 15 min 内缓慢输入。该药在肝脏代谢，新生儿因肝脏某些酶类未发育成熟而药物清除率低；而对于 2～6 岁的儿童，因为肝脏的相对比重大而药物代谢快。

对乙酰氨基酚超过最大日用剂量使用后可能产生肝脏毒性。营养不良和脱水的患儿如果使用剂量成倍增加，可能造成药物蓄积。

二、阿片类药物和曲马多

阿片类药物是最广泛使用的强效镇痛药，常用于术后镇痛的阿片类药物有吗啡、氢吗啡酮、芬太尼和舒芬太尼。

1. 常用阿片类药物

（1）吗啡：通过激动 μ-阿片受体发挥作用，可以采取皮下、口服、硬膜外、鞘内、肌肉内、静脉内等方式给药。正确的用药范围对所有年龄的儿童均有效。儿童的药代动力学与成人相似，但新生儿和 2 岁以内婴幼儿的蛋白结合率和代谢率降低，半衰期延长，用药时要将上述因素考虑后制订方案。研究表明，早产儿（妊娠 24～32 周出生）使用吗啡会导致新生儿期大脑发育损害及幼儿期神经发育落后。

（2）氢吗啡酮：属强效阿片类药物，常用于中重度疼痛的治疗，因为其水溶性好，可用于皮下、静脉注射。其不良反应较轻，被广泛用于小儿术后镇痛。

（3）可待因和二氢可待因：两者镇痛效果比吗啡稍弱，常用于轻、中度疼痛的治疗，并与 NSAID 或对乙酰氨基酚联合使用。可用于口服、肌内注射或直肠给药，但不能静脉给药，否则会产生严重低血压。该药主要通过葡萄糖醛酸化代谢，但少部分通过 N-去甲基化成诺卡西汀和 O-去甲基化成吗啡，效价为 10% 吗啡；可待因与阿片受体亲和力极低，其镇痛作用主要源于代谢物吗啡。1% 的北欧人和高达 29% 的埃塞俄比亚人可能存在可待因向吗啡的超快速代谢，这导致即使在标准可待因剂量后吗啡水平仍然很高。另外，约 10% 的患儿缺乏将可待因代谢为吗啡的能力，因此该药几乎没有镇痛作用。目前对这两个药物在儿童中使用提出警示，儿童应避免使用可待因作为术后镇痛药，尤其是存在阻塞型睡眠呼吸暂停综合征或睡眠呼吸紊乱的患儿。

（4）芬太尼：强效镇痛药，较吗啡脂溶性更强，起效较快，作用时间较短。因为亲脂性，芬太尼可以经皮肤和经黏膜使用。在手术后可以小剂量冲击给药镇痛，还可以用于 PCA 镇痛。新生儿因为药物清除率低，半衰期延长，应当在严密监测下使用才能保证安全。半衰期随着连续输注时间的延长而延长。

（5）舒芬太尼：镇痛效应比芬太尼强 7～10 倍，容易通过血-脑屏障，起效迅速。

2. 曲马多

一种通过 5-HT 和去甲肾上腺素系统产生作用的非阿片类镇痛药。曲马多可以通过口服、静脉、直肠给药，也可作为 PCA 用药的一部分。其用于轻到中度疼痛，常见的不良反应包括恶心呕吐、呼吸抑制（较阿片类药物少见）、过度镇静、尿潴留和便秘。曲马多使用过量可能出血、癫痫样抽搐。美国食品药品监督管理局在 2017 年发出警告，建议不要将曲马多用于特定人群的患儿，年龄小于 12 岁或 12～18 岁之间，肥胖、阻塞型睡眠呼吸暂停综合征、肺部疾病的青少年限制使用曲马多。与可待因一样，该药可能存在 CYP2D6 超快速代谢者，导致呼吸暂停。

3. 自控镇痛

（1）患者自控镇痛（PCA）：适合于 5 岁以上的小儿。研究显示，其镇痛效果优于肌注或单纯持续静脉输注，也在一定程度上减少了过度镇静的发生，患儿和家长的满意度更高。镇痛药物中加入一定剂量的抗呕吐药物可以一定程度预防阿片类药物恶心、呕吐等不良反应。小儿 PCA 推荐方案见表 7-6。

表 7-6　患者自控镇痛的推荐方案

药物	负荷剂量	单次冲击剂量	锁定时间	持续背景输注
吗啡	50 μg/kg	10～20 μg/kg	5～15 min	0～4 μg/（kg·h）
芬太尼	0.5 μg/kg	0.1～0.2 μg/kg	5～10 min	0.3～0.8 μg/（kg·h）
舒芬太尼	0.05 μg/kg	0.01～0.02 μg/kg	5～10 min	0.02～0.05 μg/（kg·h）
曲马多	0.5 mg/kg	100～200 μg/kg	5～10 min	100～400 μg/（kg·h）

（2）护士控制镇痛（nurse-controlled analgesia，NCA）或家长控制镇痛（parent-controlled analgesia）：对于年龄小于 5 岁及不能合作的患儿，可以采取护士或家长控制镇痛的方法。可能需要设置较高的背景输注剂量和锁定时间。其间需严密监护患儿，防止过度镇静和呼吸抑制的发生。

三、局部麻醉药

局部麻醉药可以通过手术切口局部浸润，区域神经丛、外周神经干单次或持续阻滞，椎管内单次或持续阻滞方法治疗术后疼痛。局部麻醉药中加入中枢镇痛药物如氯胺酮、可乐定、右美托咪定、阿片类药物、地塞米松，可延长神经阻滞作用时间。

1. 常用局部麻醉药

（1）布比卡因：起效慢、作用时间较长，主要用于浸润麻醉、外周神经阻滞和椎管内阻滞。

（2）左布比卡因：与布比卡因的药效相当，用途相同，推荐药物使用剂量也相同，但是不良反应小于布比卡因。

（3）罗哌卡因：起效时间和维持时间和布比卡因类似，但运动神经阻滞的发生和持续时间较短，强度较弱。

以上局部麻醉药推荐最大用量见**表 7-7**。

	单次注射最大剂量	常用浓度	持续术后输注（区域阻滞）
婴儿	2 mg/kg	0.0625% ~ 0.15%	0.2 mg/(kg·h)
儿童	2.5 mg/kg	0.15% ~ 0.25%	0.4 mg/(kg·h)

（4）氯普鲁卡因：鉴于酰胺类局部麻醉药对新生儿及婴幼儿的潜在心脏毒性风险较高，酯类局部麻醉药氯普鲁卡因可作为小儿硬膜外镇痛酰胺类局部麻醉药的替代品［浓度 1.5%，术后硬膜外持续输注速度为 0.25 ~ 1.5 ml/(kg·h)］。

2. 局部麻醉药的术后镇痛方法

（1）局部浸润：简单易行，外科手术缝皮前在切口皮下注射长效局部麻醉药浸润，还可以在局部切口皮下埋管后持续泵注局部麻醉药。

（2）外周神经阻滞：适用于相应神经丛、神经干支配区域的术后镇痛。如上肢神经阻滞（臂丛）、下肢神经阻滞（腰丛、股神经、坐骨神经等）。使用导管留置持续给药，可以获得长时间的镇痛效果，但应注意导管的移位和脱落、阻滞后造成患儿跌倒等问题。

（3）硬膜外腔给药：通过经骶裂孔或者棘间留置的硬膜外导管持续给药，适用于下肢手术后疼痛的控制。其优点是不影响神志和病情观察，镇痛完善，也可做到不影响运动和其他感觉功能。

局部麻醉药中加入阿片类药物不仅可以达到镇痛的协同作用，而且可降低这两类药物的不良反应，减轻运动阻滞的发生，是目前最常用的配伍，多以患儿自控、家长控制或者护士控制方式给药。患者自控硬膜外镇痛（PCEA）是当今公认的最佳术后镇痛方法，但仍存在并发症，须权衡利弊后使用。PCEA 的局部麻醉药和阿片类药物配方见**表 7-8**。

局部麻醉药	阿片类药物	PCEA方案
罗哌卡因 0.1% ~ 0.2%	舒芬太尼 0.5 μg/ml	首次剂量 0.1 ~ 0.3 ml/kg
布比卡因 0.1% ~ 0.2%	芬太尼 2 μg/ml	维持剂量 0.1 ~ 0.3 ml/(kg·h)
左布比卡因 0.1% ~ 0.2%	吗啡 10 μg/ml	冲击剂量 0.1 ~ 0.3 ml/kg
氯普鲁卡因 0.8% ~ 1.4%		锁定时间 20 ~ 30 min

四、右美托咪定

现已广泛用于小儿镇静、麻醉及镇痛，常作为佐剂与其他药物联用。无论是静脉、骶管、硬膜外、切口局部浸润，还是术前、术中、术后，均可获得较好的镇痛效果，并可提供适度的镇静，还可减少其他镇痛药物的使用量，降低术后躁动等不良反应的发生率。

建议右美托咪定的使用量应根据患儿情况而定：除小儿脊柱外科手术（PCA中右美托咪定速率更大）外，一般的小儿骨科手术PCA右美托咪定速率为0.04 μg/（kg·h）；右美托咪定切口局部浸润较少使用；硬膜外及骶管复合剂量为1~2 μg/kg，联合应用其他镇痛药应减量。

（李军　陈丽琼）

参考文献

［1］ FAWCETT W J, THOMAS M. Pre-operative fasting in adults and children: clinical practice and guidelines ［J］. Anaesthesia, 2019, 74(1):83-88.

［2］ FRYKHOLM P, DISMA N, ANDERSSON H, et al. Pre-operative fasting in children: A guideline from the European Society of Anaesthesiology and Intensive Care［J］. Eur J Anaesthesiol, 2022, 39(1):4-25.

［3］ TAENZER A H, WALKER B J, BOSENBERG A T, et al. Asleep versus awake: does it matter: Pediatric regional block complications by patient state: a report from the Pediatric Regional Anesthesia Network［J］. Reg Anesth Pain Med, 2014, 39(4):279-283.

［4］ CHUN Y, PHILLIPS M, SURESH S. Updates on neurologic complications in pediatric regional anesthesia ［J］. Minerva Anestesiol, 2021, 87(6):695-703

［5］ 中国心胸血管麻醉学会日间手术麻醉分会, 中华医学会麻醉分会小儿麻醉学组. 儿童加速康复外科麻醉中国专家共识［J］. 中华医学杂志, 2021, 101(31): 2425-2432.

［6］ 中华医学会骨科学分会关节外科学组. 中国发育性髋关节发育不良诊疗指南(2023版)［J］. 中华解剖与临床杂志, 2023, 28(8): 493-511.

［7］ 中国康复医学会骨与关节专业委员会, 中国脑瘫多学科协作联盟. 痉挛型脑性瘫痪外科治疗专家共识 ［J］. 中国矫形外科杂志, 2020, 28(1): 77-81.

［8］ LUNDBLAD M, TRIFA M, KAABACHI O, et al. Alpha-2 adrenoceptor agonists as adjuncts to peripheral nerve blocks in children: a meta-analysis［J］. Paediatr Anaesth, 2016, 26(3):232-238.

［9］ OTIENO H, WERE E, AHMED I, et al. Are bedside features of shock reproducible between different observers［J］. Arch Dis Child, 2004, 89(10):977-979.

［10］ NATHAN A T, ANTZELEVITCH C, MONTENEGRO L M, et al. Case scenario: anesthesia-related cardiac arrest in a child with Timothy syndrome［J］. Anesthesiology, 2012, 117(5): 1117-1126.

［11］ ROTHSCHILD L, GOELLER J K, VORONOV P, et al. Anesthesia in children with osteogenesis imperfecta: Retrospective chart review of 83 patients and 205 anesthetics over 7 years［J］. Paediatr Anaesth, 2018, 28 (11):1050-1058.

［12］ LIANG X, CHEN P, CHEN C, et al. Comprehensive risk assessments and anesthetic management for children with osteogenesis imperfecta: A retrospective review of 252 orthopedic procedures over 5 years［J］. Paediatr Anaesth, 2022, 32(7): 851-861.

［13］ BEETHE A R, BOHANNON N A, OGUN O A, et al. Neuraxial and regional anesthesia in surgical patients with osteogenesis imperfecta: a narrative review of literature［J］. Reg Anesth Pain Med, 2020, 45(12):993-999.

7

［14］ ISAACSON G, DRUM E T. Difficult airway management in children and young adults with arthrogryposis ［J］. World J Otorhinolaryngol Head Neck Surg, 2018, 4(2): 122-125.

［15］ GLEICH S J, TIEN M, SCHROEDER D R, et al. Anesthetic outcomes of children with Arthrogryposis Syndromes: no evidence of hyperthermia［J］. Anesth Analg, 2017, 124(3): 908-914.

［16］ TRIONFO A, ZIMMERMAN R, GILLOCK K, et al. Lumbar plexus nerve blocks for perioperative pain management in cerebral palsy patients undergoing hip reconstruction: more effective than general anesthesia and epidurals［J/OL］. J Pediatr Orthop, 2023, 43(1):e54-e59.

［17］ MUENSTER T, MUELLER C, FORST J, et al. Anaesthetic management in patients with Duchenne muscular dystrophy undergoing orthopaedic surgery: a review of 232 cases［J］. Eur J Anaesthesiol, 2012, 29(10): 489-494.

［18］ HARVEY A, NIGRO E, HANLEY J, et al. Enhancing postoperative pain management and decreasing hospital length of stay on a pediatric orthopedic unit: implementation of an ambulatory continuous peripheral nerve block program［J］. J Perianesth Nurs, 2023, 38(5): 685-692.

［19］ ZHANG S M, CHAN Y Y, LAI L L, et al. Parental postoperative pain management perceptions, attitudes, and practices in pediatric limb fractures［J］. Pain Manag Nurs, 2023, 24(5): 506-512.

［20］ JOHNSON M A, ANDRAS L M, ANDRAS L E, et al. What's new in pain management for pediatric orthopaedic surgery［J/OL］. J Pediatr Orthop, 2021, 41(10): e923-e928.

第八章
老年骨科病房及术后患者加速康复

第一节　老年骨科病房的设立

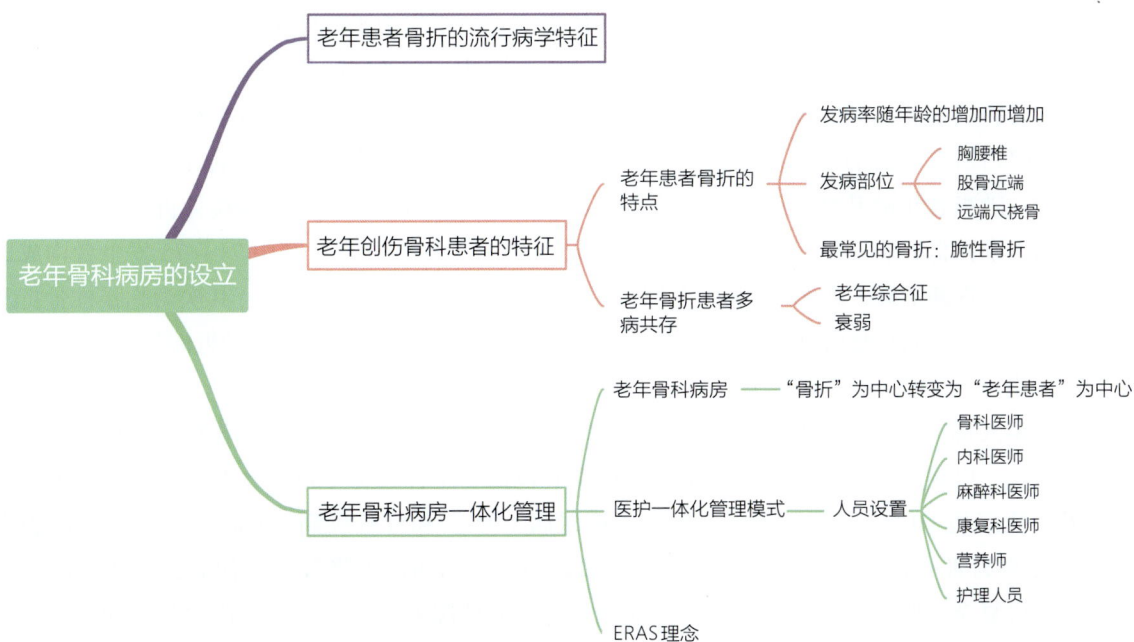

```
老年骨科病房的设立
├─ 老年患者骨折的流行病学特征
├─ 老年创伤骨科患者的特征
│   ├─ 老年患者骨折的特点
│   │   ├─ 发病率随年龄的增加而增加
│   │   ├─ 发病部位
│   │   │   ├─ 胸腰椎
│   │   │   ├─ 股骨近端
│   │   │   └─ 远端尺桡骨
│   │   └─ 最常见的骨折：脆性骨折
│   └─ 老年骨折患者多病共存
│       ├─ 老年综合征
│       └─ 衰弱
└─ 老年骨科病房一体化管理
    ├─ 老年骨科病房 ── "骨折"为中心转变为"老年患者"为中心
    ├─ 医护一体化管理模式 ── 人员设置
    │       ├─ 骨科医师
    │       ├─ 内科医师
    │       ├─ 麻醉科医师
    │       ├─ 康复科医师
    │       ├─ 营养师
    │       └─ 护理人员
    └─ ERAS理念
```

一、老年患者骨折的流行病学特征

老年人群是骨折的高发群体，其高能量损伤情况少，以间接暴力及跌倒、扭伤等造成的骨质疏松相关性骨折多见，一旦发生骨折，则严重影响患者的生活质量，多导致长期卧床，甚至死亡。老年患者常合并骨质疏松及多种内科疾病，术后易发生内固定物松动及假体周围骨折等并发症，围手术期并发症发生率也较年轻患者高；老年患者活动能力差，术后康复锻炼效果不满意，术后肢体功能恢复较差，因此，老年人群为骨折防控的重点及难点人群。目前国内尚缺乏大样本老年骨折流行病学研究文献，一项关于2008年1月至2012年12月期间河北医科大学第三医院收治的61 212例骨折患者的流行病学分析显示，共收集老年骨折患者10 937例，占全部骨折的17.87%，其中老年骨折患者中男性3676例（33.61%），女性7261例（66.39%），男女比例为1∶1.98，胸腰椎骨折占比最高为28.24%，其次为股骨近端骨折（21.94%）和尺桡骨远端骨折（12.06%），上述三种骨折占所有老年骨折的62.24%。在老年患者骨折中，女性以胸腰椎骨折（31.65%）最多，其次为股骨近端骨折（20.85%）和尺桡骨远端骨折（14.81%），合计占老年女性所有骨折的67.31%；而男性则以股骨近端骨折（24.10%）最多，其次为胸腰椎骨折（21.52%）和足部骨折（7.21%），合计占老年男性全部骨折的52.83%。由于社会分工的不同，老年男女骨折的部位也有所差别。

二、老年创伤骨科患者的特征

1. 老年患者骨折的特点

随着我国老龄化进程的推进，老年骨折的发生率随年龄的增加而增加，且为女性高发，这可能与此年龄段女性绝经后骨质疏松有关。而在70岁之后，骨质疏松发生率升高，男性构成比逐渐升高。老年骨折的突出特点是发病部位集中，主要集中于胸腰椎、股骨近端和远端尺桡骨，均与骨质疏松相关，其中髋部骨折甚至被用来评估一个地区的骨质疏松情况。老年患者最常见的骨折为脆性骨折，其发病趋势随年龄变化出现规律变化。在61~65岁患者中，三种常见骨折仅占所有骨折的一半左右，其中胸腰椎骨折最多，其次为尺桡骨远端骨折，股骨近端骨折最少；随患者年龄升高，股骨近端骨折所占比例逐渐升高，而尺桡骨远端骨折及其他骨折所占比例逐渐减低；胸腰椎骨折构成比在61~75岁患者中逐渐升高，其中71~75岁患者构成比最高，之后逐渐下降；在86岁及以上患者中，则以股骨近端骨折最常见，其次为胸腰椎骨折及其他部位骨折，而尺桡骨远端骨折最少。老年患者骨折最需要关注的是股骨近端骨折的预防。

2. 老年骨折患者多病共存

老年人群通常多种疾病共存，80岁以上高龄老年人尤为明显，共病增加术后并发症及死亡的风险。以髋部骨折为例，最常见的并存疾病包括心血管疾病（35%）、脑血管疾病（13%）、呼吸系统疾病（14%）、恶性肿瘤（8%）、糖尿病（9%）和肾脏疾病（3%），其中70%的患者ASA分级为Ⅲ~Ⅳ级。老年综合征的存在如衰弱、认知功能下降等，将使高龄老年人的外科手术变得复杂，肌少症、骨质疏松、功能依赖、营养状况差、家庭支持受限也将造成术后康复的困难。衰弱是老年患者常见的身体状态，我国社区老年人群衰弱患病率为10%。一项荟萃分析显示，65~74岁、75~84岁和≥85岁人群中，衰弱的总患病率分别为6%、15%和25%；男性衰弱的总患病率为8%，女性为11%；在中国大陆、台湾和香港，衰弱的总患病率分别为12%、8%和14%。综合衰弱患病率在城市地区为10%，在农村地区为7%。衰弱使老年人机体应激能力减弱，各器官系统生理功能储备和对压力源抵抗力下降，其患病率随年龄增长而上升，主要表现为肌少症、骨质疏松、营养不良、跌倒、疼痛、活动能力下降等，其发病机制涉及多个生理系统对压力的不适应反应，进而导致动态稳态的丧失。衰弱的老年人极易发生跌倒骨折，这是老年人骨折的主要危险因素，也是老年患者致残、致死的促发因素。充分了解老年骨折患者的术前生理功能，尽早进行干预，改善并优化术前衰弱状态，有助于改善术后转归。老年患者自身状态可能是大手术围手术期并发症和死亡率增加的主要危险因素，高度警惕其伴发的多器官疾病，准确评估术前身体状态及相关器官的储备功能，把握最佳手术时机，才能确保手术成功及患者围手术期安全，有利于术后的快速康复。

三、老年骨科病房一体化管理

随着我国人均寿命的延长，老年患者骨折数量也在不断增加。医学技术的进步促使老年患者管理模式的转变，将以"骨折"为中心转变为以"老年患者"为中心的治疗模式。利用现有手段及团队合作，在老年骨科病房实现将围手术期各种常规的治疗措施改良、优化和组合，旨在减少围手术期应激反应，维持患者体内内环境的稳定，加快患者术后康复，从而缩短住院时间，降低医疗费用。因此，成立老年骨科病房成为救治老年骨折患者的重要举措。

传统的治疗过程中，老年人骨折一般采取保守治疗，如卧床、牵引、石膏外固定等，这种治疗模式存在很大的风险和不足之处，易引发疼痛、压疮、坠积性肺炎、血栓等并发症，如治疗不及时，可导致患者死亡。为提高老年骨折患者的治疗效果，老年骨科病房可采用医护一体化管理模式，人员设置包括骨科医师、具有丰富临床经验的内科医师、麻醉医师、康复医师、营养师及足够的护理人员。创伤骨科医师负责收治老年骨科患者，根据创伤部位特点制订最佳的微创手术方案，并与康复医师合作制订合理的术后康复方案，尽量实现患者围手术期康复治疗时机的前移；内科医师负责患者术前全身状况的综合评估，优化治疗患者内科多系统疾病，为患者尽快接受手术做好充足准备；麻醉医师除了负责手术患者的镇痛、镇静、维持最佳生理状态外，还应与病房内科医师合作，参与患者术前并存疾病的围手术期评估与治疗，减少疼痛应激，这对保证术中患者的安全至关重要；营养师负责调理患者胃肠功能及全身营养状态；康复医师及护理人员紧密配合，实现康复治疗的早期干预。

老年骨科病房实施 ERAS，其围手术期主要医疗措施包括：① 医护人员的一体化管理，护士参与医师的每日查房，利于术前宣教和 ERAS 理念的实现，更容易取得患者及家属的理解和配合，提高患者依从性。② 关注老年患者胃肠功能，做好肠道营养支持，为手术做好充足准备。③ 根据患者情况调整或缩短术前禁食禁饮时间，避免常规应用鼻胃管或导尿管，减少应激。④ 优化麻醉方案，减少不适当的术前用药。⑤ 积极倡导采用外科微创技术，缩短手术时间，减少术中出血和创伤应激。⑥ 术中采用目标导向的精确液体管理方案，合理使用血管活性药物，减少导尿管的应用，并避免术中低体温的发生。⑦ 积极处理术后疼痛和恶心呕吐，鼓励患者尽早下床活动及经肠道进食等。老年骨科病房实施 ERAS 理念，通过多学科医师沟通合作，可在优化患者特殊情况、术中管理、术后镇痛及预防重大外科手术后并发症四个方面发挥重要作用，从而减少术后并发症，降低术后死亡率。

（王秀丽　赵爽）

第二节　高龄老年人围手术期风险管控的管理模式

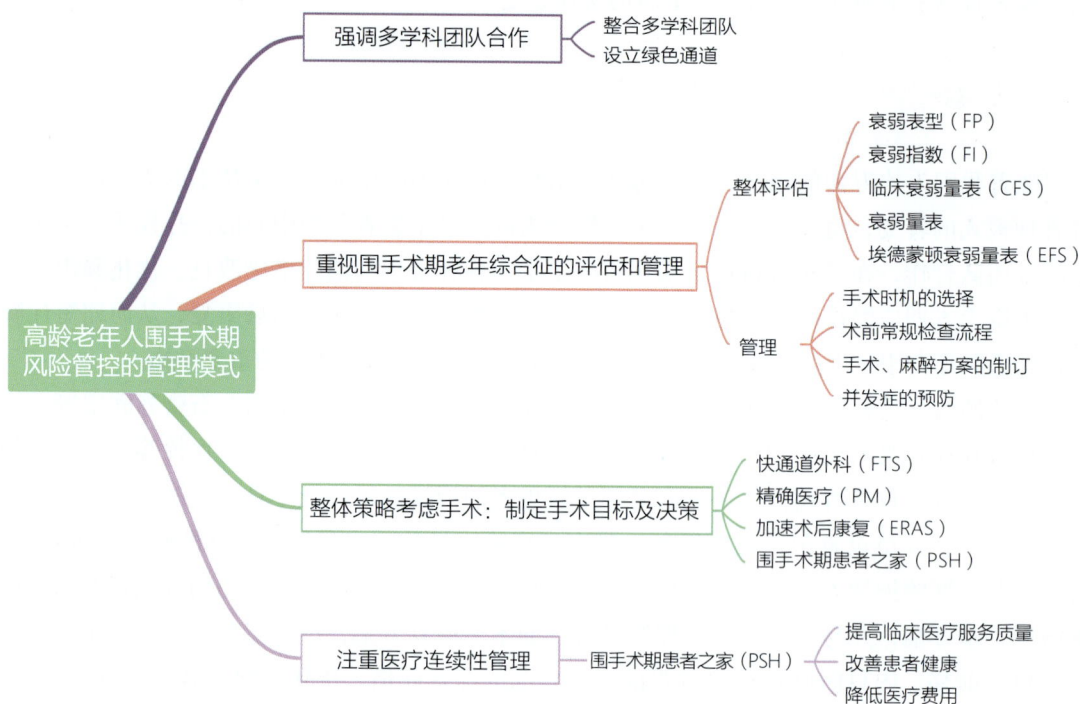

高龄老年人围手术期风险管控的管理模式
- 强调多学科团队合作
  - 整合多学科团队
  - 设立绿色通道
- 重视围手术期老年综合征的评估和管理
  - 整体评估
    - 衰弱表型（FP）
    - 衰弱指数（FI）
    - 临床衰弱量表（CFS）
    - 衰弱量表
    - 埃德蒙顿衰弱量表（EFS）
  - 管理
    - 手术时机的选择
    - 术前常规检查流程
    - 手术、麻醉方案的制订
    - 并发症的预防
- 整体策略考虑手术：制定手术目标及决策
  - 快通道外科（FTS）
  - 精确医疗（PM）
  - 加速术后康复（ERAS）
  - 围手术期患者之家（PSH）
- 注重医疗连续性管理
  - 围手术期患者之家（PSH）
    - 提高临床医疗服务质量
    - 改善患者健康
    - 降低医疗费用

一、强调多学科团队合作

围手术期是指从患者决定接受手术治疗开始，到手术治疗直至基本康复的一段时间，在术前5～7天至术后30天。适合老年患者的围手术期管理模式是整合多学科团队（包括骨科医师、老年科医师、麻醉医师、护理团队、康复科医师、营养科医师、药剂师等）优势，团队分工明确，同时又紧密合作，对疑难危重的老年患者，便于会诊沟通，及时救治，提高医疗效率和质量。

骨折可诱发剧烈疼痛和行动不便，故老年骨科病房应在医院内设立绿色通道，术前检查尽量在病房或床旁完成，缩短术前检查时间，减少相关科室间会诊带来的不便，使老年患者第一时间得到专科医师的救治。多学科团队工作的关键是医护人员相对固定，建立可持续的工作流程和高效会诊沟通，从而达到良好的治疗效果。

二、重视围手术期老年综合征的评估和管理

老年综合征和不同程度全身功能下降常被专科医生误认为是"衰老的自然现象"，然而老

年综合征易与高龄老年人的多种疾病相互交织，导致患者发生不同程度营养不良和衰弱，严重影响疾病的转归与预后。衰弱是老年患者围手术期各种不良事件的独立风险因素，衰弱的老年患者认知功能障碍发生率和死亡率均显著增加。利用改良衰弱指数（modified frailty index，mFI）评估髋关节骨折患者，发现 mFI 评分越高，患者死亡率也随之增高；以衰弱量表（FRAIL 量表）对年龄 ≥ 70 岁的 175 例骨折患者进行衰弱评估发现，90% 的衰弱患者术后住院时间均需延长。为减少术后并发症以及降低死亡率，老年患者术前衰弱状态评估尤为重要，早期识别高危人群，可有效帮助临床医生针对衰弱患者制订个性化的术前治疗方案，以改善老年骨折患者预后。

1. 围手术期老年综合征的整体评估

老年综合征可通过老年综合评估技术进行诊断，其中衰弱量表评估在临床得到认可。衰弱的发生是多种发病机制与遗传、环境、生活方式、急性和慢性疾病等危险因素相互作用的结果，其中下丘脑-垂体轴异常调节糖皮质激素分泌，胰岛素样生长因子信号转导及雄激素产生在衰弱的发病机制中发挥重要作用，而维生素 D 缺乏和胰岛素抵抗与衰弱的发生呈正相关。目前评估衰弱的方法有多种，如衰弱表型（frailty phenotype，FP）、衰弱指数（FI）、临床衰弱量表（CFS）、衰弱量表等，这些筛选工具有助于早期识别衰弱，预测老年患者术后不良结局的发生风险。因此老年骨科病房关注老年患者的术前衰弱状态，有助于加强围手术期管理质量并有效改善患者术后转归。

（1）衰弱表型（FP）：于 2001 年由 Fried 等提出，又称为心血管健康研究（cardiovascular health study，CHS）指数，衰弱表现为体重、力量、耐力、步行能力和活动水平的下降，通过对行走速度、握力、活动能力、精神状况和体重的改变进行综合评估。每项异常得 1 分，正常得 0 分，通过计算总评分来判断衰弱情况。3 分以上为衰弱，0 分为正常，0~3 分提示处于衰弱前期。该标准侧重于体力、肌力的测量，主要从体能方面对机体生理储备和健康状态进行评估，操作简单易行，适用于门诊评估。然而 FP 未能反映精神心理、神经系统功能障碍和共病等老年患者常见情况，忽略了社会心理、营养状况、认知损害、失能等变量因素。

（2）衰弱指数（FI）：FI 由 Mitnitski 等提出，包括心理、生活、生理、既往史等 70 种健康缺陷项目，每个条目即为 1 种缺陷，当出现这种缺陷时计"1"，没有时计"0"，FI = 健康缺陷项目数/70。通常认为 FI 值 < 0.08 无衰弱，0.08~0.25 为衰弱前期，> 0.25 提示衰弱。FI 强调身体功能缺陷的积累，测量指标较为全面、客观、准确，预测老年整体健康状况较好，但因评估项目多，需要专业人员进行评估。为便于临床使用，有学者将衰弱指数的 70 项条目压缩到 11 项，即为改良衰弱指数（mFI），较 FI 而言更能迅速地进行评估。

（3）临床衰弱量表（CFS）：CFS 主要从移动能力、精力、体力活动和功能 4 个方面将衰弱分为非常健康、健康、健康良好、无衰弱易损伤、轻度衰弱、中度衰弱、严重衰弱、非常严重的衰弱及终末期 9 个等级。与其他量表相比，CFS 简单有效，可用于评估急症老年患者，在预测术后死亡率上具有较强的可行性。

（4）衰弱量表：衰弱量表由疲劳、耐力、行走、疾病和体重减轻 5 个内容构成，根据患者回答，问卷得分 0~5 分，其中 3~5 分为衰弱，1~2 分为衰弱前期，0 分为正常。此量表可帮助临床医生发现有潜在衰弱隐患的老年患者（**表8-1**）。

表8-1 衰弱量表

1. 疲劳（fatigue）	您感到疲劳吗？
2. 耐力（resistance）	您能上一层楼梯吗？
3. 行走（ambulation）	您能行走一个街区的距离吗？
4. 疾病（illness）	您患有5种以上的疾病吗？
5. 体重减轻（loss of weight）	您最近1年内体重下降超过5%了吗？

此外，埃德蒙顿衰弱量表（Edmonton frailty scale，EFS）简单易评，未经专门培训的研究人员也能在5 min内完成，包含生理、精神及社会等多方面，也常应用于临床衰弱评估。

2. 围手术期老年综合征的管理

从患者角度出发，老年骨科病房的医师应综合评估老年患者的术前状态，慎重考虑手术的获益和风险、患者的共病、老年综合征、预期寿命、生活质量和患者价值观等方面。对于急诊手术患者，应尽可能缩短术前等待时间，为尽快手术创造条件。目前已有多个临床研究证明，对老年髋部骨折成立以骨科和老年内科医师为主的共同管理模式，可缩短术前等待时间，降低死亡率，改善功能。国内外的专家共识认为，老年髋部骨折手术应尽早进行，患者入院24～48 h内手术治疗效果更好，但对于特殊危重的老年患者，可根据病情优化术前状态，适当延迟手术。术前常规检查可采用以下流程：通过绿色通道或床旁检查等简化流程，减少等待结果回报时间；设立危急值预警机制，对危重患者优先关注，多学科医师及时有效的沟通有利于老年骨科病房的管理；择期手术患者可先由老年骨科病房中内科医师、营养科医师、康复科医师综合评估，制订精准治疗方案进行干预优化，最后由麻醉医师进行术前评估，达到手术条件后进行手术，手术尽量选用微创外科治疗，以缩短手术时间和减少术中失血，术后由营养医师调理胃肠功能，加强营养，手术医师确定下床活动时间，康复医师及主管护师指导下床后活动及康复训练动作。通过以上管理策略，可降低老年患者术后并发症，缩短住院时间，有助于患者功能的快速恢复。

高龄老年人术后较长一段时间内处于脆弱状态，易发生各种不良事件，如感染、慢性病急性加重、功能下降、营养不良、跌倒等，需要固定且连续性的医疗、营养、康复、护理等全程管理。老年骨科病房多学科团队应给予详细的书面出院指导和宣教，定期随访，保证医疗的连续性。多学科合作，才能有效促进患者的术后快速康复。

三、整体策略考虑手术：制定手术目标及决策

随着新技术的发展，手术治疗正经历着革命性的改变，促进患者术后早日康复、早期出院、较快恢复日常生活的全新理念——快通道外科（fast-track surgery，FTS）、精确医疗（precision medicine，PM）和加速术后康复（ERAS），以及围手术期患者之家（perioperative surgical home，PSH）医疗模式，已被越来越多的手术医师所认可，并逐渐进入麻醉领域，被麻醉医师所接受。FTS 不是简单的加快手术操作，而是一种整合多种资源、减少或阻断手术或创伤所导致的不良应激反应的医疗模式。在 FTS 中，麻醉医师对围手术期伴发疾病的临床转归发挥着重要作用，如术后快速苏醒、防止术后不良反应和早期并发症的评估及处理等。麻醉科医师和监测设备的优化是临床 FST 实施的基础。老年骨科患者作为特殊的患者群体，要实现 FTS，必须从整体策略制订手术目标，从术前评估的准确性，到术中麻醉的精确管理，再到术后恢复室的流程化管理，医院必须具备保证患者术后重要脏器功能尽早恢复的多学科合作团队，才能保证患者术后的快速康复。这些措施包括：① 建立术前访视的信息化系统，提高多学科医师对老年骨科患者病情评估的效率和准确性，指导手术医师尽早制订完善的手术治疗方案，缩短术前等待时间，提高病房管理质量。② 优化手术管理流程，充分利用麻醉后监测治疗室（PACU）的监测条件和医护管理团队，如麻醉医师术前可在恢复室进行 B 超引导下的神经阻滞操作，待操作成功、效果确切后可转入手术间，加快手术的周转。③ 老年骨科手术尽量选择微创治疗，缩短手术时间，减少术中出血。④ 术后麻醉复苏流程化管理，充分保证老年患者术后苏醒平顺，减少术后疼痛及谵妄的发生，及早安返病房，获得家属的陪伴，减轻老年患者的焦虑。⑤ 术后个体化疼痛管理，有效治疗恶心、呕吐等并发症，促进患者术后快速康复。

手术过程本身可显著影响围手术期风险，它包括外科手术类型、创伤程度、出血以及对重要脏器功能的影响。以下手术风险较大：重要器官的手术、急症手术、估计失血量大的手术、对生理功能干扰剧烈的手术、新开展的复杂手术（或术者技术上不熟练的手术）和临时改变术式的手术。同类手术在施行急症或择期手术时，急诊手术的不良预后可比择期手术者高 3～6 倍。不同的手术方式对麻醉风险的影响不同，应该根据手术类型针对性地向患者及家属交代风险。由于各种原因而延迟手术对患者预后的影响一直存有争议，国外医师分析了 42 230 名加拿大人髋部骨折入院 1 天内手术的结果，发现入院后 1 天内行手术干预的患者，30 天术后死亡率显著降低。国内学者认为，患者于入院 2 天内实施手术干预，能够使压疮、深静脉血栓等并发症显著减少。有人对 208 例髋部骨折患者延迟手术 24 h 以上产生的结果进行了分析，发现有 23 例患者发生静脉血栓栓塞，发生率为 11.1%。如出现以下情况：血红蛋白 < 80 g/L 的贫血、电解质紊乱、控制不佳的糖尿病、心力衰竭、心律不齐、肺部感染和可纠正的凝血系统疾病，可考虑延迟手术，对存在上述合并症的患者进行术前优化，使其病情稳定后进行手术，患者获益可能更大。

尽早手术可以立即重建骨折的稳定性，降低骨折周围血管损伤的风险，并实现尽早负重而减少卧床带来的并发症，如肺部感染、尿路感染等。总之，大部分学者在评估手术时机的延迟与死亡率之间的关系时，均支持早期手术，尽早接受手术可作为缓解疼痛和住院期间患者快速恢复功能的积极因素。不需要医疗介入且病情稳定的患者应在入院后 24 h 内接受手术，如有可纠正的伴发疾病，则应将此目标修改为入院 48 h 内。在此期间，如患者及患者家属有强烈的手术治疗意愿，医院应设立阳光谈话室，由手术医师和麻醉医师与患者家属积极沟通，解释手术风险，如患者及家属愿意与医护人员共同承担风险，签署知情同意书，应尽早安排手术，不应以无法纠正患者医疗状况而推迟或取消手术。

四、注重医疗连续性管理

围手术期患者之家（PSH）是一种崭新的医疗工作模式，它强调以手术患者为中心、以医师为主导、各专业间加强沟通与合作，通过医患双方的共同决策和无缝连接的医疗服务，来实现提高临床医疗服务质量、改善患者健康和降低医疗费用的三大目标。老年骨科病房的设立正是PSH理念在我国的临床实践。PSH重新定义了围手术期，时间跨度从患者与外科医师决定手术治疗开始到患者术后出院30天，将患者早期甚至中远期康复质量纳入医疗质量安全评价系统。PSH需要"围手术期医师"对手术患者的安全问题有着良好的认知和一贯的重视，管理患者围手术期病情变化，主导和推动这种新的医疗模式，确保患者在整个诊疗和康复过程中获得最佳的、连续性的标准医疗服务。目前，我国老年骨科病房的围手术期管理仍为骨科医师主导，随着麻醉学科的飞速发展和专科医师的规范化培训，相信麻醉医师有能力在术前综合评估多种复杂合并症患者的病情，提出适当的术前准备和治疗方案，并有能力处理术中患者的病情变化，保证患者安全。因此，麻醉医师是"围手术期医师"的最佳人选，并将成为引领医疗模式转变的先锋。与传统的医疗模式（麻醉医师术前1天才能看到患者）不同，PSH模式下的麻醉医师在术前麻醉门诊即可进行健康及风险评估，决定患者术前所需要进行的检查，并请相关科室会诊，调整当前用药剂量，使患者达到最佳健康状态，提高患者对麻醉及手术的耐受力。手术方案确定后，麻醉医师及时与外科、康复理疗科等医师及患者商讨镇痛计划、出院及康复计划。术中根据患者情况采用合适的麻醉方案，进行目标导向液体治疗，合理用血，调控应激反应，减轻免疫抑制，加强麻醉镇静深度监测，多模式完善镇痛的同时，预防术后恶心呕吐及术后谵妄。

美国麻醉医师协会（ASA）专家委员会从当今医学的发展角度把握麻醉学专业的发展方向，提出了PSH这一诊疗新理念，顺应了从医疗服务向健康服务的转化趋势，是未来麻醉学以及围手术期医学的发展方向。美国多个医疗机构从关节置换术开始尝试PSH管理模式，老年骨科手术患者正是PSH受益最早，也将是受益最多的人群。相信随着FTS、ERAS、PSH、PM等新的医疗管理理念的实践及发展，我国麻醉学科在围手术期医学，特别是在老年患者的围手术期管理及改善远期预后方面，将体现出越来越重要的价值。在老年骨折患者深静脉血栓形成、肺部感染、术后认知功能损伤等并发症的临床预防和基础研究中，麻醉医师的作用将越来越大，逐步实现在围手术期患者管理中的职能扩展，体现PSH的理念。

目前，我们对于老年骨折患者的了解还远远不够，其救治措施也有待于临床探讨，尤其是对承受创伤、麻醉及手术应激的老年患者，骨科、麻醉科、康复科等多学科的合作将是今后发展的必然方向。麻醉医师应该努力学习老年围手术期医学相关专业知识和技能，使自己具备对复杂合并症患者进行术前综合评估、术中处理和术后管理的能力，在目前医疗改革和老年骨科病房的管理中发挥主导作用，为老年骨科手术患者的康复做出应有的贡献。

（王秀丽　赵爽）

第三节　老年骨科加速术后康复管理

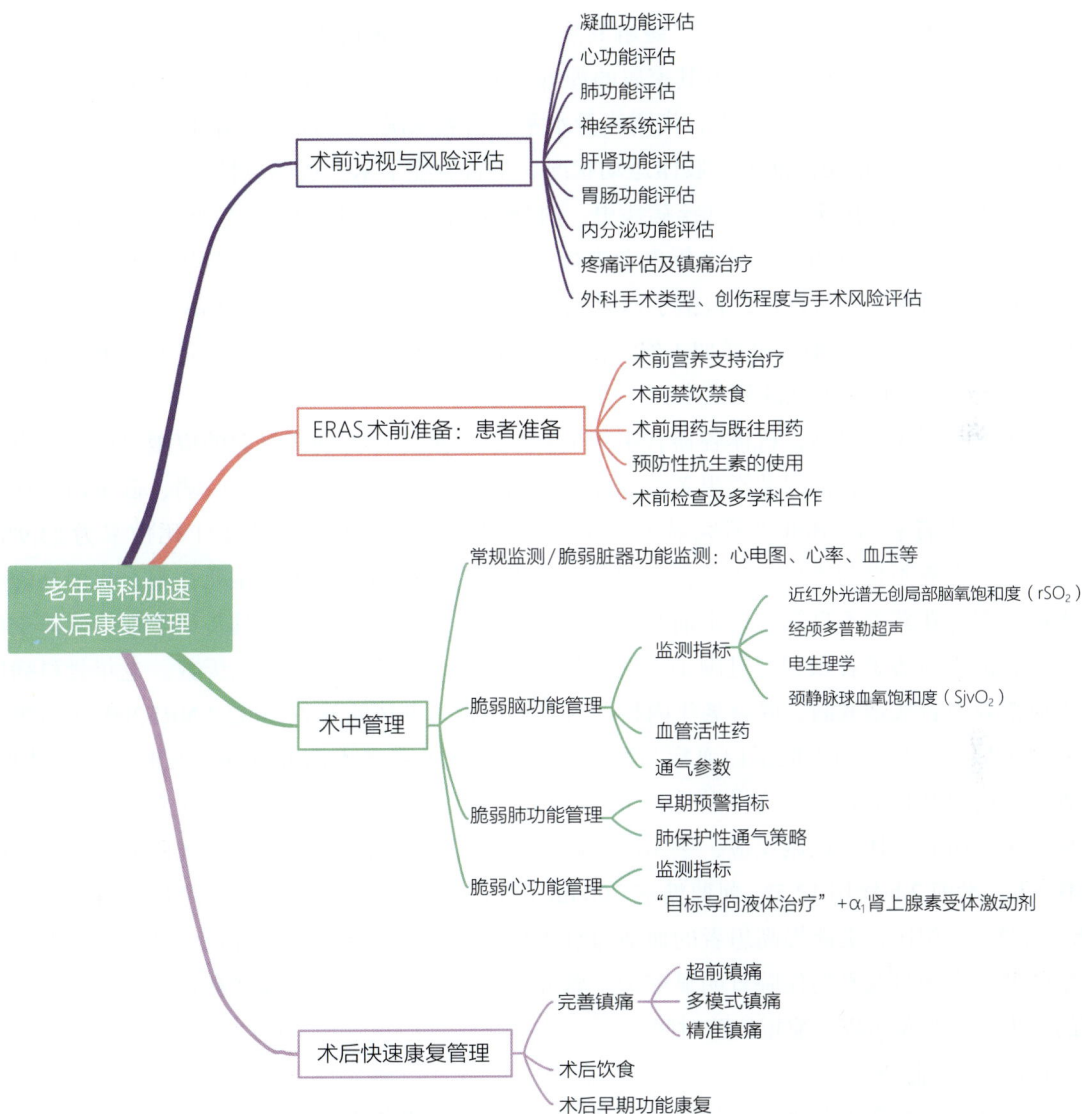

老年骨科加速术后康复管理
- 术前访视与风险评估
  - 凝血功能评估
  - 心功能评估
  - 肺功能评估
  - 神经系统评估
  - 肝肾功能评估
  - 胃肠功能评估
  - 内分泌功能评估
  - 疼痛评估及镇痛治疗
  - 外科手术类型、创伤程度与手术风险评估
- ERAS术前准备：患者准备
  - 术前营养支持治疗
  - 术前禁饮禁食
  - 术前用药与既往用药
  - 预防性抗生素的使用
  - 术前检查及多学科合作
- 术中管理
  - 脆弱脑功能管理
    - 常规监测/脆弱脏器功能监测：心电图、心率、血压等
    - 监测指标
      - 近红外光谱无创局部脑氧饱和度（rSO_2）
      - 经颅多普勒超声
      - 电生理学
      - 颈静脉球血氧饱和度（$SjvO_2$）
    - 血管活性药
    - 通气参数
  - 脆弱肺功能管理
    - 早期预警指标
    - 肺保护性通气策略
  - 脆弱心功能管理
    - 监测指标
    - "目标导向液体治疗"+α_1肾上腺素受体激动剂
- 术后快速康复管理
  - 完善镇痛
    - 超前镇痛
    - 多模式镇痛
    - 精准镇痛
  - 术后饮食
  - 术后早期功能康复

8

一、老年患者术前访视与风险评估

老年患者术前评估是实施手术前至关重要的一环，其目的是客观评价老年患者对麻醉手术的耐受力及其风险，同时对患者的术前准备提出建议。循证医学证实没有进行术前评估并采取预防措施的老年骨折患者比采用了术前评估和预防措施的患者，术后并发症发生率和死亡率高出近30%。术前宣教是指针对不同患者，采用卡片、多媒体、展板等形式重点介绍麻醉、手术、术后处理等围手术期诊疗过程，缓解其焦虑、恐惧及紧张情绪，使患者知晓自己在此计划中所发挥的重要作用，获得患者及其家属的理解、配合，包括术后早期进食、早期下床活动等。

医生术前应当根据 ASA 分级、代谢当量水平、营养状况、是否可疑困难气道、视力状况、精神/认知状况、言语交流能力、肢体运动状况、是否急症手术、近期急性气道疾患、过敏史、脑卒中病史、心脏疾病病史、肺部疾病病史、内分泌疾病病史、用药史（包括抗凝药物等）、头颈部放疗史、既往外科病史等对老年患者进行评估，以期全面掌握患者的身体状态。老年骨科病房应有多学科医生参与讨论，包括手术时机、手术方案以及相应的术前准备。超过80岁的患者接受大中型手术时，年龄每增加1岁，围手术期死亡率增加5%。因此，完善的术前评估可显著降低老年患者围手术期的死亡率。

老年患者因年龄过高，机体各器官组织呈衰减式发展，加上创伤引起的应激反应，还有术前长时间的禁食禁饮，使得此类患者营养缺失，由此引发贫血、免疫功能减弱、低蛋白血症等问题，导致患者衰弱。Bell 等研究显示，在 322 例老年髋部骨折患者中 1 年死亡率为 23.9%，年龄增长和营养不良与术后 1 年死亡率相关，营养不良可以独立预测 1 年死亡率。我国高龄患者术前大多存在营养不良问题，术前及时筛选营养不良患者，同时找到具备科学性的营养支持手段，有助于高龄患者顺利度过围手术期，显著减少医疗费用、缩短住院天数。老年骨科病房医生应指导患者戒烟戒酒，联合老年内科、营养科根据营养风险筛查 2002（NRS2002）对患者营养水平展开评估，纠正低蛋白血症与酸碱失衡。传统的患者术前准备涉及长时间禁饮禁食，患者饥饿的时间相对较长，这样做是为了降低胃内容物经肺吸入的风险。目前人们已经认识到这种方法可引起人体的饥饿反应，手术的分解代谢作用会加剧这种情况。临床研究发现，术前禁食 6 h、术前 2 h 饮用 12.5% 葡萄糖液 200 ml（糖尿病患者以清水 200 ml 代替）与传统禁食 8 h、禁饮 6 h 相比，更能提高患者的血清血红蛋白、白蛋白及前白蛋白含量，且术后并发症发生率降低，离床日及平均住院日明显缩短。营养干预有助于减少老年髋部骨折患者围手术期谵妄的发生率，避免压疮，缩短住院时间。

1.凝血功能评估

血栓性疾病是严重危害人类健康的重要疾病之一，在老年人群中尤为突出。许多老年骨科患者因骨折而卧床，并且停用抗凝药物易导致围手术期血栓性疾病发生，因此停用抗凝药物应当慎重。在老年患者骨折中，髋部骨折本身就是围手术期深静脉血栓形成的主要危险因素，另外，高龄、恶性肿瘤、既往深静脉血栓史、卧床、冠状动脉粥样硬化、肥胖、脑卒中史等均与深静脉血栓形成相关。术前除凝血功能及 D-二聚体检查外，还应该根据结果进一步行下肢静脉超声检查，有助于评估患者凝血功能状态及是否存在下肢静脉血栓，指导术前药物的使用。国内外专家共识均建议采用低分子肝素或磺达肝癸钠（凝血因子X抑制剂）进行深静脉血栓预防。考虑到经济成本和我国国情，建议术前应用低分子肝素预防深静脉血栓，可按常规给予6000 U/次，每日1次。对于有内科疾病不适合药物治疗的患者，则推荐足底泵等机械装置。对于已形成的下肢血栓，可采用低分子肝素6000 U/次，每日2次抗凝治疗，必要时安装临时或长期静脉滤网防止肺栓塞的发生。术前应注意以下事项。

（1）围手术期抗凝药物除常规剂量的阿司匹林外，均应停用，其中氯吡格雷建议停用7天以上，华法林停用至INR小于1.4。注意，部分患者围手术期停用抗凝药物后需要低分子肝素桥接，比如机械瓣膜置换或心脏支架术后1年内或者心房颤动的患者。

（2）下肢深静脉血栓的筛查，所有卧床患者建议术前1天复查下肢静脉彩超；发现下肢静脉血栓者（尤其是腘静脉及腘静脉近端血栓）应有血管外科会诊意见；骨盆骨折患者建议加查髂静脉超声。

2. 心功能评估

区别心脏病的类型、判断心功能、掌握心脏氧供需状况是进行心血管系统评价的重要内容。美国心脏协会指南提出，不稳定冠脉综合征（不稳定型心绞痛和近期心肌梗死）、心力衰竭失代偿期、严重心律失常、严重瓣膜疾病明显影响心脏事件发生率。老年患者心血管功能除受衰老进程的影响外，还常受到各种疾病的损害，对疑有心血管疾病的患者酌情行心脏超声、冠状动脉造影、心导管或核素等检查，尤其是低心排（射血分数＜50%）的患者，术前建议进行冠状动脉造影筛查，以明确诊断并评估心功能。对高血压病患者宜行动态血压监测、检查眼底并明确有无继发心、脑、肾并发症及其损害程度。对心律失常或心肌缺血患者应行动态心电图检查。对室壁瘤的患者，术前应该根据超声检查筛查是否为真性室壁瘤。另外应根据美国心脏协会指南对合并心脏病的患者进行必要的处理。改良心脏风险指数（RCRI）简单明了，在老年患者术后重大心血管事件的预测中具有重要作用，其内容包括：① 高风险手术。② 心力衰竭病史。③ 缺血性心脏病史。④ 脑血管疾病史。⑤ 需要胰岛素治疗的糖尿病。⑥ 血清肌酐浓度＞2.0 mg/dl。如果达到或超过以上3项指标，围手术期严重心脏并发症将显著增高。可以结合Goldman心脏风险指数以及患者全身总体状态进行评估。术前应注意以下事项。

（1）基本检查包括心电图、心脏超声和脑利尿钠肽，进一步的检查项目包括动态心电图、冠脉CTA、冠脉造影和肌钙蛋白等。

（2）心律失常患者存在以下情况时应请专科处理并提供书面会诊或者查房意见：① Ⅱ度及以上房室传导阻滞、左束支传导阻滞或病态窦房结综合征。② 新发心房颤动，快速型心房颤动心室率应控制在100次/min以下。③ 早搏，心电图形态多样或者频发或者有自觉症状者应进行相应处理。④ 其他罕见心律失常。

（3）冠心病患者存在以下情况时应请心内专科会诊，提供书面会诊意见或者查房意见：① 明确冠心病史。② 有明显症状者。③ 急性心肌梗死小于3个月者，应延期手术。

（4）心功能低下或心力衰竭患者存在以下情况时应请心内专科会诊，提供书面会诊意见或者查房意见：① 心功能低下（射血分数小于50%）。② 心力衰竭（脑利尿钠肽大于400 pg/ml

或者相关病史）。③超声提示室壁运动异常或室壁瘤或中度以上的心脏瓣膜疾病。④冠脉CTA或冠脉造影提示中至重度狭窄者。

（5）高血压患者的处理：术前血压宜控制在160/100 mmHg以下，术晨停用血管紧张素转化酶抑制剂及血管紧张素受体阻滞剂类降压药物，利血平建议停用1周。

3. 肺功能评估

呼吸系统的功能随年龄增长而减退，特别是呼吸储备和气体交换功能下降。胸壁僵硬、呼吸肌力变弱、肺弹性回缩力下降和闭合气量增加是造成老年患者呼吸功能降低的主要原因。术前合并慢性阻塞性肺疾病或哮喘的患者应当仔细询问疾病的类型、持续时间、治疗情况等。如患者处于急性呼吸系统感染期间，如感冒、咽炎、扁桃体炎、气管支气管炎或肺炎，建议择期手术推迟到完全治愈1~2周后。术前呼吸系统有感染的病例术后并发症的发生率可较无感染者高出4倍。戒烟至少4周可减少术后肺部并发症，戒烟3~4周可减少伤口愈合相关并发症。老年患者肺泡表面积、肺顺应性以及呼吸中枢对低氧和高二氧化碳的敏感性均下降，因此在围手术期易发生低氧血症、高二氧化碳血症和酸中毒。另外，老年患者呛咳、吞咽等保护性反射下降，易发生反流误吸性肺炎。对于合并肺部疾病的老年患者，术前肺功能与血气分析检查结果对其手术麻醉风险评估具有重要意义，若$FEV_1 \leqslant 600$ ml、$FEV_1/FVC \leqslant 50\%$、$FRV_1 \leqslant 27\%$正常值、$VC \leqslant 1700$ ml、$FEV_1/VC \leqslant 58\%$、$PaO_2 \leqslant 60$ mmHg或呼气流量峰值（PEF）$\leqslant 82$ L/min，则提示患者存在术后通气不足或咳痰困难的风险，易发生术后坠积性肺炎、肺不张，可能出现呼吸衰竭。正常老年人氧分压为PaO_2（mmHg）$= 104.2 - 0.27 \times$ 年龄，故应正确认识老年患者的PaO_2、SpO_2水平，尤其逾80岁老年患者不可太苛求术前达到正常水平。由于老年患者气管、支气管黏膜纤毛运动减弱，咳嗽反射动力不足，若其伴有慢性阻塞性肺疾病病史、长期吸烟史、手术时间超过3 h，则易导致坠积性肺不张，该类老年患者术后出现呼吸衰竭的风险加大，故择期手术可采取Arozullah术后呼吸衰竭预测评分、美国外科医师协会国家外科质量改进项目（National Surgical Quality Improvement Program，NSQIP）术后呼吸衰竭预测模型或NSQIP手术风险预测模型仔细评估风险，权衡利弊，必要时行呼吸功能锻炼。术前应注意以下事项。

（1）基本检查包括胸部X线片，进一步检查包括动脉血气（不吸氧或者停氧半小时以上）、胸部CT和肺功能检查等。

（2）有明确哮喘、慢性阻塞性肺疾病、呼吸衰竭病史者或明确肺部感染者，应进行胸部CT及动脉血气检查。

（3）以下情况应请呼吸科会诊并提供书面会诊意见：①明确的急性呼吸系统感染，建议延期手术。②合并哮喘、慢性阻塞性肺疾病等呼吸系统慢性疾病，控制不佳者应延期手术。③明确的低氧血症。

（4）控制慢性阻塞性肺疾病及哮喘发作的药物术前应在术晨常规继续使用。

4. 神经系统评估

老年人神经系统呈退行性改变，表现在日常生活、活动能力降低，对麻醉药敏感性增加，发生围手术期谵妄和术后认知功能下降的风险升高。近年来有学者主张应用简易精神状态问卷

（short potable mental status questionnaire，SPMSQ），对老年患者术前精神认知评估获得较好的效果。老年人自主神经反射的反应速度减慢，反应强度减弱，对椎管和周围神经传导阻滞更加敏感。患有周围血管疾病、高血压或糖尿病的老年患者极易合并脑血管疾病。对于合并或可疑中枢神经系统疾病的患者，应行头部 CT、MRI、脑电图等检查。以下情况需术前申请神经科医师会诊：为明确术前神经系统征象，如头痛、阵发性短暂无力、运动障碍、神志异常或慢性局灶症状等的诊断；对存在的慢性疾病进行术前评估，如无法控制的癫痫、重症肌无力、帕金森病、阿尔茨海默病、多发性硬化症、肌营养失调、症状性颈动脉病等。目前认为高龄、教育水平低、水电解质异常、吸烟、苯二氮䓬类药物应用、抗胆碱药物应用、术前脑功能状态差以及大手术等是发生围手术期谵妄的危险因素，因此合并多种危险因素的老年患者术前用药应当酌情进行调整。相关检查包括以下项目。

（1）基本检查项目包括颈部动脉超声和经颅多普勒超声。血管狭窄者应进一步检查，如头颅 CT、MRI、MRA，及颈部和头颅 CTA 等。

（2）以下情况应有神经内科或脑血管外科专科会诊意见：① 明确的脑梗死病史。② 严重的脑血管狭窄或闭塞（建议脑血管外科会诊）。③ 致伤原因为短暂性脑缺血发作（TIA）或脑卒中。④ 明确的脑外伤或脑出血（建议脑外科或脑血管外科会诊）。⑤ 合并慢性疾病（癫痫、重症肌无力、帕金森病、视神经脊髓炎谱系疾病、多发性硬化、肌营养不良等）。

（3）新发脑卒中（脑出血或脑梗死）建议应至少延期手术 4 周。

5. 肝肾功能评估

老年患者肝脏重量减轻，肝细胞数量减少，肝血流也相应降低，肝体积的缩小显著损害肝功能。其肝脏合成蛋白质的能力降低，代谢药物的能力也有不同程度的降低，长时间使用缩血管药等可导致肝血流减少和供氧不足，严重时可引起肝细胞功能损害。这些因素对原先已有肝病的患者影响更为显著。慢性肝病患者手术中最大的问题之一是凝血机制异常，与其常合并胃肠道功能异常、维生素 K 吸收不全、肝脏合成 Ⅱ、Ⅶ、Ⅸ、Ⅹ 因子不足有关，术前必须重视。有关肝功能损害程度，可采用 Child-Pugh 分级标准加以评定，按该表计算累计总分：A 级为 5～6 分，B 级为 7～9 分，C 级为 10～15 分。A 级手术危险度小，预后最好，B 级手术危险度中等，C 级手术危险度大，预后最差。

老年患者肾组织萎缩、重量减轻，肾单位数量下降，肾小球滤过率降低，肾浓缩功能降低，保留水的能力下降，最终导致需经肾清除的麻醉药及其代谢产物的消除半衰期延长。麻醉药对循环的抑制、手术创伤和失血、低血压、输血反应和脱水等因素都可导致肾血流减少，并产生某些肾毒性物质，由此可引起暂时性肾功能减退。近年来，在人工肾透析治疗的前提下，慢性肾衰竭已不再是择期手术的绝对禁忌证，但总体而言，对麻醉和手术的耐受力仍差。

从临床实践看，① 轻度肝肾功能不全的患者对麻醉和手术的耐受力影响不大。② 中度肝肾功能不全或濒于失代偿时，麻醉和手术耐受力显著减退，术后容易出现腹水、黄疸、出血、切口裂开、无尿，甚至昏迷等严重并发症，因此，手术前需要经过较长时间的准备，方允许施行择期手术。③ 重度肝肾功能不全如晚期肝硬化、肾衰竭等，如合并严重营养不良、消瘦、贫血、低蛋白血症、大量腹水、凝血机制障碍、全身出血或肝性脑病等征象，则手术危险性极高。

由于血浆白蛋白水平对药效学、药代动力学、胶体渗透压存在较大影响，应严格执行中大型手术术前低蛋白纠正标准，降低围手术期并发症发生。

6. 胃肠功能评估

老年人胃肠道血流量降低，胃黏膜有一定程度的萎缩，唾液及胃液分泌减少，胃酸低，胃排空时间延长，肠蠕动减弱，但一般对老年人的消化、吸收功能没有大的影响。老年人发生食欲减退、术后肠胀气的可能性增加，结肠平滑肌收缩力降低可能是老年人常发生便秘的原因之一。老年患者常合并不同程度的肥胖，应当对患者的体重指数、体重变化以及肥胖相关疾病做出相应的评估。胃内容物误吸是围手术期间最危险的并发症之一。术前应注意下列因素。

（1）疼痛、近期损伤、禁食时间不足、糖尿病、肥胖、应用麻醉性镇痛药、β肾上腺素能药物或抗胆碱药等，均可延迟胃内容物排空，或改变食管下端括约肌张力，增加误吸的机会。

（2）65岁以上接受中大型手术的老年患者，围手术期易并发应激性溃疡，建议术前仔细询问是否有消化道溃疡病史，以及近期是否服用可能导致消化道出血的药物，严防围手术期应激性溃疡的发生。

7. 内分泌功能评估

老化过程可引起内分泌系统发生改变：腺体萎缩和纤维化，激素的分泌速率及其代谢降解率均降低，组织对激素的敏感性发生改变，下丘脑和垂体对负反馈调节的敏感性降低。① 老年人糖耐量降低，应引起重视。合并糖尿病的老年患者应当注意评估其血糖控制是否稳定、对降糖药物的敏感性、是否合并心血管疾病、周围神经病变程度以及认知功能状态等情况。另外有部分老年患者合并隐性糖尿病，术前应常规检查血糖水平。② 肾上腺功能抑制与使用糖皮质激素有关。对经常使用糖皮质激素治疗的患者，应询问其用药剂量和最后一次用药时间。肾上腺皮质功能抑制不能预测，取决于激素的用药剂量、药效和频度，以及激素治疗时间的长短。泼尼松累积剂量 > 0.4 g，可发生肾上腺皮质功能抑制，且可延续至停止用药后一年。③ 甲状腺疾病有甲状腺素补充型（甲状腺功能减退）或抗甲状腺素型（甲状腺功能亢进）两类。常见内分泌疾病的控制标准建议如下。

（1）糖尿病：建议术前空腹血糖 ≤ 7.8 mmol/L，餐后血糖 ≤ 10.0 mmol/L，尿糖酮体（-），结合患者具体情况，必要时可以适当放宽血糖控制目标。禁食期间应加强血糖监测。

（2）甲状腺相关疾病：应查甲状腺功能三项，左甲状腺素术晨可继续服用。

（3）应用激素类药物：长期应用激素者应继续使用，围手术期应激增加可能需要额外补充激素。

8. 疼痛评估及镇痛治疗

围手术期疼痛是老年骨科患者围手术期极易被忽视的问题之一，常造成患者住院时间延长、术后康复效果差，甚至会诱发心脑血管意外。特别是有认知功能障碍的患者，表达疼痛的意愿和频率降低，从而导致其疼痛程度常被低估。临床上老年骨科患者多为髋部骨折患者，其他为老年上肢骨折患者（肱骨近端、肱骨干、尺桡骨骨折）、颈椎骨折患者、胸腰椎骨折患者、下肢骨折患者（股骨骨折、胫腓骨骨折、足外伤等），多并发心、肺、脑、内分泌疾病（糖尿病）及血管病变（动脉斑块、深静脉血栓）。既往镇痛方法主要是应用镇痛药物（阿片类：芬太尼缓释贴；解热镇痛药；术后静脉镇痛泵等），但镇痛效果欠佳，不良反应较多。随着麻醉医师 B 超技术的提高和多模式镇痛的开展，B 超引导下的神经阻滞技术在老年骨折患者术前镇痛中已广泛应用，老年骨科病房的设置为多模式镇痛技术的推广提供了平台。多模式镇痛是联合使用作用机制不同的镇痛药物或镇痛方法，由于作用机制不同而互补，镇痛作用相加或协同，同时每种药物的剂量减小，不良反应相应降低，从而达到最大的效应/不良反应比。因此，围手术期镇痛推荐多模式镇痛方法，根据不同类型手术术后预期的疼痛强度，实施不同联合用药的镇痛方案。

（1）轻度疼痛：对乙酰氨基酚或局部麻醉药切口浸润；NSAID 与前者的联合；区域阻滞加弱阿片类药物或曲马多或必要时使用小剂量强阿片类药物静脉注射。

（2）中重度疼痛：对乙酰氨基酚或局部麻醉药切口浸润；NSAID 与前者的联合；外周神经阻滞（单次或持续注射）配合曲马多或阿片类药物（PCIA）；PCEA。

（3）区域阻滞主要根据骨折手术部位，采用 B 超引导下的神经阻滞技术精准给药，用药量少，镇痛作用确切。主要推荐以下方法：① 髋关节骨折，股神经阻滞、髂筋膜下阻滞（或连续法）等。② 上肢骨折，低浓度臂丛神经阻滞（或连续法）、桡神经阻滞、尺神经阻滞等。③ 颈、胸腰椎骨折，椎旁神经阻滞、竖脊肌神经阻滞等。④ 下肢骨折，股神经阻滞、坐骨神经阻滞（或连续法）、收肌管阻滞等。

9. 外科手术类型、创伤程度与手术风险评估

手术过程本身可显著影响围手术期风险，主要与外科手术类型、创伤程度、出血以及对重要脏器功能影响程度有关。表浅手术围手术期不良预后比胸腔、腹腔及颅内手术低很多。以下手术风险较大：① 重要器官的手术、急症手术、估计失血量大的手术、对生理功能干扰剧烈的手术、新开展的复杂手术（或技术上不熟练的手术）、临时改变术式的手术。② 同类手术在实施急症或择期手术时，急症手术的不良预后比择期手术大 3～6 倍。③ 不同手术方式对麻醉风险的影响不同，应根据手术类型针对性地向患者及家属交代风险。

手术风险的简单分级：① 低危手术（风险小于 1%），如浅表手术、内窥镜手术、白内障手术、乳腺手术、日间手术。② 中危手术（风险 1%～5%），如腹腔或胸腔手术、颈动脉内膜剥脱术、头部或颈部手术、矫形手术、前列腺手术。③ 高危手术（风险大于 5%），如心脏、大血管和周围血管手术，以及合并大量体液或血液丢失的手术。

二、老年骨科患者 ERAS 术前准备

（一）患者准备

1. 术前营养支持治疗

术前应采用 NRS2002 进行全面的营养风险评估。当合并以下任一情况时应视为存在严重营养风险：6 个月内体重下降 >10%，疼痛数字评定量表（NRS）评分 >5 分，BMI < 18.5 kg/m²，血清白蛋白 <30 g/L。对该类老年患者应进行支持治疗，首选肠内营养。当口服不能满足营养需要或合并十二指肠梗阻时，可行静脉营养支持治疗。术前营养支持治疗时间一般为 7～10 天，严重营养风险患者可能需要更长时间的营养支持，以改善患者营养状况，降低术后并发症发生

率。为减少患者液体及电解质的丢失，不推荐接受骨科手术的老年患者进行术前肠道准备。

2. 术前禁食禁饮

老年骨折患者在长时间禁食禁饮的应激状态下进行有创手术，易出现血流动力学紊乱、发生虚脱甚至休克，影响其术后的快速康复。因此需根据摄入食物种类的不同而制订不同的禁食时间。有研究表明，适当缩短术前禁食时间，可减少手术前患者的饥饿、口渴、烦躁、紧张等不良反应，减少术后胰岛素抵抗。目前提倡的禁食禁饮时间如下。

（1）术前 6~8 h 禁食固体食物。

（2）无胃肠动力障碍者麻醉前 6~8 h 允许进食碳水化合物 600~800 ml，麻醉前 2 h 允许进食碳水化合物 ≤5 ml/kg，成人一般 300 ml，最多不超过 400 ml。

（3）糖尿病患者不建议口服高碳水化合物液体。如对老年患者术前禁食禁饮效果不确定或急诊手术，建议应用超声判断胃内容物的性质或量。

3. 老年患者术前用药与既往用药医嘱

对老年患者术前病史的询问应包括用药的种类、剂量、疗效等。① 抗胆碱药物已被列为影响术后认知功能的慎用药物，尤其是东莨菪碱和戊乙奎醚；术前服用作用于中枢神经系统的药物（如地西泮等），也可能诱发术后谵妄或认知改变；术前长期使用麻醉性镇痛药物，应当于围手术期进行适当调整以防止出现耐药性。② 术前使用 β 肾上腺素受体阻滞剂的患者应当继续服用，但是需要严密监测心率、血压。研究显示，β 肾上腺素受体阻滞剂可能增加围手术期脑梗死风险和病死率；如果术前开始使用 β 肾上腺素受体阻滞剂，应当根据心率、血压滴定使用，心率控制于 60~80 次/min，血压下降不应低于基础水平的 10%。术前使用血管紧张素转化酶抑制剂的患者，应当于术前至少 10 h 停药。③ 使用植物提取物或中药的患者应当注意监测凝血功能、电解质和肝功能。④ 抗凝药物的停用/桥接与否应当根据老年患者疾病状态权衡处理，推荐发生急性冠脉综合征或置入支架的患者终身服用阿司匹林；置入金属裸支架后应服用两种血小板凝集抑制剂至少 4~6 周，而置入药物洗脱支架后，时间应延长至至少 12 个月；择期手术应延期至停用氯吡格雷 5~7 天后，期间酌情使用 GP Ⅱ b/Ⅲ a 受体抑制剂，术后应尽早恢复双重药物（氯吡格雷与阿司匹林）抗血小板治疗；对于限期手术（如老年骨折患者），在术前停用抗血小板药物期间，可以改用短效抗血小板药物（如替罗非班）或低分子肝素替代治疗，如果有条件，术中可采用血栓弹力图（TEG）进行血小板功能监测，指导出凝血管理；急诊手术，应准备血小板，以应对意外的外科出血，术后应尽早恢复抗血小板治疗。

4. 预防性抗生素的使用

预防性应用抗生素有助于降低老年择期手术术后感染的发生率。使用原则：① 预防用药应同时包括针对需氧菌及厌氧菌的抗生素。② 应在切开皮肤前 30 min 至 1 h 输注完毕。③ 单一剂量与多剂量方案具有同样的效果，如果手术时间 >3 h 或术中出血量 >1000 ml，可在术中重复使用 1 次。

5. 术前检查及多学科合作

老年患者常合并多种全身性疾病，常见合并的疾病包括心血管疾病、呼吸系统疾病、脑血管疾病、糖尿病和肾脏疾病等，多数患者为 ASA 分级 Ⅲ~Ⅳ 级的危重患者。为缩短术前准备时间，医院应建立老年骨科病房的绿色通道，尽快完善术前检查，为多学科综合救治提供便利，为尽早实施麻醉手术做好准备。相关的可能检查及会诊如下。

（1）血液相关检查：血常规、尿常规、肝肾功能、电解质、血糖、凝血功能、血型、乙型肝炎表面抗原、丙型肝炎抗体、人类免疫缺陷病毒抗体、梅毒螺旋体抗体、心电图、D-二聚体、脑利尿钠肽。

（2）超声检查：心脏彩超、颈部动脉超声、下肢静脉超声、经颅多普勒超声；骨盆骨折建议术前加查髂静脉超声；上肢骨折严重者可查上肢静脉超声。

（3）影像学检查：胸部 X 线片、头颅 CT、头颅 MRI。

（4）心电图、心脏超声、脑利尿钠肽，如有显著症状或心电图示严重心肌缺血，需进一步检查心脏功能。

（5）入院随机血糖及空腹血糖偏高者（随机血糖 ≥ 7.8 mmol/L，空腹血糖 ≥ 6.1 mmol/L）应监测末梢血糖，查糖化血红蛋白。

（6）术前 1 天应复查下肢静脉超声，如患者为陈旧性骨折，可减少术前复查下肢超声的频率。

（7）患者如为头晕或者意识丧失导致的外伤或者既往有脑梗死病史，建议直接查 CTA/MRI+MRA/DWI，并请神经内科及脑血管外科会诊，写出会诊意见。

三、老年患者麻醉的术中管理

随着年龄的增长，高龄人员患骨折风险及死亡风险不断上升。同时，与年轻患者相比，老年患者面对创伤骨折时具有的生理功能储备更少，包括心输出功能下降、不同程度的肝肾功能受损、机体代谢功能的减弱等。如果不能得到正确快速救治，将严重影响机体脏器功能的恢复。因此，术中的管理对老年患者术后快速康复至关重要。

1. 老年患者的常规监测/脆弱脏器功能监测

常规监测应包括心电图、心率、无创血压/连续无创动脉血压/有创动脉血压、SpO_2、体温、呼吸频率/节律、尿量等。如果实施全身麻醉，应进一步监测 FiO_2、$PetCO_2$、气道压力、潮气量等；如果具备条件监测麻醉镇静深度与术中肌松程度，强烈建议监测。

2. 脆弱脑功能管理

对于术前合并急/慢性脑卒中病史、短暂脑缺血发作（TIA）、中重度颅脑血管狭窄、阿尔茨海默病、帕金森病等疾病患者，术后易发生谵妄、POCD 等认知功能损伤，建议行近红外光谱无创局部脑氧饱和度（rSO_2）监测、经颅多普勒超声监测、电生理学监测等。如果发现监测指标异常，首选升高血压，可选择的升压药物包括去氧肾上腺素、去甲肾上腺素、甲氧明、麻黄素等，其次调节通气参数，提升 $PaCO_2$、增加氧流量、提升动脉血氧饱和度（SaO_2）及血红蛋白水平优化动脉血氧含量（arterial blood oxygen content，CaO_2）。一些特殊手术，可以考虑连续监测颈静脉球血氧饱和度（jugular venous oxygen saturation，$SjvO_2$），以指导脑氧供需平衡。对于脆弱脑功能患者，围手术期血压管理至关重要。

8

3. 脆弱肺功能管理

老年骨科患者的肺功能随着老龄而衰退，合并急、慢性呼吸系统疾病者肺功能会进一步受到损害。脆弱肺功能早期预警指标包括：① 气道压力，在潮气量相对恒定的状态下，患者气道在麻醉、外科以及药物作用下，可能更易发生肺容积改变（体位改变、气腹、胸廓塌陷、单肺通气等）、气道痉挛或者肺水增加等因素导致的压力升高，应针对病因做出分析与处理。② 呼气末二氧化碳波形及 $PetCO_2$ 监测，若发生支气管痉挛，结合肺部听诊以及气道压力升高，呼气末二氧化碳波形呈现为梯形改变可以诊断，并可以给予肾上腺素以及糖皮质激素治疗。如果呼气末二氧化碳波形消失、气道压力急剧增加，且肺部无任何呼吸音，可以诊断为静默肺，需要迅速给予肾上腺素与糖皮质激素治疗。对老年患者，特别是合并慢性肺部疾患者，$PetCO_2$ 准确反映 $PaCO_2$ 的能力会受到限制，通气水平是否合适需要监测动脉血气加以校准。③ 氧合指数（PaO_2/FiO_2）监测，是对肺通气功能以及心肺交互效应的综合评定，正常值应大于 300 mmHg，如果术前正常，术中低于 300 mmHg，应该进行病因诊断与处理，早期发现以及处理对患者苏醒期拔管或者术后早期脱机至关重要。④ 呼吸次数与节律监测，老年患者呼吸中枢的驱动力，容易受到镇静、镇痛药物的残余效应影响而导致氧合较差；对气管插管患者，可通过呼气末二氧化碳波形图监测观察拔管期呼吸节律，以及每次呼吸程度的稳定性，对呼吸动力做出判定，对非插管患者，经鼻呼气末二氧化碳监测图也可提供帮助，传统方法也有效。

目前推荐采用肺保护通气策略，对老年患者常采用以下呼吸参数：潮气量 6 ~ 8 ml/kg，PEEP 5 ~ 10 cmH_2O，每 30 min 膨肺一次，40% ~ 50% 氧气浓度。

4. 脆弱心功能管理

老年患者容易合并高血压、冠心病、心力衰竭、心律失常、房室传导阻滞以及肥厚型心肌病等疾病，导致左心室舒张功能障碍、收缩功能异常（射血分数低于 50%）等状况，使患者对围手术期心动过速、低血压、容量过负荷等事件异常敏感，极易导致围手术期严重心脑肾并发症，甚至心搏骤停。对于老年危重患者，推荐采取"目标导向液体治疗"+α_1 肾上腺素受体激动剂处理。首选液体为平衡盐溶液，若有必要，可应用超声测量下腔静脉呼吸变异度评估容量。要维持术中血流动力学稳定，需监测以下指标。

（1）心电图监测：心电图对围手术期监测、诊断心律失常、心肌缺血、房室传导阻滞等事件十分必要。对于怀疑心肌缺血的患者，可采用 5 电极双导联系统，如 II 导联联合 V_5 导联，可发现 80% 以上标准 12 导联心电图检测的异常。术中发现的心肌缺血等心血管事件是否已经造成心肌损伤，可通过术后检测血清肌钙蛋白 I 含量加以证实，如果静脉血血清肌钙蛋白 I 浓度 > 0.04 ng/ml，可证实已经发生围手术期心肌损伤，如果 > 0.4 ng/ml，则需结合临床症状与体征判断有无心肌梗死发生。对于术中易发生心肌损伤的患者，吸入低浓度麻醉药物如七氟烷等，可以降低围手术期心肌损伤的风险。

（2）心率与心律监测：老年患者术中心率应维持在术前平静状态水平，过高心率（100 次/min）应及时进行病因分析和处理；心律失常多表现为室性早搏、阵发性室性心动过速、心房颤动、房室传导阻滞等，应结合术前合并疾病、术中当时医疗事件、麻醉因素等综合分析，对于显著影响血流动力学稳定的心律失常，应该给予积极处理，以防止严重心血管不良事件发生。

（3）血压监测：包括无创血压、有创动脉血压和连续无创动脉血压监测。对于术前合并脑卒中病史、TIA 病史、中重度颅脑血管狭窄等患者，术中血压应维持在基础血压的 ±20% 范围内。在排除明确病因后，老年患者血压下降多与静脉容量血管张力的快速丧失有关，可给予连续输注去氧肾上腺素、甲氧明或者去甲肾上腺素，推荐剂量为去氧肾上腺素 0.5～5 mg/（kg·min），甲氧明 1.5～4.0 mg/（kg·min）或者去甲肾上腺素 0.05～0.10 mg/（kg·min）。

（4）心脏前负荷监测：包括压力指标，中心静脉压（CVP）反映右心室前负荷，肺动脉楔压（PAWP）反映左心室前负荷；容量指标，如每搏量变异度（SVV）＞13% 提示容量不足），脉压变异度（PPV，＞13% 提示容量不足），以及脉搏灌注变异指数（PVI）；液体反应性指标，包括被动抬腿试验，液体冲击试验（5 min 以上输注标准体重液体量 3 ml/kg），观察每搏量变化值的增加率是否超过 10%，以及基于经食管超声心动图（transesophageal echocardiography，TEE）监测下心室充盈状态监测。由于老年患者心室舒张功能和（或）收缩功能异常，导致心室顺应性严重受损可能性显著升高，采用压力反映容量的敏感性受到损害，因此其他直接基于容量监测的指标正在广泛用于围手术期容量监测，但应注意 SVV、PPV、PVI 等指标适应证为机械通气条件（潮气量＞8 ml/kg，呼吸频率＞8 次/min 等），液体反应性指标适用于非机械通气患者。这些容量监测指标可用于危重以及大型手术患者围手术期目标导向液体治疗，以降低围手术期过度容量补充和容量不足导致的严重并发症。

（5）心输出量（CO）以及每搏输出量（SV）监测：每搏量指数（SVI）为反映心脏射血功能的金标准，正常值为 25～45 ml/（kg·m^2），其异常与前负荷不足、心脏收缩舒张功能异常有关，通过容量指标监测可排除容量不足因素，心脏收缩舒张功能异常应进行病因以及病理生理学分析，针对个体患者做针对性处理，特别是术前合并疾病对于术中诊断与鉴别诊断至关重要。微创以及无创心功能监测设备均可用于危重老年骨科患者 SV 与 CO 监测。

（6）混合静脉血氧饱和度（mixed venous oxygen saturation，SmvO$_2$）以及上腔静脉血氧饱和度（central venous oxygen saturation，ScvO$_2$）监测：SmvO$_2$ 为标准全身氧供需平衡监测指标，正常值为 60%～75%，低于 50% 预示患者的全身氧供需严重失衡，需要分析影响氧供（oxygen delivery，DO$_2$）与氧耗（oxygen consumption，VO$_2$）因素，加以处理，以避免因全身氧供需失衡导致代谢性酸中毒以及脏器功能衰竭发生；ScvO$_2$ 可替代 SmvO$_2$ 反映全身氧供需平衡状态，正常值应大于 70%，如果低于 70%，应该进行病因学分析，以尽快逆转全身氧供需失衡。

四、老年骨科病房患者术后快速康复管理

1. 完善镇痛

术后疼痛是手术后即刻发生的伤害性疼痛，也是临床最常见和最需紧急处理的事件。术后镇痛不良影响患者睡眠质量，抑制机体免疫力，增加心脑血管事件发生率，延长住院时间，术后急性期得不到完善镇痛可发展为慢性术后疼痛，影响患者预后和生活质量。老年患者的特殊性增加了术后镇痛的评估难度，目前老年患者术后镇痛方式主要为 B 超引导下的神经阻滞复合小剂量全身给药的多模式镇痛，可减少单一镇痛方式的不足和全身大剂量用药带来的副作用。

具体选择方式需根据患者的意愿和对患者情况的个体化评估。

（1）超前镇痛：除非禁忌，所有患者均应接受 NSAID（如选择性 COX-2 抑制剂）或对乙酰氨基酚等镇痛治疗，防止痛觉过敏。

（2）多模式镇痛：目前认为区域阻滞技术是多模式镇痛的基础，其基础药物是局部麻醉药等，可同时联用对乙酰氨基酚、NSAID 及阿片类药物。

（3）精准镇痛：围手术期疼痛 = 切口痛 + 内脏痛 + 炎性痛。针对切口痛，可采用区域阻滞 +NSAID+ 阿片、弱阿片类药物；针对内脏痛，可采用 NSAID+ 阿片、弱阿片类药物，尤其是 κ- 阿片受体激动剂；针对炎性痛，可采用 NSAID。

基于以上 3 种方案，麻醉医师可为每位患者制订个体化镇痛方案，最终目标是促进患者早期恢复。

2. 术后饮食

有研究显示，择期腹部手术术后尽早恢复经口进食进饮可促进肠道运动功能恢复，有助于保护胃肠黏膜功能，防止肠道菌群失调和异位，还可以降低术后感染发生率及缩短术后住院时间。一旦患者恢复通气，可由流质转为半流质饮食，摄入量应根据胃肠耐受量逐渐增加。当经口能量摄入少于正常量的 60% 时，应鼓励添加口服肠内营养辅助制剂，出院后可继续口服辅助营养物。老年骨折患者术后多合并衰弱，衰弱患者为维持机体功能，可辅助肠外营养或肠内营养管过渡，逐步恢复口服营养补充，加快术后恢复，减少术后并发症的发生。

3. 术后早期功能康复

早期康复的目的是提高患者对手术效果的满意度，尽最大可能避免或减轻术后功能障碍，使手术患者尽快达到术后功能的恢复要求。老年骨科患者早期下床活动可促进呼吸、胃肠、肌肉骨骼等全身多系统功能恢复，有利于预防肺部感染、压疮和下肢深静脉血栓形成。老年患者早期下床活动的实现，应建立在术前宣教、完善的多模式镇痛以及早期拔除鼻胃管、尿管或腹腔引流管等基础之上，在康复医师的正确指导下，鼓励患者建立自信、积极下床。推荐术后清醒即可半卧位在床上适量活动，有些患者在康复医师指导下术后第 1 天即可开始下床活动，建立每日活动目标，逐日增加活动量。

在老年骨科病房，康复医师要了解患者的基本情况、手术部位和现病史，结合影像学资料，检查肌肉是否肿胀、渗出，关节活动是否受限等，制订精确个体化的康复训练计划。术前通过健康宣教，在康复医师指导下，患者可通过正确的肢体摆放、健侧及相邻关节的运动来降低疼痛程度，辅助冷疗以消除肿胀，正确的吹气球训练有助于维护肺功能，减少术后肺炎的发生。术后第 1~2 天，患者可在康复医师指导下进行正确的卧位姿势摆放，手术部位冷疗每日 3 次，减少肿胀充血；术后第 2~4 天开始规范的康复训练，肌力激活与训练相结合，关节置换的老年患者行关节活动度训练、伸膝屈膝训练，然后进一步行站立和行走训练；出院后制订规范化的康复计划，及时到康复门诊复诊，达到医护康患的高度协同。

（王秀丽　赵爽）

第四节 老年骨科病房患者术后常见并发症

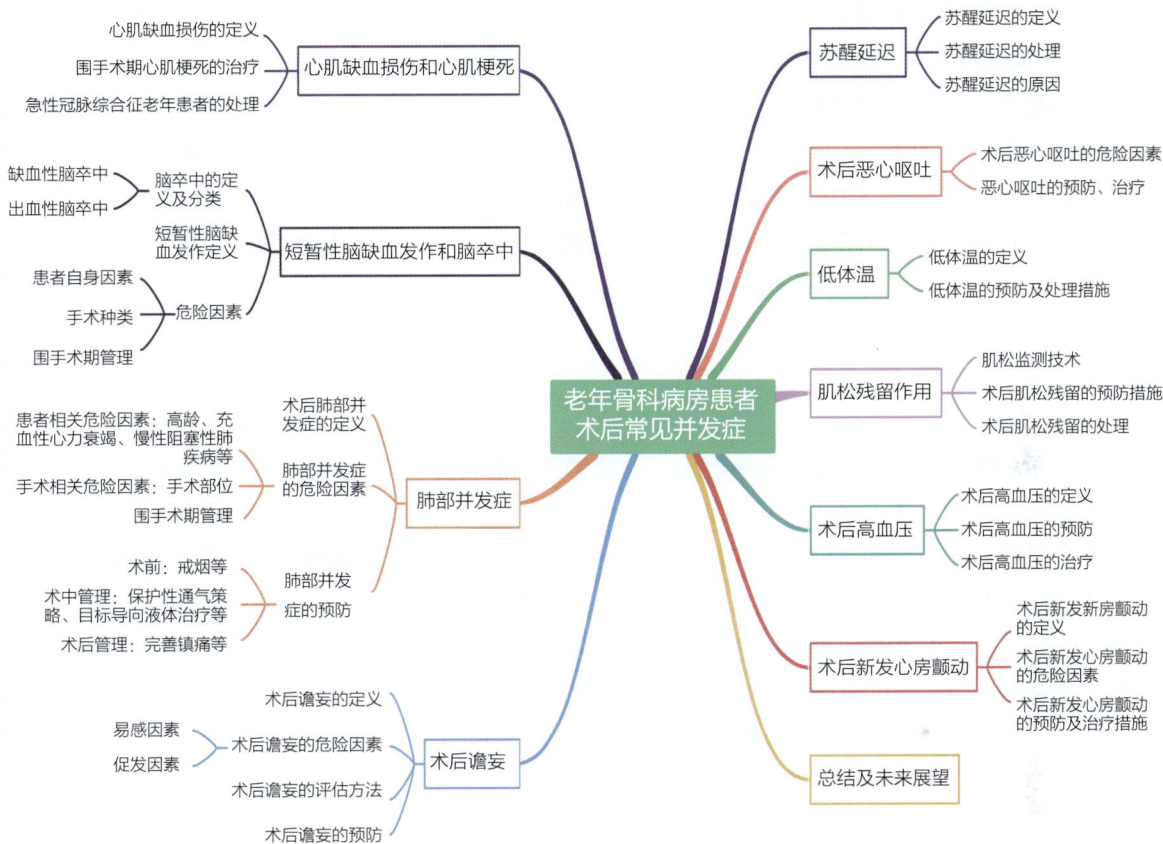

心肌缺血损伤的定义
围手术期心肌梗死的治疗 — 心肌缺血损伤和心肌梗死
急性冠脉综合征老年患者的处理

缺血性脑卒中
出血性脑卒中 — 脑卒中的定义及分类
短暂性脑缺血发作定义
患者自身因素
手术种类 — 危险因素
围手术期管理 — 短暂性脑缺血发作和脑卒中

患者相关危险因素：高龄、充血性心力衰竭、慢性阻塞性肺疾病等
术后肺部并发症的定义
手术相关危险因素：手术部位 — 肺部并发症的危险因素
围手术期管理 — 肺部并发症
术前：戒烟等
术中管理：保护性通气策略、目标导向液体治疗等 — 肺部并发症的预防
术后管理：完善镇痛等

易感因素
促发因素 — 术后谵妄的危险因素
术后谵妄的定义
术后谵妄的评估方法 — 术后谵妄
术后谵妄的预防

老年骨科病房患者术后常见并发症

苏醒延迟的定义
苏醒延迟的处理 — 苏醒延迟
苏醒延迟的原因

术后恶心呕吐的危险因素
恶心呕吐的预防、治疗 — 术后恶心呕吐

低体温的定义
低体温的预防及处理措施 — 低体温

肌松监测技术
术后肌松残留的预防措施 — 肌松残留作用
术后肌松残留的处理

术后高血压的定义
术后高血压的预防 — 术后高血压
术后高血压的治疗

术后新发新房颤动的定义
术后新发心房颤动的危险因素 — 术后新发心房颤动
术后新发心房颤动的预防及治疗措施

总结及未来展望

一、苏醒延迟

苏醒延迟是指麻醉结束后超过预计的时间患者仍未恢复意识。苏醒延迟的时间界限并无统一规定，早期一般把麻醉结束后超过 2 h 未苏醒定义为苏醒延迟。随着新型短效麻醉药的广泛应用，术后苏醒时间大大缩短，目前一般把麻醉结束后超过 30 min 意识未恢复视为苏醒延迟。对于苏醒延迟患者，首先应密切监测生命体征、保证通气足够和循环稳定。可通过以下措施寻找原因：① 了解病史，包括既往病史、麻醉用药和术中管理情况、手术方式等。② 详细的体格检查，包括瞳孔大小，自主呼吸的频率、模式和深度，体温，四肢肌力、肌张力的状态，必要时使用肌松监测仪检查有无残留肌松作用。③ 实验室检查，包括动脉血气分析、乳酸水平、电解质状况、血糖浓度等，必要时进行头颅 CT 检查，进行针对性处理。

二、术后恶心呕吐

术后恶心呕吐（PONV）的风险因素包括年龄（＜50岁）、女性、非吸烟者、晕动病或PONV病史以及术后给予阿片类药物。可单药或多药联合用于恶心呕吐的预防、治疗。提倡使用两种止吐药以减少PONV。一线用药为 5-HT$_3$ 受体拮抗剂（多拉司琼、格拉司琼、昂丹司琼、托烷司琼、雷莫司琼），可复合小剂量地塞米松（4～8 mg）；二线用药包括抗组胺药（异丙嗪、氯丙嗪）、多巴胺受体拮抗剂（氟哌利多、氟哌啶醇、甲氧氯普胺）等；也可依据患者的高危因素使用其他措施降低PONV的风险，包括使用丙泊酚麻醉诱导和维持、避免使用挥发性麻醉药、术中术后阿片类药物用量最小化及避免液体过负荷等。可采取以下方法预防术后PONV：① 减少术中、术后阿片类镇痛药的应用。② 有呕吐风险的患者应预防性使用止吐药，如长效止吐药帕洛诺司琼 0.25 mg、地塞米松 5～10 mg。③ 术后尽早饮水，促进胃肠蠕动。

三、低体温

低体温是指机体的中心温度（鼻咽温、食管温或膀胱温）低于 36℃，是老年骨科患者最常见的围手术期不良事件，发生率可高达 50%～90%。其发生会对老年骨科手术患者预后产生明显的不良影响，包括心血管事件发生、手术部位感染、凝血功能障碍及麻醉药物代谢延长等。术中应进行体温监测，避免术中低体温的发生。根据患者情况采取保温措施，如调节手术室内温度、应用患者保温系统、液体加温装置，使患者体温保持于正常水平。因低体温而寒战的患者在主动复温基础上还可给予哌替啶、曲马多或右美托咪定治疗。

四、肌松残留作用

临床常用的肌松监测技术有肌肉加速度描记法（acceleromyography，AMG）、肌机械描记法（mechanomyography，MMG）和肌电描记法（electromyography，EMG）。采用上述方法进行 4 个成串刺激时拇内收肌 T_4 与 T_1 的比值（TOF 比值）是公认反映神经肌肉接头功能的指标，目前认为 TOF 比值＜0.9 时存在肌松残留作用，咽部肌肉肌力恢复不全，患者存在误吸风险。对于神志清醒合作的患者，也可根据临床体征判断有无肌松残留作用，咳嗽有力、舌能抵抗压舌板，握拳、抬头、抬高下肢超过 5 s 提示肌力恢复良好，但上述临床体征用于判断肌松残留的敏感性和阳性预测值较低。预防术后肌松残留的措施包括使用短效肌松药、监测神经肌肉接头功能（推荐采用肌肉加速度描记法进行定量监测）、避免肌松过深、术后常规拮抗肌松药作用等。存在肌松残留作用的患者应给予特异性拮抗药（新斯的明）。同时应关注并纠正患者存在的其他可能影响肌力恢复的病理生理异常，如低体温、低钾血症等。

五、术后高血压

术后高血压（或术后急性高血压）是指术后出现的血压明显升高，其特点是术后早期发生（通常 2 h 之内）、持续时间不长（一般 < 6 h，也可持续 24 ~ 48 h）。术后高血压目前并无统一的诊断标准，不同患者群体需要治疗的血压界限也不同。通常非心脏手术患者血压 > 160/90 mmHg 或平均动脉压 > 110 mmHg 或收缩压、舒张压较基础值升高 > 20% 时应予治疗；心脏手术患者血压 > 140/90 mmHg 或平均动脉压 > 105 mmHg 时应予治疗。高龄、术前合并高血压和血管疾病者更易发生术后高血压。预防术后高血压应针对相应的危险因素采取措施，包括术前控制高血压，术中充分镇痛、维持正常的体温和恰当的血管内容量，术后避免缺氧、二氧化碳蓄积并及时控制高血压等。术后高血压的治疗应个体化，目标血压值及降压速度取决于患者年龄、基础血压、手术种类及终末器官受影响的情况。高龄及基础血压较高患者的目标血压值应适当升高。抗高血压药物的选择应根据患者的情况和医生对药物的熟悉情况而个体化制订。

六、术后新发心房颤动

心房颤动是老年患者术后最常见的心律失常，其发生率在全部非心脏手术患者中为 3%，在非心脏胸科手术患者中约为 12%。术后心房颤动的发生可以是一过性的，但对很多患者可造成不良后果，包括不适感、血流动力恶化、认知功能损害、血栓栓塞事件（如脑卒中）、额外治疗（抗心律失常）、费用增加等。高龄是术后心房颤动最重要的预测因素。年龄每增加 10 岁，术后心房颤动风险增加 75%；此外男性患者、既往有心房颤动史的患者，以及术前合并充血性心力衰竭、瓣膜性心脏病、阻塞性肺病和周围血管病变的患者更容易发生术后心房颤动。对于术前接受 β 肾上腺素受体阻滞剂治疗的患者，围手术期继续 β 肾上腺素受体阻滞剂治疗可减少术后心房颤动的发生。对 β 肾上腺素受体阻滞剂治疗禁忌证的患者，可考虑预防性使用胺碘酮。其他有效的术后心房颤动预防措施还包括索他洛尔、非二氢吡啶类钙通道阻滞剂（维拉帕米、地尔硫䓬）、他汀类药物及心房起搏等。术后心房颤动持续 > 72 h 的患者，应给予大于 6 周的抗凝治疗，以减少血栓栓塞并发症的发生；对于心房颤动伴快室率的患者，可给予 β 肾上腺素受体阻滞剂、非二氢吡啶类钙通道阻滞剂或胺碘酮控制心室率；血流动力不稳定的患者可考虑直流电转复。术后心房颤动患者在转复窦性心律后，抗心律失常治疗也应持续大于 6 周，以预防心房颤动复发。

七、心肌缺血损伤和心肌梗死

心肌缺血是导致患者术后死亡的重要原因。传统的观念是关注围手术期心肌梗死的发生率，即心肌缺血所导致的心肌梗死，其诊断依据是肌钙蛋白升高伴心肌缺血的临床表现或心电图改变。事实上很多心肌缺血并未导致心肌梗死，但仍然伴随预后恶化，因此研究人员提出了围手术期"心肌缺血损伤"的概念,即因缺血而引起的心肌损伤(不论是否导致梗死),其诊断依据是术后肌钙蛋白升高,但要排除非心肌缺血原因(如肺栓塞、脓毒症、电转复)导致的心肌损伤。围手术期心肌梗死的发生率在不同手术人群中有所不同。在45岁以上、动脉粥样硬化患者或高危、接受非心脏手术的患者中,心肌梗死的发生率为5.0%;在接受大血管手术的人群中,其发生率为2.9%~23.9%;在患有冠心病又接受大血管手术的人群中,其发生率为26.5%。围手术期心肌梗死主要发生在术后早期,74.1%的围手术期心肌梗死发生在术后48 h之内,其中65.3%的患者没有心肌缺血的临床表现。围手术期使用他汀类药物可减少术后心房颤动和心肌梗死发生率,围手术期心肌梗死应遵循心内科的治疗原则,包括吸氧、优化血红蛋白水平、给予阿司匹林和(或)氯吡格雷、给予他汀类药物、给予抗凝治疗,必要时给予硝酸甘油和(或)吗啡;血流动力稳定的患者可考虑给予β肾上腺素受体阻滞剂,血流动力不稳定的患者应首先处理低血压和心律失常,循环稳定后再考虑给予β肾上腺素受体阻滞剂;必要时考虑血管造影、介入治疗。

对于急性冠脉综合征的老年患者骨折后需行急诊手术或尽早手术,应遵循心脏病患者非心脏手术麻醉的以下基本步骤。

(1)评估外科手术的紧急程度:急诊手术、尽早手术、限期手术和择期手术4种情况。

(2)评估心脏情况是否稳定:"不稳定"即"极高危患者"包括以下4种情况,急性冠脉综合征、失代偿性心力衰竭、高级别心律失常、具有血流动力学意义的瓣膜病变(例如重度主动脉瓣狭窄等)。

(3)评估非心脏外科手术围手术期发生严重心脏事件风险的方法:改良心脏风险指数(RCRI)、Gupta MICA NSQIP数据库风险模型、NSQIP通用外科风险计算器。

(4)评估患者的功能状态/活动耐量:如杜克活动状态指数。

急性冠脉综合征的老年骨折患者为了尽快手术,入院后并无足够的时间做完善的术前检查和准备,大大增加了严重心脏事件发生的风险。因此,需要医院的绿色通道和多学科团队合作,术前风险分层和急性冠脉综合征的治疗由心内科医师完成,外科医师和麻醉医师在心内科医师的指导下完成相应的术前准备工作。心内科立即启动相应的治疗,可能包括以下的内容:抗血小板治疗、β肾上腺素受体阻滞剂、血管紧张素转化酶抑制剂/血管紧张素受体阻滞剂药物治疗、他汀类药物、抗凝药物治疗等。同时做好手术前风险分层,可合理利用以下评分系统:心肌梗死溶栓(thrombolysis in myocardial infarction,TIMI)风险评分、全球急性冠状动脉事件注册(Global Registry of Acute Coronary Event,GRACE)评分、韩国急性心肌梗死注册(Korean Acute Myocardial Infarction Registry,KAMIR)评分,以明确进一步心脏治疗的方向。

如果老年急性冠脉综合征患者发生骨折,骨科手术虽非急诊,但又必须尽早进行,术前应注意急性心肌梗死后的康复需4~6周,为降低术后死亡率,应尽可能满足以下条件:易损斑块已基本稳定(不再容易破裂和血栓形成),不应有持续的心肌损伤,心力衰竭应该已得到控制或获得最佳治疗,组成心内科医师、外科医师、麻醉科医师和ICU医师的管理团队。如果心内科已经对患者实施冠脉造影/介入治疗,则应遵循相关指南并在心内科专科医师的指导下谨慎选择外科手术时机和使用围手术期抗凝药物。

麻醉科医师应熟悉病史、症状、体征和各项可获得的实验室检查,在心内科医师的指导下,启动规范的治疗和监测，尽早完成麻醉前风险的评估，对有严重疼痛的患者启动急性疼痛治疗；术中建立有创动脉血压连续监测，监测 II 导联联合针对性很强的胸导联，同时有 ST 段测量/分析；针对高血压/低血压、心律失常、急性心肌缺血建立相应的应急预案，关注血红蛋白和 SpO_2 的变化；注意术中保温；制订完善的术后镇痛方案，目前不推荐使用 NSAID。

八、短暂性脑缺血发作和脑卒中

脑卒中是指脑血管原因引起的局灶性或广泛性神经功能缺陷，持续时间超过 24 h 或 24 h 内患者死亡，脑卒中又分为缺血性脑卒中和出血性脑卒中。短暂性脑缺血发作（TIA）传统上定义为急性发生的局灶性脑或视觉功能缺失，症状持续 < 24 h，常由栓塞或血栓形成引起，或影像学检查没有急性梗死证据的短暂神经事件。从术中至术后 30 天内发生的脑卒中或 TIA 为围手术期脑卒中或 TIA，主要为缺血性脑卒中，其诊断主要依据为临床症状、体征和影像学检查结果。围手术期患者突然出现头痛、眩晕、言语不清、中枢性面舌瘫、偏侧肢体无力、偏身感觉障碍、共济失调等，提示脑卒中或 TIA，应及时请专科医生会诊和进行影像学检查，有助于早期发现和治疗。

危险因素可分为患者自身因素、手术种类和围手术期管理三类。患者自身的危险因素包括高龄（> 70 岁）、女性、脑卒中史或 TIA 史、颈动脉狭窄（特别是有症状者）、升主动脉粥样硬化（心脏手术患者）、高血压、糖尿病、肾功能不全、吸烟、慢性阻塞性肺疾病、周围血管病、心房颤动、左室收缩功能障碍（左室射血分数 < 40%）、术前突然停用抗血栓药物等。长时间手术、全身麻醉、剧烈血压波动、剧烈血糖波动、心房颤动等可能会增加神经系统并发症发生。对于近期发生脑卒中的患者，应先行再血管化手术（支架置入/动脉内膜剥脱术），再行择期手术；如狭窄 < 50%，则无须再血管化手术；如狭窄 > 60% 但无症状，目前的处理还有争议，二级预防是可接受的方案。对于术前存在心房颤动并行华法林抗凝的患者，术前停用抗凝药物治疗后应给予低分子肝素桥接；围手术期应继续使用抗心律失常药或控制心率药物，并注意纠正术后电解质和液体平衡紊乱；术后应尽早恢复抗凝治疗（早期使用肝素，以后过渡为华法林）。对于合并严重颈内动脉狭窄/闭塞、基底动脉环不完整或脑血流自身调节范围右移的患者，低血压可能导致分水岭区域梗死，目前的建议是此类患者围手术期血压应维持至不低于术前基础血压的 80%。原则上应避免高血糖或低血糖，危重患者推荐将血糖水平维持在 7.8 ~ 10 mmol/L 水平。他汀类药物具有抗炎和斑块稳定作用。围手术期管理包括避免过度通气、维持体温正常、维持足够的血红蛋白水平等。

九、肺部并发症

术后肺部并发症是指发生于呼吸系统、可能对手术患者预后造成不良影响、需要医学干预的情况。与其他并发症的诊断不同，术后各种肺部并发症的诊断没有一个公认的标准，这也是造成不同研究所报告的发生率有很大差异的原因之一。术后肺部并发症可以是短暂、自限性、临床影响较小的情况，如轻微的肺不张、支气管痉挛、气管支气管炎；也可以是比较严重的情况，如肺炎、慢性阻塞性肺疾病急性加重、气胸、急性呼吸衰竭。术后急性呼吸衰竭通常是指拔除气管插管后需要再插管或机械通气超过 48 h 的情况。老年患者术后肺部并发症的发生会导致预后恶化，如肺不张的发生可导致低氧血症、肺炎、呼吸衰竭，低氧血症会增加再插管率、机械通气时间和 ICU 停留时间，而呼吸衰竭会增加深静脉血栓、肺栓塞、心肌梗死、肺炎、急性肾衰竭发生率和病死率。

危险因素可分为患者相关危险因素、手术相关危险因素和围手术期管理三方面。患者相关危险因素包括高龄、ASA 分级 > Ⅱ级、充血性心力衰竭、慢性阻塞性肺疾病、机体功能依赖等，其他危险因素包括吸烟、阻塞性睡眠呼吸暂停、肺动脉高压、体重减轻、神志损害、胸部检查异常等。手术部位是最重要的手术相关危险因素，原则上切口距横膈越近、手术对呼吸肌肉和横膈的功能干扰就越大。在围手术期管理方面，采用全身麻醉、术中大量输血输液会增加术后肺部并发症的发生。预防应从术前开始，吸烟患者术前应停止吸烟，慢性阻塞性肺疾病和哮喘患者应尽可能改善肺部状况和肺功能（应用支气管扩张剂、抗生素、糖皮质激素等），营养不良患者术前应通过肠道或肠道外途径改善营养状态，高危患者术前应进行 2 周以上的吸气肌肉训练，这些措施有助于降低术后肺部并发症发生率。术中采用椎管内麻醉可能有助于降低术后肺部并发症发生率，但关于这一点还有争议；全身麻醉患者可通过减少术后肌松药残留而降低肺部并发症的发生率。术中采用保护性通气策略（小潮气量 + 适度 PEEP）可减轻炎症反应、改善氧合；采用目标导向性液体治疗可减少上腹部和大血管手术后肺部并发症的发生率。抑制炎症反应可能有助于减少肺部并发症。在术后管理方面，完善镇痛可保障患者有效咳痰而减少肺部并发症，此时硬膜外镇痛可能更有优势。对肺不张患者，可在充分镇痛后鼓励患者咳嗽、深呼吸，必要时间断正压通气。胸腔积液患者可在补充白蛋白的基础上适当利尿，必要时做胸腔穿刺和（或）引流。肺炎患者需在明确病原菌基础上给予抗生素治疗。呼吸衰竭患者应首先注意保持气道通畅，对神志清楚合作的患者可给予无创通气，神志不清、难以合作的患者或无创通气效果不佳的患者应行气管插管有创通气治疗。

十、术后谵妄

谵妄是老年患者创伤应激后较易发生的并发症，术后谵妄是指患者在经历外科手术后出现的谵妄。目前还没有公认的界定方法，但通常把手术当天尤其是手术结束至出 PACU 这段时间发生的谵妄称为苏醒期谵妄，而把术后第 1 天及以后发生的谵妄称为术后谵妄。谵妄的发生率与手术类型有关，通常小手术和日间手术后谵妄的发生率较低，如老年患者白内障手术后谵妄的发生率仅为 4.4%。接受大手术的外科患者中以髋部骨折患者（16% ~ 43.9%）和主动脉手术患者（46% ~ 52.2%）术后谵妄发生率较高。在年龄 > 60 岁的老年患者接受骨科大手术时，术后谵妄是一种常见的术后并发症，其发生率在 10% ~ 70% 不等，术前衰弱增加术后谵妄，衰弱的评分越高，术后谵妄的发生率越高。衰弱综合征是老年患者的常见病症，在老年急诊手术患者术后谵妄发生率及预测因素的前瞻性研究中，以临床衰弱量表（CFS）评估衰弱，发现衰弱是老年急诊手术后谵妄发生的主要危险因素。老年患者行脊柱手术的前瞻性观察性研究以衰弱量表评估衰弱并统计术后谵妄的发生率，发现衰弱导致术后谵妄风险增加。

术后谵妄发生受骨折患者易感因素和促发因素的影响。易感因素包括高龄（65 岁或以上）、痴呆、认知功能损害、抑郁、自主活动受限、活动耐量降低、脱水、营养不良、严重疾病、多种并存疾病、脑卒中史、代谢紊乱、创伤或骨折、终末期疾病、合并人类免疫缺陷病毒感染、药物应用等。促发因素包括应用镇静催眠药、抗胆碱药、多种药物联合应用、酒精或药物戒断、入住 ICU、环境改变、身体束缚、导尿管和各种引流管、疼痛刺激、精神紧张、并发疾病如感染、医源性并发症、严重急性疾病、代谢紊乱、发热或低体温、休克、低氧血症、贫血、脱水、低蛋白血症、营养不良、脑卒中等。目前临床常用评估术后谵妄的方法是 ICU 患者意识错乱评估法（confusion assessment method for intensive care unit，CAM-ICU），该方法可用于不能说话的危重患者的谵妄诊断。使用 CAM-ICU 评估谵妄分为两个步骤：先进行镇静深度评估，推荐使用 Richmond 躁动镇静分级（Richmond agitation and sedation scale，RASS），处于深度镇静或不能唤醒状态的患者不能进行谵妄评估；如果患者能够唤醒，则继续进行下一步 CAM-ICU 评估。CAM-ICU 评估谵妄 4 个方面的特征：① 急性发生的精神状态改变或波动；② 注意力不集中；③ 思维无序；④ 意识水平改变。患者必须同时出现特征①、②和③或④才能诊断谵妄。

抗胆碱能药物对认知功能有明确的损害作用，可增加谵妄风险。建议围手术期应尽可能避免使用抗胆碱能药物，必须使用时也应选用透过血脑屏障较少的药物，血脑屏障通透率依次为戊乙奎醚＞东莨菪碱＞阿托品＞格隆溴铵。完善的镇痛可减少谵妄的发生，但谵妄的发生风险随着阿片类药物用量增多而增加。研究显示，采用髂筋膜腔阻滞明显减少了髋部骨折患者围手术期谵妄发生率；采用股神经阻滞镇痛降低了老年膝关节置换患者术后谵妄发生率。对老年骨科患者建议术后开展联合神经阻滞的多模式镇痛，采用对乙酰氨基酚和 NSAID 作为术后多模式镇痛的一部分，以减少术后谵妄的发生。

谵妄通常是由多种易感因素和多种促发因素共同作用的结果，预防术后谵妄也应针对多种危险因素进行干预。老年骨科患者术后应针对多种危险因素进行干预，以降低术后谵妄发生率。多因素干预的危险因素及相应措施如下。

（1）术前准确评估，识别认知功能减退的高危人群，对于高危患者，采取有效方法改善认知功能，如与患者交谈，让患者读书、看报、听收音机等；提供时钟、日历等改善其定向力。

（2）除非必要，高风险患者尽量避免抗胆碱能药物（戊乙奎醚）、苯二氮䓬类药物（咪达唑仑），以减少药物间相互作用和不良反应。

（3）手术采用微创，术后尽早拔除导尿管，鼓励早期下床活动：微创手术可减少术中出血，缩短手术时间，减少应激反应；早期活动可促进胃肠蠕动，减少下肢深静脉血栓形成。

（4）术中避免深麻醉（监测 BIS）；尽量减少血压剧烈波动（有创监测）。

（5）预防性使用右美托咪定等药物，以减少术后谵妄的发生，对于需要术后镇静的老年患者（如机械通气患者），在使用右美托咪定时，需注意其心动过缓的不良反应。

（6）充分的围手术期镇痛。

（7）术后随访，及早发现及治疗。

十一、总结及未来展望

随着社会老龄化进程，将有越来越多的高龄骨折患者接受手术治疗，以改善生活质量和自理能力。目前ERAS在老年骨折患者中的应用被广泛推广，但在整个过程中需要创伤骨科医生、内科医生、麻醉医师、营养科医生、康复科医师及护士等多学科合作，老年骨科病房的建立可有效加快多学科救治流程，缩短患者住院时间，降低住院费用。多模式镇痛、术前创伤应激状态的治疗和手术创伤应激的预防是快速康复的基础；麻醉科医生与骨科医生、老年科医生、护理团队、营养科、康复科等多学科合作，可实现老年患者ERAS实施的精确化。

老年骨科病房的建立正是以循证医学为基础，通过多学科协作优化围手术期临床路径的管理模式，该模式贯穿于住院前、术前、术中、术后、出院后的整个诊疗过程，相信在不久的未来，麻醉科医师将ERAS理念和老年骨科病房综合管理结合，探寻出适宜我国临床老年骨折患者围手术期风险管控的方案与技术措施，这将有助于实现以患者为中心的ERAS治疗理念，保证老年骨科患者的术后快速康复。

（王秀丽 赵爽）

参考文献

［1］ 于沂阳，张英泽，刘勃，等. 2008—2012年河北医科大学第三医院老年骨折流行病学特征分析［J/OL］. 中华老年骨科与康复电子杂志，2016，2(3):172-176.

［2］ CALLUM K G, WHIMSTER F, DYET J F, et al. The report of the National Confidential Enquiry into Perioperative Deaths for Interventional Vascular Radiology［J］. Cardiovasc Intervent Radiol, 2001, 24(1): 2-24.

［3］ HE B, MA Y, WANG C, et al. Prevalence and risk factors for frailty among community-dwelling older people in China: A systematic review and meta-analysis［J］. J Nutr Health Aging, 2019, 23(5):442-450.

［4］ SUSANO M J, GRASFIELD R H, FRIESE M, et al. Brief preoperative screening for frailty and cognitive impairment predicts delirium after spine surgery［J］. Anesthesiology, 2020,133(6):1184-1191.

［5］ LIN H S, WATTS J N, PEEL N M, et al. Frailty and post-operative outcomes in older surgical patients: a systematic review［J］. BMC Geriatr, 2016,16(1):157.

［6］ WILSON J M, BOISSONNEAULT A R, SCHWARTZ A M, et al. Frailty and malnutrition are associated with inpatient postoperative complications and mortality in hip fracture patients［J］. J Orthop Trauma, 2019,33(3):143-148.

［7］ GLEASON L J, BENTON E A, ALVAREZ-NEBREDA M L, et al. Frail questionnaire screening tool and short-term outcomes in geriatric fracture patients［J］. J Am Med Dir Assoc, 2017, 18(12): 1082-1086.

［8］ CLEGG A, HASSAN-SMITH Z. Frailty and the endocrine system［J］. Lancet Diabetes Endocrinol, 2018, 6(9):743-752.

［9］ FRIED L P, TANGEN C M, WALSTON J, et al. Frailty in older adults: evidence for a phenotype［J］. J Gerontol A Biol Sci Med Sci, 2001,56(3):M146-M156.

［10］ MITNITSKI A B, GRAHAM J E, MOGILNER A J, et al. Frailty, fitness and late-life mortality in relation to chronological and biological age［J］. BMC Geriatr, 2002, 2:1.

［11］ VELANOVICH V, ANTOINE H, SWARTZ A, et al. Accumulating deficits model of frailty and postoperative mortality and morbidity: ITS application to a national database［J］. J Surg Res, 2013, 183(1):104-110.

［12］ ROCKWOOD K, SONG X, MACKNIGHT C, et al. A global clinical measure of fitness and frailty in elderly people［J］. CMAJ, 2005, 173(5):489-495.

［13］ MORLEY J E, MALMSTROM T K, MILLER D K. A simple frailty questionnaire (frail) predicts outcomes in middle aged african americans［J］. J Nutr Health Aging, 2012, 16(7): 601-608.

［14］ ROLFSON D B, MAJUMDAR S R, TSUYUKI R T, et al. Validity and reliability of the edmonton frail scale ［J］. Age Ageing, 2006,35(5):526-529.

［15］ PINCUS D, RAVI B, WASSERSTEIN D, et al. Association between wait time and 30-Day mortality in adults undergoing hip fracture surgery［J］. JAMA, 2017, 318(20): 1994-2003.

［16］ 文良元, 吴新宝. 强化老年人髋部骨折的综合防治［J］. 中华老年医学杂志, 2018, 37(12): 1307-1308.

［17］ SHIN W C, WOO S H, LEE S J, et al. Preoperative prevalence of and risk factors for venous thromboembolism in patients with a hip fracture: an indirect multidetector CT venography study［J］. J Bone Joint Surg Am, 2016, 98(24): 2089-2095.

［18］ CANNESSON M, KAIN Z. The perioperative surgical home: an innovative clinical care delivery model［J］. J Clin Anesth, 2015, 27(3): 185-187.

［19］ GROCOTT M P, PEARSE R M. Perioperative medicine: the future of anaesthesia［J］. Br J Anaesth, 2012, 108(5): 723-726.

［20］ HOLT N F. Trends in healthcare and the role of the anesthesiologist in the perioperative surgical home - the US perspective［J］. Curr Opin Anaesthesiol, 2014, 27(3): 371-376.

［21］ GARSON L, SCHWARZKOPF R, VAKHARIA S, et al. Implementation of a total joint replacement-focused perioperative surgical home: a management case report［J］. Anesth Analg, 2014, 118(5): 1081-1089.

［22］ BELL J J, PULLE R C, CROUCH A M, et al. Impact of malnutrition on 12-month mortality following acute hip fracture［J］. ANZ J Surg, 2016, 86(3): 157-161.

［23］ WEIMANN A, BRAGA M, CARLI F, et al. ESPEN guideline: Clinical nutrition in surgery［J］. Clin Nutr, 2017, 36(3): 623-650.

［24］ ENEROTH M, OLSSON U B, THORNGREN K G. Nutritional supplementation decreases hip fracture-related complications［J］. Clin Orthop Relat Res, 2006, 451: 212-217.

［25］ OLOFSSON B, STENVALL M, LUNDSTRÖM M, et al. Malnutrition in hip fracture patients: an intervention study［J］. J Clin Nurs, 2007, 16(11): 2027-2038.

［26］ 中华医学会麻醉学分会. 2020版中国麻醉学指南与专家共识［M］. 北京: 人民卫生出版社, 2022.

［27］ LJUNGQVIST O, SCOTT M, FEARON K C. Enhanced recovery after surgery: a review［J］. JAMA Surg, 2017, 152(3): 292-298.

［28］ SARAVANA-BAWAN B, WARKENTIN L M, RUCKER D, et al. Incidence and predictors of postoperative delirium in the older acute care surgery population: a prospective study［J］. Can J Surg,2019, 62(1):33-38.

［29］ SUSANO M J, GRASFIELD R H, FRIESE M, et al. Brief preoperative screening for frailty and cognitive impairment predicts delirium after spine surgery［J］. Anesthesiology, 2020, 133(6): 1184-1191.

［30］ STEENBERG J, MØLLER A M. Systematic review of the effects of fascia iliaca compartment block on hip fracture patients before operation［J］. Br J Anaesth, 2018,120(6):1368-1380.

8

第九章
围手术期并发症的精确诊断与处理

第一节　气压止血带的不良反应

气压止血带（以下简称止血带）是外科手术常用的止血装备，尤以骨科四肢手术应用居多，可阻断血液流向远端肢体，创造"无血"的手术视野，减少围手术期失血量。但止血带常因使用不当，引发相关并发症。

一、止血带疼痛

止血带疼痛是最常见的止血带并发症。在止血带使用过程中，患者可感到捆绑止血带部位及远端肢体疼痛不适，此种疼痛常被描述为麻木感、沉重感、痉挛痛、烧灼痛，且非常强烈，常对镇痛药和麻醉药耐受。据报道，高达 66% 的患者在止血带充气 30～60 min 后出现疼痛，其中最常发生在下肢手术中，在止血带放置部位有一种钝性疼痛的感觉。止血带疼痛的病理生理学机制尚未完全了解，有学者认为是由包括皮肤、神经在内的多种因素组合引起的，可能是止血带对神经及局部软组织的直接压迫而造成的损伤引发的疼痛，或者肢体筋膜间隙的肌肉疼痛和神经急性严重缺血导致组织缺氧，出现肢体疼痛；也有可能是止血带阻断静脉回流，造成远端静脉淤血、组织缺氧水肿，大量的代谢产物堆积在大腿肌肉内，导致止血带捆绑部位疼痛、肿胀。止血带压力很大时，肌肉的缺血再灌注损伤程度也增大，肌肉组织和周围神经、血管在一定程度上已经发生损伤。细胞和血管的损伤造成大量炎症因子释放，无法快速代谢，在一定程度上增加了患者术后疼痛的发生与发展。

手术条件允许下，可使用较宽的袖带、减少使用时间、用科学的方法设定最小且有效的充气压力，以期减少止血带疼痛并发症的发生率。研究人员尝试通过关节内注射局部麻醉药、静脉注射药物来降低止血带疼痛的发生率和（或）严重程度，例如在局部麻醉药利多卡因中加入

9

1 ng/kg 的可乐定或 0.1 mg/kg 的氯胺酮可延缓止血带疼痛的发生，减轻止血带疼痛，但最有效的方法还是止血带尽早放气。

二、皮肤损伤

由止血带使用不当导致的局部皮肤损伤是止血带应用中最常见的并发症之一，在止血带及袖套部位出现皮肤瘀血、红肿，甚至水疱形成。除了患者自身因素外，皮肤损伤还与不恰当的衬垫、消毒液灼伤皮肤、使用时间长、压力大及捆绑方法不正确等有关。比如当止血带布套面料相对粗糙时，直接将袖带缚在患者肢体上，松解后缚袖带的部位常出现皮下瘀血点；止血带部位衬垫不平整，充气后褶皱压迫皮肤，可能使局部皮肤出现水疱；未将止血带周围的碘酒脱干，渗入止血带内层也会引起皮肤破损，甚至引发软组织及神经肌肉损伤。应用止血带引起皮肤损伤的外在因素包括压力、摩擦力、剪切力，摩擦力主要由袖带或者衬垫与皮肤接触产生，而剪刀力主要是袖带边缘向皮下的压力与肌肉向外的张力共同作用产生的。在压力一定的情况下，减少摩擦力和剪切力可以减轻皮肤损伤的发生，比如使用较光滑平整的袖套，降低摩擦力，可减少或减轻皮肤损伤。

高分子吸收树脂保护袖套对减轻皮肤损伤有一定效果，该保护衬垫具有如下优点：① 质地柔软。② 与皮肤均匀接触，避免了压力分布不均导致的皮肤损伤。③ 既能吸收汗液和血液，又能保持局部皮肤干燥，有效避免了潮湿环境下压力持续作用导致的皮肤破损。④ 衬垫与外固定绷带形成一体，有效防止止血带滑动，避免造成止血效果不佳。⑤ 能防止止血带保护套被血液和消毒液污染，可以有效预防交叉感染。建议在皮肤与止血带之间加一层保护衬垫棉质袖套，保持止血带和衬垫平整，从而减轻受压部位皮肤的摩擦力、剪切力，降低皮肤损伤的发生率。

三、神经损伤

止血带使用不当可致神经组织缺血、缺氧，导致变性麻痹，感觉和运动神经传导功能减退或丧失，出现神经损伤的症状。止血带应用时间过长、缚扎过紧，容易使神经受压缺血，神经受压缺血是导致止血带相关性神经损伤的重要病理生理原因。止血带加压后，临近止血带的神经周围微血管活动异常，其导致的水肿可引起组织营养匮乏、神经轴突变性，这些损伤大部分可在 6 个月内自愈，极少一部分会成为永久性损伤。极严重的损伤可能是止血带加压时间过长或压力设定过高所致。止血带松解后，血液再灌注也可引起神经损伤，主要表现为神经血管周围脱髓鞘和神经水肿，神经外膜的微血管内皮细胞和外膜肿胀，使血管腔直径变小，血流难以通过，从而造成血管周围髓鞘选择性损伤。神经受压随时间延长、压力增加，病理改变逐渐加重，表现为术后肢体麻痹、受损神经所支配的皮肤对痛、热、冷、压力的感觉丧失，肢体运动迟缓或丧失等。止血带引起的神经损伤多发生于袖带边缘剪切力最大的地方，上肢神经较下肢神经更易受损，由于表浅神经如桡神经、正中神经、尺神经缺乏肌肉保护，尤其是体格瘦弱者，因此最易受损神经为桡神经，尺神经、正中神经次之。神经损伤共分为五种程度：① 神经失用。② 轴突连续性丧失而不破坏神经纤维内神经鞘。③ 神经纤维连续性丧失。④ 神经膜和神经束受累。⑤ 神经干连续性丧失。在止血带引起的神经损伤中，①和②两种情况最常见。

一般情况下止血带相关性神经损伤均可自行恢复，个别患者较为严重，要及时判断并处理，需要行肌电图检查及相关专科会诊和治疗。每个患者恢复的时间从数小时到数月不等，因此，止血带应绑扎在肢体肌肉丰富的部位，以减轻神经受压程度，同时掌握个体化止血带的压力设定。根据年龄、应用部位、肢体周径等选用合适规格的止血带并固定好。在周围神经损伤的早期治疗中，应首先考虑疼痛的控制，疼痛是典型的神经性疼痛，以灼热和感觉障碍为特征，需要针对性应用神经病理性疼痛的药物治疗。在放松止血带前，预防性应用少量麻黄素（10～15 mg），可有效预防并发症的发生。尽可能缩短止血带使用时间是减少神经损伤的重要环节，推荐止血带绑扎在肢体肌肉丰富的部位，上肢在肱骨上 1/3 段，下肢在大腿根部，同时掌握个体化止血带的压力设定，一旦发生，应尽早诊治。

四、血流动力学影响

使用止血带使得肢体缺血一段时间后，放气恢复血流灌注，导致有效血容量突然减少，加上手术切口出血或渗血，此时若未及时加快补液速度，往往会出现血压进行性降低的全身反应——止血带休克。轻者血压稍有下降，脉搏增快，患者多无自觉症状；重者血压剧降，脉搏、呼吸加快，心悸，出冷汗，发绀，甚至出现精神症状，严重者发生休克。从止血带驱血开始到放气，ASA 分级越优的患者受血流动力学改变的影响越小，心功能不全的患者可能有较大影响。止血带驱血会引起中心静脉压升高，特别是止血带充气 30～60 min 后，舒张压、收缩压和心率增加，并持续到止血带放气。止血带放气期间监测患者生命体征至关重要，止血带松气后，大量血液迅速充盈驱血后的肢体，血液再重新分配，有效循环血量突然减少，缺血肢体血管突然开放及无氧代谢产物经静脉回流循环，抑制心肌收缩，加上手术切口出血和渗血，可引起休克。同时放气还会导致中心静脉压和动脉压迅速下降，短期低血压可能会导致心肌抑制和心搏骤停。对于老年患者，术中血压的剧烈变化有可能会导致心脑组织局部缺血，继发于低血压的脑灌注不足可导致老年患者出现术后认知功能障碍，甚至脑卒中等严重后果。

在止血带放气时，应将止血带压力缓慢降至零，严禁在没有放气时拆除止血带。尽量缩短止血带的使用时间，若需再次使用止血带，应间隔 15 min 后再充气。双侧肢体使用止血带，应先一侧放气，10～15 min 后在另一侧放气。松止血带前若收缩压在 90 mmHg 以下，应快速补充血容量后再松止血带，必要时使用血管活性药，以维持循环稳定，若血压正常，也可预防性使用适量血管活性药物。例如在止血带松气前 30 min 内快速输入羟乙基淀粉 130/0.4 氯化钠注射液 500 ml 预扩容可以预防止血带休克的发生。松开止血带前静脉滴注地塞米松 5 mg，能够预防因患肢缺氧而出现的寒战现象。对存在贫血或失血过多等潜在性影响血压因素的患者，应根据血压调节液体的速度，特别要注意生命体征的变化。总之，应该放气时及时通知医生做好创面的止血，缓慢放气，同时适当加快输液速度。建议巡回护士在松止血带前及时告知外科医师及麻醉医师，止血带放气时应抬高肢体，缓慢放气至零，严密监测生命体征，辅助输液和血

9

管活性药物的使用以维持循环稳定。

五、深静脉血栓风险

在使用止血带期间，外科医师和麻醉医师都应实时关注深静脉血栓、肺栓塞和外周动脉疾病，这可能与肢体失血和止血带放气后引起患者血流动力学不稳定有关。止血带的应用是导致深静脉血栓形成的重要因素，松解止血带导致的Ⅰ型纤溶酶原激活物抑制因子血浆浓度升高，可抑制纤溶系统的激活，促使术后深静脉血栓的形成。有研究报道，全膝关节置换术后深静脉血栓形成的发生率为40%～84%，致死性肺栓塞的发生率＜1%。栓子的发生与止血带充气的时长之间存在重要的相关性。有学者认为，术中出现血流动力学波动可能引起深静脉血栓，导致肺栓塞的可能。卵圆孔未闭的患者行全膝关节置换术，栓子会经心房通过卵圆孔最终进入颅内，导致严重的神经系统并发症。尽管发生深静脉血栓的概率很小，但应尽可能缩短止血带使用时间，栓子的发生与止血带充气的时长之间存在重要的相关性。一旦患者在术中出现肺栓塞，应及时进行抢救。

六、缺血再灌注对肾脏损伤及内环境的影响

临床和动物实验中均发现使用止血带可导致肾脏损伤。肢体的挤压和缺血会引起代谢变化，包括乳酸积累、$PaCO_2$和血钾增加、PaO_2和pH值下降。止血带放气后，无氧代谢产物会立即从止血带远端释放，通过患者血液进入体循环中，这些代谢物会引起"肌肾病代谢综合征"，也可引起高钾血症、低血压、代谢性酸中毒、肌红蛋白尿、肌红蛋白血症和肾衰竭。"肌肾病代谢综合征"的严重程度取决于患者的年龄和身体状况、止血带使用时长及肢体的周径。双侧同时应用止血带时，代谢产物增加更为明显。通常在止血带放气后的30 min内，代谢变化因机体自我调节或代偿而逐渐逆转至正常。

高钾血症、代谢性酸中毒持续存在提示预后不良，应给予利尿、静脉输注碱性药物，纠正水电解质紊乱及酸碱失衡，加速肌红蛋白从尿中排出，减少急性肾衰竭的发生。持续血液滤过能有效去除肌红蛋白，可以预防伴有肌红蛋白尿的肾衰竭，拥有血液滤过条件的单位应优先考虑使用该方法。预防的重点是根据规范要求使用止血带，对年老体弱患者和小儿患者要注意生命体征的变化，注意患者有无躁动不安、出汗等情况，必要时应检查动脉血气进一步判定。

七、缺血再灌注对呼吸系统的影响

肺作为高灌注器官，是机体与外界接触面积最大的内脏器官，又是血液回流入左心的通路，也是肢体缺血再灌注后最常受累的脏器之一，其换气功能常因此受损，严重者临床可表现为急性呼吸窘迫（如低氧血症、肺动脉高压等）。缺血、缺氧后再灌注性损伤涉及多种介质，包括血丙二醛、IL-6、IL-8升高，肺换气功能障碍常提示发生全身炎症反应综合征和肺损伤。此外，

血栓素A2（TXA2）增加后，可见肺毛细血管床多形核白细胞聚集，血管内有大量多形核白细胞，肺泡腔有炎症细胞团和蛋白质颗粒，引起血管通透性增加、蛋白质漏出和肺淋巴液的蛋白质/血浆蛋白质比值增高，这些可能是引起急性呼吸衰竭的原因。

止血带放气后，酸性代谢产物、氧自由基及炎症因子等会迅速进入血液循环，发生过氧化反应，同时过氧化物系统性释放破坏肺血管内皮细胞，导致肺泡毛细血管膜完整性损失、肺表面活性物质减少、功能受损，最终导致肺泡塌陷与气体交换受损。止血带放气还可致呼气末二氧化碳增加，机械通气患者呼气末二氧化碳恢复到正常基线可能需要较长的时间。脑循环因呼气末二氧化碳增加的影响而出现颅内高压，尤其对颅脑损伤的患者可能会增加并发症的风险。

在止血带引起的缺血前进行预处理可减轻缺血再灌注引发的肺换气功能障碍。麻醉医师应尽可能维持患者的呼气末二氧化碳在正常范围，减少脑血流量改变。使用止血带时预防性应用抗血小板聚集的药物和低分子肝素，可降低肺栓塞的发生率。

综上所述，在使用止血带前应综合评估患者全身情况，权衡利弊，把握好适应证和禁忌证，设定适合的压力和时间值，术前准备充分，术中密切观察，按规范操作，减少止血带使用并发症。在临床应用过程中可以通过预防措施、护理干预或改进使用方法来降低并发症的发生率。尽可能选择宽幅袖带，上肢缚于上臂中上1/3处，下肢缚于大腿根部近腹股沟处。避免止血带直接缚扎，局部选用纯棉加弹力的不同规格袖套作为止血带保护垫，衬垫和止血带都要平整，既能保护压迫处的皮肤免受损伤，又能避免止血带与压迫血管处产生空隙，影响止血效果。消毒过程注意局部皮肤保护，任何在皮肤上使用的消毒液绝不允许流入止血带内，否则将会引起化学性灼伤。捆绑止血带时要与肢体垂直，止血带松紧度以皮肤与止血带之间容一手指为宜。基于肢体闭塞压力（LOP）设定止血带压力，当LOP < 130 mmHg时，充气压力为LOP + 40 mmHg；当131 mmHg < LOP < 190 mmHg时，充气压力为LOP + 60 mmHg；当LOP > 190 mmHg时，充气压力为LOP + 80 mmHg；儿童均为LOP + 50 mmHg。上肢使用时长为60 min，下肢使用时长为90 min，如需再次使用，中间间隔15 min，并缩短再次使用时间。有条件的医院可以选择使用基于LOP的智能化止血带仪器，选择最佳的个体化止血带压力值，既能提供术中良好的手术视野，又可以减少并发症的发生率，进而提高止血带在临床使用中的安全性和可靠性。放松止血带前应及时补充血容量，根据血压调节液体的速度，放松止血带的速度宜慢，一般应 > 1 min，并密切观察血压、心率、面色的变化。若两侧肢体同时手术，不能同时放松两侧止血带，以防回心血不足而引起血压骤降，应先放一侧，间隔10～15 min后在另一侧放气，防止过急过快造成休克。对年老体弱患者和小儿患者，特别要注意生命体征的变化，对清醒患者应询问局部疼痛情况，注意患者有无躁动不安、出汗等情况，以应对并发症的发生。

（周阳　王仿　高子军）

第二节　栓塞性并发症

静脉血栓栓塞症（深静脉血栓、肺栓塞）

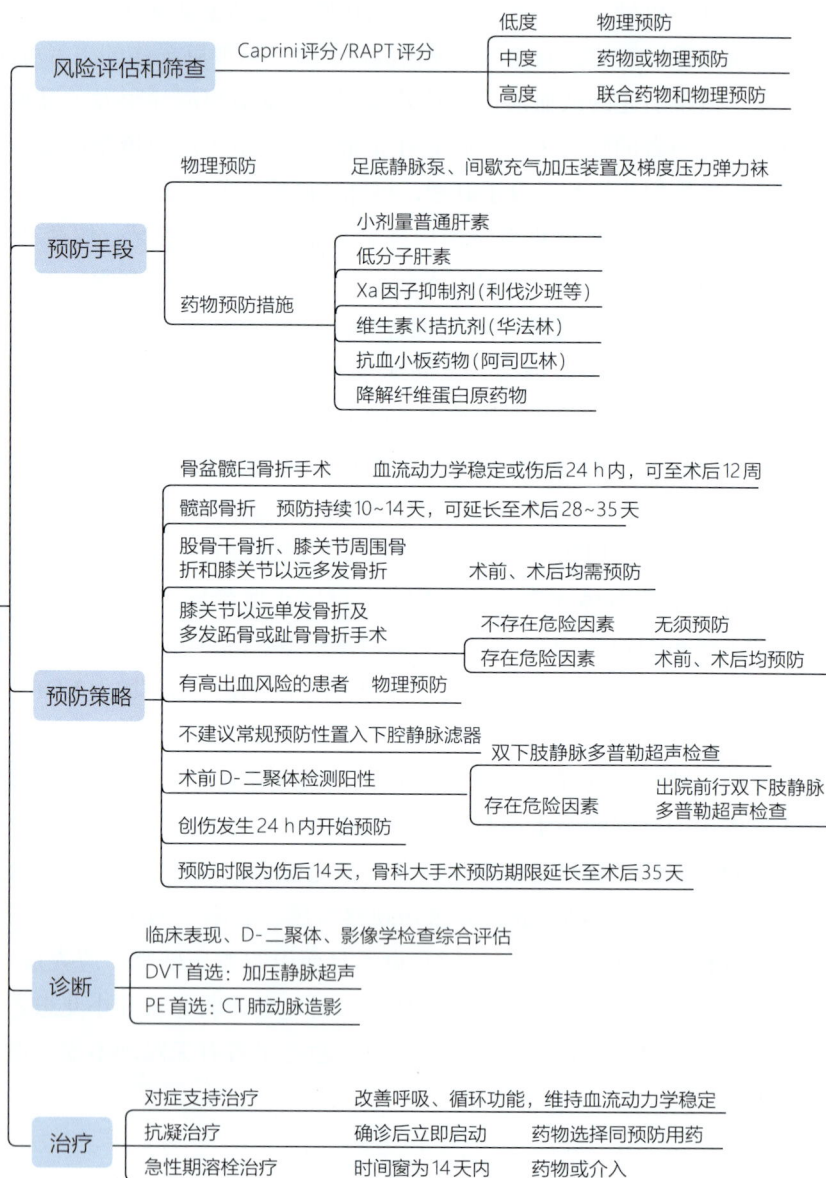

- 风险评估和筛查 — Caprini 评分/RAPT 评分
  - 低度 —— 物理预防
  - 中度 —— 药物或物理预防
  - 高度 —— 联合药物和物理预防

- 预防手段
  - 物理预防 —— 足底静脉泵、间歇充气加压装置及梯度压力弹力袜
  - 药物预防措施
    - 小剂量普通肝素
    - 低分子肝素
    - Xa 因子抑制剂（利伐沙班等）
    - 维生素 K 拮抗剂（华法林）
    - 抗血小板药物（阿司匹林）
    - 降解纤维蛋白原药物

- 预防策略
  - 骨盆髋臼骨折手术 —— 血流动力学稳定或伤后 24 h 内，可至术后 12 周
  - 髋部骨折 —— 预防持续 10~14 天，可延长至术后 28~35 天
  - 股骨干骨折、膝关节周围骨折和膝关节以远多发骨折 —— 术前、术后均需预防
  - 膝关节以远单发骨折及多发跖骨或趾骨骨折手术
    - 不存在危险因素 —— 无须预防
    - 存在危险因素 —— 术前、术后均需预防
  - 有高出血风险的患者 —— 物理预防
  - 不建议常规预防性置入下腔静脉滤器
  - 术前 D-二聚体检测阳性 —— 双下肢静脉多普勒超声检查
    - 存在危险因素 —— 出院前行双下肢静脉多普勒超声检查
  - 创伤发生 24 h 内开始预防
  - 预防时限为伤后 14 天，骨科大手术预防期限延长至术后 35 天

- 诊断
  - 临床表现、D-二聚体、影像学检查综合评估
  - DVT 首选：加压静脉超声
  - PE 首选：CT 肺动脉造影

- 治疗
  - 对症支持治疗 —— 改善呼吸、循环功能，维持血流动力学稳定
  - 抗凝治疗 —— 确诊后立即启动 —— 药物选择同预防用药
  - 急性期溶栓治疗 —— 时间窗为 14 天内 —— 药物或介入

脂肪栓塞综合征

- 高危因素
  - 手术种类 —— 骨科创伤、大关节置换、骨髓腔外来物置入、骨盆手术、肢体远端长骨骨折
- 诊断
  - 临床表现
    - 神经系统 —— 困倦、意识模糊或者昏迷
    - 血液系统 —— 血小板降低、血红蛋白降低
    - 皮肤表现 典型瘀斑
      - 结膜、口腔黏膜以及颈部或者腋下等皮肤褶皱处
      - 往往在 36 h 内出现
      - 具有诊断性意义
    - 呼吸、循环系统
      - 低氧血症、呼吸困难
      - 12~72 h 出现
      - 或爆发式急性呼吸窘迫综合征及循环衰竭
    - 其他 —— 发热、心动过速、脂尿
  - 影像学检查
    - 胸片 —— 早期无改变，晚期可呈暴风雪样改变
    - 头部MRI —— 早期DWI可见双侧额叶、顶叶、枕叶、颞叶及基底节区存在广泛、散在、对称性分布的点状或者片状长T1、长T2异常信号灶
    - 经食管超声心动图 —— 右心室增大，游离室壁运动减弱，右心室心尖部收缩功能良好（McConnell征）
- 治疗
  - 呼吸衰竭之前积极行气管插管和机械通气
  - 维持循环稳定
  - 糖皮质激素
  - 抗凝治疗（低分子肝素、阿司匹林等）
  - 其他对症支持治疗
  - 脑型脂肪栓塞综合征，积极行高压氧治疗

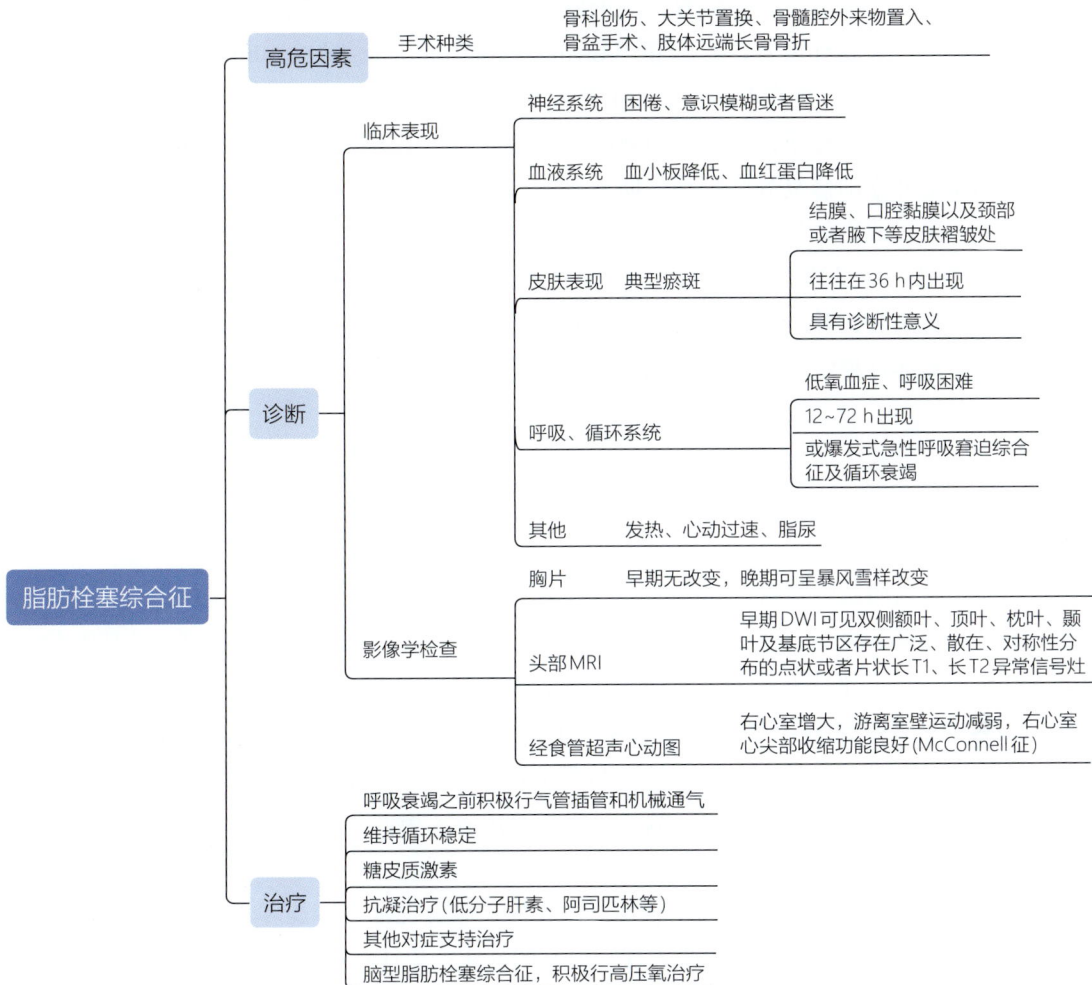

栓塞性并发症是骨科手术常见并发症之一，相较于其他手术，骨科手术后栓塞性并发症风险显著增加。栓塞性并发症可分为空气栓塞、脂肪栓塞以及静脉血栓栓塞症（VTE），其中静脉血栓栓塞症临床最常见的是深静脉血栓（DVT）和肺栓塞（PE）。

一、空气栓塞

空气栓塞是当大气压力超过静脉压力时，一定量体积的空气进入循环系统引起的病理生理改变。骨科脊柱手术由于俯卧位等特殊体位，创面大而血窦多，需要警惕空气栓塞的发生。髋关节置换等其他骨科手术中存在静脉损伤的情况，也有报道空气栓塞的发生。

空气栓塞主要为空气栓子进入右心系统和肺循环，引起右心室流出道梗阻，心输出量急剧下降，血压下降，呼气末二氧化碳以及 SpO_2 下降等临床表现，往往病情急剧变化，可能发生严重不良后果。然而，空气栓塞的临床表现具有明显非特异性，包括不明原因血压下降、心动

过速、心律失常等，临床过程中需有经验的麻醉医师及时识别并早期干预。在辅助诊断中，听诊可能闻及心前区齿轮样杂音，经胸超声心动图（transthoracic echocardiography，TTE）、经食管超声心动图（TEE）可能在右心房、右心室看到大量气体影。

一旦怀疑发生空气栓塞，应当立即封闭开放的静脉，予头低位、颈静脉加压等处理以提高破损处静脉压力并立即修复静脉损伤，防止更多空气进入。需要警惕持续头低位有加重脑水肿发生的风险，可以改变体位为左侧卧位，减少空气进入动脉系统，并且便于呼吸道管理。若存在中心静脉置管，应迅速将空气抽出。其他主要治疗原则为对症支持治疗，在通气支持下予以纯氧吸入维持氧合，并给予正性肌力药、升压药等维持血流动力学稳定，必要时进行心肺复苏。在患者生命体征稳定后，应当早期进行脑保护，早期行高压氧舱治疗有利于术后神经功能的恢复。

二、脂肪栓塞

脂肪栓塞是指脂肪颗粒进入血液循环，如果脂肪栓塞引起显著的病理生理变化，出现以呼吸困难、进行性低氧血症、意识障碍、皮肤黏膜出血为主要特征的症候群，则称为脂肪栓塞综合征（FES）。尽管几乎所有骨盆或者股骨手术患者均可以在血液循环中检测到脂肪颗粒，但真正发生FES的患者不到1%。并且，血液循环中的脂肪颗粒数量与FES的发生无明显相关性。

脂肪栓塞或FES发生的高危因素主要与手术种类相关，多见于骨科创伤、大关节置换、骨髓腔外来物置入、骨盆手术、肢体远端长骨骨折等患者。患者年龄、性别、合并症等可能并不是脂肪栓塞或FES的高危因素。

识别FES是否发生主要依据临床表现。FES的临床表现常常涉及多个系统，主要包括呼吸系统、神经系统、血液系统以及皮肤表现。FES的临床征象往往在术后12~72 h逐渐出现。但值得注意的是，严重的FES可以呈现为暴发式的急性呼吸和循环衰竭。在各种临床表现中，皮肤瘀斑具有诊断性意义，瘀斑常见于结膜、口腔黏膜以及颈部、腋下等皮肤褶皱处，往往在36 h内出现。呼吸系统表现常常为首发症状，但无明显特异性，从轻度低氧血症到呼吸衰竭不等。神经系统表现具有显著非特异性，可能表现为困倦、意识模糊或者昏迷等，也可能为局灶性症状如失语等。血液系统表现为血小板降低、血红蛋白降低等非特异性改变。其他症状可能包括发热、心动过速、脂尿等。

FES目前尚缺乏完善的诊断标准，Gurd提出的诊断标准（表9-1）仍然在临床广泛应用，然而其在早期诊断FES中并不具备优势，可能延误治疗。因此，早期FES诊断主要依据临床表现和影像学检查综合评估。影像学手段有利于识别FES，胸部X线片可表现为暴风雪样改变，但早期可能无异常，对早期诊断FES没有优势。胸部CT往往正常，对于FES诊断意义不大。对于脑型FES，头颅MRI诊断敏感度较高，早期扩散加权成像（diffusion weighted imaging，DWI）下即可见双侧额叶、顶叶、枕叶、颞叶及基底节区存在广泛、散在、对称性分布的点状或者片状长T1、长T2异常信号灶，且病灶可在患者临床症状和体征消除后完全消失，有助于诊断或者确诊FES。其他有帮助的辅助检查手段可能包括TEE，急诊TEE可发现右心室增大，游离室壁运动减弱，右心室心尖部收缩功能良好（McConnell 征）。

表 9-1　Gurd 脂肪栓塞综合征诊断标准

主要表现（至少1个）	次要表现（至少4个）	实验室指征
呼吸功能不全	发热	脂肪颗粒（必需）
神经系统改变	心动过速	贫血
瘀斑	视网膜病变	血小板减少症
	黄疸	红细胞沉降率升高
	肾功能损伤	

由于 FES 皮疹等特异性表现具有明显时间窗，因此一旦怀疑有 FES，应立即进行积极治疗。针对 FES 的治疗原则主要为对症支持治疗，主张呼吸衰竭之前积极进行气管插管和机械通气，主要目的是早期复苏和恢复生理稳态，改善低氧血症、休克和终末器官损伤。糖皮质激素仍然是 FES 的常用治疗药物，然而关于其对远期预后的益处尚未得到证据支持。在评估风险获益后，可予以抗凝治疗，包括低分子肝素、阿司匹林等。针对脑型 FES，可积极进行高压氧治疗，可以改善远期预后。

三、静脉血栓栓塞症

静脉血栓栓塞症是指静脉内血栓形成，完全或不完全阻塞血管，引起静脉回流障碍，从而导致的一系列病理生理改变，其主要包括 DVT 和 PE，其中 PE 是最危及生命的静脉血栓栓塞症。

骨科患者是 DVT 和 PE 发生的高危人群，而 DVT 和 PE 也是骨科患者术后并发症和死亡发生的首要原因。DVT 和 PE 发生不仅导致住院时间延长、出血风险增加、再次栓塞等，而且可导致长期低氧血症、慢性肺动脉高压等不良预后。尽管医疗技术快速发展，但随着老年患者、重症患者和再次手术患者就医增加，DVT 和 PE 的发生率近年不降反升。因此，对 DVT 和 PE 高危患者进行有效筛查和早期预防是骨科围手术期的重要任务。

创伤骨科患者发生 DVT 的风险从受伤即刻开始，5 天达到高峰，14 天后风险逐渐下降，这决定了对该类患者进行风险评估和预防的时间。指南推荐对所有创伤骨科患者进行 DVT 风险评估和筛查，这也广泛适用于其他骨科手术患者。

从手术因素分析，多发骨折患者 DVT 发生率可高达 29.6%，随着手术部位往足端靠近，发生率随之降低。关节置换术，尤其是膝关节置换术，DVT 发生率也较高。患者本身因素，包括高龄、肥胖、DVT 病史等，均是术后 DVT 发生的风险因素。

筛查和评估 DVT 风险可采用 Caprini 血栓风险因素评估表（**表 3-13**），其将 37 项危险因素分为 1 分、2 分、3 分和 5 分，累计分数 1～2 分为低风险，3～4 分为中风险，≥5 分为高风险。

另一个评估 DVT 风险因素的静脉血栓形成危险度评分（risk assessment profile for thromboembolism，RAPT）相对简单，从病史、医源性损伤、创伤程度、年龄 4 个方面进行评

9

表 9-2　静脉血栓形成危险度评分

项目	得分
病史	
肥胖	2
恶性肿瘤	2
凝血异常	2
静脉血栓栓塞症病史	3
医源性损伤	
中心静脉导管 > 24 h	2
24 h 内输血 > 4 U	2
手术时间 > 2 h	2
修复或结扎大血管	3
创伤程度	
胸部 AIS > 2 分	2
腹部 AIS > 2 分	2
头部 AIS > 2 分	2
脊柱骨折	3
GCS < 8 分持续 4 h 以上	3
下肢复杂骨折	4
骨盆骨折	4
脊髓损伤（截瘫、四肢瘫痪等）	4
年龄	
40 ~ 60 岁	2
61 ~ 75 岁	3
> 75 岁	4

AIS，简明损伤定级；GCS，格拉斯哥昏迷量表；低风险 5 分，中风险 5 ~ 14 分，高风险 14 分。

分，低风险 5 分，中风险 5 ~ 14 分，高风险 14 分（表 9-2）。

DVT 重在预防，依据风险评估推荐低风险患者以物理预防为主，中风险患者进行物理预防或者药物预防，而高风险患者进行药物预防。

物理预防包括足底静脉泵、间歇充气加压装置（intermittent pneumatic compression device，IPCD）和梯度压力弹力袜等。物理预防存在禁忌证，包括：① 存在充血性心力衰竭、肺水肿或下肢严重水肿。② 下肢已经存在 DVT、静脉炎等。③ 下肢局部皮肤异常，如坏疽、接受皮肤移植手术、开放性损伤等。④ 下肢血管严重动脉硬化，存在血管性疾病或严重畸形等。

药物预防以抗凝药物为主，推荐应用的主要药物包括：① 小剂量普通肝素，可以降低下肢 DVT 的风险，但治疗窗窄，且有安全风险。② 低分子肝素，临床最常应用并且非常有效的药物，相较于普通肝素，其并发症少，安全性高。③ 维生素 K 拮抗剂，如华法林也可作为预防用药，但使用时需注意监测 INR 值，维持在 2.5 左右，此外，需注意华法林可能存在不可预见性的风险。④ 直接 Xa 因子抑制剂或直接 IIa 因子抑制剂，如磺达肝癸钠、利伐沙班、阿加曲班等，治疗窗较宽，也无须监测，固定剂量使用，可以有效预防 DVT。⑤ 降解纤维蛋白原药物，如达比加群酯，其血浆半衰期约为 8 h，纤维蛋白原浓度是骨科等住院患者 DVT 发生的独立危险因素，因此该抗凝药物可用于预防 DVT。⑥ 抗血小板药物，以往观点不推荐阿司匹林单独用于预防 DVT，但近期研究显示阿司匹林可以有效预防 DVT。

使用药物预防 DVT 时，医生需要时刻权衡抗凝与出血风险。总体来讲，对骨科大手术患者使用低分子肝素或者其他新型口服抗凝药预防 DVT 时，出血风险小于 1%。若有必要在预防 DVT 期间更换药物，必须仔细斟酌，依据半衰期、抗凝途径、风险等评估和衔接，并评估所用抗凝药物对肝、肾功能的影响以及停用或者更换抗凝药物时心血管事件发生的风险。

综合分析患者自身危险因素以及手术部位和大小，DVT预防策略参考如下。

（1）对于髋关节置换、膝关节置换、股骨干骨折、膝关节周围骨折和膝关节远端多发骨折患者，术前至少应用一种抗凝药物或者应用IPCD进行预防性抗血栓形成，持续至术后10~14天。注意使用IPCD时应该保证每天至少有18 h的依从时间。

（2）对于骨盆髋臼骨折或者髋部骨折患者，在确保血流动力学平稳后，应早期开始预防，至少应用一种抗凝药物或者应用IPCD进行预防，持续10~14天。骨盆髋臼骨折手术患者可酌情延长预防时间至术后12周，髋部骨折患者可延长至术后28~35天。

（3）低分子肝素相较于其他抗凝药物可能在髋关节置换、膝关节置换、骨盆髋臼骨折或者髋部骨折等患者预防DVT中具有更好的效果，可于术前12 h或者术后12 h开始应用低分子肝素。

（4）对于膝关节以远单发骨折或者多发跗骨或趾骨骨折患者，若其不存在危险因素，不需要进行预防；如其存在危险因素，则需类同上述骨科大手术进行物理或者药物预防。

（5）如果手术患者有出血倾向，选择物理手段进行预防。

（6）对于骨科手术患者，术前应常规检测D-二聚体，如D-二聚体升高，则应当进一步行双下肢血管超声以排除本身存在DVT。对于存在风险因素的患者，还应当在出院前再次复查双下肢血管超声，再次评估发生DVT的风险。预防性置入下腔静脉滤器对预防DVT并没有明显获益。

DVT发生后可分为急性期、亚急性期和慢性期，分别为栓塞后14天、15~30天和30天以后。急性下肢DVT的主要临床表现为突发下肢肿胀、疼痛，体检可见患肢凹陷性水肿、皮温增高、软组织张力增高等，可出现压痛。如小腿肌肉静脉丛发生栓塞，可表现出Homans征、Neuhof征等。

仅依靠临床表现不能诊断DVT，对非典型DVT患者应积极进行辅助检查。D-二聚体在DVT患者中显著升高，但其特异性较差。影像学检查是诊断DVT的重要手段。加压静脉超声是DVT的首选诊断技术，可以发现95%以上的近端下肢静脉内血栓，表现为静脉不能被压陷或静脉腔内无血流信号。除此之外，CT静脉造影、放射性核素下肢静脉显像、磁共振静脉造影、静脉造影等也是诊断DVT的常用影像学手段。

除了对症支持治疗外，抗凝是治疗DVT的基本手段，可有效防止血栓进一步扩大，有利于促进已形成的血栓溶解，恢复血流通畅，降低血栓脱落至肺动脉的风险，最终降低病死率。治疗DVT的抗凝药基本同预防应用的抗凝药，主要包括普通肝素、低分子肝素、维生素K拮抗剂、直接Xa因子抑制剂、直接IIa因子抑制剂等。

对于非肿瘤早期DVT患者的治疗，指南推荐直接使用新型口服抗凝药，或使用低分子肝素联合维生素K拮抗剂，在INR达标且稳定24 h后，停用低分子肝素；对于肿瘤早期DVT患者，建议首选低分子肝素抗凝，也可使用维生素K拮抗剂或者新型口服抗凝药。

除了抗凝治疗外，对DVT患者进行溶栓治疗也很重要。可以选择的药物包括尿激酶、重组链激酶、降解纤维蛋白原药物如巴曲酶等，也可以进行介入溶栓、手术取栓、机械血栓清除术等治疗。

PE 是静脉血栓栓塞症中的另一种表现形式，是栓子阻塞肺动脉及其分支后导致的一组疾病或临床综合征。血栓栓塞肺动脉后，血栓不溶解、机化、肺血管重构等因素导致血管狭窄或者闭塞，肺血管阻力升高，肺动脉压力增加等。急性栓塞可引起呼吸、循环衰竭等表现，慢性栓塞最终可致右心室肥厚和右心衰竭等。PE 患者病死率高、远期预后差，临床医生尤其需要早期识别和干预。在静脉血栓栓塞症患者中，有 0.1%～4% 的存活患者 2 年内可能出现 PE，且存在复发 DVT、有较大的灌注缺损、在第一次 DVT 时超声提示存在肺动脉压升高的患者，PE 发生的可能性更大。

PE 容易漏诊，原因在于其可因为栓塞的严重程度不同表现出具有显著差异性的临床表现，可无症状、血流动力学不稳定，也可能猝死（**表 9–3**）。

表 9-3　急性肺血栓栓塞症的临床表现

症状	体征
呼吸困难及气促（80%～90%）	呼吸急促（52%）
胸膜炎性胸痛（40%～70%）	哮鸣音（5%～9%）、细湿啰音（18%～51%）、血管杂音
晕厥（11%～20%）	发绀（11%～35%）
烦躁不安、惊恐甚至濒死感（15%～55%）	发热（24%～43%），多为低热，少数可有中度以上发热（11%）
咳嗽（20%～56%）	颈静脉充盈或搏动（12%～20%）
咯血（11%～30%）	心动过速（28%～40%）
心悸（10%～32%）	血压下降甚至休克
低血压和（或）休克（1%～5%）	胸腔积液体征（24%～30%）
猝死（<1%）	肺动脉瓣区第二心音亢进或分裂（23%～42%）
	三尖瓣区收缩期杂音

尽管如此，临床仍可以依据患者病史以及临床征象进行 PE 临床可能性评估，以期达到快速识别的目的，常用评估方法包括简化 Wells 评分（**表 9–4**）以及修订版 Geneva 评分（**表 9–5**）。

表 9-4　简化 Wells 评分

项目	得分
DVT 或者 PE 病史	1
4 周内制动或者手术	1
活动性肿瘤	1
心率≥100 次/min	1
咯血	1
DVT 症状或体征	1
其他鉴别诊断的可能性低于 PE	1

临床可能性：低度可能，0～1分；高度可能，≥2分。

表 9-5　修订版 Geneva 评分

项目	得分
DVT 或者 PE 病史	1
1 个月内手术或骨折	1
活动性肿瘤	1
心率 75～94 次/min	1
心率≥95 次/min	2
咯血	1
单侧下肢疼痛	1
下肢深静脉触痛及单侧下肢水肿	1
年龄＞65 岁	1

临床可能性：低度可能，0～1分；高度可能，≥2分。

一旦怀疑 PE 发生，通常需要进行多项检查才能最终诊断，各种实验室辅助检查以及影像学检查的项目及其临床意义见**表 9-6**。

表 9-6 肺栓塞辅助检查相关手段及临床意义

项目	意义
D-二聚体	对急性肺栓塞的诊断敏感度高达92% ~ 100%，也能够较好地预测低、中风险患者肺栓塞发生的可能性，但是其特异性低，不能作为诊断标准
动脉血气	可以及时判断患者呼吸功能的改变
血浆肌钙蛋白、脑利尿钠肽、心电图	了解心肌损伤程度和心脏功能变化，对判断预后有重要意义
胸部 X 线片	常有异常，但不能确诊或者排除肺栓塞
超声心动图	具有重要价值，常有右心室后负荷过重征象，若发现右心系统血栓，结合临床表现可诊断肺栓塞
CT 肺动脉造影（CTPA）	是确诊肺栓塞的首选检查方法，可观察到肺动脉内充盈缺损（轨道征）
核素肺通气/灌注（V/Q）显像	是肺栓塞重要的诊断方法，典型征象为呈肺段分布的肺灌注缺损，并与通气现象不匹配，需要与其他引起肺通气/血流改变的疾病进行鉴别
磁共振肺动脉造影（MRPA）	可直接观察到肺动脉内的栓子和低灌注区，从而诊断肺栓塞，缺点在于肺段以下肺栓塞诊断不清
选择性肺动脉造影	为肺栓塞诊断金标准，表现为肺血管内造影剂充盈缺损，但其为有创检查，需要谨慎权衡风险

基于血流动力学状态、心肌损伤标志物及右心室功能等指标，国内指南按如下标准将 PE 患者分为高危、中危和低危：① 高危 PE 患者存在血流动力学不稳定。② 中危 PE 患者血流动力学稳定，但存在右室功能障碍的影像学证据（包括超声心动图或 CT）和（或）心脏生物学标志物升高。③ 低危 PE 患者血流动力学稳定，也不存在右室功能障碍的影像学证据和心脏生物学标志物改变。

除此之外，也可依据国际指南所推荐的简化肺栓塞严重指数（simplified pulmonary embolism severity index，sPESI）区分中危和低危 PE 患者（**表 9-7**）。sPESI 评分 0 分为低危患者，sPESI ≥ 1 分为中危患者，其全因死亡率显著增加。

由于 PE 和 DVT 是静脉血栓栓塞症在不同部位和不同阶段的两种表现形式，且深静脉血栓脱落可引起 PE，采取预防 DVT 发生的临床预案也将显著降低 PE 发生。

针对 PE 的治疗主要包括一般支持治疗、抗凝治疗和急性期溶栓治疗。

对症支持治疗主要包括依据患者临床症状改善呼吸、循环功能，维持血流动力学稳

表 9-7 sPESI 评分标准

项目	得分
年龄 > 80 岁	1
肿瘤	1
慢性心力衰竭或慢性肺部疾病	1
脉搏 ≥ 110 次/min	1
收缩压 < 100 mmHg	1
动脉血氧饱和度 < 90%	1

9

定等。

抗凝治疗应当作为 PE 的基础治疗，一旦确诊应当立即启动。抗凝治疗不仅可以预防血栓再形成和复发，而且能加快自身纤溶。可以应用于 PE 抗凝治疗的药物和 DVT 治疗的相同，也包括低分子肝素、磺达肝癸钠、阿加曲班、华法林、达比加群酯以及利伐沙班等。针对 PE 的抗凝治疗标准疗程为 3 个月，如果在 3 个月后患者仍然存在危险因素，可以在权衡出血的基础上延长抗凝治疗。同时，手术患者在抗凝治疗充分的情况下，排除了近端 DVT 血栓脱落以及高危 PE 再次加重的风险后，应尽早下床活动，有利于 PE 患者远期预后。

急性期 PE 的溶栓治疗可显著降低病死率和复发率，时间窗为 14 天内，主要风险为出血，需严格掌握适应证和禁忌证（**表 9-8**）。常用药物包括尿激酶、链激酶和重组组织型纤溶酶原激活剂（rt-PA）。如果急性高危 PE 患者存在溶栓禁忌证，在有条件时，介入下导管碎解血栓或者抽吸血栓可改善症状和生存率。对于有抗凝禁忌的急性 PE，可考虑放置可回收下腔静脉滤器，不建议应用永久性下腔静脉滤器。最后，对于其他疗效甚微的急性高危 PE，肺动脉血栓切除术可作为补救和挽救生命的措施。

表 9-8　溶栓的适应证和禁忌证

绝对适应证	相对适应证*	绝对禁忌证	相对禁忌证
高危肺栓塞（肺栓塞相关的低血压）	严重低氧血症	结构性颅内疾病	收缩压＞180 mmHg
	严重或加重右心室功能障碍	出血性脑卒中病史	舒张压＞110 mmHg
	急性肺栓塞患者代偿失调状态（如心脏生物标志物升高、心动过速增加）	3 个月内缺血性脑卒中	近期非颅内出血
	右房或心室中的自由漂浮血栓	活动性出血	近期侵入性操作
	血栓负载量大	近期脑或脊髓手术	近期手术
		近期头部骨折性外伤或头部损伤	3 个月以上缺血性脑卒中
		出血倾向（自发性出血）	口服抗凝治疗（如华法林）
			创伤性心肺复苏
			心包炎或心包积液
			糖尿病视网膜病变
			妊娠
			年龄＞75 岁

*对于急性中危肺栓塞患者，尤其是急性中高危肺栓塞患者，初始溶栓还是抗凝治疗的选择存在较大争议。建议先给予抗凝治疗，并密切观察病情变化，一旦出现临床恶化，且无溶栓禁忌，建议给予溶栓治疗。

四、经典病例

患者，女性，69岁，因"外伤后左髋部疼痛伴活动受限4 h"入院，拟行"左侧人工髋关节置换术"。

1. 麻醉前评估

（1）患者既往有"高血压、冠心病、糖尿病、脑梗死"病史，服用依那普利10余年，血压控制可；服用二甲双胍控制糖尿病近7年；平时不规律服用阿司匹林，自诉已停用5天。

（2）体格检查：体温36.0 ℃，血压136/65 mmHg，心率70次/min，呼吸18次/min，SpO_2 94%；神志清楚，查体合作，左下肺可闻及湿啰音，余未见明显专科检查外异常情况。

（3）入院实验室检查及影像学检查：血糖8.49 mmol/L，血常规、尿常规、粪常规、肝肾功能、电解质及凝血功能未见明显异常；心电图示窦性心律，左心电轴偏转，低电位（四肢导联），T波低平（V_3、V_4、V_5导联），逆时针旋转；心脏彩超示二尖瓣反流、三尖瓣反流（轻度）、左室顺应性减退；颈部血管超声示双侧颈动脉粥样硬化，双侧颈外动脉阻力指数增高；脑部CT示多发腔隙性脑梗死、脑萎缩。

2. 麻醉手术过程

患者无明显手术、麻醉禁忌证，在腰硬联合麻醉下进行手术。患者9:40入室，稍紧张，测入室血压180/90 mmHg，心率95次/min，呼吸18次/min，SpO_2 93%。予以开放静脉通道，补充乳酸钠林格注射液500 ml，鼻导管吸氧2 L/min，氟哌利多1.5 mg、芬太尼0.03 mg镇静镇痛。5 min后复测血压150/90 mmHg，心率92次/min，呼吸18次/min，SpO_2 98%。于9:55开始麻醉，选择$L_{3\sim4}$间隙旁正中入路，蛛网膜下给予0.5%等比重布比卡因2.5 ml，并硬膜外腔置管3 cm，麻醉过程顺利。于10:20硬膜外追加1.5%利多卡因3 ml，5 min后测平面固定在T_{10}以下。于10:30开始手术，至12:10手术完成，于12:15拔除硬膜外导管。

手术过程顺利，术中生命体征平稳，出血量约100 ml，尿量约600 ml，输注乳酸钠林格注射液1000 ml，胶体液500 ml，生理盐水100 ml。术毕患者未诉特殊不适，等待送回病房。

3. 术后病情变化

12:20，患者突然出现大汗淋漓，呼之睁眼，不回应，患者咳嗽数声，有少许白色泡沫痰，生命体征示血压135/85 mmHg，心率95次/min，呼吸18次/min，SpO_2 98%。随后，患者出现嗜睡，呼之睁眼，嘬嘴不语，牙关紧咬，可张嘴，可托起下颌，无法完成指令动作。查体：颈软，瞳孔3 mm，等大等圆，对光反射灵敏，双肺未闻及啰音，上肢肌张力不高，对疼痛刺激敏感，下肢麻醉平面未完全消退，无法准确评估。急查电解质、血糖、血常规，血糖10.8 mmol/L，血钾3.44 mmol/L，血小板90×10^9/L，余未见明显异常。

患者生命体征基本平稳，但出现术后意识障碍。立即急诊行头部CT检查，CT检查过程中，患者鼾睡，血压135/85 mmHg，心率95次/min左右，呼吸18次/min左右，氧流量3~4 L/min，吸氧情况下SpO_2波动于96%~99%，未吸氧时SpO_2仅82%。急诊头部CT检查结果提示，与术前比较无明显异常。患者术后意识障碍原因不明确，暂予神经保护、降颅内压、维持氧合、血流动力学稳定等对症支持治疗。

16:00，患者出现昏迷，体温38℃，血压145/90 mmHg，心率115次/min，呼吸24次/min，2 L/min吸氧情况下SpO$_2$ 93%，气道分泌物明显增多，吸痰时可见粉红色痰液。牵拉左下肢（术侧），可见右下肢因疼痛屈曲，麻醉平面已消退，未引出病理反射，余查体同前。实验室检查提示：D-二聚体＞5000 ng/ml，心肌酶定性阴性，电解质、脑钠肽前体正常；急诊心电图示窦性心动过速，左心电轴偏转，低电位差（四肢导联），Ⅲ、aVF导联Q波。患者术后神志障碍原因仍不明确。

术后第一天，患者出现高热，腋温39.4℃，予以物理、药物降温处理后体温仍然维持在38.7～39℃，血压140/90 mmHg，心率105～120次/min，呼吸25～30次/min，鼻导管吸氧的情况下SpO$_2$波动于92%～99%，双肺可闻及少许湿啰音，神志仍昏迷。肺部CT示双肺感染，胸膜增厚。血常规示红细胞3.0×10^{12}/L，血小板70×10^9/L。

术后第二天，患者仍神志不清，呼之不应，意识障碍进行性加重，持续发热，腋温最高达39.2℃，物理降温后体温波动于37.4～39.0℃，无恶心呕吐，无抽搐，大便未解，导尿管引流出淡黄色浑浊尿液，24 h尿量共1600 ml。体格检查：体温38.4℃，血压141/91 mmHg，心率115次/min，呼吸24次/min，2 L/min吸氧情况下SpO$_2$ 96%。双侧瞳孔等大等圆，约1.5 mm，对光反射迟钝，压眶反射消失，睫毛反射存在，左肺可闻及少量湿啰音，伤口敷料稍渗血，引流血性液体约30 ml，肌张力不高。实验室检查示红细胞3.1×10^{12}/L，血小板68×10^9/L，CRP 101.6 mg/L，红细胞沉降率60 ml/h。复查脑部CT示双侧基底区多发腔隙性脑梗死（图9-1）；进一步完善头部MRI示双侧额、顶叶及脑白质异常信号灶，考虑脑间质水肿可能，双侧基底节区及脑干腔隙性脑梗死，脑白质疏松，双侧上颌窦、筛窦、蝶窦炎（图9-2）。

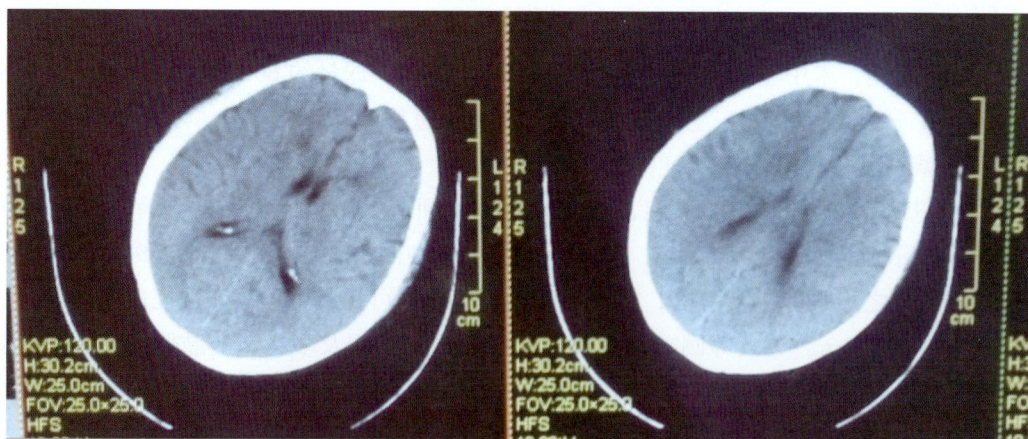

图9-1 术后第二天头部CT

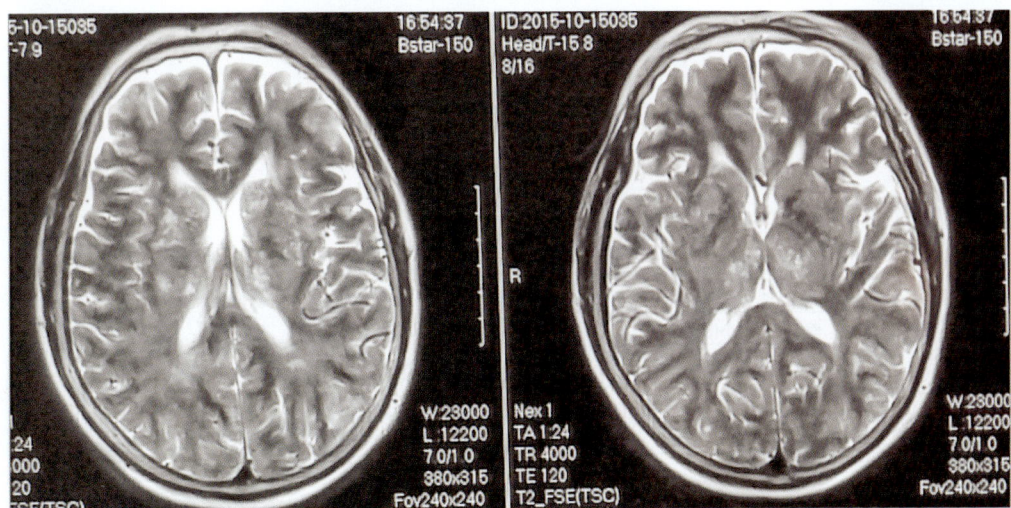

图 9-2　术后第二天头部 MRI

对患者围手术期风险因素、麻醉手术因素和临床症状进行总结：① 老年患者，骨折病史，行髋关节置换手术，起病急。② 持续低氧血症。③ 病情变化以中枢神经系统症状为主。④ 持续高热。⑤ 血液系统表现为红细胞减少，血小板降低。⑥ 红细胞沉降率增高，C 反应蛋白增高。综上，考虑患者发生 FES，神经系统受累为主。

术后第三天，患者仍然发热，体征同前，在双上臂、右肩锁骨部、左膝后侧发现典型瘀斑（**图 9-3**）。至此，患者确诊为 FES。

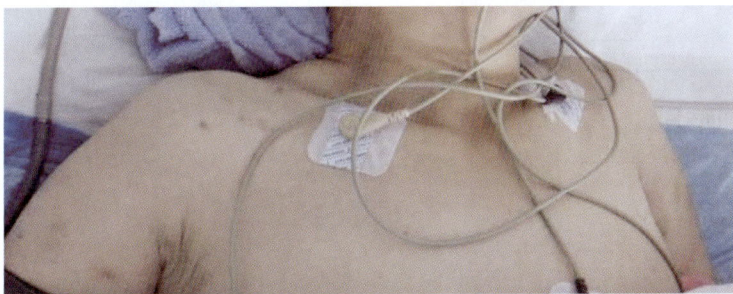

图 9-3　脂肪栓塞典型瘀斑表现（↑）

按照 FES 治疗方案，予以冰帽降温护脑、甘露醇脱水进行神经保护，采用低分子肝素抗凝、地塞米松减轻应激反应、炎症反应，降低毛细血管通透性，减轻组织水肿，并采取其他对症支持治疗，包括吸氧、护胃、抗感染、控制血糖、维持水电解质平衡等。患者于术后第九天恢复意识，后好转出院。

（戴茹萍　罗聪）

9

非骨水泥假体

骨髓腔灌洗
骨髓腔止血、擦干
假体长度最小化 —— 骨水泥假体
髓腔通气
水泥枪逆行注入水泥
真空条件搅拌水泥 —— 降低髓腔压力
骨水泥充分预先聚合

制订手术方案

肺动脉高压
年龄 ≥ 65 岁，尤其 ≥ 75 岁
服用利尿剂/华法林
严重心脏疾病（ASA Ⅲ/Ⅳ级）
病理性骨折
粗隆间骨折
加长柄假体
肾脏损伤

重视骨水泥植入综合征危险因素

术前检查评估

氧饱和度突然下降 —— 氧饱和度
心动过速
心动过缓 —— 心律失常　心电图
早搏等
二氧化碳浓度突然下降 —— 呼吸末二氧化碳浓度
气道压力突然增高 —— 气道压力
血压降幅 > 20%、降速快 —— 持续有创动脉血压监测
中心静脉监测
微小血栓 —— 经食道多普勒超声监测
肺动脉压增高 —— 肺动脉漂浮导管

术中检测

骨水泥植入综合征处理流程

骨水泥植入综合征

H₁、H₂拮抗剂
糖皮质激素 —— 预防用药
下腔静脉滤器

术中麻醉管理

有效扩容
维持血压稳定，不低于基础血压的80%
去氧肾上腺素
多巴胺
肾上腺素 —— 准备好血管活性药物
间羟胺
心肺复苏 —— 与外科医生随时有效沟通

骨水泥假体植入期

控制高血压
调整心肺功能
控制空腹血糖 < 10 mmol/L
纠正低蛋白、贫血
纠正酸碱电解质平衡

优化合并症

椎管内麻醉
一般情况差
全身麻醉 —— 骨水泥植入综合征危险因素

麻醉方法选择

骨水泥植入综合征缓解

骨水泥植入综合征恶化

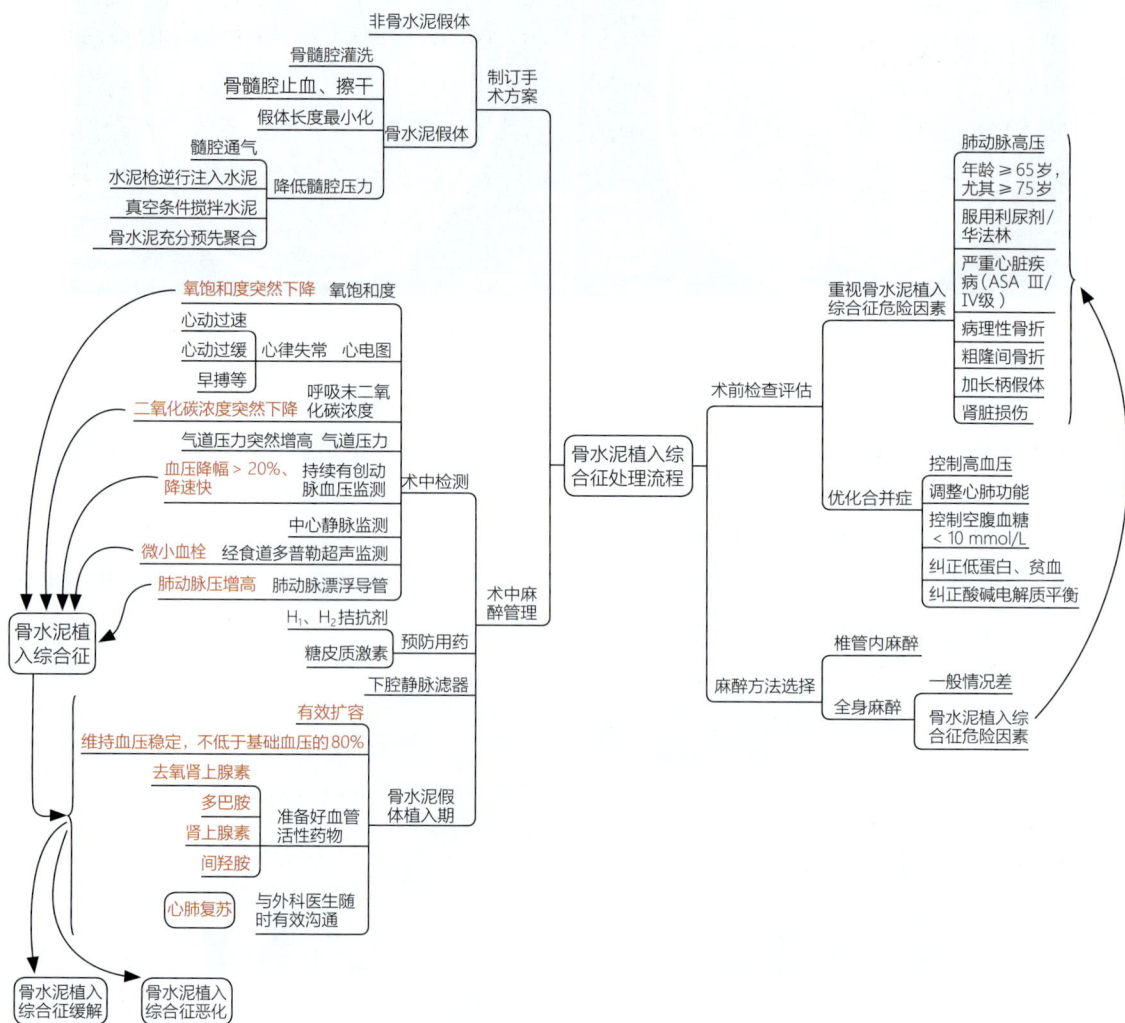

一、骨水泥植入综合征临床发病现状

1. 概念

骨水泥，又称骨黏固剂，是一种用于骨科手术的医用材料，在骨科领域作为关节假体固定材料被广泛使用，主要用于人工关节置换手术。骨水泥植入综合征（BCIS），是指在骨水泥植入数分钟后出现一系列严重并发症，其表现包括急性血压下降、低氧血症、心律失常、心搏骤停甚至引起死亡。这一现象引起了骨科医生及麻醉医师的高度关注和研究。

2. 临床发病现状

BCIS 最常见于全髋关节置换术，但是不仅仅局限于此，在其他骨水泥手术包括骨肿瘤手术、膝关节置换成形术、椎体成形术等术中也可能发生 BCIS。它通常发生在骨科手术的某个阶段，如股骨扩髓、髋臼或股骨骨水泥植入、假体植入和关节复位，或者偶发于止血带放气时等。

在文献中，BCIS 的发病率差异很大，从 28% 到 61.5% 不等，这种较大的差异主要是由于到目前为止文献中对 BCIS 还没有统一的定义。文献报道中，其发病率和病死率也存在较大的差异。据报道，在骨水泥人工髋关节置换术中心搏骤停的发生率可高达 0.5%～10%，而 BCIS 的病死率达 0.1%～4.3%，是此类手术麻醉中需要高度重视的严重并发症。关节置换术中约 1/3 的患者会出现 BCIS，病死率为 0.6%～1%。严重 BCIS 多见于髋关节置换术和髋关节、膝关节翻修术的患者，而在单髁膝关节成形术和肩关节置换术的患者中较少见。

二、发病机制

BCIS 发病机制尚不完全清楚，现阶段主要有以下几种观点。

1. 骨水泥单体毒性学说

早期学者认为，BCIS 是未聚合的骨水泥单体成分甲基丙烯酸甲酯释放入血后引发的一系列病理生理改变。动物模型也证实骨水泥单体成分可能影响钙离子通道、破坏内皮细胞、中性粒细胞及单核细胞作用或直接抑制心肌细胞，导致心脏传导系统异常、心肌收缩力下降、血管扩张，引起血压不同程度的下降、心律失常，甚至心搏骤停等。但有学者后续研究发现，手术时入血的甲基丙烯酸甲酯远低于引起肺部和心血管症状所需浓度。因此，骨水泥单体毒性学说在 BCIS 发病机制中并未得到公认。

2. 栓塞学说

栓塞学说是目前 BCIS 的主导学说。尸检和超声心动图研究已经证实手术时在右心房、右心室和肺血管中出现多个小栓子，在股骨干扩髓腔和髋臼打磨、假体植入和关节复位时最为明显。栓子的来源可能是脂肪、骨髓、水泥、空气、骨或血小板聚集物。大量临床研究及动物实验表明，栓子的形成是由于骨水泥和假体植入时形成的高髓腔内压力（＞300 mmHg）以及骨水泥植入后的散热效应增加了假体和骨之间的压力，挤压空气和脂肪等微小颗粒进入血液循环。栓子可能停留在肺的终末血管，影响肺泡气体交换，导致通气/血流比失衡，亦可能引起血管内皮细胞损伤，通过释放内皮介质等引起肺血管反射性收缩，增加肺血管阻力，最终表现为缺氧、右心室功能障碍和低血压等。虽然栓塞是主导学说，但研究发现栓塞并不总是与血流动力学变化相关，栓塞的程度也与患者心肺功能的严重程度无关，栓子事件经常被观察到，但大多数患者耐受良好。

3. 组胺释放以及高敏反应学说

骨水泥植入体内后引起周围血管扩张、血压下降，表现与过敏反应类似。有研究证实，接受骨水泥治疗的低血压患者血浆组胺浓度显著升高，但目前尚不清楚组胺的释放是由于水泥单体的直接作用还是通过 IgE 介导的过程。有文献报道，个别患者术后发生迟发性 BCIS，所以即使组胺参与 BCIS 的发生，但不会是 BCIS 的唯一或者主要的机制。

4. 补体激活学说

过敏毒素 C3a 和 C5a 是血管收缩和支气管收缩的强效介质。在 BCIS 病例中，通过过敏反应或水泥的直接作用，C3a 和 C5a 水平增加导致血管平滑肌收缩、组胺释放和血管通透性增加，在临床上表现为肺血管收缩、低氧血症和低血压。C3a 和 C5a 水平升高表明补体通路的激活，这已在骨水泥半关节成形术中得到证实。

5. 多模式学说

将理论模型与个体生理反应相结合是 BCIS 最可能的解释。现有的合并症、手术技术和手术本身均可能改变患者对骨水泥的反应。在 BCIS 患者中，很可能存在上述过程的组合。患者的基础疾病可能会改变 BCIS 的临床特征，如合并右心室功能不全的患者更易受到肺血管阻力突然增加的影响而引发血流动力学不稳定。

BCIS 的病理生理学目前不完全清楚，可能是由肺栓塞、聚甲基丙烯酸甲酯介质释放、补体激活和组胺释放超敏反应引起的，所有这些可能发挥协同作用，导致肺部和全身血管阻力的改变，如果足够明显，则可能导致通气/灌注障碍伴缺氧、右心衰竭。

三、临床表现及危害

BCIS 的临床表现包括低氧血症、低血压、胸闷、气急、不明原因的突然意识丧失、肺动脉高压、肺水肿、支气管痉挛、心律失常、体温过低、血小板减少、心搏骤停等。临床上，BCIS 严重程度不一，可以是良性的，如短暂的血氧饱和度降低和（或）轻度、短暂性低血压，BCIS 血压下降的特点是发生早、速度快、降幅大，一般在水泥植入后 3～5 min 下降最明显，大部分患者 15 min 后即可恢复；也可以是严重情况，如心动过速、早搏、心动过缓和心搏骤停。BCIS 通常表现在骨水泥注入、假体植入、关节复位或松开止血带的时间节点，有个别病例术后延迟发生。BCIS 是骨水泥人工髋关节置换术中和术后发病、致残、致死的最重要原因。BCIS 严重程度分级目前仍然沿用的是 Donaldson 等 2009 年提出的骨水泥植入综合征严重程度分级法（**表 9-9**）。

表 9-9　骨水泥植入综合征严重程度分级

骨水泥植入综合征分级	表　现
1级	中度缺氧（SpO$_2$≤94%），或收缩压下降≥20%
2级	重度缺氧（SpO$_2$≤88%），或收缩压下降≥40%，或意识突然丧失
3级	心血管衰竭，需要心肺复苏

BCIS 的危险因素包括：① 患者危险因素，ASA 分级 Ⅲ/Ⅳ级、年龄≥65 岁、使用利尿剂或华法林、慢性阻塞性肺疾病、严重的心肺疾病、既存的肺动脉高压、骨质疏松症、肿瘤骨转移、有髋部骨折（特别是病理性骨折、转子间骨折）、股骨髓腔较大。② 手术危险因素，翻修手术、计划使用长柄假体、注入水泥压力过大。其中 BCIS 的高危因素见**表 9-10**。

表 9-10 骨水泥植入综合征的高危因素

术前合并症	年龄
肺动脉高压	
严重心脏疾病	
纽约心脏病学会（NYHA）心功能分级Ⅲ级/Ⅳ级	
加拿大心血管病学会（CCS）分级Ⅲ级/Ⅳ级	
外科因素	年龄＞75岁
病理性骨折	
股骨粗隆间骨折	
加长柄假体	
肾脏损害	

四、突发骨水泥植入综合征应对策略

BCIS 尚无理想治疗方法，治疗措施是经验性的。术前识别发生 BCIS 的危险因素患者尤其高危患者是预防术中发病、死亡的关键，以便能够在术中采取预防措施，降低发生 BCIS 的概率，提高这些患者的生存率。骨科医生和麻醉医师之间的沟通和高质量的心肺复苏是治疗 BCIS 的良好基础。

（一）突发骨水泥植入综合征应对策略关键环节

1. 减小麻醉风险

对于 BCIS 危险患者，麻醉医师团队应充分进行骨水泥植入术尤其是骨水泥髋关节置换术患者的术前评估，充分了解其并发症并进行优化处理。应高度关注患心脏、呼吸系统或骨转移性疾病、股骨骨折和植入长柄假体的患者。对于高危病例，麻醉医师应在术前和外科医师进行讨论，制订最合适的麻醉和手术方案，包括如生物型关节置换与骨水泥关节置换的潜在风险与收益等。对于既往有严重 BCIS 病史的患者，避免再次进行骨水泥手术。高危患者应避免使用氧化亚氮，以避免加重空气栓塞，同时减少挥发性麻醉剂的使用，以避免更大的血流动力学变化。注入骨水泥、植入假体期间应增加吸入氧浓度，有一个或多个发生 BCIS 高危因素的患者除标准的麻醉监测外，应进行高水平的血流动力学监测，包括持续有创动脉压力监测和中心静脉导管置入，有条件的医院还可进行心功能监测。尽管文献报道，BCIS 在全身麻醉和脊髓麻醉中的发生情况没有明显差异，但对于一般情况差、伴有 BCIS 高危因素的患者，气管插管全身麻醉是首选的麻醉方法，该麻醉方法提前建立人工气道可保证患者氧供，管理安全，亦可避免循环功能衰竭时抢救中的忙乱，更利于麻醉医师集中精力应对可能发生的 BCIS 中循环衰竭。

2. 减少手术风险

研究证实，外科手术方法的改进能有效降低 BCIS 的风险，从而降低术中死亡率。这些措施包括骨髓腔灌洗，骨水泥注入前进行良好的止血，假体长度最小化，尽量选用非骨水泥假体

（特别是长柄假体），骨髓腔透气可以降低骨髓腔内压力，利用骨水泥枪逆行注入骨水泥可减少空气栓子的风险，骨水泥充分的预先聚合可降低热效应和气栓的形成。

3. 术中管理

（1）及时有效沟通：麻醉医师和外科医师之间的沟通非常重要。外科医师术中在可能发生 BCIS 的关键环节应和麻醉医师进行及时有效沟通，麻醉医师应密切关注，做好预防工作。除了水泥注入和假体植入期的危险外，假体复位时已经闭塞的血管可能重新开放，堆积的微栓子可能进入血液循环，也会增加 BCIS 的风险。在膝关节置换术中，在止血带放气时亦可能发生静脉栓塞，也是一个高风险的时期。

（2）血流动力学监测：血流动力学监测包括血压、心率、氧饱和度、中心静脉压、呼气末二氧化碳浓度监测等。呼气末二氧化碳浓度下降可能是麻醉患者发生 BCIS 的首发指征，清醒患者中 BCIS 的早期迹象包括呼吸困难和感觉改变，麻醉医师应密切关注。合并 BCIS 危险因素的患者常规行持续有创动脉压监测，或经食管超声心动图监测，经食管超声心动图监测可以比标准血流动力学监测更及时、灵敏度更高。

（3）高浓度给氧、扩容、对症治疗：如怀疑为 BCIS，吸入 100% 氧气是一线治疗方法，并在术后继续补充氧气。早期、积极的液体复苏是治疗 BCIS 的基石，应在密切进行有创血流动力学监测的情况下应用骨水泥前相对扩容 1000 ~ 1500 ml。建议使用液体复苏维持右心室前负荷，并使用血管升压药改善低血压、心肌灌注和收缩力，必要时应在术后继续使用血管升压药和正性肌力药物，血流动力学不稳定的患者应考虑患者本身潜在的因素。依据中心静脉压调整输液量，使用血管活性药物、正性肌力药物。尽管中心静脉导管监测不能准确反映肺动脉压，但在 BCIS 中推荐使用中心静脉压来指导液体治疗和血管升压药物的使用。在高危患者中，经胸/食管超声心动图和肺动脉导管的使用是合理的。BCIS 具有时限性，肺动脉高压在 24 ~ 48 h 内恢复正常。无 BCIS 危险因素的患者在几秒钟到几分钟内就能从伤害中恢复过来。在严重的 BCIS 中，应遵循常规的高级心肺生命支持算法和程序。

研究表明，术前应用 H_1 和 H_2 受体拮抗剂可能减小心血管反应，糖皮质激素可能减弱补体激活、缺氧并防止过敏毒素的释放，辅助降低 BCIS 风险，亦有报道下腔静脉置入滤器在预防肺栓塞和随后的 BCIS 治疗中发挥作用，但其临床影响还有待研究。

（二）突发骨水泥植入综合征应对策略

对于接受骨水泥植入术的患者，应该从以下 3 个方面来处理。

1. 识别心肺功能损害高危患者

① 年龄增加（≥75 岁）。② 重大心肺疾病。③ 服用利尿剂。④ 男性。⑤ 病理性骨折。⑥ 粗隆间骨折。⑦ 加长柄假体等。

2. 在发生严重反应时，团队的准备和角色的确定

① 术前多学科讨论。② 制订安全手术核查清单，内容包括可能发生的不良事件等。

3. 特定的术中角色

（1）外科医师：① 术中拟注入骨水泥、植入假体时及时告知麻醉医师。② 注入骨水泥前彻

底清洗并拭净骨髓腔。③ 在骨髓腔内使用带吸引导管的水泥枪逆行注入骨水泥。④ 对于有心血管损伤风险的患者，避免强力加压骨水泥。

（2）麻醉医师：① 常规监测心电图、氧饱和度、血压，全身麻醉患者还需监测呼气末二氧化碳分压及气道压，高危患者应进行中心静脉穿刺置管监测、持续有创动脉血压监测、经食管超声心动图监测等。② 确保术前和术中充分的液体扩容复苏。③ 向外科医生确认，已清楚知道他们即将准备/应用水泥。④ 对心肺功能受损的征象保持警惕。术中密切关注持续有创动脉血压监测；心血管衰竭的早期预警可以以收缩压下降为先兆；全身麻醉时，呼气末二氧化碳分压的突然下降可能提示右心衰竭或灾难性的心输出量减少。必要时进行动脉血气、凝血功能、肾功能监测等。⑤ 收缩压下降幅度维持在诱导前或基础血压的20%以内。⑥ 准备血管加压药，以防心血管衰竭。常用的血管活性药包括多巴胺、去氧肾上腺素、肾上腺素、间羟胺等，具体用量根据血压调整。

为增强术中管理，减少BCIS的发生率，术中外科医师和麻醉医师角色承担具体的任务见**表9-11**。

表9-11　术中外科医师和麻醉医师角色承担具体的任务

角色	任务
外科医师	（1）请麻醉医师确认已听清楚外科医生对手术室团队的指示，即将准备好股骨髓腔，将注入骨水泥和植入假体。 （2）仔细准备，清洗并晾干骨髓腔，建议使用加压灌洗装置来清洁髓内骨、脂肪和骨髓内容物。 （3）在髓内使用远端吸引导管，用水泥枪逆行注入水泥。 （4）不要对心血管事件风险较高的患者使用过多的手动加压或加压装置。
麻醉医师	（1）在麻醉诱导前和麻醉期间，确保患者血液循环容量充足。 （2）一旦股骨头被移除，并且外科医生已经口头表明他已准备好骨髓腔条件，要对可能的心血管事件保持警惕。 （3）向外科医生确认，麻醉医师已知道骨髓腔已准备就绪，即将植入骨水泥和假体。 （4）在整个手术过程中使用血管升压药和（或）液体，将收缩压降幅维持在诱导前或基础血压值的20%以内，高危患者必须进行持续有创血压监测。 （5）准备好使用血管升压药，例如多巴胺、间羟胺、去甲肾上腺素，以防心血管衰竭。

外科医师、麻醉医师应讨论如何最好地降低BCIS的早期风险，以降低围手术期的死亡率和发病率。外科医师和麻醉医师也可以调整围手术期具体技术操作，以降低心血管事件的风险，并改善此类事件的预后。以髋部骨折为例，所有髋部骨折骨水泥植入手术都应由有适当经验的麻醉医师和外科医师进行或直接监督，并制订安全手术计划清单，手术室的所有成员都应该知道骨水泥假体使用相关的问题。在开始手术之前，应在安全手术清单中确定每个患者可能发生的不良事件。在发生严重反应或心搏骤停时，手术室工作人员应清楚他们在患者复苏中所承担的角色。良好的响应时间和高质量的心肺复苏在BCIS危重状态中也起着重要作用。

总之，BCIS的预防和处理强调多学科围手术期管理，其根本原则是围手术期联合决策、团队合作和注重细节。

（韩彬　叶久敏）

第四节　术后脑功能障碍

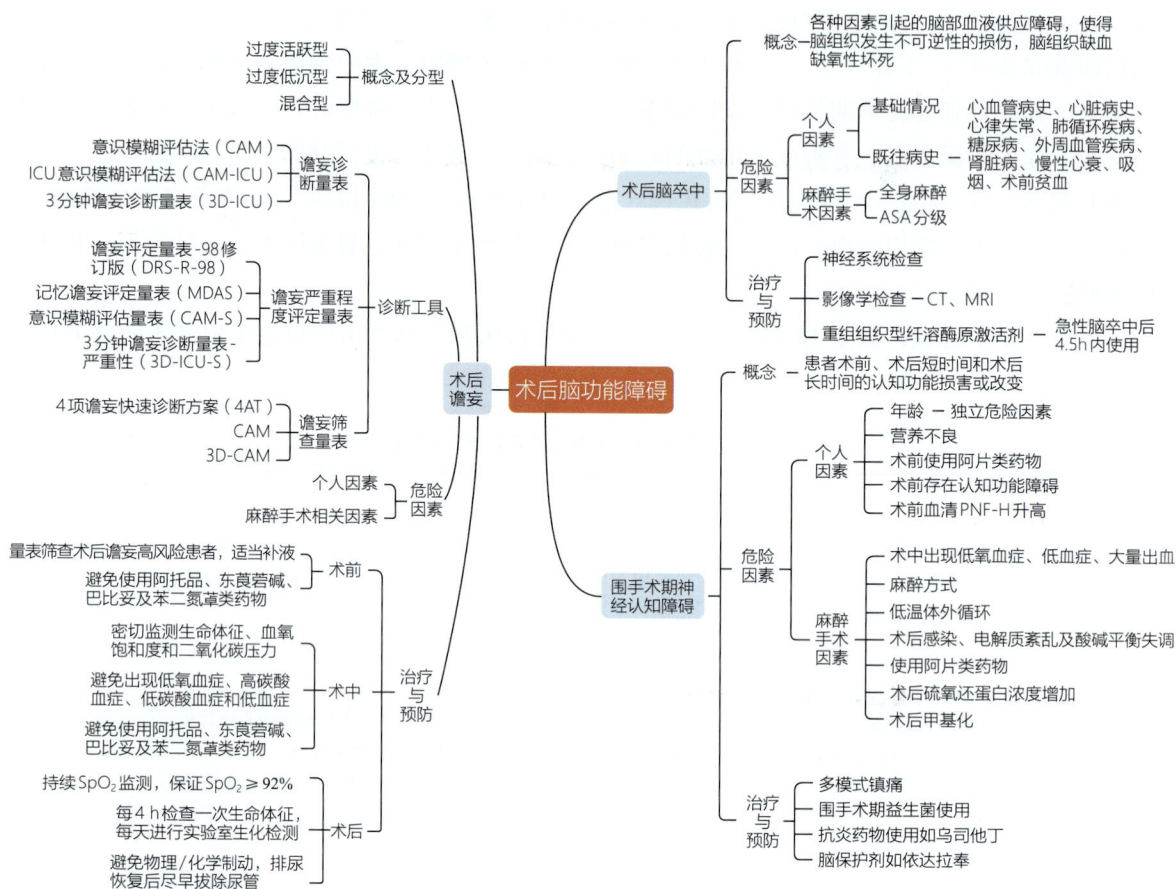

（思维导图）

术后脑功能障碍

术后谵妄

- **概念及分型**
  - 过度活跃型
  - 过度低沉型
  - 混合型
- **诊断工具**
  - **谵妄诊断量表**
    - 意识模糊评估法（CAM）
    - ICU意识模糊评估法（CAM-ICU）
    - 3分钟谵妄诊断量表（3D-ICU）
  - **谵妄严重程度评定量表**
    - 谵妄评定量表-98修订版（DRS-R-98）
    - 记忆谵妄评定量表（MDAS）
    - 意识模糊评估量表（CAM-S）
    - 3分钟谵妄诊断量表-严重性（3D-ICU-S）
  - **谵妄筛查量表**
    - 4项谵妄快速诊断方案（4AT）
    - CAM
    - 3D-CAM
- **危险因素**
  - 个人因素
  - 麻醉手术相关因素
- **治疗与预防**
  - **术前**
    - 量表筛查术后谵妄高风险患者，适当补液
    - 避免使用阿托品、东莨菪碱、巴比妥及苯二氮䓬类药物
  - **术中**
    - 密切监测生命体征、血氧饱和度和二氧化碳压力
    - 避免出现低氧血症、高碳酸血症、低碳酸血症和低血症
    - 避免使用阿托品、东莨菪碱、巴比妥及苯二氮䓬类药物
  - **术后**
    - 持续SpO_2监测，保证$SpO_2 \geqslant 92\%$
    - 每4 h检查一次生命体征，每天进行实验室生化检测
    - 避免物理/化学制动，排尿恢复后尽早拔除尿管

术后脑卒中

- **概念**—各种因素引起的脑部血液供应障碍，使得脑组织发生不可逆性的损伤，脑组织缺血缺氧性坏死
- **危险因素**
  - **个人因素**
    - 基础情况
    - 既往病史——心血管病史、心脏病史、心律失常、肺循环疾病、糖尿病、外周血管疾病、肾脏病、慢性心衰、吸烟、术前贫血
  - **麻醉手术因素**
    - 全身麻醉
    - ASA分级
- **治疗与预防**
  - 神经系统检查
  - 影像学检查—CT、MRI
  - 重组组织型纤溶酶原激活剂——急性脑卒中后4.5h内使用

围手术期神经认知障碍

- **概念**—患者术前、术后短时间和术后长时间的认知功能损害或改变
- **危险因素**
  - **个人因素**
    - 年龄—独立危险因素
    - 营养不良
    - 术前使用阿片类药物
    - 术前存在认知功能障碍
    - 术前血清PNF-H升高
  - **麻醉手术因素**
    - 术中出现低氧血症、低血症、大量出血
    - 麻醉方式
    - 低温体外循环
    - 术后感染、电解质紊乱及酸碱平衡失调
    - 使用阿片类药物
    - 术后硫氧还蛋白浓度增加
    - 术后甲基化
- **治疗与预防**
  - 多模式镇痛
  - 围手术期益生菌使用
  - 抗炎药物使用如乌司他丁
  - 脑保护剂如依达拉奉

一、术后谵妄

术后谵妄是一种急性精神混乱状态，通常发生在术后早期，病程往往呈现波动性，以认知功能障碍、意识水平下降、注意力不能集中、精神活动力下降和睡眠-觉醒周期紊乱为基本特征。术后谵妄是骨科术后常见的并发症之一，该病的发生可严重影响患者预后，包括延长患者住院时间，增加术后死亡率，以及增加术后认知功能障碍的发生率。

术后谵妄可进一步分为 3 种亚型：过度活跃、过度低沉以及混合型。过度活跃型的主要特征为不安、焦虑、激动以及具有攻击性；过度低沉型的主要特征为乏力困倦、情绪低沉、嗜睡；混合型则在过度活跃与过度低沉之间波动。有研究表明，最常见的谵妄亚型为过度活跃型，其次为混合型，约 90% 的患者存在睡眠 - 觉醒周期紊乱、注意力不能集中、方向感障碍以及短暂的认知障碍和运动障碍。

有效可靠的诊断标准是正确识别术后谵妄并进行管理的基础，准确地诊断谵妄可有效降低术后谵妄的危害，目前常用诊断包括 CAM-ICU、国际疾病分类（International Classification of Diseases，ICD）和美国精神障碍诊断与统计手册（Diagnostic and Statistical Manual of Mental Disorders，DSM）。Esteban Sepulveda 等研究了几种谵妄诊断的准确性，研究表明 DSM-Ⅲ-R（87.5%）准确度最高，其次为 DSM-Ⅳ（86.0%）、ICD-10（85.5%）和 DSM-5（84.5%）。ICD-10 具有最高的特异性（96.0%），但敏感性最低（53.1%），DSM-5 具有最高的可靠性。4 项谵妄快速诊断方案（4 A's test，4AT）是一种简短的谵妄评估工具，无须特殊培训即可使用，该工具的使用可提高常规临床护理中谵妄的检测率。研究表明，4AT 诊断谵妄的敏感性为 76%（95% CI：61% ~ 87%），特异性为 94%（95% CI：92% ~ 97%）。新型的 TMF（Trzepacz，Meagher，and Franco research）诊断包括了术后谵妄 3 个核心特征：注意力/认知、节律、更高水平的思维，与传统的诊断方法相比具有独特优势。

1. 发生率及危险因素

骨科手术术后谵妄的发生率为 6.5% ~ 55.9%，危险因素可划分为个人因素以及麻醉手术相关因素。

个人因素包括：① 性别为男性。② 老年患者。③ BMI 较低易患术后谵妄。④ 视觉损伤。⑤ 吸烟。⑥ 术前谵妄。⑦ 痴呆。⑧ 高血压。⑨ 慢性阻塞性肺疾病。⑩ 术前 C 反应蛋白/白蛋白。⑪ ω3 和 ω6 脂肪酸较低。⑫ 脑脊液 Aβ42 较低。⑬ 载脂蛋白 E 基因型。⑭ 血浆外泌体 α-突触核蛋白升高。

麻醉手术相关因素包括：① ASA 分级，ASA 分级 ≤ Ⅱ 级的患者少有持续的术后谵妄。② 麻醉方式，同全身麻醉相比，蛛网膜下腔阻滞和神经阻滞发生术后谵妄的概率更低。③ 输血。④ 择期手术，相比急诊手术更易发生术后谵妄，患者术前焦虑较重。⑤ 术中使用阿片类药物、氯胺酮。⑥ 术后使用氯胺酮及苯二氮䓬类药物。

2. 预防和治疗

Duque 等提出了一种有效提前识别术后谵妄高风险患者的流程以及对应术前、术中、PACU 和术后的一系列预防措施。术前：使用量表筛查术后谵妄高风险患者，适当补液，避免使用阿托品、东莨菪碱、巴比妥及苯二氮䓬类药物。术中：密切监测患者生命体征、血氧饱和度和二氧化碳压力，避免出现低氧血症、高碳酸血症、低碳酸血症和低血压，避免使用阿托品、东莨菪碱、巴比妥及苯二氮䓬类药物，麻醉方式影响较小。PACU：以 125 ml/h 的速率静脉补液，使用质子泵抑制剂代替法莫替丁，使用低剂量的麻醉药物、肌松药及苯二氮䓬类药物，密切监测生命体征。术后：持续 SpO_2 监测，保证 $SpO_2 \geqslant 92\%$，每 4 h 检查一次生命体征，每天进行实验室生化检测，避免物理/化学制动，排尿恢复后尽早拔除尿管，患者应安置在靠近护士站的地方。此外，脑脊液中亚精胺、谷氨酰胺和腐胺的水平可预测骨科手术术后谵妄的发生。

神经炎症参与了术后谵妄的发生过程，因为神经炎症涉及氧化损伤以及神经元凋亡。在此基础上，许多研究开始评估他汀类药物治疗术后谵妄的可能性，此前有报道围手术期使用他汀类药物可改善心脏手术术后谵妄的发生。Oh 等研究发现，术前持续使用他汀类药物可显著降低骨科手术发生术后谵妄的风险，其中辛伐他汀的效果最佳。此外，高渗盐水亦可有效预防术后谵妄的发生。

NSAID 常与阿片类药物协同使用以发挥术后镇痛的作用，Mu 等研究发现帕瑞昔布（一种选择性 COX-2 抑制剂，常与吗啡协同使用）可降低术后谵妄的发生率。

二、术后脑卒中

脑卒中是由各种因素引起的脑部血液供应障碍，使得脑组织发生不可逆性的损伤，脑组织缺血缺氧性坏死。脑卒中在骨科术后所有并发症中并不常见，但一旦发生则严重影响患者的术后恢复，延长住院时间，加重患者经济负担。依据症状的持续时间可分为短暂性脑缺血发作（TIA）和脑卒中，TIA 的持续时间不超过 24 h，超过 24 h 即为脑卒中。

1. 发生率及危险因素

骨科术后脑卒中的发生率小于 1%，Haynes 等研究发现全髋关节置换术及全膝关节置换术后脑卒中的发生率为 0.09%。危险因素可划分为个人因素以及麻醉手术相关因素。

个人因素包括：① 年龄＞75 岁。② 心血管疾病史。③ 心脏病史。④ 心律失常。⑤ 肺循环疾病。⑥ 糖尿病。⑦ 外周血管疾病。⑧ 肾脏病。⑨ 慢性心力衰竭。⑩ 吸烟。⑪ 术前贫血。

麻醉手术相关因素包括：① 全身麻醉。② ASA 分级。

2. 预防和治疗

术后脑卒中的预后主要依赖于早期识别及管理，首先要进行详细且准确的神经系统检查，推荐使用美国国立卫生研究院卒中量表（National Institutes of Health Stroke Scale，NIHSS），随后应及时进行影像学检查，主要包括 CT 及 MRI。在发生急性脑卒中后 4.5 h 内使用重组组织型纤溶酶原激活剂（rt-PA）进行溶栓可有效改善患者预后，但术后发生的脑卒中若使用溶栓，则存在手术部位出血的风险。Voelkel 等评估了术后脑卒中使用溶栓的风险，认为在进行适当的风险评估后对术后发生脑卒中的患者实施溶栓是安全的。

三、围手术期神经认知障碍

围手术期神经认知障碍（perioperative neurocognitive disorder，PND）是指患者术前、术后短时间和术后长时间的认知功能损害或改变，包括了以往临床上所说的术后认知功能障碍（POCD）。POCD 是骨科手术术后常见的神经系统并发症，主要表现为认知功能的下降，其特征为注意力、记忆力、定向力以及思维能力的下降。PND 延长了患者平均住院时间，加重社会负担，严重影响患者术后生活质量并增加了术后死亡率。

PND 主要使用 DSM-5 进行诊断。此外，国内常用包括简易智力状态检查量表（mini-mental state examination，MMSE）、韦克斯勒成人智力量表（Wechsler adult intelligence scale，WAIS）、蒙特利尔认知评估量表（Montreal cognitive assessment，MoCA）、CAM-ICU 等神经心理学量表。目前，亦推荐加入患者、家属及医务人员的描述进行综合评估。

1. 发生率及危险因素

研究表明，非心脏手术患者 POCD 的总发生率为 41.4%，前 3 个月为 12.7%，尤其好发于老年患者。危险因素可划分为个人因素以及麻醉手术相关因素。

个人因素包括：① 年龄，老年是 PND 的独立危险因素。② 营养不良。③ 术前使用阿片类药物。④ 术前存在认知功能障碍。⑤ 术前血清神经丝蛋白 H 磷酸化亚型（phosphorylated neurofilament heavy subunit-H，pNF-H）升高是髋关节置换术 PND 发生的独立危险因素。⑥ 术前血清 25- 羟基维生素 D 低下是全关节置换术 PND 的独立危险因素。

麻醉手术相关因素包括：① 术中出现低氧血症、低血压、大量出血。② 麻醉方式。③ 低温体外循环。④ 术后感染、电解质紊乱及酸碱平衡失调。⑤ 使用阿片类药物。⑥ 术后硫氧还蛋白浓度增加。⑦ 术后甲基化可能与早期 PND 的发展相关。

2. 预防和治疗

骨科手术术后常使用阿片类药物进行镇痛，传统的阿片类药物如舒芬太尼尽管镇痛效果相对较好，但存在恶心、呕吐、头晕和呼吸抑制等系列不良反应，并且可能增加神经认知障碍的发生率。Gan 等发现术后使用羟考酮镇痛可降低老年患者认知障碍的发生率，改善认知功能以及减少阿片类药物的不良反应。羟考酮是半合成的 μ- 阿片受体激动剂，还与 κ- 阿片受体产生额外作用，这可能是其不良反应较少的机制。

Wang 等发现，围手术期使用益生菌可显著降低围手术期神经认知障碍的发生。益生菌可能通过肠-脑轴发挥对中枢神经系统的保护作用，其发生机制涉及抗炎以及免疫调节等。乌司他丁也可通过抗炎以及降低氧化应激等机制改善神经功能，促进老年骨科手术患者术后认知的恢复。术前预防性给予脑保护剂依达拉奉亦可有效改善骨科手术患者的术后认知功能。

（顾小萍）

第五节　恶性高热

一、恶性高热概述

恶性高热（MH）是一种以常染色体显性遗传为主要遗传方式的临床综合征，其典型临床表现多发生于应用挥发性吸入麻醉药如异氟烷、七氟烷、地氟烷和（或）去极化神经肌肉阻滞药琥珀胆碱之后。据文献报道，高强度训练等非药物因素也可诱发 MH。

MH 是骨骼肌细胞钙离子调节障碍导致的细胞内钙离子水平异常升高，引起骨骼肌强直收缩、产热增加等高代谢表现，进而发展为多器官功能障碍甚至衰竭。MH 易感者的骨骼肌神经肌肉接头功能正常，未发作时肌质中钙离子浓度也正常。但因其骨骼肌细胞内肌质网膜上的通道蛋白存在异常，在触发因素（主要是挥发性吸入麻醉药和琥珀胆碱）的作用下，发生钙离子释放异常增加而不能有效再摄取，导致肌质内钙离子浓度持续增高，骨骼肌细胞发生强直收缩，其结果为：① 产热增加导致核心体温急剧升高，二氧化碳生成急剧增加导致呼吸性酸中毒。② 高代谢状态增加机体氧耗，导致缺氧和代谢性酸中毒。③ 骨骼肌缺血缺氧损伤，发生横纹肌溶解，导致细胞内钾离子和肌红蛋白等释放，高血钾可诱发心律失常，肌红蛋白堵塞肾小管可导致肾功能损害。④ 骨骼肌细胞坏死可诱发机体严重炎症反应，导致 DIC、多器官功能衰竭。

MH 属于常染色体显性遗传病，雷诺丁受体 1（Ryanodine receptor 1，*RYR1*）基因异常是大部分 MH 发生的分子生物学基础。该基因位于人类染色体 19q12-q13.2，编码骨骼肌肌质网钙通道蛋白 RYR1。与 MH 相关的突变主要集中在该通道蛋白 N 端 35～614 位氨基酸、C 端 3916～4973 位氨基酸和中间区域 2163～2458 位氨基酸。在人类其他染色体上的基因改变也可能与 MH 有关，这些基因包括 17q11.2-q24 上编码二氢吡啶受体 α_1 亚单位的基因、7q21-22 上编码 L 型钙离子通道 α_2/δ 亚单位的基因、3q13.1 上的基因、q32 上编码钠离子通道 α 亚单位和 L 型钙离子通道 β 和 γ 亚单位的 CACNA1S 基因等。

据国外文献报道，全身麻醉下儿童 MH 的发病率（1/15 000）高于成人（1/50 000），男性多于女性；MH 多发生于合并先天性疾病如特发性脊柱侧凸、斜视、上睑下垂、脐疝、腹股沟疝等的患者。20 世纪 60 年代，MH 病死率高达 90%，目前欧美国家已将 MH 病死率控制在 10% 以下。多年来我国一直有 MH 散发病例报道，但缺乏流行病学系统研究。据不完全统计，我国 MH 病死率高达 73.5%。

二、临床表现及分型

MH 可大致分为以下几种类型，其中暴发型 MH 具有典型的临床表现，是通常所指的 MH。

尽管其他类型 MH 的临床表现不典型，但也可因诱发药物的作用时间延长而转变为暴发型 MH，应引起足够重视。

1. 暴发型

多以高碳酸血症为首发症状，特点是在通气量正常或者高于正常的情况下呼气末二氧化碳分压仍然持续升高，核心体温急剧升高（可能是早期，也可能是晚期体征，最高可达 40℃以上），可同时合并呼吸性和代谢性酸中毒、高钾血症、心动过速、肌肉僵硬。暴发型 MH 起病急，病情进展快，愈后较差，如治疗措施不及时，多数患者在数小时内死于严重酸中毒、高钾血症、顽固性心律失常和循环衰竭。在发病 24～36 h 内，上述症状可能反复发作。暴发型 MH 至少包括以下症状、体征中的 3 种：心脏相关症状、酸中毒、高碳酸血症、体温升高和肌肉强直。

2. 咬肌痉挛型

使用琥珀胆碱后患者出现咬肌僵硬，可能是 MH 的早期症状。肌酸激酶可发生变化。

3. 延迟发作型

不常见。可能在全身麻醉结束后才出现，通常在术后 1 h 之内发作。

4. 单纯横纹肌溶解型

一般术后 24 h 内出现，横纹肌溶解的严重程度不能由合并疾病和手术因素来解释。

MH 的典型临床表现源于骨骼肌高代谢与损伤，心血管、呼吸、消化、泌尿等系统的改变都是继发于骨骼肌强直收缩和横纹肌细胞溶解。MH 患者的体温调节中枢正常，核心体温升高是由于骨骼肌强烈收缩产生的热量不能及时散发到周围环境中造成的。

三、诊断

目前 MH 的诊断可以分为临床诊断、实验室诊断和基因诊断。

（一）临床诊断

主要根据患者的临床表现进行，其中临床评分量表（clinical grading scale，CGS）是目前最常用的 MH 临床诊断标准。CGS 将临床表现分为七大类，分别计分，每一大类仅计 1 个最高分。总得分在 50 分以上，临床可基本诊断为 MH，不同得分对应不同的 MH 可能性（**表 9–12、表 9–13**）。

CGS 评分为"几乎肯定"就可以临床诊断 MH，"较大可能"和"很可能"考虑为 MH 疑似，对临床诊断 MH 和疑似 MH 患者应进一步行基因检测。

9

表 9–12　恶性高热的临床评分量表评分标准

项目	指标	分数
肌肉僵硬	全身肌肉僵硬（不包括由于体温降低和吸入麻醉苏醒期间及苏醒后即刻所导致的寒颤）	15
	静脉注射琥珀胆碱后咬肌痉挛	15

项目	指标	分数
肌溶解	静脉注射琥珀胆碱后肌酸激酶＞20 000 IU	15
	未应用琥珀胆碱麻醉后肌酸激酶＞10 000 IU	15
	围手术期出现肌红蛋白尿	10
	尿肌红蛋白＞60 μg/L	5
	血清肌红蛋白＞170 μg/L	5
	全血/血清/血浆 K^+＞6 mEq/L（不包括合并肾衰竭时）	3
呼吸性酸中毒	在分钟通气量足够的情况下，呼气末二氧化碳分压＞55 mmHg	15
	在通气正常的情况下，动脉血二氧化碳分压＞60 mmHg	15
	在自主呼吸条件下，呼气末二氧化碳分压＞60 mmHg	15
	在自主呼吸条件下，动脉血二氧化碳分压＞65 mmHg	15
	异常的高碳酸血症	15
	异常的呼吸过速	10
体温升高	围手术期体温异常快速的升高（需根据麻醉医师的判断）	15
	围手术期体温异常升高（＞38.8℃）（需根据麻醉医师的判断）	10
心律失常	异常的心动过速	3
	室性心动过速或心室颤动	3
家族史（仅用于筛选易感者）	直系亲属中有MH家族史	15
	非直系亲属中有MH家族史	5
其他	动脉血气显示碱剩余＜-8 mmol/L	10
	动脉血气显示pH值＜7.25	10
	静脉注射丹曲林钠后呼吸性酸中毒及代谢性酸中毒很快纠正	5
	有MH家族史伴有静息状态下肌酸激酶升高	10
	有MH家族史伴有以上表现的任一种	10

表 9-13　恶性高热的临床评分量表评分结果与发生恶性高热的可能性

得分	级别	发生MH的可能性
0分	1级	极不可能
3~9分	2级	不可能
10~19分	3级	接近于可能
20~34分	4级	较大的可能性
35~49分	5级	很可能
≥50分	6级	几乎肯定

（二）实验室诊断方法

目前，咖啡因-氟烷骨骼肌收缩试验仍为 MH 的标准诊断方法。该试验一般在年龄超过 8 岁、体重 20 kg 以上的患者中实施。具体操作程序为：取患者股四头肌或其他长肌近肌腱部位的肌纤维 2~3 cm，固定于 37℃恒温 Krebs 缓冲液内并持续通入含 5% 二氧化碳的氧气，连接张力传感器和电刺激仪，给予一定电刺激，测定不同浓度氟烷和（或）咖啡因作用下肌肉张力的改变。根据欧洲 MH 研究组和北美 MH 研究组不同的试验条件和相应结果做出诊断。

咖啡因-氟烷骨骼肌收缩试验需要新鲜骨骼肌进行测试，当 MH 发生时，立即实施本试验相对困难。因此，该试验多用于易感者的筛查和确诊。

（三）基因检测

人类 MH 基因学改变较复杂，在基因突变分析时可能出现假阴性结果，因此目前尚不能直接通过基因检测的方法确诊 MH。但可对确诊或疑似 MH 患者进行基因突变热点区的检测，同时检测其直系亲属，如携带与患者相同的突变即可诊断为 MH 易感者；如未发现与患者相同的突变，也不能排除 MH 易感者的诊断，尚需要咖啡因-氟烷骨骼肌收缩试验明确诊断。

（四）鉴别诊断

临床上 MH 需要和以下病症和综合征进行鉴别。

1. 神经阻滞剂恶性综合征

神经阻滞剂恶性综合征（neuroleptic malignant syndrome，NMS）是一种与使用抗精神病药相关的危及生命的代谢紊乱，相关代表药物包括氟哌啶醇和氟哌利多，临床表现包括肌肉强直、核心体温升高（>38℃）、血压不稳、心动过速、呼吸急促和多汗等。NMS 患者在发病后也有肌肉强直收缩，其临床表现与 MH 非常相似，但两种疾病的发病原因与机制完全不同，NMS 患者的肌肉强直是中枢性原因导致的。术前详细了解抗精神病药的用药史有助于鉴别。

2. 肌营养不良症

肌营养不良症（muscular dystrophy）是一组以进行性加重的肌无力和支配运动的肌肉变性为特征的遗传性疾病。患者有骨骼肌损害的相关临床指标变化，因其有家族史和既往史，故可与 MH 区分。

3. 中央轴空病

中央轴空病（central core disease，CCD）为散发性，患者出生后即起病，多表现为"软婴儿"，此后运动发育迟缓，可伴有脊柱侧凸、先天性髋关节脱位、四肢关节挛缩等，肌张力低下，腱反射正常或减弱、消失，智力正常。重症患儿不能站立，坐立不稳，多数病例进展缓慢，重者常因呼吸困难和肺部感染而死亡。血清肌酸激酶多正常或轻微升高，肌电图正常或呈肌源性损害。

4. 横纹肌溶解症

围手术期引起横纹肌损害和溶解的因素很多。MH 与非麻醉用药所引起的横纹肌损害的区别在于：MH 易感者骨骼肌细胞内的肌质网膜存在先天缺陷，平常虽无异常表现，但在诱发药

9

物的作用下可出现骨骼肌强直收缩，从而出现横纹肌溶解的表现；而其他非麻醉用药诱发横纹肌溶解的可能机制多为药物对骨骼肌细胞膜的直接损害（如降脂药）或神经递质异常（如NMS）等，骨骼肌本身并不存在先天异常。

四、预防

对于 MH 易感者，关键是预防为主，避免 MH 发作，应做到以下几点。

（1）麻醉前仔细询问家族史：对全身麻醉患者，特别是计划使用挥发性吸入麻醉药和琥珀胆碱者，应详细询问是否有可疑 MH 麻醉史及家族史。应高度关注既往有麻醉中和麻醉后出现不明原因死亡的家族患者。

（2）评估患者对 MH 的易感性：有异常高代谢类麻醉不良反应病史的患者、与 MH 患者有血缘关系的亲属和先天性骨骼肌肉疾病患者，是术中发生 MH 的高危人群。如果术前有不明原因的乳酸脱氢酶或肌酸激酶显著升高，也应特别警惕。

（3）避免使用诱发 MH 的麻醉药物：一般情况下，局部麻醉药均可安全使用。如果必须实施全身麻醉，应避免使用诱发 MH 药物。MH 易感者禁用及可安全使用的药物见**表 9–14**。

表 9–14　恶性高热易感者禁用及可安全使用的药物

项目	药物
禁用药物	氟烷及所有挥发性吸入麻醉药、琥珀胆碱
可安全使用的药物	苯二氮䓬类药、巴比妥类药、氧化亚氮、麻醉性镇痛药、非去极化肌松药、丙泊酚、局部麻醉药（不加肾上腺素）

（4）备用和（或）快速采购注射用丹曲林钠：鉴于 MH 罕见、发病快、病情进展迅速、病死率高等特点，建议：① 凡有挥发性吸入麻醉业务的医院应将注射用丹曲林钠纳入麻醉科抢救药品目录。② 有临床需求的医院采购备用（1 人份，即 24～36 瓶），并保证后续抢救用药的可及性，即 MH 抢救的"消火栓"模式。③ 在医院现有"临时购药"的基础上，建立注射用丹曲林钠"临时紧急购药机制"以有效应对因各种原因"未备用"及"储备药物不足"等情况。上述抢救预案及流程应经本院医政管理部门审批备案。

（5）全身麻醉常规监测呼气末二氧化碳分压、体温、心电图、血压和 SpO_2。

（6）应具备快速进行血气分析、电解质、肌红蛋白、心肌酶谱等检测的综合服务能力。

（7）麻醉面罩和呼吸回路：如有条件，麻醉科应常规配备一台未使用过挥发性吸入麻醉药的麻醉机或呼吸机。

（8）成立以麻醉科为核心的多学科抢救小组，对医务人员进行全员培训，随时准备应对和治疗 MH。

（9）如果观察到任何 MH 反应的显著征象，在 MH 征象最终消失后的 12～24 h 应密切观察患者病情变化。

（10）建议 MH 患者及家属进行实验室筛查及基因检测。

（11）随访：应特别提醒 MH 患者及其有血缘关系的所有亲属，如今后接受麻醉，须主动告知麻醉科医师 MH 家族史。

五、治疗

（一）治疗 MH 的针对性药物：丹曲林钠

目前治疗 MH 的针对性药物丹曲林钠，其机制是通过抑制骨骼肌肌质网内钙离子释放，在骨骼肌兴奋-收缩耦联水平上发挥作用，使骨骼肌松弛。因此，丹曲林钠应尽早使用，尽量争取在骨骼肌发生溶解损害之前使用。丹曲林钠不影响神经肌肉接头功能，该药在体内通过肝微粒体酶降解，代谢物经尿和胆汁排出，另有部分以原形从尿中排出。不良反应包括肌无力、高血钾、消化道紊乱及血栓性静脉炎等。

值得强调的是，丹曲林钠只是抢救 MH 的措施之一，无论是否应用丹曲林钠，均应根据患者具体情况及所在医疗机构的条件，积极进行物理降温、纠正内环境紊乱、保护重要器官功能等对症处理措施。

（二）MH 的抢救处理

1. 即刻抢救措施

如出现 MH 的典型临床表现，应立即启动院内重大抢救紧急预案，报告医务部，紧急求助、终止使用吸入麻醉药并停止应用琥珀胆碱等，尽快经中心静脉血管通路注射丹曲林钠。国产注射剂型推荐首次剂量为 1 mg/kg，每次追加 1 mg/kg，直至症状消失或达到最大耐受剂量 7 mg/kg。注意更换钠石灰和呼吸管路，并用高流量氧进行过度通气，以洗脱挥发性麻醉药物并降低呼气末二氧化碳分压，有条件者可更换 1 台未使用过挥发性吸入麻醉药的麻醉机；呼吸回路吸入和呼出两侧加用活性炭过滤器（至少每 1 h 更换）；通知外科医师尽快结束手术，如不能短时间内结束手术，应更换使用不诱发 MH 的药物维持麻醉。

2. 对症处理

在 MH 急性期迅速开展以下治疗措施：核心体温 > 39℃时立即开始降温（包括戴冰帽、酒精擦浴、静脉输注冰生理盐水、胃管和尿管内冰生理盐水灌洗、体腔内冰盐水灌洗，甚至体外循环降温等措施）；核心体温降到 38℃时停止降温，防止体温过低；纠正酸中毒（pH 值 < 7.2 时静脉输注碳酸氢钠）；纠正电解质紊乱，主要治疗高钾血症（过度通气、碳酸氢钠、葡萄糖、胰岛素和钙剂等，难以纠正时及早考虑血液净化治疗）并监测血糖；纠正心律失常（纠正酸中毒和高钾血症后通常有效）；适当应用血管活性药物，以稳定血流动力学；持续监测呼气末二氧化碳分压、分钟通气量、电解质、血气、肌酸激酶、核心体温、尿量和颜色、凝血功能等，监测尿量，如果肌酸激酶和（或）钾离子短时间迅速升高或者尿量降至 0.5 ml/(kg·h) 以下，应用利尿药物以维持尿量 > 1 ml/(kg·h)，并用碳酸氢钠碱化尿液，防止肌红蛋白尿导致肾衰竭。MH 患者尤其是发现较晚的患者，表现为核心体温已经严重升高，横纹肌已经发生溶解，

9

这类患者可能需要使用小剂量肝素预防 DIC 发生，但需要进一步的临床证据支持和凝血监测。

3. 其他处理措施

除了以上处理外，如病情持续进展，通过相关专科评估可进行血液净化治疗，主要考虑治疗酸碱失衡和电解质紊乱、肌红蛋白尿、高体温等问题。注意以下的相关内容。

（1）血液净化治疗包括肾脏替代治疗、血液灌流及血浆置换等。连续性肾脏替代治疗（continuous renal replacement therapy，CRRT）有利于维持内环境稳定，防治肾衰竭。

（2）MH 发病早期，尚无肌红蛋白尿表现时，如果出现难以纠正的高钾血症和酸中毒，可以选择血液透析或血液透析滤过，针对性地清除酸性代谢产物和钾离子，对维持内环境稳定起到积极作用。

（3）随着 MH 病程的发展，肌细胞损害加重，肌红蛋白入血可能造成急性肾衰竭。应监测血肌红蛋白变化情况和尿量，必要时选择血液滤过联合血浆置换，重点清除肌红蛋白等较大分子物质，以防止肾小管肌红蛋白管型的形成。应动态监测凝血功能，及时补充凝血因子和蛋白质等。

（4）与传统的冰敷、灌洗、擦拭等方法相比，CRRT 降温效果更为确切，同时具备核心体温易于监测、温度可控性强的特点。相较于体外循环，持续血液滤过损伤更小，实施也更方便。

（5）MH 患者抢救过程中如需要血液净化措施，可请相关专科医师会诊，协助选择具体的血液净化方式、滤过膜孔径大小、抗凝方式（根据出血倾向，选择肝素、低分子肝素、枸橼酸钠或不进行抗凝）等。

（三）恢复期的监测及处理

1. 加强监测和治疗

加强监测和治疗以确保患者安全度过围手术期。25% 的 MH 患者可能在发病 24~48 h 内复发，应加强监测及时处理，体征消失后持续监测 24 h。

2. MH 复发

如出现无寒战时肌肉僵硬逐渐加重、异常高碳酸血症伴呼吸性酸中毒、代谢性酸中毒不能用其他原因解释、核心体温异常升高等，则提示 MH 复发，应继续静脉输注丹曲林钠 1 mg/kg，间隔 4~6 h 重复输注或以 0.25 mg/(kg·h) 速率静脉输注至少 24 h，直至病情得到控制。

3. 丹曲林钠停药指征

符合下列所有条件者可考虑停用丹曲林钠或增加给药间隔时间至 8~12 h：代谢状况稳定 24 h；核心体温低于 38 ℃；肌酸激酶持续降低；无肌红蛋白尿；无肌肉僵硬。

4. 骨骼肌收缩试验

有条件者可做咖啡因 - 氟烷骨骼肌收缩试验以明确诊断，并对患者及其直系亲属进行基因检测，筛选 MH 易感者并建立档案。应特别强调告知 MH 患者及其有血缘关系的亲属，如果接受麻醉，须在麻醉前告知接诊医生 MH 相关病史或家族史，以便麻醉医师做好相应预案，有效防治 MH。

（王颖林　周阳　曲音音）

参考文献

[1] SHARMA J P, SALHOTRA R. Tourniquets in orthopedic surgery［J］. Indian J Orthop, 2012,46(4):377-383.

[2] KUMAR K, RAILTON C, TAWFIC Q. Tourniquet application during anesthesia: "What we need to know?"
［J］. J Anaesthesiol Clin Pharmacol, 2016,32(4):424-430.

[3] PYATI S, COBERT J, JABRE J F,et al. Effects of tourniquets in the development of pain states:a novel
clinical pilot study and review of utilization of tissue oximetry to measure neural ischemia［J］. Curr Pain
Headache Rep,2020,24(6):25.

[4] KUO L T, YU P A, CHEN C L, et al. Tourniquet use in arthroscopic anterior cruciate ligament
reconstruction:a systematic review and meta-analysis of randomised controlled trials［J］. BMC
Musculoskelet Disord,2017,18(1):358.

[5] 沈晓青. 电动止血带机不同压力值对患者关节镜下前交叉韧带重建术中的影响[J]. 中外医学研究，
2015(24): 9-10.

[6] 王银珊，林瑾纯，林洁芬.膝关节镜手术中应用血氧监测仪调节充气止血带压力的效果观察［J］.护理
学报，2013，20(15): 50-52.

[7] 陈黎敏，徐冠华，沈碧玉，等. 高分子吸收树脂气压止血带保护衬垫在上肢手术中的应用[J]. 护理研究，
2013，27(25): 2747-2748.

[8] 张志慧，甘蔚明. 赛肤润改善气压止血带致皮肤损伤的效果观察［J］. 护理研究，2014(13): 1624-1624，
1625.

[9] 王明洁，王秀丽. 止血带不良反应的研究进展［J］. 国际麻醉学与复苏杂志，2018，39(6): 558-562,567.

[10] ESTEBE J P, DAVIES J M, RICHEBE P. The pneumatic tourniquet: mechanical, ischaemia-reperfusion and
systemic effects［J］. Eur J Anaesthesiol, 2011,28(6):404-411.

[11] LEURCHARUSMEE P, SAWADDIRUK P, PUNJASAWADWONG Y, et al. The possible pathophysiological
outcomes and mechanisms of tourniquet-induced ischemia-reperfusion injury during total knee arthroplasty［J/
OL］. Oxid Med Cell Longev, 2018,2018:8087598.

[12] 肖薇薇，陈芳，祝益民. 2018国际休克研究进展［J］. 实用休克杂志(中英文)，2019，3(1): 41-44，51.

[13] 陈刚，王蕊. 气压止血带在人工TKA中的应用研究进展［J］. 现代医药卫生，2020，36(6): 866-870.

[14] ARTHUR J R, SPANGEHL M J. Tourniquet use in total knee arthroplasty［J］. J Knee Surg, 2019,32
(8):719-729.

[15] DUDARYK R, BENITEZ LOPEZ J, LOURO J. Diagnosis and thrombolytic management of massive
intraoperative pulmonary embolism guided by point of care transthoracic echocardiography［J/OL］. Case
Rep Anesthesiol, 2018,2018:8709026.

[16] LAISALMI-KOKKI M, PESONEN E, KOKKI H, et al. Potentially detrimental effects of N-acetylcysteine
on renal function in knee arthroplasty［J］. Free Radic Res, 2009,43(7):691-696.

[17] WENG C, LAN K, LI T, et al. Regional hypothermia attenuates secondary-injury caused by time-out
application of tourniquets following limb fragments injury combined with hemorrhagic shock［J］. Scand J
Trauma Resusc Emerg Med, 2019,27(1):104.

[18] ORAGUI E, PARSONS A, WHITE T, et al. Tourniquet use in upper limb surgery［J］. Hand (N Y), 2011,6
(2):165-173.

9

［19］LIN L N, WANG L R, WANG W T, et al. Ischemic preconditioning attenuates pulmonary dysfunction after unilateral thigh tourniquet-induced ischemia-reperfusion［J］. Anesth Analg, 2010,111(2):539-543.

［20］VASILEIOU I, KALIMERIS K, NOMIKOS T, et al. Propofol prevents lung injury following intestinal ischemia-reperfusion［J］. J Surg Res, 2012,172(1):146-152.

［21］PANERAI R B, SAEED N P, ROBINSON T G. Cerebrovascular effects of the thigh cuff maneuver［J］. Am J Physiol Heart Circ Physiol, 2015,308(7):H688-H696.

［22］JIN J G, SHEN H J, SHAN Y L, et al. Effect of two administration routes of Shenmai injection on pulmonary gas exchange function after tourniquet-induced ischemia-reperfusion［J］. Chin J Integr Med, 2017, 23 (1):18-24.

［23］ZHAO S L, ZHANG X Y, XIAO Y, et al. Gas embolism after hydrogen peroxide use during spine surgery: case report and literature review［J］. World Neurosurg, 2020,143:228-231.

［24］MIN J Y, ROH K, CHO S, et al. Massive venous air embolism with bleeding caused by femoral vein injury during total hip arthroplasty: A case report［J/OL］. Medicine (Baltimore), 2021,100(4):e23614.

［25］MOON R E. Hyperbaric treatment of air or gas embolism: current recommendations［J］. Undersea Hyperb Med, 2019,46(5):673-683.

［26］GROPPER M A. Miller's Anesthesia［M］. 9th ed. Amsterdam: Elsevier, 2019.

［27］KAINOH T, IRIYAMA H, KOMORI A, et al. Risk factors of fat embolism syndrome after trauma: a nested case-control study with the use of a nationwide trauma registry in Japan［J］. Chest, 2021,159(3):1064-1071.

［28］KOSOVA E, BERGMARK B, PIAZZA G. Fat embolism syndrome［J］. Circulation, 2015,131(3):317-320.

［29］中华医学会骨科学分会创伤骨科学组, 中华医学会骨科学分会外固定与肢体重建学组, 中国医师协会骨科医师分会创伤专家工作委员会, 等. 中国创伤骨科患者围手术期静脉血栓栓塞症预防指南(2021)［J］. 中华创伤骨科杂志, 2021, 23(3): 185-192.

［30］中华医学会外科学分会血管外科学组. 深静脉血栓形成的诊断和治疗指南(第三版)［J］. 中华血管外科杂志, 2017, 2(4): 201-208.

［31］中华医学会呼吸病学分会肺栓塞与肺血管病学组, 中国医师协会呼吸医师分会肺栓塞与肺血管病工作委员会, 全国肺栓塞与肺血管病防治协作组. 肺血栓栓塞症诊治与预防指南［J］. 中华医学杂志, 2018, 98(14): 1060-1087.

［32］PAUL J D, CIFU A S. Management of acute pulmonary embolism［J］. JAMA, 2020,324(6):597-598.

［33］LIEW N C, ALEMANY G V, ANGCHAISUKSIRI P, et al. Asian venous thromboembolism guidelines: updated recommendations for the prevention of venous thromboembolism［J］. Int Angiol, 2017,36(1):1-20.

［34］JENNY J Y, PABINGER I, SAMAMA C M, et al. European guidelines on perioperative venous thromboembolism prophylaxis: Aspirin［J］. Eur J Anaesthesiol, 2018,35(2):123-129.

［35］FALCK-YTTER Y, FRANCIS C W, JOHANSON N A, et al. Prevention of VTE in orthopedic surgery patients: antithrombotic therapy and prevention of thrombosis, 9th ed: American College of Chest Physicians Evidence-Based Clinical Practice Guidelines［J/OL］. Chest, 2012, 141: e278S-e325S.

［36］AGNELLI G. Prevention of venous thromboembolism in surgical patients［J］. Circulation, 2004,110(24 Suppl 1):IV4- IV12.

［37］LIPOWSKI Z J. Transient cognitive disorders (delirium, acute confusional states) in the elderly［J］. Am J Psychiatry, 1983, 140(11): 1426-1436.

［38］GROVER S, SHARMA A, AGGARWAL M, et al. Comparison of symptoms of delirium across various motoric subtypes［J］. Psychiatry Clin Neurosci, 2014,68(4): 283-291.

［39］ SEPULVEDA E, FRANCO J G, TRZEPACZ P T, et al. Delirium diagnosis defined by cluster analysis of symptoms versus diagnosis by DSM and ICD criteria: diagnostic accuracy study［J］. BMC Psychiatry, 2016, 16: 167.

［40］ SHENKIN S D, FOX C, GODFREY M, et al. Delirium detection in older acute medical inpatients: a multicentre prospective comparative diagnostic test accuracy study of the 4AT and the confusion assessment method［J］. BMC Med, 2019, 17(1): 138.

［41］ TRZEPACZ P T, MEAGHER D J, FRANCO J G. Comparison of diagnostic classification systems for delirium with new research criteria that incorporate the three core domains［J］. J Psychosom Res, 2016, 84: 60-68.

［42］ WU J, YIN Y, JIN M, et al. The risk factors for postoperative delirium in adult patients after hip fracture surgery: a systematic review and meta-analysis［J］. Int J Geriatr Psychiatry, 2021, 36(1): 3-14.

［43］ PENG J, WU G, CHEN J, et al. Preoperative C-reactive protein/albumin ratio, a risk factor for postoperative delirium in elderly patients after total joint arthroplasty［J］. J Arthroplasty, 2019, 34(11): 2601-2605.

［44］ GUO Y, LI Y, ZHANG Y, et al. Post-operative delirium associated with metabolic alterations following hemi-arthroplasty in older patients［J］. Age Ageing, 2019, 49(1): 88-95.

［45］ CUNNINGHAM E L, MCGUINNESS B, MCAULEY D F, et al. CSF beta-amyloid 1-42 concentration predicts delirium following elective arthroplasty surgery in an observational cohort study［J］. Ann Surg, 2019, 269(6): 1200-1205.

［46］ CUNNINGHAM E L, MAWHINNEY T, BEVERLAND D, et al. Observational cohort study examining apolipoprotein E status and preoperative neuropsychological performance as predictors of post-operative delirium in an older elective arthroplasty population［J］. Age Ageing, 2017, 46(5): 779-786.

［47］ YUAN Y, LI Z, YANG N, et al. Exosome α-synuclein release in plasma may be associated with postoperative delirium in hip fracture patients［J］. Front Aging Neurosci, 2020, 12: 67.

［48］ WEINSTEIN S M, POULTSIDES L, BAAKLINI L R, et al. Postoperative delirium in total knee and hip arthroplasty patients: a study of perioperative modifiable risk factors［J］. Br J Anaesth, 2018, 120(5): 999-1008.

［49］ REN A, ZHANG N, ZHU H, et al. Effects of preoperative anxiety on postoperative delirium in elderly patients undergoing elective orthopedic surgery: a prospective observational cohort study［J］. Clin Interv Aging, 2021, 16: 549-557.

［50］ DUQUE A F, POST Z D, OROZCO F R, et al. A Proactive approach to high risk delirium patients undergoing total joint arthroplasty［J］. J Arthroplasty, 2018, 33(4): 1171-1176.

［51］ PAN X, CUNNINGHAM E L, PASSMORE A P, et al. Cerebrospinal fluid spermidine, glutamine and putrescine predict postoperative delirium following elective orthopaedic surgery［J］. Sci Rep, 2019, 9(1): 4191.

［52］ KATZNELSON R, DJAIANI G N, BORGER M A, et al. Preoperative use of statins is associated with reduced early delirium rates after cardiac surgery［J］. Anesthesiology, 2009, 110(1): 67-73.

［53］ OH T K, PARK H Y, SHIN H J, et al. The role of perioperative statin use in the prevention of delirium after total knee replacement under spinal anesthesia［J/OL］. J Arthroplasty, 2018, 33(12): 3666-3671, e1.

［54］ XIN X, XIN F, CHEN X, et al. Hypertonic saline for prevention of delirium in geriatric patients who underwent hip surgery［J］. J Neuroinflammation, 2017, 14(1): 221.

［55］ MU D L, ZHANG D Z, WANG D X, et al. Parecoxib supplementation to morphine analgesia decreases incidence of delirium in elderly patients after hip or knee replacement surgery: a randomized controlled trial

9

［J］. Anesth Analg, 2017, 124(6): 1992-2000.

［56］ MARADIT KREMERS H, LARSON D R, CROWSON C S, et al. Prevalence of total hip and knee replacement in the United States［J］. J Bone Joint Surg Am, 2015, 97(17): 1386-1397.

［57］ HAYNES M S, ALDER K D, BELLAMKONDA K, et al. Incidence, predictors, and timing of post-operative stroke following elective total hip arthroplasty and total knee arthroplasty［J/OL］. PLoS One, 2020, 15(9): e0239239.

［58］ PETERSEN P B, KEHLET H, JØRGENSEN C C, et al. Incidence and risk factors for stroke in fast-track hip and knee arthroplasty-a clinical registry study of 24,862 procedures［J/OL］. J Arthroplasty, 2019, 34(4): 743-749, e2.

［59］ CROPSEY C, KENNEDY J, HAN J, et al. Cognitive dysfunction, delirium, and stroke in cardiac surgery patients［J］. Semin Cardiothorac Vasc Anesth, 2015, 19(4): 309-317.

［60］ VOELKEL N, HUBERT N D, BACKHAUS R, et al. Thrombolysis in postoperative stroke［J］. Stroke, 2017, 48(11): 3034-3039.

［61］ GAN J, TU Q, MIAO S, et al. Effects of oxycodone applied for patient-controlled analgesia on postoperative cognitive function in elderly patients undergoing total hip arthroplasty: a randomized controlled clinical trial ［J］. Aging Clin Exp Res, 2020, 32(2): 329-337.

［62］ MONK T G, WELDON B C, GARVAN C W, et al. Predictors of cognitive dysfunction after major noncardiac surgery［J］. Anesthesiology, 2008, 108(1): 18-30.

［63］ ZHANG H, ZHENG J, WANG R, et al. Serum phosphorylated neurofilament heavy subunit-H, a potential predictive biomarker for postoperative cognitive dysfunction in elderly subjects undergoing hip joint arthroplasty［J］. J Arthroplasty, 2019, 34(8): 1602-1605.

［64］ GAO B, ZHU B, WU C. Preoperative serum 25-hydroxyvitamin D Level, a risk factor for postoperative cognitive dysfunction in elderly subjects undergoing total joint arthroplasty［J］. Am J Med Sci, 2019, 357(1): 37-42.

［65］ AWADA H N, LUNA I E, KEHLET H, et al. Postoperative cognitive dysfunction is rare after fast-track hip- and knee arthroplasty - But potentially related to opioid use［J］. J Clin Anesth, 2019, 57: 80-86.

［66］ WU X M, XU W C, YU Y J, et al. Postoperative serum thioredoxin concentrations correlate with delirium and cognitive dysfunction after hip fracture surgery in elderly patients［J］. Clin Chim Acta, 2017, 466: 93-97.

［67］ LI H, WU T T, TANG L, et al. Association of global DNA hypomethylation with post-operative cognitive dysfunction in elderly patients undergoing hip surgery［J］. Acta Anaesthesiol Scand, 2020, 64(3): 354-360.

［68］ WANG P, YIN X, CHEN G, et al. Perioperative probiotic treatment decreased the incidence of postoperative cognitive impairment in elderly patients following non-cardiac surgery: A randomised double-blind and placebo-controlled trial［J］. Clin Nutr, 2021, 40(1): 64-71.

［69］ REN K W, SHEN N, TANG J L, et al. Effects of ulinastatin on inflammatory response and cognitive function after hip arthroplasty for the elderly patients with femoral neck fracture［J］. Eur Rev Med Pharmacol Sci, 2018, 22(4): 1126-1132.

［70］ ZHANG N N, SUN L, CHEN W T, et al. Effects of edaravone on postoperative cognitive function in elderly patients undergoing hip joint replacement surgery: A randomized controlled trial［J］. Int J Surg, 2020, 80: 13-18.

第十章
骨科术后精确镇痛及慢性疼痛诊疗

第一节　骨科手术后精确镇痛

一、骨科手术急性术后疼痛的理论基础

疼痛是与实际或潜在的组织损伤相联系的一种不愉快的感觉或情感体验。对患者而言，疼痛是机体面临损害或疾病的信号，是影响生活质量和术后康复的重要因素。根据疼痛的持续时间及损伤组织的可能愈合时间，疼痛分为急性疼痛和慢性疼痛。急性疼痛相对通用的定义为组织损伤、炎症或疾病过程相关的、持续时间较短（通常短于 3 个月）的一种疼痛类型。而急性术后疼痛（acute post-surgical pain，APSP）是手术创伤引起的伤害性、炎症性刺激所产生的生理、心理等一系列应激反应。APSP 主要发生在术后 24～72 h 之内，通常持续 4～7 天，发生率达到80%。APSP 如果不能在初始状态被充分控制，则可能发展为慢性术后疼痛（chronic post-surgical pain，CPSP），甚至可持续数十年，严重延迟术后康复，影响患者精神状态，降低远期生活质量。

1. 急性术后疼痛的发生机制

APSP 的发生机制可能与手术创伤、切口炎症反应等释放的伤害性物质有关。在有害刺激因素作用下，机体产生外周和中枢敏化，继而导致疼痛感知的超敏反应。具体机制为：首先，手术引起的组织损伤不断释放外周炎症介质，如缓激肽、前列腺素、P 物质等，直接激活痛觉感受器并使痛觉感受器敏化；交感神经末梢也通过释放去甲肾上腺素和前列腺素参与敏化，增强痛觉感受器激活。在多重化学因子协同作用下，高阈值痛觉感受器转化为低阈值痛觉感受器，兴奋性阈值降低、兴奋下放电频率增加以及自发性放电频率增加，对超阈值的反应性增强形成痛觉过敏。其次，外周强烈的伤害性感受传入导致中枢敏化（中枢神经系统持续性损伤后可导致疼痛超敏）和中枢超兴奋（神经元对组织损伤后正常传入的反应扩大和延长）。最后，强烈的伤害性传入还可能导致脊髓背角功能性改变以及其他后果，结果使躯体感受术后疼痛更加剧烈。

10

2. 骨科手术急性术后疼痛的特点

根据骨科常见手术类型，其APSP程度可分为如下三类：① 轻度疼痛，关节清洗术、局部软组织手术、内固定取出等。② 中度疼痛，关节韧带重建术、脊柱融合术、椎板切除术等。③ 重度疼痛，骨肿瘤手术、关节置换术、骨折内固定术、截肢术等。一般而言，涉及大关节面和深部组织的骨科手术APSP都较为剧烈，四肢手术疼痛相对较轻，然而四肢手术术后疼痛影响术后四肢活动，影响功能恢复。骨科手术另一重要特点是，中老年患者占比较大。许多老年患者焦虑的心情也会加剧APSP。此外，对老年患者的沟通和评估可能会有较大困难，因此在选择镇痛技术时应考虑到老年患者对疼痛的主诉可能较少，且较少剂量的镇痛药即可充分缓解疼痛。

3. 急性术后疼痛对机体的影响

急性疼痛是机体受到组织损伤后的一系列反应，包括生理、心理和行为上的一系列反应，可对机体各个系统产生影响。

（1）对心血管功能的影响：APSP可导致患者心率增快、血管收缩、心脏负荷增加、心肌耗氧量增加，冠心病患者心肌缺血及心肌梗死的风险增加。

（2）对呼吸功能的影响：APSP可导致呼吸浅快、通气量减少，咳嗽无力、分泌物排出受阻等，造成肺不张和其他肺部并发症。

（3）对骨骼、肌肉和周围血管的影响：APSP可限制患者机体活动，触发深静脉血栓形成，是肺栓塞的高危因素。

（4）对胃肠功能影响：APSP可导致胃酸分泌过多，促进应激性溃疡形成；胃肠道蠕动减慢，增加术后肠梗阻的发生。

（5）对内分泌系统的影响：APSP可导致神经内分泌应激反应增强，引发术后高凝状态及免疫炎症反应。

（6）对泌尿系统产生的影响：APSP可导致尿道及膀胱肌运动力减弱，引起尿潴留。

（7）对心理情绪方面的影响：APSP可导致焦虑、恐惧、无助、不满等，也会造成家属恐慌和手足无措。

4. 手术后疼痛的评估方法

患者疼痛的强度和范围直接关系到医务工作者对患者疼痛诊断分级和治疗方法的选择。开始镇痛治疗前以及镇痛治疗期间，医务人员必须对患者疼痛情况作出准确评估。目前临床上常用的疼痛评估工具有文字描述评定量表（verbal descriptor scale，VDS）、疼痛数字评定量表（NRS）、视觉模拟评分法（VAS）、McGill疼痛问卷（McGill pain questionnaire，MPQ）等。每种工具都有其特性及优劣，通常将几种评分法结合使用。一般简单的数字评分以0分为无痛，10分为最痛，1～3分为轻度疼痛，4～7分为中度疼痛，7分以上为重度疼痛。对儿童和不能合作的患者，推荐采用面部表情评分法和精神行为评分法。此外，针对骨科术后患者，术后疼痛评估不仅是对患者静息痛的评估，还应包括患者功能活动时的疼痛评估。只有将患者功能活动性疼痛控制在4分以下，患者才会配合术后功能锻炼，进而减少术后并发症。

5. 急性术后疼痛治疗的观念变化

从既往的"术后疼痛是不可避免的"到"缓解疼痛是基本人权"，对术后镇痛的高度重视是麻醉学和外科学领域中一个重要的观念更新。现代观念认为，术后镇痛不仅旨在减轻患者手术后的痛苦，而且在于提高患者自身抵御围手术期并发症的能力，应该更加注重患者脏器功能的恢复。积极有效镇痛的关键是针对不同的情况选择正确的方法和药物并正确使用，在镇痛效果、器官功能恢复和最小不良反应之间取得最佳的平衡。

二、患者自控静脉镇痛

患者自控镇痛（PCA）是指由医护人员根据患者疼痛程度等因素，预先设置镇痛药物给药程序，再交由患者自我管理的一种镇痛模式。根据不同的给药途径可分为患者自控静脉镇痛（PCIA）、患者自控硬膜外镇痛（PCEA）、患者自控皮下镇痛（patient-controlled subcutaneous analgesia，PCSA）和患者自控外周神经阻滞镇痛（patient-controlled nerve analgesia，PCNA）等。应用较为广泛的 PCA 技术主要是 PCIA 和 PCEA。其中，PCEA 镇痛效果可靠且对全身影响较小。然而骨科手术患者术后卧床时间较长，膀胱功能恢复相对较慢，术后若采用 PCEA 镇痛，发生尿潴留风险较高。此外，部分骨科手术患者术后需要抗凝治疗，术后若采用 PCEA 镇痛，发生椎管内血肿的风险较高。而 PCIA 应用于骨科术后镇痛可获得与 PCEA 相当的镇痛效果，并且起效快、适用广、操作方便。因此，在骨科手术术后镇痛方面，PCIA 应用更为普及。

1. 患者自控静脉镇痛的常用设备、参数及个体化设置

1）患者自控静脉镇痛的常用设备

用于 PCIA 的设备主要分为两种：机械泵和电子泵。机械泵有背景剂量输注，速度无法调节，但可以按需给药。电子泵可以根据需要设置输注速度，甚至可以实现无背景剂量输注，同样能按需给药。相较而言，电子泵是更为合理的 PCIA 设备。

2）患者自控静脉镇痛的常用设备参数

（1）负荷剂量：负荷剂量是指 PCA 开始时首次用药剂量。给予负荷剂量旨在迅速达到止痛所需的血药浓度，缩短起效时间，使患者迅速达到无痛状态。

（2）单次给药剂量或冲击剂量：指 PCA 开始后，患者疼痛未能缓解或疼痛复发时，通过按压 PCA 装置上的按钮来完成一次给药的剂量。

（3）锁定时间：指连续两次给予 PCA 冲击剂量的时间间隔，即在该时间内患者按压指令无效。这是一种保护措施，可防止因重复用药而造成的药物过量中毒。

（4）单位时间最大限制量：最大限制量分为 1 h 限制量或 4 h 限制量，其目的在于防止药物过量，对单位时间内平均用量加以限制。

3）患者自控静脉镇痛的个体化设置

术后实施 PCIA，应根据临床观察判断，选择个体化 PCIA 方案。在镇痛配方个体化选择方面，应充分评估药物不良反应、患者年龄、基础状态、呼吸道通畅程度等因素的影响，在保证适宜镇痛效果的同时，不良反应降到最低。整体原则上应适当减少阿片类药物用量 20% ~ 50%，以达到减少阿片类药物用量、降低其不良反应程度的效应。此外，在镇痛泵的参数设置上也应实现

10

个体化原则，根据手术疼痛程度、患者疼痛阈值、疼痛高峰时间等实施个体化的 PCIA 参数设置。

2. 患者自控静脉镇痛的主要镇痛药物及推荐方案

PCIA 一般以强效阿片类药物为主，辅以 NSAID、小剂量氯胺酮、止吐药等以增强疗效、减少阿片类药物用量、减轻不良反应。强阿片类药物之间有相对效价比：100 mg 哌替啶 ≈ 100 mg 曲马多 ≈ 10 mg 吗啡 ≈ 1 mg 阿芬太尼 ≈ 0.1 mg 芬太尼 ≈ 0.01 mg 舒芬太尼 ≈ 2 mg 布托啡诺。常用 PCIA 药物的推荐方案（成人）见**表 10–1**。

表 10–1　常用患者自控静脉镇痛药物的推荐方案（成人）

药物	起效时间（min）	达峰时间（min）	作用时间（h）	锁定时间（min）	加强剂量	背景剂量
吗啡	5	> 30	3 ~ 4	6 ~ 10	1 ~ 2 mg	0 ~ 2 mg/h
羟考酮	2 ~ 3	5	3 ~ 6	5	1 ~ 2 mg	0
芬太尼	2 ~ 3	3 ~ 5	0.5 ~ 1	5 ~ 10	20 ~ 50 μg	0 ~ 60 μg/h
舒芬太尼	2 ~ 3	3 ~ 5	0.5 ~ 1	5 ~ 10	4 ~ 6 μg	0 ~ 8 μg/h
布托啡诺	3 ~ 5	30	2 ~ 3	15 ~ 30	0.5 ~ 1 mg	0 ~ 2 mg/h
地佐辛	15	30	2 ~ 6	5 ~ 30	1 ~ 2 mg	0 ~ 1 mg/h
曲马多	< 30	< 30	4 ~ 6	6 ~ 10	10 ~ 20 mg	0 ~ 20 mg/h

需要注意的是，患者对镇痛药物需求的个体差异很大，老年和危重患者应给予较小剂量。PCIA 给药前如需建立初始镇痛作用，应该逐步给予静脉内负荷剂量。对从未用过阿片类药物的患者，不建议开始就应用持续输注。

3. 患者自控静脉镇痛的优缺点及并发症的处理

1）患者自控静脉镇痛的优缺点

PCIA 具有以下优点：① 操作简单，不需要硬膜外置管。② 与单次给药相比，安全度高，血药浓度相对稳定。③ 可供选择的药物多，适用范围广，起效快。④ 全身用药，无镇痛盲区。⑤ 可通过冲击剂量及时控制暴发痛，用药个体化，患者满意度高。其不足之处为：① 设备参数设置需要麻醉医师操作，系统维护与管理需要多科室协调。② 设备有机械故障及编程错误等风险。③ 可能发生一些不良反应，如恶心、呕吐及胃肠蠕动抑制等。

2）患者自控静脉镇痛的并发症处理

PCIA 的不良反应根据使用药物的不同而有所不同，常见的不良反应有恶心呕吐、嗜睡、尿潴留、皮肤瘙痒、呼吸抑制等，其相应的处理措施如下。

（1）恶心呕吐：恶心呕吐是 PCIA 最常见的不良反应。术后恶心呕吐的原因很多，可因麻醉本身、手术、术后用药、镇痛用药、患者体质及病友的影响而发生。

处理：区分恶心呕吐的原因，对因、对症处理。从精神方面安慰、鼓励患者，同时应用阿扎司琼等止呕药。需注意，当患者出现恶心呕吐时，不应盲目夹闭镇痛泵。

（2）胃肠功能抑制、肠胀气和便秘：阿片类药物可能会抑制胃肠功能，导致患者消化不良、食欲下降、肠胀气和便秘等。

处理：可调整镇痛药物种类或剂量，以减少对胃肠功能的抑制；鼓励患者多下床活动，促进肠蠕动，有助于气体排出；给予患者轻泻剂或润肠剂，如乳果糖、开塞露等，以软化粪便并刺激肠蠕动，从而帮助气体排出；鼓励患者多饮水，多吃富含纤维的食物，如蔬菜、水果等，以改善便秘症状。

（3）嗜睡：如果术后镇痛选用了麻醉性镇痛镇静药，则患者会有轻度的嗜睡，老年及体弱患者嗜睡的程度可能会更为明显。

处理：只要不影响神志及呼吸，可不必处理，但应多加观察。

（4）尿潴留：局部麻醉药、阿片类药物都有可能引起尿潴留。

处理：一旦发生，首先可采用诱导排尿，如改变体位、听流水声、鼓励患者按平常习惯姿势试行排尿，不成功的视其疼痛程度可考虑夹闭镇痛泵或插尿管。

（5）皮肤瘙痒：为阿片类药物的不良反应。

处理：程度轻者可不处理，重者可试用抗过敏药。效果不佳的只有夹闭镇痛泵。

（6）呼吸抑制：注射吗啡可产生延迟性呼吸抑制，大剂量的阿片类药物也会导致轻微的呼吸抑制。

处理：密切观察，适当调整阿片类药物用药，对老年危重患者更应警惕。

4. 患者自控静脉镇痛的使用注意事项

1）患者自控静脉镇痛实施前的注意事项

（1）实施 PCIA 前应注意排除禁忌证。下列患者应禁用 PCIA：① 因精神或神志异常，无法理解与配合 PCIA 治疗者。② 拒绝接受疼痛治疗者。下列患者应慎用 PCIA：① 既往对镇痛药物过敏者。② 有药物成瘾史者。③ 呼吸功能不全者。④ 循环功能不稳定或低血容量状态者；⑤ 睡眠呼吸暂停综合征患者。

（2）实施 PCIA 前应进行个体化评估。PCIA 实施前急性疼痛服务（APS）小组必须了解患者的一般情况，包括现病史、既往史、辅助检查结果、手术患者手术种类、手术方式等，对患者进行疼痛耐受的个体化预评估。向患者及其家属介绍 PCIA 相关设备、使用方法、收费等情况，告知患者可能出现的不良反应并评估患者接受 PCIA 的意愿，实施 PCIA 前签署知情同意书。综合患者疼痛需求和意愿以及患者病理生理状况选择合适的 PCIA 泵、PCIA 药物、PCIA 给药模式，确定 PCIA 应用时间。

2）患者自控静脉镇痛的配制及实施时的注意事项

APS 小组在执行 PCIA 前开出医嘱，由麻醉医师或麻醉护士根据医嘱配制 PCIA 镇痛液；严格实行"三查三对"后连接 PCIA 设备并设置 PCIA 给药模式。全身麻醉患者可于术中给予负荷剂量以减轻不良反应（如恶心呕吐）和术后早期的疼痛感。

3）患者自控静脉镇痛实施后的注意事项

（1）按时访视患者，观察并记录患者生命体征；进行疼痛、镇静、舒适程度评分/评级；检查 PCIA 设备连接、运转情况；根据镇痛效果和设备运转情况随时调整 PCIA 模式或参数。

（2）设立专线电话，保持与病房密切联系，并随时处理各种并发症。

（3）PCIA 结束后 APS 小组回收 PCIA 泵，总体评价镇痛效果和患者满意程度。APS 小组定期进行工作小结，对 PCIA 情况进行总体评估并提出改进措施。

三、椎管内技术

椎管内技术始于 19 世纪 90 年代，经过不断的总结和完善，现已成为现代麻醉技术的重要组成部分，被广泛用于手术麻醉和术后急性镇痛。在术后急性镇痛领域，椎管内技术因镇痛效果确切、不良反应少、患者满意度高，而成为解决 APSP 的一种经典方法。

1. 椎管内镇痛常用药物

（1）局部麻醉药：椎管内镇痛临床常用局部麻醉药以长效局部麻醉药为主，如罗哌卡因、布比卡因和左布比卡因。这些局部麻醉药在低浓度下（罗哌卡因 ≤ 0.2%，布比卡因或左旋布比卡因 ≤ 0.125%）具有感觉和运动阻滞相分离的特点，使其对运动功能的影响最小。

（2）阿片类药物：与局部麻醉药不同，阿片类药物椎管内应用仅产生镇痛作用而不影响感觉、运动或交感神经功能。然而，阿片类药物的生化特性明显影响相应药物在椎管内的生物利用度。研究表明，亲脂性阿片类药物（如芬太尼、舒芬太尼）在硬膜外给药后大部分快速与硬膜外脂肪结合或被血管吸收进入全身循环。硬膜外输注与静脉输注芬太尼的患者，药物血浆浓度、不良反应、疼痛评分无任何差异。硬膜外单纯持续输注亲脂性阿片类药物的总体优势并不明显。因此，不推荐亲脂性阿片类药物单独用于硬膜外镇痛。而亲水性阿片类药物（如吗啡、氢吗啡酮）不易被硬膜外腔脂肪或血液吸收，单次给药后脑脊液的药物浓度显著高于其他脂溶性阿片类药物，并且在脑脊液中滞留时间相对较长。此外，与硬膜外间断给予吗啡相比，硬膜外持续输注吗啡的镇痛效果更好，且不良反应少。

（3）联合用药：研究发现，与单独应用一种局部麻醉药或一种阿片类药物相比，联合应用局部麻醉药和阿片类药物的镇痛效果更好，包括改善运动性镇痛、减少感觉阻滞的减退、减小药物用量、减少不良反应等。尽管目前这种明显的协同或相加作用的具体机制尚未明了。

（4）辅助用药：硬膜外可考虑输注辅助药物以增强镇痛作用，并最大限度地减少不良反应。但是目前尚无一种辅助药物得到广泛认可，相关研究仍需深入开展。

2. 硬膜外镇痛

硬膜外镇痛包括单次硬膜外注射阿片类药物镇痛，以及持续硬膜外置管镇痛。单次硬膜外注射阿片类药物尤其适用于硬膜外置管部位与手术部位不一致或硬膜外使用局部麻醉药产生不良反应（如低血压，运动障碍）的患者；而持续硬膜外置管镇痛因用药安全、镇痛效果确切、不良反应少，更推荐应用于骨科术后急性镇痛。

1）硬膜外导管的位置

硬膜外导管位置必须与切皮区一致才能使术后硬膜外镇痛效果最佳，用药量最小，不良反应最轻。胸部手术（如乳腺手术、开胸手术）一般以 $T_3 \sim T_8$ 间隙为穿刺点；上腹部手术（如胃手术、食管手术、胆囊手术、肝手术）一般以 $T_6 \sim T_8$ 间隙为穿刺点；中腹部手术（如肾脏手术）一般以 $T_7 \sim T_{10}$ 间隙为穿刺点；下腹部手术（如结肠手术、竖切口子宫手术）一

般以 $T_8 \sim T_{11}$ 间隙为穿刺点；而骨科下肢手术（如髋关节、膝关节手术）一般以 $L_1 \sim L_4$ 为穿刺点。

2）患者自控硬膜外镇痛

PCEA 类似于 PCIA，适用于骨科手术术后中重度疼痛，能满足术后镇痛的个体化需求。目前一般联合应用低浓度长效局部麻醉药（罗哌卡因或布比卡因等）与阿片类药物（芬太尼、吗啡、布托啡诺等）以增强镇痛效果，最大限度地减少不良反应（如运动阻滞、呼吸抑制等）。

（1）成人 PCEA 推荐配方：舒芬太尼 $0.3 \sim 0.6$ μg/ml 与 $0.0625\% \sim 0.125\%$ 罗哌卡因或 $0.05\% \sim 0.1\%$ 布比卡因联合应用能达到镇痛而对运动功能影响轻，适合于需功能锻炼的下肢手术（**表 10–2**）。

表 10–2　成人硬膜外术后镇痛的局部麻醉药和阿片类药物配方

局部麻醉药	阿片类药物	患者自控硬膜外镇痛方案
罗哌卡因 $0.15\% \sim 0.25\%$	舒芬太尼 $0.4 \sim 0.8$ μg/ml	首次剂量 $6 \sim 10$ ml
布比卡因 $0.1\% \sim 0.2\%$	芬太尼 $2 \sim 4$ μg/ml	维持剂量 $4 \sim 6$ ml/h
左布比卡因 $0.1\% \sim 0.2\%$	吗啡 $20 \sim 40$ μg/ml	冲击剂量 $2 \sim 4$ ml
氯普鲁卡因 $0.8\% \sim 1.4\%$		锁定时间 $20 \sim 30$ min
		最大剂量 12 ml/h

（2）小儿 PCEA 推荐配方：由于部分小儿不会主动主诉疼痛，小儿疼痛评估相对于成人更困难，须全面评估、分析患儿的生理功能后使用，尤其是患儿的痛阈敏感性与既往药物使用情况（**表 10–3**）。

表 10–3　小儿硬膜外术后镇痛的局部麻醉药和阿片类药物配方

局部麻醉药	阿片类药物	患者自控硬膜外镇痛方案
罗哌卡因 $0.1\% \sim 0.2\%$	舒芬太尼 0.5 μg/ml	首次剂量 $0.1 \sim 0.3$ ml/kg
布比卡因 $0.1\% \sim 0.125\%$	芬太尼 2 μg/ml	维持剂量 $0.1 \sim 0.3$ ml/（kg·h）
左布比卡因 $0.1\% \sim 0.2\%$	吗啡 10 μg/ml	冲击剂量 $0.1 \sim 0.3$ ml/kg
氯普鲁卡因 $0.8\% \sim 1.4\%$		锁定时间 $20 \sim 30$ min

3）硬膜外镇痛不完善的处理

确保硬膜外导管位置正确是硬膜外镇痛效果得以保障的前提，因此硬膜外置管后应立即给予试验剂量判断麻醉平面。因硬膜外腔为潜在腔隙，先给予一定容积的生理盐水，可能有助于随后局部麻醉药的扩散。

施行硬膜外镇痛后应按时随访患者，了解镇痛效果、导管位置及用药情况。同时仔细评估瘙痒、镇静及感觉、运动功能阻滞情况。每次都应检查导管有无移位、敷料是否完整、穿刺部位有无炎症以及背部有无肿胀。麻醉医师应该根据患者需要及实际情况随时改变用药方案。治疗结束后应将导管拔出，并检查拔出的导管是否完整。如果出现硬膜外镇痛平面不能覆盖手术疼痛区域、镇痛效果不完善时，可以辅用 NSAID 等其他镇痛药物，也可以全身使用阿片类药物（包括 PCA）。但在这种情况下，应注意避免阿片类药物过量。

4）硬膜外镇痛的优缺点及并发症的处理

硬膜外镇痛的优点包括：① 起效迅速，镇痛效果好。② 易于控制给药量和阻滞范围。③ 术后应激反应轻，肠蠕动恢复快，深静脉血栓发生率低，又有防止心肌缺血的作用。④ 减少甚至避免阿片类药物全身给药的呕吐、头晕和呼吸抑制等不良反应。⑤ 由于具有对感觉阻滞和运动阻滞相分离的特点，骨科手术患者术后可早下床活动，有利于术后恢复和功能训练。

硬膜外镇痛的缺点包括：① 和阿片类药物相关的并发症有瘙痒、镇静、眩晕和尿潴留。② 和局部麻醉药相关的并发症有低血压、感觉改变及尿潴留，利多卡因和布比卡因还可能诱发暂时性神经功能障碍。③ 有硬膜外出血、感染、神经损伤的可能。

药物相关并发症大部分可以通过减慢输注速度、改变药物种类或药物剂量缓解。瘙痒是硬膜外使用阿片类药物时常见的不良反应，可以使用抗组胺药物缓解。混合阿片受体激动-拮抗剂纳布啡或小剂量纳洛酮静脉输注也可以缓解瘙痒。硬膜外镇痛时较少出现恶心，与使用的阿片类药物剂量较小有关。其他神经系统并发症（如硬膜穿破后头痛、椎管内血肿、脓肿）的处理可参考椎管内麻醉相关并发症处理。

3. 蛛网膜下腔镇痛

蛛网膜下腔镇痛技术通常和蛛网膜下腔阻滞同时或序贯使用，用于临床麻醉和镇痛。最早于 1906 年由 Henry P. Dean 报道，是一种非常可靠、有效却最未被充分利用的区域阻滞技术，尤其是蛛网膜下腔持续给药镇痛法。该技术未被临床广泛应用的原因主要包括：① 对所给药液要求高，不能含有防腐剂。② 对无菌技术要求高，否则一旦感染后果严重。③ 因有一定的硬膜穿破后头痛（post-dural puncture headache，PDPH）发生率，对穿刺针套装要求高。然而，在一些特定的临床情况下，持续蛛网膜下腔给药麻醉及镇痛有其特殊的应用价值。这些优势适应证包括：① 既往有脊柱手术史，硬膜外给药可能存在药物扩散不满意。② 有严重心脏病，蛛网膜下腔持续给药对血流动力学影响很小，特别是椎管内只给予阿片类药物时，对心血管系统的影响几乎可以忽略不计。③ 过度肥胖患者，该类人群本身剖宫产概率高，硬膜外穿刺难度大。④ 硬膜外置管困难，包括意外硬膜穿破情况。

4. 超声为椎管内技术提供新方法

由于个体解剖结构的变异或退化（如肥胖、脊椎畸形患者）以及主观感觉的不准确性，传统的椎管内麻醉可能出现反复穿刺、穿刺失败，甚至引起严重的并发症。超声介导的椎管内麻醉为麻醉医师提供了新的方法和视野。

椎管内技术应用超声的主要目的：① 超声预判穿刺的困难程度。② 指导穿刺方向和角度。③ 预估穿刺深度。④ 超声显像有助于判断药液扩散方向。⑤ 判断硬膜外导管位置。⑥ 超声引导减少穿刺相关并发症。⑦ 超声辅助提高穿刺成功率。⑧ 超声引导为脊柱结构异常或并存神经系统疾病的患者进行椎管内穿刺。

四、区域阻滞技术

区域阻滞技术是一种通过注射局部麻醉药使目标皮肤末梢神经阻滞的技术，包括局部浸润、周围神经或神经丛阻滞等。该技术不仅适用于四肢手术或表浅小手术的术中麻醉，并且已扩展到围术期疼痛管理，可以减少应激反应、系统性镇痛需求、阿片类药物相关不良反应以及可能的慢性疼痛的发生率。下文着重介绍区域阻滞技术在术后镇痛方面的应用。

1. 单次区域阻滞和局部浸润

单次注射局部麻醉药的区域阻滞技术主要用于术中麻醉或作为术后镇痛的一种辅助方法。与安慰剂相比，采用局部麻醉药进行周围神经阻滞能提供优异的镇痛效果，减少阿片类药物的用量，降低阿片类药物相关的不良反应，提高患者满意度。局部麻醉药用于周围神经阻滞产生的术后镇痛持续时间不定，可能持续长达 24 h。

局部浸润镇痛是指在切口周围注射以一种局部麻醉药为主、加多种药物的混合制剂，以达到减轻疼痛的目的，又被称为"鸡尾酒镇痛"。"鸡尾酒"配方以罗哌卡因为主，浓度范围为 0.2% ~ 0.5%，可加入酮咯酸、肾上腺素、糖皮质激素、吗啡等。操作要点主要是对需要缝合的组织和手术操作干扰的组织周围进行多点、逐层浸润。目前，手术切口局部浸润镇痛在关节外科、脊柱外科、创伤骨科、运动医学等骨科手术均有广泛应用。临床研究结果认为局部浸润镇痛可有效减轻患者术后疼痛，减少患者术后对阿片类药物的需求，同时不影响肢体肌力，有利于术后患者的加速康复。

2. 持续外周神经阻滞和患者自控区域镇痛

持续外周神经阻滞是指在邻近周围神经处放置经皮穿刺导管，持续给予局部麻醉药，以延长神经阻滞时间。所置入的导管有很多类型，包括神经刺激型和非神经刺激型、柔性的和韧性的、通过针的和在针之上的。目前尚没有证据表明哪一种导管设计效果更优。所用药物主要为局部麻醉药，其中低浓度的长效局部麻醉药如罗哌卡因，因能提供更有利的感觉 - 运动分离而被广泛使用。

将置入的导管连接于标准的 PCA 泵进行给药，即实现患者自控区域镇痛（patient-controlled regional analgesia，PCRA）。与全身应用阿片类药物相比，应用持续输注或 PCRA 的镇痛效果更好，阿片类药物相关不良反应减少、患者满意度提高。不同镇痛方式的比较显示，就术后镇痛途径而言，四肢手术的患者外周给药镇痛比静脉给药更可取；在区域镇痛平均用药量方面，间断给药法大于连续输注法；从镇痛评分来看，间断给药法与连续输注法相似。

3. 区域阻滞镇痛的风险及禁忌证

（1）实施区域阻滞镇痛最大的顾虑就是存在发生永久性神经损伤的风险。尽管其具体的发生机制尚不清楚，但穿刺针对神经束的直接损伤、神经纤维束持久地暴露于高浓度的局部麻醉药，以及注射局部麻醉药后对神经束产生持久的直接压迫可能起主要作用。

（2）出血性疾病和抗凝药物的使用会增加局部血肿或出血的风险，此风险须与区域阻滞的获益相权衡。

（3）在特定的区域神经阻滞中，最需要关注的是后路腰丛和椎旁阻滞，因为他们的位置分

10

别接近腹膜后间隙和脊髓，发生严重组织损伤的风险较高。

（4）可能发生血管内注射或血管周围吸收导致的局部麻醉药中毒风险。

（5）患者自身存在的特定风险，例如，对于有严重肺部合并症或膈神经麻痹的患者，若给予肌间沟臂丛神经阻滞或颈深神经丛阻滞，可能导致严重的膈神经阻滞。

（6）在感染区域使用穿刺针进行神经阻滞可能把感染的组织带入体内，对目标神经阻滞和周围结构产生威胁。因此，局部感染是行区域阻滞的相对禁忌证。

4. 骨科手术区域镇痛推荐

应根据骨科手术部位选择相应的周围神经阻滞进行术后镇痛。如对于髋部手术，可选择腰大肌肌间沟阻滞或髂筋膜阻滞；对于膝关节手术，可选择股神经阻滞、隐神经阻滞或坐骨神经阻滞，现在多选择收肌管阻滞；对于肩部手术，可选用颈丛阻滞、肌间沟阻滞、肩胛上神经阻滞；对于前足手术，可选用踝周神经阻滞等方法。若手术区域为多个神经共同支配，不同支配区域的神经阻滞联合应用效果更好。单次神经阻滞和持续神经阻滞均能有效减轻术后疼痛。局部浸润几乎可用于所有手术术后镇痛（并存局部感染者除外）。罗哌卡因和布比卡因是区域阻滞常用药物，相较而言更推荐使用以感觉阻滞效果为主的罗哌卡因，药物浓度可配制为 0.2% ~ 0.75%，可联合或不联合肾上腺素、吗啡等药物。常用外周神经置管术后镇痛的推荐方案详见**表 10-4**。

表 10-4　常用外周神经置管术后镇痛的指征和方法

手术名称	区域神经阻滞方式	置管方式	术后镇痛用药方案
上肢、肩关节手术	臂丛神经阻滞	臂丛置管（8 ~ 10 cm）	0.2%罗哌卡因 5 ~ 15 ml/h
股骨（颈）骨折手术	腰丛+坐骨神经阻滞	腰丛置管（8 ~ 10 cm）	0.2%罗哌卡因 5 ~ 15 ml/h
膝关节镜手术	腰丛+股神经阻滞	股神经置管（8 ~ 10 cm）	0.2%罗哌卡因 5 ~ 15 ml/h
全膝关节置换手术	腰丛+坐骨神经阻滞	腰丛置管（8 ~ 10 cm）	0.2%罗哌卡因 5 ~ 15 ml/h
大腿或小腿截肢手术	坐骨神经 + 股神经阻滞	坐骨神经 + 股神经分别置管	0.2%罗哌卡因最大用量 10 ml/h，或间断追加药物，最大用量 15 ml/h
踝关节骨折复位或脚部截肢手术	坐骨神经（必要时加股神经）阻滞	坐骨神经（必要时加股神经）置管	0.2 %罗哌卡因 5 ~ 15 ml/h

五、多模式镇痛

多模式镇痛（MMA）是现代疼痛治疗的新理念，是加速康复外科（ERAS）方案的重要环节。其具体定义是联合应用作用于疼痛传导通路中不同靶点及不同作用机制的镇痛药物或镇痛方法，以获得相加或协同的镇痛效果，减少药物剂量，降低相关不良反应，达到最大效应/风险比。其中，术后精确镇痛是围手术期多模式镇痛的核心板块之一。其管理目标是降低术后的病理生理过激反应，使运动疼痛得到有效控制，促进患者术后康复，缩短住院时间。

1. 术后多模式镇痛常用临床药物

（1）NSAID：NSAID 是一类不含甾体结构，具有解热、镇痛、抗炎、抗风湿功效，治疗轻、中度疼痛的常用药。根据药物作用靶点不同，可分为非选择性、选择性和其他 NSAID。NSAID 可单独用于外科小手术或者门诊手术术后镇痛。而对于中到重度疼痛以上的患者镇痛，此类药物可作为辅助用药，一方面减少阿片类药物的用量，减轻不良反应，另一方面可以产生协同作用，提高镇痛效果。

（2）阿片类药物：是治疗中重度急、慢性疼痛的最常用药物。根据镇痛强度划分，弱效阿片类药物有可待因和双氢可待因，主要用于轻、中度急性疼痛口服镇痛；强效阿片类药包括吗啡、芬太尼、哌替啶、舒芬太尼和瑞芬太尼，主要用于手术麻醉及术后重度疼痛的治疗；羟考酮、氢吗啡酮以及阿片受体激动-拮抗剂布托啡诺、部分激动剂丁丙诺啡等则用于术后中至重度疼痛的治疗。应用阿片类药物时，通常联合应用非阿片类药物，以提高镇痛疗效，减少阿片类药物用量，减轻阿片类药物的不良反应，促进患者尽早活动和肠道功能恢复。

（3）局部麻醉药：局部麻醉药主要通过椎管内用药、周围神经丛/神经干阻滞以及局部浸润等方法用于术后镇痛治疗。常用于术后镇痛的局部麻醉药有布比卡因、左布比卡因和罗哌卡因。布比卡因作用时间长，价格低，但药物过量易导致中枢神经系统和心脏毒性。左布比卡因的药理特性与布比卡因类似，但其心脏毒性低于布比卡因。罗哌卡因的显著特点是感觉-运动分离现象较布比卡因更明显，且毒性低于布比卡因和左布比卡因，是用于术后镇痛较理想的局部麻醉药。

（4）其他辅助用药：氯胺酮因其具有 NMDA 受体拮抗特性，可能对减轻中枢敏化和阿片类药物耐受具有重要意义。右美托咪定是一种高选择性中枢 α_2 肾上腺素受体激动剂，可缓解膝关节置换术术后疼痛并减少阿片类药物使用。加巴喷丁和普瑞巴林是第二代抗惊厥药物，常用于治疗急性和慢性神经性疼痛。静脉输注利多卡因可作为多模式镇痛备选方案，有助于缩短肠麻痹时间，改善镇痛效果。静脉使用糖皮质激素地塞米松有减轻术后疼痛和预防术后恶心呕吐（PONV）的效果，特别适用于 PONV 高风险患者。

2. 麻醉镇痛技术

目前多模式镇痛采用的麻醉镇痛技术主要包括局部浸润或神经阻滞、椎管内镇痛、PCA 等。在药物选择方面，大多数采用低浓度的局部麻醉药与芬太尼或舒芬太尼联合应用，且无论是椎管内镇痛还是周围神经阻滞，均可以采用分次给药、持续给药或者患者自控给药的方式。受益于临床技术和设备的更新换代，麻醉镇痛技术还在不断完善和发展中。例如，越来越多的麻醉医师熟练掌握超声等可视化技术，使神经阻滞更为可视、精细、安全；市场新推出的蛛网膜下腔"管套针"穿刺套装，可有效防止脑脊液外漏，显著降低了硬膜穿破后头痛（PDPH）的发生率，促进了蛛网膜下腔镇痛的临床推广。

3. 多模式镇痛在骨科手术术后镇痛中的应用

术后疼痛是骨科手术患者术后常见的不良反应之一，既让患者痛苦，又增加了术后并发症风险和相关医疗费用。多模式镇痛因其镇痛效果确切、患者满意度高、术后总体镇痛药物消耗少、并发症发生率低以及住院时间短等优势，被越来越多地应用于骨科手术术后镇痛。

多模式镇痛的方法很多，总体包含镇痛方法的联合应用与镇痛药物的联合应用。镇痛方法

10

的联合应用主要指全身性镇痛（如 PCIA 或口服 NSAID）与椎管内镇痛（如硬膜外镇痛或蛛网膜下腔镇痛）以及区域镇痛（如切口浸润、周围神经或神经丛阻滞）的联合应用。药物联合应用主要指阿片类药物与 NSAID 联合应用、阿片类药物与局部麻醉药联合应用、局部麻醉药与全身性镇痛药物联合应用。主要原则为：① 药物的镇痛机制互补，镇痛作用协同或相加。② 不良反应不相加，甚至可以相互抵消。③ 不能同时使用作用受体相同或相互拮抗、作用时间相同的阿片类药物。④ 不能同时使用两种或两种以上 NSAID。

与世界卫生组织推荐的癌性疼痛三阶梯治疗相仿，骨科手术术后多模式镇痛策略也可以实施阶梯治疗。第一阶梯包括关节清洗术、局部软组织手术、内固定取出术等引起的轻度术后疼痛，可连续给予一种非阿片类镇痛药（如 NSAID）和切口浸润；第二阶梯包括关节韧带重建、脊柱融合术、锥板切除术等引起的中度术后疼痛，可按需给予阿片类药物；第三阶梯包括骨肿瘤手术、关节置换术、骨折内固定术、截肢术等创伤较大的骨科手术引起的重度术后疼痛，其术后疼痛剧烈，适合强阿片类药物、NSAID 和椎管内镇痛或局部切口浸润、神经阻滞联合应用，以提供更加有效的术后镇痛。

此外，非药物治疗，例如冰敷、针灸、经皮神经电刺激治疗、物理治疗（按摩等）、心理和认知行为干预等，常与药物治疗联合应用，可作为多模式镇痛的一部分。

六、不同类型骨科手术术后镇痛的推荐意见

如何能用更先进、更个体化、更精确、更有效的方案来缓解患者的疼痛，是医务人员不懈努力寻求解决的一个永恒问题。在近年多模式镇痛的实践中，镇痛团队逐渐认识到不同类型的手术有其相应的术后疼痛特点和临床表现（如活动受限、麻痹性肠梗阻、尿潴留）。多模式镇痛的效应/风险比很大程度上与手术类型相关。比如，耳鼻咽喉科手术、整形外科手术后容易再出血，不宜应用 NSAID 镇痛；结肠手术后易发生肠梗阻，不宜选用阿片类药物特别是吗啡镇痛。这就要求镇痛团队应根据具体手术特点、患者病情变化，优化多模式镇痛，真正实现术后精确镇痛。

1. 骨科手术急性术后疼痛管理总则

1) 骨科手术急性术后疼痛管理的目标

骨科手术 APSP 管理的目标包括：① 缓解手术伤害性疼痛。② 抑制炎症性疼痛，加速术后康复，降低并发症。③ 预防急性疼痛转为慢性疼痛。

2) 骨科手术急性术后疼痛管理原则

（1）个体化疼痛评估，实时药物调整：疼痛评估是规范性疼痛管理的第一步。只有客观、全面地评估和记录疼痛，才能精准地制订个体化镇痛方案，以及在病情发展过程中实时调整镇痛药物，最终达到减轻疼痛的目的。在个体化疼痛评估中，使用可靠、有效的评估工具有助于保证疼痛评估的准确性。同时还应注意，患者的年龄、性别、性格、受教育程度、心理因素等与创伤无关的因素同样会影响术后疼痛的耐受及表达。因此，个体化的疼痛评估是对患者病情信息综合分析、评价和确定的过程。在镇痛治疗过程中，一般的数字评分为 0～3 分时可继续

维持当前镇痛方案；4~6分时需调整镇痛药物或增加其他镇痛途径。

（2）个体化多模式镇痛：术后疼痛的产生是一个多环节、复杂的过程，单一的镇痛机制不足以达到理想的镇痛。多模式镇痛通过干预多层面的痛觉感知或传导，实现不同作用机制药物或镇痛方法的相加或协同，在围手术期的疼痛管理中扮演了重要角色。个体化多模式镇痛是指患者对疼痛的感知和镇痛药物的反应存在个体差异，因此需要个体化制订多模式镇痛方案，并在方案实施后及时评估，因人而异地进行镇痛管理。

（3）控制运动疼痛：骨科手术患者术后需要尽早开始功能锻炼，术后疼痛特别是运动疼痛的管理尤为重要。APSP管理应力争将运动疼痛的数字评分控制在3分左右，以不影响功能锻炼为评价标准。

（4）关注患者睡眠和情绪变化：睡眠是维持机体生命活动所必需的生理现象，对患者术后身体恢复相当重要。严重的APSP会对骨科手术患者的生理和心理产生较明显的负面影响，表现为焦虑、抑郁、失眠等症状，影响睡眠和康复效果。医务人员可通过术前宣教、催眠或抗焦虑药物进行辅助干预。

（5）注意镇痛禁忌和不良反应：在开始镇痛治疗或启用更高等级镇痛方案时，麻醉医师需注意排除镇痛禁忌，实时关注患者可能出现的药物不良反应：① 疼痛超出预期时积极寻找可能引起疼痛加重的原因（如感染、血肿、内植物移位等）并及时处理。② 怀疑骨筋膜室综合征时暂缓镇痛。③ 警惕镇痛方案可能带来的药物不良反应（如阿片类药物可能引起的恶心、呕吐、呼吸抑制、低血压等），一旦出现须及时处理。

2. 常见骨科手术术后镇痛方案推荐

（1）上肢和肩部手术术后镇痛：可选择PCIA、连续臂丛置管镇痛或颈椎横突旁（$C_{4~7}$）神经阻滞，同时口服NSAID也可作为镇痛方案的一部分。其中臂丛神经阻滞适用于上臂骨折手术术后镇痛，肌间沟法适用于肩胛骨或上肢近端的镇痛，腋窝入路法适用于肘关节以下部位的手术或镇痛。为了达到更持久的镇痛效果，可以采用神经周围置管持续给药的方式。特别是对于疼痛比较剧烈的肩部手术，神经周围置管持续给药可以为患者提供良好的镇痛，减少阿片类药物的用量及相关的不良反应，并且提高患者术后的满意度和睡眠质量。

（2）全髋关节置换术（THA）术后镇痛：髋关节部位神经分布复杂，涉及股神经、闭孔神经、股外侧皮神经及T_{12}神经。除T_{12}神经外，腰丛基本上涵盖了所有上述神经的分布区域。建议使用多模式镇痛：单次腰丛 + 骶丛神经阻滞，髂筋膜间隙阻滞，腰方肌/椎旁置管持续镇痛，连续硬膜外镇痛，PCIA，NSAID（如合并心、脑血管疾病，用药时需慎重，并减少剂量）。特别是术后48 h内，髂筋膜间隙阻滞可以作为多模式镇痛的一个重要组成，它具有镇痛效果确切、患者体位要求低、应用风险小、患者满意度高等优点。

（3）全膝关节置换术（TKA）术后镇痛：硬膜外镇痛作为硬膜外阻滞的延续，镇痛效果确切，但常发生双下肢阻滞，影响患者首次下地活动时间，并且合并尿潴留的发生率较高。随着超声应用的普及，硬膜外镇痛在TKA术后镇痛领域已逐渐被外周神经阻滞所取代。用于TKA的外周神经阻滞可选择股神经阻滞、隐神经阻滞或坐骨神经阻滞，现在多选择收肌管阻滞。其他常用镇痛方法还有"鸡尾酒"局部浸润镇痛，所用配方以罗哌卡因为主，配伍应用不同剂量的吗啡、肾上腺素、NSAID 等。

目前关于 TKA 的各种镇痛方式仍在不断更新中，但主要方案仍是在区域麻醉的基础上，联合使用静脉镇痛泵。除患者有禁忌外，均应联合应用 NSAID 如选择性 COX-2 抑制剂，或对乙酰氨基酚，能很好地改善患者术后疼痛评分，有助于术后康复锻炼，减少阿片类药物用量，降低不良反应。

（4）脊柱手术术后镇痛：脊柱手术由于局部创伤较大，同时脊柱是负重和活动部位，患者在手术后常需取平卧位，伤口受压，因此术后疼痛较为剧烈。该类手术主要以切口痛为主，应注意炎性疼痛的治疗，建议此类手术术毕行切口单次局部浸润或留置导管持续输注局部麻醉药以加强术后镇痛效果。联合 PCIA 时以强效阿片类药物复合 NSAID。

（5）截肢手术术后镇痛：截肢手术术后可能出现一种特殊类型的疼痛——幻肢痛。幻肢痛是指截肢后主观感觉客观缺失的肢体出现不同类型、不同程度的疼痛，发生率为 40%~80%。幻肢痛表现多样，如刀割样痛、针刺痛、钳夹感、灼烧痛或挤压痛等，对患者心理健康、功能恢复、社交活动产生极大影响。超过 70% 的幻肢痛患者有不同程度的焦虑和抑郁。截肢患者术后疼痛管理应遵循多模式镇痛原则，药物治疗、无创治疗和有创治疗联合应用。常用药物包括控制神经病理性疼痛药物、抗抑郁药物、阿片类药物和局部麻醉药。无创治疗包括心理疏导、感觉运动疗法和镜像疗法等。有创治疗包括脊髓刺激、背根神经节刺激和周围神经刺激疗法等。治疗过程中应重视患者心理和情绪变化。

七、术后精确镇痛的展望

我国术后疼痛治疗既往经历了几个重要时期：20 世纪 70 年代之前以采用单纯的肌肉注射哌替啶为代表的疼痛不充分治疗时期；20 世纪 80 年代以后以采用小剂量吗啡硬膜外注射为代表的镇痛时期；20 世纪 90 年代以由西方国家引进的自控镇痛泵为代表的患者自控时期。基于个体化多模式镇痛提出的术后精确镇痛是近年来疼痛治疗领域的新理念。该理念不仅旨在减轻患者手术后的痛苦，而且在于提高患者自身抵御围手术期并发症的能力，更加注重患者器官功能的恢复。然而，统计发现，伴随多模式镇痛的广泛开展，未缓解的 APSP 还是普遍存在，术后精确镇痛尚需长足发展。

1. 镇痛观念改变

从既往的"术后疼痛是不可避免的"到"缓解疼痛是基本人权"，对术后镇痛的高度重视是麻醉学和外科学领域中一个重要的观念更新。基于尽量减少患者创伤及疼痛的原则，外科技术逐渐微创化、精细化，术后疼痛管理亦必然更加个人化、精确化。此外，术前应充分宣教，转变患者对疼痛的认识，使其对术后疼痛有控制感，告知其安全的多模式镇痛有助于手术后的恢复。只有医患双方默契配合，才能对患者的疼痛管理达到最大有效化。

2. 设备与技术改革推动术后精确镇痛发展

设备与技术的更新换代可能推动术后精确镇痛进入新时代。

（1）市场新推出的蛛网膜下腔"管套针"穿刺套装，显著降低了硬膜穿破后头痛（PDPH）

发生率，可能促进蛛网膜下腔镇痛的临床推广。

（2）随着药理学的深入研究和靶控输注（TCI）设备的不断更新，TCI-PCA技术在临床应用将得到逐步发展。

（3）超声的发展与普及将区域阻滞技术推上新台阶，区域阻滞技术被越来越多地应用于精准麻醉和术后镇痛，成为多模式镇痛的重要组成部分。

（4）越来越多的新型止痛药物不断研发，更加高效和精确的靶向止痛药物逐渐进入临床。例如，布比卡因脂质体就是一新型超长效局部麻醉药，有效镇痛时间长达72 h。美国食品药品监督管理局已批准该药用于腹横肌平面神经阻滞及臂丛神经阻滞。系统性回顾研究也证实布比卡因脂质体可安全用于整形手术术后镇痛。布比卡因脂质体的问世，可能再次推动区域阻滞技术迈向新纪元。

（5）随着人工智能与计算机的广泛应用与发展，自控镇痛在信息化为基础的术后患者自控镇痛系统解决方案中可提升术后精确镇痛质量，将术后无线镇痛管理系统智能化，优化疼痛处理措施，提高镇痛质量，让舒适化医疗实施不再是奢望。

3. 术后精确镇痛组织管理改革

随着新的诊疗药物及技术运用于临床，未缓解的APSP还是普遍存在，究其原因可能不是镇痛技术本身，而是缺乏完善的疼痛管理体系：① 大多数医院未成立专门的治疗团队对术后镇痛进行一体化管理。② 多学科缺乏深入合作，术后精确镇痛需要以患者为中心，外科、麻醉科、手术室、病房护理、营养、临床药学等多学科共同参与。③ 多数术后镇痛管理仅关注术后24～48 h，而对于手术时间长、创口大的患者，疼痛时间可能超过48 h，多学科连续性镇痛显得十分必要。

急性疼痛服务（APS）小组就是适应急性疼痛治疗在数量和质量上的要求而发展起来的，是一个主要管理术后疼痛、分娩疼痛或其他急性疼痛的组织。此外，规范的APS还能提供镇痛治疗相应的临床监测，而且在规范镇痛技术、减少相关并发症、进行医护培训，以及进行有效的临床研究和新技术探讨等方面发挥主导作用。在术后精确镇痛方面，APS可以让麻醉医师、外科医师和护理人员一起真正参与APSP的管理，形成固定的镇痛团队，将术后急性镇痛的概念延伸到术后远期镇痛，真正做到促进患者术后康复，提高患者生活质量和医疗满意度。APS的建立和扩展是术后精确镇痛的重要保障和今后发展的重要方向。

此外，为了更加有效地管理和控制手术患者在整个围手术期的疼痛，专家学者提出了围手术期目标导向全程镇痛（comprehensive goal-directed perioperative analgesia，CGPA）。CGPA旨在利用信息化手段、互联网平台、智能化镇痛和重要生命体征远程监控技术，并持续引入围手术期镇痛的新技术、新药物、新理念，不仅实现了围手术期全程镇痛，而且实现了全时段、全区域远程监控的个体化镇痛，形成围手术期镇痛的大数据，以持续改进围手术期镇痛质量和安全性，使患者术后安全、舒适、快速康复。CGPA的意义在于为患者提供了全新的疼痛管理理念和服务模式。

（章放香　王斌　张伟）

第二节 骨科手术后慢性疼痛的诊断与治疗

一、慢性术后疼痛的流行病学

慢性术后疼痛（CPSP）的定义为由手术引起、继发于急性术后疼痛且持续时间超过 3 个月的疼痛。具体包括：① 手术后在手术区域或相邻部位新出现的疼痛。② 疼痛在被诊断前一周内持续存在。③ 排除其他原因引起的疼痛（如进展期的恶性肿瘤或慢性感染）。④ 排除慢性疼痛为术前已有的疼痛状态的延续或恶化，如手术部位术前存在疼痛，但目前疼痛的性质（如神经病理性疼痛、伤害性疼痛等）较术前不同，则判定目前疼痛为 CPSP。与 APSP，CPSP 有其自身特点：① 其疼痛主诉与其常规体检和诊断的严重程度不成比例，常常存在手术刀口已愈合、局部炎症已消失的情况下患者仍有疼痛主诉。② 疼痛主诉的时间超过预期恢复时间。③ 患者常有抑郁或焦虑性的心理问题。

为了提高 CPSP 患者的生活质量，对其进行正确的分类和治疗是十分重要的。国际疼痛学会（International Association for the Study of Pain，IASP）与世界卫生组织紧密合作，建立了一个更具有系统性的慢性疼痛新分类（ICD-11）。ICD-11 分类从整体上改善了慢性疼痛包括 CPSP 的表述，更好地反映了最常导致此种慢性疼痛的具体手术后疼痛状态。CPSP 的二级诊断（sub-diagnosis）包括在截肢手术、脊柱手术、开胸手术、乳房手术、疝修补术、子宫切除术和关节成形术等手术之后的慢性疼痛（**图 10-1**）。

CPSP 越来越受到重视。1998 年发表的一份报告对英国疼痛门诊就诊的 5130 名患者进行分析，发现接近四分之一的患者存在 CPSP；另一项研究对居住在挪威特罗姆瑟市的所有成年人（人口 75 000）进行横断面调查，发现近期接受手术的 2043 名患者中有 826 名（40.4%）发生手术区域的持续疼痛，此项研究还表明 CPSP 患者约占所有社区慢性疼痛病例的 1/3；也有文献报道 CPSP 发病率没有这么高，术后 1 年内慢性疼痛的发生率约为 10%，其中 1% 会发展成为难以忍受的疼痛。据估计，接受手术的儿童中约 20% 的患儿在术后 1 年内都会经历慢性疼痛。尽管 CPSP 的确切发病率尚有争议，但可以肯定的是 CPSP 比其他大多数术后并发症更常见，并严重影响患者的生活质量。几乎所有的手术类型都有 CPSP 的报道，其中胸科手术、乳房手术、腹股沟疝修补术、

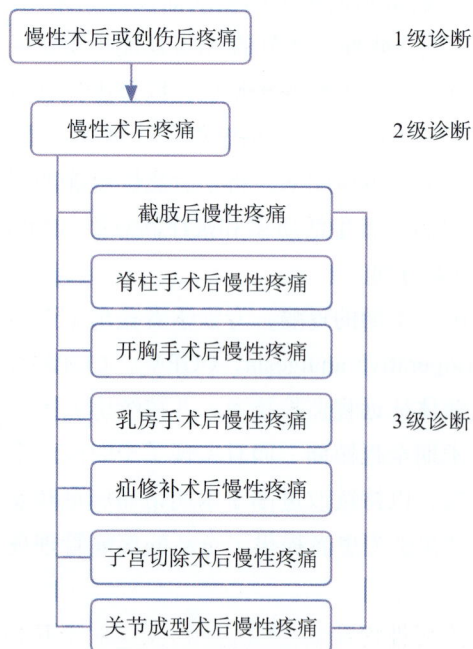

图 10-1 慢性术后疼痛的分类

慢性术后或创伤后疼痛 —— 1 级诊断

慢性术后疼痛 —— 2 级诊断

- 截肢后慢性疼痛
- 脊柱手术后慢性疼痛
- 开胸手术后慢性疼痛
- 乳房手术后慢性疼痛
- 疝修补术后慢性疼痛
- 子宫切除术后慢性疼痛
- 关节成型术后慢性疼痛

3 级诊断

腰椎手术、髋关节或膝关节置换手术 CPSP 的发生率最高（**表 10-5**），外伤和烧伤手术后持续疼痛也很常见。神经损伤风险高可能是这些手术易发生 CPSP 的主要原因。

表 10-5　慢性术后疼痛其中严重病例的发病率和神经病理性疼痛的比例

手术类型	慢性术后疼痛发生率	严重慢性术后疼痛发生率（＞5/10，采用10/10量表）	慢性术后疼痛中神经病理性疼痛的比例
腹部手术（小肠和结直肠）	17%～21%	未报道	未报道
截肢	30%～85%	5%～10%	80%
剖宫产	6%～55%	5%～10%	50%
胆囊切除	3～50%	未报道	未报道
开颅术	7%～30%	25%	未报道
牙科手术	5%～13%	未报道	未报道
髋关节成形术	27%	6%	1%～2%
腹股沟疝修补术	5%～63%	2%～4%	80%
膝关节成形术	13%～44%	15%	6%
黑色素瘤切除术	9%	未报道	未报道
乳房切除术	11%～57%	5%～10%	65%
胸骨切开术	7%～17%	未报道	未报道
开胸手术	5%～65%	10%	45%
输精管切除术	0～37%	未报道	未报道

二、慢性术后疼痛的危险因素

研究 CPSP 的危险因素对预防其发生至关重要。近年来在急性疼痛到慢性疼痛的转变方面取得了许多重要进展，已经确定的 CPSP 主要危险因素有：自身因素，包括年龄、性别、受教育水平、就业状况、体重指数及是否吸烟等；是否存在与疼痛加剧相关的基因突变；临床相关因素，如手术方式、麻醉方式、镇痛方案、术前是否并存疼痛及治疗方法，以及是否存在焦虑、抑郁等心理问题（**表 10-6**）。

（1）患者因素：研究表明 CPSP 可能与患者的性别、年龄、体重指数和基础疾病等各项因素有关。有研究发现膝关节镜手术后，女性发生 CPSP 的风险较男性更高，性别与疼痛之间的关系可能与性激素水平有关。对于接受乳房手术的女性患者来说，年轻患者往往更容易发生 CPSP，且年龄越大，CPSP 的发生率越低，这可能与年轻人疼痛感知系统更加敏感有关。患者体重指数越大，发生 CPSP 的风险越高。患者术前合并的基础疾病，如偏头痛、纤维肌痛综合征、肠易激综合征等，可能是损伤后慢性疼痛的高危因素。患者对疼痛的认知水平也会影响慢性疼痛的发生和发展。患者若在术前能较好地了解术后疼痛的发生情况，可能有助于减轻其焦虑情绪。有研究发现，术前焦虑状态是术后 6 个月后发生慢性疼痛的独立危险因素。对于开胸手术患者来说，若术前已存在慢性疼痛，发生 CPSP 的危险性高达 90%，说明既往疼痛经历也会影响 CPSP 的发生率，因为术前存在疼痛的患者可能对疼痛更敏感。

（2）手术因素：CPSP 的发生率与手术方式相关。乳房切除联合重建的 CPSP 发生率为 53%，而单纯乳房切除术为 31%，缩乳术则为 22%。有研究比较了剖宫产术后是否关闭腹膜对 CPSP 的影响，结果显示手术中未关闭腹膜者术后 CPSP 发生率较低。国内有研究证实切口感染是术后 6 个月 CPSP 发生的一个强烈预测因子。此外，手术时间长短、切口大小、术后引流管数目、术后是否行局部放射治疗、带有神经毒性的化疗等因素均可能影响 CPSP 的发生。

（3）麻醉因素：麻醉药物和麻醉方式对 CPSP 的影响尚无定论。然而，有研究对子宫切除后 1 年患者 CPSP 的发生情况进行调查，发现蛛网膜下腔阻滞患者仅为 14.5%，相比之下，全身麻醉患者 CPSP 的发生率却高达 33.6%。同样，在剖宫产术中，术后 1 年内蛛网膜下腔阻滞患者 CPSP 的发生率要低于全身麻醉患者。近期有研究表明，对于携带亚甲基四氢叶酸还原酶基因多样性的亚洲人群来说，吸入麻醉药联合氧化亚氮能降低 CPSP 的风险，而在非亚洲人群组则无此效应，提示 CPSP 可能存在遗传因素。

（4）APSP：Katz 于 1996 年首次证实了 APSP 及其发展与 CPSP 之间的显著相关性，即 APSP 可能是发生慢性疼痛的预示。此后，大量临床研究表明 APSP 的发生及严重程度与 CPSP 的发生存在相关性，对急性疼痛的有效控制可能会降低 CPSP 的发生。一项关于开胸术后慢性疼痛高危因素的研究表明，术后第 1～4 天活动时疼痛程度是影响 CPSP 发生的重要因素。目前关于急性疼痛向慢性疼痛的转化机制并不十分清楚，可能是多方面因素综合作用的结果。

表 10–6　慢性术后疼痛的主要危险因素

人口学资料和生活方式
年龄 性别 婚姻状况 受教育水平 就业状况 体重指数 吸烟
基因突变
与疼痛加剧相关的基因突变（如 COMT、OPRM1、GCH1）
临床相关
手术因素，包括手术方式（开腹或腹腔镜）、手术持续时间、麻醉类型（全身麻醉或区域麻醉） 镇痛方案（静脉、椎管内镇痛，超前镇痛），术后并发症或再次手术 基础疾病 之前的疼痛干预措施 术前疼痛（手术部位或其他部位） 术后疼痛（强度和持续时间）
心理因素
恐惧或焦虑 抑郁 其他心理问题

COMT，儿茶酚氧位甲基转移酶；OPRM1，μ_1-阿片受体；GCH1，鸟苷 -5'- 三磷酸环化水解酶 1。

三、慢性术后疼痛的发生机制

CPSP 的发生机制目前并不十分清楚。手术切口导致脊髓发生一系列神经递质的改变。一些神经递质（如谷氨酸盐）在疼痛反应的早期被激活，而另一些则在很晚才出现（**图 10-2**）。这些神经递质的改变目前还仅限于动物研究，其在 CPSP 的发生发展中所起的作用尚不明确。目前认为，CPSP 的发生机制可能包括神经损伤、外周和中枢的神经重塑、疼痛记忆、慢性炎症和药物因素等。

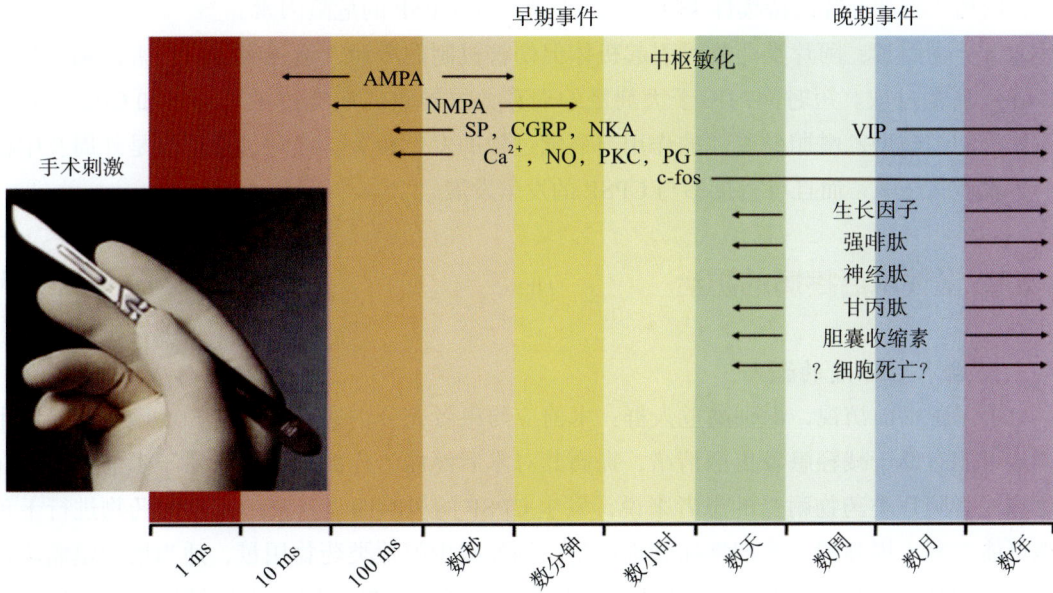

AMPA—α-氨基-3-羟基-5-甲基-4-异噁唑丙酸；CGRP—降钙素基因相关肽；NKA—神经激肽 A；NMDA—N-甲基-D-天冬氨酸；PG—前列腺素；PKC—蛋白激酶 C；SP—P 物质；VIP—血管活性肠多肽。

图 10-2　手术切口后神经递质产生的时间进程

（1）神经损伤：有学者认为，大部分 CPSP 均与术中周围神经组织损伤有关。神经损伤是形成神经病理性疼痛的必要前提，神经部分或完全损伤会导致神经纤维瘤的形成。一项关于乳腺术后慢性疼痛的研究表明，CPSP 的发生与术中危险区域的神经损伤有关，发生 CPSP 的患者中，42% 的患者因机械性神经损伤形成了肋间神经纤维瘤。有研究对疝修补术后 1 年发生及未发生慢性疼痛的患者行定量感觉测定，评估其感觉功能障碍的类型、位置和严重程度，发现患者疼痛的位置和感觉障碍之间存在对应关系，表明 CPSP 在本质上是神经病理性疼痛。神经病理性疼痛是继发于神经或感觉传导系统损伤的疼痛，一旦发生，阿片类药物等传统镇痛方法很难达到满意的镇痛效果。

（2）外周和中枢神经敏化：CPSP 主要表现为神经病理性疼痛，是继发于神经或感觉传导系统损伤的疼痛，其机制为外周和中枢神经敏感化。手术造成组织损伤、炎症反应和神经损伤，受损的神经、肌肉、肋骨等在再修复过程中，发生异位放电，神经纤维增生，局部产生炎症因子、神经生长因子及疼痛递质，离子通道发生改变，最终形成周围神经敏感化。此外，神经免疫反应产生炎症递质和疼痛介质，刺激中枢，使脊髓背角神经兴奋性提高，最终发生中枢神经重塑，使患者产生持续性痛觉，形成中枢敏化。

（3）炎症反应：手术创伤后组织损伤部位的修复主要包括 3 个时期，炎症反应、炎症细胞浸润及组织重塑。炎症介质的释放与神经损伤导致的神经系统重塑是相互促进的过程。创面修复不佳时，手术损伤部位的慢性炎症反应可以持续存在，从而导致 CPSP 的发生，慢性炎症还可能通过重塑脊髓背角神经来放大疼痛信号，导致中枢敏化而产生慢性疼痛。在腹股沟疝修补术中，内植入物如补片的持续性炎症反应，是其发生 CPSP 的危险因素。

（4）药物因素：阿片类药物可引起机体促伤害机制的激活，增强机体对伤害性刺激的敏感性，导致痛觉过敏。短时间内给予大剂量的瑞芬太尼导致的痛觉过敏可能增加 CPSP 的发生。七氟烷抑制烟碱型乙酰胆碱受体的作用与痛觉过敏的发生相关。痛觉过敏不仅是外周及中枢敏化的表现形式之一，而且可直接参与 CPSP 的发生发展。

四、慢性术后疼痛的防治

1. 慢性术后疼痛的预防

（1）完善术前访视，识别高危人群：术前应与患者充分沟通交流，告知术后疼痛的发生情况，这可能有助于减轻患者焦虑情绪，提高其对术后疼痛治疗的满意度。对于术前已经存在慢性疼痛或者阿片类药物耐受的患者来说，发生 CPSP 的风险明显升高。术前对药物进行干预或调整可能有利于提高围手术期疼痛管理质量。例如减少阿片类药物用量，适当增加镇痛药物辅剂（如抗抑郁、抗焦虑药物等）。围手术期使用加巴喷丁可能会降低术后神经病理性疼痛的发生率。有研究报道，术前使用 100～200 mg 加巴喷丁，术后连续使用 2 周（每天 3 次，每次 600 mg）可达到良好的镇痛效果，然而其对 CPSP 的预防作用尚有争议。

（2）麻醉镇痛药物与方法的选择：外周神经阻滞由于其镇痛效果好、操作便捷和并发症少等特点，越来越多地应用于术后镇痛。研究表明，与传统镇痛方法（阿片类药物联合或不联合 NSAID）相比，椎旁神经阻滞可使乳腺癌术后 CPSP 的发生率降低 20%。开胸或开腹手术中应用区域麻醉技术，亦能明显降 CPSP 的发生率。避免大剂量短效阿片类药物如瑞芬太尼的应用对 CPSP 的预防也有重要作用。

（3）超前镇痛：超前镇痛是指外科手术切皮之前给予一定药物治疗措施，以阻断伤害性刺激传入大脑，从而降低术中痛和预防术后痛。有学者在"超前镇痛"的基础上提出"预防性镇痛"的概念，主张镇痛治疗应贯穿整个围手术期，而非仅限于手术之前，其关注重点是减轻围手术期有害刺激的影响，降低外周和中枢敏化，从而降低术后疼痛强度。预防性镇痛的方式有硬膜外阻滞、切口局部浸润及使用 NSAID 等。Blumenthal 等的一项研究发现，髂骨取骨术完成后留置导管，局部予以 0.5% 罗哌卡因 30 ml 并在术后连续 48 h 输注 0.2% 罗哌卡因 5 ml/h，与对照组（等量生理盐水）相比，术后 3 个月时髂嵴部位的疼痛明显降低，说明在手术操作后进行镇痛治疗，也有预防性镇痛效应。

（4）多模式镇痛：多模式镇痛强调在围手术期应用不同的镇痛药物及方式，有助于降低CPSP的发生。有研究表明，在神经受损之后，钙离子通道的 $\alpha_2\delta$ 亚单位表达明显上调，加巴喷丁和普瑞巴林可与该亚单位结合，从而抑制中枢敏化，减少慢性疼痛的发生。Clarke 等进行了荟萃分析，发现在围手术期给予加巴喷丁和普瑞巴林可以降低CPSP的发生。Pesonen 等发现，普瑞巴林可以使老年心脏手术患者在术后3个月时疼痛发生率由23%降至4%。但目前该类药物预防CPSP的作用还存在争议，有两篇荟萃分析的结果表明围手术期应用加巴喷丁或普瑞巴林均不能降低CPSP的发生率。氯胺酮可抑制中枢敏化，硬膜外给予氯胺酮会降低切口周围机械性刺激的痛觉过敏。然而，一项荟萃分析表明，围手术期应用氯胺酮并不能减轻或预防开胸手术患者CPSP的发生。文拉法辛是选择性去甲肾上腺素和5-羟色胺再摄取抑制剂，文献报道文法拉辛能明显减少乳腺手术术后6个月CPSP的发生率。局部麻醉药也是多模式镇痛的重要组成部分。Grigoras 等人发现，乳腺癌手术中持续静脉应用利多卡因，术后3个月CPSP的发生率降低。然而，上述文献证据级别不高，尚不能得出最终结论，需要更高级别的大规模、多中心随机对照试验来验证。在多模式镇痛中，尤其强调对术后急性疼痛的有效控制。有研究表明，形成慢性疼痛的最主要因素是术后早期疼痛的严重程度，未控制的APSP是形成慢性疼痛的重要因素。因此应建立完善的过渡期疼痛治疗服务，早发现、早治疗，以预防或减少CPSP的发生。

（5）与手术有关的预防措施：由于慢性术后疼痛一般表现为神经病理性疼痛，而神经损伤是形成神经病理性疼痛的必要条件，因此外科医生在操作过程中应采用更精细的操作手法和分离技巧，尽量避免主要神经的损伤。肋骨牵开器可使肋间神经损伤率高达50%~100%，随着腔镜技术的应用，这一比例大大降低，有效减少了开胸患者CPSP的发生。此外，外科医生还需根据手术需要，尽可能选择损伤小的手术入路及切口，并加强术后早期相关并发症的防治工作，尽可能促进患者术后恢复良好。

2. 慢性术后疼痛的治疗

CPSP一旦发生，治疗起来非常棘手。尽管加巴喷丁和普瑞巴林在急性期应用减少CPSP的发生存在争议，然而其作为神经病理性疼痛的"主打"药物经常被用于CPSP的治疗。5-羟色胺和去甲肾上腺素再摄取抑制剂如度洛西汀和文拉法辛也常被用于CPSP的治疗。需要注意的是，因患者个体差异和手术方式的不同，其疗效差异也很大，因此需要个体化用药，仔细甄别哪些CPSP患者可能获益。传统的加巴喷丁类药物通过阻滞钙离子通道发挥镇痛作用，然而其作用靶向特异性不高，因此很难完全解决CPSP带来的复杂问题。尽管存在许多不足，钙离子通道依然是控制慢性疼痛最有前景的靶点。动物实验结果发现，丙戊酸钠对慢性术后神经病理性疼痛有效，可能的机制为上调谷氨酸转运蛋白，增强利鲁唑（一种谷氨酸转运蛋白激动剂）的镇痛作用。新型的电压门控钠离子通道抑制剂已经进入临床前期，其他靶标如感觉神经上钾离子通道激动剂、神经胶质细胞上嘌呤能受体拮抗剂P2X4和P2X7及半胱氨酸蛋白酶抑制剂等也取得了很好的进展，有望成为CPSP治疗的新药物。

介入治疗如局部感觉神经的射频消融或神经调节也是治疗CPSP的可选措施，然而目前相关证据的数据质量较差，尚无法得出结论性建议。另外，社会心理障碍在 CPSP 中的重要作用是毋庸置疑的，以认知行为疗法或接受、承诺疗法等心理学方法为基础的多学科疼痛管理方案在 CPSP 的管理方面取得了令人鼓舞的成果。美国国家健康与护理卓越研究所推荐制订个体化的出院用药方案，并在术后 3 个月内加强随访，可使 CPSP 患者最大获益。

随着老龄社会的到来以及接受手术治疗患者的急剧增多，CPSP 成为一个日益严重的问题。APSP 控制不良是 CPSP 发生的重要危险因素，然而不幸的是，目前用于治疗急性疼痛的药物在 CPSP 预防中大多无效，因此极易导致阿片类药物的滥用。临床前研究可能为 CPSP 的治疗提供新的靶点，但最终 CPSP 类似于其他慢性疼痛，是一个综合的生物-心理-社会问题。

（冯泽国）

参考文献

[1] POGATZKI-ZAHN E M, SEGELCKE D, SCHUG S A. Postoperative pain-from mechanisms to treatment［J/OL］. Pain Rep, 2017,2(2):e588.

[2] GAN T J. Poorly controlled postoperative pain: prevalence, consequences, and prevention［J］. J Pain Res, 2017,10:2287-2298.

[3] GROPPER M A. Miller's Anesthesia［M］. 9th ed. Amsterdam: Elsevier, 2019.

[4] CHOU R, GORDON D B, DE LEON-CASASOLA O A, et al. Management of postoperative pain: a clinical practice guideline from the American Pain Society, the American Society of Regional Anesthesia and Pain Medicine, and the American Society of Anesthesiologists' Committee on Regional Anesthesia, Executive Committee, and Administrative Council［J］. J Pain, 2016,17(2):131-157.

[5] ARGOFF C E. Recent management advances in acute postoperative pain［J］. Pain Pract, 2014,14(5):477-487.

[6] 黑子清,靳三庆,李雅兰,等. 成人术后急性疼痛PCIA治疗规范化管理建议［J］. 临床麻醉学杂志, 2018, 34(2): 187-190.

[7] GRASS J A. Patient-controlled analgesia［J］. Anesth Analg, 2005,101(5 Suppl):S44-S61.

[8] BUJEDO B M. Spinal opioid bioavailability in postoperative pain［J］. Pain Pract, 2014,14(4):350-364.

[9] ASLAN B, MORALOGLU O. Addition of fentanyl or high-dose morphine to bupivacaine is superior to bupivacaine alone during single-shot spinal anesthesia［J］. Gynecol Obstet Invest, 2020,85(4):312-317.

[10] YAMAGUCHI T, KATAYAMA K, MATSUMOTO M, et al. Successful control of pain from malignant psoas syndrome by spinal opioid with local anesthetic agents［J］. Pain Pract, 2018,18(5):641-646.

[11] 中华医学会麻醉学分会. 2020版中国麻醉学指南与专家共识［M］. 北京:人民卫生出版社, 2022.

[12] 邓小明,姚尚龙,于布为,等. 现代麻醉学［M］. 5版. 北京：人民卫生出版社, 2020.

[13] BACKHAUS T, VON CRANACH M, BRICH J. Ultrasound-guided lumbar puncture with a needle-guidance system: A prospective and controlled study to evaluate the learnability and feasibility of a newly developed approach［J/OL］. PloS one, 2018,13(4):e0195317.

[14] SONI N J, FRANCO-SADUD R, KOBAIDZE K, et al. Recommendations on the use of ultrasound guidance for adult lumbar puncture: A position statement of the Society of Hospital Medicine［J］. J Hosp Med,

2019,14(10):591-601.

[15] GOTTLIEB M, HOLLADAY D, PEKSA G D. Ultrasound-assisted lumbar punctures: A systematic review and meta-analysis[J]. Acad Emerg Med, 2019,26(1):85-96.

[16] SMALL C, LAYCOCK H. Acute postoperative pain management[J/OL]. Br J Surg, 2020,107(2):e70-e80.

[17] TUYAKOV B, MIESZKOWSKI M, ONICHIMOWSKI D, et al. Comparison of two methods of continuous femoral nerve block with elastomeric pump after total knee arthroplasty[J]. Anaesthesiol Intensive Ther, 2020,52(2):126-131.

[18] BUTTERWORTH J F, MACKEY D C, WASNICK J D. Morgan & Mikhail's Clinical Anesthesiology[M]. 6th ed. New York: McGraw Hill, 2022.

[19] 黄宇光,徐仲煌,罗爱伦. 外周区域阻滞与术后镇痛的新观点和新方法[J]. 临床麻醉学杂志, 2001, 17(5): 275-277.

[20] 中华医学会麻醉学分会老年人麻醉与围术期管理学组,中华医学会麻醉学分会疼痛学组国家老年疾病临床医学研究中心,国家老年麻醉联盟. 老年患者围手术期多模式镇痛低阿片方案中国专家共识(2021版)[J]. 中华医学杂志, 2021, 101(3): 170-184.

[21] HALAWI M J, GRANT S A, BOLOGNESI M P. Multimodal analgesia for total joint arthroplasty[J]. Orthopedics, 2015,38(7):e616-e625.

[22] MARTINEZ L, EKMAN E, NAKHLA N. Perioperative opioid-sparing strategies: utility of conventional NSAIDs in adults[J]. Clin Ther, 2019,41(12):2612-2628.

[23] ARNOLD C. Alternative analgesics: New drugs for pain seek to improve on ketamine's benefits[J]. Nat Med, 2017, 23(1):8-10.

[24] SHIN H J, DO S H, LEE J S, et al. Comparison of intraoperative sedation with dexmedetomidine versus propofol on acute postoperative pain in total knee arthroplasty under spinal anesthesia: A randomized trial[J]. Anesth Analg, 2019,129(6):1512-1518.

[25] MATHIESON S, LIN C C, UNDERWOOD M, et al. Pregabalin and gabapentin for pain[J]. BMJ, 2020,369:m1315.

[26] FOO I, MACFARLANE A J R, SRIVASTAVA D, et al. The use of intravenous lidocaine for postoperative pain and recovery: international consensus statement on efficacy and safety[J]. Anaesthesia, 2021,76(2):238-250.

[27] WORNI M, SCHUDEL H H, SEIFERT E, et al. Randomized controlled trial on single dose steroid before thyroidectomy for benign disease to improve postoperative nausea, pain, and vocal function[J]. Ann Surg, 2008,248(6):1060-1066.

[28] MEMTSOUDIS S G, POERAN J, ZUBIZARRETA N, et al. Association of multimodal pain management strategies with perioperative outcomes and resource utilization: A population-based study[J]. Anesthesiology, 2018,128(5):891-902.

[29] CREWS J C. Multimodal pain management strategies for office-based and ambulatory procedures[J]. JAMA, 2002,288(5):629-632.

[30] MYLES P S, POWER I. Clinical update: postoperative analgesia[J]. Lancet, 2007,369(9564): 810-812.

[31] ELBOIM-GABYZON M, ANDRAWUS NAJJAR S, SHTARKER H. Effects of transcutaneous electrical nerve stimulation (TENS) on acute postoperative pain intensity and mobility after hip fracture: A double-blinded, randomized trial[J]. Clin Interv Aging, 2019,14:1841-1850.

[32] LI J W, MA Y S, XIAO L K. Postoperative pain management in total knee arthroplasty[J]. Orthop Surg,

10

2019, 11(5):755-761.

[33] ALBRECHT E, CHIN K J. Advances in regional anaesthesia and acute pain management: a narrative review [J/OL]. Anaesthesia, 2020,75 Suppl 1:e101-e110.

[34] VYAS K S, RAJENDRAN S, MORRISON S D, et al. Systematic review of liposomal bupivacaine (Exparel) for postoperative analgesia[J]. Plast Reconstr Surg, 2016,138(4):748e-756e.

[35] STAMER U M, LIGUORI G A, RAWAL N. Thirty-five years of acute pain services: where do we go from here[J]. Anesth Analg, 2020,131(2):650-656.

[36] CROMBIE I K, DAVIES H T, MACRAE W A. Cut and thrust: antecedent surgery and trauma among patients attending a chronic pain clinic[J]. Pain, 1998,76(1-2):167-171.

[37] JOHANSEN A, ROMUNDSTAD L, NIELSEN C S, et al. Persistent postsurgical pain in a general population: prevalence and predictors in the Tromsø study[J]. Pain, 2012,153(7):1390-1396.

[38] CHAN M T, PEYTON P J, MYLES P S, et al. Chronic postsurgical pain in the evaluation of nitrous oxide in the gas mixture for anaesthesia(ENIGMA)-II trial[J]. Br J Anaesth, 2016,117(6):801-811.

[39] KATZ J, WEINRIB A, FASHLER S R, et al. The Toronto General Hospital Transitional Pain Service: development and implementation of a multidisciplinary program to prevent chronic postsurgical pain[J]. J Pain Res, 2015,8:695-702.

[40] DE KOCK M. Expanding our horizons: transition of acute postoperative pain to persistent pain and establishment of chronic postsurgical pain services[J]. Anesthesiology, 2009,111(3):461-463.

[41] WILLIAMS G, HOWARD R F, LIOSSI C. Persistent postsurgical pain in children and young people: prediction, prevention, and management[J/OL]. Pain Rep, 2017,2(5):e616.

[42] HAROUTIUNIAN S, NIKOLAJSEN L, FINNERUP N B, et al. The neuropathic component in persistent postsurgical pain: a systematic literature review[J]. Pain, 2013,154(1):95-102.

[43] FORSBERG A, CLAËSON M, DAHLMAN G B, et al. Pain, fatigue and well-being one to five years after lung transplantation - a nationwide cross-sectional study[J]. Scand J Caring Sci, 2018,32(2):971-978.

[44] WANG L, GUYATT G H, KENNEDY S A, et al. Predictors of persistent pain after breast cancer surgery: a systematic review and meta-analysis of observational studies[J]. CMAJ, 2016,188(14):E352-E361.

[45] MAUCK M C, SMITH J, LIU A Y, et al. Chronic pain and itch are common, morbid sequelae among individuals who receive tissue autograft after major thermal burn injury[J]. Clin J Pain, 2017,33(7):627-634.

[46] WILLIAMSON O D, EPI G D, GABBE B J, et al. Predictors of moderate or severe pain 6 months after orthopaedic injury: a prospective cohort study[J]. J Orthop Trauma, 2009,23(2):139-144.

[47] BATOZ H, SEMJEN F, BORDES-DEMOLIS M, et al. Chronic postsurgical pain in children: prevalence and risk factors. A prospective observational study[J]. Br J Anaesth, 2016,117(4):489-496.

[48] HOLTZMAN S, CLARKE H A, MCCLUSKEY S A, et al. Acute and chronic postsurgical pain after living liver donation: Incidence and predictors[J]. Liver Transpl, 2014,20(11):1336-1346.

[49] HOOFWIJK D M, FIDDELERS A A, PETERS M L, et al. Prevalence and Predictive Factors of Chronic Postsurgical Pain and Poor Global Recovery 1 Year After Outpatient Surgery[J]. Clin J Pain, 2015,31(12):1017-1025.

[50] JORIS J L, GEORGES M J, MEDJAHED K, et al. Prevalence, characteristics and risk factors of chronic postsurgical pain after laparoscopic colorectal surgery: Retrospective analysis[J]. Eur J Anaesthesiol, 2015,32(10):712-717.

[51] YOON S, HONG W P, JOO H, et al. Long-term incidence of chronic postsurgical pain after thoracic surgery

for lung cancer: a 10-year single-center retrospective study[J]. Reg Anesth Pain Med, 2020,45(5):331-336.

［52］ALKAN A, GUC Z G, SENLER F C, et al. Breast cancer survivors suffer from persistent postmastectomy pain syndrome and posttraumatic stress disorder (ORTHUS study): a study of the palliative care working committee of the Turkish Oncology Group (TOG)[J]. Support Care Cancer, 2016,24(9):3747-3755.

［53］JEPPESEN M, TOLSTRUP M B, GÖGENUR I. Chronic pain, quality of life, and functional impairment after surgery due to small bowel obstruction[J]. World J Surg, 2016,40(9):2091-2097.

［54］MEJDAHL M K, MERTZ B G, BIDSTRUP P E, et al. Preoperative distress predicts persistent pain after breast cancer treatment: A prospective cohort study[J]. J Natl Compr Canc Netw, 2015,13(8):995-1003.

［55］DUCIC I, SEIBOTH L A, IORIO M L. Chronic postoperative breast pain: danger zones for nerve injuries[J]. Plast Reconstr Surg, 2011,127(1):41-46.

［56］AASVANG E K, BRANDSBORG B, CHRISTENSEN B, et al. Neurophysiological characterization of postherniotomy pain[J]. Pain, 2008,137(1):173-181.

［57］SANDERS D L, NIENHUIJS S, ZIPRIN P, et al. Randomized clinical trial comparing self-gripping mesh with suture fixation of lightweight polypropylene mesh in open inguinal hernia repair[J]. Br J Surg, 2014,101(11):1373-1382.

［58］CABAÑERO D, CAMPILLO A, CÉLÉRIER E, et al. Pronociceptive effects of remifentanil in a mouse model of postsurgical pain: effect of a second surgery[J]. Anesthesiology, 2009,111(6):1334-1345.

［59］STROMER W, MICHAELI K, SANDNER-KIESLING A. Perioperative pain therapy in opioid abuse[J]. Eur J Anaesthesiol, 2013,30(2):55-64.

［60］SCHMIDT P C, RUCHELLI G, MACKEY S C, et al. Perioperative gabapentinoids: choice of agent, dose, timing, and effects on chronic postsurgical pain[J]. Anesthesiology, 2013,119(5):1215-1221.

［61］ANDREAE M H, ANDREAE D A. Regional anaesthesia to prevent chronic pain after surgery: a Cochrane systematic review and meta-analysis[J]. Br J Anaesth, 2013,111(5):711-720.

［62］BLUMENTHAL S, DULLENKOPF A, RENTSCH K, et al. Continuous infusion of ropivacaine for pain relief after iliac crest bone grafting for shoulder surgery[J]. Anesthesiology, 2005,102(2):392-397.

［63］CLARKE H, BONIN R P, ORSER B A, et al. The prevention of chronic postsurgical pain using gabapentin and pregabalin: a combined systematic review and meta-analysis[J]. Anesth Analg, 2012,115(2):428-442.

［64］PESONEN A, SUOJARANTA-YLINEN R, HAMMARÉN E, et al. Pregabalin has an opioid-sparing effect in elderly patients after cardiac surgery: a randomized placebo-controlled trial[J]. Br J Anaesth, 2011,106(6):873-881.

［65］MARTINEZ V, PICHARD X, FLETCHER D. Perioperative pregabalin administration does not prevent chronic postoperative pain: systematic review with a meta-analysis of randomized trials[J]. Pain, 2017,158(5):775-783.

［66］VERRET M, LAUZIER F, ZARYCHANSKI R, et al. Perioperative use of gabapentinoids for the management of postoperative acute pain: A systematic review and meta-analysis[J]. Anesthesiology, 2020,133(2):265-279.

［67］MOYSE D W, KAYE A D, DIAZ J H, et al. Perioperative ketamine administration for thoracotomy pain[J]. Pain Physician, 2017,20(3):173-184.

［68］AMR Y M, YOUSEF A A. Evaluation of efficacy of the perioperative administration of Venlafaxine or gabapentin on acute and chronic postmastectomy pain[J]. Clin J Pain, 2010,26(5):381-385.

［69］GRIGORAS A, LEE P, SATTAR F, et al. Perioperative intravenous lidocaine decreases the incidence of persistent pain after breast surgery[J]. Clin J Pain, 2012,28(7):567-572.

[70] MARKS D M, SHAH M J, PATKAR A A, et al. Serotonin-norepinephrine reuptake inhibitors for pain control: premise and promise[J]. Curr Neuropharmacol, 2009,7(4):331-336.

[71] FINNERUP N B, ATTAL N, HAROUTOUNIAN S, et al. Pharmacotherapy for neuropathic pain in adults: a systematic review and meta-analysis[J]. Lancet Neurol, 2015,14(2):162-173.

[72] HOBO S, EISENACH J C, HAYASHIDA K. Up-regulation of spinal glutamate transporters contributes to anti-hypersensitive effects of valproate in rats after peripheral nerve injury[J]. Neurosci Lett, 2011,502(1):52-55.

[73] EMERY E C, LUIZ A P, WOOD J N. Nav1.7 and other voltage-gated sodium channels as drug targets for pain relief[J]. Expert Opin Ther Targets, 2016,20(8):975-983.

[74] TSANTOULAS C, MCMAHON S B. Opening paths to novel analgesics: the role of potassium channels in chronic pain[J]. Trends Neurosci, 2014,37(3):146-158.

[75] MATSUMURA Y, YAMASHITA T, SASAKI A, et al. A novel P2X4 receptor-selective antagonist produces anti-allodynic effect in a mouse model of herpetic pain[J/OL]. Sci Rep, 2016,6:32461.

[76] GRADL G, HERLYN P, FINKE B, et al. A pan-caspase inhibitor reduces myocyte apoptosis and neuropathic pain in rats with chronic constriction injury of the sciatic nerve[J]. Anesth Analg, 2013,116(1):216-223.

[77] DWORKIN R H, O'CONNOR A B, KENT J, et al. Interventional management of neuropathic pain: NeuPSIG recommendations[J]. Pain, 2013,154(11):2249-2261.

[78] NICHOLLS J L, AZAM M A, BURNS L C, et al. Psychological treatments for the management of postsurgical pain: a systematic review of randomized controlled trials[J]. Patient Relat Outcome Meas, 2018,9:49-64.

[79] WEINRIB A Z, AZAM M A, BIRNIE K A, et al. The psychology of chronic post-surgical pain: new frontiers in risk factor identification, prevention and management[J]. Br J Pain, 2017,11(4):169-177.

[80] UK CFCP. Neuropathic pain in adults: pharmacological management in non-specialist settings[M]. London: National Institute for Health and Care Excellence (NICE), 2020.

[81] GLARE P, AUBREY K R, MYLES P S. Transition from acute to chronic pain after surgery[J]. Lancet. 2019, 393(10180):1537-1546.

第十一章
高原地区骨科精确麻醉

全球约有 1.4 亿人终年生活在海拔超过 2500 m 的地区，同时每年可有同样数量的人到达高海拔地区，他们中的很多人需要医疗保健。医学将海拔 2500 m 以上的地区称为高原地区，医学上的高原概念是以高原环境对人类生存所产生的影响来定义的。在高原地区，部分人会出现高原适应不全的症状和体征而产生具有高原特征的疾病。在高原工作的医务工作者应深刻地认识到高原低氧对机体的严重影响，了解并掌握常见高原病的预防、诊断和治疗。在高原低氧特殊环境下安全实施手术麻醉，救治伤员患者，应高度重视在患者诊疗过程中及围手术期低氧血症所造成的风险，采取相应的积极预防和应对措施，这对保证患者的医疗安全至关重要。

我国的高原辽阔，高原和高山地区约占全国面积的 1/6，其中青藏高原有"世界屋脊"之称，平均海拔在 3000 m 以上，是人类生存条件最严酷的自然环境之一。与环境压力和水深度之间的关系不同，大气压和海拔高度的关系是非线性的。海拔高度对生理的影响主要取决于以下 3 个变量的降低：吸入气氧分压、环境压力和气体密度。随着海拔的增高，大气压和氧分压逐步降低，可造成机体低氧性缺氧（**表 11-1**）。

表 11-1　不同海拔高度大气压、氧分压、肺泡氧分压、动脉血氧饱和度的变化

海拔高度 （m）	大气压 （mmHg）	吸入氧分压 （mmHg）	肺泡氧分压 （mmHg）	动脉血氧饱和度 （%）	水沸点 （℃）
0	760	155	105	95	100
1000	680	140	90	94	97
2000	600	125	70	92	94
3000	530	110	62	90	90
4000	460	98	50	85	87
5000	405	85	45	75	84

11

高原习服（acclimatization）指平原人进入高原后，经过一段时间的适应，通过机体代偿，习服高原环境，能在高原正常地生活和劳动。实践证明人类通过创造文明、改善条件以及良好

的保护措施和医疗保障，适应性锻炼，能提高对高原低氧的适应能力，从而习服和适应高原。

高原适应（adaptation）指高原人经世代自然选择后保留的解剖、生理和生化改变，这种改变具有遗传特征。青藏高原的世居藏族人群已在高原居住 25 000 年之久，他们有显著的低氧耐力，有较大的肺活量、强大的心脏储备能力等，这反映了青藏高原的藏族人群获得了最佳的高原适应性，因而具有良好的劳动能力和较低的高原发病率。

第一节　高原环境特点

一、我国高原的分布

我国 960 多万 km^2 的陆地面积中，高原面积约占 1/6，主要有四大高原，即青藏高原、云贵高原、黄土高原和内蒙古高原（**表 11-2**）。现居住人口已达到千万数，是世界上高原地区人口最多的国家。

表 11-2　我国的四大高原

名称	面积（万 km^2）	海拔（m）	范围
青藏高原	230	4000~5000	青海高原：平均海拔 2500~4000 m；>4000 m 的地区占青海高原 50%；
			西藏高原：平均海拔 >4500 m
云贵高原	20	1000~2000	贵州全省，云南东部，广西西北部，川湘鄂边境
黄土高原	20	800~2000	秦岭以北，长城以南，太行山以西，乌鞘岭以东
内蒙古高原	40	1000~2000	东起大兴安岭，西至马鬃山，南沿长城，北接蒙古

二、高原气候的特点

高原地区空气稀薄、低氧、寒冷、空气干燥、紫外线辐射强、水蒸发快、沸点低，其中，占主要地位的是低氧。

1. 气压低和氧分压低

地球表面被一层大约 200 km 厚的空气包绕着，由于大气受地球引力的影响，对地面形成的压力为大气压。在海平面及其附近，当温度为 0℃时，大气压力为 101.3 kPa（760 mmHg），即为一个大气压。大气压是空气中各种气体压力的总和，而各种气体所具有的压力称为分压。各种气体的分压是按其在大气中的组成比例而分配的。大气中的氧含量为 20.94%，故氧分压占大气压力的 20.94%，相当于海平面地区的氧分压为 21.2 kPa（159 mmHg）。大气压与海拔高度成反比关系，海拔愈高，气压愈低；海拔愈低，气压愈高。一般来说，海拔每升高 100 m，大气压降低 0.785 kPa（5.9 mmHg），氧分压下降 0.16 kPa（1.2 mmHg），水的沸点下降 0.33℃（**表 11–3**）。

表 11–3　不同海拔高度的大气压、氧分压和水沸点

海拔高度（m）	大气压压力（mmHg）	大气压压力（kPa）	空气中氧分压（mmHg）	空气中氧分压（kPa）	肺泡气氧分压（mmHg）	肺泡气氧分压（kPa）	动脉血氧饱和度（%）	水沸点（℃）
0	760	101.3	159	21.2	105	14	95	100
1000	674	89.9	141	18.8	90	12	94	97
2000	596	79.5	125	16.6	70	9.3	92	94
3000	526	70.1	110	14.6	62	8.3	90	90
4000	462	61.1	97	12.9	50	6.7	85	87
5000	405	54	85	11.3	45	6	75	84
6000	354	47.2	74	9.8	40	5.3	70	80
7000	308	41	64	8.6	35	4.7	60	77
8000	270	36	56	7.5	30	4	50	/
9000	230	30.7	48	6.4	< 25	< 3.33	< 40	/

2. 日照时间长，太阳辐射强

高原空气稀薄清洁，尘埃和水蒸气含量少，海拔愈高，大气透明度愈大，到达地面的紫外线强度与质量亦愈强。海拔升高 100 m，强度增加 1.30%。在海拔 4000 m，紫外线强度比海平面强 1.5 ~ 2.5 倍。在缺少防护的情况下，强紫外线和太阳辐射过久会引起暴露的皮肤、眼睛发生损伤，表现为光照性皮炎、脱皮和水疱。另外，高原地区太阳光中的强紫外线辐射容易引起眼睛的急性损伤，主要是急性角膜炎、白内障 和雪盲等眼病。

3. 电离辐射强

在高原，来自外层空间的穿透力较强的宇宙射线增强。在海拔 3000 m，宇宙射线年总量比平原大 3 倍，人体吸收的辐射能增加。

4. 寒冷、干燥、风大

高原地区较同纬度平原地区寒冷，海拔升高 100 m，气温下降约 0.6℃。这是高原大部分地区空气稀薄、干燥少云，夜间热能向空中辐射散失加快，大气层对太阳辐射的热吸收减少所致。一天之内的温差可达 15 ~ 30℃，这亦是高原气候一大特点。

高原地区相对湿度较平原地区低。这是因为高原大气压低，空气中所含水蒸气随着海拔高度的增加而递减，海拔越高，气候越干燥。在海拔 3000 m 处，水蒸气的绝对含量仅为 26%。正常情况下，我们的呼吸和皮肤可以使一定量的水分蒸发而丢失。而在高原上由于风速大，体表散失的水分明显高于平原，加上高原缺氧及寒冷等利尿因素的影响，机体水分含量更加减少，致使呼吸道黏膜和全身皮肤异常干燥，防御能力降低，容易发生干咳、鼻出血、咽炎、口渴、

11

声音嘶哑和手足皲裂等。

　　另外，高原气流速度随海拔高度增加而加快。高于海拔 5000 m 的地区，多在午后刮大风。高原上的风向昼夜不同。白天，风沿山坡吹向山顶；夜晚，寒风由积雪的山顶吹向山谷，以致夜晚更冷。强风又有对抗日辐射、降低大气温度和加速机体表面水分蒸发的作用，从而进一步加重寒冷的程度。

（拉巴次仁　次德吉）

第二节　高原气候对人体的影响

一、高原低氧对呼吸系统的影响

高原地区发生低氧血症的主要原因是吸入气 PO_2 降低，且肺循环中的红细胞不能与肺泡气达到充分平衡（弥散不平衡），通气血流比值（V/Q）失调加重，使低氧血症进一步恶化。高原低氧刺激颈动脉体的外周化学感受器，使通气量增加，肺活量增大，呼吸频率加快，但程度因人而异，呈现过度通气，这种通气量的增加与海拔高度相关，在海拔 4000 m 以下的高度，主要是潮气量增大；在海拔 4000 m 以上，不仅潮气量增加，呼吸频率也增加，在 4~5 天内达到高峰。在高原习服后，呼吸频率可有所减少，但仍然高于平原的水平。随着海拔升高，吸入空气中氧分压降低，机体动脉氧分压和氧饱和度降低，致使高海拔地区人体的动脉血气值低于平原（**表 11–4**）。

表 11–4　不同海拔地区机体动脉血气值对照表

城市	海拔（m）	大气压（mmHg）	大气压氧分压（mmHg）	pH 值	$PaCO_2$（mmHg）	PaO_2（mmHg）	SaO2（%）	HCO_3^-（mmol/L）	BE（mmol/L）
拉萨	3658	489	110	7.433	24.4	59.24	91.36	18.9	-4.5
西宁	2260	583	121	7.451	31.22	70.45	94.49	22.89	-1.73
兰州	1517	634	133	7.422	32.8	75.3	95.5	22.6	-2.4
乌鲁木齐	654	703	148	7.401	38.4	80.2	95.8	23.6	-0.7
北京	31	760	159	7.405	38.3	82	95.5	24.6	-0.29

此数据仅供参考。

在高原习服后，呼吸频率可有所减少，但仍然高于平原的水平。如果在高原进行体力负荷，通气量的增加比在平原进行相同负荷时更大。高原上通气功能的增强是机体适应低氧环境的重要代偿机制。肺泡弥散功能的提高可增加肺泡与肺毛细血管之间的气体交换，有利于提高动脉血氧饱和度。

二、高原低氧对循环系统的影响

低氧的急性反应还表现在心率和心输出量增加，全身血管阻力降低，肺血管压力增高，器官血流包括脑血流增加。心率加快是机体对缺氧最为敏感的反应指标，其机制可能是低氧使交感神经兴奋，刺激心脏的 β 肾上腺素受体而引起。在通气量尚未明显增加之前，心率已开始增加，增加的程度与海拔高度和进入高原的速度相关。在中度海拔（1500～2500 m）地区，经过高原习服后，增快的心率可逐渐恢复到或者接近平原的水平，而在高海拔（2500～4500 m）以上的地区，则难以恢复到平原水平。部队调查发现，在 5100 m 海拔高度，心率在 100 次/min以上占 32.4%。大部分初入高原者急性低氧使肺血管压力增高，可见血压增高的现象，并以舒张压增高为主，可能与低氧兴奋交感神经系统相关，同时伴血、尿儿茶酚胺水平增高。这种血压的变化一般在脱离低氧环境 1 个月后可基本恢复。世居高原者常伴不同程度的肺动脉高压，并继发右室肥厚，肺动脉高压与低氧和血液黏度增高有关。在海拔 4000～5000 m 久居者，胸部 X 线片显示肺动脉段突出和心脏增大，约 95% 的高原适应人群心脏增大不超过 20%，其心电图的改变不明显，或仅仅出现肺动脉高压的表现。

三、高原低氧对中枢神经系统的影响

急性低氧时，机体代偿器官血流包括脑血流增加，颅内压升高，80% 的人群初入高原有头痛、头晕、入睡困难的表现，休息、吸氧、几天高原习服后缓解。随着海拔高度的增加和缺氧的加重，可能出现晕厥、昏迷、脑水肿等严重的中枢神经系统损伤。研究发现，低氧血症可能在睡眠期间尤为明显，在 1 个大气压下有中度睡眠呼吸暂停的患者在高海拔地区存在严重中枢性睡眠呼吸暂停的风险。长时间暴露于高海拔地区，痛觉、触觉迟钝，视力、听力、辨色力等均下降，对复杂问题的反应和逻辑思维时间显著延长；未经训练的人，突然暴露于 6000 m 以上高海拔常表现为迅速意识丧失。随着海拔高度的增加和缺氧的加重，脑电图也发生一系列的变化，慢波逐渐增多，大量慢波的出现是脑功能严重障碍的客观表现。

四、高原低氧对血液系统的影响

高原红细胞增多是机体缺氧代偿的适应性机制之一，红细胞数量增多，血红蛋白浓度增高，以增加血液携氧能力，红细胞压积升高，血浆容量相对降低，毛细血管密度增大。快速暴露于高海拔可导致部分凝血酶原时间缩短、凝血酶原片段 1 与 2 增加、凝血酶-抗凝血酶复合物以及凝血因子Ⅶa 的活性升高；缺氧可损伤血管内皮细胞功能，使内皮细胞固有的抗凝、抗血栓功能下降，易造成血栓。但是，红细胞过度增生导致血液黏滞度增大，微循环淤滞，血液会呈现"浓、黏、聚"综合征。血小板数量随海拔增高而有下降趋势。综上，高原世居者或移居者脑卒中、血栓性静脉炎以及肺栓塞的发生率较高。

另一个适应机制是血浆碳酸氢盐逐渐降低，脑脊液碳酸氢盐降低出现得更早，这有助于抵消早期呼吸性碱中毒。

五、高原低氧对消化系统的影响

高原低氧可使胃肠道黏膜产生类似缺血的改变，细胞线粒体变性，严重者细胞坏死，黏膜

功能障碍，发生应激性溃疡，常伴恶心、呕吐、腹胀、腹泻、便秘和食欲不振等情况。这些情况一般发生在进驻高原2~4周，习服后减轻或消失。久居高原者，多见胃酸减少，胃排空时间延长，消化道溃疡的发病年龄提前，并发出血和穿孔者较平原者增多。

六、高原低氧对代谢和内分泌功能的影响

高原缺氧时，糖、蛋白质、脂肪等物质的有氧代谢过程受到不同程度的抑制，糖无氧酵解增强，导致血中乳酸含量增加。另外，缺氧时机体各脏器和肌肉中糖原的含量也降低，肝糖原含量首先降低，之后肌糖原也呈现减低趋势。

七、高原低氧对泌尿系统的影响

高原低氧促使儿茶酚胺及肾素分泌增多，加之血液黏稠、无形失水较多和血液重分布等因素，肾血流量减少，肾小球滤过率降低，滤过分数增加，尿量减少，但内环境仍能保持稳定。少尿的发生机制可能与缺氧引起垂体后叶抗利尿激素分泌增加，肾小管对水的再吸收增强，以及缺氧引起肾小动脉收缩、肾血流量锐减、滤过尿液减少有关。尿 pH 值较高，尿酸及 NH_3 含量减少，HCO_3^- 增多。急性高原病时出现的外周水肿表现往往与抗利尿激素水平升高及液体潴留有关。

八、高原低氧对眼、耳、鼻、喉的影响

高原地区自然环境恶劣，缺氧、寒冷、冬季漫长、昼夜温差大。寒冷和缺氧可使高原病的发病率增加并使病情加重。高原气候干燥易致机体缺水，鼻黏膜及呼吸道黏膜干燥，易引发鼻出血和刺激性干咳。高原低氧可致眼轻度损害，急性者出现视力减退，视疲劳、闪光幻觉、夜盲、一过性黑矇及视野改变，但均属可逆性，高原强烈的紫外线使白内障患病率高于平原。初入高原短期，即可出现听力下降、耳鸣和幻听，但均可逆。少数患者可因内耳前庭功能障碍而出现眩晕。

九、高原低氧对孕产妇及胎儿的影响

高原缺氧使子宫血液供应不足，加重了妊娠病理改变，因而易发生妊娠高血压综合征，使胎盘代偿性增大，产后胎盘剥离不全致产后大出血较平原多见。母体低氧对胎儿影响的资料极少，理论上以胎心率（fetal heart rate，FHR）的改变作为观察点，胎儿对母体中度缺氧相对能够耐受，高原适应的孕妇有胎盘毛细血管容量增加和绒毛膜厚度下降等特殊的适应性改变，母体氧供减少对健康胎儿未产生可察觉的作用。但在实际调查中发现，海拔 4300 m 以上地区胎儿发育不良、新生儿中低体重儿的发生率较平原为高。出生于高原地区的婴儿向成人型肺循环

11

过渡的过程更漫长，并且卵圆孔未闭和动脉导管未闭的发生率增加。

十、高原低氧对劳动能力的影响

高原低氧环境可影响人体多种功能，对劳动能力的影响尤为突出，可导致劳动能力下降，此主要是因为机体摄取氧和运送氧的能力降低，不能满足机体的需要所致。

（拉巴次仁　段函宇）

骨科精确麻醉

第三节　高原环境骨科手术麻醉的特点与注意事项

一、高原病与麻醉

（一）高原反应

高原反应（high altitude response），亦称为高原病、高山病。当人体急速进入海拔 3000 m 以上的高原环境时，机体暴露于低压低氧环境时发生的一系列高原性缺氧性应激反应，是高原地区的常见病。一般表现为恶心呕吐、头痛、失眠、食欲减退、疲倦、呼吸困难、心慌气短等，大量活动后可加重上诉表现。一般来说头痛是最常见的症状，常为前额和双颞区跳痛，夜间或早晨起床时疼痛加重。肺通气增加时，如用口呼吸、轻度活动等可使头痛减轻。高原反应根据发病急缓可分为急性、慢性两大类。

1. 急性高原反应

急性高原反应（acute high altitude response）是在短时间内进入 3000 m 以上高原所引起的以缺氧、头痛为主的反应。一般经过 4～6 天的适应、休息、吸氧及对症支持治疗后症状可缓解。

1）发病机制

随着海拔的升高、气压下降，氧分压（21%）也随之降低。吸入气氧分压过低，导致动脉血氧分压、动脉血氧含量下降，组织氧供不足，进而产生低张性缺氧。缺氧时，机体产生功能代谢变化，包括对缺氧的代偿性反应以及代谢功能障碍。

2）临床表现

进入海拔 3000 m 以上时，急性高原反应第 1～2 日症状最明显，后逐渐减轻，大多 6～7 日基本消失，少数可持续存在。主要表现为头痛、头晕、恶心、呕吐、心悸、气短、胸闷、胸痛、失眠、食欲减退、腹胀以及手足麻木等症状。临床特点为休息时表现为轻度症状，如心悸、气短、胸闷、胸痛，但大量活动后症状可加重，出现脉搏增快、血压改变、口唇及手指发绀、眼睑面部水肿等体征。

3）治疗

（1）维持电解质平衡：高原低氧导致电解质平衡障碍，细胞向外渗出，水盐平衡紊乱与内分泌失常被认为是导致急性高原反应的发病原因。乙酰唑胺是最常用的预防、治疗急性高原反应的利尿药，通过抑制肾小管近曲小管内的碳酸酐酶，减少肾小管上皮细胞分泌氢离子，使钠、氢离子交换减少，钠、钾离子交换增强，从而导致钾离子和重碳酸盐排泄增多性利尿，进而缓解急性高原反应导致的代谢性碱中毒等机体酸碱紊乱。

（2）降低血管通透性：地塞米松是临床常用的高效糖皮质激素，可治疗肾上腺皮质激素内源性不足导致的病症，代替机体分泌的糖皮质激素发挥作用，提高机体的抗缺氧能力。缺氧可导致肾上腺皮质功能减弱、糖皮质激素分泌减少，进而影响细胞膜通透性，加重组织、器官水肿和衰竭。

（3）增加血氧饱和度：红景天为景天科红景天属植物，临床用于治疗抑郁症、贫血、头痛等，还具有增强记忆力、增加身体耐力等作用。

（4）改变血流速度：高原环境中，氧分压降低致使肺毛细血管中的气体交换速度减慢，影响呼吸效率，从而导致肺动脉高压。降压药如硝苯地平是钙离子内流的阻断药，可舒张肺动脉阻力血管、增加肺动脉血流，降低静脉外周阻力，进而缓解右心压力。

2. 慢性高原反应

慢性高原反应（chronic high altitude response）又称 Monge 病，较少见，是指在高原（海拔3000 m 以上）居住一定时间的人由于某种原因失去了对缺氧的适应能力而长期存在的高原反应症状。主要临床表现为神经衰弱综合征，有时会出现心律失常或短暂晕厥等。此类症状在转至海拔低的地区后可缓解或痊愈。

（二）高原心脏病

高原心脏病（high altitude heart disease），简称高心病，以慢性低压低氧引起的肺动脉高压为基本特征并有右心室肥厚和（或）右心功能不全。急性或亚急性患病者，以显著肺动脉高压引起的右心室扩大和充血性右心衰竭为特征，而慢性患病者主要表现为以右心室后负荷过重所致的右心室肥厚为主的多脏器损害。一般以儿童多见。

1. 发病机制

高原气压较低，氧含量减少导致肺动脉高压是发生高原心脏病的主要原因。持续性的肺动脉高压使右心排血阻力增加，右心室射血做功增加，逐渐形成生理性肥大；长期的心脏负荷增加，心肌失代偿后使右心室发生病理性肥大，最终导致右心衰竭。

2. 临床表现

高原心脏病可表现为心悸、胸闷、头晕、气短、呼吸困难、全身无力、发绀等。通常患者的脉搏增加，长期居住在平原的人到高原地区后，脉搏会增加 20～30 次/min。应警惕脉搏与心率是否同步，不同步时须及时检查心脏传导系统有无病变。

3. 影像学检查

胸部 X 线片可见心室扩大，右室流出道增宽，肺动脉圆锥突出，右下肺动脉第一分支增宽≥16 mm，两侧肺血管纹理增多、增粗，肺动脉段突出，左心室重量指数增大。右肺下动脉干横径≥17 mm 或右肺下动脉干横径与气管横径比≥1.10，可提示右肺下动脉扩张；心导管检查肺动脉平均压≥25 mmHg 为典型的肺动脉高压。超声心动图在高原心脏病中的诊断价值逐渐得到认可，可以准确测量肺动脉压力，同时检测心脏结构和功能改变，准确检查右心室流出道和右心室内径，反映心脏各项指标的变化，可作为高原性肺动脉高压首选和重要的检测手段。

4. 心电图检查

心电图可有心肌缺血、束支传导阻滞及房室传导阻滞等表现，也可表现为电轴右偏及右心室肥厚。

5. 治疗

减缓血管收缩、增加血管舒张，使肺动脉压力降低，进而减轻心脏负荷，可有效改善高原心脏病患者症状。对于轻症患者，应适当减少体力活动，积极防治呼吸道感染，有条件时应根据药物敏感试验选用特效窄谱抗生素治疗；对于重症患者，应适当卧床休息，当合并肺水肿时，可酌情应用糖皮质激素。病程长且在高原地区疗效不佳，或反复发作心力衰竭者，宜转往平原进行治疗。

（三）高原血压异常

1. 高原高血压

长期居住在高原地区的人血压增高（特别是以舒张压增高多见），但不存在其他致高血压的因素，返回平原后不经降压处理，血压很快恢复正常，称为高原高血压。目前我国高原高血压的诊断标准为1982年全国高原医学学术讨论会拟定试行方案，即从平原移居至3000 m以上高原后，血压增高至收缩压＞160 mmHg和（或）舒张压＞95 mmHg。

1）发病机制

长期居住在平原地区的人到达高原初期，机体对低氧产生急性应激反应，血中可以促使血压增高的生物活性物质如儿茶酚胺增多，交感-肾上腺素系统活动增强，心输出量增加，周围小动脉收缩，引起血压升高，同时可引起体内的血液重新分布，心、脑等重要脏器血流量增加，肾脏血液灌注相对减少。长期慢性低氧还可导致肾素-血管紧张素-醛固酮系统激活，激活的肾素-血管紧张素-醛固酮系统通过促进水钠潴留，从而使得血压上升。同时缺氧使血液中红细胞增多，血液黏滞性增高，血容量增多。

2）临床表现

高原高血压主要表现为一般的心脑血管疾病症状和体征，如心悸、气短、心脏扩大、心律失常以及心功能不全等，同时伴有血压升高，有时可发生高血压危象。其并发症是多方面因素共同作用的结果，一方面由于高原缺氧使动脉血氧含量下降，导致小血管收缩痉挛，外周循环阻力增高，另一方面缺氧致交感活性增高，心率加快，缺氧促进红细胞增多，导致血容量以及血液黏度增加，同时肾素分泌增加、肾上腺功能亢进等改变，均可以使血压升高，从而发生一系列的临床症状和体征。

3）治疗

处于高原低压低氧环境中，导致血压升高的机制是多方面的，同时也受多种因素的共同调控。所以不同类型降压药物的疗效与平原地区有所不同。

（1）氧疗：缺氧为高原高血压发病的一大重要病因，或许可以将长期家庭氧疗作为高原高血压患者的一般治疗。

（2）β肾上腺素受体阻滞剂：研究证实，β肾上腺素受体阻滞剂在高海拔地区仍保持降压作用，且高选择性$β_1$肾上腺素受体阻滞剂奈必洛尔降压疗效较好且不良反应更小。

（3）钙通道阻滞剂：钙离子在内皮素引起的血管反应中起着关键作用，钙离子水平的升高会增加内皮素的合成，因此钙通道阻滞剂可通过抑制电压依赖性钙离子内流来减弱内皮素对血

11

管功能的影响。

（4）利尿剂：碳酸酐酶抑制剂可以通过作用于周围血管系统、心脏和神经系统来调节血压。

（5）内皮素受体拮抗剂：高原人群由于长期受到低压低氧环境的影响，体内内皮素含量明显增加，这在高原高血压发病中起到了极大的作用。

（6）中药、藏药：调查发现中药、藏药在青藏高原人群中应用较多，红景天、绿萝花、藏红花、罗布麻叶等均为治疗高血压的常用药物。

2. 高原低血压

（1）发病机制：发病机制不清，可能是缺氧引起自主神经功能紊乱，迷走神经张力增加，进而引起心动过缓和外周阻力降低。也有学者认为，缺氧通过某些生理活性物质的作用，使小动脉平滑肌张力降低和毛细血管开放增多，其结果是心输出量降低，外周血管阻力下降和收缩压下降，舒张压下降不如收缩压明显。

（2）临床表现：一般表现为头晕、头痛、困倦乏力、四肢麻木、眩晕、失眠等症状。

（3）治疗：症状不明显者无须特殊治疗。鼓励患者坚持适度的体力锻炼，但不宜做剧烈活动；对血压过低、症状明显者，根据病情轻重嘱卧床休息、给予吸氧及药物治疗；重症患者可短期使用糖皮质激素，如泼尼松。

二、高原骨科手术麻醉注意事项

高原地区由于气候环境的因素，手术麻醉和术后恢复具有特殊性。高原自然环境以空气稀薄、寒冷、风大、干燥、紫外线辐射强，尤以低气压、低温、低湿，为影响高原居民病理生理变化的主要因素。

1. 呼吸系统

大气压随高度变化而变化，组成大气的各种气体分压，亦随高度变化而变化，即随高度增加而递减。高原地区大气中的含氧量和氧分压降低，人体肺泡内氧分压也降低，弥散入肺毛细血管血液中的氧含量降低，动脉血氧分压和饱和度也随之降低，可能引起各器官组织供氧不足，从而产生功能或器质性变化。同时，低氧可引起通气反应降低，循环血液中红细胞的增多会缩短气体弥散过程，大量肺毛细血管床的开放，可增加肺毛细血管表面氧化弥散面积，进而降低肺泡与动脉间的氧梯度。

2. 循环系统

久居高原的居民血流动力学的主要特征是中心静脉压升高，心率减慢，血循环时间延长。由于长期处于缺氧环境，肺动脉代偿收缩，逐渐形成肺动脉高压，使得右心室负荷过重，右心室肥厚，氧耗增加，严重者心功能失代偿而衰竭。

3. 血液系统

长期组织缺氧，引起红细胞增生过度。红细胞增多，一方面增加了携氧能力，另一方面可使血液黏滞度增高，血流减慢，从而引起全身各器官组织灌流减少，加重组织缺氧，形成缺氧-红细胞增多-加重缺氧-红细胞进一步增多-缺氧的恶性循环。生活在高原地区的人群长期大量吸烟将会阻碍氧的传递，减少组织摄氧量，加重低氧血症。

4. 环境温度

体温是人体的重要生理指标之一，维持正常体温是机体进行新陈代谢和正常生命活动的必要条件。在高原地区，温度随着海拔高度的升高而逐渐下降，一般每升高 1000 m，气温下降约 6℃，有的地区甚至每升高 150 m 可下降 1℃。高原大部分地区空气稀薄、干燥少云，白天地面接收大量的太阳辐射能量，近地面层的气温上升迅速；而夜晚地面散热极快，地面气温急剧下降。因此，高原一天当中的最高气温和最低气温之差很大，有时一日之内历经寒暑，白天烈日当空，有时气温高达 20~30℃，而晚上及清晨气温有时可降至 0℃ 以下，这亦是高原气候的一大特点。机体在正常情况下通过体温调节中枢保持散热和产热的平衡以达到体温的相对恒定，麻醉和手术不仅会削弱正常的体温调节过程，而且也会诱发体温应激反应，使围手术期体温发生明显改变，尤其是小儿、老人和急危重症患者。大量研究显示，术中低体温可导致麻醉药物代谢减慢、苏醒延迟、凝血障碍、免疫功能抑制、心肌缺血、术后渗血量增多、增加术后切口感染风险和引起机体寒战反应等，增加围麻醉期并发症的发生率。而并发症在一定程度上影响了患者的恢复过程，严重的可能危及生命，对手术患者的危害较大。围麻醉期低体温并发症的发生和处理会延长住院时间，增加住院费用，加大患者经济负担。因此，在高原地区，手术室温度恒定，维持患者围麻醉期体温正常是降低术中和术后并发症的重要措施。

5. 其他

较长时间的手术过程需持续机械通气或者吸氧，高原患者在围手术期维持较高的氧浓度，可能使部分患者产生依赖性，脱离高氧环境后，不能适应吸入当地正常乏氧空气，需长时间吸氧以维持正常氧饱和状态，直至围手术期结束。故在高原地区实施同样麻醉时，其风险及并发症均高于平原地区。

（都义日　马敏）

第四节 高原地区骨科精准麻醉策略

一、麻醉前准备

（一）麻醉前病情评估

术前应对患者的疾病及全身情况有全面了解和估计，应特别注意并存疾病及治疗情况，检查重要脏器的功能，是否发生过麻醉并发症，估计施行区域阻滞和气管插管的困难程度等。除按照常规评估之外，还需结合高原环境对人体的影响做出正确估计，特别注意下列情况。

1. 患者对高原的适应程度

适应高原能力较好的情况有青年、世代居住、健康、瘦型、低海拔、缓慢进入高原、精神状态稳定、坚强等，适应高原能力较差的情况有老年、新迁入、体弱多病、胖型、高海拔、急速进入高原、精神状态不稳定、脆弱等。凡有高原适应不全及一定程度高原反应的患者，提示机体在围手术期耐受低氧的能力很差，麻醉前对此潜在因素应作充分考虑。

2. 具体病情的判断

病期和病程，各器官波及的程度和现状，治疗措施及对治疗的反应，须紧急麻醉和手术的原因，是否合并高原疾病（如高原心脏病、肺水肿、脑病、血压异常、雪盲和红细胞增多症）等，都对患者处理有一定的影响，需全面衡量，正确估计。此外，应将高原地区的交通、文化、经济等制约因素也考虑进去。

3. 手术情况

手术属择期还是急症，与患者的安危关系很大。择期手术前有充裕的时间，除常规准备外，还需对不同程度的高原反应做好充分的纠正。此外，需了解手术术式、范围、难易度、时间长短、手术者熟练程度，以及血源、氧源等条件是否满意，术前应做好充分的准备和检查。急诊手术前无充裕的准备时间，但仍应尽可能掌握全面的资料，正确判断并充分准备。

4. 麻醉条件

首先要考虑麻醉者的实际经验和应变意外的能力，还需考虑设备、药品的供应条件，是否受高原交通不便的影响而供应不足，或已超过有效期等。

5. 特殊情况

① 语言沟通障碍、患者依从性差。② 宗教信仰强。③ 血源少，且宗教信仰不输血。④ 个人卫生差，需加强无菌观念。⑤ 术后恢复慢，并发症发生率明显高于平原地区。

（二）麻醉选择

1. 局部麻醉

包括神经丛及神经阻滞。可酌情选用，但必须防止麻醉不全，因疼痛而挣扎，既增加耗氧量，又不能满足手术要求和避免各种不良反射，特别在高原低氧环境下更增添危险性。换言之。在高原环境中采用局部麻醉技术，并非绝对安全可靠。

随着医学超声技术的不断发展，借助其可视化的特点，超声引导下的神经阻滞技术弥补了传统区域麻醉技术的不足，实现了精确麻醉，通过图像定位目标神经，引导穿刺，避免穿刺过程中对穿刺路径及目标神经周围的组织损伤，准确地将局部麻醉药注射到目标神经周围，提高阻滞成功率，缩短起效时间，减少穿刺相关并发症，减少局部麻醉药用量，降低局部麻醉药全身不良反应风险等。特别在骨科手术，通过选择性分支神经阻滞可在发挥最大镇痛效果的同时，尽量减少运动神经的阻滞，以利于术后早期功能锻炼。目前超声引导下的神经阻滞包括星状神经节阻滞、颈丛神经阻滞、臂丛神经阻滞、上肢皮神经阻滞、椎旁神经阻滞、肋间神经阻滞、腰丛神经阻滞、腹横肌平面阻滞、股神经阻滞、髂筋膜阻滞、闭孔神经阻滞、隐神经阻滞、坐骨神经阻滞、踝部阻滞等。

2. 硬膜外阻滞或蛛网膜下腔阻滞

要严格控制阻滞平面，平面过高抑制呼吸和循环的危险性远高于平原地区，对此应有足够的认识。应强调在不具备有效给氧的条件下，不宜选用此类麻醉。

3. 全身麻醉

以气管内插管、静吸复合麻醉多用，适用于高原大手术患者，尤其对体弱、休克、病情复杂、并存高原疾病的患者较为安全。

4. 控制性低温和低血压

低温仅适用于心脏直视手术，或作为复苏措施。高原环境下，患者的血流缓慢，容易形成血栓，故控制性低血压无适用指征。

（三）麻醉前用药

用药的种类和原则与平原地区相同，但应充分注意高原低氧的影响，剂量应适当酌减，避免用药过量，如嫌药效不足，可临时适当追加。

（四）特殊注意事项

1. 空腹

高原地区居民习用高脂肪饮食，胃排空时间延长。因此，关于择期手术前的禁食和禁饮准备，必须对患者做好认真交代。

2. 取暖

高原地区有时因设备不足，在手术室内往往借用炭火或电炉取暖，要切实加强防燃、防爆措施。

3. 血源

高原地区人口稀少，血源常有困难。急性血液稀释自身输血法，可满足 1000 ml 左右的供血量，值得采用；适当的血液稀释还有减少血栓形成的效果，不失为一种良好的输血方法。

4. 术后处理

高原低氧环境对手术后患者极为不利，并发症发生率明显高于平原地区。因此，必须重视术后处理，对重危患者最好移入麻醉复苏室或 ICU 进行积极处理，待患者情况允许时，再送回普通病房。

5. 易地治疗

在海拔高于 3500 m 地区中，在面对病情复杂的择期手术，技术设备条件又明显不足的情况下，应尽可能将患者转移到海拔较低的地区实施手术。

二、麻醉实施

1. 高海拔环境对麻醉器械和药品的影响

（1）高原的气压较低，吸入麻醉药容易挥发，故挥发器输出的实际麻醉蒸气浓度要比挥发器刻度所指示的浓度为高，但吸入麻醉药气体分压不变，故其麻醉效能不受海拔高度的影响。

（2）高原的气体密度低，可使各种气体流量计的标定值比实际流量值小，海拔 3048 m 处测量氧气和氧化亚氮流率，发现所读流率比实际流率要低，最大误差达 20%。一般来讲，海拔每升高 350 m，流量的实际值可升高 1%，这在氧化亚氮麻醉中要尤其注意。与此相反，Venturi 型气体混合装置在高原时增高氧气浓度。在海平面地区 Venturi 吸氧面罩吸入氧浓度为 35% 时，在 3048 m 海拔高原时实际吸入氧浓度为 41%。

（3）相同氧化亚氮浓度，在高原地区麻醉效能减低，加之流量有误差，海拔高度超过 2000 m 时不宜选用氧化亚氮麻醉。

（4）使用吸入麻醉药欲达到预期麻醉深度时，所需的麻醉蒸气要比平原地区高，如氟烷在平原地区用 1% 时，在 3000 m 时需用 1.7%。

（5）局部麻醉药不受高海拔的影响，但有人观察到局部麻醉药用于蛛网膜下腔阻滞时，作用时间有所缩短，麻醉后头痛发生率也增高。

（6）高原地区患者除长期生活于低氧环境外，常普遍有饮酒、抽烟等习惯，使各组织、器官，尤其是中枢神经系统、肝脏对静脉麻醉药的耐受力低下。因此，应慎重、减量使用吗啡、巴比妥类或苯二氮䓬类等药物。

2. 监测

高原地区患者由于全身各系统都已有不同程度的改变，因此必须重视麻醉中及麻醉后的各项监测，应结合病情及当地条件，做出适当选择。除常规的无创监测动脉压、心电图、SpO_2、呼吸末二氧化碳等项目外，必要时需进行有创动脉压、中心静脉压、尿量、漂浮肺动脉导管、心功能及脊髓功能等监测。

其中床旁超声技术在围手术期评估与监测中应用广泛，包括经胸超声心动图（TTE）或经食管超声心动图（TEE）来识别具有临床意义的病理学特定超声信号；气道超声主要用于预测最佳气管插管尺寸和插入深度，识别困难气道并协助紧急环甲膜穿刺；床旁肺超声作为一种精确的目标导向针对技术，用于实时评估呼吸系统疾病和体征；胃超声在各种情况下可以帮助评估胃内容物类型和体积，从而评估误吸风险；床旁眼部超声检查可以识别异物、眼球破裂、视网膜脱离和颅内压增高。同时，在指导有创性操作、诊断危重情况、识别解剖变异等方面具有较大优势，可提高麻醉医师对术前危重患者精确评估的能力，优化围手术期管理，保障患者的安全。

3. 全身麻醉

（1）特别注意气道管理，规范气道评估流程，降低气道处理相关并发症的发生率。床旁可视条件下对患者行气管插管，可极大提高插管的安全性与有效性。目前主要包括：① 纤维支气管镜技术，是解决困难气道插管的主要方法之一。近年来由于纤维支气管镜的普及，在胸椎结核患者手术中常规采用纤维支气管镜定位技术，极大地提高了双腔气管插管成功率及麻醉的安全性和有效性。有效实施肺隔离，避免了术中血液、脓痰进入健侧肺，造成肺污染影响呼吸、窒息等危及患者生命的情况。② 可视喉镜气道管理技术，是通过显示屏观察咽喉深部的组织结构，有效减少操作者接触污染的机会，保护医护人员自身安全；摄像头和镜片合理结合，避免了普通喉镜前端的观测盲区，解决了困难气道的插管；镜片结构设计符合口咽部生理弯曲，减少插管时颈部的过度活动，同时减少对患者的伤害；减少对喉部周围组织的刺激，降低患者的气管插管应激反应，提高气管插管的顺应性及稳定性。

（2）特别重视防止低氧，严防通气不足、药物过量、呼吸抑制（易见于硫喷妥钠、氯胺酮、地西泮、芬太尼等药物）、呼吸道梗阻、肌松药残余效应、高热或低血压等诱发或加重低氧的因素。

（3）因高原紫外线强烈所致的皮肤黝黑，可严重妨碍肉眼判断是否缺氧。高原患者还原血红蛋白 ≥ 55 g/L 时仍能表现发绀，但不一定严重低氧。

（4）麻醉或休克期，患者对体液和酸碱紊乱的耐受能力都很脆弱，因此，需保证各项波动尽可能在允许限度内。

（5）麻醉后必须继续氧疗 24 ~ 48 h，以预防低氧和低血压并发症。

（6）必须等待完全清醒后拔除气管导管，拔管后鼓励患者尽量咳嗽排痰，并早期活动；术后镇痛应控制使用麻醉性镇痛药，宜选用神经阻滞镇痛。

对短小手术或检查，可选用氯胺酮麻醉。有研究报道了在海拔 3900 m 用氯胺酮麻醉的 11 例经验，研究人员发现 2 mg/kg 氯胺酮对缺氧性代偿反应无抑制作用，对咽喉反射亦无影响，也不一定需要吸氧。如果术前药选择咪达唑仑，其不良反应如噩梦也可以避免。建议在偏远地区无吸氧条件下，可选择此麻醉方法。

4. 局部浸润麻醉和神经丛阻滞

在高原地区应用局部麻醉药本身并无危害，超声引导下行神经阻滞可清晰地观察到局部麻醉药在神经根周围的扩散情况和针头的走向，从而既能保证阻滞效果，又减少了局部麻醉药用量以及相关神经并发症。但复合辅助药物，或在处理局部麻醉药中毒、过敏、气胸、误注蛛网膜下腔等并发症时所用的药物，有加重低氧的可能，应慎重选用，吗啡、哌替啶、芬太尼、阿芬太尼、舒芬太尼等呼吸抑制药应尽量少用或减量使用。应尽量避免麻醉前麻醉操作不慎引起的并发症，如气胸、局部麻醉药误注血管内等，都足以致命。

5. 椎管内麻醉

（1）必须严格控制麻醉平面，防止过高，并常规吸氧。

（2）在不具备维持呼吸功能设备（包括气管插管、机械呼吸等）的条件下，不贸然选用椎管内麻醉。

（3）手术结束时，如果患者麻醉平面仍在 $T_{7\sim8}$ 以上，不应中断吸氧或送回病房。

（4）必须在各项生命体征指标达正常范围，并稳定一段时间后，再考虑送回病房。

（5）高原环境的低温易致硬膜外导管变硬发脆，置管拔管时容易发生断管意外，因此，必须强调每根导管只能做一次性使用，不应反复消毒使用。

6. 低温、低血压的应用

体外循环低温心内直视手术已在我国高原地区开展，机体的全身病理生理变化比平原地区施术者大，要谨慎处理药物选择、降温、转流、手术、监测和复苏复温等环节。控制性降压在高原地区则极少选用。

三、麻醉后处理

1. 掌握全身麻醉后拔管时机

由于高原地区患者麻醉后出现低氧的可能性更大，全身麻醉拔管应掌握更严格的拔管指征，应等待患者完全清醒后拔出气管导管，拔管后鼓励患者尽量咳嗽排痰，防止肺部并发症的发生。

2. 氧疗

麻醉虽然结束，但麻醉药作用并未完全消除，呼吸功能也未恢复到术前水平，加之高原地区低氧环境，术后应吸氧治疗，待患者呼吸功能正常后，逐渐使患者恢复到空气环境。

3. 加强监测

在高原地区，机体对低氧的代偿反应是过度通气，使肺内氧分压增高，术中麻醉药可抑制机体的代偿反应，由于麻醉药的残留作用，在麻醉后可发生严重低氧血症。低氧血症所致的易怒、躁动和意识模糊，往往易被误认为是疼痛引起的，从而追加镇痛药，使问题更严重，应该注意。因此，一定要加强对患者的监测，做出正确的判断，发现问题及时处理。

4. 疼痛管理

高原骨科患者手术后疼痛程度取决于手术部位和范围，以及患者是否使用镇痛药。所用的镇痛方法受医院条件限制。若无术后镇痛服务，则全身性应用麻醉性镇痛药是主要治疗手段。反之，则采用各种持续给药或自控镇痛技术，以达到理想的疼痛治疗效果并促进恢复。

超声引导下的区域麻醉较适用于骨科手术，提高了区域麻醉过程的安全性和有效性。采用布比卡因或罗哌卡因行单次神经阻滞，可以达到 $12\sim24$ h 的镇痛。而置管行持续股神经、臂丛神经阻滞可以取得更长时间的镇痛。关节腔内注射局部麻醉药或阿片类药物也可以产生有效镇痛，且十分安全，特别适用于门诊关节镜手术的患者。下肢骨科手术后硬膜外镇痛可联合使用低浓度局部麻醉药（如 $0.05\%\sim0.1\%$ 布比卡因）和阿片类药物（如 $2\sim5$ μg/ml 芬太尼），按 $3\sim10$ ml/h 的速度行 PCA。低分子肝素可增加硬膜外血肿的发生，所以应用肝素者一般不用硬膜外镇痛，而对使用阿司匹林或华法林的患者，硬膜外镇痛发生硬膜外血肿的机会并不增加。不推荐使用蛛网膜下腔输注布比卡因进行下肢手术后的镇痛。

硬膜外和神经阻滞虽然可产生有效的术后镇痛，减少分解代谢，有利于进行早期康复锻炼等优点，但也有不利的一面。胫腓骨骨折的患者术后可发生骨筋膜室综合征，术后镇痛可掩盖其早期症状（剧痛、麻木、无力），因而使用术后镇痛应谨慎，并密切注意患肢的情况变化。复杂的全膝关节置换术、足外翻矫形术、高位胫骨截骨术等术后有可能发生腓总神经损伤，早期发现可通过屈曲膝关节、变换包扎方式的方法避免或减轻神经损伤，而术后镇痛有时可延误诊断，造成永久性神经损害。对这类患者最好不用硬膜外或周围神经阻滞镇痛。

（邱颐　王莹）

第五节　特殊情况及处理

一、高原肺水肿

高原肺水肿（high altitude pulmonary edema，HAPE）与心源性肺水肿相似，临床表现有呼吸困难、咳嗽、咯大量白色或粉红色泡沫痰，听诊双肺满布湿啰音。高原肺水肿是高原地区特发病，以发病急、病情进展迅速为特点，如能及时诊断及治疗，能够完全治愈。其发病率与进入高原的速度、劳动强度、抵达地的海拔高度及环境气候等有关，一般世居高原者少见。

（一）发病机制

高原肺水肿的发病机制尚未完全清楚，很难以单一机制来解释。

1. 肺动脉压升高及血流动力学改变

高原肺水肿患者的血流动力学变化主要表现为：① 肺动脉压明显增高；② 肺毛细血管楔压正常（左心房压力正常）；③ 肺动脉阻力增高。

2. 高原肺水肿患者血流动力学异常引起肺水肿的机制

高原肺水肿患者由于肺动脉压力异常升高，致使肺泡毛细血管通透性增加，液体漏出而发生肺水肿，但患者的左心房压和肺动脉楔压正常，说明缺氧引起的肺血管收缩在肺小动脉。

（1）缺氧可通过影响肺组织对儿茶酚胺的合成、储存和释放作用于 α 肾上腺素受体，使肺动脉收缩。

（2）缺氧所引起的肺动脉高压还与肺内肥大细胞的数目增多及其颗粒化程度有关。肥大细胞含有组胺和 5- 羟色胺等血管活性物质，组胺通过作用于 H_1 受体使肺动脉收缩。

（3）血液酸碱度的变化可以影响缺氧时的肺血管收缩反应，酸中毒可以增强缺氧性肺血管收缩反应，而碱中毒对其有抑制作用。

（4）缺氧性肺血管收缩还与血管平滑肌的钙离子跨膜内流有关，缺氧可使肺血管平滑肌细胞膜对钙离子的通透性增强，从而导致平滑肌收缩。

（5）肺血管内皮细胞具有复杂的代谢和功能，可以产生血管活性物质，其中舒血管活性物质有一氧化氮及前列环素，缩血管物质有内皮素及血栓素 A2（TXA2）。高原肺水肿发病时，造成肺血管内皮细胞功能障碍及损伤，内皮细胞释放一氧化氮、前列环素减少，同时内皮素及 TXA2 生成增加，两种因素综合作用造成肺动脉高压。

（6）高原肺水肿患者肺泡内纤维素渗出及透明膜形成，肺小血管内广泛存在透明血栓。其发生主要是由于凝血及纤溶机制障碍。

3. 液体潴留及体液转运失调

高原肺水肿患者存在液体潴留及体液转运失调等水、电解质代谢紊乱现象。水钠潴留使血管内液体增加，血浆白蛋白稀释，血浆胶体渗透压降低，微血管滤过压升高。高原肺水肿发病时水转运失调可能与下列因素有关：① 抗利尿激素分泌增加。② 肾素-血管紧张素-醛固酮系统活动亢进。③ 心房钠尿肽分泌下降。

4. 炎症损伤造成的肺毛细血管渗透性增高及肺毛细血管结构的破坏

高原肺水肿患者外周血中免疫球蛋白明显升高，肺泡灌洗液中大量的炎症细胞、免疫球蛋白及补体系统激活，提示高原肺水肿发病过程可能是一种急性炎症过程，大量的炎症细胞如中性粒细胞、巨噬细胞聚集及其分泌的炎症介质参与了肺泡毛细血管的漏出。

5. 遗传因素

高原肺水肿绝大部分病例在发病前有劳累、受寒、呼吸道感染等明确诱因，且均发生于由低海拔地区急进到高海拔地区的人群。由平原急进高原或由高原进入更高海拔者均有肺动脉压增高，却仅有少数发生高原肺水肿，且有些患者患过一次之后，重上高原容易再次发病，可见高原肺水肿存在易感人群，包括肺上皮细胞存在一氧化氮合成缺陷、交感神经过度活跃以及可能和人白细胞抗原有关。

总之，高原肺水肿是一种高蛋白、高渗出性水肿，其发病可能是缺氧，缺氧加炎症介质使肺毛细血管床血管壁通透性增加，以及肺毛细血管结构严重破坏，再加上肺动脉高压等因素综合作用的结果。

（二）临床表现

与一般急性肺水肿相似，高原肺水肿临床表现有呼吸困难、发绀、咳嗽、咯大量白色或粉红色泡沫状痰，双肺布满湿啰音。

1. 症状

高原肺水肿发病初期，多数患者有头痛、头昏、全身无力、食欲缺乏、精神萎靡、神志恍惚、少尿等表现，继之出现咳嗽、心慌、气促、胸闷等。高原肺水肿最具有特征的临床表现是咯出粉红色泡沫痰或白色泡沫痰，痰量少至几口，多至大量从口鼻涌出。重症患者可有烦躁不安、神志模糊以至昏迷，有些患者可有恶心、呕吐、腹痛、腹泻、发热等症状。

2. 体征

高原肺水肿患者突出的表现是肺部湿啰音，重者双肺布满湿啰音，伴有痰鸣音，心音常被掩盖，轻者双肺或一侧肺底可闻及细湿啰音。患者唇、耳垂、指趾及颜面出现不同程度的发绀，极少数重症患者有颈静脉怒张、肝大及双下肢水肿等表现。

（三）治疗

1. 严格卧床休息

可降低氧耗而减轻缺氧。一旦发现患者，应立即令其绝对卧床休息。静卧可使病情迅速好转。

2. 吸氧

吸氧是治疗的关键，必须早期给氧。吸氧一般采用持续低流量吸氧，对确实缺氧严重者可给予高流量持续吸氧，但高流量吸氧时间不宜过长，一般不超过 24 h，以免发生氧中毒。

3. 一氧化氮

吸入低浓度一氧化氮能选择性迅速降低肺动脉高压，而在常氧下吸入一氧化氮并不影响肺动脉高压。

4. 氨茶碱

氨茶碱 0.25 g 稀释于 10%～50% 葡萄糖 2 ml，10～15 min 内匀速静脉推注，4～6 h 后可酌情重复使用，对一般病例每日使用 2 次，特重的患者一次可用氨茶碱 0.5 g。氨茶碱主要起支气管平滑肌松弛、心脏和中枢兴奋作用。氨茶碱不但能降低患者肺动脉压，而且能降低腔静脉压，减少右心回心血量，以及强心利尿、松弛平滑肌等，减轻体循环阻力、改善心功能。

5. 地塞米松

10 mg 地塞米松静脉匀速滴注 10 min，一般病例每日 2 次，疗程不超过 3 天。

6. 利尿剂

可使用呋塞米和乙酰唑胺。

7. 降低肺动脉高压的药物

推荐硝苯地平，其阻滞钙离子的慢通道，抑制交感神经末梢释放儿茶酚胺，从而使肺动脉压降低，改善右心功能。

8. 吗啡

吗啡适用于严重烦躁不安、过度通气的患者，小儿、老年、呼吸衰竭患者禁用。

9. 阿托品和山莨菪碱

阿托品和山莨菪碱可使中心静脉压下降，心输出量减少，肺血容量减低。

10. 强心剂

并发心力衰竭时可选用强心剂，如西地兰、毛花苷等。

11. 抗生素

可酌情使用抗生素以防治并发的呼吸道感染。

二、高原脑水肿

高原脑水肿（high altitude cerebral edema，HACE）是由急性缺氧引起的中枢神经系统功能严重障碍。其特点为发病急，临床表现以严重头痛、呕吐、共济失调、进行性意识障碍为特征。病理改变主要有脑组织缺血或缺氧性损伤、脑循环障碍，进而发生脑水肿、颅内压增高。若治疗不当，常危及生命。

（一）发病机制

高原脑水肿的基本病因是脑缺氧。当机体暴露于高原环境时，数分钟内体内的氧分压即可降低，而高原脑水肿的症状至少要延迟数小时至数天后才出现。高原脑水肿的发病机制目前还不清楚，可能与以下环节有关。

1. 缺氧对脑细胞的直接损害

高原低氧使脑细胞代谢发生障碍，特别是腺苷三磷酸的耗竭，钠泵不能正常运转，结果导致细胞内钠离子集聚，氯离子进入细胞内，细胞内渗透压升高，细胞水肿。

2. 脑微循环内流体静脉压升高，易于引起液体外渗

低氧会引起脑血管扩张及脑血流量增加，从而导致体液运转失常，液体潴留，使脑实质内液体增加。

3. 脑血流改变

低氧使机体交感神经兴奋性增强，周围血管收缩，液体重新分布，潴留在肺和脑。

综上，高原低氧直接使脑细胞代谢发生障碍，能量不足，细胞膜钠泵功能障碍，导致细胞内钠离子堆积，继而水分集聚形成细胞内水肿；低氧使脑微血管内皮细胞受损，微血管通透性增高，液体渗出形成间质性脑水肿；低氧导致脑血管扩张和脑血流量增加，脑循环内流体静脉压升高，易于引起液体外渗；脑水肿形成后若进一步发展，颅内压升高可压迫血管，脑血管受压以及血管内皮细胞肿胀均可影响脑血管循环，从而加重脑缺氧，形成恶性循环。

（二）临床表现

高原脑水肿的突出临床表现是意识丧失，患者在发生昏迷前，常有一些先兆症状和体征，随着病情进一步加重和发展而进入昏迷。临床过程可分为三期。

1. 昏迷前期

患者在发生昏迷前数小时至 1~2 天内除有剧烈头痛、心慌、气促等严重高原反应症状外，还有大脑皮质功能紊乱的表现，如表情淡漠、精神抑郁、记忆力减退、视觉模糊、神志不清、嗜睡等。部分患者也表现为欣快、多语、注意力不集中、定向和判断能力下降等，甚至有幻听和幻视、烦躁不安、大喊大叫、哭笑无常等精神症状。如未经处理，患者可在数小时内进入昏迷状态。

2. 昏迷期

突出表现为意识丧失，对周围一切事物无反应，呼之不应、躁动、呕吐、谵语、大小便失禁、抽搐，甚至出现角弓反张等。

3. 恢复期

多数病例经治疗数日后清醒，清醒后主要表现为头痛、头昏、痴呆、沉默寡言、疲乏无力、嗜睡、记忆力减退等。恢复时间短者数天，长者数月。恢复后一般无后遗症。

除上述神经系统表现外，多数患者呼吸浅快，若伴有合并症或并发症时则呼吸更快。约50% 的患者表现为心率增快，40% 的患者心率可正常，少数患者心率减慢。

（三）脑电图检查

脑电图检查均呈异常表现，主要表现为枕区 α 波的急剧减少或消失，以 δ 波为主的慢波占优势，并呈弥漫性异常分布。昏迷患者不同时期的脑电图能反映意识障碍的轻重及转归，α 波的数值与意识障碍的程度一般呈反比，而与 δ 波的数值成正比，当脑组织缺氧加重时，α 波的波幅平坦，即脑电活动消失。

（四）治疗

治疗原则：在及时组织就地抢救的同时，有条件的应及早把患者转送到低海拔地区或平原。

在病情未稳的情况下，严禁长途运送患者。

1. 昏迷前期的治疗

绝对静卧休息，头偏向一侧，保持呼吸道通畅。严密观察呼吸、脉搏、体温、血压及意识状态的变化。低流量吸氧，有条件的地方采用高压氧疗。同时可使用利尿剂脱水治疗。兴奋、烦躁的患者注意镇静。

2. 昏迷期的治疗

保持气道通畅，保证足够氧气吸入。脱水利尿，降低颅内压。同时补液，但应严格控制液体入量和补液速度。应用促进脑细胞代谢和改善脑循环的药物，并纠正水、电解质紊乱及酸碱失衡，预防和控制感染。低温疗法是降低机体耗氧量的有效措施。

3. 恢复期的治疗

严密监测生命体征及意识的变化，防止病情再度恶化，同时积极预防和治疗并发症。

三、高原红细胞增多症

高原红细胞增多症（high altitude polycythemia，HAPC），简称高红症，是高原低氧环境下红细胞过度代偿性增生（即红细胞增生过度）导致的一种慢性高原病。与同海拔高度的健康人相比，高红症患者的红细胞、血红蛋白、红细胞压积显著增高，动脉血氧饱和度降低，并伴有多血症的临床症状及体征。此病多见于高原移居人群，少见于高原世居人群。

（一）发病机制

高红症的病因是组织缺氧引起的红细胞增生过度，慢性低压性缺氧是罹患本症的根本原因。红细胞增多，一方面增加了携氧能力，另一方面可使血液黏滞度增高，血流减慢，从而引起全身各器官组织灌流减少，加重组织缺氧，形成缺氧-红细胞增多-加重缺氧-红细胞进一步增多-缺氧的恶性循环。生活在高原地区的人群长期大量吸烟将会阻碍氧的传递，减少组织摄氧量，加重低氧血症，从而诱导高红症的发生。在高原地区，肥胖、夜间睡眠呼吸紊乱等因素也易诱发红细胞增生过度，同以上原理，也易导致高红症的产生。

（二）临床表现

本病临床症状轻重不一，变化十分复杂。高红症的主要症状和体征为头痛、气短、乏力、精神萎靡、心悸、睡眠障碍、耳鸣、食欲差、发绀、结膜毛细血管充血扩张、肌肉和（或）关节痛、杵状指（趾）、手指脚趾麻木、感觉异常等。

1. 症状

与高原反应相似，其常见症状为头晕、头痛、气短、胸闷、腹胀、腹痛、乏力、关节痛、厌食、消瘦、记忆力减退、失眠，有时有手足麻木或胀痛感。部分患者可出现鼻出血、牙龈出血、皮肤黏膜出血点或瘀斑。重症患者可有剧烈头痛及呕吐，也可出现不同程度的意识障碍。此外，女性月经不调、男性勃起功能障碍、性欲减退等症状也有报道。

2. 体征

发绀是本症的主要征象，大部分患者有不同程度的发绀。口唇、面颊部、耳郭边缘、指（趾）甲床等部位呈青紫色，面部毛细血管扩张呈紫红色条纹，形成了本症特有的面容，即"高原多血面容"，眼结膜高度充血，舌质紫色，舌苔厚而干裂，舌咽黏膜呈黑或青紫色，部分患者有杵状指、指甲凹陷，部分患者有颜面和下肢水肿，肝脾可肿大，心律一般规则，少数人心动过缓，或伴窦性心律不齐，部分病例心尖区及肺动脉瓣区可闻及Ⅰ～Ⅱ级杂音，肺动脉第二音亢进或分裂，血压可高可低，脉压差较小。

（三）实验室检查

1. 血象检查

血液中红细胞计数异常升高，血红蛋白浓度也异常升高。我国对高红症的诊断标准是：血红蛋白，男性≥200 g/L，女性≥180 g/L；红细胞压积，男性≥65%，女性≥60%；红细胞计数，男性≥6.5×10^{12}/L，女性≥6.0×10^{12}/L。白细胞总数及分类均在正常范围；血小板计数与同海拔高度的健康人相同；骨髓细胞学检查主要特点为红细胞系增生旺盛，其中，晚幼红细胞增生明显，粒细胞及巨核细胞系无明显变化。

2. 血气分析和肺功能检查

高红症患者 pH 值降低，血气分析表现为显著的低氧血症，PaO_2 降低，$PaCO_2$ 增高，肺泡-动脉氧分压差增高，相对性高碳酸血症；肺功能除了小气道功能轻度异常外，其他无明显变化，小气道功能表现在患者的闭合气量等降低，用力呼气中段流量降低。

（四）诊断

根据症状、体征、实验室检查可以做出诊断。诊断标准为：① 生活在海拔 3000 m 以上高原的移居者，或少数世居者。② 具有头痛、头晕、气短、疲乏、睡眠障碍、发绀、眼球结膜充血等症状。③ 血红蛋白，男性≥200 g/L，女性≥180 g/L；红细胞压积，男性≥65%，女性≥60%；红细胞计数，男性≥6.5×10^{12}/L，女性≥6.0×10^{12}/L。④ 脱离低氧环境后，症状及体征消失，再返回高原时又复发；⑤ 排除其他原因或疾病引起的红细胞增多。

（五）治疗

高红症的根本原因是由组织缺氧引起的红细胞增生过度。因此，最有效的治疗方法是脱离低氧环境。依据其发病机制，基本治疗原则如下。

1. 改善缺氧

间歇吸氧可使用鼻导管或面罩低流量吸氧。对轻型患者，吸氧可明显减轻症状，但对重型患者，因机体的氧运输能力严重受损，单纯吸氧并不能改善症状，吸氧的同时需给予药物治疗。高压氧治疗可增加动脉血氧含量，提高血氧饱和度，纠正酸中毒，改善临床症状。并有研究证实，高压氧治疗可使红细胞生成受抑制，脆性增加，红细胞和血红蛋白明显减少，从而打断红细胞因缺氧而过度增生的恶性循环。

2. 放血疗法

若血红蛋白＞250 g/L、红细胞压积＞70%，并且有血管栓塞或脑缺血先兆，可考虑放血治疗。放血后应输入生理盐水、右旋糖酐或血浆。本疗法仅在短期内改善症状，并对预防各种继发病有效，故只用于重型患者。

3. 抗凝和溶栓

严重患者因红细胞增生过度，血液呈高凝状态，易导致血栓形成或血管内凝血，故酌情进行抗凝溶栓治疗。

（王学军　王升）

参考文献

［1］　冯斌,李苏雷,陈韵岱,等.高原心脏病［J］.中华保健医学杂志,2016,18(3):262-263.

［2］　马海红,李洪英,胡雪梅,等.彩色超声心动图检查在高原心脏病肺动脉高压诊断中的临床价值［J］.中国医学装备,2016,13(10):52-54,55.

［3］　TYKOCKI N R, WATTS S W. The interdependence of endothelin-1 and calcium: a review［J］. Clin Sci (Lond), 2010,119(9):361-372.

［4］　STRAIT K A, STRICKLETT P K, KOHAN J L, et al. Calcium regulation of endothelin-1 synthesis in rat inner medullary collecting duct［J］. Am J Physiol Renal Physiol, 2007, 293(2):F601- F606.

［5］　RAJPUT C, NAJIB S, NORBOO T, et al. Endothelin-1 gene variants and levels associate with adaptation to hypobaric hypoxia in high-altitude natives［J］. Biochem Biophys Res Commun, 2006,341(4):1218-1224.

［6］　CALDERÓN-GERSTEIN W S, LÓPEZ-PEÑA A, MACHA-RAMÍREZ R, et al. Endothelial dysfunction assessment by flow-mediated dilation in a high-altitude population［J］. Vasc Health Risk Manag, 2017, 13:421-426.

［7］　高钰琪.高原病理生理学［M］.北京：人民卫生出版社,2006.

［8］　李素芝,高钰琪.高原疾病学［M］.北京：人民卫生出版社,2006.

［9］　青格乐图,张雪峰,裴志伟,等.高原高血压的动态血压变化［J］.临床心血管病杂志,2006,22(10):583-584.

［10］　张世范,张德海,刘惠萍,等.高海拔地区急性呼吸窘迫综合征和多器官功能障碍综合征诊断标准的研究——附高海拔地区急性呼吸窘迫综合征诊断标准重修意见稿［J］.中国危重病急救医学,2003,15(3):174-179.

［11］　BURGESS K R, JOHNSON P, EDWARDS N, et al. Acute mountain sickness is associated with sleep desaturation at high altitude［J］. Respirology, 2004, 9(4):485-492.

［12］　ERBA P, ANASTASI S, SENN O, et al. Acute mountain sickness is related to nocturnal hypoxemia but not to hypoventilation［J］. Eur Respir J, 2004, 24(2):303-308.

［13］　高文祥,高钰琪.慢性高原病分型、诊断与治疗的研究进展［J］.第三军医大学学报,2016,38(5):431-436.

［14］　于向鸿,赵国香,窦元元.高原地区的麻醉体会［J］.中国现代医学杂志,2002,12(17):96.

［15］　常锦雄,徐艳,旦增坚才.高原低氧环境下不同麻醉方法对呼吸和循环功能的影响［J］.中华麻醉学杂志,2000,20(4):243-244.

［16］　戈洛博.米勒麻醉学［M］.9版.邓小明,黄宇光,李文志,译.北京：北京大学医学出版社,2020.

［17］　邓小明,姚尚龙,于布为,等.现代麻醉学［M］.5版.北京：人民卫生出版社,2020.

名词索引

A

氨甲环酸（tranexamic acid，TXA） 034

B

靶控输注（target controlled infusion，TCI） 219

C

长时程增强（long-term potentiation，LTP） 011

创伤超声重点评估（focused assessment with sonography for trauma，FAST） 306

创伤后应激障碍（post-traumatic stress disorder，PTSD） 305

促红细胞生成素（erythropoietin，EPO） 033

D

大量输血方案（massive transfusion protocol，MTP） 316

第1秒用力呼气量（forced expiratory volume in one second，FEV_1） 015

动脉血二氧化碳分压（partial pressure of carbon dioxide in arterial blood，$PaCO_2$） 056

动脉血氧饱和度（oxygen saturation in arterial blood，SaO_2） 105

动脉血氧分压（partial pressure of oxygen in arterial blood，PaO_2） 105

动态心电图（ambulatory electrocardiography，AECG） 013

短潜伏期体感诱发电位（short-latency somatosensory evoked potential，SSEP） 008

多模式镇痛（multimodal analgesia，MMA） 234

多器官功能障碍综合征（multiple organ dysfunction syndrome，MODS） 304

E

恶性高热（malignant hyperthermia，MH） 020

F

G

H

J